U0344669

2015年CSCO会员摄影作品展“金质收藏奖”获奖作品

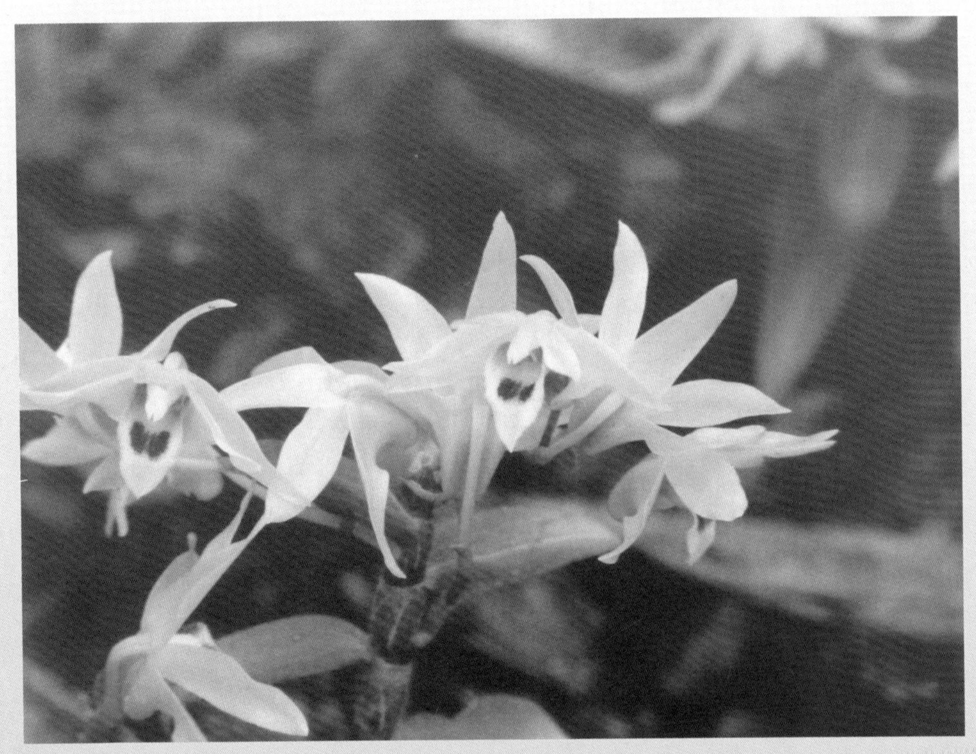

“仙草”铁皮石斛

作者：中国工程院院士、中国医学科学院肿瘤医院内科教授 孙 燕

（摄于：浙江省武义县寿仙谷）

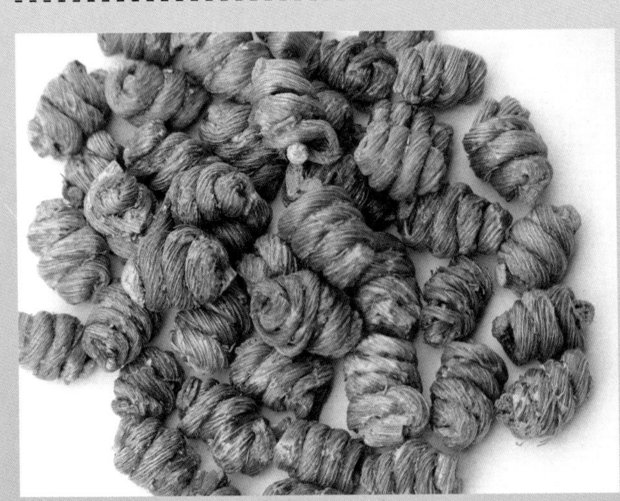

铁皮枫斗药材

（张立峰，摄于：浙江省武义县寿仙谷）

【编者注】石斛为兰科草本植物，包括铁皮石斛、金钗石斛、鼓槌石斛、流苏石斛等品种。药用部分为新鲜或干燥的茎。中药店出售的铁皮石斛，为螺旋形或弹簧状，称为“铁皮枫斗”。

石斛是滋阴的圣药，具有益胃生津、养阴清热的功效。用于阴伤津亏、口干烦渴、食少干呕、病后虚热、目暗不明等证。可减缓头颈部肿瘤患者因放疗引起的口干舌燥、咽喉疼痛等不良反应，提高患者的生活质量。

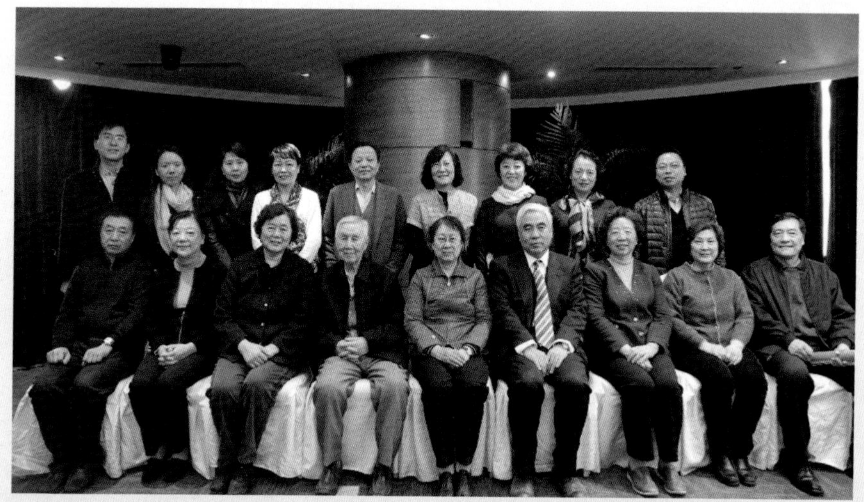

1. 2月28日，中国癌症基金会第六届十二次理事会在北京召开

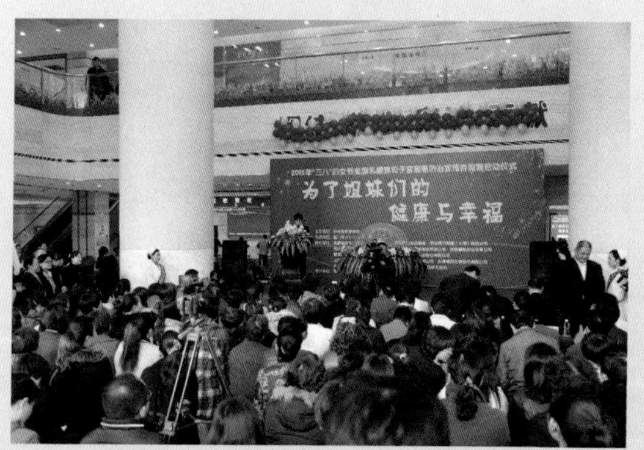

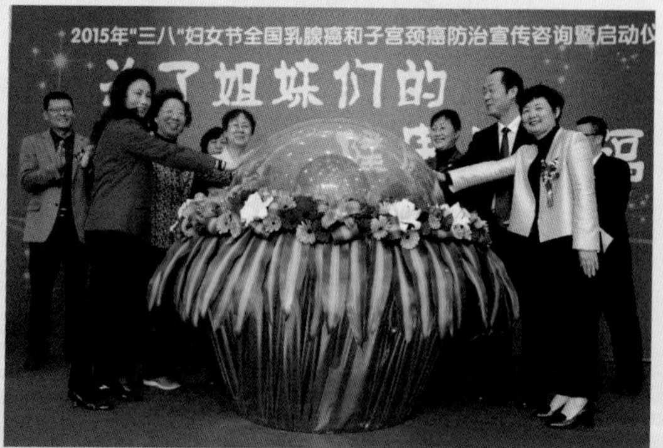

2. 3月8日，三八妇女节全国乳腺癌和子宫颈癌防治宣传咨询活动——“为了姐妹们的健康与幸福”大型公益活动

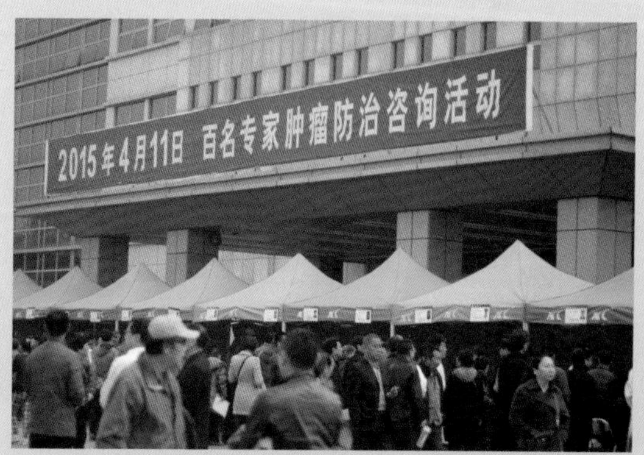

3. 4月11日，“全国肿瘤防治宣传周”活动

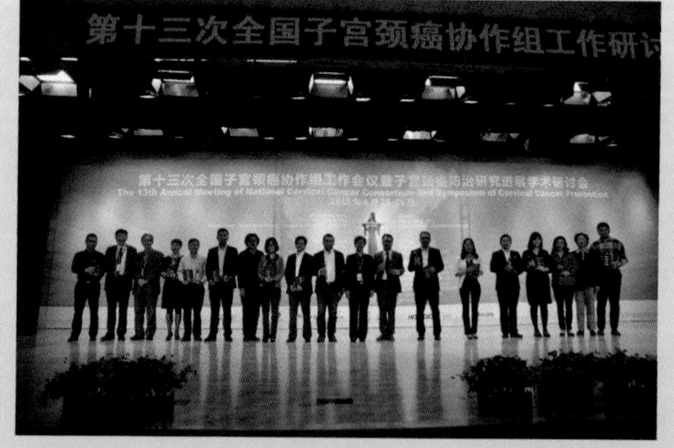

4. 4月24日～26日，召开第十三次全国子宫颈癌协作组工作会议暨子宫颈癌防治研究进展学术研讨会

中国癌症基金会

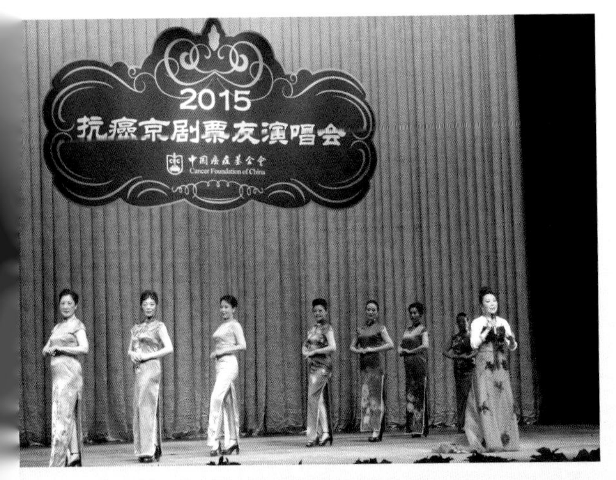

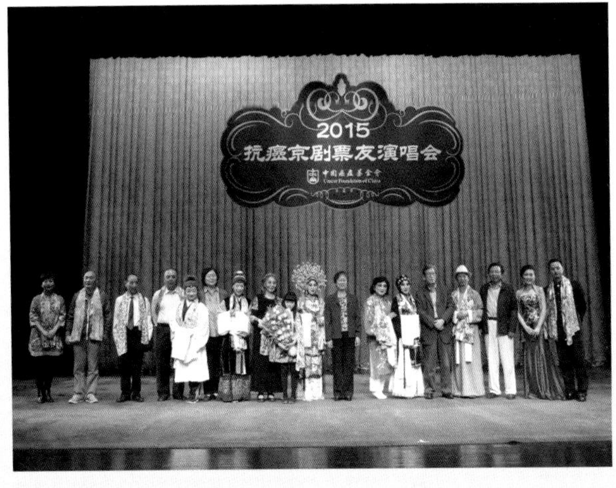

5. 4月26日，在北京长安大戏院举办第十届抗癌京剧票友演唱会（摄影：张立峰）

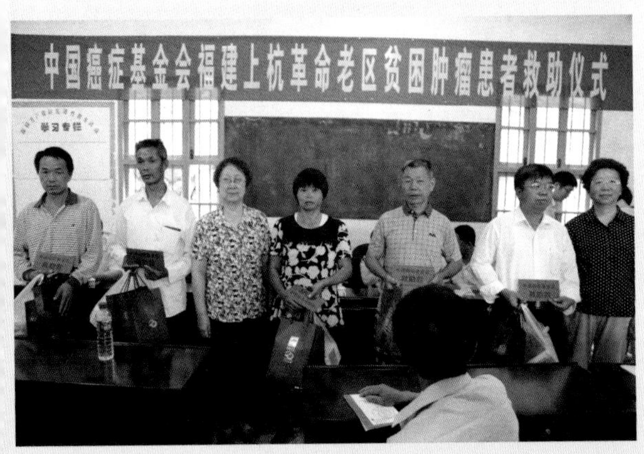

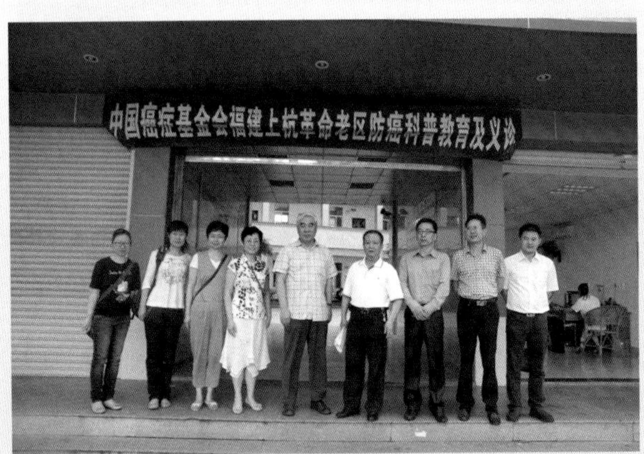

6. 福建省上杭县革命老区贫困肿瘤患者救助活动

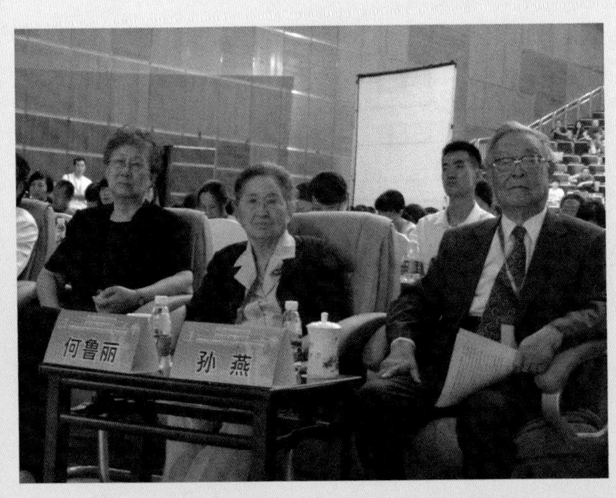

7. 7月2日～4日，第九届中国肿瘤内科大会在北京召开，中国癌症基金会何鲁丽主席、孙燕副主席、彭玉理事长莅临大会（摄影：张立峰）

2015年大事记

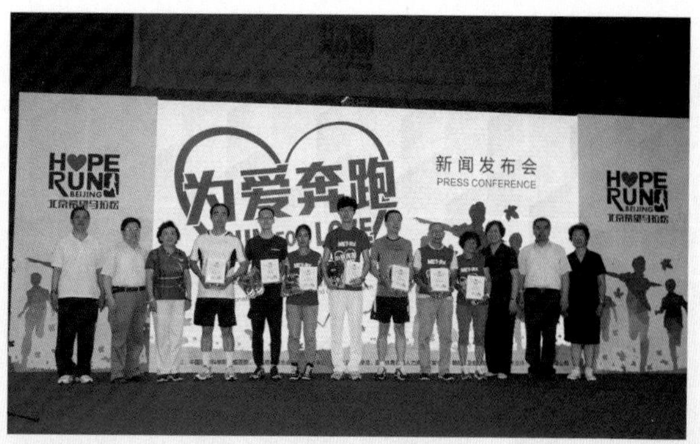

8. 8月5日，召开北京“希望马拉松”活动新闻发布会

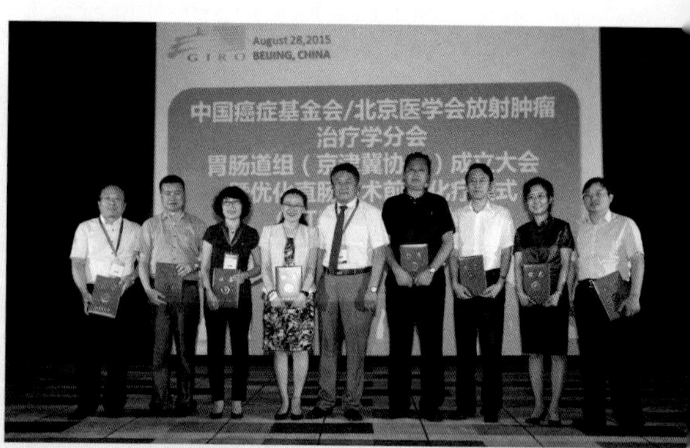

9. 8月28日，召开胃肠学组（京津冀协作）成立大会暨优化直肠癌术前放化疗模式研讨会

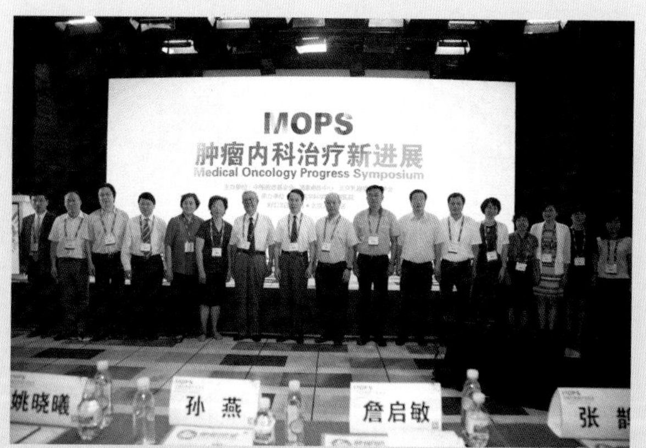

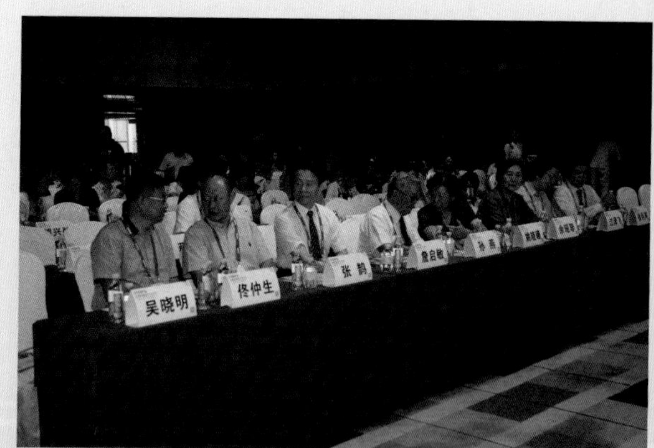

10. 8月29日，肿瘤内科治疗新进展学习班在北京举办

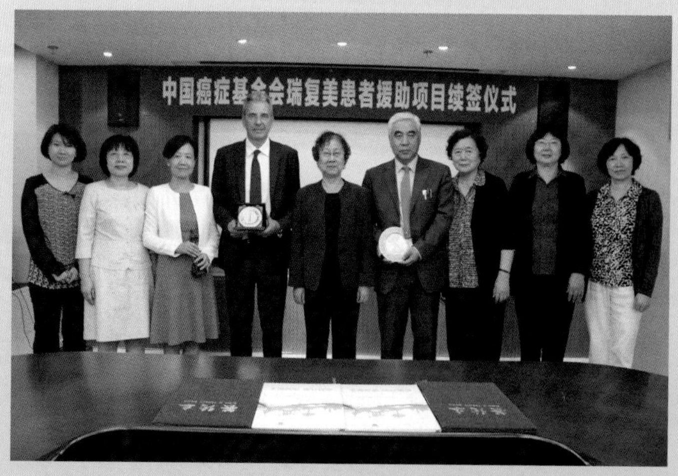

11. 9月9日，瑞复美（来那度胺胶囊）患者援助项目举行续签仪式

中国癌症基金会

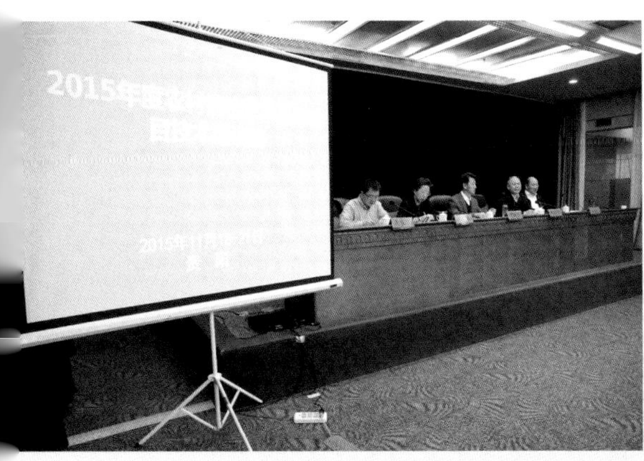

12. 9 月 11 日，举办农村肺癌早诊早治项目技术培训班

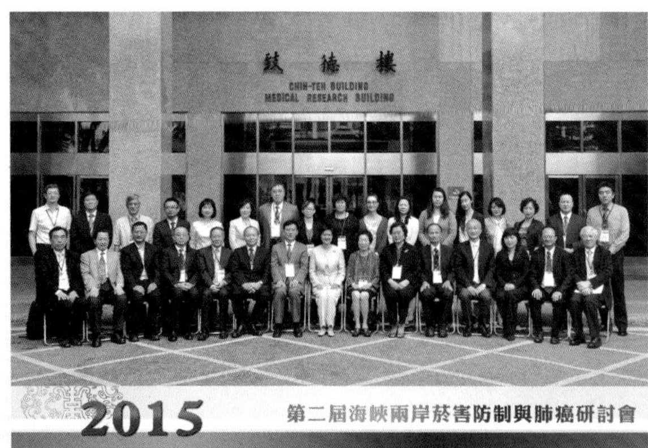

13. 9 月 18 日 ~ 21 日，第二届海峡两岸控烟与肺癌防治论坛在台北举行

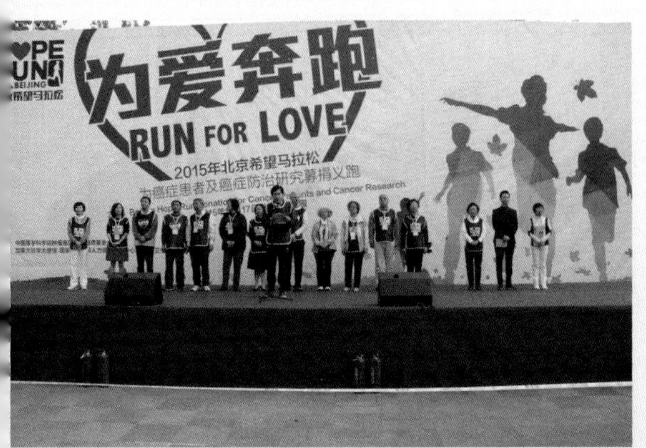

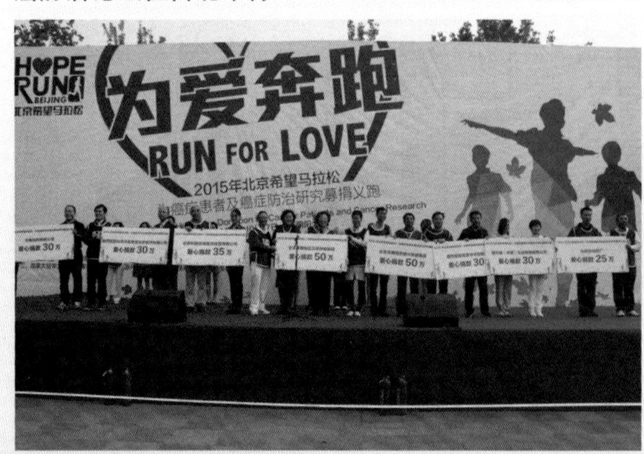

14. 10 月 17 日，北京“希望马拉松”活动在朝阳公园举办，有近万人参加

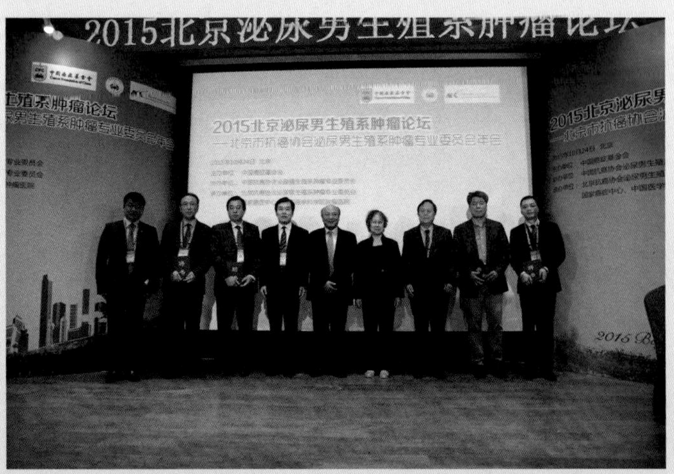

15. 10 月 24 日，召开 2015 北京泌尿男生殖系肿瘤论坛

2015年大事记

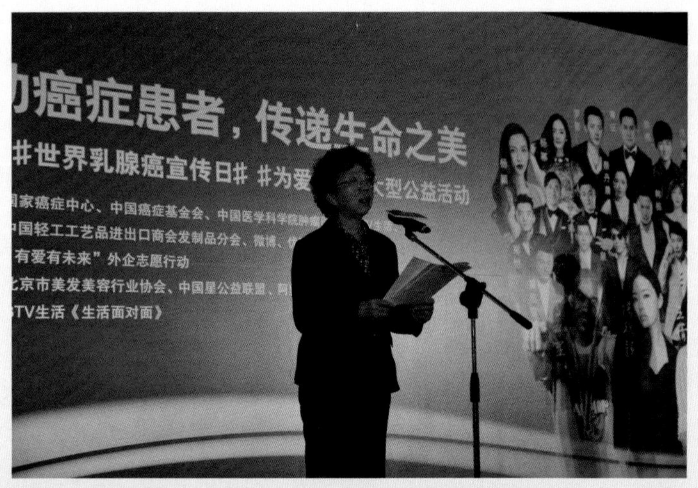

16. 10月24日，举办"共助癌症患者，传递生命之美"2015"世界乳腺癌宣传日，为爱益剪"大型公益活动；中国癌症基金会副秘书长姚晓曦主持活动

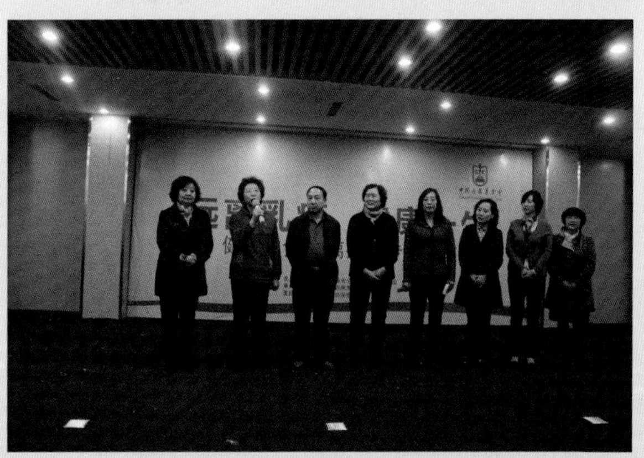

17. 10月25日，赴河北省廊坊市举办健康大课堂

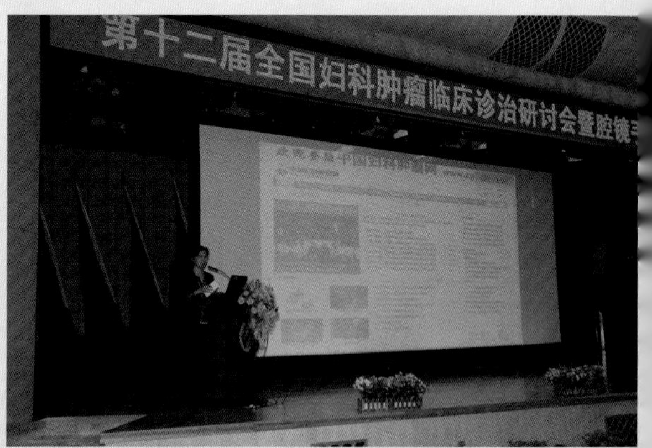

18. 11月11日～15日，举办第十二届全国妇科肿瘤临床诊治研讨会暨腔镜手术培训班

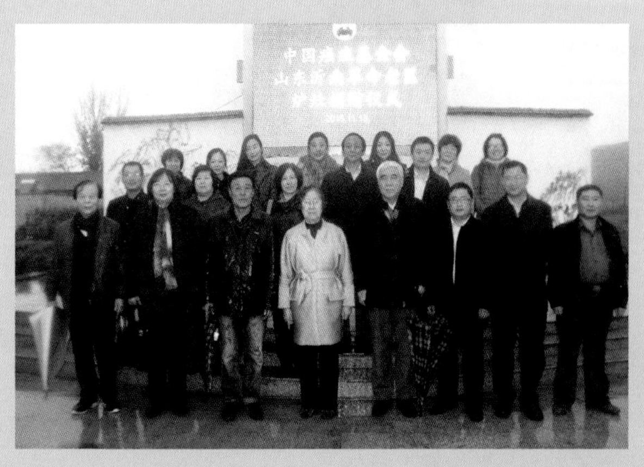

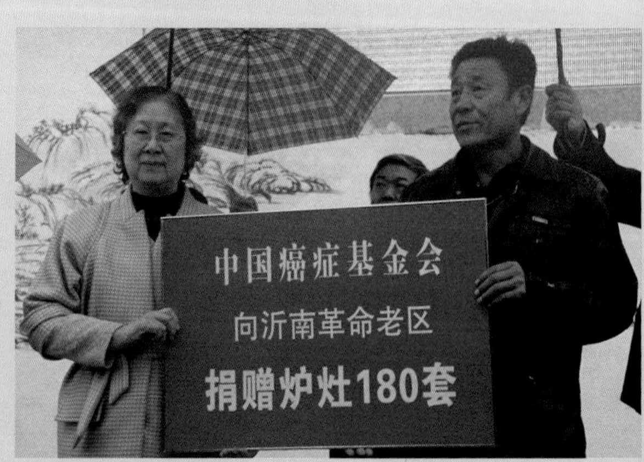

19. 11月12日，赴山东临沂进行革命传统教育活动，并向沂南县马牧池北村村民捐赠炉灶

中国癌症基金会

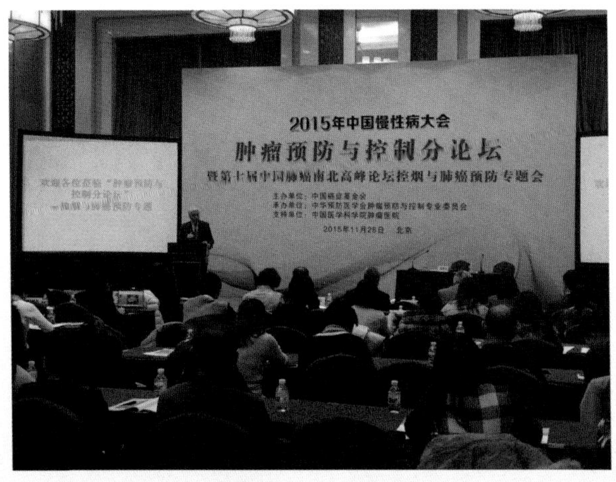

20. 11 月 28 日，2015 年中国慢性病大会肿瘤预防与控制分论坛在北京举办，图为赵平教授发言

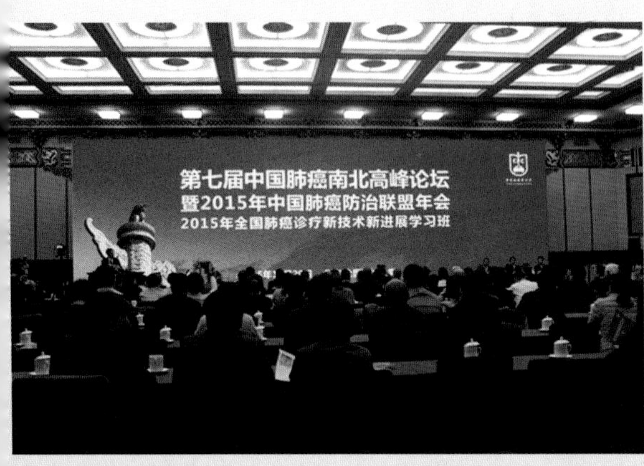

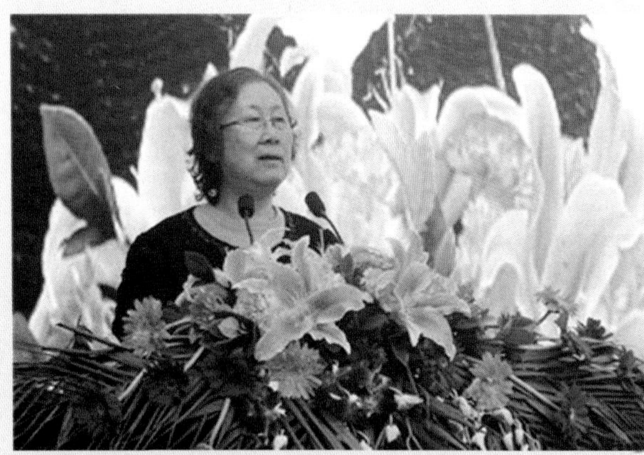

21. 11 月 27 日 ~ 29 日，第七届中国肺癌南北高峰论坛暨 2015 年中国肺癌防治联盟年会在北京举行，彭玉理事长在开幕式上致辞

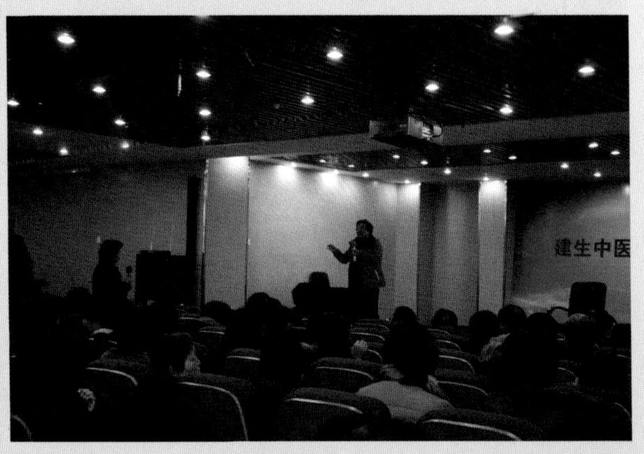

22. 12 月 6 日，在河北省廊坊康复中心举办建生中医癌症防治康复大讲堂活动，李建生董事长回答康复者代表的提问

（本版图片除署名外，由中国癌症基金会供稿，详细内容见 478 页）

2015 年大事记

中国医学科学院肿瘤医院

图 1

NCRCC
国家肿瘤临床医学研究中心启动仪式暨“十三五”规划讨论会
中国医学科学院肿瘤医院·国家肿瘤临床医学研究中心
图 2

图 3

2015 年 4 月 11 日 百名专家肿瘤防治咨询活动
图 4

NATIONAL CANCER INSTITUTE
9609
图 5

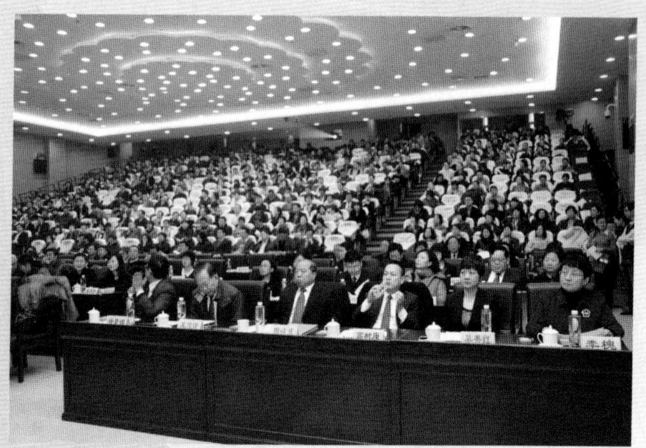

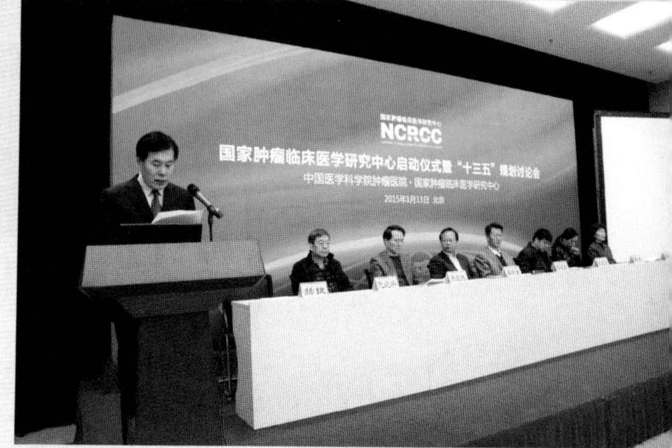

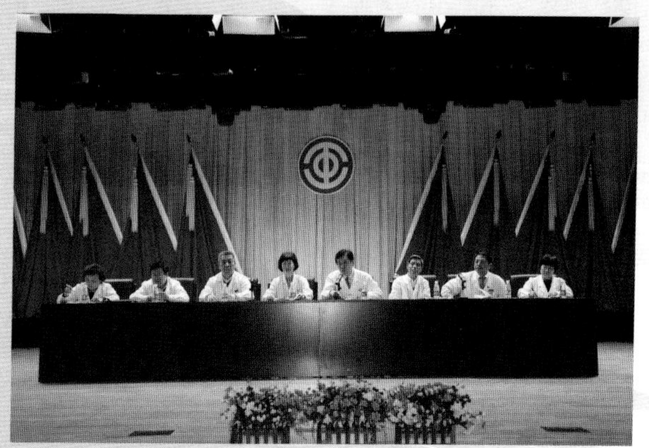

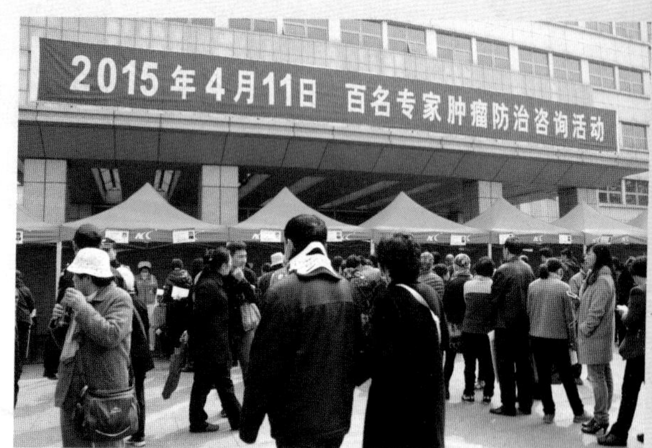

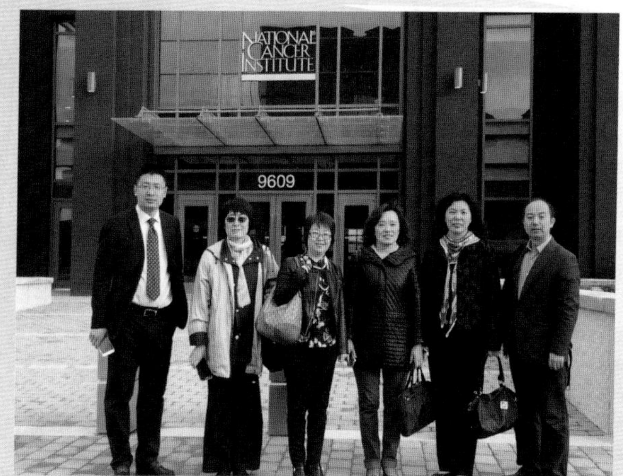

肿瘤研究所 2015 年大事记

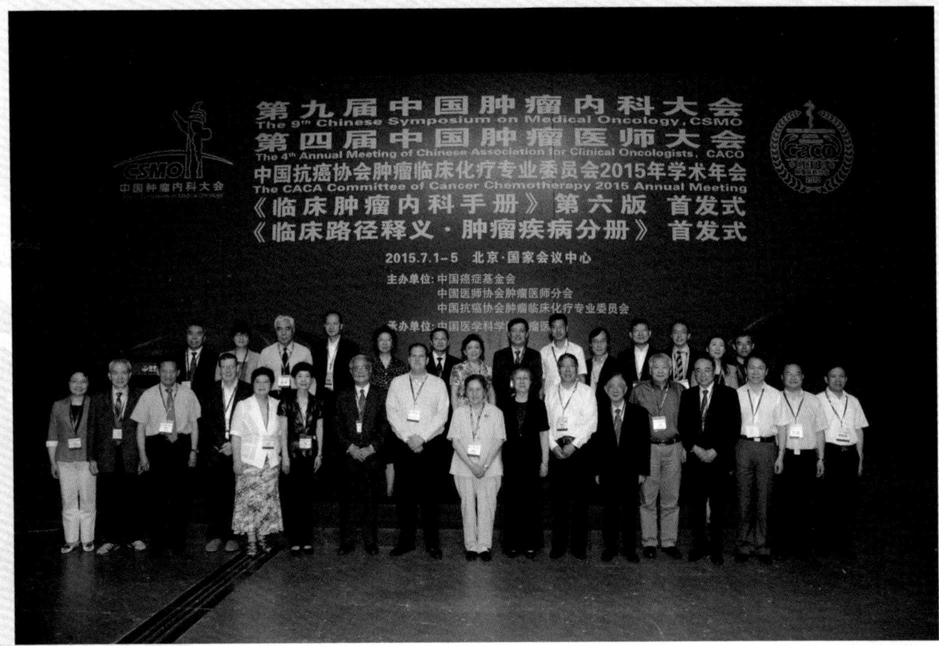

图 6

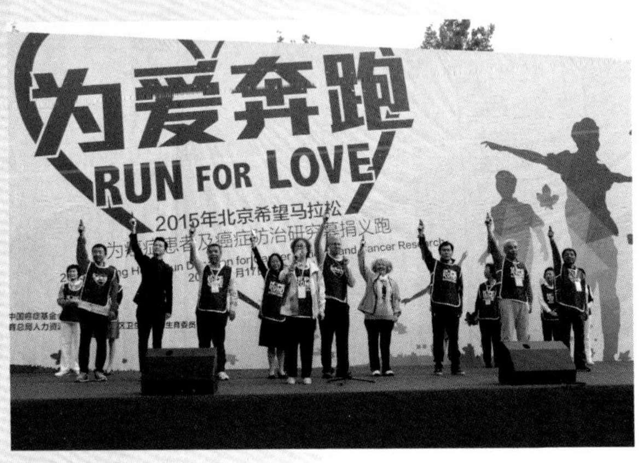

图 7

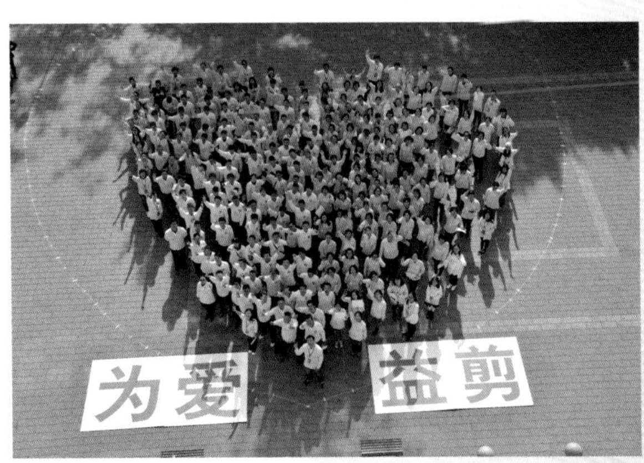

图 8

（本版图片文字说明见 479 页）

中国医学科学院肿瘤医院肿瘤研究所
地址：北京市朝阳区潘家园南里 17 号
邮编：100021
电话：010-67718863
http://www.cicams.ac.cn

第九届中国肿瘤内科大会

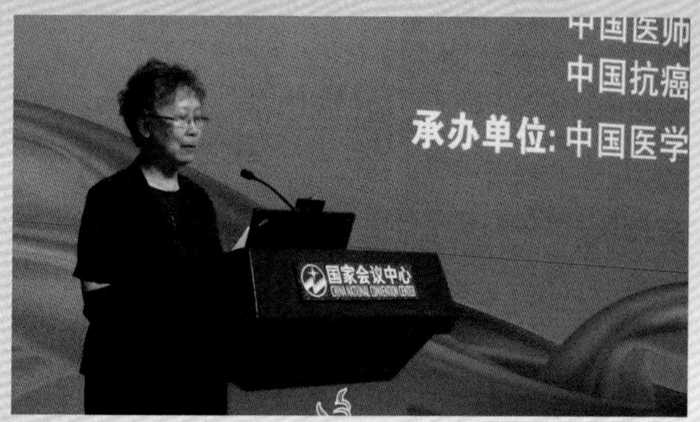

彭玉理事长致开幕辞

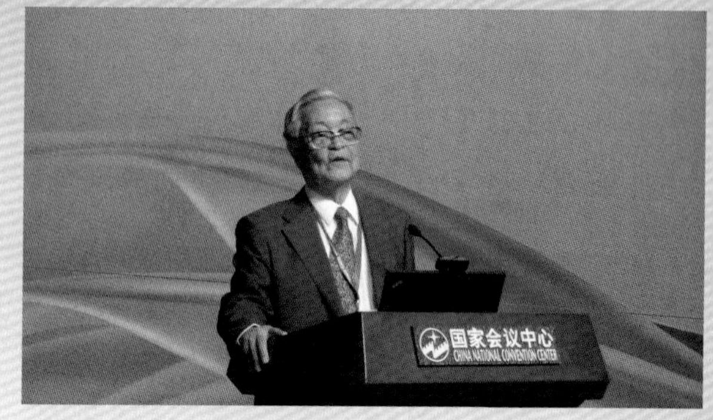

孙燕院士在开幕式上致辞

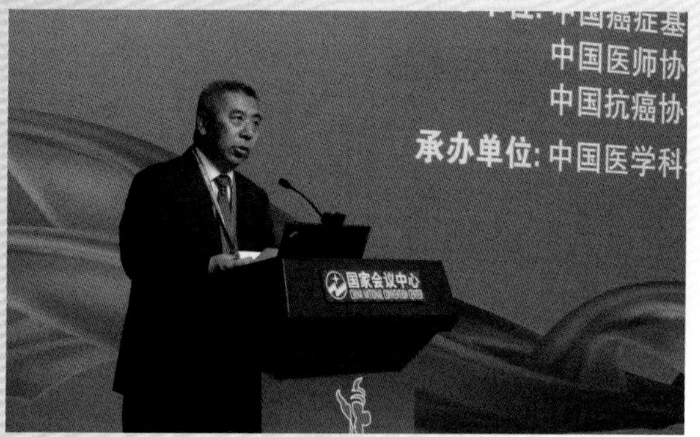

大会执行主席石远凯教授主持开幕式

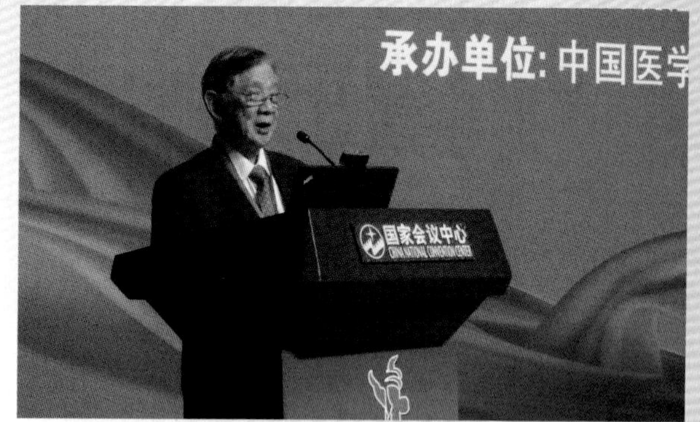

管忠震教授在开幕式上致辞

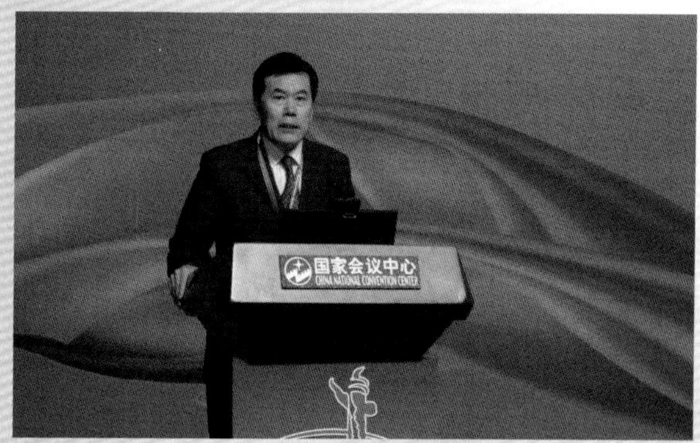

赫捷院士在开幕式上致辞

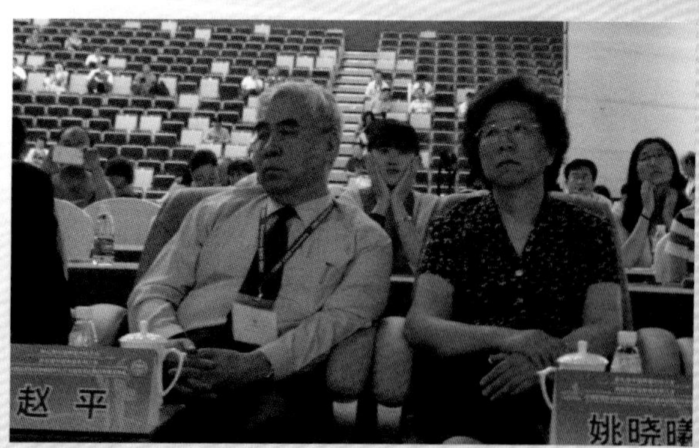

副理事长兼秘书长赵平教授和姚晓曦副秘书长出席开幕式

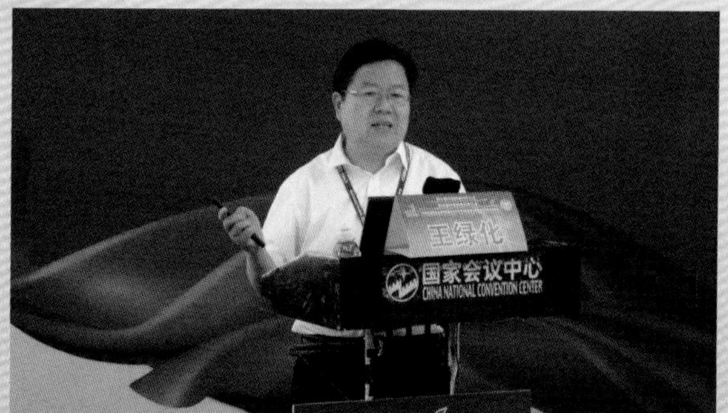

王绿化教授

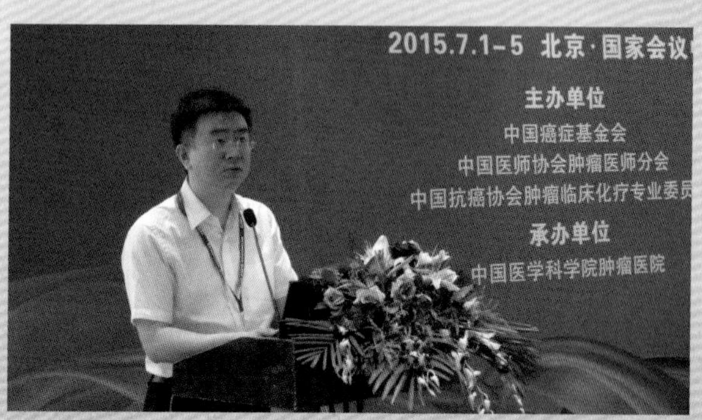

陈万青教授

第九届中国肿瘤内科大会

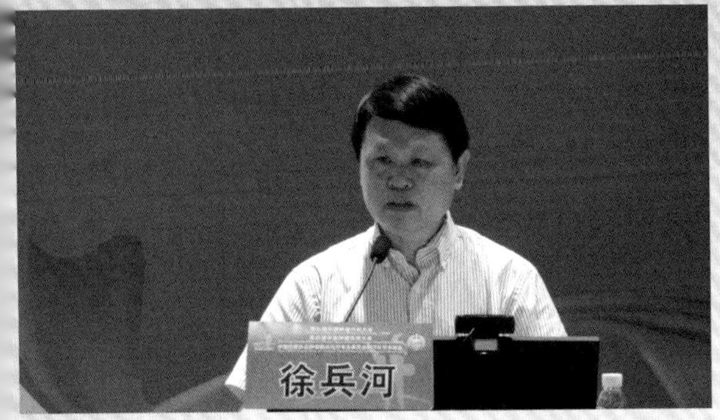

徐兵河教授

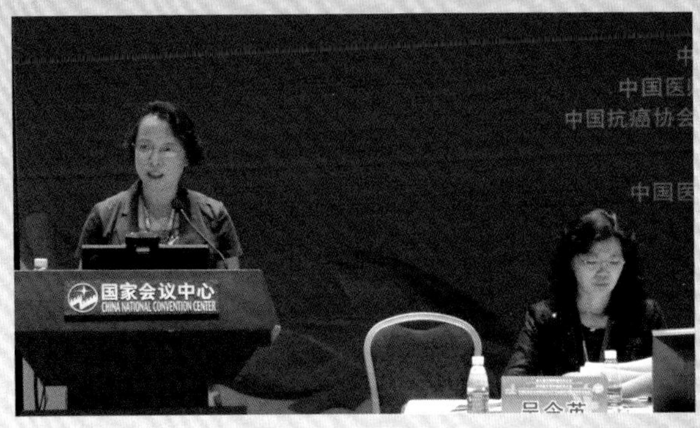

周琦教授、吴令英教授

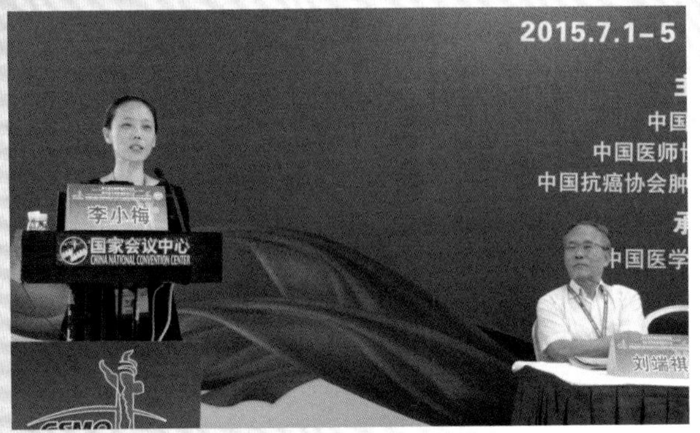

刘端祺教授、李小梅教授

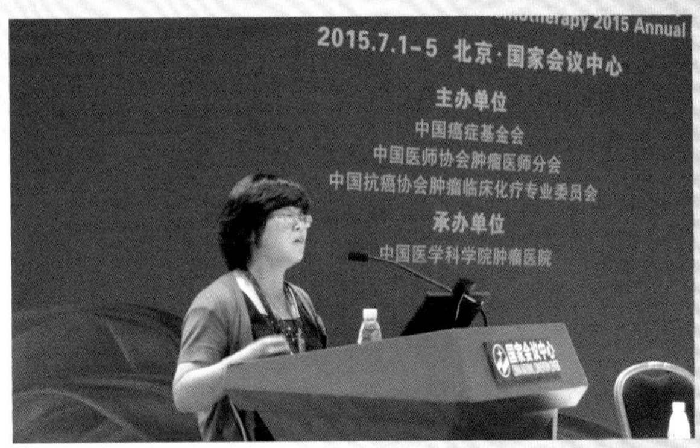

何小慧教授

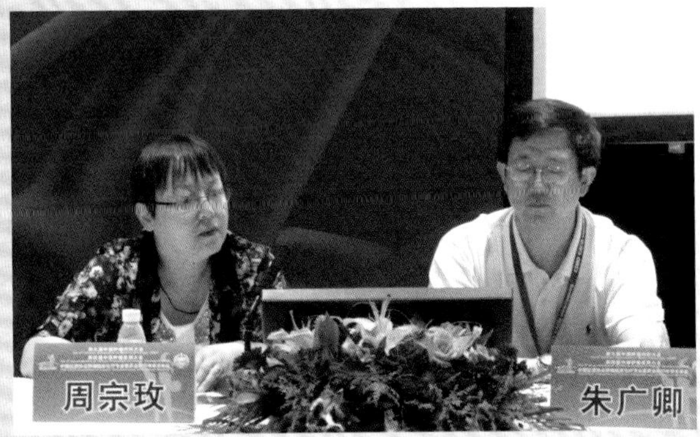

周宗枚教授、朱广卿教授

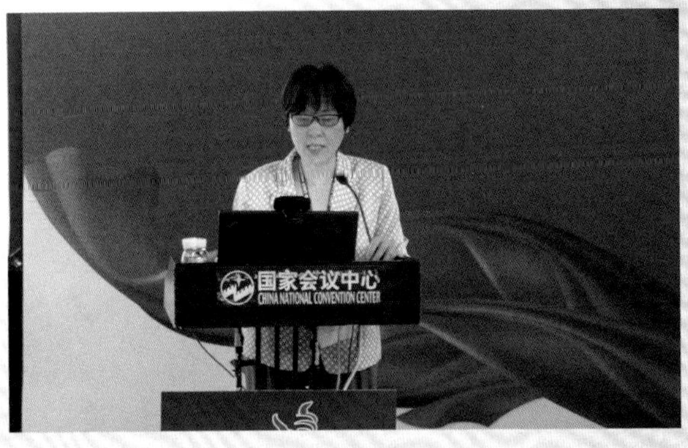

吴小明教授

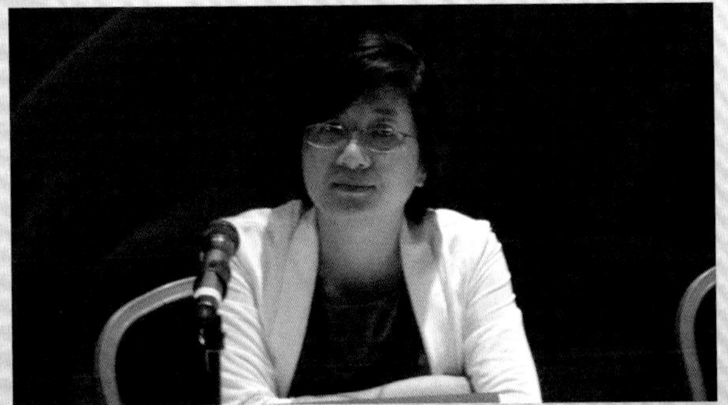

袁芃教授

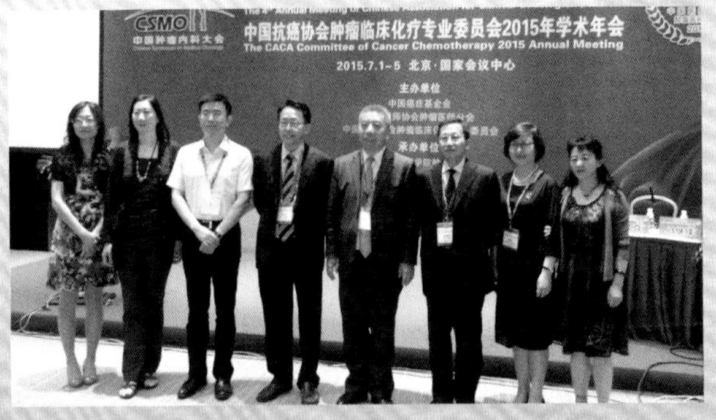

部分与会专家合影

（本版图片摄影：张立峰，详细报道见 520 页）

热烈庆祝中国临床肿瘤学会成立

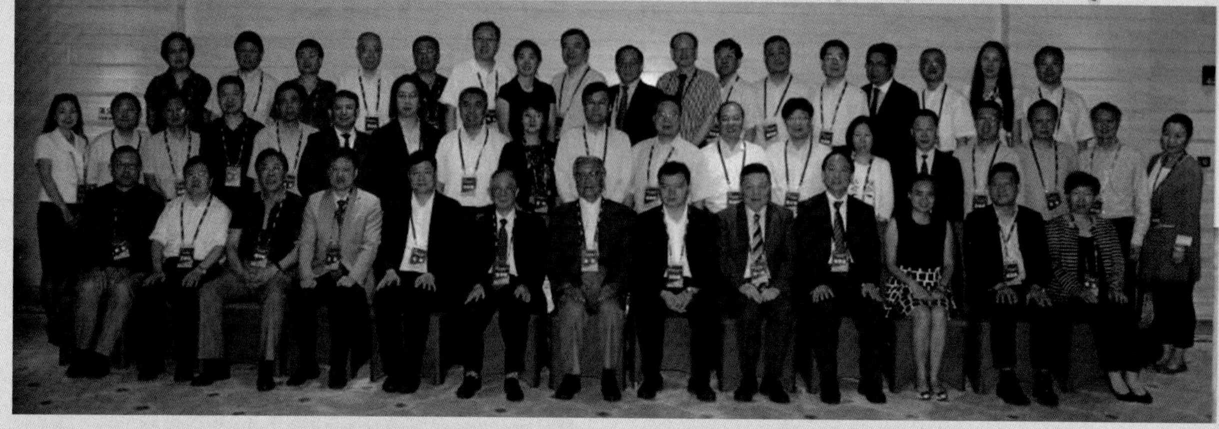

中国临床肿瘤学会成立大会暨第一次全国会员代表大会全体合影

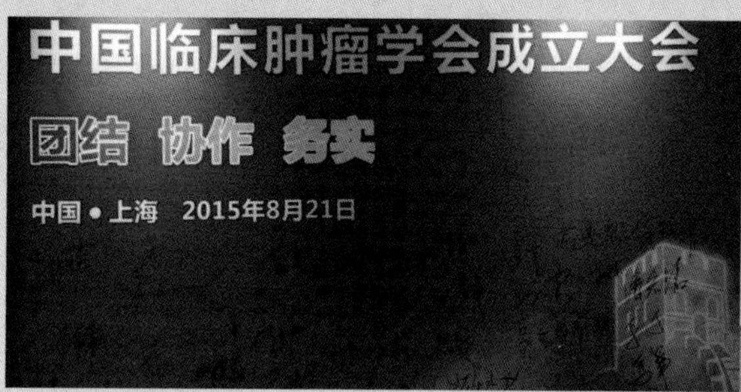

2015 年 8 月 21 日，上海，50 余位专家学者共同见证了 CSCO 正式成为国家一级学会

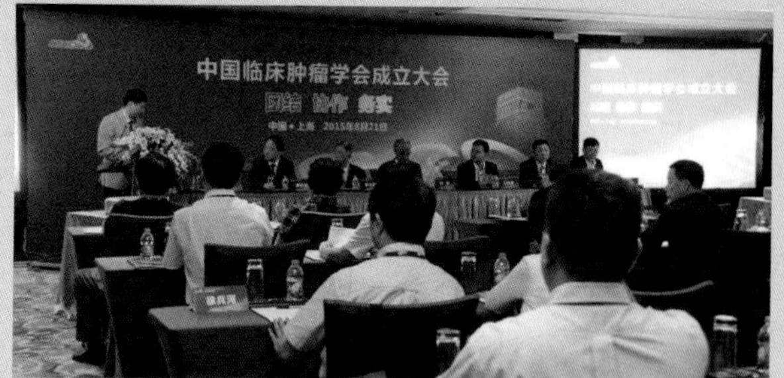

中国临床肿瘤学会成立大会现场

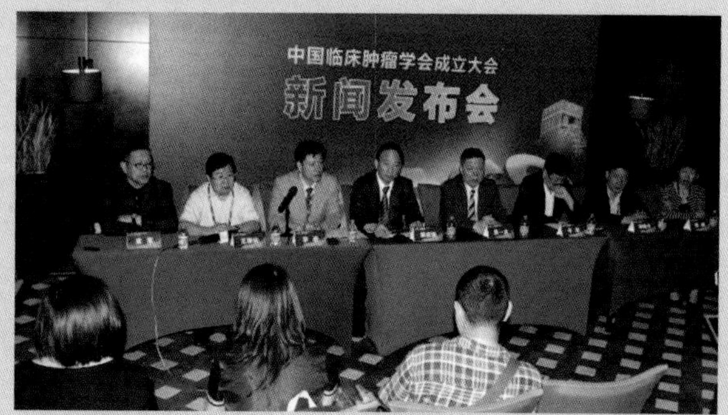

第一届理事会领导出席新闻发布会

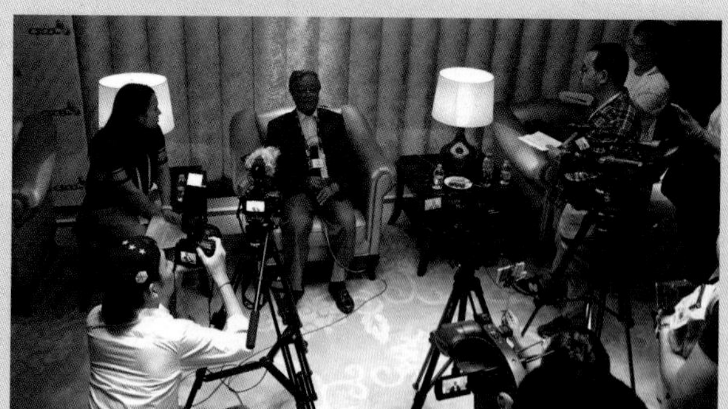

孙燕院士接受媒体采访

（以上图片来源：《中国医学论坛报》）

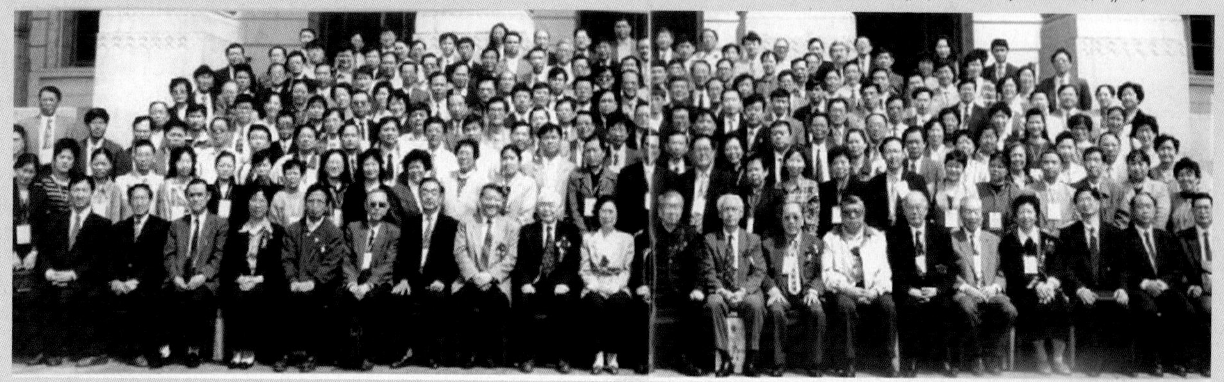

1997 年 4 月 30 日，北京饭店，200 多名专家学者发起并成立了 CSCO（照片由孙燕院士提供）

第18届全国临床肿瘤学大会暨2015年CSCO学术年会

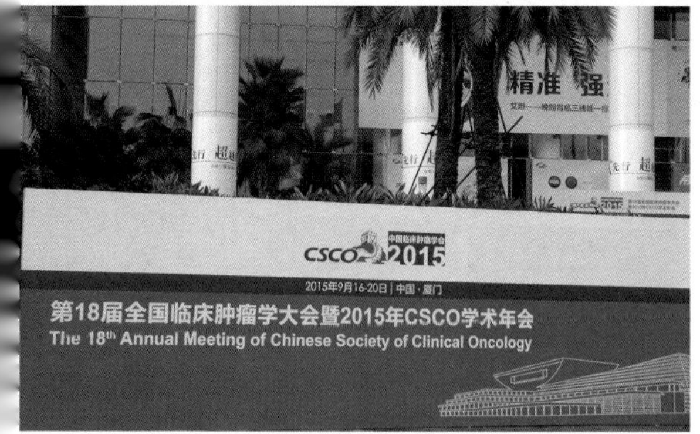

会场大门口

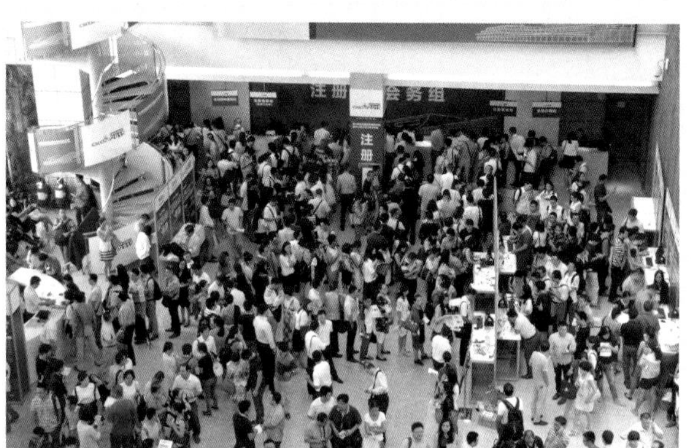

注册大厅人潮如涌

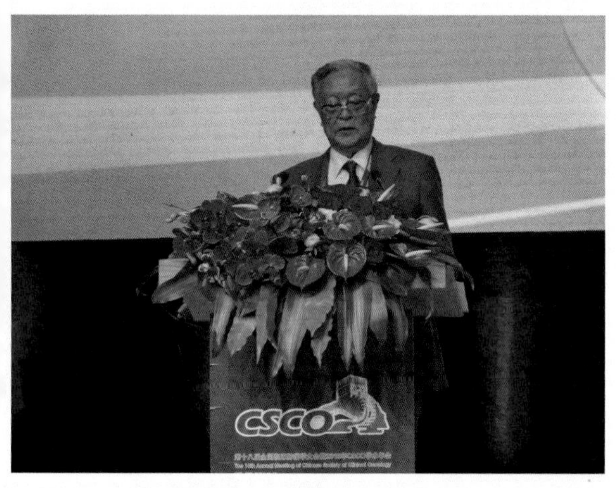

孙燕院士在开幕式上致辞

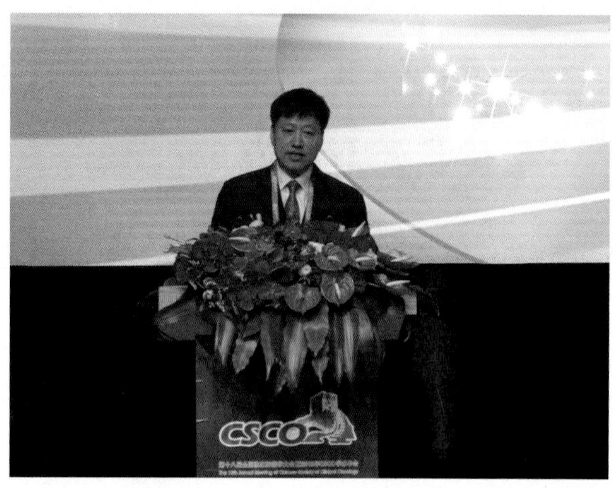

李进秘书长主持大会开幕式

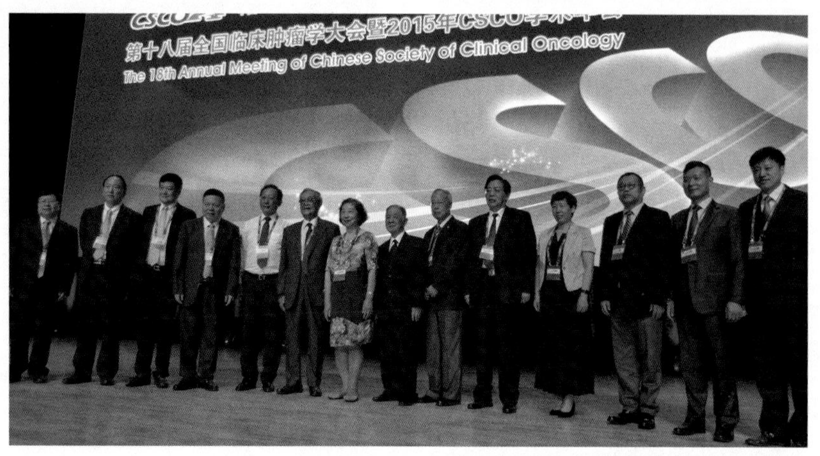

CSCO 第一届理事会成员与老一辈临床肿瘤学家

（本版图片摄影：张立峰，详细报道见 494 页）

第18届全国临床肿瘤学大会

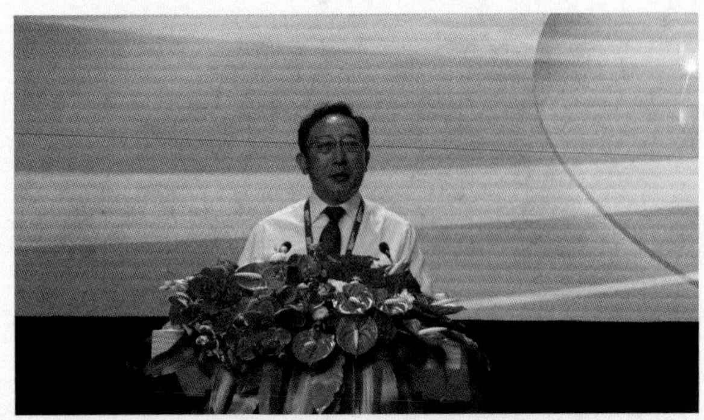

曹雪涛院士在开幕式上致辞

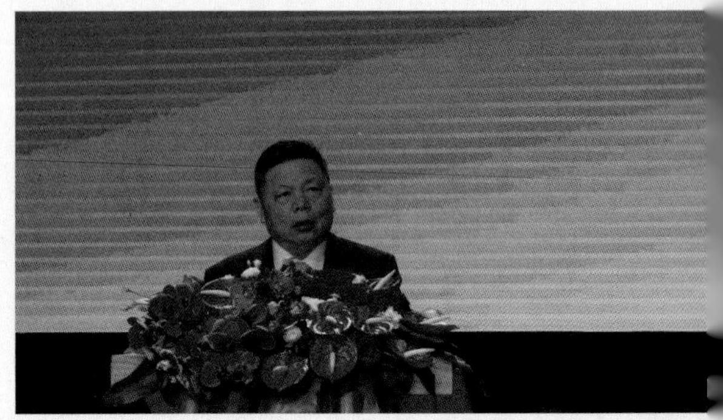

CSCO 理事长吴一龙在开幕式上致辞

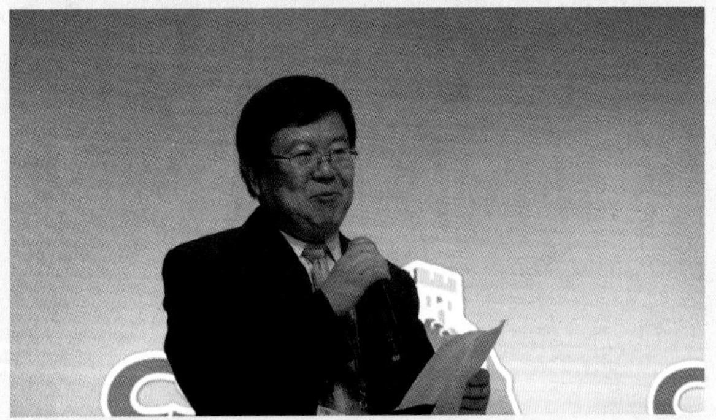

王绿化副理事长

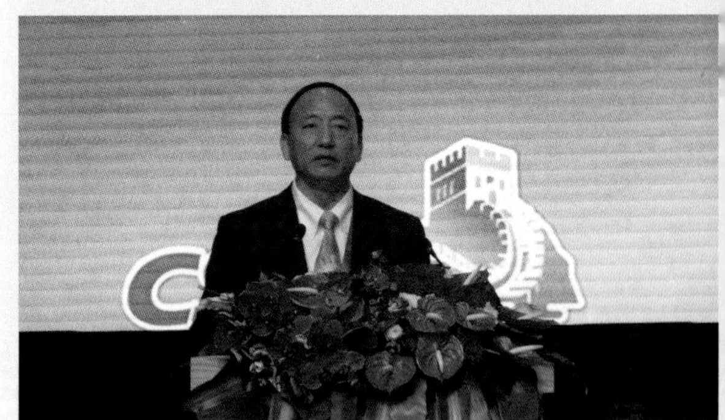

秦叔逵副理事长

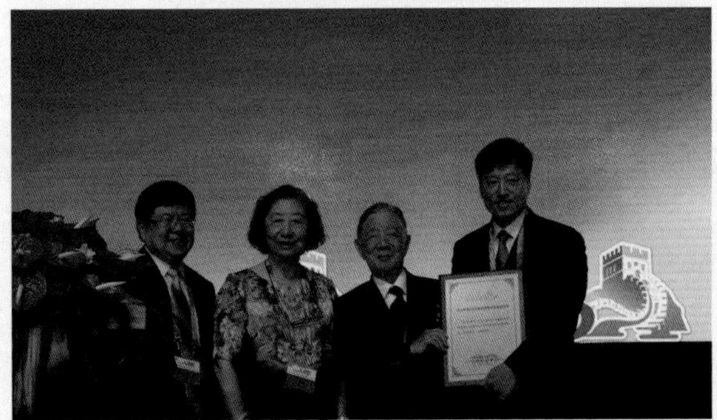

管忠震、廖美琳、王绿化教授向李进教授颁发“CSCO 年度成就奖”

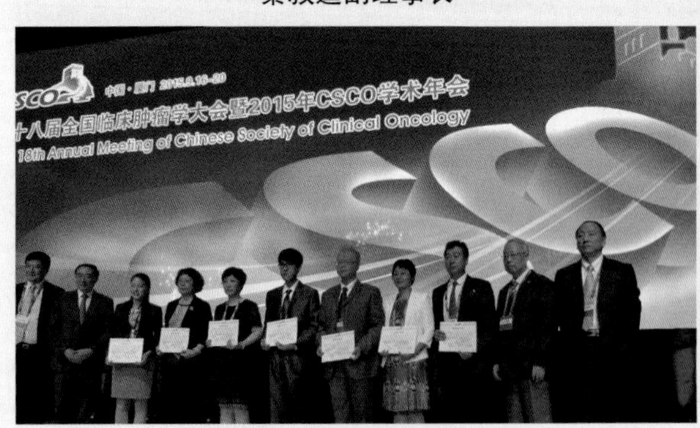

颁发 2015 年中国临床肿瘤学科学基金优秀论文奖

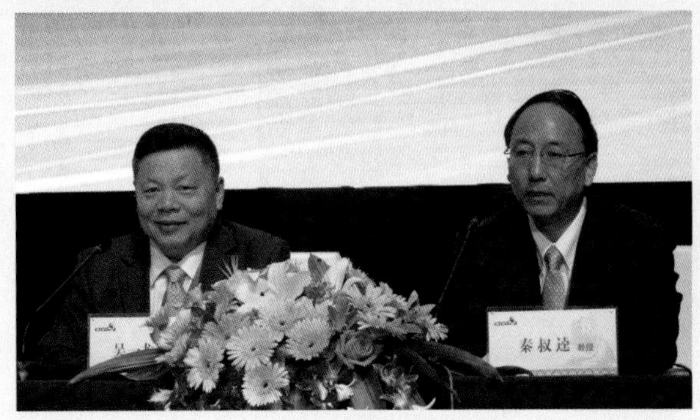

吴一龙理事长、秦叔逵副理事长主持开幕式学术报告

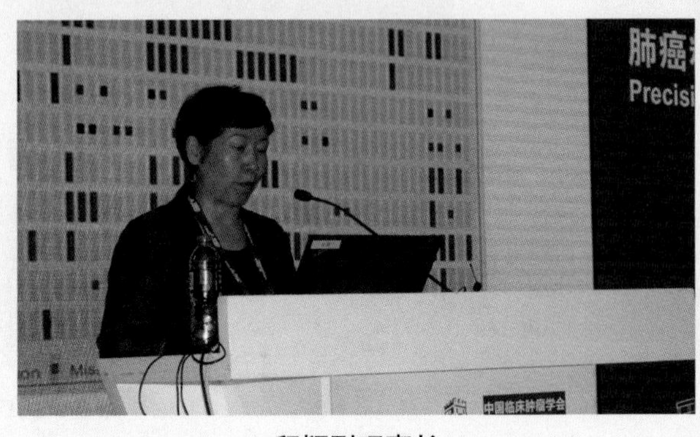

程颖副理事长

暨 2015 年 CSCO 学术年会

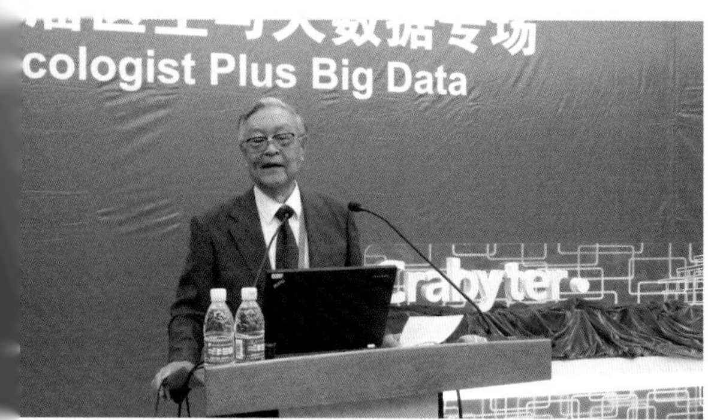

孙燕院士做学术报告

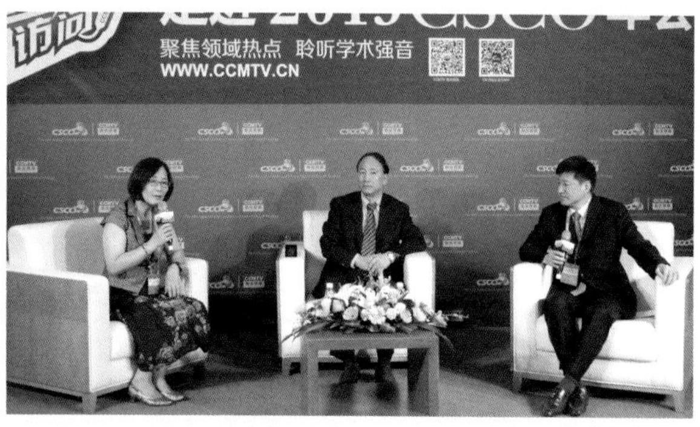

秦叔逵副理事长、李进秘书长、沈琳教授参加访谈节目

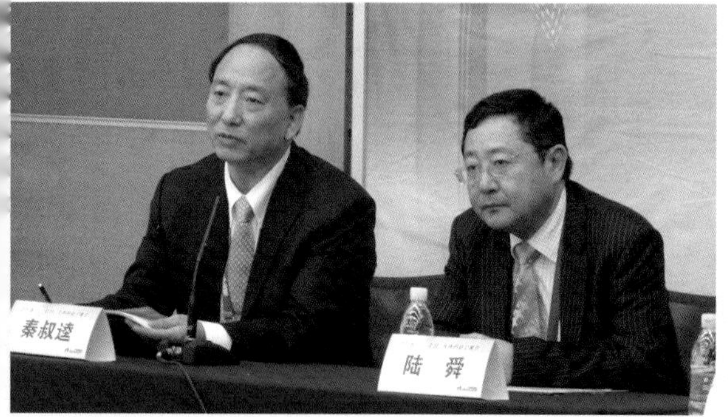

秦叔逵副理事长、陆舜教授主持学术报告会

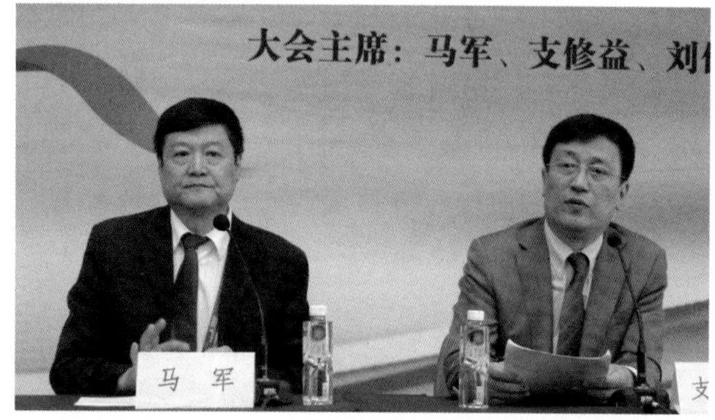

马军副理事长、支修益教授主持学术报告会

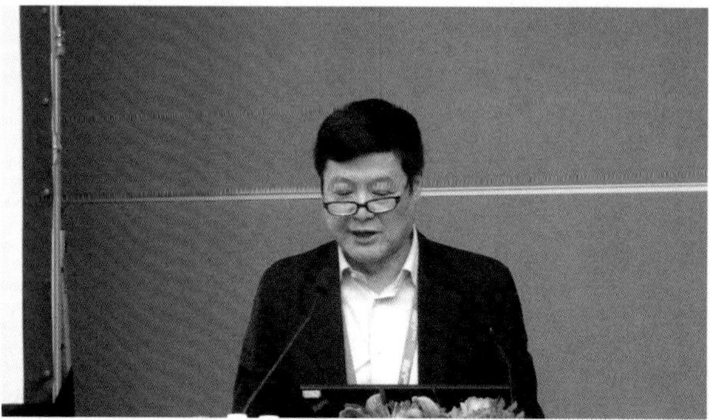

马军教授做学术报告

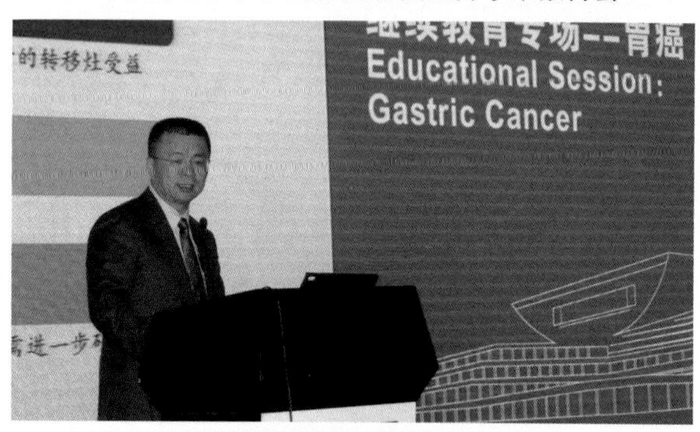

季加孚教授做学术报告

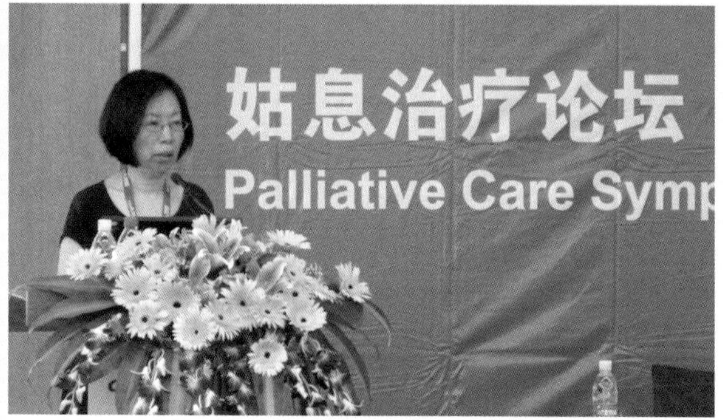

于世英教授

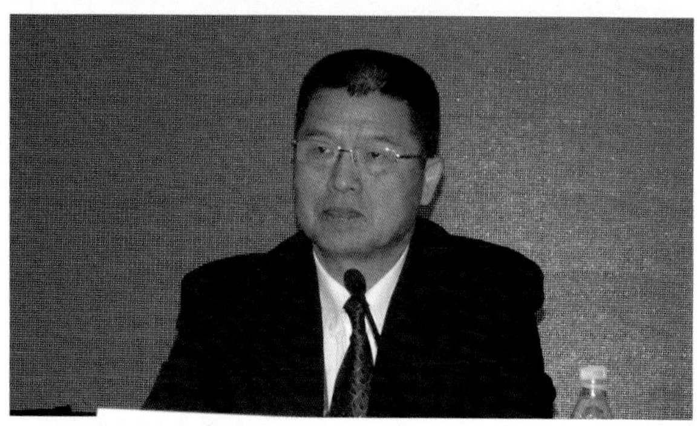

于丁教授

（本版图片摄影：张立峰，详细报道见 494 页）

第18届全国临床肿瘤学大会

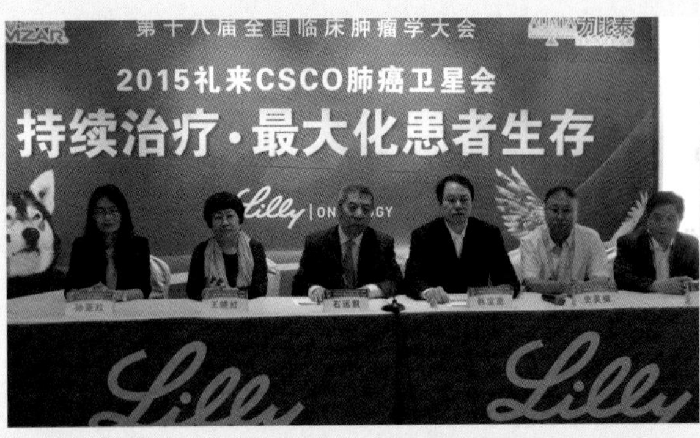

石远凯教授、韩宝惠教授、史美祺教授等主持卫星会

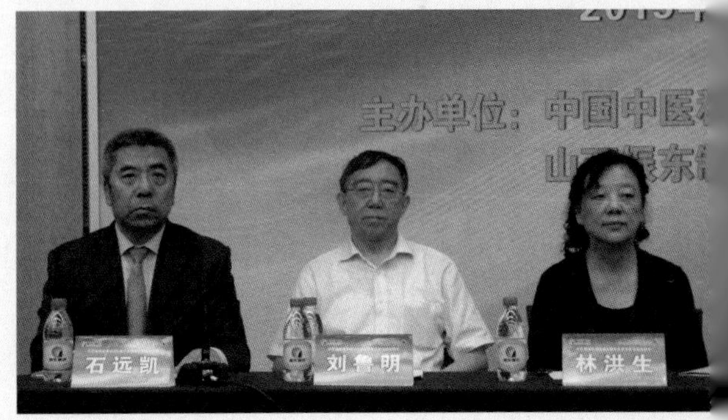

石远凯教授、刘鲁明教授、林洪生教授主持卫星会

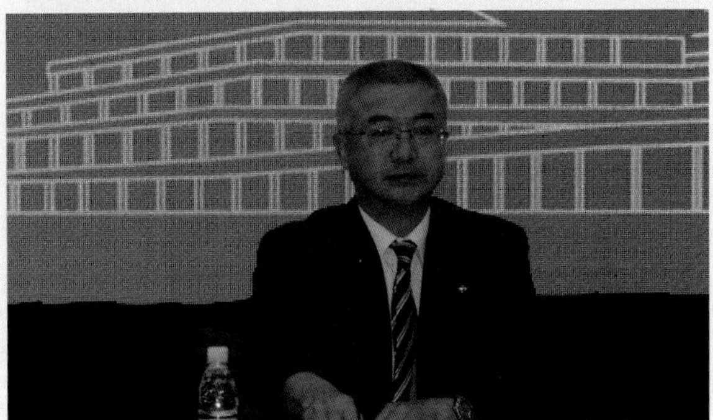

朱军教授

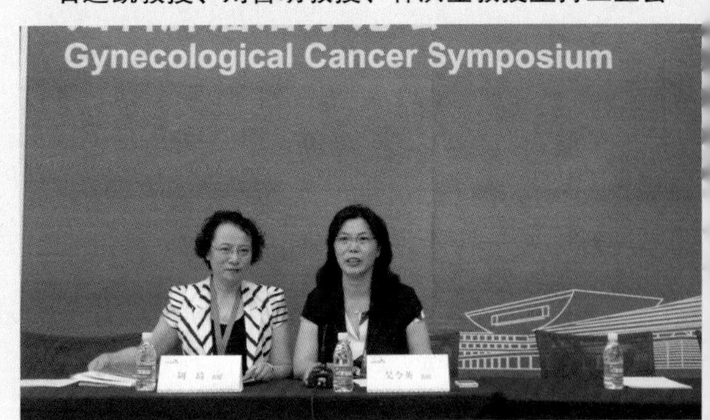

周琦教授、吴令英教授

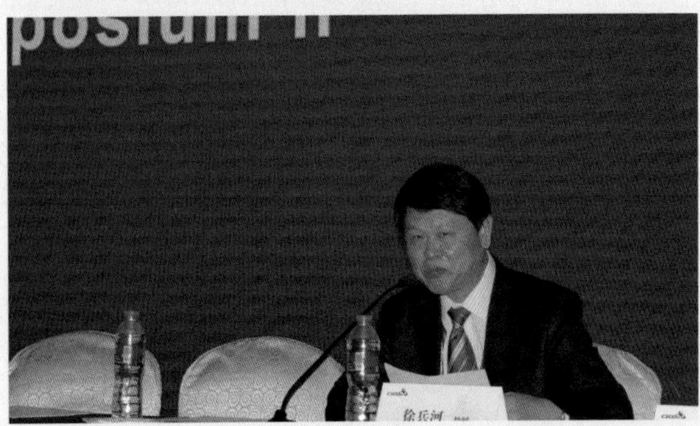

徐兵河教授

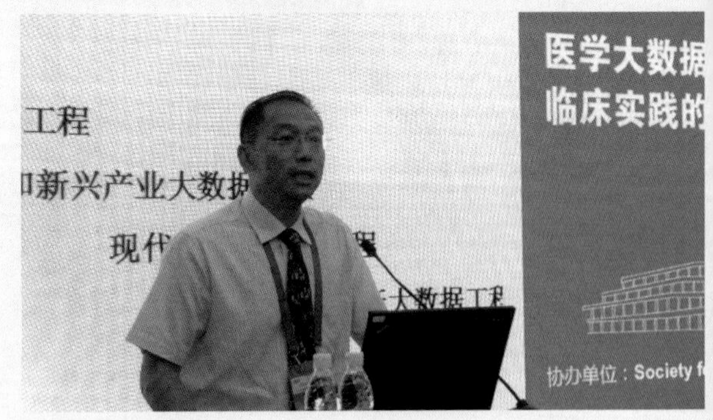

邱林教授

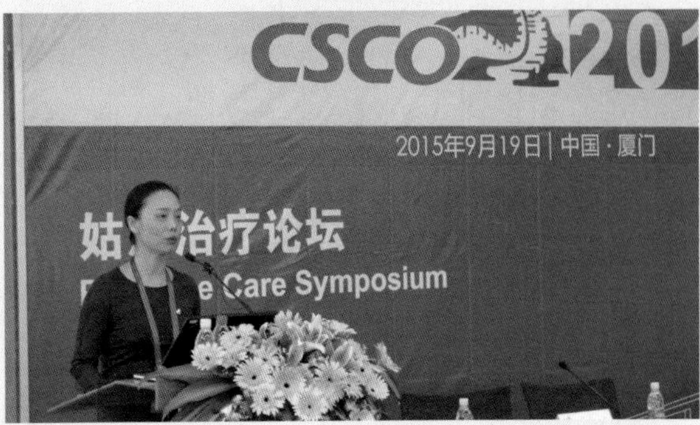

李小梅教授

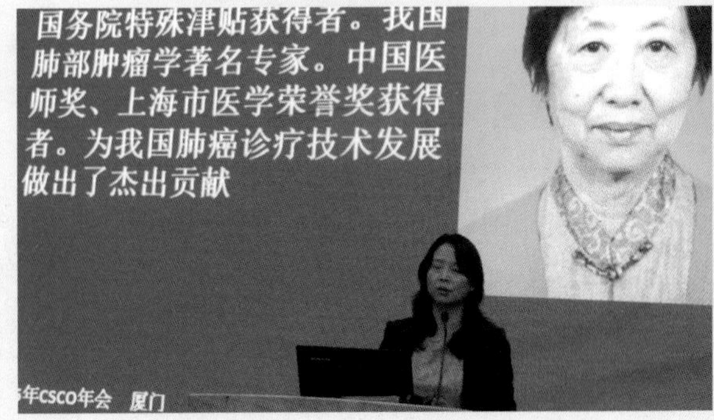

王洁教授向与会者介绍廖美琳教授

暨 2015 年 CSCO 学术年会

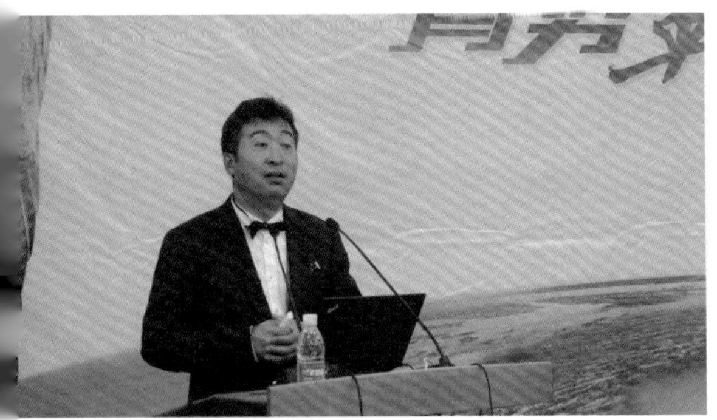

郭军教授

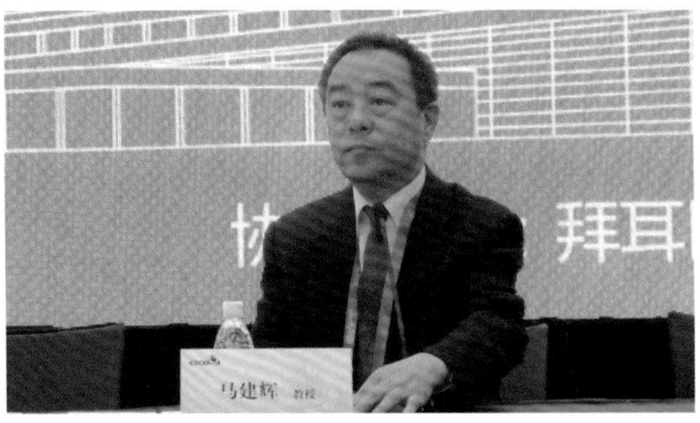

马建辉教授

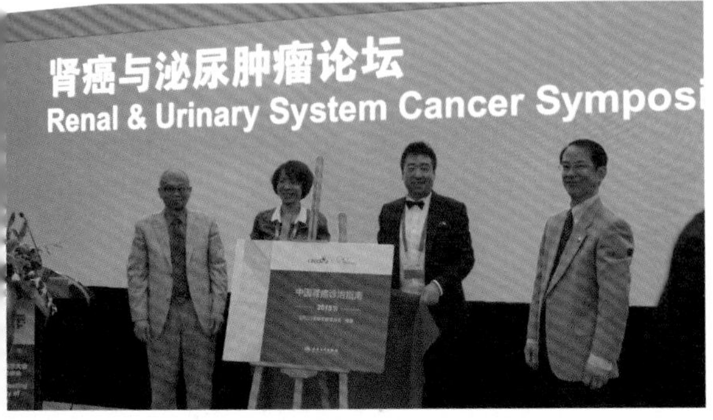

《中国肾癌诊治指南》首发式

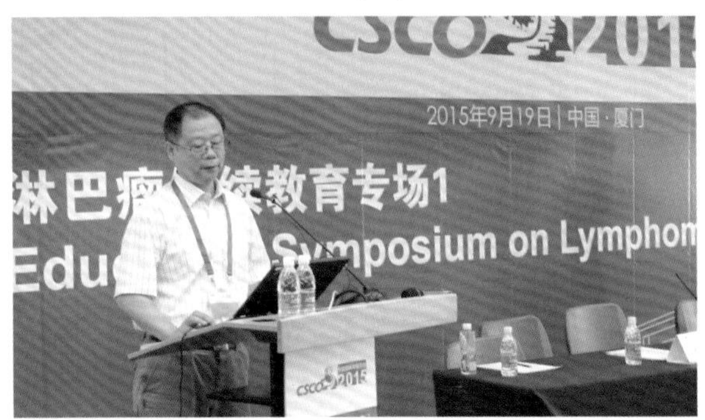

张伟京教授

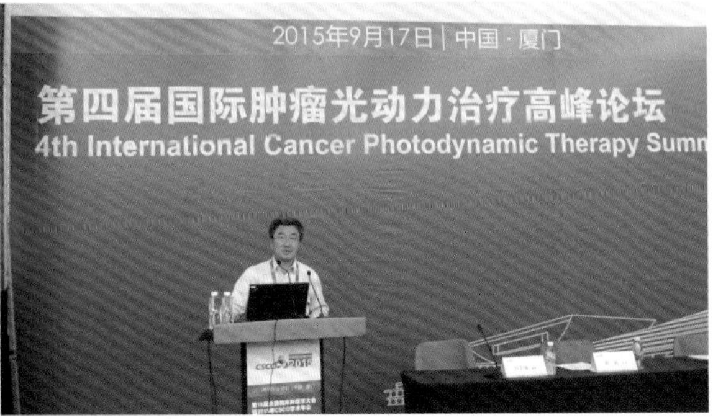

王洪武教授

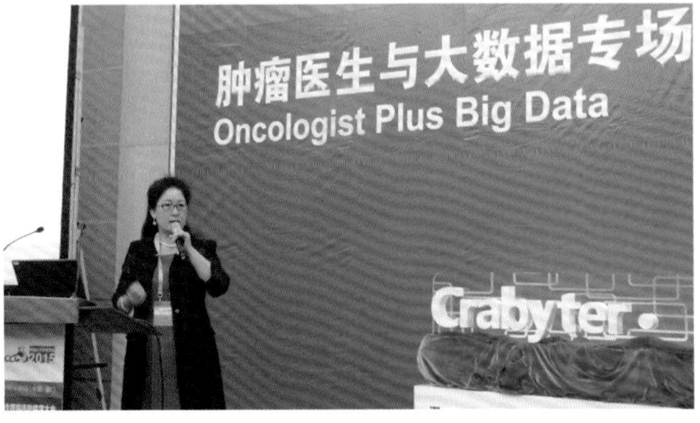

李树婷教授

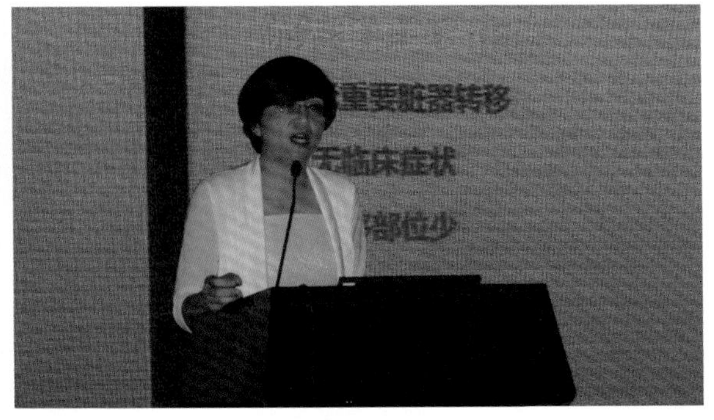

袁芃教授

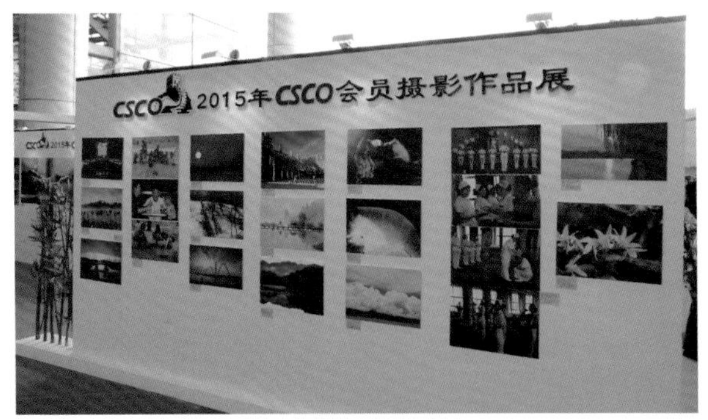

丰富 CSCO 会员业余生活的摄影作品展

（本版图片摄影：张立峰，详细报道见 497 页）

中国临床肿瘤学会（CSCO）

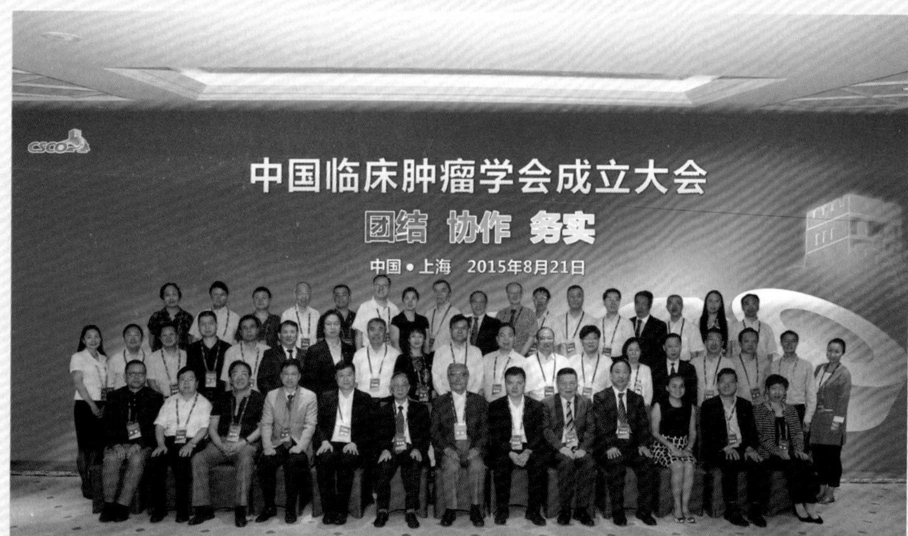

图 1

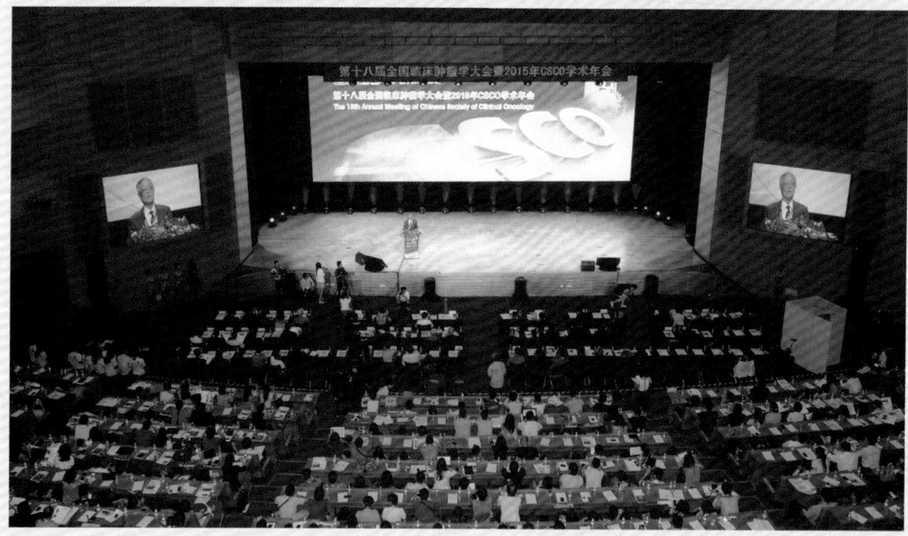

图 2

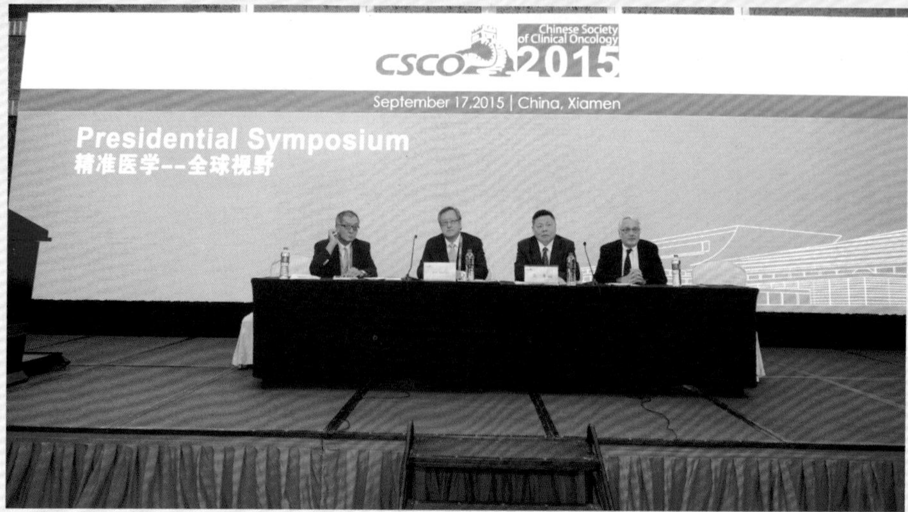

图 3

2015 年大事记

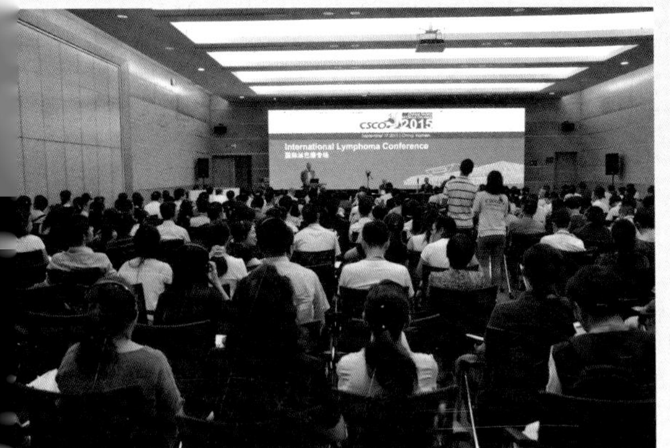

图 4

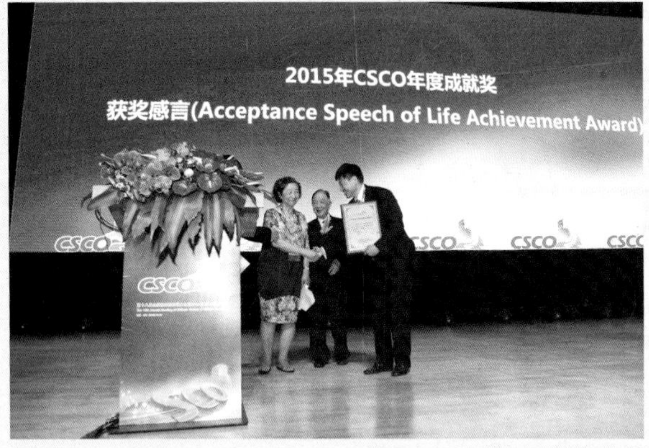

图 5

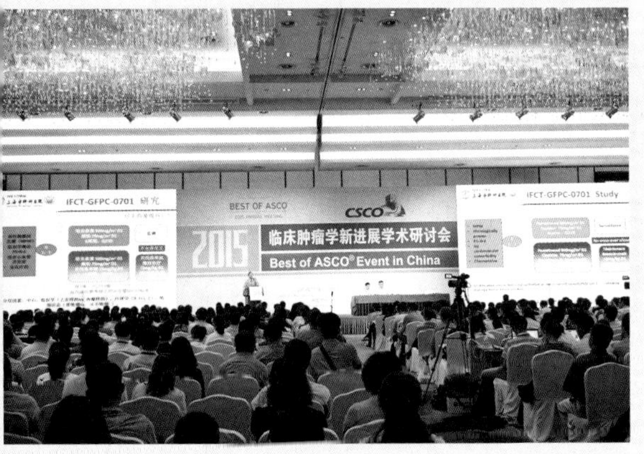

图 6

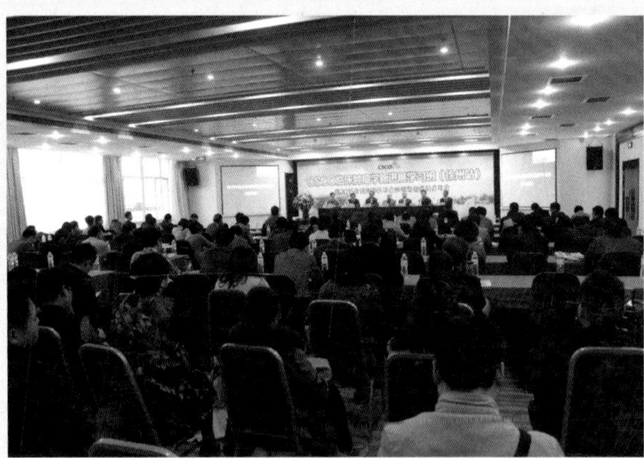
图 7

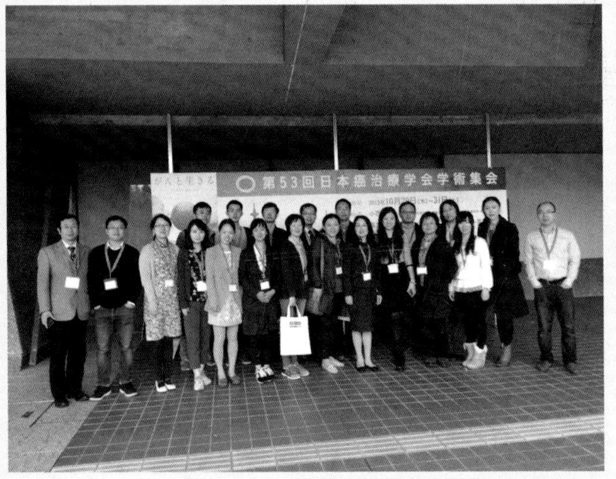

图 8

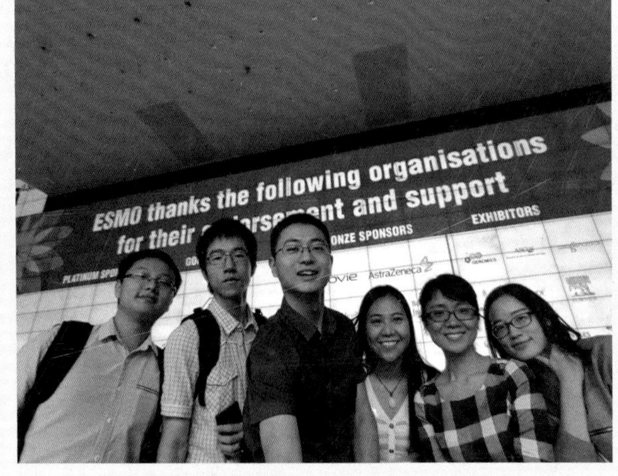

图 9

（图片供稿：CSCO 办公室）

（本版图片文字说明见 499 页）

中国老年学学会老年肿瘤专业委员会

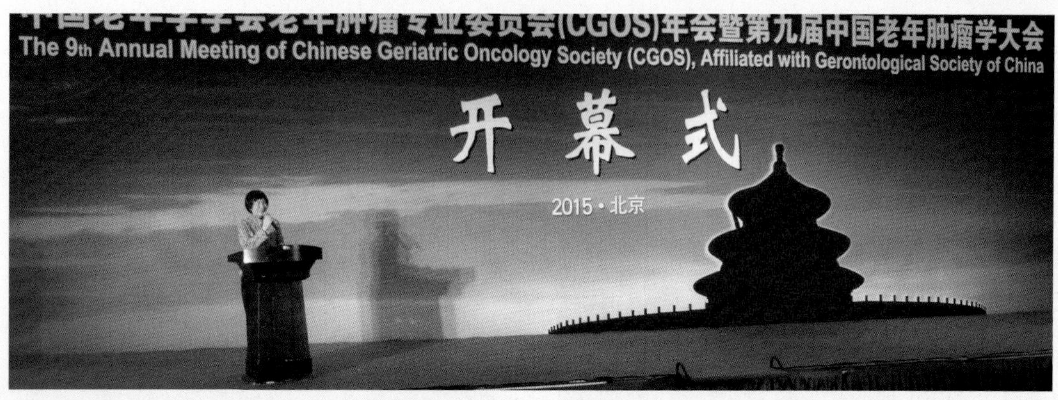

大会开幕式

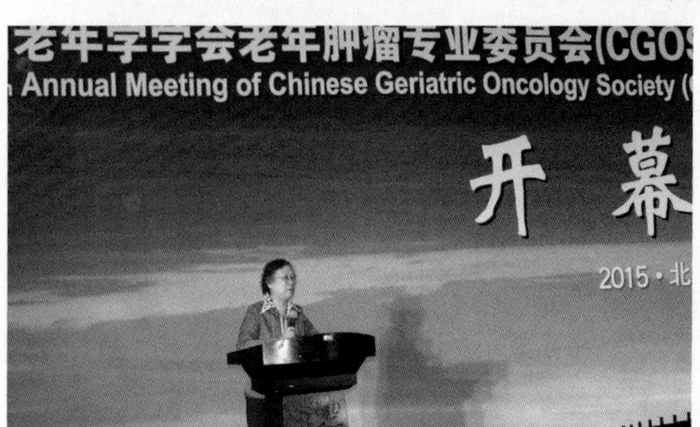

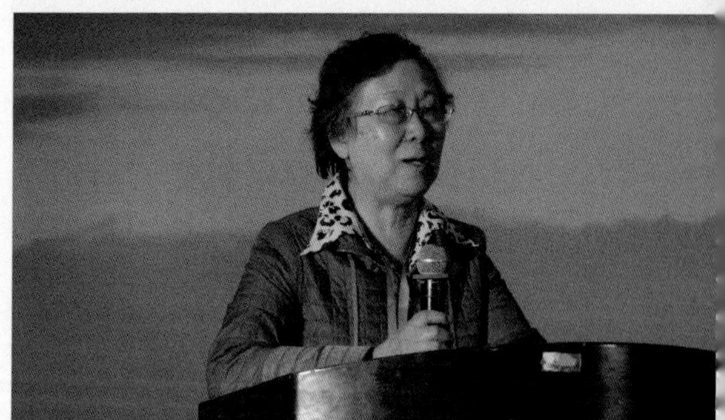

彭玉理事长在开幕式上致辞

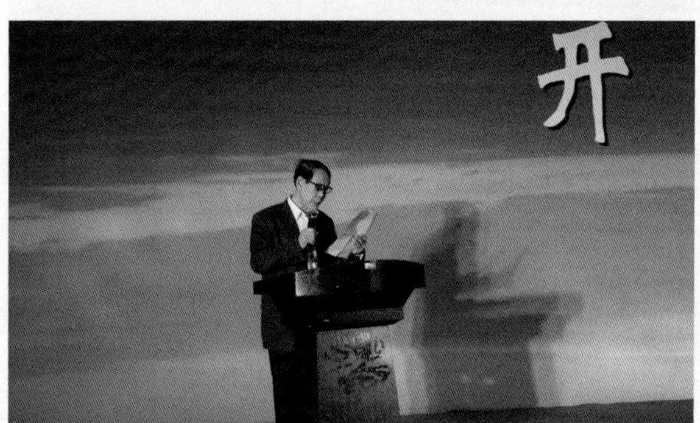

赵宝华副会长致辞

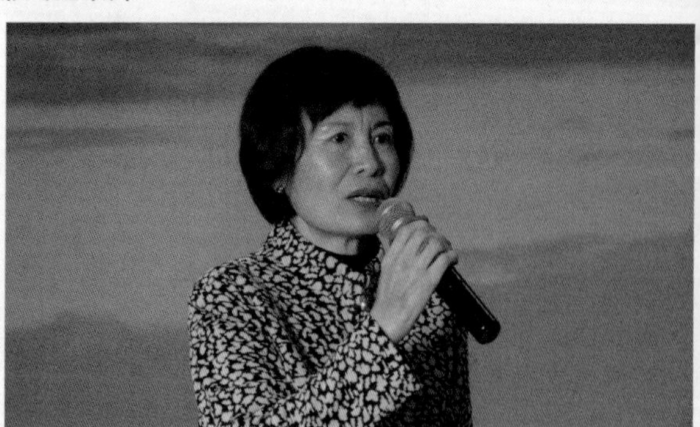

董碧莎书记致辞

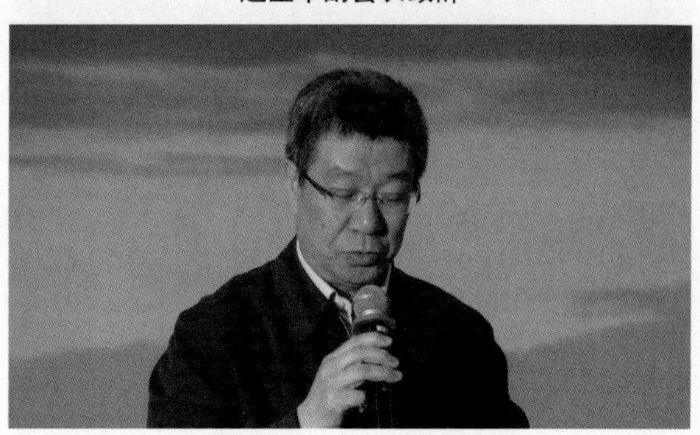

花宝金副院长主持开幕式

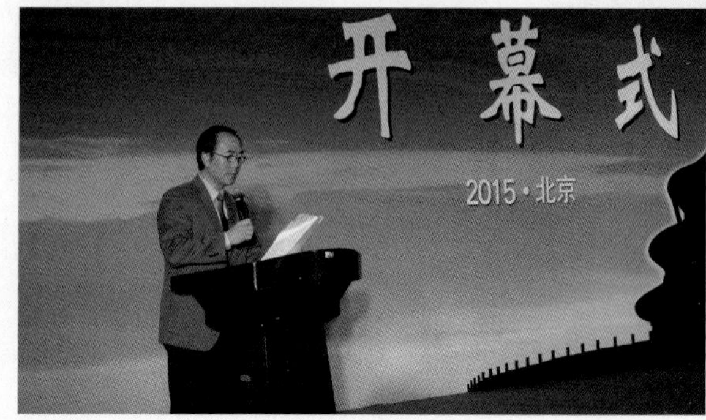

王子平教授

年会暨第九届中国老年肿瘤学大会

常委扩大会
2015·北京

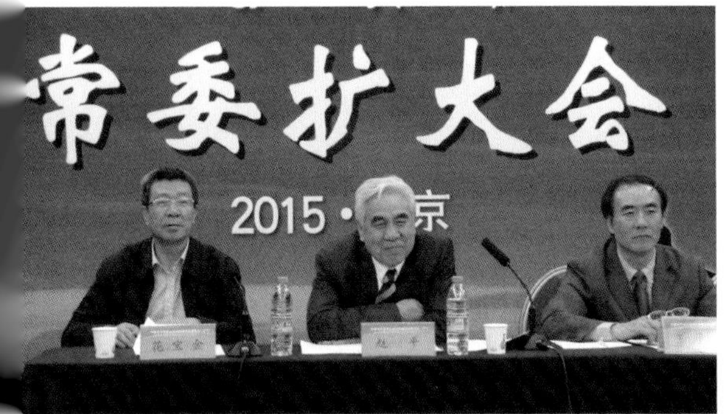

花宝金教授、赵平教授、王子平教授主持常委扩大会

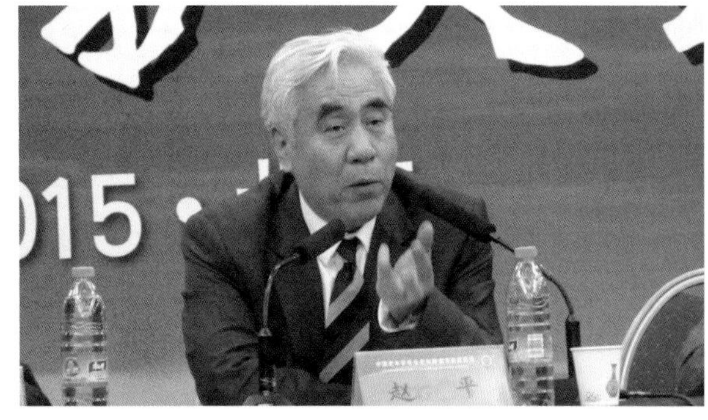

赵平主任委员在常委扩大会上发言

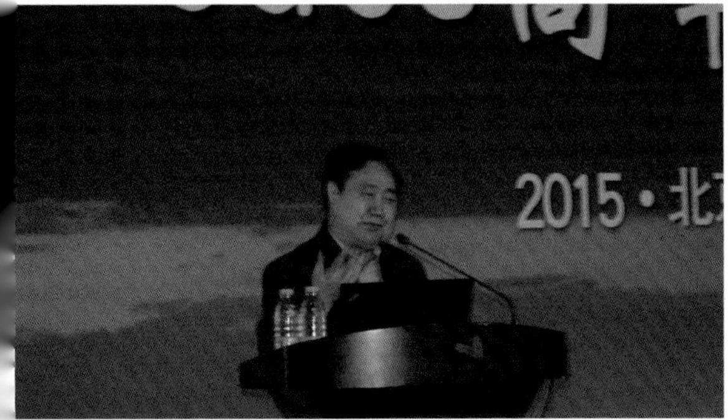

樊代明院士做学术报告

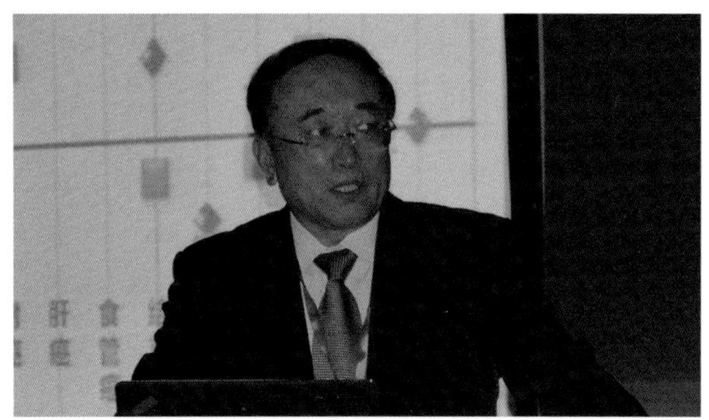

于金明院士做学术报告

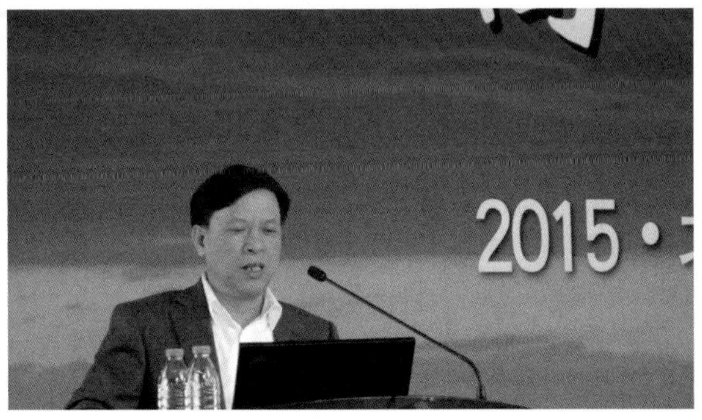

林东昕院士做学术报告

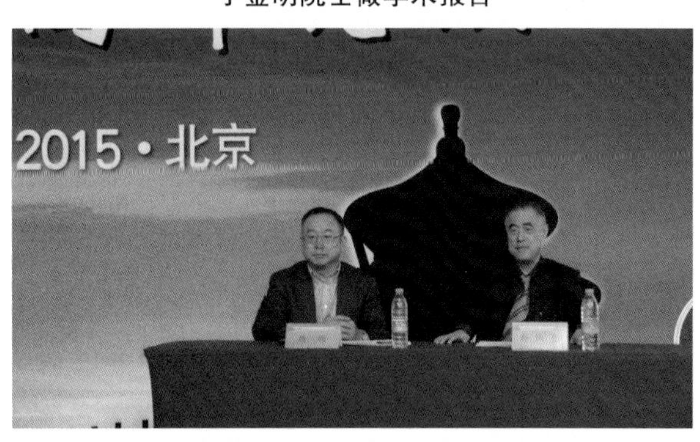

2015·北京

朴炳奎教授、杨跃教授主持高峰论坛

S-2015.04-004 Valid Until 2017.04

李峻岭教授

中国医学科学院肿瘤医院
博士生导师，教授，主任医师
中国医学科学院肿瘤医院放疗科主任
中华医学会放射肿瘤学专业委员会前任主任委员
新世纪百千万人才工程国家级人选
国家卫计委突出贡献中青年专家
2014年"吴杨奖"获得者
中华放射肿瘤学杂志主编

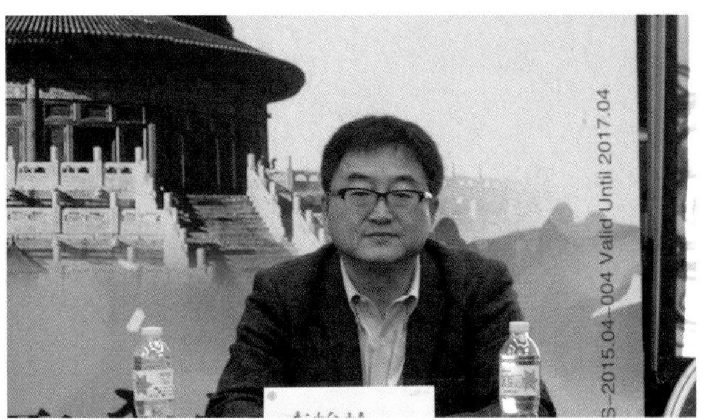

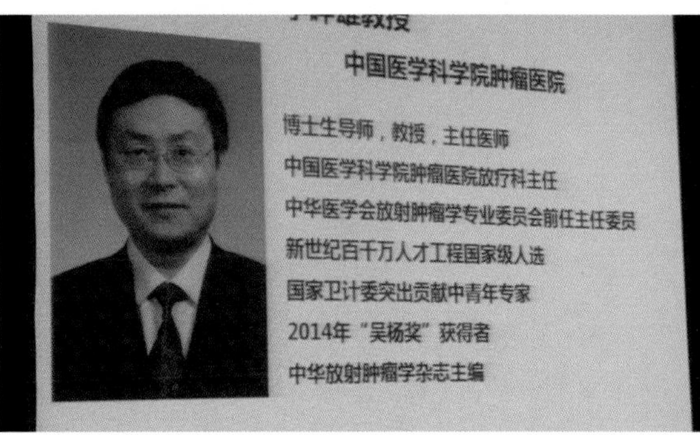

李晔雄教授简介

（本版图片摄影：张立峰，详细报道见522页）

中国老年学学会老年肿瘤专业委员会

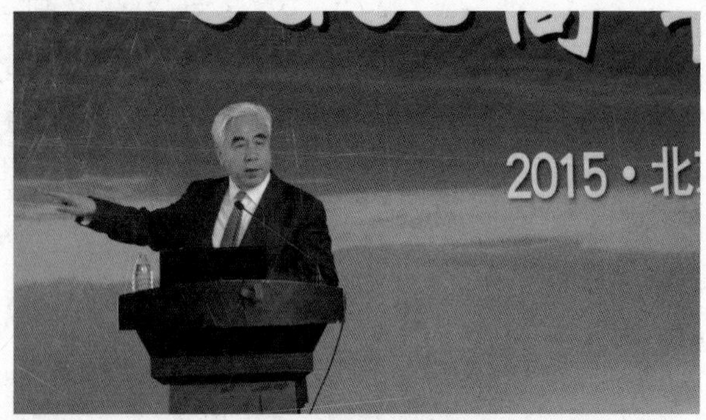

赵平教授做学术报告

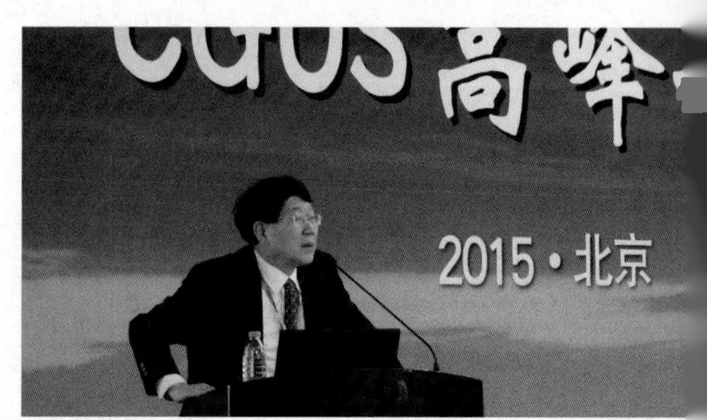

乔友林教授做学术报告

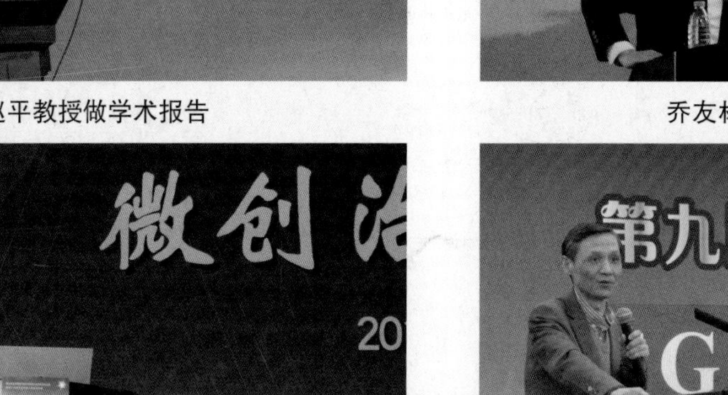

冯威健教授

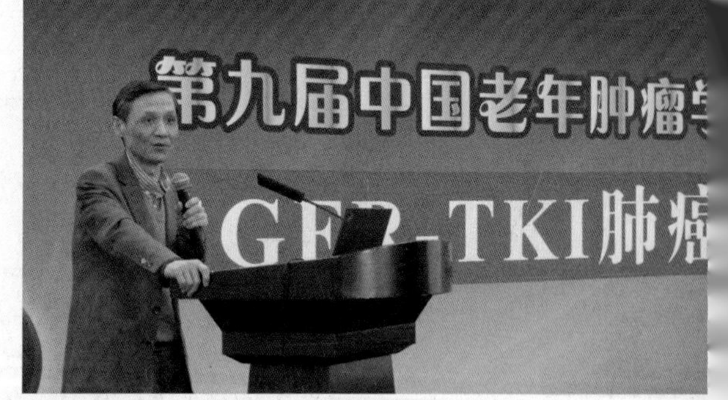

程刚教授

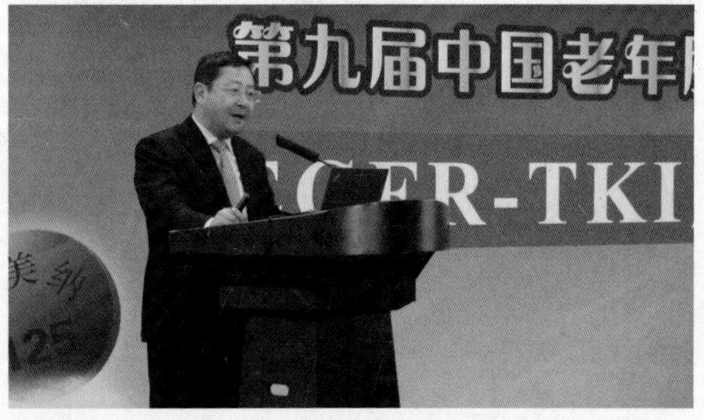

陆舜教授

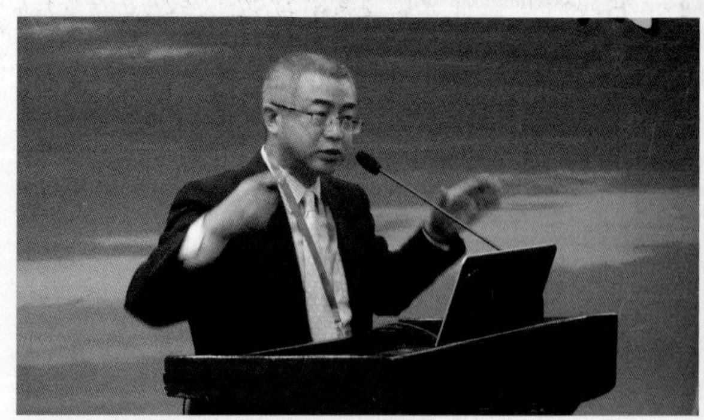

朱军教授

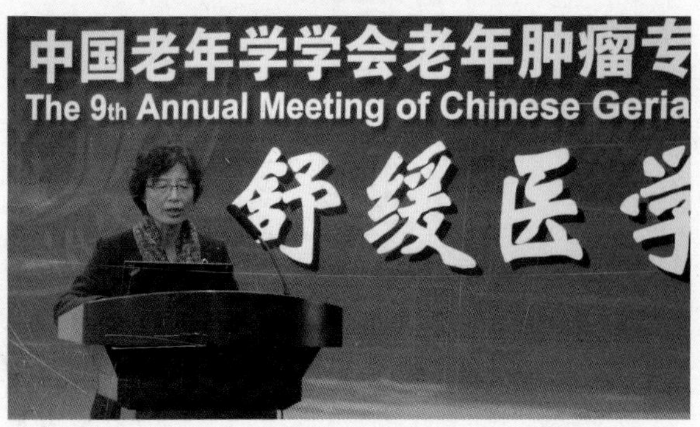

李萍萍教授

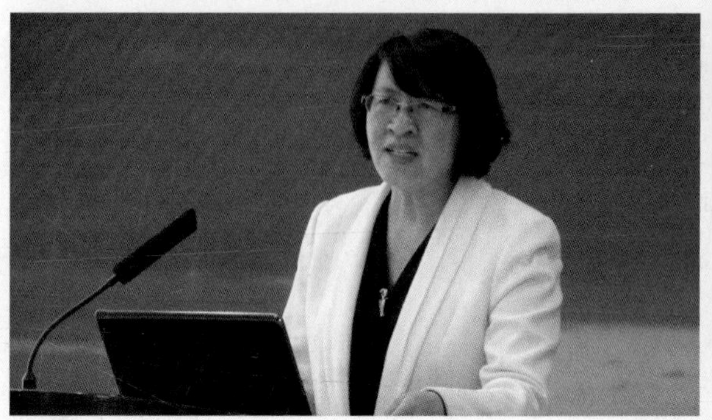

杨宇飞教授

年会暨第九届中国老年肿瘤学大会

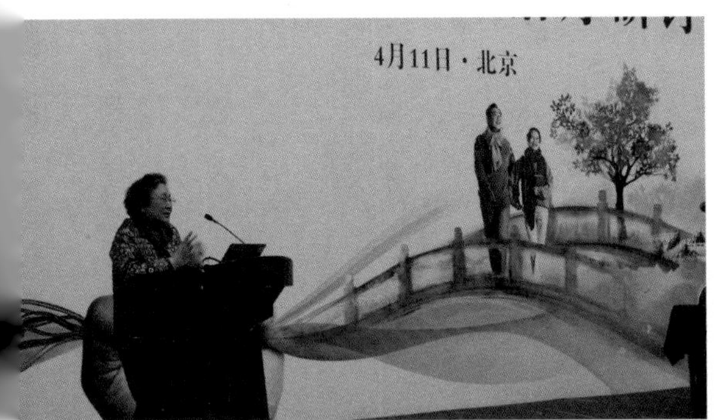

冯奉仪教授

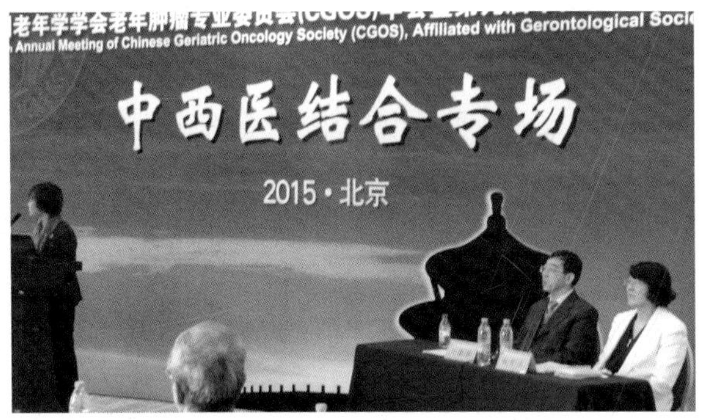

刘鲁明教授、杨宇飞教授主持学术报告

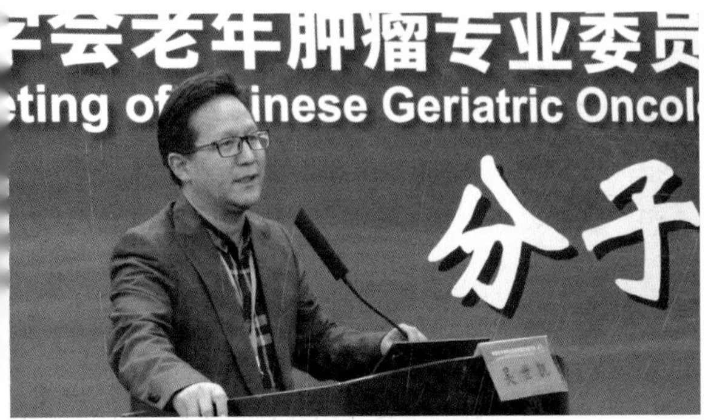

吴世凯教授

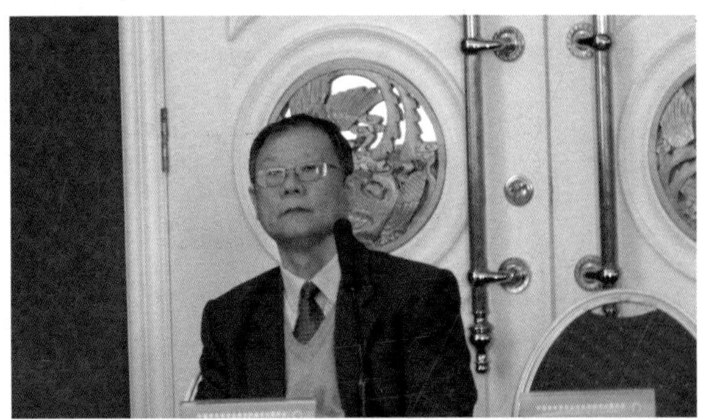

张伟京教授

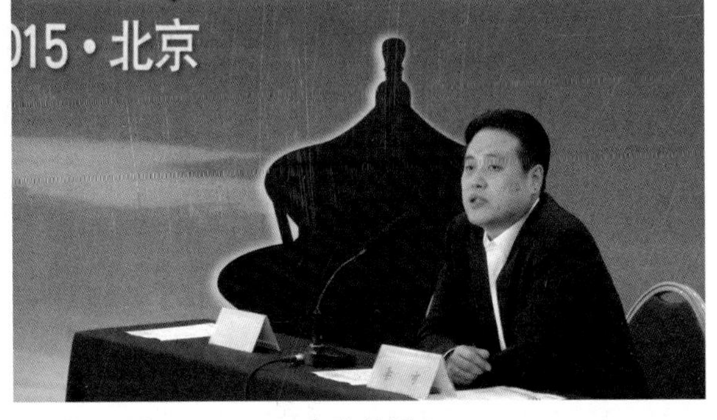

李方教授

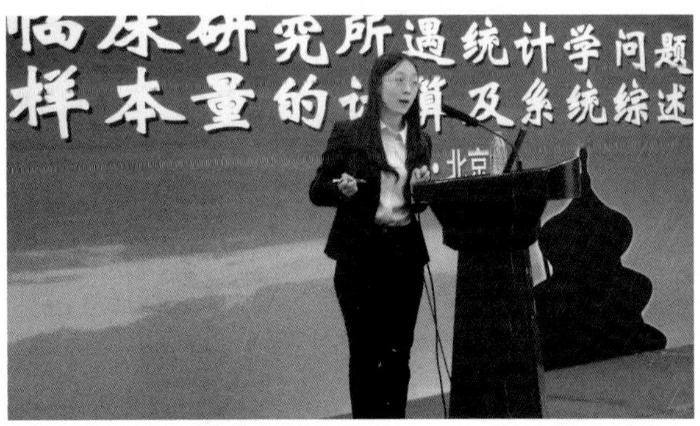

学术报告会

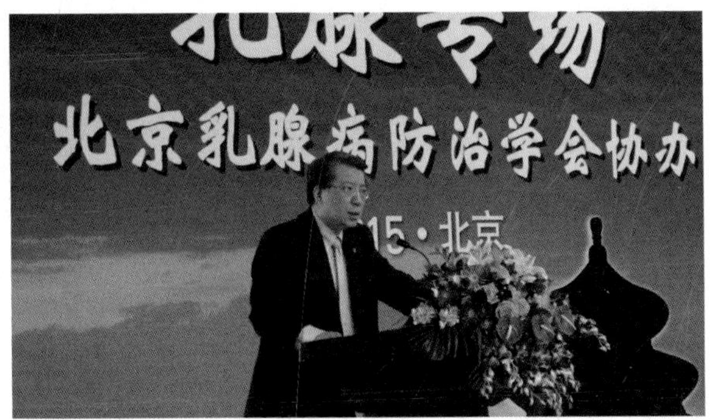

学术报告会

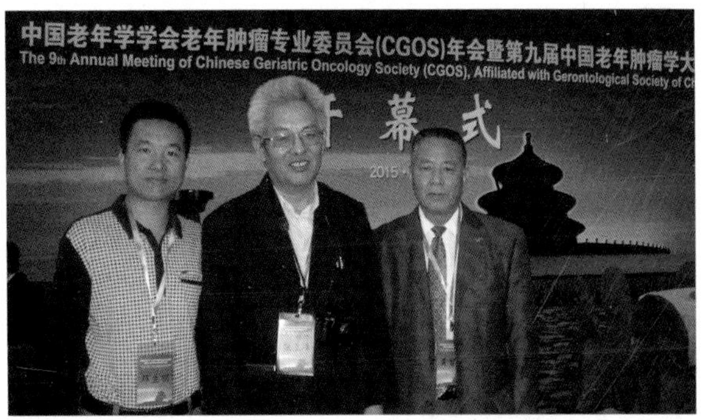

与广西知名中医黄智芬教授及其弟子邓生明合影

（本版图片摄影：张立峰，详细报道见522页）

中国老年学和老年医学学会

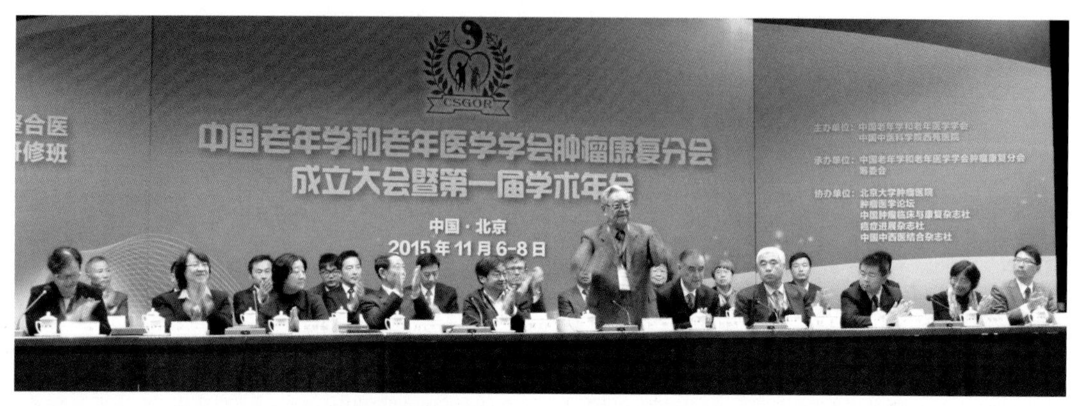

大会开幕式，热烈欢迎孙燕院士莅临大会

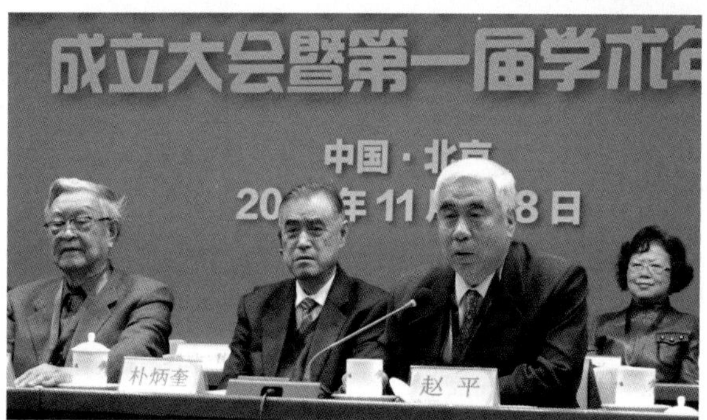

孙燕院士、朴炳奎教授、赵平教授在开幕式主席台上

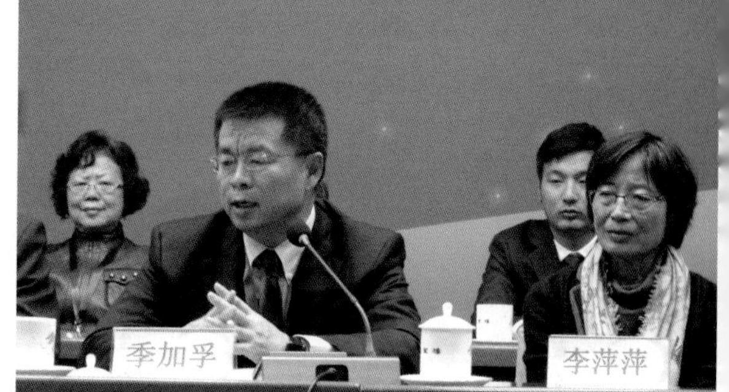

季加孚教授、李萍萍教授在开幕式主席台上

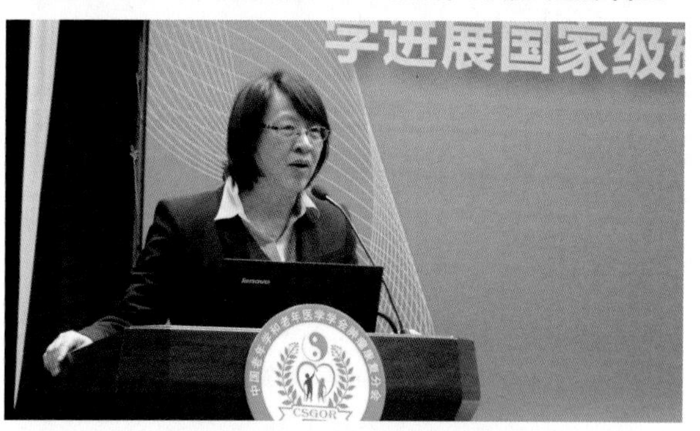

杨宇飞教授在开幕式上致辞

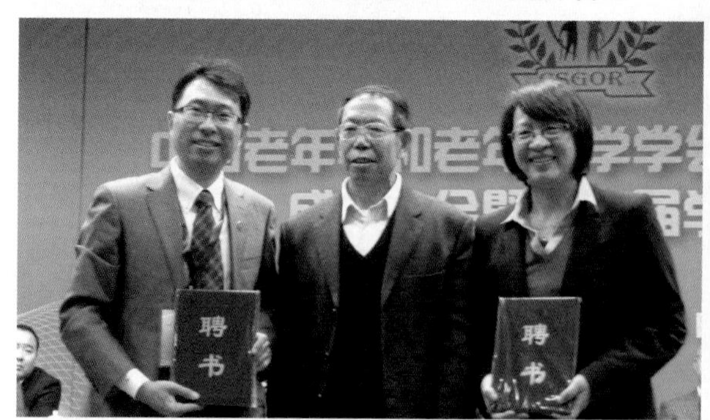

赵宝华副会长向杨宇飞主任委员、薛冬总干事颁发聘书

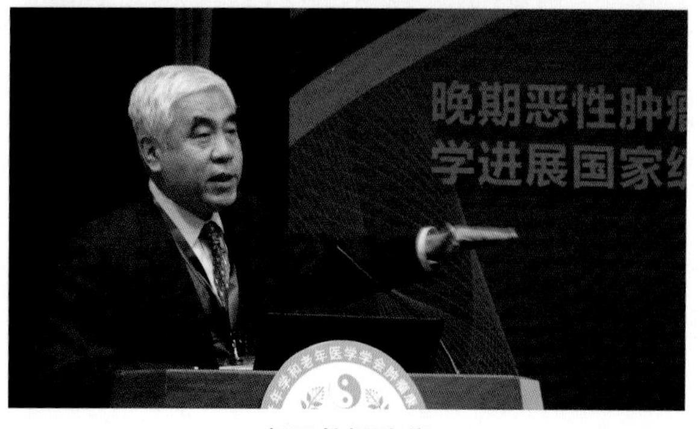

赵平教授致辞

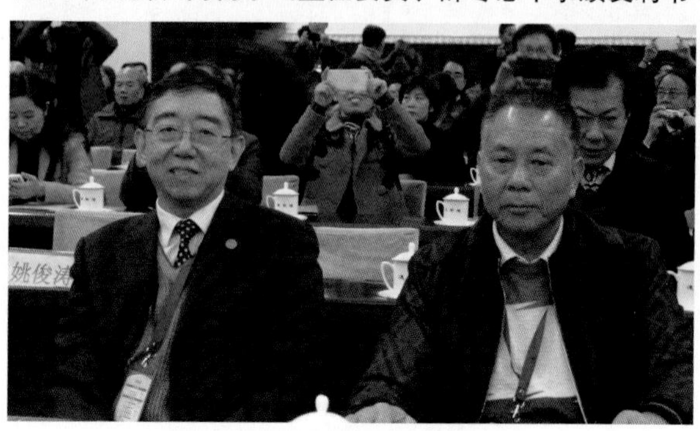

刘鲁明教授、黄智芬教授出席大会

肿瘤康复分会成立大会

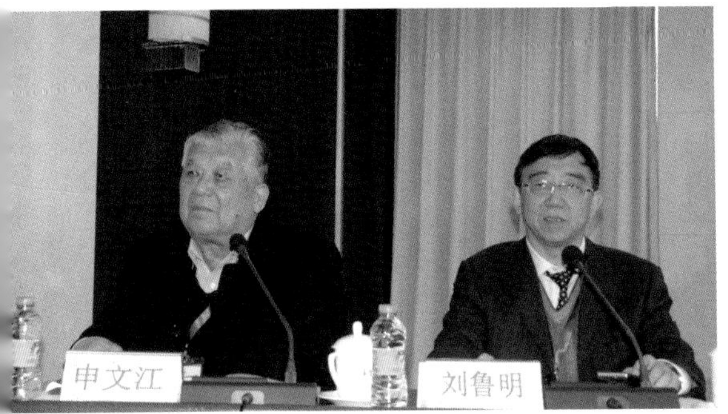

申文江教授、刘鲁明教授主持学术报告会

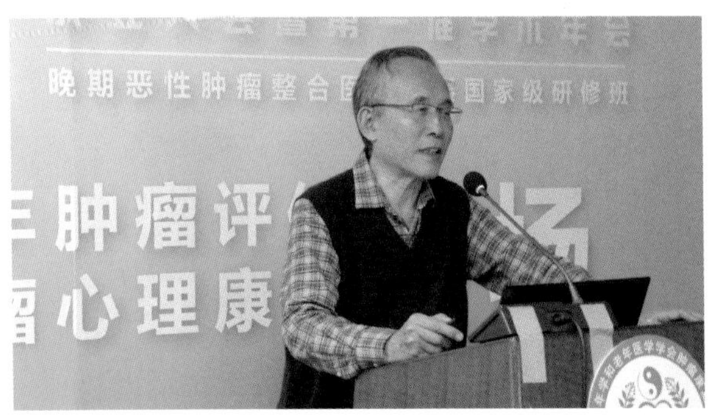

刘端祺教授作学术报告

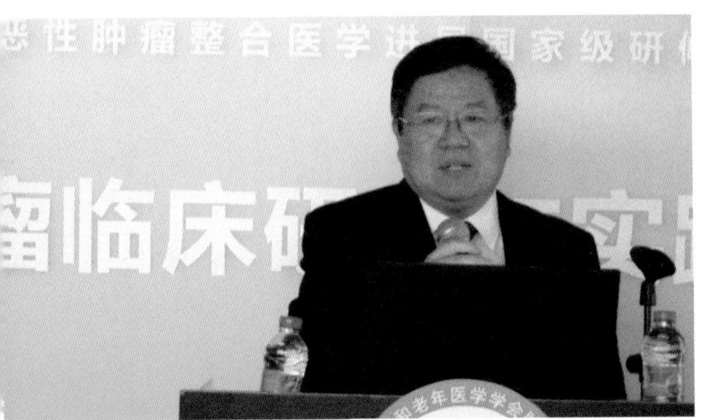

王绿化教授作学术报告

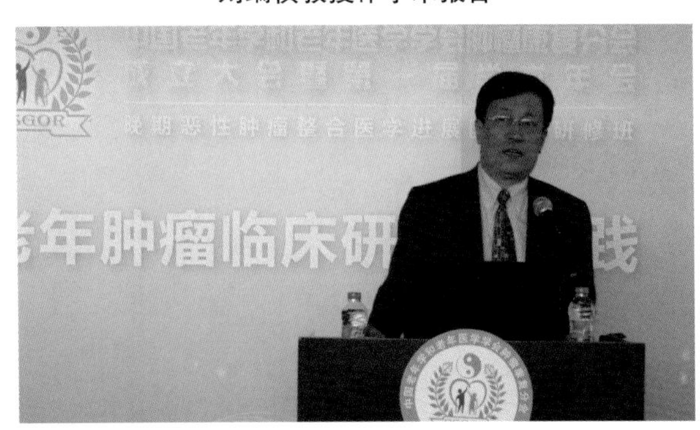

支修益教授作学术报告

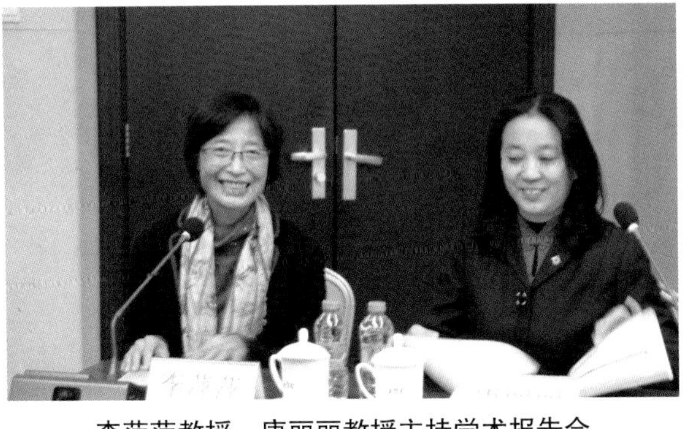

李萍萍教授、唐丽丽教授主持学术报告会

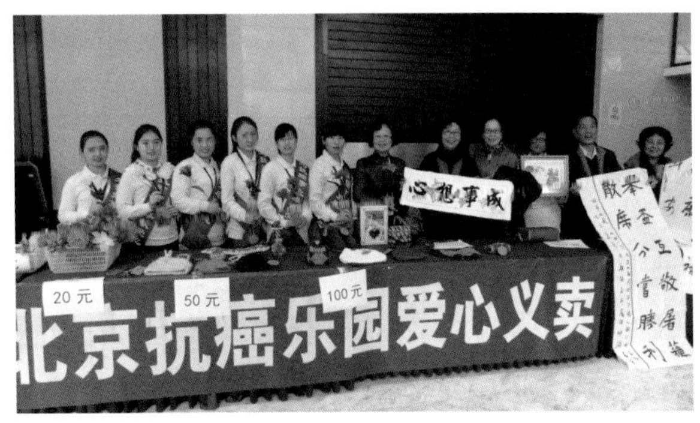

北京抗癌乐园在会场举办爱心义卖活动

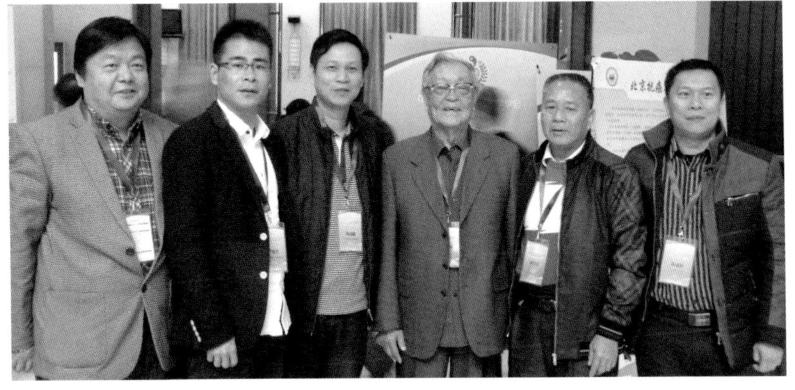

孙燕院士与广西医科大学附属肿瘤医院黄智芬教授（右二）及其团队合影

（本版图片摄影：张立峰，详细报道见 524 页）

第十三次全国子宫颈癌协作组工作会议

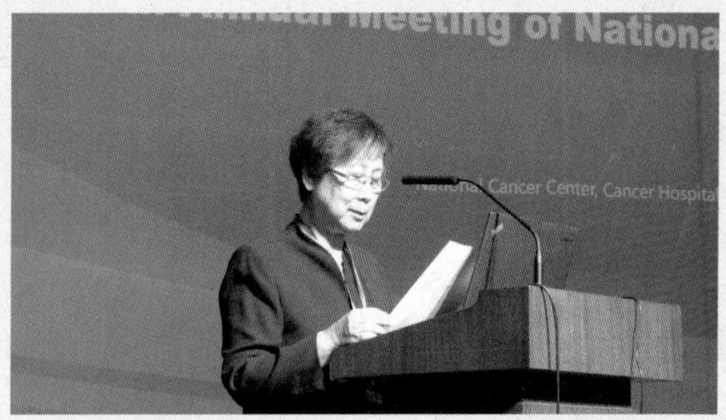

中国癌症基金会彭玉理事长（张立峰摄）

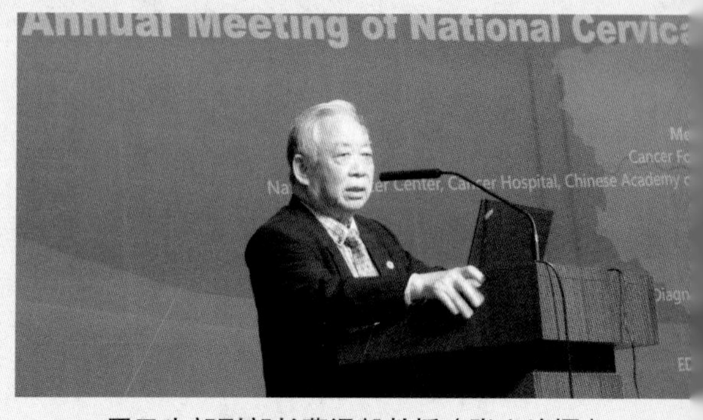

原卫生部副部长曹泽毅教授（张立峰摄）

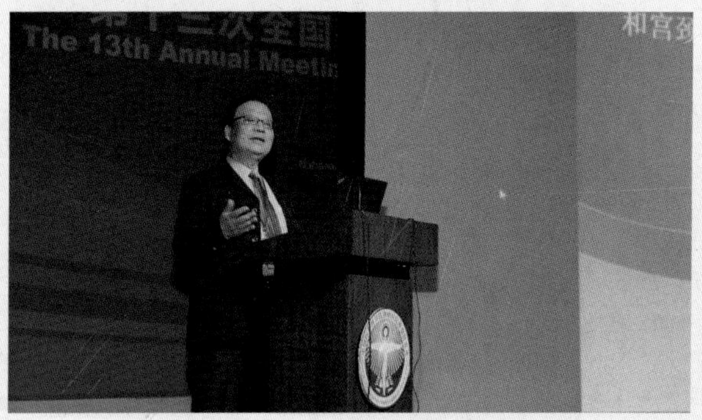

郎景和院士

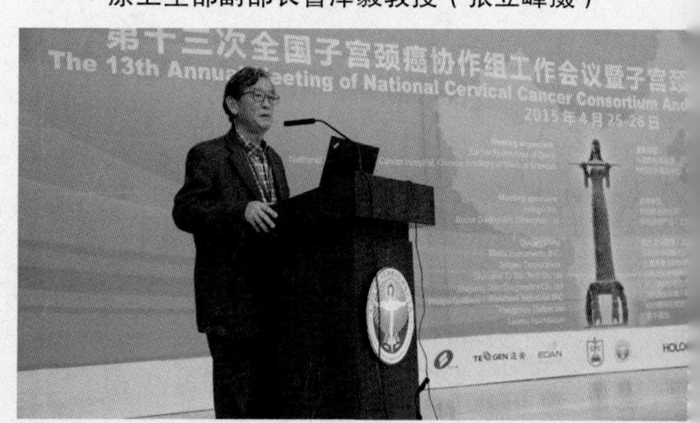

董志伟教授

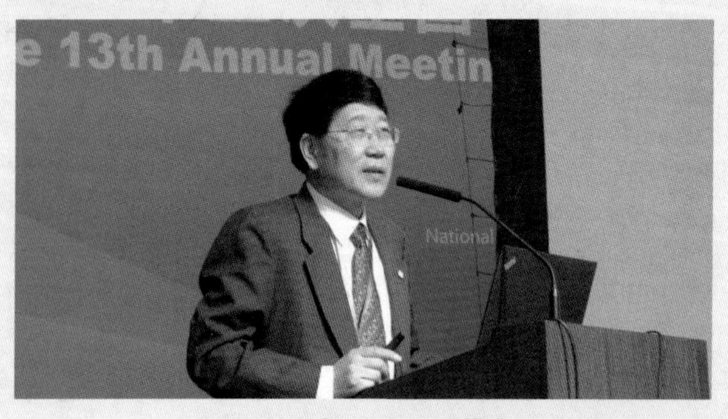

乔友林教授（张立峰摄）

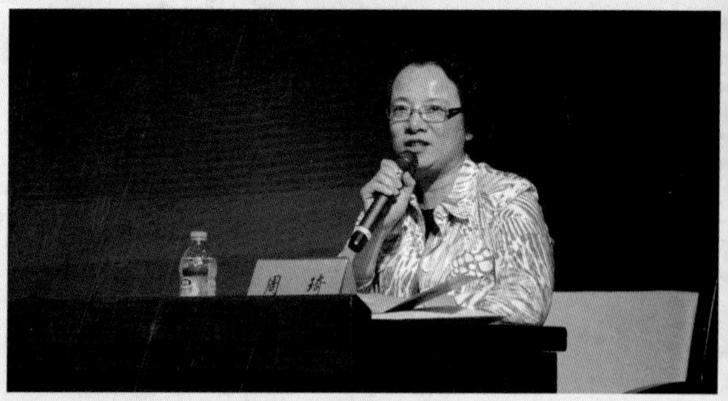

周琦教授

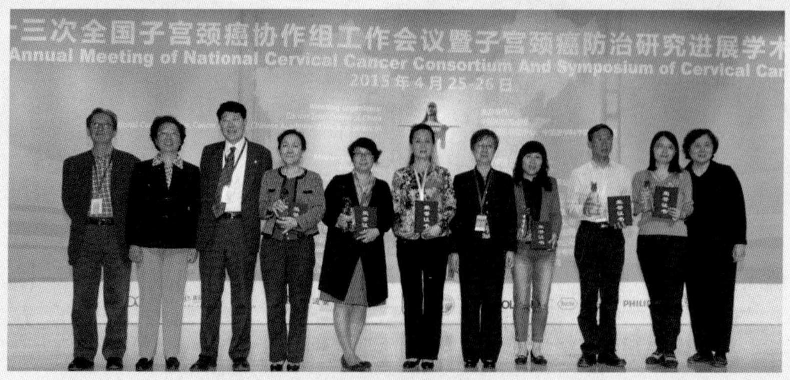

颁发奖杯和证书

（本版图片除署名外，由中国癌症基金会办公室供稿）

（详细报道见549页）

2015首届肿瘤精准医疗论坛

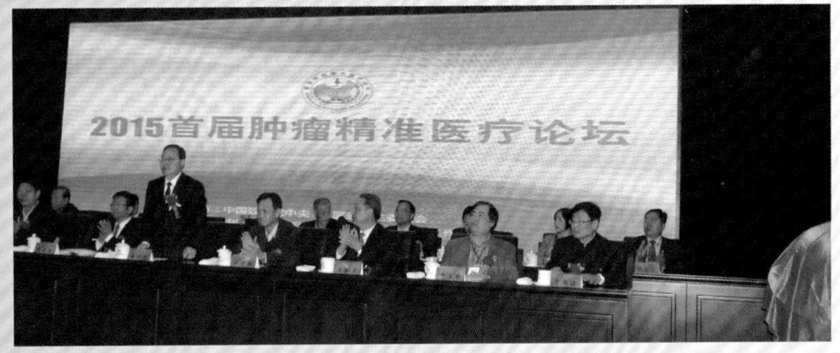

论坛开幕式

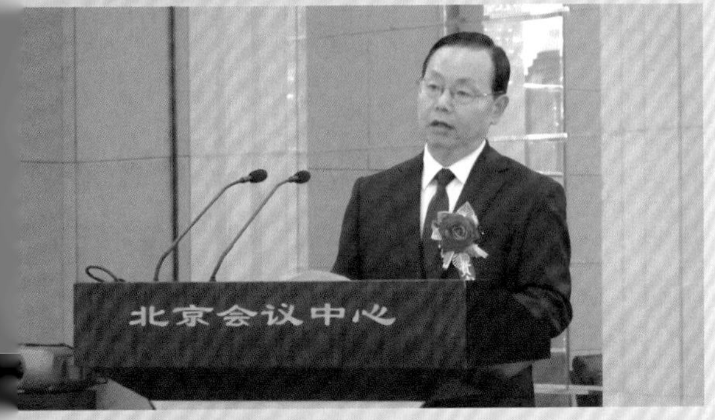

全国政协副秘书长、致公党中央常务副主席蒋作君

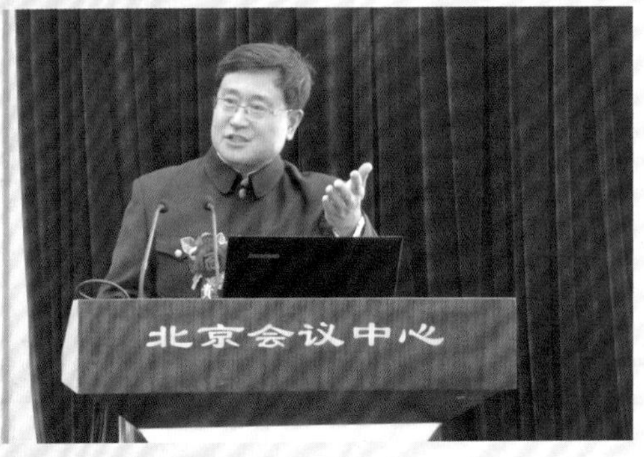

北京保法肿瘤医院院长于保法教授

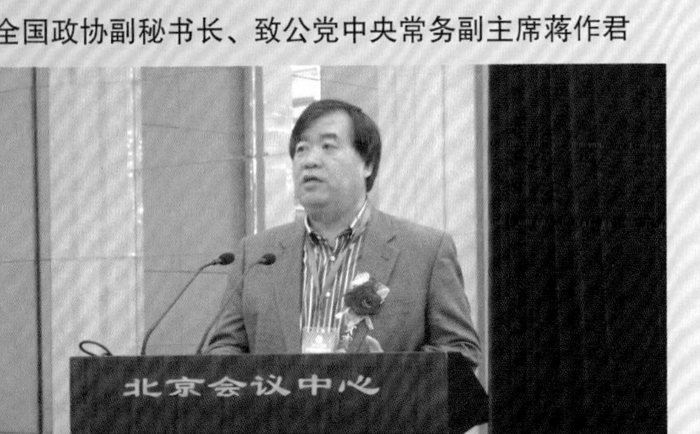

北京大学基础医学院院长尹玉新教授

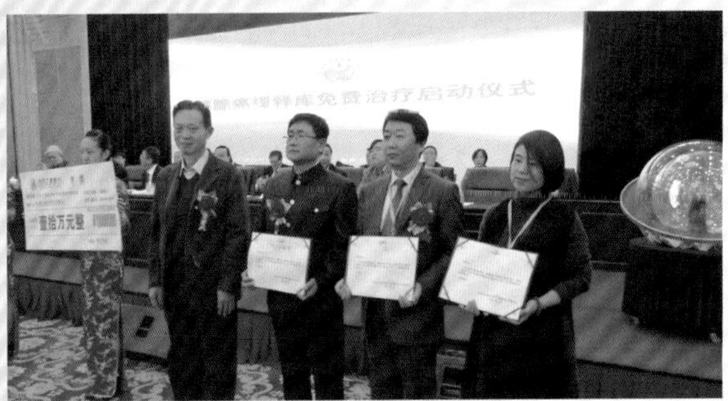

胰腺癌缓释库免费治疗启动仪式

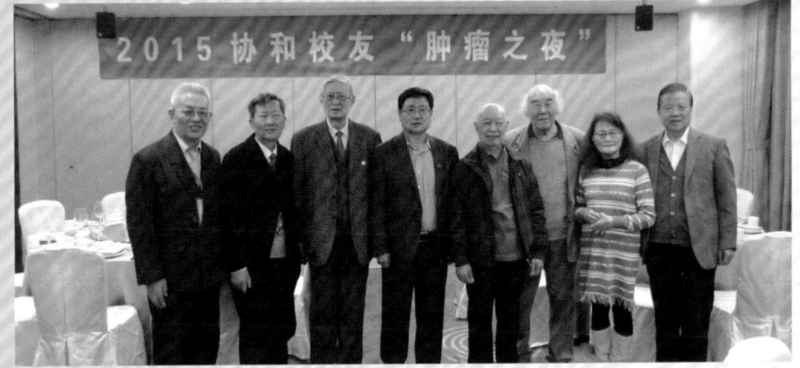

部分与会专家合影

（本版图片摄影：张立峰，详细报道见530页）

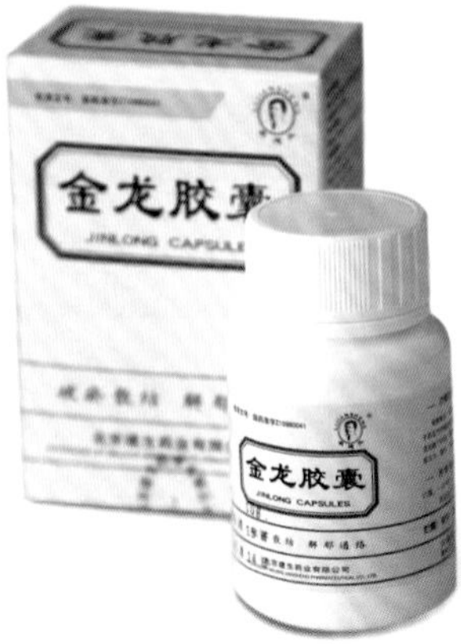

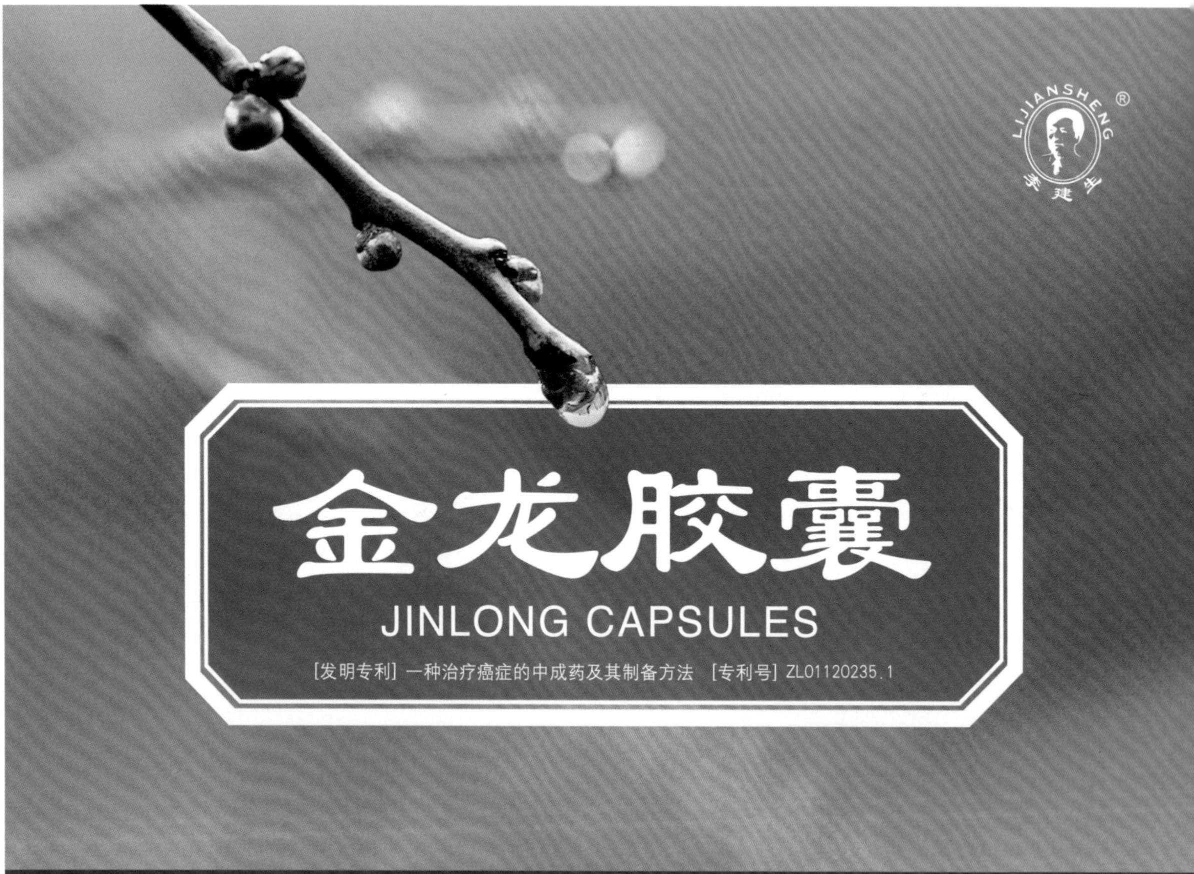

2015 CTCY

中国肿瘤临床年鉴

中国癌症基金会
《中国肿瘤临床年鉴》编辑委员会 编

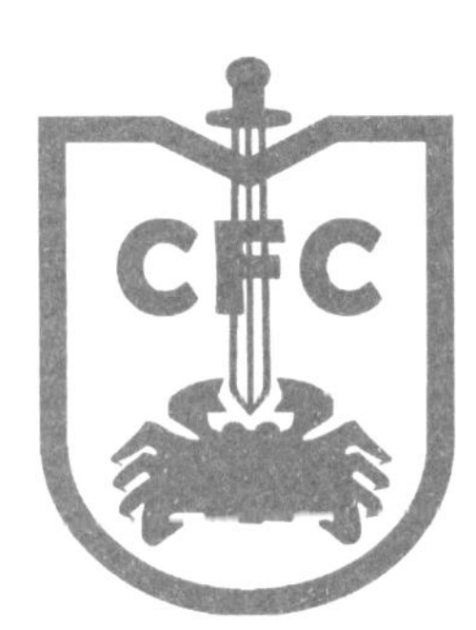

中国协和医科大学出版社

图书在版编目（CIP）数据

中国肿瘤临床年鉴. 2015 / 中国癌症基金会，《中国肿瘤临床年鉴》编辑委员会编. —北京：中国协和医科大学出版社，2016.9
ISBN 978-7-5679-0633-4

Ⅰ. ①中… Ⅱ. ①中… ②中… Ⅲ. ①肿瘤学-中国-2015-年鉴 Ⅳ. ①R73-54

中国版本图书馆 CIP 数据核字（2016）第 178554 号

2015 中国肿瘤临床年鉴

编　　者：中国癌症基金会《中国肿瘤临床年鉴》编辑部
责任编辑：张立峰　韩　鹏

出版发行：中国协和医科大学出版社
（北京东单三条九号　邮编 100730　电话 65260378）
网　　址：www.pumcp.com
经　　销：新华书店总店北京发行所
印　　刷：北京佳艺恒彩印刷有限公司

开　　本：787×1092　1/16 开
印　　张：44.75
彩　　图：18
字　　数：1000 千字
版　　次：2016 年 9 月第 1 版　2016 年 9 月第 1 次印刷
印　　数：1—3000
定　　价：220.00 元

ISBN 978-7-5679-0633-4

本卷《中国肿瘤临床年鉴》作者名录（以文章先后为序）

孙　燕　龚守良　龚平生　李　戈　王志成　董丽华
刘　扬　刘淑春　方　芳　钟莉莉　申延男　贾立立
黄　卉　李玉珍　岳贵娟　王秋玲　宇川川　鲍秀琦
李　心　王　茹　房居高　陈　中　吴一龙　周　乐
孙　辉　关海霞　陆汉魁　石远凯　于金明　丁翠敏
王子平　王长利　王　东　王存德　王　征　王孟昭
支修益　卢　铀　冯继锋　刘云鹏　刘晓晴　刘　巍
伍　钢　李小梅　李　凯　李恩孝　李　薇　陈公琰
陈正堂　余　萍　吴　宁　吴密璐　肖文华　张　力
张沂平　张树才　杨树军　宋　霞　林冬梅　罗荣城
单　莉　周彩存　周宗玫　赵　琼　胡成平　胡　毅
郭其森　常建华　黄　诚　曾　瑄　韩宝惠　韩晓红
郑　博　韩　颖　黄　昱　王　正　白　冲　白春学
李　方　杨　跃　束永前　何建行　罗红鹤　周燕斌
庞青松　赵　宏　顾爱琴　凌　扬　黄　诚　焦顺昌
简　红　张　捷　黄　遥　蒋姗彤　李萍萍　梁　军
王绿化　李　进　王建彬　杨宇飞　吴　煜　韩志宇
程志刚　于晓玲　梁　萍　赵东陆　马　军　邱　林
江　倩　侯　健　何海燕　朱　军　杨　波　汪海涛
朱宏丽　吕　明　卢学春　平凌燕　郑　文　王小沛
谢　彦　林宁晶　涂梅峰　应志涛　刘卫平　张　晨
邓丽娟　宋玉琴　曲晓娜　张　弦　徐丽叶　丁晓蕾
孙秀华　程　晔　张保宁　周岱翰　钱伯文　于尔辛
邱佳信　邵梦扬　孟　博　李　杰　林洪生　花宝金
刘　浩　黄智芬　陈强松　陆群英　卢旭全　袁　颖
黎汉忠　张丽娜　刘端祺　王杰军　李玉梅　李欣瑶
Susan Gerbino　赵宝华　赵　平　孙凌云　周海荣
王　霞　郝　洁　胡　涓　安　莹　岳怀让　陈　可
陈玉恒　刘　欢　胡　浩　方　列　史林静　钱宇阳
黄永明　廖莉莉　王　迈　张晓娟　许景红　宋　坤
唐　乐　赵春月　刘晓芳　张立峰

中国癌症基金会
《中国肿瘤临床年鉴》编辑委员会

商子周　陕西省肿瘤医院肿瘤研究所
邵永孚　中国医学科学院肿瘤医院腹部外科
孙世良　重庆市肿瘤医院肿瘤研究所
唐平章　中国医学科学院肿瘤医院头颈外科
王　臻　第四军医大学西京医院骨肿瘤科
王宝成　解放军济南军区总医院肿瘤科
王健民　第二军医大学长海医院全军血液中心
王杰军　第二军医大学长征医院肿瘤科
吴怀申　澳门仁伯爵医院外科
吴令英　中国医学科学院肿瘤医院妇科
徐兵河　中国医学科学院肿瘤医院内科
许光普　中山大学附属肿瘤医院外科
杨尔成　四川省肿瘤医院
杨甲梅　上海东方肝胆外科医院
杨宇飞　中国中医科学院西苑医院肿瘤科
叶玉坤　解放军第八一医院全军肿瘤中心
游伟程　北京大学肿瘤医院
于　丁　湖北省肿瘤医院内科
余传定　浙江省肿瘤医院
于金明　山东省肿瘤医院
曾益新　中山大学附属肿瘤医院
张国庆　新疆医科大学附属肿瘤医院
赵　平　中国医学科学院肿瘤医院

本卷特约编委（以姓氏拼音为序）

龚守良　李建生　闫　军　张　岩

《中国肿瘤临床年鉴》编辑部

张立峰　高翠巧　陈玉恒

前　言

本卷《中国肿瘤临床年鉴》是创刊以来出版的第23卷，亦是本届编辑部编纂的第8卷。

2015年，我国医药卫生界最大的喜讯莫过于中国科学家屠呦呦研究员荣获了诺贝尔生理学或医学奖。消息传来，举国庆贺。青蒿素的研制成功，挽救了全球特别是发展中国家数百万人的生命，为人类的健康做出了巨大贡献。

如今，恶性肿瘤的发病率、死亡率都远远超过了当年的疟疾，成为了威胁人类健康的第一杀手。全世界的研究者都在为攻克癌症这一难关努力奋斗着。中国的科学家在这方面已取得了一些可喜的进展，希望我国肿瘤界的研究人员能够步青蒿素之后尘，将中国人研制的抗癌药推向世界，造福全人类。

同样在2015年，精准医学理念迅速成为全球医学界关注的焦点。随即，中国医务界闻风而动，论述“精准医学”的学者、专家和以“精准医学”命名或以此为主题的学术会议如雨后春笋般不断涌现。为使国内的同行们更准确地理解精准医学和精准肿瘤学，本卷《年鉴》特邀在美国从事研究工作多年的华裔学者撰写了相关内容的综述，介绍精准医学和精准肿瘤学概念的形成、完善、实施和发展。希望能对国内的学术进展起到促进的作用。指导与推动肿瘤界同道践行“精准肿瘤学”的理念，开启肿瘤个体化治疗的新篇章，造福于越来越多的癌症患者。

在栏目的设置上，我们力求每年都能与时俱进，故而本卷新设了“年度进展”“精准医学”等栏目，力图反映当年国内外肿瘤学科的最新进展信息。本卷还收集了我国最新的肿瘤发病数据，可供与肿瘤相关的各机构参考。

编纂《年鉴》是一项繁杂的“系统工程”，尽管本卷编辑尽心尽力了，但书中难免会有“不尽如人意”的地方。恳请读者阅后对书中的内容及编排提出建设性意见。

《中国肿瘤临床年鉴》主编

2016 年 6 月

目 录

❖ 年度进展 ❖

孙燕院士解读年度进展——猴年伊始 双喜临门 …………………………………………… (1)
ASCO 发布年度进展 …………………………………………………………………………… (5)
盘点 2015 年癌症领域二十大突破性进展 ……………………………………………………… (10)
岁末盘点：2015 年癌症诊断领域十一大研究突破性进展………………………………………… (14)
盘点 2015 年癌症领域突破性研究 TOP10 ……………………………………………………… (18)
【年度盘点】2015 年度《Cell》杂志突破性研究一览（节选） ………………………………… (22)
【盘点】单克隆抗体疗法亮点研究一览（节选） ……………………………………………… (25)
2015 中国临床肿瘤学年度进展评选揭晓………………………………………………………… (29)
相关链接 2015 年中国临床肿瘤学年度进展入选研究简介………………………………… (31)

❖ 基础研究 ❖

外泌体与肿瘤 ……………………………………………… 龚平生 李 戈 王志成等 (35)
乏氧微环境与肿瘤 ………………………………………… 王志成 刘 扬 刘淑春等 (46)
细胞自噬在肿瘤放疗中的作用及其机制 ………………… 钟莉莉 刘淑春 王志成等 (58)
系统生物学在中药复方耐药逆转机制中的应用 ………… 黄 卉 李玉珍 岳贵娟等 (65)

❖ 精准医学 ❖

精准医学和精准肿瘤学的昨天、今天和明天 ……………… 王 茹 房居高 陈 中 (71)
精准癌医学：走向未来的路 ……………………………………………………… 吴一龙 (81)

❖ 头颈肿瘤 ❖

甲状腺癌规范化诊疗之指南解读篇 ……………………………………………………… (83)

❖ 肺部肿瘤 ❖

中国晚期原发性肺癌诊治专家共识（2016 年版） …… 石远凯 孙 燕 于金明等 (86)
中国埃克替尼治疗非小细胞肺癌专家共识（2015 年版）
…………………………………………………………… 石远凯 孙 燕 丁翠敏等 (105)

ASCO 会后的肺癌临床实践 ………………………………………………………… 吴一龙（110）
肺癌血清标志物联合应用及指南推荐 ……………………………………………… 张 捷（113）
影像学在肺癌筛查中的应用现状与进展 …………………………………………… 黄 遥（114）
老年非小细胞肺癌姑息治疗获益研究进展 ………………………… 蒋姗彤 李萍萍（115）

❖ 消化系统肿瘤 ❖

放疗联合尼妥珠单抗治疗老年食管癌的Ⅱ期临床研究 …………… 梁 军 王绿化（125）
晚期大肠癌精准医学背景下的临床研究与实践 ………………………………… 李 进（129）
中医药对原发性肝癌微波消融后复发转移影响的前瞻性队列研究
………………………………………………………… 王建彬 杨宇飞 吴 煜等（132）
中医药对原发性肝癌微波消融后生存状态影响的回顾性队列研究
………………………………………………………… 王建彬 杨宇飞 韩志宇等（144）

❖ 血液肿瘤 ❖

电离辐射诱发白血病及其机制 ……………………………… 李 戈 龚平生 方 芳等（150）
慢性淋巴细胞白血病药物治疗最新进展 ………………………………… 赵东陆 马 军（165）
新一代高通量测序技术在急性髓系白血病诊治中的应用 …………………………… 邱 林（179）
2015 年慢性髓性白血病国际研究热点 ………………………………………………… 江 倩（186）
2015 年多发性骨髓瘤的靶向治疗进展 …………………………………… 侯 健 何海燕（191）
2015 年度淋巴瘤领域进展 …………………………………………………………… 朱 军（198）
氨磷汀对巨核细胞白血病 Dami 细胞系促分化作用的研究
………………………………………………………… 杨 波 汪海涛 朱宏丽等（200）
98 例套细胞淋巴瘤临床特点及预后分析 ……………… 平凌燕 郑 文 王小沛等（209）
Bcl-2、C-myc 蛋白在复发弥漫大 B 细胞淋巴瘤中的表达及其对预后的影响
………………………………………………………… 曲晓娜 张 弦 徐丽叶等（217）
65 例外周 T 细胞淋巴瘤患者预后相关因素分析 ……… 程 晔 张 弦 徐丽叶等（225）

❖ 乳腺肿瘤 ❖

国际乳腺癌筛查指南的争议引发的思考 …………………………………………… 张保宁（231）

❖ 肿瘤中医治疗 ❖

我与中医肿瘤学结缘——四十余年肿瘤临床回顾与展望 ………………………… 周岱翰（235）
钱伯文学术思想 ……………………………………………………………………… 钱伯文（239）
于尔辛学术思想 ……………………………………………………………………… 于尔辛（247）

邱佳信学术思想 …… 邱佳信（251）
经方治肿瘤 …… 邵梦扬（258）
非小细胞肺癌患者中医体质学分类与吉非替尼治疗后无进展生存期相关性研究 …… 孟　博　李　杰　林洪生等（266）
基于无尺度网络分析中医药配合肺癌靶向治疗用药与处方规律 …… 刘　浩　李　杰　林洪生（277）
健脾消积汤对老年晚期胃癌患者生活质量的影响 …… 黄智芬　陈强松　陆群英等（281）

❖ 癌症康复与姑息医学 ❖

抗癌治疗也需人文关怀 …… 刘端祺（286）
迈向中国肿瘤姑息治疗的未来 …… 王杰军（287）
2015 年全国癌症康复与姑息医学大会高端访谈 …… 李玉梅　李欣瑶（290）
2015 年全国癌症康复与姑息医学大会热点报告 …… 王杰军　Susan Gerbino（295）
2015 年全国癌症康复与姑息医学大会热点话题 …… 李玉梅　李欣瑶（297）

❖ 老年肿瘤康复 ❖

发展中国老年肿瘤康复事业必将大有作为——对中国老年学和老年医学学会肿瘤康复分会成立的希冀 …… 赵宝华（302）
浅谈中国老年肿瘤康复问题 …… 赵　平（305）
中国老年肿瘤康复的任务和展望 …… 孙凌云　杨宇飞（309）
肿瘤精准康复服务顶层设计之探讨 …… 周海荣　孙凌云（313）
肿瘤康复的研究进展 …… 王　霞　杨宇飞（317）
恶性肿瘤中医康复的研究进展 …… 郝　洁　杨宇飞（326）

❖ 肿瘤流行病学 ❖

中国肿瘤随访登记项目工作报告 2015（节选） …… 国家癌症中心 卫生计生委疾病预防控制局（332）
我国首次发布癌症患病率数据 …… （342）
相关报道　国家癌症中心首次发布我国癌症流行数据（摘录） …… （343）
我国首次发布大型人群癌症相对生存率数据 …… （346）
2000~2010 年我国儿童期癌症流行病学数据发布 …… （348）
高发现场 10 年随访研究证实——内镜筛查技术组合预防食管癌效果明显 …… （349）
乙肝疫苗接种预防原发性肝癌及其他相关性肝病 …… （350）

❖ 肿瘤相关政策与标准 ❖

关于印发中国癌症防治三年行动计划（2015~2017 年）的通知 ………… 国家卫生计生委（354）
相关链接 《中国癌症防治三年行动计划（2015-2017 年）》解读 ………… 国家卫生计生委（358）
关于印发肿瘤登记管理办法的通知 ………… 国家卫生计生委（360）
相关链接 《肿瘤登记管理办法》的解读 ………… 国家卫生计生委（362）
关于发布《前列腺特异性抗原检测前列腺癌临床应用》等 4 项推荐性卫生行业标准的通告 ………… 国家卫生计生委（364）
相关链接 《前列腺特异性抗原检测前列腺癌临床应用》解读 ………… 国家卫生计生委（369）

❖ 肿瘤诊疗规范与指南 ❖

国家卫生计生委医政医管局关于印发《药物代谢酶和药物作用靶点基因检测技术指南（试行）》和《肿瘤个体化治疗检测技术指南（试行）》的通知 ………（370）
相关链接 《药物代谢酶和药物作用靶点基因检测技术指南（试行）》和《肿瘤个体化治疗检测技术指南（试行）》解读 ………… 国家卫生计生委（370）
国家卫生计生委医政医管局关于印发《结直肠癌诊疗规范》等 3 个肿瘤诊疗规范的通知 ………… 国家卫生计生委（371）
相关链接 《中国结直肠癌诊疗规范 2015》发布会在北京举行 ………（371）
中国进展期乳腺癌共识指南（CABC 2015） ………（372）
《中国肾癌诊治指南（2015 版）》修订会在京召开 ………（377）
《中国常见恶性肿瘤营养治疗临床路径》第一次审稿会召开 ………（379）

❖ 肿瘤科研新动态 ❖

曹雪涛团队发现免疫细胞活化调控新机制 ………（380）
尹玉新课题组研究发现 PTEN 调控 DNA 复制 ………（381）
尹玉新团队在《Nature Immunology》发表研究成果 ………（381）
尹玉新教授主持的国家重大科学研究计划结题验收获评优秀 ………（382）
《细胞》杂志发表乔杰、汤富酬团队关于人类原始生殖细胞的相关研究成果 ………（383）
循环肿瘤细胞（CTCs）芯片：癌症早期诊断、干预以及预后监测体系的建立与应用 ………（386）
单细胞技术应用于癌症患者外周血循环肿瘤细胞研究 ………（387）

靶向端粒酶阳性肿瘤细胞的溶瘤单纯疱疹病毒的构建及抗肿瘤作用 …………………（387）
全自动免疫组化可用于检测多种肿瘤的 BRAF V600E 基因突变状态 …………………（388）
中国原创抗癌新药面世研发过程堪比“走钢丝” ………………………………………（389）
最值得期待的肺癌新药 Top 20 ……………………………………………………………（391）
老药新用：依鲁替尼用于三大适应证后又发现可用于 EGFR 突变型的非小细胞
　　肺癌 ………………………………………………………………………………………（394）
抗 PD-1 药物 pembrolizumab 对晚期肺癌患者疗效显著 ………………………………（396）
青蒿素在美试验有重大发现 或改变癌症治疗 …………………………………………（396）
YM155 诱导食管癌细胞死亡机制研究 ……………………………………………………（397）
尼妥珠单抗联合替吉奥+顺铂方案对比替吉奥+顺铂方案治疗进展期/晚期胃癌
　　的开放、随机、单中心Ⅱ期临床研究 …………………………………………………（398）
热水“烫死”癌细胞？是真的！ ……………………………………………………………（399）
黏膜型肥大细胞的活化促进结肠炎相关结肠癌的发展 …………………………………（402）
miRNAs 调节细胞凋亡并参与结肠炎相关结肠癌的发生 ………………………………（402）
黄晓军研究组在《Blood》报道单倍体造血干细胞移植多中心临床试验 ………………（404）
中国学者破解儿童急性淋巴细胞白血病复发难题 ………………………………………（405）
结外鼻型 NK/T 细胞淋巴瘤 Nomogram 预后模型研究 …………………………………（406）
早期结外鼻型 NK/T 细胞淋巴瘤基于风险分层的治疗决策研究 ………………………（408）
解云涛教授课题组发现乳腺癌新易感基因 ………………………………………………（410）
经多程化疗失败的转移性乳腺癌患者可从口服依托泊苷治疗中获益 …………………（411）
戈舍瑞林联合依西美坦治疗绝经前晚期乳腺癌的临床研究 ……………………………（412）
使用乳腺癌液基细胞学标本检测激素受体和人上皮生长因子受体的探讨 ……………（414）

❖ 医者楷模 ❖

纪念国医大师、中国癌症基金会鲜药学术委员会原主任委员朱良春教授专辑
　　98 岁国医大师朱良春离世 ………………………………………………………………（415）
江苏南通国医大师朱良春逝世　享年 98 岁 ………………………………… 岳怀让（418）
　相关链接　首届国医大师朱良春突发肺栓塞离世 ……………………………………（427）
医者仁心——追忆国医大师朱良春 ………………………………………… 陈　可（428）
　相关链接　朱良春治疗肿瘤大法 ………………………………………………………（431）

❖ 热点与争鸣 ❖

基层防癌痛点多——记福建上杭革命老区贫困肿瘤患者救助及防癌科普教育
　　活动 ………………………………………………………………………………………（435）

抗击癌症，触目惊心的现状！ …………………………………………………………………………（437）
中国癌情凶险 现“癌症旅馆” ……………………………………………………………………（452）
肉香，切莫伤断肠 ……………………………………………………………… 赵 平 陈玉恒（455）
相关链接 国际癌症研究机构报告：加工肉制品列入致癌物 …………………………………（457）
相关评论 1 专家：理性看待加工肉制品列为“致癌物”
……………………………………………………………… 刘 欢 胡 浩 方 列等（458）
相关评论 2 果蔬搭配适量食用 加工肉制品没那么可怕 …………………… 钱宇阳（459）
相关评论 3 遭遇致癌风波，加工肉制品及红肉还能不能吃？ ……………………（460）
《英国医学杂志》在线发表论文《辣食摄入与死亡风险》 ……………………………（461）
肿瘤免疫治疗产业即将进入发展快轨 ………………………………………………………（462）
冬虫夏草会引起砷“中毒”吗？ ………………………………………………… 利 锋（463）

❖ 以史为鉴 ❖

借船出洋——青蒿素类药物走向世界的风雨历程 ………………………… 张立峰（467）
迟到的承认——谁发现了青蒿素和三氧化二砷？ ………………………… 黄永明（474）

❖ 大事记、工作总结 ❖

中国癌症基金会 2015 年大事记 ……………………………………………………………（478）
中国医学科学院肿瘤医院肿瘤研究所 2015 年大事记 …………………………………（479）
全国肿瘤防治研究办公室 2015 年度工作总结 …………………………………………（480）

❖ 庆祝中国临床肿瘤学会成立专辑 ❖

CSCO 是我一生为之奋斗的事业，我很幸福 ……………………………………… 孙 燕（487）
热烈庆祝中国临床肿瘤学会成立 继往开来，再创辉煌！——中国临床肿瘤学
会成立大会暨第一次全国会员代表大会胜利召开 …………… 廖莉莉 王 迈（489）
2015 年 CSCO 全体大会顺利召开 ………………………………………………… 张晓娟（494）
相关报道 全体大会报道：谱写 CSCO 新篇章 ………………………………… 许景红（496）
第十八届全国临床肿瘤学大会暨 2015 年 CSCO 学术年会完美落幕 ………………（497）
中国临床肿瘤学会（CSCO）2015 年大事记 ……………………………………………（499）
2015 CSCO 肿瘤精准医学论坛隆重召开 …………………………………………… 宋 坤（509）
2015CSCO 临床肿瘤学新进展学习班在沈阳成功举办 ……………………………（512）
新的要求，新的形式，新的收获——CSCO 专题学术研讨会在苏州开启 ……………（513）
2015CSCO 临床肿瘤学新进展学习班在徐州圆满落幕 ……………………………（514）
感恩·欣慰·期待——第 16 届 IASLC 科学奖获得者吴一龙教授随想 ……… 廖莉莉（515）

2015 年 CSCO 会员摄影作品展获奖名单 …………（516）

❖ 肿瘤会议纪要、信息 ❖

中国癌症基金会六届十二次理事会在京举行 …………（518）
中国癌症基金会七届理事会换届会议暨七届一次理事会在京举行 …………（518）
第九届中国肿瘤内科大会暨第四届中国肿瘤医师大会在京召开 ………… 唐　乐（520）
把握精准医疗 关注学科发展——记“肿瘤内科治疗新进展”会议 …………（521）
中国老年学学会老年肿瘤专业委员会年会暨第 9 届中国老年肿瘤学大会在京召开 …………（522）
中国老年学和老年医学学会肿瘤康复分会成立大会暨第一届学术年会召开 ………… 张立峰（524）
附：大会新闻通稿　中国老年学和老年医学学会肿瘤康复分会成立大会暨第一届学术年会 …………（525）
相关报道 1　中国老年学和老年医学学会肿瘤康复分会成立大会今日召开 ………… 赵春月（526）
相关报道 2　中国老年学和老年医学学会肿瘤康复分会学术大会精彩继续 …………（528）
2015 首届肿瘤精准医疗论坛在京举办 ………… 张立峰（530）
相关链接　“胰腺癌缓释库治疗专项基金”在京启动 ………… 张立峰（531）
肿瘤精准医疗临床大数据的建设曙光已现，蓄势待发——肿瘤精准医疗临床大数据专家研讨会在盐城召开 …………（533）
中国科协召开精准医疗座谈会 …………（535）
“精准医学”闪耀 2015 华东肿瘤论坛 …………（536）
第四届甲状腺肿瘤规范化诊疗暨外科精准治疗进展高峰论坛成功举办 …………（537）
第七届中国肺癌南北高峰论坛在京召开 …………（539）
中国慢性病大会——肿瘤预防与控制分论坛控烟与肺癌预防专题会在京举行 …………（541）
第十四届全国肺癌学术大会顺利召开 …………（542）
第十届全国胃癌学术会议暨第三届阳光长城肿瘤学术会议在京召开 …………（544）
北京胃肠肿瘤精准医疗国际高峰论坛暨 CGOG 年会 2015 举办 …………（545）
第三届全国腹部肿瘤外科高峰论坛在京召开 …………（547）
中国癌症基金会/北京医学会放射肿瘤治疗学分会胃肠学组（京津冀协作）成立大会暨优化直肠癌术前放化疗模式研讨会在京召开 …………（547）
首届结直肠癌多学科综合治疗暨患者全程管理研讨会召开 …………（548）
2015 年国际胰腺癌高峰论坛在厦门召开 …………（549）
第十三次全国子宫颈癌协作组工作会议暨子宫颈癌防治研究进展学术研讨会

在京召开 …………………………………………………………………………………… (549)
2015 年农村妇女“两癌”检查项目管理培训班在琼举行 ……………………… (550)
第十二届全国妇科肿瘤临床诊治研讨会暨腔镜手术高峰论坛在京举办 ………… (551)
首次肿瘤医学协同创新前列腺癌多学科会议举行 ………………………………… (552)
2015 癌症研究新视野肿瘤学术会议在上海召开…………………………………… (553)
2015 医学科学前沿论坛暨第十四届全国肿瘤药理与化疗学术会议召开………… (553)
中医药治疗肿瘤学术研讨会在宝鸡召开 …………………………………………… (555)
全国肿瘤流行病学和肿瘤病因学成都学术会议召开 ……………………………… (556)
2015 全国肿瘤营养与支持治疗学术会议召开……………………………………… (557)
我国首届肿瘤代谢学术会议在重庆召开 …………………………………………… (559)
2015 年第一次“肿瘤目标营养疗法（GNT）培训班”在北京举办 …………… (560)
第七届广州国际肿瘤营养与支持治疗研讨会召开 ………………………………… (562)
首次生酮饮食与肿瘤代谢调节治疗研讨会召开 …………………………………… (563)
肿瘤登记与癌症综合防治工作推进会在江西南昌召开 …………………………… (564)
用爱让生命泊于安宁——第十一届全国癌症康复与姑息医学大会在杭州举行 ……… (565)
相关链接 华中科技大学同济医院于世英教授荣获第十一届全国癌症康复与
姑息医学大会“杰出贡献奖” ……………………………………………… (567)
当“姑息医学”遇见“社会工作”：值得记住的历史性时刻——记首届“姑息
治疗与临终关怀社会工作者资格培训暨继续教育”项目 ……………… 刘晓芳 (568)
中华护理学会肿瘤专业委员会安宁疗护学组成立大会暨首届全国姑息护理课程
师资培训班在汕头成功举办 ……………………………………………………… (570)
中国抗癌协会癌症康复与姑息治疗专业委员会开通疼痛患者公益咨询热线 ………… (571)
第一届全国肿瘤护理学术大会暨国际肿瘤护理高峰论坛纪实——追梦之时，
圆梦之始 ……………………………………………………………………………… (572)
中国抗癌协会肿瘤心理学专业委员会 2015 年学术年会召开 ……………………… (573)
中国抗癌协会肿瘤心理学专业委员会在南京举办巡讲活动 ………………………… (575)
2015 年全国肿瘤麻醉与镇痛学术论坛在广西南宁召开……………………………… (577)
第四届癌痛治疗新进展研讨会暨“基层医疗机构癌痛三阶梯治疗原则培训项目”
启动会召开 …………………………………………………………………………… (578)
这里将远离癌痛——多家医院联手举办世界镇痛日义务咨询活动 ………………… (579)
2015 年世界癌症日启动仪式在杭州举行……………………………………………… (581)
第 21 届全国肿瘤防治宣传周启动仪式在上海举行 ………………………………… (582)
科学认识癌症 倡导健康生活——2015 年肿瘤防治宣传周活动拉开序幕 ………… (584)
相关报道 中国每分钟新增 6.4 个癌症病例 超 6 成发现太晚 ………………… (588)

肿瘤心理学专业委员会举办第 21 届全国肿瘤防治宣传周活动 ……………………（590）
2015 年第十七届北京希望马拉松成功举行……………………………………………（591）
2015 年“为了姐妹们的健康与幸福”全国三八大型公益活动在厦门、南京两地
　　启动 …………………………………………………………………………………（593）
北京大学公共卫生学院举办名家讲坛——韩启德院士讲述“治癌方针辨析” ………（595）
中国抗癌协会贫困地区癌症救助试点项目在江西革命老区开展 ……………………（595）
中共中央、国务院隆重举行国家科学技术奖励大会 …………………………………（596）
2015 年度国家科技奖获奖目录…………………………………………………………（598）
【喜报】中国医学科学院肿瘤医院石远凯教授、孙燕院士获 2015 年度国家科学
　　技术进步奖一等奖 …………………………………………………………………（600）
　新闻链接　2015 年度国家科学技术奖　孙燕院士为您讲述埃克替尼从
　　　　“me too”到“me better” ………………………………………………………（601）
人民医院两项科技成果荣获国家科学技术进步二等奖 ………………………………（604）
治疗急性早幼粒细胞白血病“上海方案”获国家自然科学奖…………………………（605）
论文入选 2014 年“中国百篇最具影响国际学术论文”和“中国百篇最具影响
　　优秀国内学术论文” ………………………………………………………………（606）
国家肿瘤临床医学研究中心启动仪式暨“十三五”规划讨论会召开…………………（607）
中国抗癌协会老年肿瘤专业委员会在京成立 …………………………………………（608）
我国首个软组织与腹膜后肿瘤中心成立 ………………………………………………（608）
中国抗癌协会肿瘤营养与支持治疗专业委员会第二届委员会成立 …………………（609）
中国抗癌协会肿瘤护理专业委员会在天津成立 ………………………………………（610）
国内首家造口病房成立暨 2015 年世界造口日联谊会成功举办 ……………………（611）
罗氏抗肺癌药安维汀（贝伐单抗）在华上市…………………………………………（612）
书讯（2014~2015 年） …………………………………………………………………（616）

❖ 国际交流 ❖

彭丽媛探访西雅图癌症研究中心比尔·盖茨夫妇全程陪同 ……………………………（626）
刘延东副总理访问安德森癌症中心 ……………………………………………………（627）
2015 诺贝尔奖获得者医学峰会暨国际肿瘤研究高峰论坛在天津召开………………（628）
　相关报道　郝希山院士：中国肿瘤防控须国际化 …………………………………（631）
郝希山理事长率中国抗癌协会代表团赴印度尼西亚参加第 23 届亚太抗癌大会 ……（632）
2015 年第 11 届国际胃癌大会召开——2017 年第 12 届国际胃癌大会将在北京
　　举行 …………………………………………………………………………………（633）
肿瘤心理学专业委员会参加 2015 年心理社会肿瘤学世界大会 ……………………（634）

国家癌症中心与美国国立癌症研究所第三届学术合作会议召开 ……………………（638）
2015 美中中西医结合肿瘤学与支持疗法学术研讨会在美国波士顿召开……………（638）
第二届中日韩慢性病防控论坛在京召开 ……………………………………………（639）
相关报道　第二届中日韩慢病论坛在我院召开 ……………………………………（639）
第三届中韩癌症防控研讨会在北京召开 ……………………………………………（640）
北京大学肿瘤医院游伟程教授获得“诺奖之星”殊荣……………………………（641）
北京大学肿瘤医院顾晋教授当选法国国家外科科学院外籍院士 …………………（642）
2015 年亚洲肿瘤护理协会（AONS）年会召开 ……………………………………（643）
“因爱而美丽”，澎湃的加拿大“心灵之旅”——“CALM”及“Dignity”
工作坊札记 ……………………………………………………………… 刘　巍（644）

附录

作者简介 …………………………………………………………………………………（646）
2015 年捐赠中国癌症基金会名单……………………………………………………（662）
《中国肿瘤临床年鉴》编辑委员会 2016 年卷征稿函………………………………（663）
彩图 ………………………………………………………………………………………（667）

❖ 年度进展 ❖

孙燕院士解读年度进展
——猴年伊始　双喜临门

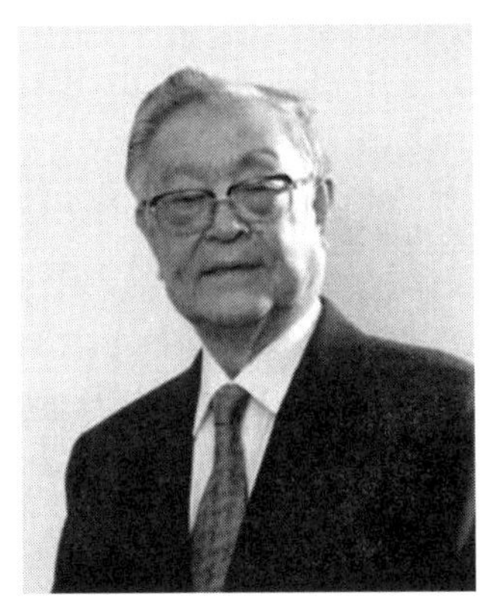

全球肿瘤快讯：孙院士好！您说的肿瘤学界新年伊始的双喜临门指的是？

孙燕院士：我说的是临床肿瘤学界在猴年前后的两则重头信息。一是2015年中国癌症统计数据在CA杂志发表；二是ASCO发布2015年临床肿瘤学重大进展。相信大家都已经从网上看到了。我还是扼要介绍一下吧。

2015年中国癌症统计在CA杂志发表

全球肿瘤快讯：那请您先说第一件吧。

孙燕院士：《A Cancer Journal for Clinicians》（CA）杂志是美国癌症协会（American Cancer Society）专门为临床医生主办的期刊，1950年创办时是一本32开的小杂志。但近年来很快成为世界上影响因子最高的医学期刊，去年是153.5，今年是144.8。远远超过著名的"四大期刊"（包括《新英格兰医学杂志》）。最主要的原因是他们每年第一期发布美国的癌症统计和全球的癌症统计资料。被全球同道引用，有人可能对CA不熟悉，但一定看到过他们发布的癌症统计幻灯片。

本文由中国医学科学院肿瘤医院陈万青、赫捷（通讯作者）等根据中国癌症中心肿瘤注册数据库即以中国人口为基础的注册数据书写，来源于72个地区的以人口为基础的癌症注册数据，通过反映我国总人口数的6.5%，来估算在2015年的新发肿瘤病例和死亡病例。

本研究结果显示，仅在2015年，我国共有429.2万新发肿瘤病例和281.4万癌症死亡病例，以肺癌发病率为最高，并且肺癌的死亡率也排在各种不同肿瘤类型之首。胃癌、食管癌以及肝癌也是常见的肿瘤类型，排在高发肿瘤类型的前列。

农村地区居民的肿瘤整体发病率（213.6/10万）和死亡率（149.0/10万）显著高于城市居民的肿瘤整体发病率（191.5/10万）和死亡率（109.5/10万）。

本文还统计了2000～2011年间我国癌症发展的趋势，男性人群中肿瘤的发病率较为稳定，每年约提高0.2%，而在女性人群中的发病率则每年约提高2.2%，即在女性人群中呈现逐年显著上升的趋势。

相比较而言，在男性和女性人群中，癌症的死亡率自2006年开始都有显著下降，男性癌症死亡率逐年下降1.4%，女性癌症死亡率逐年下降1.1%。这些都说明我国癌症发病率已经接近平台期，有可能在可见的未来会开始下降；而死亡率已经开始下降。这些都说明我们过去的工作是有回报的。当然仍然任重道远，需要大家共同努力。我希望到了2020年，这些数字说明无论发病率还是死亡率都会更好。

ASCO主席认为2015年临床肿瘤学最重大的进展是免疫治疗

全球肿瘤快讯：*那请您谈谈第二项吧。今年ASCO的报告似乎晚了一些，往年都是在年前或新年一开始就发布了。*

孙燕院士：近十年来，每年年终，ASCO都组织专家委员会，论证当年临床肿瘤学的重大进展。我们翘首以待的2015年进展终于在我国猴年来临之际发布，照例受到全球同道的关注。

2015年最重要的进展当属肿瘤免疫治疗了，正如ASCO主席Julia Vose教授所说："我们已经不再像过去那样只按肿瘤类型和分期决定治疗，在精准医学时代，我们根据每例患者和肿瘤的基因资料选择或排除治疗。没有其他重大进展像免疫学那样能转化为临床实践，所以ASCO决定2015年最大的进展是免疫学治疗。"

委员会主席Don Dizon教授也认为每年的研究成果都在不断增多，但从能够给患者带来实惠的角度，本年度最重要的进展应当是免疫治疗。

全球肿瘤快讯：*2015年可谓是免疫治疗年，真的应该引起关注，那可否请您带我们深入解读肿瘤免疫治疗？*

孙燕院士：机体存在着多种免疫监视机制，免疫细胞也有很多种，我们比较熟悉的是树突状细胞、巨噬细胞、NK细胞和T淋巴细胞。但肿瘤仍有可能在机体内发生并持续发展，主要是因为肿瘤具有逃逸免疫监视的功能。

2011年，美国FDA批准伊匹单抗（Ipilimumab）治疗黑色素瘤，被誉为第一个改善晚期黑色素瘤患者生存率的免疫治疗药物。以后针对PD-1和PD-L1的免疫治疗药物层出不穷。

PD-L1是一种肿瘤释放麻痹T淋巴细胞的蛋白质，PD-1则是T淋巴细胞表面的受体。如果二者结合，那我们的防卫系统就受到攻击、会失去"理智"，不能正常工作。而我们的免疫疗法则能"唤醒"T淋巴细胞抑制肿瘤生长的功能。

全球肿瘤快讯：*既然是踯躅不前了一个世纪，那是藉由什么样的突破点，使免疫学得以蓬勃而起？*

孙燕院士：我们今天是在分子水平认识了PD-L1/PD-1这一切入点或结合点。检查这样的结合点可以有助于通过其阻滞剂解除这类肿瘤诱导的免疫抑制，重新激活免疫系统攻击肿瘤，抑制其生长，取得临床裨益。

自从2011年FDA批准伊匹单抗以来，一类新的免疫切入点或结合点正在逐渐被人们熟知。2014年末，FDA又批准了治疗黑色素瘤的PD-L1阻滞剂Nivolumab和Pembrolizumab。这些单抗还来不及译成大家都能接受的中文名称，可见其发展之快了。

研究发现，Nivolumab联合Pembrolizumab疗效优于伊匹单抗。伊匹单抗或伊匹单抗联合BRAF阻滞剂治疗后肿瘤恶化的患者仍可选择Nivolumab治疗。多项关于治疗的研究发现，联合后治疗效果提高，但不良事件发生率亦随之增加。这些研究的结果对于临床选择最适合患者的疗法具有重大意义。

全球肿瘤快讯：*那我们是否也开始了这方面的工作？*

孙燕院士：免疫治疗的概念实际与我

国传统医学强调阴阳平衡、正虚是很多疾病包括肿瘤的基础相关。早在汉代就已经有“正气内存，邪不可干”“邪之所凑，其气必虚”的提法。我们从20世纪70年代开展的扶正培本治疗，已经阐明有些扶正中药能够改善肿瘤患者的细胞免疫功能，而且在实验和临床研究阐明了其机制部分是由于抑制了肿瘤患者过多的T抑制细胞（Ts）功能。

1983年，我们在北京举办国际免疫学与中医中药论坛时，JAMA杂志就曾专题评述：“East meets West to balance immunologic yin and yang”（JAMA，1984，251：433-436）。

所以，中国医生最具有这样的理念。而西方医学最早可追溯至一个世纪之前。然而，肿瘤免疫治疗的实践过程充满了挫折与挑战。只有在对于肿瘤生物学、免疫系统和分子生物学有了充分而深刻的理解基础上，到了今天才可能发展成为对患者安全有效的新疗法。

我国很多肿瘤免疫学专家都分别在不同领域内做出过具有世界水平的研究，包括细胞因子诱导的杀伤细胞（CIK）疗法、树突状细胞（DC）疗法、CLS生物免疫治疗、DC-CIK细胞疗法和嵌合抗原受体T细胞免疫疗法（Chimeric Antigen Receptor T-Cell Immunotherapy，CAR-T）等。由中国抗癌协会和中国免疫学会主办，曹雪涛院士主编的《中国肿瘤生物治疗杂志》已经出刊22年。

我们已经成功研制了抗PD-L1的单抗，目前正在做临床试验。还有从扶正中药仙灵脾中提取的阿克拉定也将进入Ⅲ期临床试验。

全球肿瘤快讯：除了黑色素瘤免疫治疗这一切入点，其他肿瘤比如肺癌，是否免疫治疗也有相应的重要进展？

孙燕院士：2015年，大量的临床试验探索了PD-1和PD-L1在肺癌中的治疗前景。2015年2月，FDA认证了Atezolizumab为治疗PD-L1阳性、铂类药物为主的两药联合化疗失败的非小细胞肺癌（NSCLC）患者的突破性治疗方案。2015年3月，FDA批准了使用Nivolumab治疗同样的适应证。2015年9月，FDA批准了Pembrolizumab可用于治疗PD-L1阳性、其他疗法失败的晚期NSCLC患者。

一些初步研究提示，抑制PD-1和PD-L1蛋白还可能在膀胱癌、肾癌、肝癌以及头颈部肿瘤中发挥疗效，这些发现为晚期肿瘤患者和规范治疗失败的患者提供了新选择。对于用免疫疗法治疗常见血液肿瘤（急性淋巴细胞白血病和弥漫大B细胞淋巴瘤）、胶质母细胞瘤以及致命脑肿瘤的研究中，均观察到了一定疗效。

与其他疗法不同，免疫疗法因其作用机制而能在停止治疗后仍长期维持疗效。将来的研究将主要针对PD-1或PD-L1与化疗或其他疗法的联合治疗疗效评估。

全球肿瘤快讯：除了免疫治疗领域的进展，肿瘤治疗的其他进展中，有哪些年度进展值得关注？

孙燕院士：从2014年10月至2015年10月，美国FDA批准了10项新的癌症治疗方案和1项新的癌症预防疫苗。这些新治疗方案包括3个免疫治疗药物（Blinatumomab、Nivolumab和Dinutuximab）和5个靶向治疗药物（Olaparib、Palbociclib、Lenvatinib、Panobinostat和Sonidegib）。

此外，FDA扩大了12项以往已经批准的癌症治疗方法和1项设备的适应证。总体而言，这些新批准的药物和治疗方案拓宽了大部分癌症的治疗选择，包括肺癌、乳腺癌、结直肠癌和皮肤癌，同时也包括少见难治性肿瘤如卵巢癌、多发性骨髓瘤、急性淋巴细胞白血病（ALL）和脑肿瘤。

2015年，可圈可点的重要进展还包括应用已有的成熟治疗手段的新疗法，包括激素治疗、化疗和外科治疗方面的进展。这些研究进展提高了乳腺癌、头颈部癌、直肠癌、胃癌和肉瘤患者的临床治疗效果。

2015年，一项临床Ⅲ期研究显示，卵巢抑制治疗联合辅助激素治疗提高了绝经前高风险乳腺癌患者的无复发生存率。所有入组的高风险患者之前均接受过化疗。至研究的第5年，未出现癌症复发的高风险患者。在他莫昔芬治疗组、接受卵巢抑制和他莫昔芬治疗组及卵巢抑制和芳香酶化抑制剂依西美坦治疗组的患者，5年无复发生存率分别为78%、82%和86%。卵巢抑制带来的获益在≤35岁的患者中尤为明显。这些研究数据支持针对绝经前激素受体阳性的乳腺癌患者进行辅助性卵巢抑制治疗，并使之成为标准治疗方案，特别是对于已接受化疗并存在高复发风险的患者。

全球肿瘤快讯：2015年还有那些有趣的进展？

孙燕院士：美国FDA过去很少批准物理性治疗，2015年一项大型临床研究显示，让胶质母细胞瘤患者头部佩戴一种名为“肿瘤治疗电场（tumor-treatmentfields，TTFs）”的装置，可迅速使肿瘤细胞停止生长。TTF是一种通过佩戴于患者头部的装置释放的低强度电场。

该研究在脑瘤患者接受手术后，在标准化疗和放疗基础上再加TTF治疗，2年生存率在TTF组为43%，标准治疗（头部手术后放疗和化疗）组为29%。TTF被FDA批准用于胶质母细胞瘤的复发治疗，2015年，FDA扩大批准其用于初始诊断的患者治疗。但也有些人认为佩戴这样的设备太麻烦了。

全球肿瘤快讯：如您一贯强调的“上工治未病”和“预防为主”的理念和策略，除了治疗领域的进展，肿瘤预防领域的进展同样值得关注。

孙燕院士：根据美国疾病控制与预防中心（CDC）的调查，生殖道HPV是美国最常见的性传播病毒，感染了7900万人。在大多数情况下，免疫系统能在几年之内击退病毒，但如果HPV持续存在，就会引起组织损伤，并发展成为宫颈癌或其他肿瘤。尽管HPV的类型超过了150种，但仅有15种可增加肿瘤风险。

预防性疫苗能够降低HPV感染及发展为HPV相关肿瘤的风险。两类高危型HPV（HPV-16和HPV-18）引起了近70%的宫颈癌，而针对这两类病毒的疫苗在国外已使用了近10年。在2015年，一种新的预防疫苗被引入以对抗其他型的HPV，新的研究也证实了广泛使用的HPV疫苗对HPV相关肿瘤发病率的积极影响。这些，在我国尚未引起广泛重视。我知道HPV疫苗也正在我国的宫颈癌高发区进行临床试验。

（来源：《全球肿瘤快讯》2016年 总第154~155期，发表时间：2016-03-08）

ASCO发布年度进展

美国临床肿瘤学会（ASCO）评选的2016年度进展（Clinical Cancer Advances 2016）可谓犹抱琵琶半遮面，迟了这许久终于发布。报告指出，过去几年是癌症研究和诊治飞速进展的几年，此次评选的年度进展中，有许多已经特别显著地改善了患者的生存，还有许多进展为未来研究指明了方向。

相比过去，抗肿瘤治疗已经发生了翻天覆地的变化，我们已经不再单纯根据肿瘤类型和分期来治疗肿瘤，在精准医疗时代，我们根据每例患者和肿瘤的基因组表达谱来选择和排除相应治疗，我们对不良反应的管理也更加精细到位。

2015年，美国新诊断肿瘤患者170万例，2030年，这一数字会增至230万，肿瘤仍是美国的头号死因，每年约60万人死于肿瘤。目前约2/3的美国肿瘤患者诊断侵袭性肿瘤后可生存5年以上，且保有生活质量，而不仅是生存。癌症是全球性健康威胁，每10例肿瘤死亡病例中就有7例是在非洲、亚洲和中南美洲，WHO估计到2030年，肿瘤死亡病例还会增加80%，真正是沉重的负担。

免疫治疗的收获年

过去这一年，可谓免疫治疗大放异彩的一年，没有什么进展比免疫治疗更加吸引眼球了。纳武单抗（Nivolumab）一年之内拿下7个适应证，许多药企也纷纷加入奋起直追。5年前，免疫治疗药物伊匹单抗（Ipilimumab）作为第一种可改善晚期黑色素瘤患者生存的药物而引起轰动，之前晚期黑色素瘤患者的生存期只能以月计，新的免疫治疗将生存时间延长至年。而现在更新的直接靶向程序性死亡受体-1（PD-1）和程序性死亡配体-1（PD-L1）的免疫治疗药物显示了更加杰出的疗效，而且不良反应更少。

人们梦想刺激机体免疫系统杀灭肿瘤已有一个世纪之久，但一直未能如愿，要开发出安全有效的免疫疗法，需要对肿瘤生物学和免疫系统有深入的了解和探索。目前的免疫治疗研究方向有两个：第一个是释放机体自然免疫反应对抗肿瘤；第二个是帮助免疫系统发现并杀伤肿瘤细胞。免疫检查点抑制剂的机制就是增加对肿瘤的免疫反应。

过度活跃的免疫系统可带来过度的炎症反应和发生自身免疫系统疾病，所以机体会利用免疫检查点分子来控制免疫反应的强度和持续时间，减少对健康组织的损伤，有些肿瘤可产生相同的分子，来遏制机体对抗肿瘤的免疫反应。免疫检查点抑制剂重新释放这些被肿瘤遏制住的免疫系统对肿瘤的攻击。这一机制的免疫疗法已证实在黑色素瘤和肺癌中有明确疗效。第一种获批的这类药物就是伊匹单抗，靶向T细胞表面的CTLA-4，刺激免疫反应杀伤肿瘤细胞。新的药物靶向不同的免疫检查点蛋白PD-1，通过阻止肿瘤细胞结合到免疫细胞的PD-1蛋白，增加机体的抗肿瘤免疫反应。

到2014年，有三种免疫检查点抑制剂

药物获 FDA 批准用于治疗晚期黑色素瘤，这三种药物包括 Ipilimumab（伊匹单抗）、Nivolumab（纳武单抗）和 Pembrolizumab（帕姆单抗），这些药物超越了传统治疗，但仍不能治愈黑色素瘤。

2015 年，研究者们在致力于探讨怎么使三种药物获益最大化。有研究进一步显示，联合应用免疫治疗药物能带来更显著的获益，一项临床试验初步结果显示，Ipilimumab 和 Nivolumab 联合免疫疗法的肿瘤缩小比例是 Ipilimumab 单药的 6 倍，疗效维持时间也更长。一项入组近千例患者的研究显示，Ipilimumab 和 Nivolumab 联合用药有显著的无进展生存优势。基于这些研究，该联合用药获 FDA 加速批准用于 BRAF 野生型晚期黑色素瘤患者。

到 2015 年，临床研究证实免疫治疗对其他难治肿瘤，包括晚期肺癌、肾癌、膀胱癌、头颈部肿瘤和霍奇金淋巴瘤等也有治疗疗效。有些血液系统肿瘤如急性淋巴细胞白血病和弥漫大 B 细胞淋巴瘤及胶质母细胞瘤细胞等免疫治疗也显示出有效的苗头。

2015 年 3 月，美国 FDA 批准 Nivolumab 治疗含铂两药化疗后进展的鳞癌非小细胞肺癌。另有临床研究显示，Nivolumab 在非鳞非小细胞肺癌中也有类似生存获益，有 PD-L1 高表达患者获益更显著；于是 10 月，FDA 扩大了 Nivolumab 适应证到非鳞非小细胞肺癌。9 月，FDA 加速批准了 Pembrolizumab 治疗晚期 PD-L1 阳性非小细胞肺癌。另一种免疫检查点抑制剂 Atezolizumab 也显示了在晚期非小细胞肺癌中有不错的疗效，该药于 2015 年 2 月获得 FDA 授予对 PD-L1 阳性非小细胞肺癌的突破性疗法。

除了免疫检查点抑制剂之外，其他免疫疗法也在被积极研究中，如 Blinatumomab 和 CAR-T 疗法在血液系统肿瘤中取得不错的战绩。肿瘤治疗性疫苗可能可作为胶质母细胞瘤的治疗选择，目前已得到不错的Ⅱ期临床研究证据，Rindopepimut 疫苗靶向胶质母细胞瘤特定基因突变 EGFRvⅢ。不同于癌症预防疫苗如 HPV 疫苗，肿瘤治疗性疫苗是帮助机体免疫系统来杀伤肿瘤细胞。

免疫治疗与传统疗法如化疗和靶向治疗相比，可更长时间控制肿瘤生长，不良反应更少。理论上刺激患者自身免疫系统杀伤肿瘤细胞应该对所有患者都有效，但实际上目前为止的研究均显示，只有小部分患者可从免疫治疗中获益。研究者正努力想办法扩大免疫治疗适用范围，若联合应用免疫治疗药物、免疫治疗药物与传统疗法联合应用，以及更早期开始应用免疫治疗等。

癌症治疗领域进展

2014 年 10 月～2015 年 10 月，FDA 共批准了 10 种抗肿瘤新药和 1 种新的疫苗（见表 1）；扩大了 12 种已批药物和 1 种设备的适应证（见表 2）。

表 1　美国 FDA 批准的抗肿瘤新药和新的疫苗

批准新药	中文名	厂家	适应证	批准日期
Blinatumomab		安进	费城染色体阴性复发或难治 B 细胞前体急性淋巴细胞白血病	2014 年 12 月

续 表

批准新药	中文名	厂家	适应证	批准日期
Olaparib capsules	奥拉帕尼	阿斯利康	接受了三线以上化疗的 BRCA 突变晚期卵巢癌	2014 年 12 月
Nivolumab	纳武单抗	施贵宝	伊匹单抗治疗或有 BRAF V600 突变者接受 BRAF 抑制剂治疗后进展的不可切除或转移性黑色素瘤	2014 年 12 月
HPV 9-valent vaccine (Gardasil 9)	佳达修 9	默沙东	预防 9 种 HPV 亚型感染引起的宫颈癌、外阴癌、阴道癌、肛门癌	2014 年 12 月
Palbociclib		辉瑞	联合来曲唑治疗 ER 阳性、HER 阴性绝经后晚期乳腺癌，作为转移性乳腺癌初始内分泌治疗	2015 年 2 月
Lenvatinib	乐伐替尼	卫材	局部复发或转移性进展性放射碘难治的分化型甲状腺癌	2015 年 2 月
Panobinostat	帕比司他	诺华	联合硼替佐米、地塞米松治疗二线及以上方案治疗的多发性骨髓瘤	2015 年 2 月
Dinutuximab			联合 GM-CSF、IL-2 和 13 顺异维生素 A 酸治疗一线联合方案后获得至少部分缓解的高危胶质母细胞瘤	2015 年 3 月
Sonidegib	索尼得吉	诺华	手术或放疗后进展或不适合手术/放疗的局部晚期基底细胞癌	2015 年 7 月
Trifluridine/tipiracil		大鹏	接受过氟尿嘧啶、奥沙利铂和伊立替康为主化疗、抗 VEGF 和 EGFR 单抗治疗的经治转移性结直肠癌	2015 年 9 月
Trabedectin			不可切除或晚期转移性此前接受过蒽环类化疗的特定类型软组织肉瘤	2015 年 10 月

表 2 美国 FDA 批准的新适应证

批准新药	中文名	厂家	适应证	批准日期
Ramucirumab	雷莫芦单抗	礼来	联合紫杉醇治疗晚期胃癌或胃食管交界部癌	2014 年 11 月
Bevacizumab	贝伐单抗	罗氏	联合紫杉醇、脂质体多柔比星、托泊替康治疗铂类耐药/复发卵巢癌	2014 年 11 月
Ramucirumab	雷莫芦单抗	礼来	联合多西他赛治疗含铂化疗期间或之后疾病进展的转移性非小细胞肺癌	2014 年 12 月

续 表

批准新药	中文名	厂家	适应证	批准日期
Ruxolitinib	鲁索替尼	诺华	羟基脲治疗反应不足或不耐受的真红细胞增多症	2014 年 12 月
Lanreotide	兰乐肽		不可切除、中高分化、局部晚期或转移性胃肠胰神经内分泌瘤	2014 年 12 月
Ibrutinib	依鲁替尼	强生和 Pharmacyclics	华氏巨球细胞血症	2015 年 1 月
Nivolumab	纳武单抗	施贵宝	铂类为主化疗进展的转移性鳞状非小细胞肺癌	2015 年 3 月
Ramucirumab		礼来	联合 FOLFIRI 用于一线贝伐单抗、奥沙利铂和氟尿嘧啶方案进展的转移性结直肠癌	2015 年 4 月
Gefitinib	吉非替尼	阿斯利康	19 外显子缺失或 21 外显子 L858R 突变的转移性非小细胞肺癌	2015 年 7 月
Carfilzomib	卡非佐米		联合来那度胺和地塞米松治疗一至三线治疗后的多发性骨髓瘤	2015 年 7 月
Nivolumab	纳武单抗	施贵宝	联合伊匹单抗治疗 BRAF V600 野生型不可切除转移性黑色素瘤	2015 年 9 月
Pembrolizumab	派姆单抗	默克	其他治疗后进展的、有 PD-L1 表达的晚期（转移性）非小细胞肺癌	2015 年 10 月
肿瘤治疗电场 Optune		Novocure	新诊断的多形性胶质母细胞瘤	2015 年 10 月

有一项比较有意思的进展就是针对胶质母细胞瘤这种成人最常见、最致命脑瘤，一种不同于其他治疗的名为肿瘤治疗电场（tumor-treatmentfields，TTFs）的装置，患者头部佩戴后通过产生低强度电场可使肿瘤细胞停止生长，此前获批治疗复发胶质母细胞瘤，2015 年获 FDA 扩大适应证治疗初治胶质母细胞瘤。

乳腺癌领域进展包括：卵巢抑制对年轻高危患者效果明显，有望改变临床实践，研究证据支持卵巢抑制联合辅助内分泌治疗作为激素受体阳性绝经前乳腺癌患者的标准治疗，尤其是高危和已接受过化疗。第二个进展就是，芳香化酶抑制剂作为导管原位癌的治疗，推荐 ER 阳性导管原位癌患者保乳术后接受 5 年他莫昔芬治疗。第一项比较阿那曲唑与他莫昔芬治疗绝经后导管原位癌的研究显示，阿那曲唑 10 年无乳腺癌生存率高于他莫昔芬，年龄<60 岁患者更明显，子宫内膜癌和血栓发生率更低。

靶向治疗领域进展：2015 年，FDA 批准了两种新的靶向药物，Olaparib 治疗晚期卵巢癌和 Palbociclib 治疗晚期乳腺癌。基于基因水平相通之处，某些靶向药物在新的肿瘤类型中开辟了战场，如 Ibrutinib 之前获批治疗慢性淋巴细胞白血病，现在发现可治疗华氏巨球蛋白血症；索拉非尼除了治疗肝癌、肾癌和甲状腺癌，还可治疗急性髓系白血病；Cabozantinib 除了治疗甲状腺癌，还可治疗晚期肾癌和非小细胞肺癌。一项研究分析，2/3 的肺腺癌有致癌性基因改变，提示靶向治疗可能大有用武之地。

CLASSCI 研究显示，局部晚期胃癌患者术后接受卡培他滨+奥沙利铂辅助化疗可降低 42%的复发风险。两种新获批药物 Eribulin 和 Trabectedin 可用于治疗脂肪肉瘤等软组织肉瘤。手术领域，早期口咽癌患者选择性颈部淋巴结清扫有明确益处，直肠癌腹腔镜手术的转归优势获得大样本临床研究证实，早期乳腺癌可接受术后腔内边界刮除术，减少二次手术概率。

癌症预防领域进展

从基因到生活方式到环境，许多因素都能导致癌症发生，全球范围内，慢性感染每年造成 200 万例癌症发生，最常见四大致癌感染源其中就有 HPV 感染，与男、女性生殖系统癌和越来越多的头颈癌相关。

到目前为止，FDA 共批准了 3 种预防宫颈癌的 HPV 疫苗，分别为 Gardasil（默沙东，佳达修）、Cervarix（葛兰素史克，卉妍康）和 Gardasil 9（默沙东，佳达修 9）。Gardasil 在 2006 年面市，主要针对 16 和 18 两种高危 HPV 亚型和与 90%的尖锐湿疣相关的两种低危 HPV 亚型，Cervarix 在 2009 年获批，也针对 HPV-16 和 HPV-18。这两种疫苗能预防差不多 70%的宫颈癌。2014 年，FDA 批准了针对 9 种高危 HPV 亚型的 Gardasil 9，研究者估计，Gardasil 9 可预防差不多 90%的宫颈癌。

2014 年，美国的一项免疫接种调查显示，60%的美国青春期女孩和 42%的十几岁男孩都接受了 3 次 HPV 疫苗接种；不过另有调查显示，只有 40%的女孩和 22%的男孩完全接受了 3 次接种。美国 CDC 推荐所有男孩和女孩在 11~12 岁时接种 HPV 疫苗，尽管 HPV 疫苗上市了有 10 年之久，但接种覆盖率还有待进一步提升。

基于没有哪种疫苗能针对所有高危 HPV 亚型，接种了 HPV 疫苗后还是需要接受常规宫颈癌筛查，也还不知道初始接种了 HPV 疫苗后效果可持续多久或者是否需要加强接种。对已接种人群的更长期的随访结果可以回答是否需再次接种，可能还需要几年才能得到疫苗接种对 HPV 相关肿瘤发病率和死亡率影响的数据。

（编译　崔珍珍）

（来源：《全球肿瘤快讯》2016 年 总第 154~155 期，发表时间：2016-03-08）

【编者按】 每年的岁末年初，各大媒体（网站）都会盘点这一年来某一领域发生的大事或重要进展，肿瘤医学领域亦不例外。本《年鉴》搜集了5家网站总结（或发布）的2015年全球肿瘤学科的“突破性”进展，奉献给读者。虽然每家之言各不相同，视角亦有不同，但都代表了全人类与癌魔抗争的前进脚步。期冀着中国肿瘤界的同道们以此为鉴，在人类与癌症的“持久战”中做出应有的贡献。

盘点2015年癌症领域二十大突破性进展

据世界卫生组织发布的《全球癌症报告2014》预测，全球癌症病例将呈现迅猛增长态势，将由2012年的1400万人，逐年递增至2025年的1900万人，到2035年，将可能达到2400万人。报告显示，2012年全球新病例有一半发生在亚洲，其中大部分发生在中国。

2015年年初，发表在《英国癌症杂志》（British Journal of Cancer）上的一项研究中，根据英国癌症研究（Cancer Research）数据最新的预测显示，英国每两人中将会有一人在人生的某个阶段患癌症。这些数据让人害怕的同时，也督促科学界坚持对癌症致病机制和治疗方法的不断探索。

尽管目前离“看透”癌症还有很长的路要走，但在与癌症抗争的这几百年中，科学家们也取得了很多重要的成果。《250年抗击癌症的里程碑式进展》一文回顾了过去的250年间抗癌历史中那些里程碑式的突破与进展。那么，在即将过去的2015年里，癌症研究领域又出现了哪些新进展呢?

一、Science和Nature之争：癌症是内因还是外因引起的

1月2日，发表在《科学》（Science）杂志上的一项研究应该是2015年开年备受争议的一篇文章。这一研究表明，人类癌症的2/3不是由别的东西引起的，正是运气不好而已。研究者对此解释称：“我们的研究并未表明2/3的癌症仅仅是运气不好。癌症一般是坏运气、糟糕环境以及不良遗传基因共同造成的，也就是说，是这三者的结合。”

有趣的是，年初的“争议”到年尾又有了新的反驳证据。12月16日，这一成果发表在顶级期刊《自然》（Nature）杂志上。纽约州立大学石溪分校的癌症研究人员Yusuf Hannun和他的团队提供的证据表明，内在因素带来的癌症风险并不高（只有10%~30%）。研究人员证明了干细胞分裂和癌症风险之间，在内在和外在因素的影响下的关系没有明显区分。研究表明，内源性突变积累的过程是不足以影响观察到的癌症风险的。

二、Nature：好可怕！单一DNA碱基或让恶性脑瘤觉醒

11月11日，发表在《自然》杂志上的一项研究中，来自费城儿童医院的科学家通过研究发现，对单个DNA碱基的关键性改变不仅可以使得儿童罹患恶性的脑癌——神经细胞瘤，而且还会使得该疾病进展迅速。研究者指出，名为LMO1基因的改变会形成一种超级增强子，从而引发该

基因生物活性的异常增加，最终引发肿瘤形成且进展迅速；尽管当前的研究并不能开发出治疗高风险神经细胞瘤亚型的疗法，但对于理解神经细胞瘤发生的精确分子事件及其相关机制却提供了一定线索。

三、NEJM：前列腺癌“里程碑”药物，靶向 DNA 修复缺陷

10 月 29 日，发表在《新英格兰医学杂志》（New England Journal of Medicine，NEJM）上的一项研究中，英国科学家表示，第一个精确靶向前列腺癌基因突变的药物被证实有效，研究人员将该试验称为“里程碑”试验。该试验由英国癌症研究中心执行，对象为 49 例无法治愈的男性癌症患者；该试验使用的药物为 Olaparib，虽然总体成功率很低，但能减少 88%DNA 突变患者的肿瘤生长时间。

四、The Lancet：新型人类癌症疫苗

9 月 17 日，发表在《柳叶刀》（The Lancet）上的一项研究中，科学家们利用一种遗传工程疫苗成功除去了临床试验中近一半接受这一疫苗的妇女体内的高度宫颈癌前病变。科学家们说：他们的目标是要找到一些非手术途径来治疗 HPV 引起的癌前病变。

五、Nature Cell Biology：癌细胞“逆发育”成正常细胞

8 月 24 日，发表在《自然细胞生物学》（Nature Cell Biology）杂志上的一项研究中，梅奥诊断的科学家们发现了让癌细胞实现“逆生长”回到正常细胞的方法。主要研究人员 Panos Anastasiadis 博士表示，这为关闭癌症系统提供了新的“代码”，而这个代码的发现与 miRNA 相关。

六、Cell 破解 50 年癌症谜题：疟疾与 Burkitt 淋巴瘤

尽管 50 多年前人们便首次描述出了疟疾与伯基特淋巴瘤（Burkitt 淋巴瘤）之间的联系，然而关于寄生虫感染让免疫细胞发生癌变的机制却一直是个谜。8 月 13 日，发表在《细胞》（Cell）杂志上的一项研究中，研究人员在小鼠中证实，在长期对抗恶性疟原虫的过程中，B 细胞 DNA 变得容易发生致癌突变。

七、Oncogene：蛋白质失衡引发癌症，基因突变论再遭颠覆

一直以来基因畸形被认为是引发癌症的主要原因，但 7 月 27 日发表在《肿瘤基因》（Oncogene）上的一项新研究发现，细胞内蛋白质失衡可引发癌症。该研究阐述了蛋白质失调是一个强大的癌症预测工具，可判断患者是否对化疗有应答或者肿瘤是否扩散到其他部位。科学家称这是个重大的突破，揭示了癌症的非遗传机制。

八、The Lancet：双膦酸盐或超“赫赛汀”，成为史上最廉价的乳腺癌治疗药

7 月 24 日，发表在《柳叶刀》上的一项研究中，科学家们揭示，一种加强骨质的廉价药物——双膦酸盐，能显著降低乳腺癌的死亡率。以 18766 例病患为试验对象，数据显示，药物能够预防继发性肿瘤转移至骨头中。慈善机构认为，这是乳腺癌医疗领域十年间最重大的发现之一。

九、PNAS 颠覆性观点：癌症是进化产物，而非突变而来

7 月 21 日，发表在美国《国家科学院院刊》（PNAS）上的研究颠覆了累积突变

导致肿瘤的观点，支持细胞数量受进化压力影响的观点。该文章阐述了健康的组织生态系统促使健康细胞战胜癌变细胞，当组织生态系统发生变化，如老化、吸烟或受其他压力影响时，癌变细胞可迅速适应变化后的环境，并在自然选择中一代又一代传承。

十、Nature 重大发现：常见激素“黄体酮”可治疗乳腺癌

7 月 8 日，《自然》杂志上发表的一项新研究显示，将一种廉价且可以广泛获取的雌激素——黄体酮（progesterone）添加到治疗方案中，未来将有可能让大约一半的乳腺癌患者受益。

十一、PNAS：下一个抗癌药出在蜗牛身上?

7 月 6 日，发表在美国《国家科学院院刊》（PNAS）上的一项研究中，科学家们发现一种昆士兰锥形蜗牛的毒液中深藏成千上万种肽类毒素，被证明含有珍贵药物先导价值，或可以提供治疗疼痛和癌症药物的新线索。

十二、The Lancet：中国团队成功研发胃癌预防新疫苗

6 月 30 日，发表在《柳叶刀》上的一项研究中，中国医学研究团队开发抗幽门螺杆菌疫苗研制报告的论文，并指出该疫苗可以显著降低幽门螺杆菌感染的发生率；但仍需较长时间，才能够确认该疫苗对幽门螺杆菌所导致的相关疾病的免疫能力。

十三、PNAS：“救命药”竟成“夺命药”，PI3K 抑制剂促进癌细胞转移

6 月 29 日，发表在《PNAS》上的一项研究中，来自美国 Wistar 研究所的科学家们进行了一项新的研究，他们发现单独使用 PI3K 抑制剂进行癌症治疗可能会促进肿瘤细胞的侵袭性，以及向其他器官的扩散，进而导致患者病情恶化。

十四、Nature：科学家破解乳腺癌“骨转移”途径，全新疗法诞生

5 月 27 日，发表于《自然》杂志上的一项研究中，科学家们发现，乳腺癌细胞能分泌蛋白 lysyl oxidase（LOX），经血液循环到达骨骼，产生溶骨作用，从而帮助乳腺癌细胞在骨骼种植生长（转移）。

十五、Cell 惊人发现：转移癌细胞具有传染力

5 月 21 日，发表于《细胞》杂志上的一项研究中，来自 Hubrecht 研究所的科学家们描述了一个关于癌症转移研究的重大发现。科学家们证实转移的癌细胞可以将这种行为复制给低度恶性的癌细胞。这一研究发现提供了有关癌症行为的一些重要新见解，并有可能改善癌症的诊断和治疗。

十六、Nature：抗体药物耦联剂助力“毒蘑菇”靶向治疗癌症

4 月 22 日，发表于《自然》杂志上的一项研究中，来自美国 M. D. 安德森癌症中心的研究人员找到了一种基于从剧毒蘑菇中分离出来的多肽物质——鹅膏蕈碱（α-amanitin）的抗体药物耦联剂（antibody drug conjugates，ADCs）来作为解决方案。他们在小鼠研究中证实，以 POLR2A 基因作为靶向目标的 ADCs 可以高效地治疗大肠癌。这种药物可以让肿瘤完全消退，且毒性大大减小。

十七、Cell 惊人发现：会传染的癌症

数十年来，白血病爆发毁灭了北美东海岸的一些软壳蛤（soft-shell clams）种群，其却是由于恶性肿瘤细胞从一个蛤传播至另一个蛤所导致。在4月9日的《细胞》杂志上，研究人员将之称作为是“惊人至极”的一个研究发现。

十八、Cell：华裔女科学家为癌症设下“治疗陷阱”

2月12日，发表于《细胞》杂志上的一项研究中，来自Stowers医学研究所的研究人员采用一些理论和实验方法开发出了一种双管齐下的方法，利用进化细胞群的适应特性来对抗它自身。这一方法的目的首先是将细胞群引导进入到一种进化途径中，关闭它有可能抬头的其他开口。一旦以这种方式困住这些细胞，随后就可以将锤子击向剩余的单个目标，永久地除去这些细胞群。

十九、Cell：颠覆数十年癌症教条，PKC竟是肿瘤抑制因子

数十年来人们一直相信蛋白激酶C（PKC）会促进癌症，并根据这一点全力开发PKC抑制性药物。然而加州大学的科学家们发现，PKC其实是一个重要的肿瘤抑制子，应该想办法恢复癌细胞中的PKC活性。这一颠覆性研究发表在1月29日的《细胞》杂志上。

二十、Cell Metabolism：癌细胞可从健康细胞获取线粒体DNA

1月6日，发表于《细胞代谢》（Cell Metabolism）杂志上的一项研究中，新西兰马拉格汉研究中心的迈克·贝里奇教授（Mike Berridge）领导的小组在世界上第一个发现了线粒体DNA能在动物肿瘤细胞间移动。

（来源：生物探索）

（上接第45页）

[43] 黄邵洪，覃杰，李昀，等. 含表皮生长因子受体的外泌体诱导肿瘤特异性调节T细胞. 中国药理学通报，2014，30（8）：1090-1095.

[44] Arscott WT，Tandle AT，Zhao S，et al. Ionizing radiation and glioblastoma exosomes：implications in tumor biology and cell migration. Transl Oncol，2013，6（6）：638-648.

[45] 陈纤，蒋友芹，尹晓明，等. 外泌体——电离辐射诱导旁效应的另一种机制. 辐射研究与辐射工艺学报，2014，32（3）：24-30.

[46] Tang YT，Cui YY，Li ZP，et al. Radiation-induced miR-208a increases the proliferation and radioresistance by targeting p21 in human lung cancer cells. J Exp Clin Cancer Res，2016，35：7.

岁末盘点：2015年癌症诊断领域十一大研究突破性进展

一直以来，癌症的诊断研究领域都是科学家们关注的重点，近年来随着研究的深入，许多新型的癌症检测技术不断涌现，如癌症液体活检技术、microRNA检测工具、成像追踪技术等，本文盘点了2015年癌症诊断领域的研究亮点。

一、4篇权威期刊论文聚集癌症血液检测

虽然实体肿瘤的检测仍然是癌症诊断中的常规程序，但新一代测序等现代技术，已经使科学家们能够更详细地跟踪肿瘤的组织起源。许多肿瘤会脱落细胞，称为外泌体（exosome）的囊泡，也有DNA进入血液和其他体液的痕迹。最近的研究表明，这些碎片可以作为标志物，来监测疾病的进展，甚至有助于研究人员在症状出现之前诊断癌症。

结果发现，肿瘤DNA通常可在血液样本中检测到。例如，6月5日在《JAMA Oncology》发表的一项研究中，研究人员检测了4000多名孕妇的血液样本——为了确定胎儿中的染色体异常而抽取的，确定了3例孕产妇癌症：1例卵巢癌、1例滤泡性淋巴瘤和1例霍奇金淋巴瘤。本文共同作者、鲁汶大学人类遗传学中心的Joris Vermeesch说："我们发现，在大多数的这些肿瘤中，即使是低等级的肿瘤，也可以用一个人的血液，用于研究肿瘤生物学。"

这样的"液体活检"不仅是血液和血浆样品。在其他研究中，研究人员将膀胱癌患者术后复发风险，与尿液中的DNA甲基化水平关联起来，检测粪便样本中的肠癌DNA，并鉴定了头颈部癌患者唾液中的癌症相关突变。以前，这种分子测试被用来监测晚期疾病和肿瘤转移。现在，随着越来越多的精确工具，即使在疾病的最早期阶段，也可以在血液中发现少量的癌细胞和DNA。

二、神秘microDNA帮助检测癌症

存在于染色体外部的奇怪环状DNA和错误产生这些DNA的细胞类型并不相同，而来自弗吉尼亚大学医学院的研究人员近日指出，这些环状DNA或可用于作为检测不同类型癌症的指示器，相关研究发表于《Cell Reports》杂志上。

MicroDNA就是这种奇怪的环状DNA，文章中研究者表示，microDNA存在种系特异性，不同的细胞类型，如前列腺癌细胞和卵巢癌细胞，都会产生特殊类型的microDNA，因此这就可以使得microDNA作为潜在的生物标志物来揭示疾病发生的生物学过程。MicroDNA足够小，以至于其可以编码任何基因，但曾经有研究发现，其存在于人类机体的任何细胞类型中，这或许取决于DNA复制过程中发生的错误；microDNA可以从基因组的活性区域产生，同时也可以从基因组中的易感区域产生，从而在RNA转录过程中引发损伤。DNA中的特殊部分——GC碱基对也常常会参与到上述过程中，当在包裹紧密的DNA上进行转录时RNA往往会吸附到DNA上并形成环

状结构，随后期就可以被修复途径所移除，进而产生 microDNA。

三、Startup Vajra 计划研发新的用于癌症诊断的 microRNA 检测工具

Vajra 是一家出自内布拉斯加大学林肯分校的公司，其建立主要依赖一种用于电双层或 SEED 的静电计，这种仪器可以在整块电极上检测多种酶的反应，这种技术是基于使用各自的分析物混合进行的免疫特异性结合实现的。

根据 Vajra 创始人和 UNL 研究人员 Ravi Saraf 的说法，SEED 能够通过激光扫描，在整块电极上通过固定的单层斑点酶阵列定量标记氧化还原反应。之后会检测电极上通过氧化还原造成的双电层局部电荷的改变。

虽然 Vajra 看到了该技术各种应用的潜在性，但是其第一个目标是开发用于早期胰腺癌诊断，其主要是通过检测与该疾病相关的血液中的 miRNAs 水平来实现的。

当前，胰腺癌是最致命的癌症之一，这很大程度是由于其在发现之前就已经转移了。该疾病生物标志物的存在，但是只有当胰腺癌进展到晚期的时候，才能检测到。

四、精准医疗颠覆未来：或可通过检测血液发现癌症

也许正如科学家们所说，因为癌症对于所有人来说都是公平的，所以这更增加了人们对这一领域探索的决心。

在 2015 夏季达沃斯论坛现场，关于运用精准医疗治疗癌症的讨论成为受人关注的前沿话题。

将精准医疗用于癌症治疗的例子已不鲜见，精准医疗为已故的苹果公司前 CEO 史蒂芬·乔布斯在确诊胰腺癌后多争取了 8 年的生存时间，此外，好莱坞女星安吉丽娜·朱莉也是通过基因测序，发现罹患乳腺癌风险偏高后切除乳腺以预防疾病的发生。在论坛现场，与会嘉宾分享了世界上最前沿的精准医疗发展情况。

科学的医疗诊断技术正在带领人们改变和提升整体医疗服务水平，其中一个激动人心的亮点就是对于癌症的早期检测。

五、Pathway genomics 推出第一款针对早期癌症检测的活检实验

虽然液体活检研究项目的负责人已经表示，他们正在等待该技术在为确诊患者中癌症检测能力的证明，包括其临床灵敏性，没有较高的误报率等，Pathway 相信，它的平台能够有能力满足一定的阈值检测要求。

然而，该公司还没有发布其检测的科学数据，而这部分通常是人们最感兴趣的，并且个人可以通过他们的医生或 Pathway 的网站直接获得，在这里，患者的医疗和家族史也将由与公司相关的医生进行审核并确定。

Pathway 的首席商务官表示，新的检测室基于靶向下一代测序技术，来确定了在 9 个癌症相关基因中发生的 96 个体细胞突变：BRAF、CTNNB1、EGFR、FOXL2、G-nas、K-ras、N-ras、PIK3CA 和 TP53。

该检测的姐妹版本 CancerIntercept Monitor，其目标并不是早期诊断，而是监视疾病的存在情况，其也是通过检测同样的标志物和基因。

六、从癌症的三次革命探讨未来癌症治疗策略

抗癌药物发展到目前为止，先后出现三次大革命：第一次是细胞毒性化疗药物，第二次革命是“靶向治疗”，第三次革命是

免疫疗法。免疫疗法的成功不仅革命性地改变了癌症治疗的效果，而且会革命性地改变治疗癌症的理念。相对来说，免疫疗法是真正的抗癌革命，是解决癌症的最合理手段。

《科学》杂志对肿瘤免疫疗法的评论是：“是癌症治疗的一个重大转折，长期以来尝试激活患者自身免疫系统来治疗癌症的努力终于取得了成功！”“癌症免疫疗法”成功进入临床应用，是最近抗癌领域最令人振奋的消息，医生、科学家、患者、大众和媒体都对这一进展非常兴奋。

七、卢煜明教授新研究：利用DNA图谱诊断癌症

作为无创产前诊断等相关领域技术的首创者，来自香港中文大学的卢煜明（Dennis Lo）教授最早就曾发现孕妇外周血中存在“漂流”的胎儿DNA，也就是说，假设每毫升母亲样品相当于1000个基因组，则总共含有1900条母亲的21号染色体，100条整倍体胎儿的21号染色体或150条21三体胎儿的21号染色体。如果诊断医生发现DNA样品中存在50条染色体的差异，那么他需要对数十万个分子进行计数，以提高鉴别能力。

自20世纪卢教授揭示了这一重要理论基础后，其研究组也在相关研究领域越走越远，他曾指出通过这种方法，整个胎儿基因组或者患者基因组都能测序，并且可以利用一种定量方法来搜索有害突变，近期卢教授研究组就公布了一种新方法，能检测不同组织中血浆DNA的差异（甲基化测序），并由此通过识别血浆DNA，找到基因组变异的组织来源，这种液体活检的方法能减少诊断的创伤性，并用于癌症诊断检测，无创产前诊断，以及移植后的监测。

这一研究成果公布在9月21日的《美国国家科学院院刊》（PNAS）杂志上。

八、用钻石来跟踪早期癌症

虽然在大众文化中，钻石只是男人和女人都不感兴趣、无人问津的小块压缩碳黑，悉尼大学的物理学家们已制定出一种方法，利用钻石来在癌细胞成为生命威胁之前识别它们。

他们的发现发表在《自然通讯》上，揭示了这种宝石的纳米级合成版本如何能在无毒性、非侵入性、其磁场能养生的磁共振成像（MRI）中照亮早期癌症。

用定制化学物质来针对癌症并不是新想法，但科学家们很难检测到这些化学物质去了哪里，因为除了活检，没有多少方法能看到一种疗法是否已经被癌症吸收。

由悉尼大学物理学院David Reilly教授领导的研究者们研究了纳米级钻石如何能帮助发现最早期阶段的癌症。

“我们知道化疗给药对于纳米钻石有很大兴趣，因为它们在很大程度上是无毒和非反应性的，”Reilly教授说。

九、预测癌症或不是梦！英国科学家发现典型变异基因

人无法预测寿命，但也许在不远的将来，我们可以知道自己什么时候会患上癌症。

英国桑格研究所所长、基因学家迈克尔·斯特拉顿在《自然·遗传学》杂志上发表报告说，他和同事们研究了1万名癌症患者身上的DNA序列，试图寻找有代表性的基因变异。

斯特拉顿说，人体内每个细胞都含有DNA，DNA会发生变异。有些变异是突发的，比如由大量阳光照射或长期吸烟引起，但有些变异缓慢而稳定，它随

着时间推移一点一滴损伤DNA，最终引发癌症。

斯特拉顿和同事发现两个典型变异——正常情况下，人的年龄越大，这两个基因的变异越多。如果一个人的这两个变异的速度比一般人快，说明他患癌症的概率更高。

斯特拉顿说，这一发现或许能帮助医生“预测”癌症，也能帮助医疗团队为患者量身定做治疗方案。

十、癌症离我们有多远？揭示16个“悄无声息”的癌症信号

癌症，这个令人谈之色变的“杀手”，每隔一阵子就会跳出来拨动人们紧张的神经。数据显示，我国每年新发癌症约312万例，每分钟就有6人被诊断为癌症，癌症发病率在40岁后快速上升。面对如此高发的肿瘤，早预防、早发现是关键。

悄无声息的癌症信号？提到癌症，你最想知道的是什么？恐怕大多数人的答案会是“自己会不会得癌”。如果能够及时发现癌症的早期症状，尽快进行治疗，也许可以提高生存的概率。《生命时报》综合美国“癌症网站”和《临床胃肠病学和肝病学杂志》等相关资料，总结出“16个最容易被忽视的癌症症状”，值得每个人重视。

十一、华人女学者开发新的癌症诊断治疗技术

最近，乔治亚州立大学的研究人员开发出一种方法，可以更好地追踪肿瘤中的变化，更好地治疗前列腺癌和肺癌，而没有辐射相关的局限性。相关研究结果发表在11月17日的《Nature》子刊《Scientific Reports》。

在这项研究中，研究人员开发出一种新的显像剂，他们命名为ProCA1. GRPR，并证明它会导致强烈的肿瘤渗透，并能靶定癌变细胞表面表达的胃泌素释放肽受体，包括前列腺癌、宫颈癌和肺癌。

利用磁共振成像技术（MRI）对肿瘤预测因子的分子成像，可改善我们“临床前和临床治疗过程中各种癌症和药物活性”的理解。然而，使用磁共振成像技术评估特定疾病预测因子、以诊断和监测药物作用的主要障碍之一是，缺乏高度敏感性和特异性、能够显示正常组织和肿瘤之间差异的成像剂。

本文第一作者、乔治亚州立大学诊断和治疗中心副主任Jenny Yang教授指出：“ProCA1. GRPR有极大的临床应用价值，代表着无需辐射、疾病生物标志物定量成像的重要一步。这一信息对于分期疾病进展和监测治疗效果，是很有价值的。”

（来源：转化医学网，2015-12-02）

盘点 2015 年癌症领域突破性研究 TOP10

长期以来，科学家们在揭示癌症发病机制、开发治疗和预防癌症新型方法上花费了大量的精力，随着研究的深入及多种机制的发现，科学家们让癌症变成了一种可控的疾病。

近日，来自美国得克萨斯州农工健康科学中心研究所的科学家就发现西兰花中名为萝卜硫素的提取物或许可以帮助治疗癌症；又有研究者发现冥想也可以帮助癌症的治疗；诸如这样积极的研究非常之多，也有研究者发现机体的其他组分或许会影响癌症的发生，比如一篇发表在《Science》上的研究报告中，法国的科学家就发现肠道微生物竟然可以影响癌症免疫治疗效果。

2015 年里科学家们在癌症领域研究有哪些突破性的进展呢？小编盘点了 2015 年的 10 大亮点研究。

一、一滴血诊断癌症

荷兰阿姆斯特丹 VUMC 癌症中心的研究者掌握了一个突破性技术——在早期阶段通过单滴血检测不同类型的癌症。

目前我们主要通过扫描和组织活检来检测癌症，这些方法非常耗时、复杂并且昂贵，如 CT 扫描可以发现大的肿瘤，但是不能发现早期肿瘤。通过血液检测癌症的方法称为“液体活检”，它最大的优势是可以在早期检测出癌细胞。

首席研究员 Tom Würdinger 和他的研究团队发现，癌症患者血液中的血小板具有特殊的 RNA 标记，这可以帮助我们进行针对特定肿瘤的 DNA 的操作。血小板的主要作用是帮助血液正常凝固，但是最近的研究表明，血小板也在癌症肿瘤增长和转移中也起着重要作用。癌症患者的血小板含有特定标记的 RNA，可以帮助我们区分 96%的健康个体和患有不同类型的癌症患者。

二、JPCB：红辣椒也可以治疗癌症了？

辣椒碱是辣椒中让人感到灼烧的一种化合物，其通常用于乳膏剂中帮助缓解疼痛，而近来有研究表明，高剂量的辣椒碱可以帮助杀灭前列腺癌细胞；刊登在国际杂志《The Journal of Physical Chemistry》上的一项研究论文中，国外的研究人员发现了新型线索或可帮助解释为何辣椒碱可以杀灭前列腺癌细胞，相关研究结果或可帮助研究人员开发治疗前列腺癌的新型疗法。

大约在 10 年前，就有科学家报道表示，辣椒碱可以帮助杀灭小鼠机体中的前列腺癌细胞，但对健康细胞无害；通过转化成适合人类的剂量或许需要个体每天都进行大量辣椒的摄入；而揭示辣椒碱的工作机制就可以帮助科学家们开发出新型以注射或药片形式的治疗前列腺癌的特效药物。

三、Nature：肿瘤抑制蛋白竟驱动恶性肿瘤

来自宾夕法尼亚大学等处的科学家通过研究发现，恶性肿瘤的生长及 DNA 序列未发生改变的基因活性的变化往往和突变的 p53 蛋白直接相关，相关研究结果刊登于《Nature》杂志上，该研究或为开发应

对难以治疗的癌症的新型策略提供帮助。

TP53是所有人类癌症中频繁突变的基因，其可以编码一种名为p53的肿瘤抑制蛋白，p53通常会通过调节细胞分裂的循环来抑制肿瘤，而p53蛋白也会通过维持细胞快速生长和分裂来完成抑制癌症的目的。当DNA损伤时，p53就会产生一系列保护效应来修复细胞DNA损伤，如果损伤过于严重就会引发细胞死亡，而TP53基因的突变往往会破坏其正常的功能，并且使得携带损伤DNA的细胞继续分裂，直至引发癌症发生。

为了理解突变的p53功能获得（gain-of-function，GOF）如何发挥作用，研究人员调查了携带不同类型p53 GOF替代氨基酸的患者机体肿瘤衍生的癌细胞系的功能，来观察这些突变形式的p53会结合到癌细胞基因组的哪些位置。

四、Cell：全体生物请注意，有癌症可以传染扩散！

癌细胞是不会传染的，这是生物学的一个默认公知。不过这一常识已经在北美的东海岸被打破，一种致命的白血病样的病情已经从加拿大爱德华王子岛一路蔓延到美国的纽约州。这可能通过在水中自由漂浮的癌细胞，肆意在软壳蛤中传染。美国哥伦比亚大学的Stephen Goff形容这种癌症的广泛传播是“处于超级转移状态，能扩散到全新的动物”。这篇研究发表在《Cell》杂志。

癌症，作为有机体生命周期中的体细胞突变积累的结果，一般不会传染或传输给其他个体，受限于基于多态表面蛋白质的免疫识别和拒绝，特别是在主要组织相容性复合体（MHC）的脊椎动物。不过一些肿瘤是受感染（如病毒）引起的。虽然这些感染源可以是传染性的，肿瘤仍然是在受感染的个体中通过体细胞的转化而形成。已知有两种情况下，肿瘤细胞本身作为传染性细胞可自然扩散传播：犬传染性性病肿瘤（CTVT）由性接触传播、塔斯马尼亚袋獾面部肿瘤病（DFTD）在个体之间通过接触传播。在这两种情况下，肿瘤显示出基因型不匹配，它们的宿主——在所有受影响的动物中发现的肿瘤细胞是具有反映其原始主体的独特的基因型。

五、Science头条：你的皮肤里早已有癌症突变

根据最近发表在《Science》的一篇研究分析，经常暴露于紫外线下的正常皮肤含有许多潜在的致病突变，包括至少6种癌症相关基因。英国Wellcome Trust Sanger Institute的研究人员研究了无癌的眼睑皮肤样本，发现有上百个克隆细胞群穿插在整个正常组织中，而重要的是，就这么小块的皮肤组织里的细胞里含有与癌症关联的突变。

为了找到体细胞突变是如何聚集在正常组织的，由Campbell和Philip Jones带领的剑桥大学医学研究中心癌症部，从暴露在阳光下的眼睑真皮组织中取样234个进行活检。这些样品来自4位55~73岁的健康人，他们在眼睑整容手术过程中去除了部分的眼睑组织。

采用能够捕获稀有突变的技术，该团队测序的74个与皮肤和其他癌症基因的外显子，以及一个活组织样品的全部基因组。研究人员选择采样皮肤细胞部分原因是有证据表明，正常皮肤中含有肿瘤抑制基因p53突变的细胞克隆。

六、颠覆癌症起源，生活方式或是重要影响

最近发表在美国《国家科学院院刊》

（PNAS）的一篇文章认为，我们对于癌症起因的理论需要进行修改了。这篇文章认为，以前人们认为癌症的起源完全是因为一些基因突变引起的，在致癌基因里的突变导致了癌症细胞的出现并开始扩增。然而，最新的研究认为，在正常的组织中，基因突变的细胞还会受到群体的压力选择，因此这种选择压力和突变一起共同决定着癌细胞以及肿瘤的形成。造成这种选择压力变化的因素与生活方式以及老年化相关。

最新的癌症形成的理论认为，在正常的组织中，本来就由一定的细胞携带着致癌突变，但是健康的个体或组织中，这些基因突变的细胞还是正常工作着，其致癌的天性一直被正常细胞压制着。直到出现一些偶然或必然的因素，例如老年化、吸烟、饮酒等，携带着致癌基因的细胞发现环境发生了改变，发展成为癌细胞对自身更加适应，这时候癌细胞便开始爆发。即使在正常组织中，仍然会有很少的癌细胞，但是这些癌细胞并不能竞争赢正常细胞，因此它们的数量总是低于一定的值，而不会产生肿瘤，但是环境变差，癌细胞会比正常细胞更有适应性，数量开始增加并形成癌症。

七、Science：癌症重要酶复合体结构

美国西南医学中心的研究人员成功解析了一种在多种癌症、特别是血液癌症发展中发挥重要作用的酶复合体的原子结构。相关研究结果发表在国际学术期刊《Science》上。

这一被成功解析的酶复合体叫做 polycomb repressive complex2（PRC2），是参与人类发育的一种关键调控因子，它能够通过改变染色质结构调节基因表达。作为一种酶复合体，PRC2 能够对组成染色质的组蛋白进行修饰，导致染色质结构发生关键性改变，从而沉默特定基因的表达。之前研究已经发现 PRC2 的异常表达与淋巴瘤、白血病、脑瘤，以及其他疾病的发生有关。

研究人员表示，PRC2 表达过高或过低会导致基因发生相应的沉默或激活，这对于细胞来说不是一件好事，这项研究结果揭示了正常水平的 PRC2 如何在细胞内保持酶活性以及如何受到调控。该研究人员还指出，他们发现了 PRC2 发挥作用的不同方式，这对于我们了解相关疾病的化学基础以及开发疾病治疗药物都非常具有帮助。目前一些抑制 PRC2 酶活性并用于治疗特定类型淋巴瘤的小分子药物已经得到开发。

八、Nature：研究再证明，食用抗氧化剂会促进癌症转移

美国得克萨斯州大学西南医学中心儿童研究所的研究人员进行了一项研究，他们发现相比于正常细胞，癌细胞从抗氧化物得到的获益更多，这一发现增加了人们对于癌症患者食用饮食中抗氧化物的担心。（生物谷之前曾报道抗氧化剂会加速小鼠皮肤癌细胞转移）

癌细胞转移是癌细胞从原发部位传播到身体其他部分的过程，是导致多数癌症患者死亡的重要原因。该研究团队发现，对癌症小鼠模型进行抗氧化物处理会使癌细胞扩散更快。相关研究结果发表在国际学术期刊《Nature》上。

长久以来，人们已经知道癌细胞从一个部位向身体其他部位传播是一个非常低效的过程，绝大多数进入血液中的癌细胞最终都不能存活。

九、科学家揭示多数癌症起源的过程

p53 基因由于在防止基因突变中的突出

作用，故被描述为“基因组卫士”。超过一半的癌症被认为源于p53突变或丧失作用，而现在，最近的一项研究由Richard Moran博士解释了原因。

发表在《Molecular Cancer Therapeutics》杂志上的一项研究结果显示，p53基因突变，或失去激活蛋白复合物的功能，该蛋白复合物称为哺乳动物靶向雷帕霉素复合体1（mTORC1），这有助于调节细胞增殖所需的能源资源。mTORC1由几十种蛋白质组成，细胞使用细胞内的溶酶体胞膜作为支架将所有这些蛋白质聚集在一起。针对正常细胞的需要，p53基因有助于维持适当水平的蛋白质，在溶酶体中称为结节性硬化症复合体2（TSC2）。当p53功能减退时，研究发现，溶酶体TCS2的水平下降，一种小的蛋白质RHEB将取而代之。正是这种RHEB的积累才能激活mTORC1，并导致异常的细胞增殖的控制。

“我们首次发现了当无p53时导致癌症过度增长信号的过程。这些蛋白质相互作用类似一连串事件发生在某个个体中链导致了癌症的发展。”Moran说。

十、Science：新研究为癌症免疫治疗开辟新道路

近日，美国丹娜法伯癌症研究所的科学家们在国际学术期刊《Science》上发表了一项最新研究进展，他们将肿瘤在免疫系统中最好的“朋友”变成了它们最大的“敌人”。这一发现将对癌症免疫治疗方法提供重要启示。

文章作者Harvey Cantor说道：“我们的研究结果为基于免疫系统的癌症治疗方法提供了新的策略，通过靶向细胞内限制免疫细胞对癌细胞产生应答的信号途径，我们就可以将其变为癌细胞杀手。而如何开发触发这一变化的抗体和小分子药物是我们仍然面临的挑战。”

当机体处于感染或炎症状态时，效应T细胞会发生快速改变，它们会将自己武装起来并且分成不同群组靶向特定的疾病细胞。调节性T细胞是机体内另外一种免疫细胞，它们能够对效应T细胞进行调节，防止效应T细胞损伤正常组织。

（来源：生物谷Bioon. com，2015-12-28）

（上接第82页）

未来的路就在脚下。但，中国政府，能像奥巴马一样，宣布开启一个伟大发现的精准医学时代么？

参考文献

[1] Kris MG，Johnson BE，Berry LD，et al. Using multiplexed assays of oncogenic drivers in lung cancers to selecttargeted drugs. JAMA，2014，311（19）：1998-2006.

[2] Wu YL，Zhou Q. Clinical trials and biomarker research on lung cancerin China. Expert Opin Ther Targets，2012，16（S1）：S45-S50.

（原载：《循证医学》2015年2月，第15卷，第1期。来源：肺癌前沿2015-05-16）

【年度盘点】2015 年度《Cell》杂志突破性研究一览（节选）

科学界在 2015 年有什么重大研究发现呢？小编盘点了 2015 年《Cell》杂志的一些突破性研究。（编者注：本《年鉴》仅选登了其中与肿瘤相关的内容）

一、用阿司匹林阻断癌细胞逃生之路

根据发表在《细胞》（Cell）杂志上的一项新研究，在癌症患者接受免疫治疗的同时给予阿司匹林有可能可以显著提高治疗的疗效。

Crick 研究所的研究人员证实，皮肤癌、乳腺癌和肠癌细胞往往会生成大量的前列腺素 E2（PGE2）。这一分子抑制了免疫系统攻击缺陷细胞的正常反应，帮助了癌症隐藏。借助这一伎俩肿瘤得以旺盛生长，这或许可以解释一些免疫疗法并没有像期望的那样有效的原因。

阿司匹林是称作为 COX 抑制剂的一组分子的组成部分，COX 抑制剂可以阻止生成 PGE2，帮助重新唤醒免疫系统。相比于单独采用免疫疗法，结合免疫治疗与阿司匹林或其他的 COX 抑制剂，可显著减慢小鼠体内肠癌和黑色素瘤的生长。

二、肿瘤微环境中的代谢战争

肿瘤微环境是指肿瘤周围的细胞和组织，与癌症的发生和发展有着密切的关系。虽然目前的癌症治疗主要以肿瘤为目标，但人们已经逐渐意识到了肿瘤微环境的重要性。

华盛顿大学的科学家们在《Cell》上发表文章指出，肿瘤细胞和 T 细胞在肿瘤微环境中进行着一场激烈的葡萄糖争夺战。这种代谢竞争会影响 T 细胞的杀伤力，推动癌症进一步发展。

人体主要依靠 T 细胞对肿瘤发起攻击，但 T 细胞往往不能有效杀死肿瘤细胞。人们普遍认为这是因为 T 细胞没能很好的识别抗原、难以长时间激活或者受到了其他细胞的抑制。华盛顿大学的研究人员指出，T 细胞功能低下也可能是营养竞争的结果。细胞之间的营养竞争会显著影响细胞的生长、生存和功能。由于肿瘤细胞对营养的需求很高，肿瘤微环境中很可能存在激烈的竞争。肿瘤造成的葡萄糖限制会改变 T 细胞的代谢，进而影响其功能。

三、华人学者：靶向 CDK7，杀死癌细胞

发表在《Cell》上的一项研究发现，可能会为罹患侵袭性乳腺癌类型、当前少有治疗选择的患者带来更好的治疗方法。来自哈佛医学院、Dana-Farber 癌症研究所的科学家们发现了这些癌细胞中可以被靶向抑制剂利用的分子弱点。

尽管三阴性乳腺癌细胞遗传复杂，由许多不同的突变所驱动，科学家们报告称，发现它们都对主要调控因子 CDK7 控制下的一群基因“上瘾”。

当研究人员用一种设计化合物来阻断 CDK7 时，它快速地杀死了实验室中以及接种了患者肿瘤组织的小鼠体内的三阴性

乳腺癌细胞。这显示出了这些癌细胞对于CDK7信号缺失的敏感性，CDK7信号通过重要的基因群导致了癌细胞的恶性行为。

四、NEJM：全球癌症基因组图谱计划又一研究突破——阐明致死性肾癌的发病机制

发表在国际杂志《New England Journal of Medicine》上的一篇研究论文中，来自从事癌症基因组图谱（The Cancer Genome Atlas）研究计划的科学家通过进行研究，对第二种常见类型的肾癌的两种类型进行了分子特性的分析，并且对这种常见类型的肾癌进行了不同的分类。

每年乳头状肾细胞癌（Papillary renal cell carcinoma）在常见肾癌中的发病率占15%~20%，长期以来，这种肾癌被分为1型和2型，但研究者对于引发乳头状肾细胞癌发生的遗传和分子原因知之甚少，而正因为此，也一直没有有效的疗法来帮助治疗乳头状肾细胞癌。

文章中，研究者Hui Shen博士表示，乳头状肾细胞癌为科学家们提出了一个特殊的问题，即在某些患者中，疾病虽然没有任何痛感，但却已经广泛扩散于患者的肾中了，而在其他病例中，单一的损伤或许是极度恶性的；本文研究中研究者不仅为临床医生们提供了其所需的基于临床结论的研究数据，而且还为开发新型靶向疗法来更好地治疗乳头状肾细胞癌亚型提供希望。

五、CRISPR技术在癌症领域大放异彩

科学家们绘制出了让我们细胞存活的基因的图谱，为了解我们基因组的运作机制，以及哪些基因对像癌症这样的疾病至关重要建立了一个期盼已久的立足点。

由加拿大多伦多大学Donnelly中心Jason Moffat教授领导的一个研究小组，在药学系Stephane Angers的帮助下，逐个关闭了近1.8万个基因（整个人类基因组的90%）来寻找对细胞生存至关重要的基因。

发表在11月25日《Cell》上的数据，揭示出了由1500多个必需基因构成的“核心”基因组群。这为实现生物研究的长期目标：确切描绘出基因组中每个基因的功能奠定了基础。

通过在5种不同的癌细胞系，包括脑癌、视网膜癌、卵巢癌和2种大肠癌细胞中关闭一些基因，研究小组发现，每种肿瘤都依赖于一组独特的基因，可以用一些特异性药物来靶向它们。这一研究发现为设计出只靶向癌细胞，而不损伤周围健康组织的新疗法带来了希望。

六、谁主宰了癌细胞的生死

科学家们发现了癌细胞内的一个“主控开关”，其似乎压制了正常的应激反应，让癌细胞能够在通常致命的条件下生存下来。

这一机制有可能发挥了至关重要的作用，使得癌细胞能够在它们快速分裂及代谢超速运转时承受住巨大的压力。

发表在12月3日《Cell》上的一篇研究论文详细描述了这一主控开关，其似乎在肺癌及乳腺癌中发挥了关键作用，有可能成为未来抗癌药物一个有前景的靶点。

来自伦敦癌症研究所的科学家们阐明了，当将正常细胞置于代谢压力下时，一种叫做Brf2的分子充当化学传感器及关闭基因活性的机制。

这转而将处于压力下的正常细胞送上了死路——阻止了它们经历潜在危险的

突变。

研究人员认为，癌细胞可以通过生成更多的 Brf2 来压制触发细胞死亡，使得它们能够生存下来并累积突变，甚至在它们处于巨大压力之下时。

七、综述：T 细胞耗竭

当遭受慢性感染（如丙型肝炎病毒、艾滋病病毒和疟原虫之类的病原体）时，人体免疫系统和病原体相互对抗而进入一个漫长的僵局，没有一方能够获得优势。然而，在一段时间之后，免疫细胞被耗竭，这样免疫系统遭受破坏，从而让病原体获得优势。

因此所谓 T 细胞耗竭（T Cell Exhaustion）就是指常见慢性感染和癌症患者体内 T 细胞功能丧失。由于长期暴露于持续性抗原和炎症，精疲力竭的 T 细胞逐渐失去效应功能，记忆 T 细胞特征也开始缺失。不过这种耗竭是可以逆转的，至少部分逆转，这主要通过阻止 PD-1 之类的抑制性通路。

2012 年，美国宾夕法尼亚大学佩雷尔曼医学院 John Wherry 博士研究组利用遭受慢性病毒感染的模式小鼠来绘制当免疫系统处于长期“战争”状态时所产生的 T 细胞反应。他们发现了两种不同类型的病毒特异性 $CD8^+$ T 细胞——一类表达高水平蛋白T-bet，另一类表达高水平蛋白 Eomes——一起发挥作用来抑制这种感染。

八、科学家绘制肾细胞癌基因全景图

肾细胞癌（renal cell carcinoma，RCC）是成年人原发性肾肿瘤中最常见的类型，12 月 3 日《Cell》的“Snap Shot：Renal Cell Carcinoma”这篇文章总结了目前关于这种癌症基因全景图中的几个关键特征、主要途径、肿瘤演变和异质性等多方面内容，并且也介绍了肾细胞癌的相关治疗进展。

肾细胞癌的出现包含一系列肾器官的病理学，分子水平上的临床恶性肿瘤变化。透明细胞癌（clear cell carcinoma）和乳头状肾细胞癌（papillary carcinoma）（1 类和 2 类）占据了这种癌症的大部分。

乳头状肾细胞癌（PRCC）占每年肾癌病例的 15%～20%。长期以来它被分为 1 型和 2 型两类，然而直到现在，科学家们还是基于从这一疾病一些罕见遗传形式获得的信息来了解 PRCC 的基础遗传学。对无肾癌家族史的病例的分子背景却知之甚少。当前，对于晚期 PRCC 没有有效的治疗方法。

一项新研究描述了 1 型和 2 型之间一些特异的分子差异，以及 2 型的 3 种亚型。研究人员对来自 161 名患者的肿瘤进行了全面的基因组分析，发现 1 型和 2 型 PRCC 的分子与基因组均有差异，应该被视作是两种独立的疾病。他们还发现了 2 型 PRCC 的 3 种不同亚型，每一种以不同的分子改变为特征。

（来源：转化医学网，2015-12-18）

【盘点】单克隆抗体疗法亮点研究一览（节选）

单克隆抗体是由单一B细胞克隆产生的高度均一、仅针对某一特定抗原表位的抗体；通常采用杂交瘤技术来制备，杂交瘤抗体技术是在细胞融合技术的基础上，将具有分泌特异性抗体能力的致敏B细胞和具有无限繁殖能力的骨髓瘤细胞融合为B细胞杂交瘤；用具备这种特性的单个杂交瘤细胞培养成细胞群，可制备针对一种抗原表位的特异性抗体即单克隆抗体。

单克隆抗体一直被认为对人类癌症的诊断和治疗有很高的价值，原因在于其能与肿瘤结合而达到间接治疗作用，目前全球只有5家企业具有人-人单克隆抗体或人源化抗体的产业化技术，行业年平均销售增长速度均超过了200%。不过，由于哺乳动物细胞规模化培养的成本和效率依然存在不少问题，依然存在诸多技术瓶颈，替代传统人类癌的诊断和治疗药物的确切时间依然不太明朗。

本文中，小编盘点了近年来单克隆抗体疗法的研究进展及前景。

（编者注：本《年鉴》仅选登了其中与肿瘤相关的内容）

一、里程碑！全国首个治疗性单克隆抗体中试平台落户福建

记者从福建省三明市科技局获悉，近日，全国首个治疗性单克隆抗体中试公共服务平台项目在三明高新区金沙园开工建设。项目建成后，将用于研发创新型单克隆抗体药物，成为肿瘤治疗史上一个新的里程碑。

据介绍，该项目由福州创方医药科技有限公司与抗体药物国家工程研究中心、福建医科大学等单位合作，总投资7.3亿元，承担治疗性单克隆抗体药物临床前中试和产业化，将打造一个细胞培养规模达2000L的单克隆抗体中试公共服务平台和细胞培养规模达80000L的现代化大规模抗体生产基地，年可产单克隆抗体蛋白3吨。

二、Nature综述：基于单克隆抗体的癌症疗法汇总

在过去的20年，单克隆抗体逐渐成为癌症治疗中的支柱。从最初应用价值有限的鼠源单抗到最新的CAR-T技术，研究者们不停地摸索改进创新。最近一期的《Nature Reviews Cancer》杂志刊登了基于单抗的癌症疗法综述。文章从四个方面介绍了单抗在癌症治疗中的用途。

癌细胞靶向疗法：恶性肿瘤细胞表面表达着一些异于普通健康细胞的抗原，这些抗原可以作为单克隆抗体的良好靶点。体外与动物体内的实验显示，针对这些靶点的抗体可以引起细胞的凋亡，并通过补体介导的细胞毒性（complement-mediated cytotoxicity，CMC）以及抗体依赖细胞介导的细胞毒作用（antibody-dependent cellular cytotoxicity，ADCC）杀死靶细胞。但是在不同临床试验中，具体是哪一种机制更为重要还有待研究。

三、Cancer Cell：新型单克隆抗体药物或可有效克服白血病的耐药性

近日，刊登在国际杂志《Cancer Cell》

上的一篇研究论文中，英国南安普敦大学的研究人员通过研究开发了一种新型药物，其或可克服癌症对免疫疗法的耐受性，该药物在临床前模型中表现出了较大潜力，而且研究者希望其可以在后期应用于治疗特定的白血病及非霍奇金淋巴瘤患者。

近些年来，由单克隆抗体制造的靶向药物在治疗许多癌症上带来了革命性的成效，其通过吸附在癌细胞表面上的特殊蛋白质对癌细胞进行标记，进而由机体免疫系统将癌细胞杀灭，但不幸的是很多患者对该疗法并无反应或者出现了耐药性。本文研究中，研究者通过抑制癌细胞对免疫系统的“隐藏”，克服了患者对许多抗体癌症药物的耐受性。

四、PNAS：anti-HER-3 单克隆抗体治疗肿瘤新发现

近日，美国国家科学院院刊（PNAS）发表了以色列科学家的一项最新研究进展，他们制备了几种 anti-HER-3 单克隆抗体，通过对比这几种抗体在促进 HER-3 降解、下调下游信号，抑制培养细胞生长以及募集免疫细胞等方面的能力，发现其中一支抗体能够明显抑制小鼠体内胰腺癌细胞的生长，这对利用抗体治疗的方法治疗胰腺癌具有重要意义。

人类 EGF 受体家族在肿瘤发展过程中起到非常重要的促进作用。因此，通过阻断 EGFR 治疗癌症的治疗策略已经得到很好的开发和临床证明。但同时，在应用这些疗法的患者身上经常会出现治疗抵抗，并且在一些病例上发现，这种抵抗可能与 HER-3 的激活有关，因此研究人员提出阻断 HER-3 的作用或许能够改善患者出现的治疗抵抗情况。

五、单克隆抗体：开发生物类似物的秘钥

许多分析师认为，未来几年生物仿制药（生物类似物）市场将会呈现急剧扩容之势。不过，这种增长在很大程度是基于这样的事实：随着多款“重磅炸弹”级单克隆抗体（简称单抗）生物制品专利到期，如英夫利昔单抗（类克，强生）、曲妥珠单抗（赫赛汀，罗氏）和阿达木单抗（修美乐，雅培）等。许多单抗生物类似物有望在未来几年内获得批准上市。欧洲药品管理局（EMA）在 2013 年批准第一个单抗生物类似物——Celltrion 公司和 Hospira 公司开发的英夫利昔单抗（Remicade/Infliximab）。而在新兴市场，随着监管部门批准生物类似物的途径越来越清晰，单抗生物类似物将会获得更多的发展机会。

麦肯锡公司估计，在现今开发的生物类似物中，40%是单抗。该公司 2012 年 3 月的统计数据显示，正在开发的单抗生物类似物为 73 款，其中 59 款处于临床前研究阶段，5 款处于Ⅰ期或Ⅱ期临床研究阶段，9 款处于Ⅲ期临床研究阶段。至少有 20 家公司在开发曲妥珠单抗生物类似物。麦肯锡公司瑞士分公司董事豪尔赫·桑托斯·席尔瓦也表示：“目前获得批准的生物类似物的类别和数量都相对较少。单抗占据生物制品较大比例，而到 2020 年，数款年销售额超过 50 亿美元的单抗类原研药物的专利到期，这给单抗生物类似物的开发带来了极大的机遇。”

六、全人单克隆抗体药物研发项目入选 2013 年度山东省自主创新重大专项

山东省科技厅、财政厅联合下发了《关于下达 2013 年山东省自主创新专项计

划的通知》，由山东国际生物科技园发展有限公司承担的“全人单克隆抗体药物研发技术服务平台的建立与应用”项目位列其中，并获批1000万元的省专项资金支持。

本项目由留美博士、“泰山学者”药学特聘专家冯东晓担任项目负责人和技术负责人，计划两年内建成国内首个具有自主知识产权的、开放的、覆盖全人抗体药物临床前研究各个阶段的综合性服务平台，可对外提供全人抗体药物筛选评价、全人抗体高表达细胞株构建、培养工艺放大、纯化和质控标准建立等技术服务，通过面向全球开展技术服务的方式发挥推广和示范作用，实现全人抗体药物临床前研究各阶段关键技术的突破，填补国内空白，解决制约我国生物制药技术的瓶颈问题，促进生物制药企业转型升级。同时，平台有望实现年新增服务收入3000万元人民币，占据一定的国际市场份额，提高与国际大型制药公司在抗体药研发领域的竞争力。

七、独一味人源化兔单克隆抗体完成阶段研发目标

独一味发布公告，2012年3月6日，公司全资子公司上海独一味生物科技有限公司曾与美国Apexigen公司就一种特定的针对血管内皮生长因子受体-2（VEGFR-2）的人源化兔单克隆抗体“DYW101”（原项目代号“APX004”）签署了《许可和商业化协议》，现该项目已完成阶段性研发计划和目标。

“DYW101”项目由上海独一味、美国Apexigen公司、上海药明康德新药开发有限公司及上海津曼特生物科技有限公司的协作研发，目前已完成了包括细胞株建立及成药性验证在内的第一阶段研发任务，研究结果支持该项目进入下一阶段的新药开发。公司将按国家新药研发相关要求制订开发计划，积极开展药学、药理及毒理等临床前研究工作。

八、PNAS：发现人化单克隆抗体可直接杀死白血病细胞

在一项新的研究中，加州大学圣地亚哥分校摩尔癌症中心（Moores Cancer Center）的研究人员鉴定出一种人化单克隆抗体（humanized monoclonal antibody）能够靶向和直接杀死慢性淋巴细胞白血病（chronic lymphocytic leukemia，CLL）细胞。相关研究结果于2013年3月25日在线发表在《PNAS》期刊上，论文标题为“Targeting chronic lymphocytic leukemia cells with a humanized monoclonal antibody specific for CD44”。这一发现代表着一种潜在的新疗法将用于治疗一些CLL患者，在美国，CLL是一种最为常见的血液系统肿瘤。

CLL细胞表达高水平的细胞表面糖蛋白受体CD44。论文通信作者Thomas Kipps博士和同事们鉴定出一种被称作RG7356的人化单克隆抗体特异性地靶向CD44，因而可直接毒杀癌细胞，但是对正常的B细胞几乎没有什么影响。

再者，他们发现RG7356诱导表达蛋白ZAP-70的CLL细胞经历凋亡，或者说程序性细胞死亡。大约一半的CLL患者携带表达ZAP-70的白血病细胞，而且这些患者的病情通常要比那些携带不表达这种特异性蛋白质的CLL细胞的患者更为严重。

九、人源化单克隆抗体药物——中国

单克隆抗体一直被认为对人类癌症的诊断和治疗有很高的价值，原因在于其能与肿瘤结合而达到间接治疗作用，目前全球只有5家企业具有人-人单克隆抗体或人源化抗体的产业化技术，行业年平均销售

增长速度均超过了200%。不过，由于哺乳动物细胞规模化培养的成本和效率依然存在不少问题，依然存在诸多技术瓶颈，替代传统人类癌症的诊断和治疗药物的确切时间依然不太明朗。

十、生物医药快速发展，单克隆抗体药物有望成突破点

长期以来，单克隆抗体技术都被发达国家所垄断，目前欧美发达国家的单克隆抗体药物市场销售额已经高达几百亿美元。而我国单克隆抗体药物市场还处于起步阶段，在产品品种和市场销售额等方面与发达国家相比还存在一定的差距。

国家发改委日前对外透露了生物产业“十二五”发展路线图。其中，“生物医药产业发展路线图”提出，在“十二五”期间，我国要组织实施重大新药创制，肝炎、艾滋病防治等重大传染病防治科技重大专项，组织实施自主知识产权化学药、基因工程药物、单克隆抗体药物、疫苗、诊断试剂等品种的产业化专项等。

单克隆抗体的研究一直是生物医药领域的重点研究内容，其发展备受世界各国的重视，我国也不例外。目前经过多年的发展，单克隆抗体技术已成为我国与国外差距较小的技术之一。预计未来单克隆抗体药物将有望成为我国生物医药产业取得快速发展的突破点。

十一、单克隆抗体药成为增长最快的药物

2007年10月12日，一家独立的市场分析公司Datamonitor公布了一份报告，称单克隆抗体药物将成为销售增长最快的药物种类。2006年，单抗药物的联合销售额为200亿美元，2006~2012年间的年销售额增长率将为14%。而同一时期，传统小分子药物销售额的增长要慢得多，特别是到2010~2012年间，小分子药物受到仿制药竞争增长率预计仅为0.6%。单抗药主要用于癌症和免疫性疾病的治疗。现在有5大单抗药物占据了80%的市场份额，其中罗氏制药（Roche）和基因泰克公司联合开发上市的单抗药物有3个：贝伐单抗（Avastin）、曲妥珠单抗（Herceptin）和利妥昔单抗（Rituximab）；另外还有雅培公司的阿达木单抗（Humira）和强生公司的英夫利昔单抗（Remicade）。

（来源：生物谷Bioon. com，2015-09-22）

（上接第70页）

[21] Ebsworth N, Rozengurt E, Taylor-Papadimitriou J. Microtubuledisrupting agents reverse the inhibitory effect of interferon on mitogenesis in 3T3 cells. Exp Cell Res, 1986, 165（1）: 255-259.

[22] Bani MR, Nicoletti MI, Alkharouf NW, et al. Gene expression correlating with response to paclitaxel in ovarian carcinoma xenografts. Mol Cancer Ther, 2004, 3（2）: 111-121.

[23] Luker KE, Pica CM, Schreiber RD, et al. Overexpression of IRF9 confers resistance to antimicrotubule agents in breast cancer cells. Cancer Res, 2001, 61（17）: 6540-6547.

2015 中国临床肿瘤学年度进展评选揭晓

中国临床肿瘤学会（CSCO）联合《中国医学论坛报》社（CMT）举办第 4 届“中国临床肿瘤学年度进展评选”活动，经过研究汇总、候选研究公示、网络及评委专家组投票等过程，最终确定票数位列前 10 位的研究。

2015 年，中国临床肿瘤学家国际合作意识更强，在我国临床肿瘤学不断前进的道路上留下坚实的脚印。CSCO 主任委员、广东省人民医院吴一龙教授和希思科临床肿瘤学研究基金会理事长、解放军南京八一医院全军肿瘤中心秦叔逵教授以此为契机，向全国肿瘤学家送上最真挚的祝贺。

广东省医学科学院、广东省肺癌研究所、广东省人民医院吴一龙教授：

中国临床肿瘤学会（CSCO）和《中国医学论坛报》社再度联手，推出了 2015 年中国临床肿瘤学年度进展评选。细细浏览和品味这些临床研究和年度新闻事件，真有点“横看成岭侧成峰”的感觉，国际知名杂志包括《美国医学会杂志》（JAMA）、《柳叶刀 · 肿瘤学》（Lancet Oncol）和《临床肿瘤学杂志》（J Clin Oncol）中，都有中国人的名字领衔出现，印证了过去一年来中国临床肿瘤学的巨步向前！可喜可贺！

临床肿瘤学的进步，离不开设计良好、执行良好的临床试验，获评的项目，一半为可能改变中国甚至全球临床实践的临床试验，其中既有中国学者自己设计完成的多中心试验，更有中国学者领导全球研究的大型临床试验，这从不同的角度，诠释了新一代中国临床肿瘤学者的国际意识和现代医学的发展之路——只有随机对照临床试验才能形成强有力的临床证据，从而改变我们的临床实践。无疑，这些研究极具示范作用，未来的临床肿瘤学之路，就应该这样走！

感谢所有参与者，对中国临床肿瘤学会成立的年度事件给予关注。从 1997 年成立，到 2015 年成为国家一级学会，CSCO 走过了一条团结、协作、务实之路，随着国际化进程，CSCO 的影响力越来越大，相信 CSCO 将永远同全国的肿瘤专业工作者一起，共同推动中国临床肿瘤学发展。CSCO 需要大家参与！

解放军南京八一医院全军肿瘤中心秦叔逵教授：

新年伊始，万象更新，又到了盘点进步、展望未来的时候。中国临床肿瘤学会（CSCO）与《中国医学论坛报》社继续精诚合作，第 4 次联合举办了 2015 年“中国临床肿瘤学年度进展评选”活动。从候选项目中可知，在过去一年里，全国临床肿瘤学领域的专家学者精耕不辍、成就显著，总结发表了许多具有中国特色的原创性研究和诊治经验，经过多轮投票，广泛评选，遴选出了十大研究进展，现应评委会之约，学习后点评如下。

（一）感染/炎症与肿瘤

已知感染和（或）炎症与恶性肿瘤的发生、发展存在密切联系，而肿瘤患者容易受到细菌、病毒和寄生虫的攻击，产生感染和（或）炎症，由此互相影响，恶性循环。例如，对于弥漫性大 B 细胞淋巴瘤

（DLBCL）患者而言，乙型病毒性肝炎就是常见、且较为严重的合并症，往往明显影响淋巴瘤的治疗和效果，甚至在采用利妥昔单抗时会激活乙肝病毒（HBV），引起暴发性肝炎致死。虽然在利妥昔单抗联合化疗期间，可采用核苷酸类似物拉米夫定进行预防性治疗，但是效果不尽人意，亟待提高。因此，中山大学肿瘤防治中心林桐榆等发表在 JAMA 的临床研究，比较了恩替卡韦与拉米夫定用于 DLBCL 患者合并乙型肝炎的疗效，结果表明，恩替卡韦更为有效，能强效抑制 HBV 的再激活和防止肝炎活动。该研究为今后临床上有效防治此类患者，保证抗肿瘤治疗的顺利进行提供了优选方案。

在美国临床肿瘤学会（ASCO）主办的《J Clin Oncol》的“全球癌症医疗状况”特刊上，香港中文大学陈林和本人等应编辑部特别邀请，专门撰文对中国肝癌的诊治现状，特别是肝细胞癌（HCC）与 HBV 感染之间的相关性和相互影响，进行了详细的阐述分析。作者指出，由于具有基础肝病的背景（肝炎、肝硬化和肝功能障碍），肝癌的临床诊疗具有特殊性和复杂性，完全不同于其他肿瘤；同时，东西方的肝癌在病因学、流行病学、生物学行为、临床表现、治疗方法和预后方面都差异很大，必须区别对待。因此，一方面必须高度重视 HBV 相关 HCC 的抗病毒治疗及其转归；另一方面要以分子生物学和免疫学的先进方法结合临床特征进行研究，包括深度基因测序和分子分型等，积极开发新型分子靶向和免疫靶向药物，以期尽快获得突破，为晚期 HCC 确立新的治疗策略。

（二）肿瘤流行病学研究

中国医学科学院肿瘤医院乔友林等，着眼于我国高发的肿瘤——食管鳞状细胞癌（ESCC），针对患者是否应进行内镜筛查目前并无全球共识的现状，对 6827 例患者进行了高质量的流行病学研究，包括筛查、随访和分析，并对不典型增生或隐匿癌患者实施治疗干预。结果显示，色素内镜筛查和干预可以显著减少 ESCC 所致死亡，而检测和治疗癌前病变亦可显著降低 ESCC 发病率，因此为我国食管癌的早诊、早治方法提供了可靠的依据。

幽门螺杆菌（Hp）感染与胃癌的发生关系密切。为了明确清除 Hp 作为胃癌预防策略的利弊，北京大学肿瘤医院游伟程团队，在我国胃癌高发现场——山东省潍坊市临朐县进行了一项以社区为基础的随机、对照大样本干预性研究。他们对 184 786 例受试者采用^{13}C 尿素呼气试验进行了普遍筛查，进而对 Hp 阳性者给予四联抗 Hp 药物或安慰剂治疗。结果表明，清除 Hp 治疗具有可行性和可接受性，作为胃癌预防策略具有巨大的潜力和科学意义。

（三）肺癌和乳腺癌

在全球发病率第一，也是西方主流社会高发肿瘤——肺癌领域，中国学者再创辉煌。台湾大学医学院杨志新等，分析了 LUX-LUNG3 和 LUX-LUNG6 两项研究结果，主要对比阿法替尼和顺铂为主的治疗对于表皮生长因子受体（EGFR）突变阳性肺腺癌的生存影响。结果显示，虽然两个试验中阿法替尼未能改善 EGFR 突变阳性的肺腺癌患者人群的总生存期（OS），对 EGFR 的 21 外显子 Leu858Arg 突变者也无效，但是能够显著延长 EGFR 的 19 外显子缺失突变患者的生存期。广东省人民医院吴一龙教授，采用荟萃分析方法，系统地归纳分析了 LUX-LUNG2、LUX-LUNG3 和 LUX-LUNG6 三项随机对照、Ⅲ期临床研究的结果，发现阿法替尼对于具有 Gly719Xaa、Leu861Gln 和 Ser768lle 等非典型的 EGFR 突变的非小细胞肺癌（NSCLC）患者有效，从而为在临床上可以采用阿法替尼来治疗该类患者提供了高级别的循证医学证据。

现今已知不同的人种由于遗传背景差异及环境因素的影响，对于同一药物治疗可能存在有效性和安全性的显著不同。同济大学附属上海市肺科医院周彩存等报告了 BEYOND 研究，采用 TC 方案（紫杉醇/卡铂）一线化疗联合贝伐单抗或安慰剂治疗晚期或复发性非鳞 NSCLC 患者。结果显示，TC 方案联合贝伐单抗治疗可以明显地提高客观疗效和改善生存获益，且安全性和耐受性良好。因此，贝伐单抗业已获得国家食品药品监督管理总局的批准，增加了治疗 NSCLC 适应证。

上海复旦大学附属肿瘤医院胡夕春等在《Lancet Oncol》发表了一项非盲、随机对照、混合设计的Ⅲ期临床研究（CBCSG006），结果证明了对于转移性三阴性乳腺癌患者，以顺铂联合吉西他滨可以作为紫杉醇联合吉西他滨的替代治疗，作为一线化疗方案的首选，从而再次明确了顺铂在三阴性乳腺癌治疗中的重要地位。

（四）其他肿瘤

中国医学科学院肿瘤医院李晔雄等，对 1383 例未经治疗的结外 NK/T 细胞淋巴瘤（NKTCL）患者的数据，采用列线图（nomogram）对患者的 OS 和预后的预测进行分析研究，建立了能够预估 NKTCL 患者 OS 的预后列线图，明确其可以作为 NKTCL 患者 OS 的独立风险评估指标。

中山大学肿瘤防治中心曾益新院士团队，为了准确预测非显性鼻咽癌（NPC）患者预后，对 1630 例鼻咽癌患者的大样本数据进行了分析，发现血浆 EB 病毒（EBV）DNA 不影响 nomogram 预估鼻咽癌患者预后，包含 EBV DNA 的列线图可以更为准确地预估 NPC 患者预后，对于我国特别高发的鼻咽癌的防治事业意义重大。

综上所述，我国临床肿瘤学专家学者刻苦努力，勇于实践、勤于研究、善于总结，继往开来，不断创新，在过去的一年里发表了许多高水平的研究成果，收获颇多，可喜可贺！而我们有幸拜读之后，感慨万千，更是受益非浅，自当引为榜样，认真学习，求得进步。

（来源：xinghengedu. com，发布时间：2016-01-09，下载自：星恒教育官网）

相关链接

2015 年中国临床肿瘤学年度进展入选研究简介

一、恩替卡韦或可预防 DLBCL 患者乙型肝炎复发

通信作者：中山大学肿瘤防治中心 林桐榆

研究出处：《美国医学会杂志》（JAMA），2014，312（23）：2521.

对于乙肝表面抗原（HBsAg）血清学阳性的弥漫性大 B 细胞淋巴瘤（DLBCL）患者，在使用利妥昔单抗为基础的化疗方案治疗期间，尽管可使用拉米夫定进行预防性治疗，乙型肝炎仍是其严重并发症。研究纳入 2008 年 2 月~2012 年 12 月间 10 所医疗中心 121 例 HBsAg 阳性的 DLBCL 患者，在进行 R-CHOP 化疗（利妥昔单抗+环磷酰胺+多柔比星+长春新碱+糖皮质激素）前 1 周至化疗后 6 个月期间，每天给予患者恩替卡韦 0.5mg 或拉米夫定 100mg 治疗。研究显示，恩替卡韦组与拉米夫定组乙肝发病率分别为 0 和 13.3%，两组相差 13.3 个百分点（$P=0.003$）；恩替卡韦组与拉米夫定组乙肝复发率分别为 6.6%和 30%，两组相差 23.4 个百分点（$P=0.001$）；恩替卡韦组与拉米夫定组化疗中断率分别为 1.6%和 18.3%，两组相差 16.7 个百分点

（P=0.002）。研究发现，与拉米夫定相比，恩替卡韦更能有效降低患者乙型肝炎的复发可能和抑制乙型肝炎病毒的再激活。

二、顺铂联合吉西他滨方案适用于转移性三阴性乳腺癌

通信作者：复旦大学附属肿瘤医院 胡夕春

研究出处：Lancet Oncol，2015，16（4）：436.

为明确铂类为主的化疗方案对于三阴性乳腺癌的治疗效果，研究者于2011年1月14日~2013年11月14日期间，在国内12所癌症中心和医院进行了一项非盲、随机对照、混合设计的临床Ⅲ期研究。研究共纳入240例转移性三阴性乳腺癌患者，随机给予顺铂联合吉西他滨或紫杉醇联合吉西他滨行一线化疗，以评估铂类化疗方案的疗效。研究中，顺铂联合吉西他滨组平均随访时间为16.3个月，紫杉醇联合吉西他滨组平均随访时间15.9个月。研究发现，两组无进展生存（PFS）的风险比为0.692；顺铂联合吉西他滨组和紫杉醇联合吉西他滨组的中位PFS期分别为7.73个月和6.47个月；两组的不良事件发生率类似，无治疗相关的死亡发生。研究显示，顺铂联合吉西他滨对比紫杉醇联合吉西他滨，疗效不仅是非劣效而且更优。因此，顺铂联合吉西他滨可作为转移性三阴性乳腺癌患者的替代治疗甚或首选一线化疗策略。

三、阿法替尼可改善EGFR外显子19突变阳性肺癌患者的生存

通信作者：中国台湾大学医学院 James Chih-Hsin Yang

研究出处：《柳叶刀·肿瘤学》（Lacent Oncol），2015，16（2）：141.

为明确阿法替尼对表皮生长因子受体（EGFR）突变阳性肺腺癌患者的生存影响，研究者比对了LUX-LUNG3和LUX-LUNG6两项随机对照临床Ⅲ期研究的结果。在LUX-LUNG3研究中，阿法替尼组和培美曲塞-顺铂组的中位生存期均为28.2个月（P=0.39）；在LUX-LUNG6研究中，阿法替尼组与培美曲塞-顺铂组的中位生存期分别为23.1个月和23.5个月（P=0.61）。但在两项试验中均发现，阿法替尼对于EGFR外显子19突变阳性肺腺癌患者的生存改善明显［LUX-LUNG3试验中，阿法替尼组和培美曲塞-顺铂组中位生存期分别为33.3个月和21.1个月（P=0.0015）；LUX-LUNG6试验中，阿法替尼组和培美曲塞-顺铂组中位生存期分别为31.4个月和18.4个月（P=0.023）］。对试验结果的分析也发现，阿法替尼对亮氨酸858精氨酸（Leu858Arg）EGFR突变阳性的患者无此效应［LUX-LUNG3试验中，阿法替尼组和培美曲塞-顺铂组中位生存期分别为27.6个月和40.3个月（P=0.29）；LUX-LUNG6试验中，阿法替尼组和培美曲塞-顺铂组中位生存期分别为19.6个月和24.3个月（P=0.34）］。研究显示，阿法替尼虽无法改善肺腺癌患者的总生存期（OS），对Leu858ArgEGFR突变阳性的患者亦无效，但可明显改善EGFR外显子19突变阳性肺腺癌患者的生存。

四、阿法替尼有益于少见EGFR突变的NSCLC

通信作者：广东省人民医院、广东省医学科学院、广东省肺癌研究所 吴一龙

研究出处：《柳叶刀·肿瘤学》（Lacent Oncol），2015，16（2）：141.

大部分EGFR突变阳性的NSCLC患者均伴有19外显子突变或亮氨酸858精氨酸（Leu858Arg）突变，但仍有10%的患者为EGFR少见突变［甘氨酸719任意氨基酸残基（Gly719Xaa）、亮氨酸861谷氨酰胺（Leu861Gln）、丝氨酸768异亮氨酸（Ser768lle）突变］。为明确阿法替尼对于这些不典型EGFR突变患者的疗效，研究

者荟萃分析了 LUX-LUNG2、LUX-LUNG3 和 LUX-LUNG6 三项随机对照临床Ⅲ期研究的结果。在三项研究中共 75 例患者为不典型 EGFR 突变。使用阿法替尼治疗后，患者的中位 PFS 期分别为 10.7 个月（LUX-LUNG2）、2.9 个月（LUX-LUNG3）、2.7 个月（LUX-LUNG6）；中位 OS 期分别为 19.4 个月（LUX-LUNG2）、14.9 个月（LUX-LUNG3）、9.2 个月（LUX-LUNG6）。结果显示，阿法替尼对于 Gly719Xaa、Leu861Gln、Ser768lle 等少见 EGFR 突变的 NSCLC 患者有效。

五、贝伐单抗联合化疗有益于中国晚期非鳞 NSCLC

通信作者：同济大学附属上海市肺科医院 周彩存

研究出处：J Clin Oncol，2015，33（19）：219.

不同人种对同一种治疗可能存在疗效差异，为明确一线贝伐单抗联合铂类治疗对于中国患者的疗效，研究者进行了一项临床Ⅲ期 BEYOND 研究。研究纳入 276 例晚期或复发非鳞非小细胞肺癌（NSCLC）患者，并在卡铂/紫杉醇治疗基础上随机给予贝伐单抗（B+CP）或安慰剂（PI+CP）治疗。结果显示，B+CP 组患者的无进展生存（PFS）期为 9.2 个月，PI+CP 组 PFS 期为 6.5 个月（$P<0.001$）；B+CP 组患者的总生存（OS）期为 24.3 个月，PI+CP 组 OS 期为 17.7 个月（$P=0.0154$）；表皮生长因子受体（EGFR）突变阳性患者中，B+CP 组患者的中位 PFS 期为 12.4 个月，PI+CP 组中位 PFS 期为 7.9 个月；EGFR 野生型患者中，B+CP 组患者的中位 PFS 期为 8.3 个月，PI+CP 组中位 PFS 期为 5.6 个月；两组不良事件发生率类似。研究显示，对于中国患者，在卡铂/紫杉醇基础上添加贝伐单抗治疗耐受性良好，并可产生具有临床意义的治疗获益。

六、内镜筛查和干预项目可显著减少 ESCC 所致死亡

通信作者：中国医学科学院肿瘤医院 乔友林

研究出处：《临床肿瘤学杂志》（J Clin Oncol），2015，33（17）：1951.

目前，国际上对食管鳞状细胞癌（ESCC）患者是否应该进行内镜筛查并无共识，为评估内镜筛查和干预项目能否减少 ESCC 死亡率，研究者利用色素内镜对 6827 例受试者进行了筛查，并对其中 3319 例不典型增生或隐性癌患者实施治疗干预。6200 例对照组患者中，有 797 例进行了随访。在随访的 10 年中，共确诊了 652 例 ESCC，及发生了 542 例 ESCC 相关的死亡。干预组累计的病死率为 3.35%，而对照组为 5.05%（$P<0.001$）。同时，干预组 ESCC 发生率明显低于对照组（4.17% *vs* 5.92%，$P<0.001$）。研究显示，内镜筛查和干预可显著减少 ESCC 所致死亡，检测和治疗癌前病变亦可显著降低 ESCC 发病率。

七、2015 年 ASCO 年会口头报告唯一中国研究

通信作者：中山大学附属第六医院 汪建平

研究出处：美国临床肿瘤学会（ASCO）年会大会报告

在 ASCO 年会上，汪建平教授代表 FOWARC 研究课题组进行了题为“mFOLFOX6［奥沙利铂、四氢叶酸、氟尿嘧啶（5-FU）］联合或不联合放疗用于局部进展期直肠癌新辅助治疗的多中心随机对照研究：初步结果”的发言。该研究设计了一组新的辅助治疗方案：在围术期单纯使用

FOLFOX 全量化疗后根据病情需要再决定术后是否需要加入放疗。该研究包括病理完全缓解（pCR）率在内的初步研究结果喜人，这也是其成为唯一入选 ASCO 口头报告的中国研究的主要原因。

八、为设计建立可准确预测非显性鼻咽癌（NPC）患者预后

通信作者：中山大学肿瘤防治中心 曾益新 曾木圣 麦海强

研究出处：《美国国立癌症研究所杂志》（J Natl Cancer Inst），2015，108（1）：1.

为设计建立可准确预测非显性鼻咽癌（NPC）患者预后的预后列线图（nomogram），研究者对 2007～2009 年间 1630 例鼻咽癌患者的数据进行分析后发现，患者年龄、性别、体质指数（BMI）、肿瘤的 T 分期和 N 分期、治疗前高敏 C 反应蛋白（hs-CRP）、乳酸脱氢酶（LDH）、血红蛋白（Hb）水平，以及血浆 EB 病毒（EBV）DNA 均为影响 nomogram 准确预测预后的独立影响因子。在包含或不包含 EBV DNA 作为参考因子的情况下分别设计建立预后 nomogram，通过比较这两个 nomogram 的疗效预测效果后发现，包含血浆 EBV DNA 的预后 nomogram 能更准确预估 NPC 患者预后。

九、Hp 清除可作为胃癌预防策略

通信作者：北京大学肿瘤医院 游伟程等

研究出处：《胃肠道》杂志（Gut）2015 年 5 月 18 日在线发表

为明确通过清除幽门螺杆菌（Hp）作为胃癌预防策略的利弊，研究者在山东省潍坊市临朐县进行了一项以社区为基础的干预试验。研究者对 184 786 例 28～54 岁的受试者进行了 ^{13}C 尿素呼气试验，并对 Hp 阳性受试者给予四联抗 Hp 治疗或安慰剂。57.6%的受试者检查为 Hp 阳性，共有 94 101例患者完成了全部试验。进行四联抗 Hp 治疗后，患者的 Hp 清除率为 72.9%。与剂量相关的清除 Hp 失败的因素包括患者性别、吸烟、酗酒、体质指数（BMI）、既往有胃疾病史等。综合这些影响因素，根除 Hp 失败率在男性受试者中为 48.8%，在女性中为 39.4%。研究显示，清除 Hp 治疗具有可行性和可接受性，Hp 清除治疗在胃癌预防策略中具有很大潜力。

十、预后列线图可预估 NKTCL 患者生存

通信作者：中国医学科学院肿瘤医院 李晔雄

研究出处：《白血病》（Leukemia），2015，29（7）：1571.

此项多中心研究对从 2000～2011 年间来自 10 所癌症中心的 1383 例未经治疗的结外 NK/T 细胞淋巴瘤（NKTCL）患者的数据进行分析，以建立一个可对 NKTCL 患者的总生存期（OS）进行预估的预后列线图（nomogram）。研究者比较了目前被广泛使用的美国安娜堡（Ann Arbor）分期系统、国际预后指数（IPI）和韩国预后指数（KPI）的利弊之后，通过一致性指数（C-Index）和校正曲线来评估所设计的 nomogram 对 NKTCL 患者预后的预测程度。结果显示，该 nomogram 可准确预测 NKTCL 患者的 5 年 OS 率，预后 nomogram 可作为 NKTCL 患者 OS 的独立风险评估指标。

❖ 基础研究 ❖

外泌体与肿瘤

龚平生[1] 李 戈[2] 王志成[3] 董丽华[3,4] 龚守良[3,4]

1. 吉林大学分子酶学工程教育部重点实验室 长春 130012
2. 长春市中医院 长春 130041
3. 吉林大学公共卫生学院卫生部放射生物学重点实验室 长春 130021
4. 吉林大学白求恩第一医院放疗科 长春 130021

【摘要】 近年来，外泌体在机体的生理和病理作用备受国内外学者瞩目。外泌体是含有蛋白质、核酸、脂类及糖类等组分的微小囊泡，可以通过细胞吞吐的形式释放到细胞外环境。外泌体是细胞之间膜泡运输的一种形式，多种类型的细胞和肿瘤细胞能够释放外泌体。外泌体广泛存在并分布于各种体液中，携带和传递重要的信号分子，形成了一种全新的细胞间信息传递系统，影响细胞的生理状态，并与多种疾病的发生与进程密切相关。本文综述了外泌体与肿瘤有关的内容，阐述外泌体作为细胞外囊泡一类的生物学特性（包括其基本特征、形成过程、功能、提取和纯化）和外泌体在肿瘤细胞的作用（包括外泌体与肿瘤微环境、肿瘤侵袭和转移、肿瘤缺氧、肿瘤基质细胞及肿瘤免疫逃避和免疫耐受等，以及电离辐射对肿瘤细胞外泌体的影响）两个方面。

【关键词】 外泌体；肿瘤；生物学特性；电离辐射

一、外泌体

（一）外泌体是细胞外囊泡的一类

2013 年 10 月 7 日，瑞典卡罗琳医学院在斯德哥尔摩宣布，将 2013 年诺贝尔生理学或医学奖授予美国科学家 James E. Rothman、Randy W. Schekman 和德国科学家 Thomas C. Südhof，以表彰他们在发现细胞囊泡运输系统及其运行调节机制研究中做出的杰出贡献。有学者认为，近 20 年间的高通量测序和基因表达谱检测热潮一度改变了整个生物学研究进程，削弱了对包括细胞内囊泡转运系统在内的基本细胞生物学过程的应有重视。本次诺贝尔奖的颁布在很大程度上使人们又回归到对细胞基本生理过程的关注。但不可否认，正是以核酸测序为代表的高通量组学分析技术的日趋成熟，使得关于细胞囊泡的研究进入空前的繁荣阶段成为可能，并将深刻地影响细胞基础科学和人类疾病的研究，特别是恶性肿瘤的研究。

外泌体（exosome）是细胞外囊泡

通信作者：龚守良，吉林省长春市新民大街 1163 号，130021

（extracellular vesicle，EV）（彩图1，见667页）中的一类。细胞外囊泡大体分为3类：

（1）由质膜向外萌芽和分裂而产生的微囊泡（microvesicle）；

（2）外泌体（exosome）是在内体网（endosomal network）形成，释放到多囊泡体（multi-vesicular body）并与质膜融合；

（3）经过凋亡细胞（apoptotic cell）的大泡（bleb）释放的凋亡小体（apoptotic body）。

细胞外囊泡是以进化保守的方式从细胞分泌的一种膜囊泡，将信息传递给邻近的其他细胞，并影响接受信息细胞的功能。外囊泡介导的信号可通过所有不同的生物分子（如蛋白质、核酸、脂类和糖）进行传递[1]。

（二）外泌体的生物学特征

外泌体又称外来体，早在1981年，Trams等通过对外包酶活性细胞脱落小泡的观察，首次提出了这一名词。1987年，Johnstone等在研究网织红细胞的多泡体时，首次发现了外泌体。随着研究的逐步深入，直到2007年，Valadi等发现，外泌体是一类内含蛋白质、核酸、脂类及糖类等组分，直径为30~100nm的微小囊泡，可以通过细胞吞吐的形式释放到细胞外环境[2]。

1. 外泌体的基本特征

外泌体被认为是细胞之间膜泡运输的一种形式，许多种类型的细胞和肿瘤细胞均能够释放外泌体，来源于细胞内吞系统中的晚期内体（late endosome）或多囊泡内体。外泌体广泛存在并分布于各种体液中，如外周血、腹水、尿液、羊水、脑脊液及唾液等均能检测出外泌体。携带和传递重要的信号分子，形成了一种全新的细胞间信息传递系统，影响细胞的生理状态并与多种疾病的发生与进程密切相关。在电子显微镜下，可见外泌体由双层磷脂分子包裹，富含磷脂、脂筏、神经酰胺和鞘磷脂等物质，这种独特的脂质组合不仅使其保持高度的稳定性，而且利于受体细胞摄取。外泌体形态呈扁形或球形小体，有些为杯状，在体液中的存在形式以球形结构为主，通常可在蔗糖密度梯度溶液中密度1.13~1.19g/ml的范围内获得富集[3]。

2. 外泌体的形成过程

外泌体的形成过程涉及一系列复杂的细胞生物学过程，参与细胞内吞及内容物分选转运等多种相关蛋白质分子，其形成过程受多种因素调节。首先，细胞膜某一特定区域内陷、出芽，形成早期内体，细胞膜内陷形成胞内小泡，收容部分细胞质，并转运到早期内体。在胞吞作用相关蛋白质和脂筏复合物的调控下，早期内体经过内部的酸化，发育转化为含有许多腔内囊泡（ILV）的晚期内体，即微粒体膜再向内出芽而形成多囊小体（MVB）；与此同时，通过Ca^{2+}依赖的泛素化和热休克蛋白90（HSP90）参与的核酸分选等过程，部分胞质蛋白和核酸定位于MVB。晚期内体中的微粒体膜再向内“出芽”，形成多囊泡内体。此后，在多种机制的共同作用下，部分未被溶酶体降解的MVB在Ras超家族GTP酶（Ras superfamily GTPase，Rab）蛋白参与下，向外定向输出的多囊泡内体与细胞膜发生融合，存在其内部形态大小均一的囊泡被释放到细胞外，释放到细胞外的ILV即外泌体[4,5]。

3. 外泌体的组成与功能

蛋白质占据了外泌体内含物的很大部分，种类丰富，大致可分为两类：一类是外泌体中普遍存在、参与其结构形成的蛋白质，多分布于外泌体的表面或内腔中，包括微管蛋白、肌动蛋白和微丝结合蛋白等细胞骨架成分的蛋白质，以及膜转运和融合相关蛋白质、信号分子、四跨膜区蛋白质超家族成员（如 CD9、CD63、CD81 和 CD82）、抗原呈递分子 MHC-Ⅰ和热休克蛋白等分子；另一大类蛋白质与细胞来源有关，相对特异，甚至含有其来源细胞中的大部分蛋白质种类。

外泌体中的脂类分子主要是细胞质膜及其类似成分，另有一些与来源细胞相关的特殊脂类，如胆固醇和含神经酰胺的其他鞘脂等。这些脂类分子不仅参与维持外泌体的形态，还可以作为信号分子参与许多生物学过程。外泌体一些膜表面存在相关的糖类物质，如甘露糖、聚乳糖胺、α-2, 6 唾液酸及 N-连接的糖链等，具有不同的生物学功能[6~8]。

外泌体含有大量核酸，包括 DNA、mRNA 和 miRNA 等。对于 RNA 含量丰富的外泌体，主要参与组织间遗传信息的传递过程，形成细胞间的遗传物质交换体系。外泌体 RNA 可引起受体细胞基因表达和细胞功能的改变，参与多种病理生理反应。外泌体不仅保护体外 RNA 稳定存在，还能够作为有效的载体将 RNA 转运到特定的靶细胞中，发挥重要的调控作用。从受体细胞中 mRNA 的翻译过程发现，由供体细胞转移的外泌体中存在有全长的 mRNA。

从人乳汁中提取的外泌体中含有 60 余种与免疫调节相关的 miRNA，某些 miRNA 在前 6 个月的哺乳期中维持较高水平，而在稍后的阶段中显著降低；胶质瘤细胞的外泌体中则含有大量与细胞增殖及迁移、血管形成和免疫反应相关的 miRNA；肿瘤来源的外泌体中 miRNA 的存在极为普遍，并且丰度较高，在肿瘤自身的调控中发挥重要作用，目前已成为研究热点[6,9,10]。嵌入循环中的外泌体 miRNAs 在肿瘤中起到预后生物标志物的作用。研究者对去势抗性前列腺癌（castration-resistant prostate cancer，CRPC）患者鉴定和筛查其血浆外泌体 miRNAs。研究结果证实，其血浆外泌体 miR-1290 和 miR-375 是 CRPC 患者有希望的预后生物标志物[11]。

不同来源的外泌体，存在多种不同的功能。外泌体通过自分泌、旁分泌和内分泌等 3 种方式实现生物信息的交换和传递，通过表面信号分子的直接作用或生物活性成分的胞外释放以及膜融合的过程，对细胞内的生理活动进行调节。外泌体可作为促进因子参与免疫应答，还可以在抗原呈递、血管生成和炎性反应等过程中发挥作用。在肿瘤的发生和发展过程中，外泌体可以参与细胞间的信号传递和免疫调节，促进肿瘤血管的新生及实体瘤的转移；癌细胞释放的外泌体不仅有助于原癌基因表达产物的水平传播，还可在癌细胞群之间相互转化[2,6]。

4. 外泌体的提取和纯化

目前，外泌体常用的分离方法为超速离心，同时与蔗糖密度梯度相结合。由于差速离心是根据物体的沉降系数不同进行分离，可能会导致一些大小分布相似的各种类型微泡或大分子复合物同时被收集，因此离心沉淀并不是最好的分离方式。但就现阶段而言，将差速离心与蔗糖密度梯度超速离心相结合，或是加入类似于聚乙二醇的小分子聚合物，均可对外泌体的富集带来较为有效的改进[2]。从异质的生物样品中提纯外泌体的方案已商品化。例如，虽然差速离心法分离外泌体存在污染的细胞核蛋白碎片，但其是普遍应用的分离方法，通过一系列高速旋转（~100 000 × g）从溶液中选择性沉淀外泌体[12]。

邢宇洋等[2]采用多步差速离心的方法从乳腺癌 MDA-MB-231 细胞中分离外泌体，并在原子力显微镜下观察其形态，为圆形或椭圆形，大小不一，直径在 30~100nm；RT-PCR 检测显示，外泌体中有 miR-21 的表达；蛋白质印迹法检测显示，外泌体中有 Flotillin-1 蛋白的表达。作者认为，多步差速离心是一种较为简单有效的外泌体提取方法。

目前，有几种可获得的提纯外泌体的商品化试剂盒，如应用 Invitrogen 公司的总外泌体分离试剂盒（Invitrogen Total Exosome Isolation Kit, Life Technologies, USA）和 ExoSpin 公司的外泌体纯化试剂盒（ExoSpin Exosome Purification Kit, Cell Guidance Systems, USA），通过聚乙二醇或类似的物质诱导囊泡沉淀，很容易在低速离心（10 000~20 000 × g）时使溶液的外泌体沉淀。然而，这些试剂盒的应用不及超速离心法普遍，也有类似的碎片掺入。还有，外泌体在黏性液体中，根据其浮力密度进行分离，其中样品分层于不连续蔗糖或碘克沙醇梯度的高速离心（100 000×g），使掺入碎片减少，是这种方法的主要优点。虽然这种方法的应用也较普遍，但不适于高通量的应用。根据上述纯化的方法，外泌体在 30 ~ 150nm 范围，密度为 1.10 ~ 1.20g/ml；来源于肿瘤细胞的外泌体的大小与正常细胞不同。然而，分离的方法可能影响外泌体蛋白和 RNA 的产量和完整性。因此，外泌体的完整性和物理特性可能由于这些分离方法而受到影响[13~16]。

另外，应用紫外吸收（ultraviolet absorbance）、动态光散射（dynamic light scattering）和多角度光散射（multi-angle light scattering）的非对称场流分离（asymmetrical field flow fractionation）技术，可从侵袭性小鼠黑色素瘤细胞培养细胞株中分离出具有特性的非标记的 B16-F10 外泌体。收集分离的不同组分，进一步应用间歇式动态光散射（batch mode dynamic light scattering）和透射电子显微镜分析，用已知的标准进行比较。分离谱峰部分和计算的外泌体直径显示，样品和分离的整个组分是非常一致的。紫外吸收分离谱与透射电子显微图像结合，在间隔几周收集的 B16-F10 外泌体，并在分离不同批次的囊泡保留时间，能够解析其细微的异质性。而且，非对称场流分离技术也有效地将 B16-F10 外泌体分离为囊泡大小的亚群。总观，流式场流分离装置连同多探测器，分离外泌体的特点快速。这些处理方法促进对外泌体亚型的更好了解，以及最终发展基于外泌体诊断和治疗的大规模无标记的分离外泌体技术的临床应用[17]。

从复杂的生物体液分离、纯化外泌体，保存其物理性状，对后来的应用研究非常关键。研究以 100nm 脂质体作为一种模型系统，应用一种单颗粒分析方法，评价几种外泌体提纯方法对外泌体回收和脂质体大小分布的影响。研究证实，在提纯时，回收的产额不同，但脂质体大小分布未发生改变，这些提纯方法不引起颗粒聚集。在提纯时，脂质体大小分布和囊泡特征能够稳定地保持；来源于肿瘤细胞外泌体的大小不同于来自于正常细胞的外泌体。推测，存在于大多纯化外泌体样品的较大颗粒，代表共纯化污染的非外泌体碎片。因此，一些分离技术很可能是非特异的，并可能共分离类似物理性质的非外泌体物质[18]。

二、外泌体在肿瘤细胞的作用

（一）外泌体与肿瘤微环境

肿瘤的发生和转移与肿瘤细胞所处的内外环境有着密切关系。因此，肿瘤微环境不仅包括肿瘤所在组织的结构、功能和代谢，而且也与肿瘤细胞自身的内在环境有关。肿瘤细胞和正常细胞均可释放一系列的细胞因子、生长因子、黏附分子和细胞外基质蛋白，介导肿瘤微环境和肿瘤生长的小的生存环境的细胞-细胞之间的交流。大量的实验研究表明，这些因子和细胞的相互作用会促进肿瘤的侵袭和转移，而外泌体是微环境中含有这些分子的囊泡，促使肿瘤微环境中癌细胞之间及与正常细胞之间进行复杂的通信联系。

来源于肿瘤细胞的外泌体可能作为囊泡传送者调节基因表达，提供一种肿瘤微环境在多器官肿瘤发生期间细胞间信号的通路。已证实，通过人结肠癌 U87GFP 细胞外泌体 mRNA 的传递可进行通信联系。而且，U87GFP 细胞 mRNAs 在受体 LoVo 人结肠癌细胞翻译成功能性蛋白质。此外，LoVo 细胞通过网格蛋白（clathrin）介导的内吞作用，摄入来源于 U87GFP 细胞的外泌体[19]。

有明确的证据显示，肿瘤微环境和肿瘤细胞之间的相互作用，在肿瘤生长、血管生成、上皮-间质转换（EMT）和转移起到关键的作用。肿瘤微环境有几种不同的细胞类型组成，包括肿瘤细胞、癌相关成纤维细胞（CAF）、内皮细胞、巨噬细胞、脂肪细胞、树突状细胞、自然杀伤细胞和淋巴细胞等。此外，肿瘤微环境富于非细胞成分，如细胞因子、生长因子、激素和细胞外基质。肿瘤细胞和微环境的组成部分通过细胞之间的相互作用及旁分泌机制（涉及生长因子、趋化因子和蛋白酶等）进行通信联系。近年来，已证实，外泌体和微囊泡在肿瘤微环境中作为细胞间通信的关键机制之一。在肿瘤发生中，外泌体的作用涉及增殖、血管发生和免疫抑制，还涉及续发器官构建的预转移龛[20,21]。例如，Peinado 等[22]报道，来自于高转移黑色素瘤的外泌体，通过培养的骨髓源性细胞增加在远处预转移部位的转移；有趣的是，原代肿瘤生长及黑色素瘤细胞转移可能通过抑制外泌体发生而受阻。因此，影响外泌体释放和由于外泌体诱导微环境改变，可影响原发肿瘤生长和转移。也就是，肿瘤细胞来源的外泌体可通过改变肿瘤的微环境，释放自身携带的细胞因子等多种方式，影响肿瘤的生长、侵袭和转移。

（二）外泌体与肿瘤侵袭和转移

外泌体可由体内多种细胞分泌，在正常生理和病理情况下均可以发挥作用，并能影响肿瘤微环境，促进肿瘤侵袭和转移。外泌体在调控局部肿瘤微环境和细胞内通信起到关键的作用。大量的资料证实，外泌体影响肿瘤的转移和进展，并涉及多药耐药机制、电离辐射诱导旁效应和上皮-间质转化（epithelial-mesenchymal transition）。而且，外泌体能够形成预转移龛，使癌细胞能够逃避宿主免疫细胞的识别，引起囊泡的形成。这些提示，外泌体的重要意义在于能够促进肿瘤的侵袭和转移，使肿瘤得到进一步发展[23]。

肿瘤外泌体被认为是细胞间的重要信号介导物，与受体细胞融合，传递生物活性分子，使不同的肿瘤细胞之间及肿瘤细胞核和周围的基质细胞之间能够进行通信联系。尤其是，外泌体在肿瘤中的这种细胞间信号传递模式显示，促进血管生成，传递癌基因和肿瘤抑制基因，增强细胞的侵袭力，调节免疫系统，有助于建立转移前的龛。而且，由于外泌体小且有保护的膜包装，能在全身移走而影响远部位的细胞功能[24,25]；因此，外泌体作为新的临床生物标志物受到人们的注意。在侵袭肿瘤中，多形性成胶质细胞瘤（GBM）被认为是最有攻击性的一种，GBM 能够驱使血管生成、逃避免疫系统和促进降解细胞外基质，引起局部损伤，影响其微环境[26]。

外泌体蛋白质组学证实，对于明显的整合素表达模式，其中外泌体整合素 α6β4 和 α6β1 与肺转移有关，而整合素 αvβ5 与肝转移关联；靶向整合素 α6β4 和 αvβ5，可分别降低外泌体摄入以及肺和肝的转移。研究证明，通过定居细胞摄入的外泌体整合素，激活 Src 磷酸化和前炎性 S100 基因表达。研究者的临床资料指出，外泌体整合素可能被用于预测特异的器官转移蛋白质分子[27]。

研究者观察了骨髓间充质干细胞（BMSCs）来源的外泌体对小鼠乳腺癌细胞 4T1 增殖、侵袭的影响。研究结果证实，BMSCs 来源的外泌体能够增加 4T1 细胞的增殖、迁移及侵袭能力，其机制可能与上调 PI3K/Akt 信号通路有关[28]。

（三）外泌体与肿瘤缺氧

影响肿瘤放疗敏感性的原因有多种，其中最重要的是肿瘤细胞的氧合状态，即缺氧细胞在肿瘤内的比例变化。氧对放疗导致的 DNA 损伤有固定作用，肿瘤细胞缺氧时产生的辐射抗性，一般比正常细胞强 2.5～3 倍[29]。因此，在肿瘤临床的放疗中，需要氧，以产生细胞毒自由基，引起 DNA 损伤，杀伤肿瘤细胞。然而，几乎 40%乳腺癌的肿瘤微环境缺氧，使癌细胞对辐射的抵抗性更强。缺氧的刺激引起细胞死亡/存活通路的改变，增加细胞的辐射抵抗性。外泌体是分泌纳米级的囊泡，在乳腺癌进展期起到旁分泌信号的作用，包括肿瘤基质的相互作用、激活增殖通路及抑制免疫功能。应用分离和纯化外泌体方法证明，肿瘤源性外泌体的蛋白质组是患者肿瘤氧化状态的指征；并证明，外泌体的信号通路是肿瘤发生期缺氧依赖的细胞间信号的潜在靶标[30]。

缺氧可明显刺激外泌体的分泌，可激发肿瘤适应过程，诱导恶性表型的发展，促进药物抗性。因此，外泌体在激发肿瘤适应过程中起到关键的作用。例如，在缺氧的肿瘤微环境中，外泌体的各种核酸和蛋白质作为传递信号涉及各种功能，如诱导肿瘤内的异质性，改变免疫应答，产生肿瘤相关的成纤维细胞，促进血管生成和肿瘤转移。这些发现指出，外泌体也可能被作为缺氧状态的适宜生物标志物，用作诊断和预后评价的手段[31]。

另外，轻度缺氧即可诱导人肺癌细胞株 A549 释放外泌体，通过内皮细胞和成纤维细胞的趋化作用吸引并刺激基质细胞释放促血管生成因子，促进肿瘤血管的生成及肿瘤的生长[32]。研究发现，外泌体在许多肿瘤中，如在成胶质细胞瘤、乳腺癌、白血病、前列腺癌（PC）和多发性骨髓瘤中，均与缺氧密切相关[33]。来源于缺氧肿瘤细胞的外泌体中含有不同的蛋白质和核酸，被相邻的癌细胞或内皮细胞接收后，激活各种信号通路，促进血管生成、肿瘤侵袭和远处转移。

研究发现，前列腺癌缺氧情况与预后不良有关。研究者分析来自于缺氧 PC 细胞的外泌体在增强幼稚 PC 细胞的侵袭力和干性，以及促进前列腺基质细胞（PrSC）和癌相关成纤维细胞（CAF）表型。实验将人 PC LNCaP 和 PC3 细胞暴露于缺氧（1% O_2）或含氧量正常（21% O_2）条件下。纳米粒子追踪分析证实，缺氧分泌的外泌体小于含氧量正常分泌的外泌体的平均大小。免疫印迹结果显示，在缺氧外泌体中的四穿膜区蛋白（tetraspanin：CD63 和 CD81）、热休克蛋白（HSP90 和 HSP70）和膜联蛋白Ⅱ水平高于含氧量正常的外泌体。与缺氧外泌体共培养，增加幼稚 LNCaP 和 PC3 细胞侵袭力和活动性。缺氧外泌体也通过 LNCaP 和 PC3 细胞促进前列腺球体的形成，并且增加 α-SMA（一种 CAF 生物标志物）在 PrSC 的表达。与含氧量正常外泌体比较，缺氧外泌体显示较高的金属蛋白酶活性和增加不同信号分子（TGF-β2、TNF1α、

IL-6、TSG101、Akt、ILK1 和 β-catenin）水平。而且，蛋白质组分析证实，缺氧外泌体蛋白质数量（160 种蛋白质）高于含氧量正常外泌体（62 种蛋白质），主要与重塑的上皮黏着连接通路有关。重要的是，缺氧外泌体靶向幼稚 PC3 细胞黏着连接蛋白的表达。这些发现提示，缺氧外泌体负载独特的蛋白质，可能增强侵袭力、干性和诱导微环境改变；进而，促进 PC 的损伤作用[34]。

（四）外泌体与肿瘤基质细胞

肿瘤内骨髓基质细胞（bone marrow stromal cells，BMSCs）与多发性骨髓瘤（multiple myeloma，MM）细胞相互作用，通过分泌生长因子、细胞因子和细胞外泌体，在 MM 病理发生中起到关键的作用。研究者观察来源于 BMSCs 的外泌体对 MM 细胞活力、增殖、存活、迁移和药物抵抗的影响。BMSCs 和 MM 细胞可互相交换携带某些细胞因子的外泌体。天然的和 5T33 BMSCs 来源的外泌体增强 MM 细胞生长，诱导对硼替佐米（bortezomib，一种蛋白酶体抑制剂）抗药性。BMSCs 来源的外泌体也影响几条存活相关联通路的活化，包括 c-Jun N 末端激酶、p38、p53 和 Akt。来自于正常捐赠者和 MM 患者 BMSCs 的外泌体也诱导人 MM 细胞的存活和药物抗性。其结果证实，在 BMSCs 诱导的 MM 细胞增殖迁移、存活和药物抗性等均涉及外泌体介导的信号传递[35]。

基质细胞与癌细胞的信号传递可影响治疗反应。研究者证实，外泌体从基质细胞转移到乳腺癌（BrCa）细胞，利用旁分泌和邻分泌信号消除化疗和放疗的抵抗性。在外泌体内的 RNA 主要是非编码转录和可传递的因子，刺激识别受体 RIG-I，激活转录因子 STAT1 依赖性抗病毒信号。并且，基质细胞也激活 BrCa 细胞 Notch3 因子。当信号转导及转录活化蛋白 1（STAT1）促进 Notch3 的转录反应和增强治疗抵抗肿瘤起始细胞时，使旁分泌抗病毒和邻分泌 Notch3 信号通路汇聚在 Notch 信号和基质细胞介导的抵抗作用。因此，基质细胞通过外泌体激活抗病毒信号将与 BrCa 细胞进行复杂的沟通联系[36]。

（五）外泌体与肿瘤免疫逃避和免疫耐受

外泌体所含成分会因来源细胞不同而存在较大差异，从而发挥不同的免疫调节作用，既可以活化免疫应答，又可以抑制免疫应答。肿瘤微环境中存在大量的髓源性抑制细胞（MDSC）、调节性 T 细胞（Treg）和肿瘤相关巨噬细胞（TAM）等免疫抑制性细胞，这些细胞及其活性分子构成免疫抑制性局部环境，抑制抗肿瘤免疫应答。外泌体作为细胞间信息传递的重要载体，对受体细胞的生物学功能具有重要的调节作用。研究表明，肿瘤发生时，机体正常细胞和肿瘤细胞通过分泌外泌体介导这些免疫抑制性细胞的存活、效应物质的分泌及在肿瘤局部的聚集，利于免疫抑制性肿瘤微环境的形成[37]。

NK 细胞 2 族成员 D（natural killer group 2，member D，NKG2D）受体是固有免疫系统中一个重要的激活性受体，通过识别靶细胞表面诱导产生的 NKG2D 配体（NKG2DL）来传递活化信号并激活免疫系统，从而对靶细胞发挥杀伤作用。NKG2D/NKG2DL 对肿瘤的免疫调节起着相当重要的作用，在肿瘤发生早期启动机体固有免疫监视及清除作用，同时作为肿瘤标志物为临床判断预后及选择治疗方案提供重要参考。肿瘤细胞可通过体液和细胞等多种途径影响 NKG2D/NKG2DL 的表达，从而逃逸免疫系统的监视作用。活化的受体 NKG2D 由多种免疫细胞表达，包括 NK

细胞、NKT 细胞、CD8$^+$ T 细胞和 CD$^+$ T 细胞亚群。NKG2D、MHC Ⅰ 链相关（MIC）蛋白 A 和 B 及 UL-16 结合蛋白（ULBPs）在正常细胞很少表达；然而，当不同种细胞应激时，如病毒感染和恶性转化时，其表达上调[38]。NKG2DL 在广泛的上皮性肿瘤出现频繁的过表达，包括前列腺癌，使其对 NK 和 T 细胞的杀伤非常敏感。另一方面，已知肿瘤能够通过分泌可溶形式的 MIC（sMIC）逃避宿主免疫系统。sMIC 结合 NKG2D，并调节其表达，导致触发 NK/T 细胞活性的损耗。而且，有令人信服的证据表明，来源于不同肿瘤细胞株的外泌体，包括间皮瘤、乳腺癌和前列腺癌细胞，表达 NKG2DL，由此下调在 NK 和 CD8$^+$ T 细胞上 NKG2D 的表达，产生细胞毒效应功能的损伤[39]。另外证明，白血病/淋巴瘤 A 和 B 细胞分泌 NKG2DL 表达的外泌体，具有损伤健康者 NK 和 T 细胞毒的潜能[40]。以类似的方式，负载 NKG2DL 的外泌体，通过胎盘外植体而被活跃地释放，起到胎儿免疫逃避的作用[41]。总之，这些资料暗示，对于外泌体介导的免疫抑制，NKG2D 作为重要的生理靶。

肿瘤源性外泌体可作为免疫逃避促进因子。研究者观察自行调节 NKG2D 表达的前列腺源性外泌体对自然杀伤细胞（NK）和 CD8$^+$ T 细胞的能力。NKG2D 是一种活化的细胞毒性受体，在免疫抑制起到重要的作用，在肿瘤中畸变而丢失。应用流式细胞术检测发现，来源于表达 NKG2DL 的前列腺癌细胞外泌体，以剂量依赖的方式选择性诱导 NKG2D 对 NK 和 CD8$^+$ T 细胞的下调，导致体外细胞毒功能受损。与健康个体比较，去势抗性 PC（castration-resistant PC，CRPC）患者在循环中 NK 细胞和 CD8$^+$ T 细胞表面 NKG2D 表达明显降低。由此可见，肿瘤源性外泌体可能涉及 NKG2D 的下调，因为将健康淋巴细胞与从 CRPC 患者血清或血浆分离外泌体进行培养，效应淋巴细胞可下调 NKG2D 的表达。这些资料提示，前列腺肿瘤源性外泌体在 PC 患者 NKG2D 介导的细胞毒反应中作为下调因子，促进免疫抑制和免疫逃避[42]。

非小细胞肺癌（NSCLC）细胞获取的外泌体含有大量的表皮生长因子受体（EGFR）；并且，NSCLC 产生的外泌体也可被树突状细胞（DC）捕获，后者产生免疫耐受分子吲哚胺 2, 3-双加氧酶（indoleamine 2, 3-dioxygenase，IDO）。IDO 在诱导辅助 T 细胞产生及免疫耐受和肿瘤免疫逃避方面发挥重要的作用。由于 DC 能够产生表皮生长因子（EGF），而外泌体中含有 EGFR，两者相互作用，激活 DC，进而产生 IDO。诱导生成辅助 T 细胞是免疫耐受型 DC 的主要功能。免疫耐受型 DC 可诱导产生肿瘤特异性辅助 T 细胞，后者具有抗原特异性。研究证实，生成的辅助 T 细胞能够抑制肿瘤抗原特异性 CD$^+$T 细胞。总的来说，通过外泌体排出肿瘤细胞外的 EGFR，DC 能够诱导免疫耐受产生，进而诱导调节 T 细胞生成，后者对肿瘤特异性 CD8$^+$T 细胞具有强大的抑制作用[43]。

（六）电离辐射对肿瘤细胞外泌体的影响

近年来研究发现，电离辐射可以改变肿瘤细胞外泌体的分泌，从而促进肿瘤的侵袭及转移。研究证实，电离辐射可增加从成胶质瘤细胞和正常星形角质细胞释放大量外泌体。通过不同剂量的 X 射线照射成胶质瘤细胞和正常星形角质细胞，正常星形胶质细胞受照射后 48h 外泌体释放量可增加 1.71 倍，同时受照射的 3 株成胶质瘤细胞株（LNI8、U251 和 U87MG）的外泌体释放量增加 1.23～1.79 倍；而且，

U87MG 细胞受照射后 24h，外泌体分泌量在 2～8Gy 剂量照射，呈明显的剂量依赖性。另外，来自受照细胞的外泌体增强受体细胞的迁移；在分子方面，与信号通路有关的大量分子对肿瘤细胞转移起到重要的作用。尤其是，结缔组织生长因子（CTGF）mRNA 和胰岛素样生长因子结合蛋白 2（IGFBP2）蛋白水平增高，将非照射细胞与由照射细胞分离的外泌体共培养，可增加受体细胞 CTGF 蛋白的表达。此外，这些外泌体可增强激活受体细胞的神经酪氨酸激酶受体 1 型（TrkA）、局灶性粘连蛋白激酶、桩蛋白（paxillin）和原癌基因酪氨酸蛋白激酶（Src），这些分子涉及细胞的迁移。这些结果提示，电离辐射影响外泌体数量，尤其改变其分子结构，摄入，促进迁移的表型[44]。

外泌体也介导电离辐射旁效应。陈纤等[45]采用条件培养液转移的方法，以微核形成和克隆形成为终点，检测 X 射线在 H460 非小细胞肺癌细胞中诱导经培养液介导的旁效应；采用差速离心法从未受照射和受照的 H460 细胞培养液中提取、纯化外泌体，用透射电镜观察其形态，激光粒度仪分析其粒径分布，并用 Western blot 检测其标志蛋白 hsp90β 的表达。通过荧光探针共定位实验观察外泌体进入受体细胞的情况，采用结晶紫实验检测外泌体对受体细胞增殖的影响。结果表明，X 射线可在 H460 细胞中诱导经培养液介导的旁效应，表现为旁效应细胞的微核增加和克隆存活率下降；未受照射和受照细胞均分泌外泌体，但不同条件下细胞分泌外泌体的尺寸分布不同；当将外泌体加入到受体细胞时，外泌体可能通过膜融合的方式很快进入受体细胞，进而促进受体细胞的增殖；受照射 H460 细胞分泌的外泌体不影响接收细胞的克隆存活率，但增加受体细胞的微核形成率，并且这种现象在用 RNA 酶处理外泌体后消失。以上结果表明，受照射 H460 细胞分泌的外泌体可能是介导电离辐射旁效应的机制之一，并且其中 RNA 可能是介导电离辐射诱导旁效应的一种重要信号分子。

对于不能手术的 NSCLC 患者，放疗起到关键的作用。但是，辐射抗性是限制其疗效的重要因素。越来越多的证据表明，miRNAs 在辐射反应中，具有多种细胞调节功能。NSCLC 患者放疗后，其血清中有 9 种 miRNAs 下调，包括 miR-29b-3p、miR-200a-3p 和 miR-126-3p 等，而 miR-208a 上调。miR-208a 的表达增加，促进细胞增殖；并且，通过靶向 p21 诱导其辐射抗性，伴随肺癌细胞 AKT/mTOR 通路的相应激活；而下调 miR-208a，产生相反的效应。此外，下调 miR-208a，增加 NSCLC 细胞凋亡的百分数，抑制 G_1 期细胞阻滞。而且，来源于肺癌患者血清外泌体的 miR-208a，以时间依赖方式能够穿梭到 A549 细胞，产生生物效应。这些结果提示，miR-208a 通过靶向 p21 能够影响人肺癌细胞的增殖和辐射抗性，并且通过外泌体进行转移。因此，miR-208a 可能是肺癌患者潜在的治疗靶点[46]。

参 考 文 献

[1] Yáñez-Mó M, Siljander PR, Andreu Z, et al. Biological properties of extracellular vesicles and their physiological functions. J Extracell Vesicles, 2015, 4：27066.

[2] 邢宇洋，康亚妮，戚颖，等. 乳腺癌细胞外泌体的分离与鉴定. 肿瘤，2013，33（7）：581-584，596.

[3] Yaug C, Robbins PD. The roles of tumor-derived exosomes in cancer pathogenesis. Clin Dev Immunol, 2011, 2011：842-849.

[4] Raposo G, Stoorvogel W. Extracellular vesicles: exosomes, microvesicles, and friends. J Cell Biol, 2013, 200：373-383.

[5] Pant S, Hilton H, Burczynski ME. The nmlti-faceted exosome: biogenesis, role in nonllal and aberrant cellular function, and frontiers for pharmacological and biomarker opportunities. Biochem Pharmacol, 2012, 83 (11): 1484-1494.

[6] 张敏，张晨光，丁卫. 外泌体及其在肿瘤诊疗中的意义. 生理科学进展，2014，45 (5)：372-378.

[7] Subra C, Grand D, Laulagnier K, et al. Exosomes account for vesicle-mediated transcellular transport of activatabI ephospholipases and prostagIandins. J Lipid Res, 2010, 51 (8): 2105-2120.

[8] Batista BS, Eng WS, Pilobello KT, et al. Identification of a conserved glycan signature for microvesicles. J Proteome Res, 2011, 10 (10): 4624-4633.

[9] Kosaka N, Izumi H, Sekine K, et al. MicroRNA as a new immune-regulatory agent in breast milk. Silence, 2010, 1 (1): 1-7.

[10] Gajos-Michniewicz A, Duechler M, Czyz M. MiRNA in melanoma-derived exosomes. Cancer Lett, 2014, 347 (1): 29-37.

[11] Huang XY, Yuan TZ, Liang MH, et al. Exosomal miR-1290 and miR-375 as prognostic markers in castration-resistant prostate cancer. Eur Urol, 2015, 67 (1): 33-41.

[12] Thery C, Amigorena S, Raposo G, et al. Isolation and characterizationof exosomes from cell culture supernatants and biological fluids. Curr Protoc Cell Biol, 2006, Chapter 3: Unit 3. 22.

[13] Tauro BJ, Greening DW, Mathias RA, et al. Comparison of ultracentrifugation, density gradient separation, and immunoaffinity capture methods for isolating human colon cancer cell line LIM1863-derived exosomes. Methods, 2012, 56: 293-304.

[14] van der Pol E, Coumans FA, Grootemaat AE, et al. Particle size distribution of exosomes and microvesicles determined by transmission electron microscopy, flow cytometry, nanoparticle tracking analysis, and resistive pulse sensing. J Thromb Haemost, 2014, 12: 1182-1192.

[15] Oosthuyzen W, Bailey MA, Dear JW. Quantification of human urinary exosomes by nanoparticle tracking analysis. J Physiol, 2013, 591: 5833-5842.

[16] Kalra H, Adda CG, Liem M, et al. Comparative proteomics evaluation of plasma exosome isolation techniques and assessment of the stability of exosomes in normal human blood plasma. Proteomics, 2013, 13: 3354-3364.

[17] Petersen KE, Manangon E, Hood JL, et al. A review of exosome separation techniques and characterization of B16-F10 mouse melanoma exosomes with AF4-UV-MALS-DLS-TEM. Anal Bioanal Chem, 2014, 406 (30): 7855-7866.

[18] Lane RE, Korbie D, Anderson W, et al. Analysis of exosome purification methods using a model liposome system and tunable-resistive pulse sensing. Sci Rep, 2015, 5: 7639.

[19] Jiang H, Li Z, Li X, et al. Intercellular transfer of messenger RNAs in multiorgan tumorigenesis by tumor cell-derivedexosomes. Mol Med Rep, 2015, 11 (6): 4657-4663.

[20] Azmi AS, Bao B, Sarkar FH. Exosomes in cancer development, metastasis, and drug resistance: a comprehensive review. Cancer Metastasis Rev, 2013, 32 (3~4): 623-642.

[21] Sceneay J, Smyth MJ, Moller A. The pre-metastatic niche: finding common ground. Cancer Metastasis Rev, 2013, 32 (3~4): 449-464.

[22] Peinado H, Aleckovic M, Lavotshkin S, et al. Melanoma exosomes educate bone marrow progenitor cells toward a pro-metastatic phenotype through MET. Nat Med. 2012, 18: 883-891.

[23] Suchorska WM, Lach MS. The role of exosomes in tumor progression and metastasis (Review). Oncol Rep, 2015, Epub ahead of print.

[24] Grange C, Tapparo M, Collino F, et al. icrovesicles released from human renal cancer stem cells stimulate angiogenesis and formation

of lung premetastatic niche. Cancer Res, 2011, 71: 5346-5356.

[25] Peinado H, Aleèkoviæ M, Lavotshkin S, et al. Melanoma exosomes educate bone marrow progenitor cells toward a pro-metastatic phenotype through MET. Nat Med, 2012, 18: 883-891.

[26] Agnihotri S, Burrell KE, Wolf A, et al. Glioblastoma, a brief review of history, molecular genetics, animal models and novel therapeutic strategies. Arch Immunol Ther Exp (Warsz), 2012, 25-41.

[27] Hoshino A, Costa-Silva B, Shen TL, et al. Tumour exosome integrins determine organotropic metastasis. Nature, 2015, 527 (7578): 329-335.

[28] 王丹丹，陈建中，亢春彦. BMSCs 来源的外泌体对小鼠乳腺癌细胞 4T1 增殖、侵袭的影响及机制探讨. 山东医药，2015，55 (35): 12-15.

[29] 龚守良主编. 医学放射生物学. 第 4 版. 中国原子能出版社，2015: 385-386.

[30] Thomas SN, Liao ZP, Clark D, et al. Exosomal proteome profiling: A potential multi-marker cellular phenotyping tool to characterize hypoxia-induced radiation resistance in breast cancer. Proteomes, 2013, 1 (2): 87-108.

[31] Yang Y, Yang X, Yang Y, et al. Exosomes: a promising factor involved in cancer hypoxic microenvironments. Curr Med Chem, 2015, 22 (36): 4189-4195.

[32] Park JE, Tan HS, Datta A, et al. Hypoxic tumor cell modulates its micmenvironment to enhance angiogenic and metastatic potential by secretion of proteins and exosomes. Mol Cell Proteomics, 2010, 9 (1): 1085-1099.

[33] Baginska J, Viry E, Paggetti J, et al. The critical role of the tumor microenvironment in shaping natural killer cell-mediated anti-tumor immunity. Front Immunol, 2013, 4: 490.

[34] Ramteke A, Ting H, Agarwal C, et al. Exosomes secreted under hypoxia enhance invasiveness and stemness of prostate cancer cells by targeting adherens junction molecules. Mol Carcinog, 2015, 54 (7): 554-565.

[35] Wang J, Hendrix A, Hernot S, et al. Bone marrow stromal cell-derived exosomes as communicators in drug resistance in multiple myeloma cells. Blood, 2014, 124 (4): 555-566.

[36] Boelens MC, Wu TJ, Nabet BY, et al. Exosome transfer from stromal to breast cancer cells regulates therapy resistance pathways. Cell, 2014, 159 (3): 499-513.

[37] 王运刚，王胜军. 外泌体在免疫抑制性肿瘤微环境形成中的作用. 细胞与分子免疫学杂志，2015，31 (10): 1417-1420.

[38] Gasser S, Orsulic S, Brown EJ, et al. The DNA damage pathway regulates innate immune system ligands of the NKG2D receptor. Nature, 2005, 436: 1186-1190.

[39] Clayton A, Mitchell JP, Court J, et al. Human tumor-derived exosomes down-modulate NKG2D expression. J Immunol, 2008, 180: 7249-7258.

[40] Hedlund M, Nagaeva O, Kargl D, et al. Thermal-and oxidative stress causes enhanced release of NKG2D ligandbearing immunosuppressive exosomes in leukemia/lymphoma T and B cells. PLoS One, 2011, 6: e16899.

[41] Hedlund M, Stenqvist AC, Nagaeva O, et al. Human placenta expresses and secretes NKG2D ligands via exosomes that down-modulate the cognate receptor expression: evidence for immunosuppressive function. J Immunol, 2009, 183: 340-351.

[42] Lundholm M, Schröder M, Nagaeva O, et al. Prostate tumor-derived exosomes down-regulate NKG2D expression on natural killer cells and $CD8^+$ T cells: Mechanism of immune evasion. PLoS One, 9 (9): e108925.

（下转第 13 页）

乏氧微环境与肿瘤

王志成　刘　扬　刘淑春　龚守良　方　芳

吉林大学公共卫生学院卫生部放射生物学重点实验室 长春 130021

【摘要】 乏氧微环境是实体肿瘤的重要特征。乏氧时，氧分压降低，肿瘤发生一系列改变，包括肿瘤发生侵袭和转移，放化疗耐受、肿瘤干细胞干性增强，肿瘤中糖类、脂类、核酸和酶类代谢改变，肿瘤免疫逃逸、免疫治疗耐受，并且一系列相关分子调控通路激活或者被抑制。乏氧微环境是肿瘤不良预后的重要因素，相较于肿瘤组织，正常组织中很少存在乏氧区域，所以乏氧微环境也为肿瘤的靶向治疗提供了有利条件，克服乏氧、利用乏氧和规避乏氧的抗肿瘤策略成为以乏氧微环境为中心的抗肿瘤策略的主要方向，具有重要的肿瘤治疗指导意义。

【关键词】 乏氧微环境；免疫逃逸；凋亡；自噬；外泌体

肿瘤组织中除了肿瘤细胞外，还包括免疫细胞、血管相关内皮细胞、成纤维细胞、脂肪细胞、炎性细胞和间充质干细胞等；此外，细胞外基质、细胞趋化因子、生长因子和基质降解酶等一些非细胞成分也包含其中[1]。这些成分共同组成了维持肿瘤细胞生存的肿瘤微环境（tumor microenvironment，TME），同时各种成分之间的相互作用会对肿瘤细胞产生复杂的影响。在肿瘤进展过程中，由于肿瘤细胞增殖迅速，血管网络无法快速建立，并且新生血管在结构上存在异常，导致微环境中的氧含量降低、营养物质缺乏和酸性物质堆积，这是一个复杂的微生态网络，具有诱导选择肿瘤细胞恶性增殖的作用。在乏氧微环境中，肿瘤细胞通过改变代谢方式、抑制免疫细胞的杀伤效应、对外来放化疗的适应和易于发生侵袭和转移等，增强了治疗的难度[2,3]。另外，利用乏氧这一特点，进行靶向性治疗，也给肿瘤治疗提供了一条独特的思路。

一、乏氧微环境产生原因

当氧分压（partial pressure of oxygen，PO_2）低于正常生理水平时，肿瘤微环境会呈现乏氧状态。已有的研究显示，多数肿瘤细胞周围的氧分压在 7.5mmHg 以下[4]，而正常组织中 PO_2 值多在 40mmHg 以上，因此，乏氧是肿瘤微环境中普遍存在的现象。乏氧原因具有复杂的空间多样性和时间多样性，根据形成机制及持续时间分为慢性乏氧与急性乏氧两种主要类型。细胞的生长和增殖有赖于充分的氧气和能量供应；同样，肿瘤细胞的生长也需要通过所在位置的血管网提供氧气和营养物质。毛细血管携带氧气到组织，但由于氧气的扩散限制，其氧浓度随着离毛细血管的距离增加而逐渐降低。同时，肿瘤组织内，肿

通信作者：方芳，吉林省长春市新民大街 1163 号，130021

瘤细胞异常快速生长和增殖，使肿瘤内部供血不足，这些因素造成慢性乏氧。而突然性、暂时性血流灌注中断或减少以及红细胞数量改变等则造成了急性乏氧[5,6]。

根据肿瘤代谢和对应激的适应，乏氧的成因又包括：

（1）由于多数肿瘤细胞处于高代谢和快速增殖状态，氧气的消耗量要远大于供应量，造成微环境中的氧含量持续下降，最终形成乏氧微环境；

（2）一些肿瘤本身以及药物和放射治疗都可以导致机体发生贫血，血红蛋白降低在肿瘤患者中是常见现象，研究发现，当血红蛋白低于100g/L时，肿瘤中氧的供应量会大幅下降并引起乏氧[7]；

（3）也有研究表明，在化疗初期，化疗药物会损伤肿瘤细胞的线粒体，导致氧耗的减少并形成PO_2峰值，但在化疗后期，由于化疗药物的血管内皮损伤作用，肿瘤局部血流量会显著下降，氧气供应量相应减少，最终形成乏氧微环境[8]。

二、肿瘤对乏氧微环境的适应

肿瘤细胞暴露于急、慢性乏氧微环境中可对肿瘤的治疗产生重要影响。肿瘤的放、化疗是重要的治疗手段，研究显示，含氧量低的肿瘤细胞比富含氧的肿瘤细胞对放疗具有更大的耐受性，其根本原因在于放射诱导的DNA损伤对氧的需求。对于处在不同细胞周期的细胞来说，G_2/M期细胞更敏感，乏氧影响细胞周期分布，降低放射敏感性。研究发现[9]，乏氧（1%O_2）24h与48h时，BEL7402细胞存活分数变化不明显，提示短时间乏氧对BEL7402细胞存活无明显影响；但随着乏氧时间延长，凋亡细胞逐渐增多；单纯放疗组可看到明显的细胞G_2/M期阻滞，而乏氧+放疗组却无明显的细胞G_2/M期阻滞，提示乏氧通过影响射线对细胞G_2/M期阻滞，降低了BEL7402细胞对射线的敏感性。

另外，肿瘤适应乏氧微环境对肿瘤生存和发展至关重要，且需要相关基因的表达。乏氧诱导因子-1α（hypoxia inducible factor-1α，HIF-1α）被确认为是一种乏氧条件下广泛存在于哺乳动物及人体内的转录因子，在乏氧环境中HIF-1α能保护细胞、对抗由血清剥夺和一些细胞凋亡剂诱导的细胞凋亡。Peng等[10]研究发现，激活的EGFR信号途径可通过对PI3K/AKT途径的调节使HIF-1α表达增加，而HIF-1α可直接结合存活素（survivin）启动子，导致凋亡抵抗。Unruh等[11]发现，HIF-1α表达缺失的小鼠胚胎纤维原细胞对卡铂拓扑异构酶Ⅱ抑制剂等化疗药物的敏感性增强，而且细胞更易发生凋亡。也有研究认为，过度乏氧可明显诱导细胞凋亡，而适度乏氧对细胞凋亡无明显影响；适度乏氧才会抑制化疗药物诱导的凋亡，所以有学者认为HIF-1α具有双重效应。另外，HIF-1α对乏氧诱导自噬（autophagy）也具有一定的作用，乏氧微环境条件下，卵巢癌细胞HO8910PM和HO8910中HIF-1α可诱导高表达，且增加细胞自噬水平；新型喜树碱类药物NSC606985能抑制高转移卵巢癌细胞株的HIF-1α调控的自噬水平。凋亡耐受和自噬都是对肿瘤细胞的保护效应，HIF-1α调控的肿瘤乏氧适应起到关键作用。

有研究还发现，乏氧微环境与环氧合酶（cyclooxygenase，COX）可能存在正反馈调节机制。COX是催化花生四烯酸转化成前列腺素的关键酶，与肿瘤有密切关系。HIF-1α可结合COX-2启动子上的乏氧反应元件。乏氧环境中COX-2的上调伴随有前列腺素E_2（prostaglandin E_2，PGE_2）水平的增加。在结直肠肿瘤PGE_2的增加可通过激活丝裂原活化蛋白激酶途径增强 VEGF 的表达和 HIF-1α 的转录活性，这种潜在的正反馈调节可促使 COX-2 表达上调；COX-2 表达上调也预示着肿瘤细胞已适应乏氧微环境，使用只在乏氧环境中发挥作用的 COX-2 抑制剂可能对结直肠癌的治疗、预防提供一条新途径[12]。此外，还有很多调节机制可促进肿瘤细胞对乏氧的耐受，如 HER-2/neu 属于表皮生长因子受体家族，HER-2/neu 的过表达可促进肿瘤乏氧细胞群的活力[13]。

总之，肿瘤自身可通过各种调节途径使肿瘤细胞适应乏氧微环境。同时，由于乏氧导致的一系列基因转录和表达的改变，目前的研究已经表明，肿瘤对乏氧微环境的适应反应并不仅是为了维持肿瘤的生存和生长，对乏氧微环境的研究可进一步了解肿瘤的生长特性，对肿瘤的治疗有重要意义。

三、乏氧微环境影响肿瘤糖代谢

目前，多数观点认为恶性肿瘤不仅是一种基因病，也是一种能量代谢性疾病。正常细胞体内，葡萄糖会维持一个平衡状态。在乏氧时，葡萄糖会转变为丙酮酸，进而转变为乳酸；当氧含量正常时，丙酮酸会进入三羧酸循环（tricarboxylic acid cycle，TCA）。而肿瘤细胞即使在有氧时，也不利用线粒体氧化磷酸化产能，转而利用有氧糖酵解，即“瓦博格效应（Warburg effect）”[14]。Warburg 效应代表着肿瘤细胞对葡萄糖利用方式由氧化磷酸化到糖酵解的转变，现在被认为是肿瘤的一大特征。从氧化磷酸化向无氧糖酵解的转变是肿瘤细胞能够在乏氧微环境中存活的一个重要前提，在这一过程中 HIF-1α 起到了至关重要的作用。

在快速生长的肿瘤细胞中，局部供氧量不足，通过上调糖酵解代替氧化磷酸化，补偿能量不足。HIF-1α 的活化可以诱导糖酵解酶及葡萄糖转运载体基因的表达，且通过转录活化 PDK 和细胞色素 C 氧化酶 COX4-2 亚型来抑制线粒体氧化代谢，上调肿瘤细胞有氧糖酵解[15]。另外，HIF-1α 能直接激活乳酸脱氢酶 A（lactate dehydrogenase A，LDHA）、丙酮酸脱氢酶激酶 1（phosphoglycerate kinase-1，PDK-1）和 M2 型丙酮酸激酶（pyruvate kinase M2，PKM2）等基因，这些基因编码的葡萄糖转运蛋白和糖酵解酶是肿瘤细胞无氧糖酵解所必需的[16,17]。HIF-1α 也能阻止丙酮酸盐转变为乙酰辅酶 A，使其无法进入线粒体参与氧化磷酸化反应[18]，进一步促进了肿瘤细胞代谢机制向无氧糖酵解的转变。由于肿瘤细胞的转变主要依赖无氧糖酵解提供能量，减少了对氧的依赖，因此，消除了乏氧微环境对肿瘤细胞生存的不利影响。

研究者还提出了“逆向 Warburg 效应（reverse Warburg effect）”，基本理论是一些肿瘤包含两个不同产能途径的细胞亚群：一群由葡萄糖依赖细胞构成，分泌乳酸；另一群则摄入和应用周围细胞产生的乳酸作为主要能量。以往认为，糖酵解终产物的乳酸可能是肿瘤发生、维持和转移的主要调节者[19]；新的研究认为，乳酸调节肿瘤细胞的代谢反应，而肿瘤细胞能够通过代谢乳酸作为能量来源，并且可将乳酸转送至周围细胞、基质和血管内皮细胞，以诱导肿瘤的能量代谢重组[20]。Sotgia 等[21]提出了一个肿瘤代谢的新模型，糖酵解间质细胞产生线粒体的代谢原料（L-乳酸和酮体），并转运至具有氧化特性的上皮肿瘤细胞，驱动线粒体氧化磷酸化（OXPHOS）和线粒体代谢，这就是“逆向 Warburg 效应”，是间质细胞采取了有氧糖酵解所致，而非肿瘤细胞引起。转移性乳腺癌细胞的

OXPHOS增强，而邻近的间质细胞采取糖酵解且线粒体缺乏，这与“逆向Warburg效应”模型是一致的。糖酵解基质细胞包括肿瘤相关成纤维细胞、脂肪细胞和炎性细胞。肿瘤相关免疫细胞也可通过糖酵解向线粒体提供代谢所需的原料，从而解释了炎性反应是如何促进肿瘤进展和转移的。

四、乏氧微环境影响肿瘤干细胞样特性

乏氧对肿瘤干细胞样特性的获得具有重要的协助作用，乏氧状态是肿瘤干细胞群的一个特性[22]。乏氧微环境会刺激肿瘤细胞改变一系列基因的表达水平，使细胞去分化，细胞变得不成熟并获得干细胞样特性。前期研究表明，肿瘤干细胞需在乏氧条件下激活HIF-1α与HIF-2α来维持自我更新[23,24]，并通过上调Sox2和Oct4等基因获得多能性[25,26]。更为重要的是，HIF-2α所激活的c-myc是保证肿瘤干细胞始终处于未分化状态所必需的[27]。

由于HIF-1α可结合Notch的胞内结构域并提高其转录活性，因此乏氧对这一信号通路有着非常重要的影响。对肿瘤细胞来说，Notch信号通路同样具有调控增殖、凋亡和干细胞样特性的功能[28,29]。例如，在神经胶质瘤的乏氧微环境中，HIF-1α和HIF-2α均需要通过Notch信号通路来保证肿瘤干细胞的自我更新和处于未分化状态[30]。因此，乏氧微环境对肿瘤干细胞有着举足轻重的调控作用。

另外，乏氧微环境所致的肿瘤干细胞样特性，也能造成肿瘤辐射抗拒。乏氧可通过降低细胞内外的接受照射后的活性氧自由基[31]，诱导乏氧相关的转录因子HIF等减少辐射对肿瘤细胞的损伤，促进其存活。Li等[32]研究胶质瘤干细胞时发现，乏氧能够诱导胶质瘤干细胞中HIF蛋白的表达上调，其中HIF-1α在肿瘤干细胞及非肿瘤干细胞中均表达，而HIF-2α只在肿瘤干细胞中表达。HIF表达变化的同时，伴随着Oct4、PGK1、Glut1、VEGF和SerpinB9、TGFα等相关基因表达的变化，肿瘤干细胞的增殖及成瘤能力也有所加强；而对该肿瘤干细胞采取shRNA敲除HIF基因后，细胞的增殖生长能力受抑，体内外成瘤能力下降，荷瘤小鼠的存活时间延长。综上，乏氧微环境可以保持肿瘤的干细胞样特性，进而发展到辐射抗拒，影响肿瘤的放射治疗。

五、乏氧微环境对肿瘤侵袭和转移的影响

肿瘤侵袭转移时需要至少3次穿过基底膜，即从原位突破包绕肿瘤的基底膜，进出血管通过血管基底膜。肿瘤转移是肿瘤细胞所特有的属性，是指肿瘤细胞脱离了原发病灶，通过直接蔓延、淋巴转移、血行转移和种植等转移方式，到达继发组织或器官后继续增殖生长，形成继发肿瘤的过程。

基质金属蛋白酶（matrix metallo proteinases，MMPs）是一组非溶酶体酶的蛋白水解酶，是细胞外基质降解的主要酶。目前研究认为，乏氧微环境与诱导MMPs的表达有关，乏氧可显著增强人乳腺癌细胞株MDA-MB-231和MDA-MB-435的侵袭力，MMP抑制剂可阻滞乏氧诱导的侵袭[33]。乏氧微环境影响肿瘤转移，涉及糖类代谢、脂类代谢、核酸及酶类代谢。基于瓦博格效应，使肿瘤细胞内的葡萄糖量增高、糖酵解活性提高和乳酸堆积[34]。

酸性环境对肿瘤细胞具有保护作用，肿瘤细胞内糖酵解反应的增强，一个直接结果就是肿瘤细胞内乳酸含量增加，而肿瘤细胞中乳酸的水平与肿瘤的转移有直接

关系[35]，可以诱导与糖酵解有关的酶表达和激活，如己糖激酶和6-磷酸果糖激酶-1（6-phosphofructokinase1，PFK1），增强肿瘤细胞中ATP的供给。肿瘤细胞可以把乳酸作为一种能量来源进行新陈代谢，还可以从周围细胞中得到乳酸来维持自身的酸性环境，以此来抗细胞凋亡和维持自身转移性[36]。

脂类涉及脂肪、类脂及其衍生物，包括磷脂类、脂肪酸、胆固醇、三酰甘油（甘油三酯）、胆固醇酯、鞘脂和组成细胞生物膜的所必需的部分脂类，是机体最重要的供能和储能物质。有研究证实[37]，如果把卵巢癌细胞和脂肪细胞置于同一培养基中培养，细胞的脂类可以定向地从脂肪细胞传递到卵巢癌细胞，为细胞的扩增提供能量。在肿瘤细胞内，脂肪的氧化分解也会发生变化。有研究发现[38]，如果把乳腺癌细胞分成两组，一组与成熟的脂肪细胞一起培养，另外一组单独培养。将癌细胞从尾静脉注入小鼠体内，之后观察发现，与成熟的脂肪细胞一起培养的乳腺癌细胞在小鼠体内的转移能力明显增强。这可能是因为癌症相关的脂肪细胞可以通过脂肪分解产生脂肪酸，再将分解产生的脂肪酸传递给肿瘤细胞作为能量来源，同时再分泌脂肪因子促进肿瘤细胞的黏附、转移[39]。也有研究发现[40]，在乏氧环境可以使HIF-1和SIAH-2（seven in absentia homologues）基因激活，调节谷氨酰胺代谢促进脂类的合成，从而保证肿瘤细胞的扩增需要。

总之，肿瘤的侵袭和转移是乏氧微环境造成的直接后果，是一个复杂的混合过程，明确乏氧微环境对侵袭和转移到作用，则为揭示肿瘤细胞转移的机制，为肿瘤的靶向性治疗提供很好的方向和策略。

六、乏氧微环境影响肿瘤免疫

乏氧微环境条件下，肿瘤的免疫具有独特性。部分免疫细胞可被动地逃避免疫系统的攻击，出现免疫逃逸现象。同时，由于免疫逃逸机制的存在，肿瘤细胞会逐渐对免疫效应细胞分泌的细胞因子等不敏感。也就是说，免疫系统抗肿瘤的同时对肿瘤具有重塑作用，对肿瘤细胞进行免疫选择，同时也使弱免疫原性的肿瘤细胞得以逃逸并进一步生长。另一方面与宿主有关，宿主免疫应答基因丢失或减弱，效应细胞功能异常，免疫抑制性巨噬细胞、抑制性T细胞、免疫抑制因子等的产生以及淋巴因子产生异常等，都是引起免疫逃逸的因素。

主要组织相容性复合体（major histocompatibility complex，MHC）Ⅰ类链相关基因A和B（MHC class Ⅰ polypeptide-related sequence A and B，MICA and MICB）在很多肿瘤中都呈高表达，与NK细胞、淋巴因子激活的杀伤（lymphokine-activated killer，LAK）细胞和T细胞表面的NK细胞活化受体2D（NKG2D）的相互结合可导致肿瘤细胞的溶解[41]。而乏氧会使MICA和MICB从肿瘤细胞表面脱落成为溶解状态[42]，可抑制NK细胞表面NKG2D和趋化因子受体1［chemokine（C-X-C motif）receptor 1，CXCR 1］基因的表达，并能抑制T细胞的激活[43,44]，从而使肿瘤细胞无法被免疫细胞识别和攻击。

此外，肿瘤细胞可分泌多种免疫抑制因子，使肿瘤细胞免疫逃逸，转化生长因子β（transforming growth factor-β，TGF-β）是其中最重要的因子之一。TGF-β能够抑制细胞毒性T细胞的增殖和细胞毒素基因的表达，使T细胞无法发挥抗肿瘤作用[45]；能够阻碍自然杀伤（natural killer，

NK）细胞的激活，并下调NK细胞多种表面受体的表达，使其无法识别和溶解肿瘤细胞[46]；也能够抑制树突状细胞表面的抗原递呈分子、共刺激因子和趋化因子受体的表达，阻碍树突状细胞发挥正常功能，使树突状细胞无法将肿瘤抗原呈递给T细胞[46]。

处于乏氧状态的肿瘤细胞还能够合成一些具有免疫抑制作用的产物，如COX-2就能将花生四烯酸转变为PGE2，而后者能够增加细胞内cAMP的量和活性[47]，进而对T细胞的增殖和LAK细胞的功能产生抑制[48]；PGE2也可以诱导调节性T细胞的生成并维持其功能，使肿瘤乏氧微环境具有免疫抑制作用[49]。

机体免疫系统通过识别自我和非我抗原物质，发挥免疫保护、免疫自稳和免疫监视功能。通过这些基本功能防御及消除病原体的危害，清除体内衰老损伤的细胞，监视并清除体内出现的突变细胞等。乏氧微环境引起的免疫功能抑制促使机体对肿瘤细胞的识别能力下降，不利于肿瘤的防治。

七、乏氧微环境与肿瘤外泌体

1986年，有学者在体外培养的绵羊红细胞上清液中发现了一种有膜结构的小囊泡，被称为外泌体（exosome）；1996年，有学者发现EB病毒转化的人B细胞内一些有膜结构的小囊泡表面可表达MHCⅡ类分子，能激活T细胞，并与红细胞内外泌体的形成过程和排出途径相似。外泌体是大小为30~120nm的小囊泡，囊腔由膜蛋白组成的脂质双层包绕蛋白质和核酸形成，由于来源于细胞类型和组织不同而具有差异性[50,51]。外泌体包括蛋白质及mRNA和miRNA，其中蛋白质占外泌体内含物的很大部分。一类蛋白质参与结构的形成，多分布于外泌体的表面和内腔中，包括微管蛋白、肌动蛋白和微丝蛋白等细胞骨架成分，以及膜转运和融合相关蛋白质，如Annexins、多种Rab蛋白、flotillin、Alix和TSG101等。另一类蛋白质与细胞来源有关，相对特异，有些外泌体中甚至含有来源于细胞中的大部分蛋白质种类。外泌体mRNA和miRNA也是主要成分，不仅保护RNA稳定存在，还能够作为有效的载体将RNA转运到靶细胞中，发挥重要的调控作用。

一般来说，肿瘤微环境中的外泌体可以通过蛋白质、脂质和RNA调节细胞间的通信，导致瘤内异质性和免疫应答改变，产生肿瘤相关成纤维细胞，使血管增多并促进转移，进而显著影响肿瘤的发生和发展。Park等[52]发现，轻度乏氧（1% O_2）不足以诱导细胞凋亡，但可以诱导人肺癌细胞株A549释放外泌体，通过内皮细胞和成纤维细胞的趋化作用吸引并刺激基质细胞释放促血管生成因子，有助于血管生成。随后有研究发现，外泌体在胶质母细胞瘤、乳腺癌、白血病、前列腺癌和多发性骨髓瘤中均与乏氧密切相关[53]。来源于乏氧肿瘤细胞的外泌体中含有不同的蛋白质和核酸，被相邻的癌细胞或内皮细胞接收后激活各种信号通路，促进血管生成、肿瘤侵袭和远处转移。

肿瘤微环境中的乏氧因素可以通过影响外泌体中某些miRNAs分泌促进不同肿瘤的血管管腔生成，其中HIF-1作为重要的乏氧诱导因子代表了肿瘤微环境乏氧的水平。研究乏氧时分泌的外泌体中与肿瘤血管生成相关的miRNAs时，较多选择乏氧时细胞外的控制基因miR-16、miR-18b、miR-135b及乏氧调控的miR-210。另外，来源于乏氧肿瘤细胞的外泌体核酸在肿瘤乏氧微环境中发挥重要作用，在研究外泌体信息传递时不能忽视这些 miRNAs。但是，目前大多数研究仅集中在外泌体分泌的核酸本身，几乎没有关注乏氧对其的影响。而且，不确定常规氧条件下的结果是否与乏氧条件下一致，尚无结论。比如，研究表明，正常组织细胞恶性转化改变一些既定通路，然后改变了外泌体释放的 miRNAs，暗示了恶性转化受细胞来源的特殊 miRNAs 介导而改变通路。因此，对于乏氧状态下 miRNAs 是否存在这种作用尚不清楚。因此，应该对乏氧诱导的外泌体核酸进行更多研究。

肿瘤乏氧微环境中，外泌体的蛋白质还可以通过促进肿瘤细胞的运动和侵袭，提高癌细胞的干性及前列腺成纤维细胞中肿瘤相关表型等影响肿瘤的生长、浸润、侵袭和转移。Ramteke 等[54]通过蛋白质组学分析表明，在乏氧状态下，前列腺癌分泌的外泌体中跨膜四超家族 CD81 和 CD63 水平更高，代表具有更强的远处转移能力；此外，热休克蛋白 HSP70、HSP90 以及 annexinⅡ水平提高而降低 Alix 水平，表明肿瘤恶性程度越强，预后越差。

乏氧是肿瘤微环境一个重要的组成部分。外泌体根据不同的来源具有差异性，是乏氧刺激下最重要的肿瘤促进因子之一，通过影响周围的肿瘤微环境来影响肿瘤的发生、发展。研究结果表明，在乏氧状态下，不同肿瘤细胞来源外泌体中的核酸和蛋白质等对肿瘤存在的微环境通过不同的机制，促进血管生成、侵袭、浸润及转移。这些研究深入探讨了外泌体的内容物，还揭示了外泌体成分如何在支持免疫治疗的临床应用方面发挥作用。

八、靶向乏氧微环境肿瘤治疗策略

乏氧微环境对肿瘤传统治疗方法产生了诸多不利影响，造成了肿瘤的免疫效果降低和肿瘤放、化疗耐受等负面效应，但同时也为肿瘤的靶向治疗提供了机会。以乏氧微环境为靶点的肿瘤治疗策略基本方向可以分为“克服乏氧”“利用乏氧”和“规避乏氧”3 种全新的乏氧肿瘤治疗策略，以此衍生出多种多样的方案，但均离不开这 3 个大的原则。

（一）克服乏氧策略

中国科学院上海硅酸盐研究所研究员施剑林和步文博带领的研究团队设计了一种新型的复合结构稀土纳米诊疗剂，即利用负载上转换纳米诊疗剂（UCSs）的 MnO_2 纳米片层（UCSMs），可以同时实现乏氧响应型上转换发光（UCL）成像和氧增强型光动力学治疗（PDT）/放疗协同治疗。该结构设计不仅可以借助于 UCSMs 中黑色 MnO_2 与乏氧实体瘤内酸性 H_2O_2 还原成无色 Mn^{2+}，恢复被 MnO_2 淬灭的 UCSs 的发光信号，实现高灵敏 UCL 成像，用于精确定位乏氧肿瘤的位置；同时，利用 MnO_2 与酸性 H_2O_2 之间的氧化还原反应，可以产生大量的 O_2，有效提高乏氧区的氧分压，显著增强光动力学治疗和放疗对乏氧实体瘤的协同杀伤作用，从而达到抑制乏氧实体瘤的生长、侵袭和转移的目的[55]。

另外，血管结构异常是形成肿瘤乏氧微环境的一个重要原因。在正常组织中，由于促血管信号和抗血管信号之间存在动态平衡，所以血管能够维持正常结构。而在肿瘤组织中，这一平衡被打破，导致血管在结构和功能上都出现了异常，肿瘤血液灌注量下降，引起微环境中 PO_2 的降低；乏氧微环境会使肿瘤的恶性程度提高，并能降低肿瘤对各种治疗方法的敏感度[56,57]。因此，在抑制血管形成的同时，对血管结构进行修复是一种可行的克服乏氧的治疗策略。某些抗血管生成药物可将未成熟或存在结构异常的肿瘤血管清除，并对剩余血管进行修复使其结构上更接近于正常血管，这样即可有效增加肿瘤中血液的灌注能力，降低肿瘤微环境乏氧程度，同时也能增强肿瘤免疫反应。如 Sorensen 等[58]研究发现，合理的应用西地尼布（cediranib）可明显修复恶性胶质瘤异常血管，增加血供，缓解乏氧，从而使患者获得良好预后。

（二）利用乏氧策略

1. 利用乏氧环境增强药物效果

Threshold 药物公司的研究者们将具有 DNA 交联毒性的基因异环磷酸铵合成了一系列能活化乏氧肿瘤细胞的非手性氨基磷酸酯芥，其前导物是 TH-302，一种含有 2-硝基咪唑的溴基类似物，能够将乏氧肿瘤细胞转化为激活状态[59]。TH-302 也是一种具有代表性的药物前体，由二硝基咪唑与 Br-IPM（bromo-isophosphoramide）共价结合构成，乏氧条件下，会被不可逆性降解、释放，抑制 DNA 的交互链接。Vasilios 等[60]发现，将 TH-302 与多柔比星联合应用，可明显抑制骨肉瘤的生长和肺转移。此外，Takakusagi 等[61]利用丙酮酸盐加重肿瘤乏氧程度，也会显著增强 TH-302 的抗肿瘤效果。

2. 针对 HIF 基因的靶向策略

在肿瘤的发生、发展过程中，肿瘤组织中高表达的 HIF-1 上调下游目的基因的表达，包括血管生成、细胞转移侵袭和耐药等方面的靶基因，从而促进肿瘤生长、浸润和转移。由于 HIF-1 与肿瘤的发生/发展关系密切，因此针对 HIF-1 的靶向治疗，对于抑制和杀伤肿瘤具有重要的意义。应用反义 RNA、RNAi 和抑制剂等方法抑制 HIF-1 的表达或使其结构域失活，从而阻断 HIF-1 的作用。目前，已有多种药物抑制剂可以作用于 HIF-1 的合成、活性及稳定性等环节，从而阻断其生物学特性。例如，通过壳梭孢素衍生物 ISIR-042 的体内外实验证明，在乏氧状态下，能够通过下调 HIF-1α 和 AKT 的活化来抑制胰腺癌细胞的增殖。并且，ISIR-042 对于吉西他滨耐药的 $CD24^+$/$CD44^+$ 胰腺癌干细胞具有细胞毒性，可抑制其增殖的作用[62]。另外，在胰腺癌细胞的体内、体外实验中，HIF-1α 抑制剂 PX-478 可以提高放疗对肿瘤细胞的杀伤作用，在一定程度上逆转这些乏氧的肿瘤细胞的辐射抗性，并可抑制由于 HIF-1α 促血管生成因子[63]。此外，HIF-1α 抑制剂 2-甲氧雌二醇可以抑制 HIF-1 调节的靶基因转录的激活，下调 HIF-1α 诱导的 VEGF 的表达。

3. 光动力/化疗联合

施剑林和步文博研究团队设计了一种基于上转换发光探针、光敏剂分子和生物还原性药物共担载的新型多功能纳米诊疗体系，实现了 PDT/化疗（即生物还原性治疗）高效协同治疗。该结构设计的创新思路是借助于光动力学治疗技术耗氧的特点，并利用由此所产生的乏氧微环境，协同增强生物还原药物对乏氧肿瘤的杀伤力；即借助于高组织穿透深度的近红外激发光，激发探针发出紫外光和可见光，用于激活光敏剂分子，PDT 产生的线态氧（$^1O_2$）可以破坏肿瘤微血管，加剧肿瘤细胞微环境乏氧程度，进而显著提升生物还原药物的抗癌效果，最终达到高效治疗实体肿瘤的目的。活体动物实验证实，基于光动力学治疗和生物还原性药物的协同治疗的效果，明显优于任何一种单一治疗模式或两种治疗模式简单加和的效果，体现了协同治疗在高效治疗乏氧实体肿瘤中的显著优势[64]。

（三）规避乏氧策略

施剑林和步文博研究团队还设计了两种新型多功能稀土诊疗剂，分别利用肿瘤微环境中的水分子和原位控释的 NO 分子，实现了基于乏氧肿瘤的“X 射线诱导 X-PDT/放疗”和“X射线诱导NO控释/放疗”两类高效双模式协同治疗。X射线诱导X-PDT/放疗：巧妙地将稀土闪烁晶体（$LiYF_4$：Ce）与宽禁带半导体量子点ZnO融合为核壳复合结构，在临床放疗高能X射线照射下，功能内核$LiYF_4$：Ce下转换的紫外光被ZnO吸收，用于产生光生电子-空穴对（e^--h^+），h^+与肿瘤微环境中的水分子（而不是氧分子）反应，产生极强氧化性的羟自由基（$^{\cdot}OH$），$^{\cdot}OH$对肿瘤细胞器具有极强的氧化破坏作用，从而诱导癌细胞死亡；这种新型光敏剂不仅克服了传统PDT激发光源活体组织穿透深度低的缺陷，而且这种新型的X射线诱导X-PDT治疗效果几乎不依赖于肿瘤内的氧分压大小，从而显著提高X射线的能量利用率，对临床乏氧肿瘤的高效微创治疗具有重要意义[65]。

乏氧微环境是肿瘤的一个代表性特点，在这一微环境中肿瘤生长、转移以及对药物和放射治疗的抵抗能力都得到了大幅提高。同时，乏氧也使肿瘤信号通路更加错综复杂，但这也意味着有更多的机会寻找到有效的作用靶点。从目前研究来看，单纯只针对乏氧微环境某一方面进行干预，并不能起到理想的抗肿瘤效果，如何利用多种药物从各个方面对肿瘤乏氧微环境进行干预，发挥最佳抗肿瘤效果的同时减少药物的用量和不良反应是未来需要努力的方向。

九、结语

乏氧微环境是肿瘤生存的独特场所，在肿瘤形成过程中通过各种调节途径使肿瘤细胞适应乏氧微环境。同时，由于乏氧导致的一系列基因转录和表达的改变，使肿瘤的生物学特性发生了不同程度的改变，如侵袭力增强、血管生成增加、免疫逃避和恶性度更高等。肿瘤乏氧微环境是一个复杂的综合系统，加强对其的认识及研究，增强肿瘤乏氧微环境与肿瘤发生、发展之间联系的动态调节，会为人类攻克肿瘤提供更有价值的信息。而且，随着研究者以乏氧微环境为靶点，克服乏氧、利用乏氧和规避乏氧治疗的不断进步，相信在不久的将来一定能够从肿瘤乏氧微环境出发，对肿瘤认识提高到更高的层次，对肿瘤的治疗实现大跨步的前进。

参 考 文 献

[1] Liotta LA, Kohn EC. The microenvironment of the tumorhost interface. Nature, 2011, 411 (6835): 375-379.

[2] Li DW, Dong P, Wang F, et al, Hypoxia induced multidrug resistance of laryngeal cancer cells via hypoxia-inducible factor-1α. Asian Pac J Cancer Prev, 2013, 14 (8): 4853-4858.

[3] Borsi E, Terragna C, Brioli A, et al. Therapeutic targeting of hypoxia and hypoxia-inducible factor 1 alpha in multiple myeloma. Transl Res, 2015, 65 (6): 641-650.

[4] Casazza A, Di Conza G, Wenes M, et al. Tumor stroma: a complexity dictated by the hypoxic tumor microenvironment. Oncogene, 2014, 33 (14): 1743-1754.

[5] Bayer C, Shi K, Astner ST, et al. Acute versus chronic hypoxia: why a simplified classification is simply not enough. Int J Radiat Oncol Biol Phys, 2011, 80 (4): 965-968.

[6] Vaupel P, Mayer A. Hypoxia in tumors: pathogenesis-related classification, characterization of hypoxia subtypes, and associated biological and clinical implications. Adv Exp Med Biol, 2014, 812: 19-24.

[7] Vaupel P, Harrison L. Tumor hypoxia: causative factors, compensatory mechanisms, and cellular response. Oncologist, 2004, 9 (Suppl 5): 4-9.

[8] 胡飞翔，李袁静，蔡明，等. 基于EPR实现对乳腺癌在化疗中氧分压变化的监测及其机制的探讨. 肿瘤，2014，34（10）：902-907.

[9] 陈延治，李建军，顾菲，等. 缺氧对肝癌BEL7402细胞周期及放疗敏感性的影响. 中华肿瘤防治杂志，2006，13（10）：737-739.

[10] Peng X, Karna P, Cao Z, et al. Cross-talk between epidermal growth factor receptor and hypoxia-inducible factor-1 (alpha) signal pathways increases resistance to apoptosis by up-regulating survivin gene expression. J Biol Chem, 2006, 281 (36): 25903-25914.

[11] Unruh A, Ressel A, Mohamed HG, et al. The hypoxia-inducible factor-1 alpha is a negative factor for tumor therapy. Oncogene, 2003, 22 (21): 3213-3220.

[12] Kaidi A, Qualtrough D, Williams AC, et al. Direct transcriptional up-regulation of cyclooxygenase-2 by hypoxia-inducible factor (HIF) -1 promotes colorectal tumor cell survival and enhances HIF-1 transcriptional activity during hypoxia. Cancer Res, 2006, 66 (13): 6683-6691.

[13] Ahmed KM, Cao N, Li JJ. HER-2 and NF-kappaB as the targets for therapy-resistant breast cancer. Anticancer Res, 2006, 26 (6B): 4235-4243.

[14] Warburg O. On the origin of cancer cells. Science, 1956, 123: 309-314.

[15] Lu H, Forbes RA, Verma A. Hypoxia-inducible factor 1 activation by aerobic glycolysis implicates the Warburg effect in carcinogenesis. J Biol Chem, 2002, 277 (26): 23111-23115.

[16] Semenza GL. HIF-1: upstream and downstream of cancer metabolism. Curr Opin Genet Dev, 2010, 20 (1): 51-56.

[17] He G, Jiang Y, Zhang B, et al. The effect of HIF-1alpha on glucose metabolism, growth and apoptosis of pancreatic cancerous cells. Asia Pac J Clin Nutr, 2014, 23 (1): 174-180.

[18] Mucaj V, Shay JE, Simon MC. Effects of hypoxia and HIFs on cancer metabolism. Int J Hematol, 2012, 95 (5): 464-470.

[19] Hanahan D, Weinberg RA. Hallmarks of cancer: the next generation. Cell, 2011, 144 (5): 646-674.

[20] Doherty JR, Cleveland JL. Targeting lactate metabolism for cancer therapeutics. J Clin Invest, 2013, 123 (9): 3685-3692.

[21] Sotgia F, Whitaker-Menezes D, Martinez-Outschoorn UE, et al. Mitochondrial metabolism in cancer metastasis: visualizing tumor cell mitochondria and the "reverse Warburg effect" in positive lymph node tissue. Cell Cycle, 2012, 11 (7): 1445-1454.

[22] Zhang CC, Sadek HA. Hypoxia and metabolic properties of hematopoietic stem cells. Antioxid Redox Signal, 2014, 20 (12): 1891-1901.

[23] Méndez O, Zavadil J, Esencay M, et al. Knock down of HIF-1alpha in glioma cells reduces migration in vitro and invasion in vivo and impairs their ability to form tumor spheres. Mol Cancer, 2010, 9: 133.

[24] Seidel S, Garvalov BK, Wirta V, et al. A hypoxic niche regulates glioblastoma stem cells through hypoxia inducible factor 2 alpha. Brain, 2010, 133 (Pt4): 983-995.

[25] Mathieu J, Zhang Z, Zhou W, et al. HIF induces human embryonic stem cell markers in cancer cells. Cancer Res, 2011, 71 (13): 4640 4652.

[26] Covello KL, Kehler J, Yu H, et al. HIF-2 alpha regulates Oct-4: effects of hypoxia on stem cell function, embryonic development, and tumor growth. Genes Dev, 2006, 20 (5): 557-570.

[27] Civenni G, Malek A, Albino D, et al. RNAi-mediated silencing of Myc transcription inhibits stem-like cell maintenance and tumorigenicity in prostate cancer. Cancer Res, 2013, 73 (22): 6816-6827.

[28] Cui D, Dai J, Keller JM, et al. Notch pathway inhibition using PF-03084014, a γ-secretase inhibitor (GSI), enhances the antitumor effect of docetaxel in prostate cancer. Clin Cancer Res, 2015, 21 (20): 4619-4629.

[29] Zhao D, Mo Y, Li MT, et al. NOTCH

induced aldehyde dehydrogenase 1A1 deacetylation promotes breast cancer stem cells. J Clin Invest, 2014, 124 (12) : 5453-5465.

[30] Hu YY, Fu LA, Li SZ, et al. Hif-1 alpha and Hif-2 alpha differentially regulate Notch signaling through competitive interaction with the intracellular domain of Notch receptors in glioma stem cells. Cancer Lett, 2014, 349 (1) : 67-76.

[31] 刘虎，蔡建明. 肿瘤干细胞辐射抵抗机制的研究进展. 辐射研究与辐射工艺学报，2013, 31 (3) : 1-7.

[32] Li L, Neaves WB. Normal stem cells and cancer stem cells: the niche matters. Cancer Res, 2006, 66 (9) : 4553-4557.

[33] Munoz-Najar UM, Neurath KM, Vumbaca F, et al. Hypoxia stimulates breast carcinoma cell invasion through MT1-MMP and MMP-2 activation. Oncogene, 2006, 25 (16) : 2379-2392.

[34] Vander Heiden MG, Cantley LC, Thompson CB. Understanding the Warburg effect: the metabolic requirements of cell proliferation. Science, 2009, 324 (5930) : 1029-1033.

[35] Fischer K, Hoffmann P, Voelkl S, et al. Inhibitory effect of tumor cell-derived lactic acid on human T cells. Blood, 2007, 109 (9) : 3812-3819.

[36] Doherty JR, Cleveland JL. Targeting lactate metabolism for cancer therapeutics. J Clin Invest, 2013, 123 (9) : 3685-3692.

[37] Nieman KM, Kenny HA, Penicka CV, et al. Adipocytes promote ovarian cancer metastasis and provide energy for rapid tumor growth. Nat Med, 2011, 17 (11) : 1498-1503.

[38] Dirat B, Bochet L, Dabek M, et al. Cancer-associated adipocytes exhibit an activated phenotype and contribute to breast cancer invasion. Cancer Res, 2011, 71 (7) : 2455-2465.

[39] Dirat B, Bochet L, Escourrou G, et al. Unraveling the obesity and breast cancer links: a role for cancer-associated adipocytes? Endocr Dev, 2010, 19 : 45-52.

[40] Sun RC, Denko NC. Hypoxic regulation of glutamine metabolism through HIF1 and SIAH2 supports lipid synthesis that is necessary for tumor growth. Cell Metab, 2014, 19 (2) : 285-292.

[41] Kloess S, Huenecke S, Piechulek D, et al. IL-2-activated haploidentical NK cells restore NKG2D-mediated NK-cell cytotoxicity in neuroblastoma patients by scavenging of plasma MICA. Eur J Immunol, 2010, 40 (11) : 3255-3267.

[42] Baginska J, Viry E, Paggetti J, et al. The critical role of the tumor microenvironment in shaping natural killer cell-mediated anti-tumor immunity. Front Immunol, 2013, 4 : 490.

[43] Barsoum IB, Hamilton TK, Li X, et al. Hypoxia induces escape from innate immunity in cancer cells via increased expression of ADAM10: role of nitric oxide. Cancer Res, 2011, 71 (24) : 7433-7441.

[44] Groh V, Wu J, Yee C, et al. Tumour-derived soluble MIC ligands impair expression of NKG2D and T-cell activation. Nature, 2002, 419 (6908) : 734-738.

[45] Chang L, Lin Y, Mahalingam J, et al. Tumor-derived chemokine CCL5 enhances TGF-β-mediated killing of $CD8^+$ T cells in colon cancer by T-regulatory cells. Cancer Res, 2012, 72 (5) : 1092-1102.

[46] Conroy H, Galvin KC, Higgins SC, et al. Gene silencing of TGF-beta1 enhances antitumor immunity induced with a dendritic cell vaccine by reducing tumor-associated regulatory T cells. Cancer Immunol Immunother, 2012, 61 (3) : 425-431.

[47] Wiktorowska-Owczarek A, Owczarek J. The effect of hypoxia on PGE2-stimulated cAMP generation in HMEC-1. Cell Mol Biol Lett, 2015, 20 (2) : 213-221.

[48] Yaqub S, Tasken K. Role for the cAMP protein kinase A signaling pathway in suppression of antitumor immune responses by regulatory T cells.

Crit Rev Oncog, 2008, 14 (1): 57-77.

[49] Whiteside TL, Mandapathil M, Schuler P. The role of the adenosinergic pathway in immunosuppression mediated by human regulatory T cells (Treg). Curr Med Chem, 2011, 18 (34): 5217-5223.

[50] Vlassov AV, Magdaleno S, Setterquist R, et al. Exosomes: current knowledge of their composition, biological functions, and diagnostic and therapeutic potentials. Biochim Biophys Acta, 2012, 1820 (7): 940-948.

[51] 张敏，张晨光，丁卫. 外泌体及其在肿瘤诊疗中的意义. 生理科学进展，2014，45 (5): 372-378.

[52] Park JE, Tan HS, Datta A, et al. Hypoxic tumor cell modulates its microenvironment to enhance angiogenic and metastatic potential by secretion of proteins and exosomes. Mol Cell Proteomics, 2010, 9 (1): 1085-1099.

[53] Baginska J, Viry E, Paggetti J, et al. The critical role of the tumor microenvironment in shaping natural killer cell-mediated anti-tumor immunity. Front Immunol, 2013, 4: 490.

[54] Ramteke A, Ting H, Agarwal C, et al. Exosomes secreted under hypoxia enhance invasiveness and stemness of prostate cancer cells by targeting adherens junction molecules. Mol Carcinog, 2015, 54 (7): 554-565.

[55] Fan W, Bu W, Shen B, et al. Intelligent MnO_2 nanosheets anchored with upconversion nanoprobes for concurrent pH-/H_2O_2-responsive UCL imaging and oxygen-elevated synergetic therapy. Adv Mater, 2015, 27 (28): 4155-4161.

[56] Correia AL, Bissell MJ. The tumor microenvironment is a dominant force in multidrug resistance. Drug Resist Updat, 2012, 15 (1/2): 39-49.

[57] Jamal M, Rath BH, Tsang PS, et al. The brain microenvironment preferentially enhances the radioresistance of CD133 (+) glioblastoma stem like cells. Neoplasia, 2012, 14 (2): 150-158.

[58] Sorensen AG, Emblem KE, PolaskovaP, et al. Increased survival of glioblastoma patients who respond to antiangiogenic therapy with elevated blood perfusion. Cancer Res, 2012, 72 (2): 402-407.

[59] Chen ZF, Liu YC, Huang KB, et al. Alkaloid-metal based anticancer agents. Curr Top Med Chem, 2013, 13 (17): 2104-2115.

[60] Liapis V, Labrinidis A, Zinonos I, et al. Hypoxia-activated pro-drug TH-302 exhibits potent tumor suppressive activity and cooperates with chemotherapy against osteosarcoma. Cancer Lett, 2015, 357 (1): 160-169.

[61] Takakusagi Y, Matsumoto S, Saito K, et al. Pyruvate induces transient tumor hypoxia by enhancing mitochondrial oxygen consumption and potentiates the anti-tumor effect of a hypoxiaactivated prodrug TH-302. PloS One, 2014, 9 (9): e107995.

[62] Kawakami K, Hattori M, Inoue T, et al. A novel fusicoccin derivative preferentially targets hypoxic tumor cells and inhibits tumor growth in xenografts. Anticancer Agents Med Chem, 2012, 12 (7): 791-800.

[63] Schwartz DL, Bankson JA, Lemos R, et al. Radiosensitization and stromal imaging response correlates for the HIF-1 inhibitor PX-478 given with or without chemotherapy in pancreatic cancer. Mol Cancer Ther, 2010, 9 (7): 2057-2067.

[64] Liu Y, Liu Y, Bu W, et al. Hypoxia induced by upconversion-based photodynamic therapy: Towards highly effective synergistic bioreductive therapy in tumors. Angew Chem Int Ed Engl, 2015, 54 (28): 8105-8109.

[65] Zhang C, Zhao K, Bu W, et al. Marriage of scintillator and semiconductor for synchronous radiotherapy and deep photodynamic therapy with diminished oxygen dependence. Angew Chem Int Ed Engl, 2015, 54 (6): 1770-1774.

细胞自噬在肿瘤放疗中的作用及其机制

钟莉莉[1]　刘淑春[2]　王志成[2]　申延男[2]　龚守良[2]　贾立立[2]

1. 吉林大学第二医院研究中心 长春 130041
2. 吉林大学公共卫生学院卫生部放射生物学重点实验室 长春 130021

【摘要】 放射治疗是治疗肿瘤的重要手段之一，以往认为是基于诱导肿瘤细胞发生凋亡；但近年来的研究认为，除了细胞凋亡外还存在另外一种死亡机制，即自噬。自噬除了参与细胞存活、分化、增殖和衰老外，还参与多种疾病的发生。此外，自噬又是某些抗肿瘤治疗措施的主要机制之一，自噬调控基因 Beclin 1 和 p53 等也参与凋亡的发生，提示细胞自噬和凋亡之间存在交互联系。本文简要阐述自噬的调控机制、与放疗相关的问题以及与凋亡的转换机制，以便在肿瘤治疗中探索有效的途径。

【关键词】 自噬；凋亡；肿瘤

放射治疗（放疗）是肿瘤治疗中除了手术和化疗之外的第 3 种重要的治疗手段。以往的研究认为，肿瘤放疗的机制是其可以诱导肿瘤细胞的凋亡（apoptosis），但是近年来越来越多的研究发现，还有独立于凋亡的另一种程序性细胞死亡机制在起作用，即自噬（macroautophagy）。自噬是降解细胞内蛋白质和细胞器的过程，在这一过程中，许多细胞质中的细胞成分被非选择性地包裹在一个被称作自噬小体的双层膜结构中，随后转运至空泡/溶酶体降解、再利用。除了在饥饿状态下起作用外，自噬在肿瘤抑制、病原体杀伤、抗原呈递和生物体寿命的调节方面也发挥重要的作用。自噬在肿瘤抑制中的作用是某些抗肿瘤治疗措施的重要机制之一，这也使其成为治疗肿瘤的潜在靶点。

一、自噬的概念和发生过程

自从 1972 年 Kerr 等 3 位科学家首次提出细胞凋亡的概念以来，细胞凋亡几乎成为程序性细胞死亡（programmed cell death，PCD）的同义词。直到 1990 年，Clarke 对 PCD 重新进行了分类，认为 PCD 起码包括凋亡（Ⅰ型）、自噬（Ⅱ型）和非溶酶体囊泡样降解（Ⅲ型 A 和 B）等类型[1]。此后，自噬才逐渐引起越来越多科学家的重视，有关其相关机制也逐渐被发现。目前，根据发生过程分为 3 类，巨自噬（macroautophagy）、微小自噬（microautophagy）和伴侣分子介导的自噬（chaperone-mediated autophagy）；通常说的自噬泛指巨自噬。在饥饿、低氧和药物等因素作用下，待降解的细胞成分周围形成双层结构分隔膜，随后分隔膜逐渐延伸，最终将待降解的胞质

通信作者：贾立立，吉林省长春市新民大街 1163 号，130021

成分完全封闭而形成自噬体(autophosome),自噬体的形成受两条通路的调控,其一是细胞应激,如活性氧(ROS),激活 Beclin 1-hvps34(Ⅲ类 PI3K)复合物。另一条是 ULK1 复合物,处于代谢状态的细胞通过其上游调控分子,如 AMP 依赖的蛋白激酶(AMPK)和哺乳动物细胞西罗莫司(雷帕霉素)靶蛋白(mTOR),激活 UNC-51 样激酶 1(ULK1)[2];自噬体形成后,将通过细胞骨架微管系统运输至溶酶体,二者融合而形成自噬溶酶体(autopholysome);最终其内容物在溶酶体酶作用下被细胞降解利用。自噬对细胞死亡的调节具有双重性:温和的自噬在一定程度上保护细胞免受有害因素的侵害,促进细胞存活;严重或快速的自噬将诱导细胞程序性死亡,被称为自噬性细胞死亡(autophagy-mediated cell death,ACD)[3,4]。

二、自噬调控机制

随着自噬的研究进展,参与自噬过程的信号传导分子逐步被发现,但其调控机制非常复杂,目前尚未完全了解,但已有的研究表明,至少有以下几种信号可能在其中发挥作用。

(一) mTOR 途径

西罗莫司(雷帕霉素)靶蛋白(target of rapamycin,TOR)是一类保守的丝氨酸/苏氨酸蛋白激酶,由两种不同的复合物组成,即 mTORC1 和 mTORC2;这两种激酶复合物具有各自特定的底物,因此引起不同的下游信号级联反应来调节细胞功能[5]。活化的 mTORC1 使多种自噬相关蛋白的磷酸化,如 ULK1、自噬相关蛋白 13(ATG13)、Beclin 1 调节的自噬活化分子(AMBRA1)和自噬相关蛋白 14L(ATG14L),抑制自噬发生和自噬体形成[6~10];mTORC1 还通过磷酸化转录因子 EB(TFEB),使其不能入胞核,阻遏溶酶体和自噬相关基因的表达[11];mTORC2 对自噬的调控尚不明确,有研究发现其能够磷酸化 AKT,通过 AKT/mTORC1 信号通路间接起到抑制自噬的作用[12,13]。

(二) Class Ⅰ PI3K/AKT 途径

磷脂酰肌醇三磷酸激酶(PI3K)作为信号传导级联反应的触发者,参与调节细胞生长、分化、凋亡及迁移等;依其结构和底物的特异性不同分为Ⅰ、Ⅱ和Ⅲ类型,其中Ⅰ型和Ⅲ型参与自噬的调控,Ⅰ型可使底物 PIP1 和 PIP2 磷酸化,进而活化下游的 Akt,发挥抑制自噬的作用。与Ⅰ型 PI3K 不同的是,Ⅲ型促进自噬的发生,其机制是其Ⅲ型与 Beclin 1 通过形成复合物调控自噬体的形成[14]。

(三) Beclin 1

Beclin 1 是酵母自噬基因 Atg6/Vps30 的同源基因,在自噬体形成和成熟中发挥重要作用[15,16]。Beclin 1 可在细胞质与细胞核中穿梭,但细胞核中的 Beclin 1 与自噬肿瘤抑制无关,因而其出核转运信号对于自噬具有重要意义;若出核受到抑制,则其抗肿瘤作用消失[17]。

p53 信号:p53 在维持细胞稳态和抑制肿瘤进程方面发挥着关键的作用,如 DNA 损伤和癌基因激活。已发现,超过 50%的人类癌症与 p53 基因的失活有关,并且其突变也与肿瘤的转移和预后不良有关[18]。p53 基因最初作为一种转录因子,激活细胞周期抑制基因和(或)促凋亡基因,同时在核外也起到促凋亡的作用[19]。p53 在细胞自噬调控中扮演着双重角色,取决于其亚细胞定位。在胞核中,p53 通过转录依赖或非依赖的形式促进自噬[20,21]。p53 上调 AMPK、Sestrin1、Sestrin2、同源性磷酸酶-张力蛋白(PTEN)、TSC2、DRAM、死亡相关蛋白激酶 1（DAPK1）和胰岛素样生长因子结合蛋白 3（IGF-BP3）[22]，此外，在应激条件下，p53 促进 Beclin 1 从 Bcl-2/Bcl-xL/Mcl-1 复合体上解离，一方面通过抑制 Bcl-2、Bcl-xL 和 Mcl-1 的转录[23]和（或）促进 Bax、Bad、促凋亡线粒体蛋白（BNIP3）和 p53 上调凋亡调节因子（Puma）的转录[21]；相反，细胞质中的 p53 主要起抑制自噬的作用，与 RB1CC1/FIP200 相互作用，直接抑制自噬发生[24]。

（四）其他

激素、氨基酸、MAPK、AMPK 和钙等也存在于自噬过程错综复杂的调控网络中，但其机制还不甚清楚。

三、电离辐射诱导自噬

电离辐射可以诱导细胞自噬，目前已有很多实验研究证实，辐射能诱导细胞发生自噬和自噬小体的聚集[25]。Tsuboi 等[26]在 3 种不同类型的神经胶质瘤细胞系的研究中，也发现自噬是电离辐射的主要效应。在网状内皮源性细胞中，电离辐射对细胞的杀伤仅表现为酸性囊泡的形成和自噬发生，在神经胶质瘤细胞放疗过程中也仅出现自噬表现而根本不涉及凋亡性反应。Stephanie 等[27]在恶性神经胶质瘤中发现，γ 射线能够促进自噬的发生，抑制这一过程则可以增加恶性神经胶质瘤对放疗的敏感性。另外，电离辐射联合 mTOR 抑制剂西罗莫司在乳腺癌细胞 MCF-7 中可以形成自噬性囊泡，最终发生自噬性死亡。此外，研究发现电离辐射在多种细胞系中均可诱导自噬的发生[28~30]。自噬作为一种细胞应激保护机制，可以清除细胞内因电离辐射和细胞毒性物质而受损的大分子或线粒体，阻断线粒体的凋亡信号级联传导；但其也是诱导细胞发生程序性死亡的重要途径。辐射诱导的自噬在肿瘤的放疗中究竟起的是促进细胞存活还是诱导细胞死亡的作用，如何调节自噬来增加肿瘤放射敏感性的相关实验和讨论正在展开。

四、自噬与凋亡的关系

自噬和凋亡都在生物发展的过程中起着不可或缺的作用，两者之间的相互作用是一个复杂的网络，通常是由类似的刺激引起。例如，研究表明，细胞凋亡和自噬都能够被反应代谢应激所活化。生长因子缺失，物质和能量代谢抑制，激活 LKB1-AMPK 通路，从而增加细胞周期蛋白依赖性激酶抑制剂 p27 的稳定性，通过诱导自噬促进细胞存活。相反，在同样条件下，抑制 p27，促进凋亡[31]。

此外，自噬作为一种内质网应激诱导的适应性反应。钙稳态或内质网功能异常增加自噬性细胞死亡。内质网应激引起的自噬对细胞存活的影响依赖于组织类型。在结肠癌和前列腺癌细胞，内质网诱导自噬在处理不必要的多聚泛素化的蛋白质聚集体中具有重要作用，从而保护对抗细胞死亡。然而，在正常的人结肠细胞和非转化的小鼠胚胎成纤维细胞，细胞自噬不缓解内质网应激，而有助于诱导细胞凋亡。越来越多的证据表明，自噬和凋亡互相拮抗或促进，从而影响细胞的命运。近年的研究发现了几种介导的自噬和凋亡相互作用的途径，展示了这两个过程的网络调节。

1. TOR 激酶

饥饿条件下，TOR 激酶迅速被抑制并激活自噬[32]。但另一项研究结果表明，启动自噬抑制哺乳动物 TOR（mTOR）信号，在长期的饥饿条件下 mTOR 信号又被激活，重新激活的 mTOR 抑制自噬和溶酶体囊泡，抑制自噬体形成。这种负反馈机制保证了营养补充后自噬的逆转，并防止多余的细胞质空泡化，这可能导致自噬性细胞死亡[33]。有报道称，mTOR 具有调控凋亡的多效性，这可能依赖于细胞的背景及其下游靶点，如 p53、Bad 和 Bcl-2 蛋白[34]。另有报道，两个新的 mTOR 靶蛋白，即富含脯氨酸的 Akt 底物（PRAS40）和蛋白 Q6MZQ0/FLJ14213/CAE45978，调控细胞凋亡，从而控制细胞生长和细胞死亡的平衡[35]。近年的一项研究表明，抗凋亡 Bcl-2 蛋白同系物 MCL1 作为应力传感器的靶点控制自噬和凋亡，最终的结果取决于 MCL1 与 Bax 或 Beclin 1 的相互作用。

2. Beclin 1

至少有部分的自噬与细胞凋亡之间的转换是由 Beclin 1 与抗凋亡蛋白 Bcl-2 和 Bcl-xL 的功能和结构相互作用介导的[36]。Beclin 1 与 Bcl-2 的相互作用在进化上是保守的。Beclin 1 主要通过 BH3 结构域与 Bcl-2 结合，BH3 结构域抑制抗凋亡蛋白，如 Bcl-2 和 Bcl-xL，激活促凋亡蛋白，如 Bax 和 Bak。如果 Beclin 1 的 BH3 结构域或 Bcl-xL BH3 受体结构域突变，Beclin 1 和 Bcl-xL 之间相互作用的被破坏，则解除了 Bcl-xL 介导的自噬抑制作用[37]。BH3 蛋白或 BH3 类似物不仅充当细胞死亡的诱导剂，也可作为自噬调节剂。尽管 Bcl-2 与 Beclin 1 的结合降低 Beclin 1 激活的自噬，Beclin 1 亦不能使抗凋亡蛋白 Bcl-2 解离，从而诱发细胞凋亡[38]。

3. caspases

生长因子耗竭诱导细胞凋亡伴随半胱天冬酶（caspase）介导的 Beclin 1 和 PI3K 的剪切。这直接影响 Beclin 1 的自噬功能。发生剪切的 Beclin 1 和 PI3K 可在任何的细胞类型，触发凋亡的因素可以是内源性的（通过线粒体释放凋亡的触发死亡因素）或外源性的（死亡受体依赖）。

所产生的 Beclin 1 蛋白的 C-末端片段定位于线粒体，激活细胞细胞凋亡，这可能是通过释放促凋亡因子[39]。促凋亡蛋白 Bax 通过增强 caspase 介导的 Beclin 1 剪切降低自噬，而未被剪切的 Beclin 1 和 Bcl-xL 能逆转 Bax 对自噬的抑制作用，表明细胞凋亡可以抑制自噬[40]。caspase 还能引起 ATG4D 和 ATG5 的剪切，剪切后的 ATG4D 和 ATG5 向线粒体转位，引发凋亡。

4. p53

p53 可通过外源性和内源性途径调控细胞凋亡。p53 通过转录激活 Bax、PUMA 和 Bid。研究发现，p53 通过活化 AMPK 抑制 mTOR 而触发自噬或是转录活化 DRAM 而诱导自噬[41]。p53 通过 DRAM 诱导自噬能响应基因毒性应激引起的细胞凋亡。因此，DRAM 是 p53 介导的细胞凋亡和自噬转换的一个重要的组成部分[42]。细胞质中的 p53 蛋白，诱导细胞凋亡抑制自噬。$p53^{-/-}$ 细胞中，AMPK 激活，mTOR 抑制提示 p53 可能通过 AMPK 和 mTOR 发挥对自噬的调控[43]。这些结果表明，p53 调节自噬依赖其亚细胞定位[44]。总的来说，p53 对细胞凋亡和自噬的转换是一个复杂的过程，对维持细胞和有机体的动态平衡具有重要的意义。

5. 其他信号通路的调控作用

参与自噬和凋亡转换调控的可能还有 p38 MAPK、mda7/IL-24、FLIP3 和 AMBRA1等。

五、自噬的生物学意义

随着对自噬生物学功能的认识增加，自噬在癌症中的作用也受到越来越多的关注。自噬和细胞死亡分子之间的关系是自噬在肿瘤抑制和肿瘤进展中平衡作用的重要因素[45]。自噬和细胞死亡（凋亡和坏死）转换机制是理解细胞存活和细胞死亡之间的平衡的基本机制[46]。然而，这种转换关系仅是自噬在肿瘤细胞中作用的其中一部分。自噬在细胞的炎性反应、细胞代谢、细胞增殖和肿瘤细胞启动中的关键问题是其现状及未来所要解决的关键问题[47~50]。越来越多的研究显示，自噬在肿瘤发生中起着重要作用，尤其是神经胶质瘤、乳腺、卵巢、前列腺及结肠肿瘤等上皮源性肿瘤。在多种肿瘤中存在自噬缺失或低下的现象，而提高自噬则有助于抑制肿瘤的发生。一些放疗和化疗手段可诱导自噬发生，也提示自噬可能成为肿瘤治疗的潜在模式。此外，自噬可以抑制肿瘤血管的形成，从而抑制肿瘤的生长。总之，自噬可能是调控肿瘤发生、发展的重要机制之一。

参考文献

[1] Clarke PG. Developmental cell death: morphological diversity and multiple mechanisms. Anat Embryol, 1990, 181（3）: 195-213.

[2] Macintosh RL, Ryan KM. Autophagy in tumour cell death. Semin Cancer Biol, 2013, 23（5）: 344-351.

[3] Fitzwalter BE, Thorburn A. Recent insights into cell death and autophagy. Febs Journal, 2015, 282（22）: 4279-4288.

[4] White E. The role for autophagy in cancer. J Clin Invest, 2015, 125（1）: 42-46.

[5] Ken I, Li Y, Zhu TQ, et al. TSC2 is phosphorylated and inhibited by Akt and suppresses mTOR signalling. Nat Cell Biol, 2002, 4（9）: 648-657.

[6] Ganley IG, Lam HD, Wang JR, et al. ULK1. ATG13. FIP200 complex mediates mTOR signaling and is essential for autophagy. J Biol Chem, 2009, 284（18）: 12297-12305.

[7] Hosokawa Nao, Hara T, Kaizuka T, et al. Nutrient-dependent mTORC1 association with the ULK1-Atg13-FIP200 complex required for autophagy. Mol Biol Cell, 2009, 20（7）: 1981-1991.

[8] Chang HJ, Chang BJ, Ro SH, et al. ULK-Atg13-FIP200 complexes mediate mTOR signaling to the autophagy machinery. Mol Biol Cell, 2009, 20（7）: 1992-2003.

[9] Joungmok K, Mondira K, Benoit V, et al. AMPK and mTOR regulate autophagy through direct phosphorylation of Ulk1. Nat Cell Biol, 2011, 13（2）: 132-141.

[10] Nazio F, Strappazzon F, Antonioli M, et al. mTOR inhibits autophagy by controlling ULK1 ubiquitylation, self-association and function through AMBRA1 and TRAF6. Nat Cell Biol, 2013, 15（4）: 406-416.

[11] Carmine S, Di Chiara M, Assunta PV, et al. TFEB links autophagy to lysosomal biogenesis. Science, 2011, 332（6036）: 1429.

[12] Zinzalla V, Stracka D, Oppliger W, et al. Activation of mTORC2 by association with the ribosome. Cell, 2011, 144（5）: 757-768.

[13] Jun OW, Wu CC, Jin KS, et al. mTORC2 can associate with ribosomes to promote cotranslational phosphorylation and stability of nascent Akt polypeptide. Embo J, 2010, 29（23）: 3939-3951.

[14] Funderburk SF, Wang QJ, Yue ZY. The Beclin 1-VPS34 complex-at the crossroads of autophagy and beyond. Trends Cell Biol, 2010, 20（6）: 355-362.

[15] Wirth M, Joachim J, Tooze SA. Autophagosome formation—The role of ULK1 and Beclin 1-PI3KC3 complexes in setting the stage. Semin Cancer Biol, 2013, 23（5）: 301-309.

[16] Eisuke I, Noboru M. Atg14 and UVRAG: mutually exclusive subunits of mammalian Beclin 1-PI3K complexes. Autophagy, 2009, 5（4）: 534-536.

[17] Liang XH, Yu J, Brown K, et al. Beclin 1 contains a leucine-rich nuclear export signal that is required for its autophagy and tumor suppressor function. Cancer Res, 2001, 61（8）: 3443-3449.

[18] Soussi T. p53 alterations in human cancer:

more questions than answers. Oncogene, 2007, 26 (15): 2145-2156

[19] Vousden KH, Ryan KM. p53 and metabolism. Nat Rev Cancer, 2009, 9 (10): 691-700.

[20] Xinbing S, Lijun J, Huang XF, et al. p53 signaling and autophagy in cancer: a revolutionary strategy could be developed for cancer treatment. Autophagy, 2011, 7 (6): 565-571.

[21] Maiuri MC, Galluzzi L, Morselli E, et al. Autophagy regulation by p53. Curr Opin Cell Biol, 2010, 22 (2): 181-185.

[22] Feng ZH, Hu WW, De Elisa S, et al. The regulation of AMPK beta1, TSC2, and PTEN expression by p53: stress, cell and tissue specificity, and the role of these gene products in modulating the IGF-1-AKT-mTOR pathways. Cancer Res, 2007, 67 (7): 3043-3053.

[23] Pietrzak M, Puzianowska-Kuznicka M. p53-dependent repression of the human MCL-1 gene encoding an anti-apoptotic member of the BCL-2 family: the role of Sp1 and of basic transcription factor binding sites in the MCL-1 promoter. Biol Chem, 2008, 389 (4): 383-393.

[24] Tasdemir E, Maiuri MC, Galluzzi L, et al. Regulation of autophagy by cytoplasmic p53. Nat Cell Biol, 2008, 10: 676-687.

[25] Yasuko K, Takao K, Raymond S, et al. The role of autophagy in cancer development and response to therapy. Nat Rev Cancer, 2005, 5 (9): 726-734.

[26] Tsuboi Y, Kurimoto M, Nagai S, et al. Induction of autophagic cell death and radiosensitization by the pharmacological inhibition of nuclear factor-kappa B activation in human glioma cell lines: Laboratory investigation. J Neurosurg, 2009, 110 (3): 594-604.

[27] LomonacoSL, Sxiang F. The induction of autophagy by gamma-radiation contributes to the radioresistance of glioma stem cells. Int J Cancer, 2009, 125 (3): 717-722.

[28] Liang N, Jia LL, Liu Y, et al. ATM pathway is essential for ionizing radiation-induced autophagy. Cell Signal, 2013, 25 (12): 2530-2539.

[29] Yi HQ, Liang B, Jia J, et al. Differential roles of miR-199a-5p in radiation-induced autophagy in breast cancer cells. Febs Lett, 2013, 587 (5): 436-443.

[30] Qased AB, Yi H, Liang N, et al. MicroRNA-18a upregulates autophagy and ataxia telangiectasia mutated gene expression in HCT116 colon cancer cells. Mol Med Rep, 2013, 7 (2): 559-564.

[31] Liang JY, Shao SH, Xu ZX, et al. The energy sensing LKB1-AMPK pathway regulates p27 (kip1) phosphorylation mediating the decision to enter autophagy or apoptosis. Nat Cell Biol, 2007, 9 (2): 218-224.

[32] Kenyon CJ. The genetics of ageing. Nature, 2010, 464 (7288): 504-512.

[33] Li Y, Lindsey S, Lenardo MJ. The selectivity of autophagy and its role in cell death and survival. Optics Lett, 2008, 4 (5): 567-573.

[34] Castedo M, Ferri KF, Kroemer G. Mammalian target of rapamycin (mTOR): pro-and anti-apoptotic. Cell Death Different, 2002, 9 (2): 99-100.

[35] Thedieck K, Polak P, Kim ML, et al. PRAS40 and PRR5-like protein are new mTOR interactors that regulate apoptosis. PloS One, 2007, 2 (11): e1217.

[36] Sophie P, Amina T, Qu XP, et al. Bcl-2 antiapoptotic proteins inhibit Beclin 1-dependent autophagy. Cell, 2005, 122 (6): 927-939.

[37] Maiuri MC, Toumelin GL, Criollo A, et al. Functional and physical interaction between Bcl-X (L) and a BH3-like domain in Beclin-1. Embo J, 2007, 26 (10): 2527-2539.

[38] Ciechomska IA, Goemans GC, Skepper JN, et al. Bcl-2 complexed with Beclin-1 maintains full anti-apoptotic function. Oncogene, 2009, 28 (21): 2128-2141.

[39] Wirawan E, Vande WL, Kersse K, et al.

Caspase-mediated cleavage of Beclin-1 inactivates Beclin-1-induced autophagy and enhances apoptosis by promoting the release of proapoptotic factors from mitochondria. Cell Death Dis, 2010, 1 (1): e18.

[40] Luo S, Rubinsztein DC. Apoptosis blocks Beclin 1-dependent autophagosome synthesis: an effect rescued by Bcl-xL. Cell Death Different, 2010, 17 (2): 268-277.

[41] Feng ZH, Haiyan Zhang HY, Levine AJ, et al. The coordinate regulation of the p53 and mTOR pathways in cells. Proc Natl Acad Sci USA, 2005, 102 (23): 8204-8209.

[42] Crighton D, Wilkinson S, O´Prey J, et al. DRAM, a p53-tnduced modulator of autophagy, is critical for apoptosis. Cell, 2006, 126 (1): 121-134.

[43] Ezgi T, Chiara MM, Lorenzo G, et al. Regulation of autophagy by cytoplasmic p53. Nat Cell Biol, 2008, 10 (6): 676-687.

[44] Green DR, Guido K. Cytoplasmic functions of the tumour suppressor p53. Nature, 2009, 458 (7242): 1127.

[45] Scarlatti F, Granata R, Meijer AJ, et al. Does autophagy have a license to kill mammalian cells? Cell Death Different, 2009, 16 (1): 12-20.

[46] Bialik S, Zalckvar, Ber Y, et al. Systems biology analysis of programmed cell death. Trends Biochem Sci, 2010, 35 (10): 556-564.

[47] Micka ML, Isabelle M, Qader SA, et al. Autophagy-dependent anticancer immune responses induced by chemotherapeutic agents in mice. Science, 2011, 334 (6062): 1573.

[48] Heesun C, Chao L, Tullia L, et al. Therapeutic targets in cancer cell metabolism and autophagy. Nat Biotechnol, 2012, 30 (7): 671-678.

[49] Leone RD, Amaravadi RK. Autophagy: a targetable linchpin of cancer cell metabolism. Trends Endocrinol Metab Tem, 2013, 24 (4): 209-217.

[50] Eileen W. Deconvoluting the context-dependent role for autophagy in cancer. Nat Rev Cancer, 2012, 12 (6): 401-410.

（上接第 80 页）

[20] Hovelson DH, Mcdaniel AS, Cani AK, et al. Development and validation of a scalable next-generation sequencing system for assessing relevant somatic variants in solid tumors. Neoplasia, 2015, 17 (4): 385-399.

[21] Ayers M, Symmans WF, Stec J, et al. Gene expression profiles predict complete pathologic response to neoadjuvant paclitaxel and fluorouracil, doxorubicin, and cyclophosphamide chemotherapy in breast cancer. J Clin Oncol, 2004, 22 (12): 2284-2293.

[22] Chang JC, Wooten EC, Tsimelzon A, et al. Gene expression profiling for the prediction of therapeutic response to docetaxel in patients with breast cancer. Lancet, 2003, 362 (9381): 362-369.

[23] Reimers MS, Engels CC, Kuppen PJ, et al. How does genome sequencing impact surgery? Nat Rev Clin Oncol, 2014, 11 (10): 610-618.

[24] Speicher MR, Pantel K. Tumor signatures in the blood. Nat Biotechnol, 2014, 32 (5): 441-443.

[25] Haber DA, Velculescu VE. Blood-based analyses of cancer: circulating tumor cells and circulating tumor DNA. Cancer Discov, 2014, 4 (6): 650-661.

系统生物学在中药复方耐药逆转机制中的应用

黄 卉[1] 李玉珍[1] 岳贵娟[1] 王秋玲[1] 宇川川[1] 鲍秀琦[2] 李 心[1]

1. 北京鲜动物药研制中心 北京 100039
2. 中国医学科学院药物研究所 北京 100050

【摘要】 目的：利用系统生物学技术分析抗肿瘤中药复方金龙胶囊逆转 A549 耐紫杉醇细胞对紫杉醇的耐药分子机制。**方法：**取金龙胶囊干预组及空白对照组的 A549/Paclitaxel 耐药细胞系样本进行基因芯片检测，通过对比获得差异基因；使用一步过连通测算和多步骤隐藏节点测算获取拓扑基因；采用富集分析法分析其生物学功能；借助 MetaCore 平台构建分子机制网络图。**结果：**与对照组相比，金龙胶囊干预组共有 203 个差异基因（倍数>2），416 个拓扑基因，分子机制网络图提示，金龙胶囊的靶点主要集中在细胞周期调控和免疫应答等。**结论：**金龙胶囊通过对肿瘤细胞周期调控和免疫调节发挥逆转 A549/Paclitaxel 对紫杉醇的耐药作用。

【关键词】 系统生物学；金龙胶囊；耐药逆转；A549；紫杉醇

目前，恶性肿瘤的治疗以手术、放疗和化疗为主，其中放、化疗已成为当前治疗肿瘤并防止肿瘤术后复发的主要手段。化疗后残存的肿瘤细胞耐药性形成，常导致对某些药物治疗敏感性的降低，并引起肿瘤复发甚至转移，成为肿瘤治疗的一大障碍。体外实验证实耐药性逆转剂多具有依赖性毒副作用[1]，而且作用靶点单一，临床应用受到限制。近年来，部分中药的活性成分被证实具有逆转肿瘤细胞耐药性的作用。研究证明，金龙胶囊[2]可有效抑制肿瘤复发/转移，增加化疗药物效果，减轻不良反应。前期基础研究表明，金龙胶囊可有效逆转 A549/Paclitaxel 对紫杉醇的耐药作用，以增加紫杉醇对细胞的杀伤作用，但其作用机制尚不清楚[3]。

中药成分复杂，具有多靶点、多环节、多通路的特点，其药效发生机制一直是研究者长期从事的热点课题之一。传统的研究手段[4]具有一定的局限性和片面性。基因组学技术[5]可一次性获取大量基因信息，但对结果的分析却受到很大限制。系统生物学[6]是研究生物是一种整合型大科学，它要把系统内不同性质的构成要素（基因、mRNA、蛋白质、生物小分子等）整合在一起进行研究。其以系统性和整体性为指导理念，研究细胞信号转导和基因调控网络、生物系统组成之间相互关系的结构和系统功能。本文利用系统生物学技术对金龙胶囊干预后的基因组学结果进行分析，以推测其逆转耐药的分子机制。

一、材料与方法

（一）实验材料

金龙胶囊（北京建生药业有限公司，批号 120527）；细胞培养液溶解，0. 22 μM 滤膜过滤，现用现配；多西他赛（Paclitaxol，北京协和药厂馈赠，白色粉末，纯度>99%）；维拉帕米（VRP，美国 Sigma 产品，白色粉末，纯度>99%）；人肺腺癌耐紫杉醇耐药细胞 A549/Paclitaxel 及其亲本细胞 A549（中国医学科学院药物研究所购买培养）；Human Genome U133 Plus 2.0 基因芯片（Affymetrix 公司，美国）；MetaCore 系统生物学分析平台（汤森路透科技集团，美国）。

（二）方法

1. *逆转倍数测定*

取对数生长期的 A549 细胞和耐紫杉醇药株肿瘤细胞 A549/Paclitaxel 接种于 96 孔细胞培养板中。24h 后，加入不同浓度的金龙胶囊和（或）抗肿瘤药物，以 VRP 为阳性对照药，每个浓度设 3 个平行孔。培养 72h，弃原培养液，每孔加入 0. 5mg/ml MTT 液 100μl。继续培养 4h，弃去 MTT 液，每孔加入 DMSO 150μl，混合振荡器振荡，于酶标仪 570nm 波长处测定吸光值。上述实验重复三次。细胞存活率（%）= $OD_{给药组}/OD_{对照组}$ × 100%。利用 Graphpad Prism6. 0 软件计算 IC_{50} 值。逆转倍数（reversal fold，RF）= $IC_{50抗肿瘤药物}/IC_{50抗肿瘤药物+金龙胶囊}$，实验重复 3~5 次。

2. *基因芯片检测*

取耐药细胞株 A549/Paclitaxel、400μg/ml 金龙胶囊干预 A549/Paclitaxel 后的细胞样本，提取总 RNA，使用 RT-PCR 方法反转录合成 cDNA，体外转录合成生物素标记的 cRNA，并进行 cRNA 的纯化。后续检测方法参考文献[18]中 2.1 基因芯片检测。

3. *差异基因分析*

运用 RMA 算法对取得的基因表达原始数据信息进行归一化处理[7]。将高剂量金龙胶囊干预后的耐药细胞 A549/Paclitaxel 基因表达信息与无药物干预的耐药细胞 A549/Paclitaxel 基因表达信息进行比对，取得差异基因表达谱，同时计算每个差异表达基因的差异倍数。

4. *拓扑基因分析*

采用网络拓扑评分算法：一步过连通测算和多步骤的隐藏节点测算，挖掘对差异基因直接发挥调控作用的因子和间接发挥调控作用的重要远端因子，即“拓扑重要基因”（topologically significant genes），每个拓扑基因均进行统计学显著性水平评价。

5. *通路及生物学功能分析*

采用富集分析方法，探讨差异基因和拓扑基因在 GeneGo 数据库和公共数据库中所涉及的各项生物功能，包括范式通路（GeneGo Canonical Pathway map）、生物学过程网络（GeneGo Process Networks）、疾病表面标志物（GeneGo Disease Biomarkers）、毒理网络（Toxicity Networks）、生物学过程（Gene Ontology processes）、分子功能（Gene Ontology molecular functions）和细胞定位（Gene Ontology localizations）。每个项目的基因富集程度用以下公式进行计算（富集水平与 p-value 值成反比）。

$$p-value=\frac{R!n!(N-R)!(N-n)!}{N!}\sum_{i=max(r,R+n-N)}^{min(n,R)}\frac{1}{i!(R-i)!(n-i)!(N-R-n+i)i}$$

（N 为检测所用的基因芯片上的基因总数；R 为差异基因和拓扑基因总数；n 为某方面中具体某一个条目中所包含的基因总数；r 为某方面中具体某一个条目中所包含的差异基因和拓扑基因总数）

6. 机制网络图构建

以细胞或组织的特定响应为依据，将以上对差异基因、拓扑基因、通路和生物学功能的分析内容进行整合，借助使用MetaCore平台[5]上的人工注释系统（蛋白质与蛋白质间相互作用关系、通路）、运算工具包和滤器，来构建一个涵盖疾病、毒理、药物响应、分子过程等信息的可视化模型，即药物机制网络图。机制网络图的构建主要涉及以下两个方面：

（1）对多个信号通路综合进行构建，来揭示组织或细胞对药物的特定响应是怎样产生的；

（2）将与产生这种特定响应相关的关键条目整合入通路中，来构建一个系统的机制模型图。

二、结果

（一）逆转倍数的测定

金龙胶囊在100μg/ml、200μg/ml、400μg/ml无毒浓度对A549/Paclitaxol对紫杉醇的获得性耐药有一定的逆转活性，逆转倍数（RF）分别为2.25、2.99和10.64（见表1）。

表1 金龙胶囊对A549/Paclitaxol细胞耐药的逆转作用（n=3）

Compounds	IC_{50}(μM)±SD（A549/Paclitaxol）	RF
Paclitaxol	15.600±12.416	-
+100μg/mL JL	6.920±3.975	2.25
+200μg/mL JL	5.210±1.773	2.99
+400μg/mL JL	1.467±1.161	10.64
+5μM VRP	0.270±0.230	57.71

（二）差异基因分析结果

将高剂量（400μg/ml）金龙胶囊干预后的耐药细胞A549/Paclitaxel基因表达信息与无药物干预的耐药细胞A549/Paclitaxel基因表达信息进行比对，选取差异倍数大于2的差异基因，共有203个，其中上调基因86个，下调基因117个（见表2）。

表2 分别排序前10位的上调和下调差异基因列表

Gene Symbol	Enterz Gene ID	Description	log(FC)
HK2	3099	hexokinase 2	2.96
ANKRD37	353322	ankyrin repeat domain 37	2.21
NDRG1	10397	N-myc downstream regulated 1	1.94
KIF20A	10112	kinesin family member 20A	1.78
KIAA0101	9768	KIAA0101	1.74
FCGBP	8857	Fc fragment of IgG binding protein	1.69
ANLN	54443	anillin,actin binding protein	1.63
FGFBP1	9982	fibroblast growth factor binding protein 1	1.61
KRT20	54474	keratin 20	1.60
PBK	55872	PDZ binding kinase	1.56
IFIT3	3437	interferon-induced protein with tetratricopeptide repeats 3	-3.71
INHBE	83729	inhibin,beta E	-3.71
CMPK2	129607	cytidine monophsphate(UMP-CMP)kinase 2,mitochondrial	-3.31
XAF1	54739	XIAP associated factor 1	-3.22
ISG15	9636	ISG15 ubiquitin-like modifier	-3.14
IF144L	10964	interferon-induced protein 44-like	-3.07
DDX60	55601	DEAD(Aap-Glu-Ala-Asp)box polypetide 60	-2.97
OASL	8638	2-5-oligoadenylate synthetase-like	-2.91
IFIT1	3434	interferon-induced protein with tetratricopeptide repeats 1	-2.71
IFI44	10561	interferon-induced protein 44	-2.61

（三）拓扑基因分析结果

对以上差异基因进行一步过连通测算和多步骤隐藏节点分析，得到132个一步过连通拓扑基因和284个多步骤拓扑基因（见表3）。

（四）通路及生物学功能分析

差异基因和拓扑基因在7个项目中的富集分析结果中，选取显著性高的条目（P<0.05），最终得到6条范式通路和7个关键生物学网络（见表4）。

（五）机制网路图的构建

对信号通路综合分析，并将关键生物功能进行整合，从而构建金龙胶囊逆转A549耐紫杉醇耐药细胞系的机制网络图（彩图1，见668页）。网络图提示，金龙胶囊的作用主要集中在对细胞周期相关基因的上调（CyclinB、HSP70、Aurora-A、Survivin等）和免疫应答相关基因的下调（IFN-α、IFN-β、STAT1、IRF7、IFI16等）。系统生物学结果提示，A549/Paclitaxel耐药细胞系中的细胞周期相关基因及免疫应答基因的表达量较A549亲本细胞系中分别有明显下调趋势和上调趋势（彩图2，见668页），而金龙胶囊通过上调细胞周期相关基因，可使细胞面对紫杉醇与微管结合所引发的使微管保持稳定状态的作用。而这种细胞周期基因的上调效应可能是由IFN的低表达而触发，而它也同样触发了免疫应答的下调。以上结果与早前一项研究中所报道的某些蛋白质通过对调控微管从而影响细胞凋亡及有丝分裂监测点的蛋白表达相吻合[9]。

表3　分别排序前10位的一步过连通拓扑基因和多步骤拓扑基因

Network object	Entrez Gene ID	Molecular Function	Description	p-value
IRF1	3659	Transcription factors	interferon regulatory factor 1	3.68E-20
IRF9	10379	Transcription factors	interferon regulatory factor 9	4.07E-12
IRF7	3665	Transcription factors	interferon regulatory factor 7	4.53E-09
STAT1	6442	Transcription factors	signal transducer and activator of trascription 1,91kDa	7.67E-08
ISG15	9636	other	ISG15 ubiquitin-like modifier	1.77E-07
IRF2	3660	Transcription factors	interferon regulatory factor 2	1.82E-07
RIG-G	3437	other	interferon-induced protein with tetratricopeptide repeats 3	2.00E-07
RIG-1	23586	Enzymes	DEAD(Asp-Glu-Ala-Asp) box polypeptide 58	3.75E-07
IFIT1	439996	other	interferon-induced protein with tetratricopeptide repeats 1B	4.02E-07
IFI56	3434	other	interferon-induced protein with tetratricopeptide repeats 1	5.81E-07
IRF1	3659	Transcription factor	interferon regulatory factor 1	1.44E-10
MyD88	4615	Generic binding protein	myeloid differentiation primary response gene(88)	5.47E-09
NUP214	8021	Generic channel	nucleoporin 214kDa	2.22E-07
SET/NUP 214 fusion protein	8021	Generic binding protein	nucleoporin 214kDa	2.22E-07
STAT1	6772	Transcription factor	signal transducer and activator of transcription 1,91kDa	2.57E-07
CCR1	1230	GPCR	chemokine(C-C motif)receptor 1	9.53E-07
PKR	5610	Protein kinase	eukaryotic translation initiation factor 2-alpha kinase 2	1.92E-06
MCM5	4174	Generic binding protein	minichromosome maintenance complex component 5	2.00E-06
Mtor	2475	Protein kinase	mechanisitic target of rapamycin(serine/threonine kinase)	2.25E-06
Brca1	672	Generic binding protein	breast cancer 1,early onset	3.38E-06

表 4 关键范式通路图（6 个）和关键生物学网络（7 个）列表

Description	p-value DEGs	p-value Union
immune response_IFN aipha/beta signaling pathway	1.65E-08	1.77E-23
Cell cycle_The metaphase checkpoint	1.45E-05	2.16E-10
immune response_Antiviral actions of Interferons	4.37E-04	2.67E-15
Cell cycle_Role of APC in Cell cycle regulation	2.12E-03	2.83E-06
immune response_Innate response to RNA viral infection	4.29E-03	9.25E-07
Cell cycle_Chromosome condensation in prometaphase	2.50E-02	2.26E-05
Inflammation_Interferon signaling	2.38E-10	4.43E-20
immune response_Innate response to RNA viral infection	3.84E-05	1.30E-14
Cell cycle_Mitosis	1.47E-04	1.42E-06
Reproduction_FSH-beta signaling pathway	5.07E-03	1.73E-07
Inflammation_Inflammasome	8.88E-03	2.91E-07
Cell cycle_Core	1.21E-02	5.31E-05
Cell cycle_G2-M	2.05E-10	5.50E-10

三、讨论

紫杉醇是一种抗微管药物，它可以特异性地结合到小管的 β 位上，使微管聚合成团块或束状并保持稳定，从而影响微管网的正常重组，导致细胞凋亡[10]。研究发现，一些人类肿瘤组织或肿瘤细胞系对紫杉醇的耐药机制中，即包括微管动力学的改变[11,12]和细胞周期的紊乱[13]。金龙胶囊逆转紫杉醇耐药的机制网络图显示，金龙胶囊可调控细胞周期相关基因，这些基因相互影响并最终作用于微管蛋白，这可能是 A549 耐紫杉醇耐药细胞的耐药性被逆转的机制之一。既往的研究结果显示，金龙胶囊对高转移肝癌细胞系 MHCC97H[14]，人胰腺癌细胞 BXPC-3[15]、脑肿瘤细胞 U87[16]细胞周期均有不同程度影响，与上述结果相符。金龙胶囊逆转紫杉醇耐药的机制网络图提示，金龙胶囊的另一作用集中在对免疫/炎性应答、IFN 信号通路相关基因的调控，推测是其逆转紫杉醇耐药的另一重要机制。干扰素（Interferon，IFN）是一种可发挥抗病毒、抗增殖、抗肿瘤，以及免疫调节作用等多种生物功能的多效细胞因子[17,18]，但其抑制 DNA 合成的作用是建立在未受损伤的微管网上。研究表明，IFN 可使微管蛋白-α 和微管蛋白-β mRNA 表达量上调[19]，IFN-α 和 IFN-γ 可以促进微管的重组[20]。而微管蛋白的过表达会导致肺癌耐药及预后不佳，推测 IFN 和抗微管药物在微管重组中所发挥着相反的作用[21]。同时，干扰素调控通路的蛋白质，如干扰素调控蛋白 16（interferon-inducible 16，IFI16）的高表达与肿瘤细胞对紫杉醇的耐药有关[22,23]。紫杉醇影响微管装配和微管蛋白的表达，虽然 IFN 信号通路在这方面作用仍不甚清楚，并且不能只从表达量上简单推理，但是，IFN 信号通路的作用强烈而明显，其在细胞分裂晚期对于紫杉醇耐药的意义极为关键。既往研究表明，金龙胶囊可增强荷瘤小鼠 T、B 淋巴细胞的转化，改善抗体效应 B 细胞的功能，提高免疫受抑小鼠淋巴细胞亚群含量等，在一定程度上验证了上述分析结果。以上结果为今后进一步探讨金龙胶囊的作用机制提供了重要参考。

本项目采用一步过连通测算和多步骤隐藏节点分析，分析与差异基因有一步连通性的调控因子，同时挖掘通过多个步骤与输入文件中某特定化合物有高水平连通的隐藏节点，找到对差异基因直接发挥调控作用的节点和间接发挥调控作用的重要远端因子。机制网络图的构建是整个机制分析中重要的一环。本项目借助 MetaCore 平台上的人工注释系统，以关键通路图作为搭建网络图的主要框架，并基于真核生物的信号通路来完成分析，即由配体和受体的结合而触发，通过细胞内级联反应激活转录因子和调控效应基因，最终决定细胞的表型。这些方法和技术也为其他中药复方分子机制研究提供了一种崭新的符合中药研究特点的借鉴。

致谢：感谢博奥生物有限公司在基因芯片检测上的帮助；感谢汤森路透科技信息服务（北京）有限公司在系统生物学分析上的帮助。

参考文献

[1] 孙秀玲，盖晓东. 肿瘤多药耐药逆转剂的研究进展. 广州医学院学报，2008，36（4）：60-63.

[2] 刘玉琴，高进，等. 金龙胶囊（JLC）抑制癌细胞转移及复发的实验观察. 中国肿瘤生物治疗杂志，2001，8（1）：65-66.

[3] 曲育莹，岳贵娟，李建生，等. 金龙胶囊对耐紫杉醇及长春新碱肿瘤细胞株的逆转及增敏作用. 肿瘤防治研究，2014，41（8）：884-887.

[4] 刘文泰，李丽华，戴军. 生物芯片技术与中药作用机制研究的思路与方法. 中国中医基础医学杂志，2008，14（11）：845-847.

[5] 李伟，印莉萍. 基因组学相关概念及其研究进展. 生物学通报，2000，35（11）：1-3.

[6] 李升伟. 癌症研究中的系统生物学应用. 世界科学，2011，2（10）：41-46.

[7] Dezso Z，Nikolsky Y，Nikolskaya T，et al. Identifying diseasespecific genes based on their topological significance in protein networks. BMC Syst Biol，2009，3：36.

[8] Nikolsky Y，Kirillow E，Zuev R，et al. Functional analysis of OMICs data and small molecule compounds in an integrated "knowledge-based" platform. Methods Mol Biol，2009，563：177-196.

[9] Yusuf RZ，Duan Z，Lamendola DE，et al. Paclitaxel resistance：molecular mechanisms and pharmacologic manipulation. CurrCancer Drug Targets，2003，3（1）：1-19.

[10] Zaffaroni N，Silvestrini R，Orlandi L，et al. Induction of apoptosis by taxol and cisplatin and effect on cell cycle-related proteins in cisplatin-sensitive and-resistant human ovarian cells. Br J Cancer，1998，77（9）：1378-1385.

[11] Dumontet C，Sikic BI. Mechanisms of action of and resistance to antitubulin agents：microtubule dynamics，drug transport，and cell death. J Clin Oncol，1999，17（3）：1061-1070.

[12] Drukman S，Kavallaris M. Microtubule alterations and resistance to tubulin-binding agents（review）. Int J Oncol，2002，21（3）：621-628.

[13] Tan M，Jing T，Lan KH，et al. Phosphorylation on tyrosine-15 of p34（Cdc2）by ErbB2 inhibits p34（Cdc2）activation and is involved in resistance to taxol-induced apoptosis. Mol Cell，2002，9（5）：993-1004.

[14] 李立新，叶胜龙，王艳红，等. 金龙胶囊对人肝癌高转移细胞系转移的抑制作用. 肝脏，2011，16（3）：240-241.

[15] 李要远. 金龙胶囊对人胰腺癌细胞 BXPC-3 增殖和凋亡的影响［D］. 北京：北京中医药大学，2012.

[16] 黄卉，崔向微，岳贵娟，等. 金龙胶囊治疗脑肿瘤药理机制研究. 中成药，2013，35（9）：39-43.

[17] Parmar S，Platanias LC. Interferons：mechanisms of action and clinical applications. Curr Opin Oncol，2003，15（6）：431-439.

[18] Platanias LC. Mechanisms of type-I-and type-II-interferonmediated signalling. Nat Rev Immunol，2005，5（5）：375-386.

[19] Fellous A，Ginzburg I，Littauer UZ. Modulation of tubulin mRNA levels by interferon in human lymphoblastoid cells. EMBO J，1982，1（7）：835-839.

[20] Ward LD，Arakawa T. Stimulation of microtubule assembly by recombinant human interferon-alpha and interferon-gamma. Biochim Biophys Acta，1989，1012（3）：317-319.

（下转第 28 页）

❖ 精准医学 ❖

精准医学和精准肿瘤学的昨天、今天和明天

Precision Medicine and Precision Oncology ——Yesterday, Today, and Tomorrow

王 茹[1] 房居高[1] 陈 中[*]

1. 首都医科大学附属北京同仁医院耳鼻咽喉头颈外科 北京 100730

【摘要】 精准医学的理念和启动计划是美国总统奥巴马在2015年1月国情咨文演讲中提出的，自此精准医学理念迅速成为全球医学界关注的焦点。精准医学和精准肿瘤学的概念博大精深，包罗生物学、医学、信息学和工程学的各个领域，并在逐步发展完善之中。本文依据相关文献和公开的信息，简要阐述了精准医学概念的形成和相关内容，包括开展精准医学的最好时机、精准医学的近期和长期目标，以及选择肿瘤研究为精准医学近期目标的原因。本文介绍了当前大规模遗传基因组和肿瘤相关基因组信息数据库的建立，生物医学技术的飞速发展，以及共享大数据、云计算、移动互联网和社交网站平台的建立给实施精准肿瘤学带来的革命化和加速度的推进。本文还具体总结了精准肿瘤学的概念、组成要素、近期目标、组织框架和工作流程，以及精准肿瘤学的临床试验设计和理念，并进一步解释精准肿瘤学理念在内科、外科和检验医学上的临床实际应用。最后从医学发展史的角度来阐述精准医学和精准肿瘤学，对其造福于肿瘤患者和人类的未来做了概括性的总结和展望。

一、昨天——精准医学概念的形成、发展和完善

（一）什么是精准医学

自2015年1月20日美国总统奥巴马在国情咨文演讲中提出精准医学计划（precision medicine initiative，PMI）以来，精准医学已迅速成为全球关注的焦点并引起热议。精准医学是根据每位患者的个体特征，包括基因、环境及生活方式等“量身定制”的一种新型疾病预防及诊疗方法。精准医学重新定义了我们对疾病的传统认识，其中包括疾病的发生机制、发展过程、治疗效果、健康状况，以及预防和干预方法等。这一概念更精确地考量了患者基因组和分子水平的改变、与疾病和健康相关的环境及行为因素的变化。在这一新观念的指导下，医务工作者就可以做到对疾病更精确

[*]通信作者：陈中，MD，PhD（医学及肿瘤生物免疫学博士）。美籍资深研究员，长期从事高通量技术和基因组的研究。E-mail:gangd@ hotmail.com

的诊断，选择更合理的预防策略，为患者提供更具针对性和有效性的治疗措施，也有利于科研工作者对疾病进行针对性的研究，开发新型药物，及改进治疗手段。精准医学的实施可以更快地使当今最前沿的医疗和科研成果在临床实践中得到应用，以受惠于大众。随着基因组测序技术的飞速发展，以及生物信息与大数据科学的交叉应用，我们相信基于大量的生物、健康、行为及环境的数据来展开的精准医学将开辟一个全新的高效医学时代。

（二）为什么现在是开展精准医学的最好时机

近几年来，全球各国的医疗费用均急剧增长，医疗资源浪费和过度医疗现象严重，虽然有无数种药物进行了临床前期的开发，但只有极少数新型药物能够最终应用到临床为患者服务。不断飙升的药物开发及医疗保健费用表明，人们急需一个全新的临床诊疗模式。随着生物信息数据库的逐步建立（人类基因组计划、癌症基因组图谱计划等）、患者个性化检测技术的不断进步（如蛋白质组学、代谢组学、基因组学、多样的细胞实验技术等），生物信息学和大数据分析技术的迅速开发和日斟成熟，个人电脑、智能手机、无线移动和社交网络平台的普及，使得个性化诊疗的新模式在临床上应用成为可能。在此基础上，精准医学的理念逐步发展完善。为此，美国国立卫生研究院（National Institutes of Health，NIH）院长 Dr. Francis Collins 以及下属的肿瘤研究所所长 Dr. Harold Varmus（1989 年诺贝尔生理学或医学奖得主）撰写专文对精准医学的概念和实施计划纲领进行了论述[1]。因此现在是开展、推动和完善精准医学计划的最好时机。

（三）精准医学的近期和长期目标

在 Dr. Francis Collins 和 Dr. Harold Varmus 撰写的关于精准医学的专述中，提出精准医学的具体实施方案可分为近期目标和长期目标来进行[2]。近期目标主要集中在相关的癌症研究和防治，即将最先进的生物学、基因组学、生物信息学和大数据转化为针对癌症患者服务的个性化预防诊断和治疗的方案中。长期目标则是在自愿的前提下，通过大数据及无线网络将美国百万志愿者人群的遗传学数据、生物样本的信息、饮食和生活方式的数据连接及整合于个人的电子病例中，从而产生一种新型的科研和医疗模式。此模式强调健康人群和患者的参与，共同分享高可信度的数据，和对个人隐私的保护。希望通过这种新型的科研和医疗模式，最大限度和高效率地应用各种疾病及人体健康的有价值信息为人类服务。为了达到精准医学的长期目标，美国将招募 100 万名志愿者，他们将共享基因数据、生物标本、生活方式、饮食习惯等所有与他们电子健康档案相关的数据。通过对此大数据的队列研究，希望能够促进药物基因组学的研究，对于特定的患者选择正确的药物，并用以合适的剂量，避免用药盲目性的"一刀切"。通过这些新的科研和医疗模式，使我们能够发现新的疾病预防及治疗的靶基因，开发特异性分子靶向药物；运用移动设备鼓励人们的健康生活方式，例如智能手机软件评定心率及健康状态，或健身运动所带来的效益等。这些研究将在更广阔的健康和疾病领域中为实施精准医疗理念打下坚实的科学基础。

（四）为什么选择肿瘤研究为精准医学的近期目标？

肿瘤是一种常见的恶性疾病，是全世界导致人类死亡的头号杀手。就大多数肿瘤来说，随着年龄的增长，发生肿瘤的危险性也愈大。随着人们生活和医疗水平的提高，人类的寿命越来越长，随之而来的是癌症患病率增加，严重影响了患者的生活质量。提起癌症，人们会胆战心惊，因其高致死率、痛苦的症状，以及损伤性较大的治疗方法，使人们不寒而栗。长期的肿瘤研究表明，基因和细胞功能的改变是导致癌症形成的根本原因，也就是说，肿瘤是一种基因病。每一种癌症都有其自己独特的基因谱变异，其中一些是特异性的基因改变，一些是与其他肿瘤类型共有的基因变异。最新的肿瘤基因图谱的研究在基因组水平上更加证实了这些新观念[3]。这种对肿瘤形成机制的全新理解也逐渐开始影响在临床上对肿瘤的风险评估、诊断分类以及治疗决策。如今许多针对特定基因缺陷的靶向治疗药物已应用于临床肿瘤治疗，并在临床实践中取得了显著疗效[4]。此外，一些新型免疫疗法也展示了出乎预料的良好治疗效果[5]。这些近期肿瘤研究的突破性进展加速了精准医学理念的建立、实施和完善。

二、今天——科学技术的突破性进展加速了精准医学和精准肿瘤学的发展和实施

（一）大规模遗传基因和肿瘤相关基因信息数据库的建立

大规模生物信息数据库的建立与发展为开展精准医学奠定了坚实的基础。1990年，人类基因组计划（Human Genome Project，HGP）正式启动，该计划旨在测定人类染色体中所包含的30亿个碱基对组成的核苷酸序列，从而绘制出第一套人类基因组图谱。2000年6月26日，参加人类基因组工程项目的6国科学家共同宣布，人类基因组草图的绘制已经完成[6,7]。HGP的研究最终破译了人类DNA分子的核苷酸序列的密码，建立了一整套人类遗传物质的信息数据库。HGP研究作为整个生命科学发展的“突破口”，使临床上多种遗传疾病以及恶性肿瘤的基因诊断及治疗成为可能。

在此基础上，2005年，美国国立卫生研究院（NIH）下属的肿瘤研究所（National Cancer Institute，NCI）和人类基因组研究所（National Human Genome Research Institute，NHGRI）联合发起肿瘤基因组图谱计划（The Cancer Genome Atlas，TCGA）。和HGP相似，TCGA是另一项以基因组为基础的大规模科学研究计划。它以人类基因组计划的科学和技术成果为基础，研究癌症基因组的改变。此计划是通过应用基因组分析技术，特别是采用大规模基因组测序技术，将人类30种主要癌症的基因组变异图谱绘制出来，并进行系统分析，旨在找到主要致癌和抑癌基因组的变化，从而阐明肿瘤发生、发展的机制，在此基础上进一步研究新的肿瘤诊断和治疗方法，最终勾画出整个新型“预防和诊治癌症的策略”。TCGA整个计划主要分为三个阶段：

第一阶段：从2006年~2009年，是为期3年的探索性预实验研究阶段，首先进行了神经胶质母细胞瘤、卵巢癌和肺鳞状上皮癌的基因组图谱研究，建立和检验了TCGA整个研究计划的合作模式、质量控制、实验流程和工作构架。

第二阶段：从2010年~2014年，是项目扩展阶段，由多个大学和研究所的高通量测序和芯片技术中心夜以继日地对收集的肿瘤标本进行测序和其他高通量的检验。到2014年底，基本完成了30种人类高发癌症类型的基因组实验检验任务，并在《自然》和其他高影响因子的杂志上发表了一系列几十篇主要“标识性”文章（marker papers）和几百篇“伴随”文章

(companion papers)。这些数据已经储存，并与肿瘤研究的科技界、学术界和临床研究专家共享。TCGA 作为独立的大临床标本量的基因组数据体系，已经并正在被很多实验室进行重新分析或文章引用，来验证相关的实验结果和理论。迄今为止，有 2700 余篇已发表或正在进行研究的文章采用了 TCGA 的结果和数据，或由其引领了新的研究方向[8]，由此大大加速了肿瘤研究的进程。

第三阶段：从 2015 年~2017 年，主要进行更深入的数据整理分析工作，以及完成其他“标识性”文章的撰写[9,10]。同时，此项目在 2015 年启动了 PanCan TCGA 的新的合作模式，其重点是要对 30 种主要癌症共有上万例肿瘤标本的基因组数据库进行横向和综合的比较分析。其数据平台包括 DNA 外显子测序（Exome sequencing）、信使 RNA 测序（mRNA sequencing）、微小 RNA 测序（microRNA sequencing）、单核苷酸多态性阵列（Single nucleotide polymorphism array）、甲基化阵列（Methylation array）和反相蛋白质阵列（Reverse phase protein array）。多种生物信息分析程序可以将这些不同平台的大数据进行综合性分析，使我们第一次能够精准地理解各种类型肿瘤的特异性和共性，以及其基因组和分子的发病机制，为精准肿瘤学打下坚实的科学基础[11]。

（二）生物医学技术的飞速发展

生物医学技术、尤其是高通量核苷酸测序技术的飞速发展，为精准医学的发展创造了超乎想象的有利条件。高通量基因测序使对每个肿瘤患者在基因组水平上进行个性化诊断成为可能。从此可以把 DNA 序列即遗传性基因组的缺陷与肿瘤类型以及患者体征联系起来。以此结合目前在肿瘤的基因诊断和治疗技术上取得的巨大突破，使得精准肿瘤治疗有了相匹配的科学依据。将基因组测序应用于临床，这就要求 DNA 测序技术更快、更准确，成本也要足够低。从 1977 年 Sanger F 等首次发表关于快速 DNA 测序技术研究的论文[12,13]，到 2010 年高通量测序技术的试验运行和应用，在短短的数十年的时间内，DNA 测序技术取得了惊人的飞速进步，从此海量的基因组遗传信息被相继揭秘。目前第三代高通量测序技术，因其采用单分子读取技术，有着更快的数据读取速度，同时不需要 PCR 扩增步骤，进一步降低了测序成本。由于测序通量增加，所以在较短的 1 周时间内就可以完成人体染色体将近 30 亿个碱基对的测序任务，这使得此技术在临床的应用有了时间上的保证。随着技术的改进和发展，使测序费用得以降低。在 2014 年，由哈佛医学院遗传学教授和个人基因组项目（Personal Genome Project，PGP）主任、Veritas Genetics 公司联合创始人 George Church 博士的带领下，Veritas Genetics 公司运用了 Illumina 公司的高通量测序平台进行了人类的基因组测序。此技术已经达到每基因组只需 1000 美元的目标，并进行了有效的数据分析[14]。这些进展为此技术在临床上的应用提供了相应的经济可行性，并提供了可以达到精准医学个体化的初步基础，即建立个人基因组信息档案[15]。

（三）共享大数据、云计算、移动互联网和社交网站平台的建立

生物医学领域大数据以及相关技术的不断发展为精准医学的实施提供了必要的信息学支撑。数据为王的大数据时代已经到来，基因组学、蛋白质组学等都是以大数据为中心的学科。随着生物医学大数据的软硬件平台、大数据存储、大数据分析挖掘等方法渐渐成熟，美国目前已经开始进行了社区、医院、区域的医疗数据共享系统。2013 年 9 月，谷歌公司宣布成立 Calico 公司，利用大数据进行人类衰老及相关疾病方面的研究。亚马逊公司通过其云平台托管国际千人基因组计划的庞大数据库并免费开放。微软公司也启动了微软生物计划（Microsoft Biology Initiative，MBI），进军生物医学大数据领域。生命科学的快速进步以及生物技术与信息技术的融合，使得大数据的产生、综合利用和共享机制贯穿从基础研究到药物开发，从临床诊疗到健康管理的几乎所有环节。大数据相关技术的发展和移动互联网及社交网站的结合，使得基于生物医学大数据的个性化医疗和健康管理成为现实。

三、今天的精准肿瘤学

（一）什么是精准肿瘤学

精准医学中的“精准”定义主要指对疾病的机制具有精确的分子辨别、清晰的发病机制和个性化的精确治疗，并且将基因组技术在临床实践中加以应用，以达到精准和个性化的目的。现在大家公认肿瘤是一种多基因和多分子机制引起的疾病，近几年的大规模人类和肿瘤基因组图谱的解析和研究加速了对所有的癌症类型及发病原理的深入理解。因此，在精准医学的研究浪潮中，精准肿瘤学首当其冲，入选为精准医疗的近期目标。精准肿瘤学是由基因组学为基础的现代诊断和治疗癌症的综合性医学。哈佛大学医学院教授 Garraway LA 博士总结了精准肿瘤学实施的主要三大因素：

1. 利用最先进的技术解析肿瘤患者的基因组特点；

2. 根据患者基因组变异特征和已知生物学以及肿瘤学信息数据库进行比对，从而找到相匹配的抗癌药物；

3. 将对不同患者的相关基因组和药物筛选的信息进行注释，使得肿瘤医生可以在临床决策中进行应用并指导临床实践[16]。

（二）精准肿瘤学在临床转化的三大近期目标

在过去相当长的肿瘤学研究和医疗实践当中，肿瘤的治疗是十分困难的。其低治愈率、高病死率，以及严重的治疗不良反应，肿瘤本身和治疗都使患者的生活质量严重下降，使肿瘤的治疗成为世界性公认的难题。过去，由于没有有效的科学方法，许多科学家和临床医生如在黑暗中摸索解决肿瘤问题的途径。我们面对许多无法解释的肿瘤药物的抗药性、肿瘤基因的异质性和突变。可是我们没有工具或方法来监控肿瘤的治疗效果、预测肿瘤的复发和转移，以及如何进行有效的联合用药[1]。针对这些问题，美国国立卫生研究院（NIH）和下属的肿瘤研究所（NCI）共同提出了精准肿瘤学在临床上转化的三大近期目标：

（1）在成人及小儿的癌症患者中进行靶向药物的创新型临床试验；

（2）深入研究精准的高效率的联合用药；

（3）发现药物耐药性的分子机制和克服肿瘤的耐药性[2]。

这三大近期目标将大大促进精准肿瘤学在临床医学中的转化，从而造福于广大的肿瘤患者及其家庭。

（三）实施精准肿瘤学的组成要素

现阶段，精准肿瘤学还是处在起步、并且逐步完善的试验性研究阶段。进行精准肿瘤学的研究和临床试验还是在研究所和研究型医院进行。这些研究机构首先要具有以下必备的条件，来组成实施精准肿瘤学的“引擎”。其各要素如机器的部件，缺一不可。哈佛大学医学院教授 Garraway LA 博士总结其主要因素和步骤为以下几个方面：

（1）致力于精准肿瘤学研究和治疗的癌症研究中心或肿瘤医院必须严格执行一系列精准医学的规章和技术准则；

（2）这些癌症中心或肿瘤医院将筛选适合的患者类型来进行精准肿瘤学的研究；

（3）基因组或表观基因测序平台将对每个患者的肿瘤组织进行高通量测序，最好采用新鲜或冻存活体组织作为检测材料；

（4）这些大数据将通过成熟的计算程序进行分析计算，并与现有数据库进行分析比对；

（5）分析结果反馈给肿瘤科医生，以帮助他们在临床上进行治疗决策，或是选择临床试验的受试者；

（6）在临床试验中将对受试者再次进行活检，以观察治疗过程中试验药物的疗效和相关机制，检测药物是否抑制了相关肿瘤蛋白质的功能或信号传导通路，其临床反应与药理和药效学数据的相关性；

（7）如果疾病复发，将再次取活检对药物的耐药机制进行进一步的研究。这些结果可指导用于挽救性治疗（salvage therapy）的临床试验，以及用于研究新型的联合用药，从而降低单一药物的耐药性[17]。

（四）临床精准肿瘤学的组织框架和工作流程

临床精准医学的顺利实施需要各个领域间的专家和学者的通力合作。包括生物学、药学、临床和转化医学、生物和信息技术等各个领域的支持。在这个复杂流程中的参与者主要有临床的专科及外科医生、解剖病理专家、生物学家、药理学家、生物信息和数据学家、数据管理员、实验室技术员、系统管理员等。支持整个工作流程的信息和生物信息的基础构架主要包括电子病历记录（数据记录）、信息技术的支持（数据储存、高效能运算）、生物信息学流程（数据分析）、信息系统（数据整合、信息和数据共享）。精准肿瘤学的整个工作流程主要是如何从患者得到临床资料和基因组及生物标志物的信息，进行综合分析，找出适合患者的最佳治疗方案，再反馈回患者。这一过程是从医生对从患者的病情进行了解咨询开始，经过患者签署知情同意书，医生收集患者的临床资料，并进行活体组织检查。活体组织存入生物标本库，并进行两方面的检测，一是通过高通量生物技术平台进行基因芯片或新一代测序的检验；二是通过低通量平台进行免疫组化检测，来寻找相关的生物标志物。这些数据在生物信息平台进行数据处理、储存和进行综合性分析，将多样性数据，如临床资料、高低通量平台产生的数据进行整合，从而产生新的、以这些生物数据为基础得出的诊断报告和匹配的治疗方案。最后将此报告送到临床医生手中，由医生向患者解释报告，并决定最终治疗方案。为了取得具有临床指导性意见的报告，在整个检验和诊断治疗的过程中，所有的数据都要详细记录，所有的信息都要详尽分析，所有的参与者都应竭尽所能。只有这样精准肿瘤学才能顺利实施，并最终应用到患者的个体化治疗中[18]。

（五）精准肿瘤学的临床试验设计

对于人体全身各个系统肿瘤，传统的治疗模式是在不知道基因组变异的条件下进行放射疗法和化学疗法。这些治疗方案会盲目地杀死所有人体内生长活跃的细胞，从而引起严重的治疗不良反应。近年来发展的新型靶向治疗药物，也只是对非常有限的基因或蛋白质生物标志物进行预先检测和匹配，并不能全面预测治疗效果。而精准肿瘤学的临床试验则是要先通过高通量测序和基因芯片来全面分析基因组的变化，包括碱基对突变、拷贝数变化，从而寻找到主导性的异常改变的基因群，针对这些基因群来设计特异性的分子靶向治疗方案。以此精准肿瘤学为概念而产生的SHIVA是一个随机化进行概念验证的临床Ⅱ期试验方案。此方案是在疑难性和复发的癌症患者中进行不同治疗方案的比较。如将传统的化疗和放疗方案和针对异常表达基因的特异性分子靶向治疗模式相比较，其临床试验设计的基本方案如下：将入选的所有肿瘤类型的疑难性和复发性癌症患者，经过知情同意后进行肿瘤活体组织检查。在病理中心，一块活体组织进行石蜡包埋，用于免疫组化检测蛋白质生物标志物和验证基因拷贝变异，另一块冰冻活体组织用于DNA提取和肿瘤细胞百分数检测，进行基因组测序或芯片检验，另外冻存1~2块活体组织，以作为进行其他生物学检验之用。试验数据产生后加以综合分析，以及通过文献支持和专家的共识，最终验证数据的科学性和医学相关性，从而产生针对不同患者异常表达基因的特异性治疗方案。临床医生根据这些生物数据和信息，为临床试验筛选合格的患者。经患者知情同意后，患者被随机分为两组，一组患者根据肿瘤医师的意见进行传统治疗，另一组患者进行特异性分子靶向治疗（采用已通过批准的分子靶向药物）。通过此SHIVA临床试验来验证针对异常表达基因的特异性分子靶向治疗是否能比传统治疗更能提高癌症患者的疗效[18]。

四、明天——精准医学和精准肿瘤学的临床实践

（一）精准肿瘤内科学

精准肿瘤内科学是将精准医学的概念应用于肿瘤内科学，是以靶向药物和放、化疗为主的肿瘤治疗学科。虽然我们现在还不能对未来的肿瘤内科学做一个完整的预测，但是，现在正在进行的以精准医学为理念的临床研究已经给我们指出了方向。美国国立卫生研究院（NIH）下属的肿瘤研究所（NCI）正在推出NCI-Molecular Analysis for Therapy Choice（NCI-MATCH）计划，是以分子分析计划为基础而选择肿瘤的治疗方案。NCI-MATCH成为美国第一个大规模精准肿瘤学的临床试验项目。该计划将对患者的肿瘤组织进行生物学分析，看是否有特异性基因组突变或表达异常，以及筛选出相匹配的针对异常基因的靶向药物，据此制订个性化治疗方案。此NCI-MATCH临床试验并不限定肿瘤类型，目标是检测针对异常基因进行的靶向治疗是否能够提高疗效。该计划将在2016年开始招募3000名对传统治疗无效的罹患实体肿瘤（包括罕见肿瘤）的成年志愿者，首先对所有志愿者的肿瘤进行病理活检，然后对活体肿瘤组织进行143个肿瘤相关基因的测序分析，寻找其基因的序列和表达异常[19]。如肿瘤患者的基因表达异常符合该临床试验中靶向药物的靶点，该患者将接受NCI-MATCH计划的治疗，达到缩小肿瘤或阻止进展的治疗目的。该临床试验中所用的靶向药物包括已通过美国食品和药品管理局（Food and Drug Administration，FDA）审查的药物，以及在临床试验中正在检测的针对异常肿瘤基因已初具效果的靶向药物。NCI-MATCH属于Ⅱ期临床试验，包括多个临床分组研究。该计划包括20~25种靶向药物，每个药物被分配在不同的治疗组中。在起始阶段拟开展10个分组临床测试，随后规模将扩大到20或更多的临床分组研究。招募的肿瘤患者也将严格地进行基因组筛查而分配于各个组别中。NCI-MATCH计划中所采用的新一代测序方

法是赛默飞世尔（Thermo Fisher）公司推出的肿瘤基因组合检测方法（Oncomine Comprehensive Panel，OCP），它可以检测在常规甲醛溶液（福尔马林）固定、石蜡包埋（formalin-fixed paraffin-embedded，FF-PE）的肿瘤组织中提取的 DNA 和 RNA。OCP 可以预先定制相关的肿瘤突变基因组合，并且同时评估 DNA 和 RNA 的变异和表达，非常适合用于 NCI-MATCH 计划中对 143 个基因的测序检验[20]。因此 NCI-MATCH 计划被认为是“历史上受试患者最多、最精密的肿瘤临床试验”，是精准医学时代的一个标志性的研究计划，预计将获得大量有价值的肿瘤研究和临床数据，并真正推动精准肿瘤学在临床上的转化。

（二）精准肿瘤外科学

精准肿瘤外科学是将精准肿瘤学的理念应用于外科手术的辅助治疗中。现有的文献表明，对于活检肿瘤组织的基因组表达谱的研究结果可以成功预测新型手术的辅助治疗（neo-adjuvant therapy）的疗效。近期文献报道了一组研究，对乳腺癌活体组织的 74 个基因的表达谱进行了筛查，其结果在临床上可以成功预测肿瘤患者接受新型辅助药物治疗组合（紫杉醇联合氟尿嘧啶、多柔比星和环磷酰胺）后具有病理意义的完全缓解率（pathology complete response，PCR）[21]。另一组研究分析了 24 例乳腺癌患者的病理组织标本，发现 92 个基因与多西他赛单药的治疗反应密切相关[22]。这些研究表明，病理组织的基因组表达谱可以反应临床上新辅助治疗的疗效。因此实践证明，在进行新辅助治疗之前，预先检测肿瘤活体组织的基因组表达谱，虽然不能直接改变手术的性质，但是可以间接影响手术的时机和手术的范围。而且应用有效的新辅助治疗手段可以在术前使肿瘤体积缩小，导致手术范围缩小，或者能够达到临床完全缓解（clinical complete response，CR）的目的，从而达到合理选择手术时间，减少手术创伤和保护重要人体器官的目的。总而言之，通过基因表达谱的数据来选择合适高效的新辅助治疗的化疗药物可以提高手术的临床疗效，使肿瘤患者有可能避免大范围手术切除所带来的不必要的痛苦和生活质量下降的困扰[23]。

（三）精准肿瘤检验科学——肿瘤患者血液的液态活检

至今，绝大部分基因组的筛查是用肿瘤组织块的样本进行的。但是很多肿瘤发生的部位不能进行活体穿刺检查，或者转移的肿瘤无法确定原发灶部位。在这种情况下，检验血液或其他体液中肿瘤细胞和标志物就显得愈发重要。随着血液组织中完整提取肿瘤细胞和分析肿瘤细胞来源 DNA 和 RNA 等技术的不断进步，应用血液学无创性诊断方法来指导精准医疗已经成为可能。这一突破将极大地改变肿瘤诊治的传统模式。血液中包含的多种肿瘤来源的材料可用于分子分析：

第一种是完整的循环肿瘤细胞（circulating tumor cells，CTC）。完整提取的 CTC 可以进行整个细胞的分析、进行基于 RNA 和蛋白质的诊断检测，以及基于 DNA 的基因分型。更重要的是，随着单细胞提取技术的发展，CTC 分析可以精准检测肿瘤的异质性和亚克隆细胞，最终在体外培养的 CTC 可以进行药物敏感性检测的实时研究，从而指导个体化治疗方案。

第二种是体外循环肿瘤细胞 DNA（cell-free circulating tumor DNA，ctDNA）。血液的循环 ctDNA 比较容易收集和保存，非常适用于基因分型，因其快速、经济、可靠，ctDNA 分析基因分型更适合于常规的临床应用。

第三类物质是从肿瘤组织释放到血液

和其他体液中的50~100纳米大小的外泌体（exosomes）。外泌体是一种圆形单层膜结构，可由机体众多类型细胞释放，并广泛分布于血浆和其他体液当中。外泌体可携带多种蛋白质、mRNA、miRNA，参与细胞通信、细胞迁移、血管新生和肿瘤细胞生长和转移等过程。这些外泌体中包含的mRNA、miRNA和蛋白质等物质直接反映了原肿瘤的分子组成信息[24]。

总而言之，血液中CTC、ctDNA和exosomes的提取和检验的技术在日趋成熟，并已经试验性地应用于临床肿瘤学的研究中。这些技术在临床上最直接的应用是进行基因分型、分子表达和肿瘤标志物的检验，从而指导针对基因变异的靶向治疗；其次是检测药物的敏感性和抗药性，以及发现新的药物作用靶点。此外，检测CTC细胞数量、肿瘤特异性ctDNA和RNA或蛋白质标记物的表达水平，可能即时追踪反映肿瘤的治疗效果，发现早期肿瘤复发的迹象。这些检验还可以作为肿瘤早期筛查和诊断的敏感指标。因此，我们期望在不久的将来，血液学筛查肿瘤可以成为“液态活检”，作为癌症早期诊断及指导治疗的敏感指标[25]。

五、结束语：医学的昨天、今天和明天——从历史的角度理解精准医学和精准肿瘤学

医学从古至今的发展经过了一个漫长而复杂的过程。昨天，传统的西医实践是以经验医学为主，根据非实验性的临床经验、临床资料和对疾病基础知识的理解来诊治患者。随着科学技术的快速发展，如今的医学遵循循证医学，更注重科学证据，提倡将临床医师个人的临床实践和经验与客观的科学研究证据，包括人体病生理指征和化验指标相结合运用，将最正确的诊断、最安全有效的治疗和最准确的预后评估用于每位患者的治疗和健康管理。但是，现代医疗理念和技术的诸多局限还使我们对很多疾病，尤其是很多肿瘤束手无策，或是还没有找到最佳治疗方案。然而，我们展望未来的医学将是精准医学的时代。精准医学是随着基因组测序和其他诊疗技术的快速进步，以及生物信息与大数据科学的交叉应用而发展起来的。它是以信息化的大数据和个体化医疗为基础的新型医学模式，更强调医疗的精确、准时、共享和个体化。此模式是以大规模生物学数据作为支撑，除了基因组（Genome）的数据外，还包括表观基因组（Epigenome）、转录组（Transcriptome）、蛋白质组（Proteome）、代谢组（Metabolome）、微生物组（Microbiome），以及各种“组学”所产生的大数据。对于这些大数据的综合分析使用，加以先进和准确的图像学诊断技术（imaging）和生物传感器（biosensor）对人体状况的实际检测和即时输入，进一步将此数据库在网络平台和云计算端进行即时性地整合利用，就可以达到精准医学和精准肿瘤学的目的，从而指导医生和患者的医疗决策。

肿瘤作为目前最难攻克的疾病之一，曾经和正在困扰着众多的肿瘤患者，给社会带来了巨大的经济负担。如今肿瘤的诊断和治疗手段已经多种多样，不仅局限于传统的手术、放疗、化疗等治疗方案。分子靶向治疗、结合以抗体为主的免疫治疗和纳米技术介导的以肿瘤为靶标的特异性治疗介入等新型治疗方法，意味着“精准医学”正逐步应用到临床肿瘤学领域，精准医学也将开启肿瘤个体化治疗的新篇章。

致　谢

作者由衷地感谢美国国立卫生研究院

(NIH) 所属国立关节炎、肌肉及皮肤病研究院 (NIAMS) 生物信息部主任孙宏为博士、美国约翰·霍普金斯大学医学院及肿瘤中心生物芯片中心实验室于伟博士、美国国立卫生研究院 (NIH) 所属国立聋哑和交流障碍研究所 (NIDCD) 陈建宏博士对本文的审阅和建议。

注 释

本文只是表述个人观点，并不代表美国国立卫生研究院 (NIH) 的官方观点。(The authors disclaim that the views of this manuscript expressed do not necessarily represent the views of the agency of National Institutes of Health of the United States.)

参 考 文 献

[1] Collins FS, Varmus H. A new initiative on precision medicine. N Engl J Med, 2015, 372 (9) : 793-795.

[2] http: //syndication. nih. gov/multimedia/pmi/infographics/pmi-infographic. pdf

[3] Hoadley KA, Yau C, Wolf DM, et al. Multiplatform analysis of 12 cancer types reveals molecular classification within and across tissues of origin. Cell, 2014, 158 (4) : 929-944.

[4] de Bono JS, Ashworth A. Translating cancer research into targeted therapeutics. Nature, 2010, 467 (7315) : 543-549.

[5] Snyder A, Makarov V, Merghoub T, et al. Genetic basis for clinical response to CTLA-4 blockade in melanoma. N Engl J Med, 2014, 371 (23) : 2189-2199.

[6] Venter JC, Adams MD, Myers EW, et al. The sequence of the human genome. Science, 2001, 291 (5507) : 1304-1351.

[7] Lander ES, Linton LM, Birren B, et al. Initial sequencing and analysis of the human genome. Nature, 2001, 409 (6822) : 860-921.

[8] http: //cancergenome. nih. gov/newsevents/newsannouncements/TCGA_ The_ Next_ Stage

[9] The future of cancer genomics. Nat Med, 2015, 21 (2) : 99.

[10] Tomczak K, Czerwinska P, Wiznerowicz M. The Cancer Genome Atlas (TCGA) : an immeasurable source of knowledge. Contemp Oncol (Pozn), 2015, 19 (1A) : A68-A77.

[11] The Benefits of Looking Across Many Cancer Genomes. http: //cancergenome. nih. gov/newsevents/newsannouncements/TCGA _ Pan-Cancer_ Press_ Release_ 2014

[12] Sanger F, Air GM, Barrell BG, et al. Nucleotide sequence of bacteriophage phi X174 DNA. Nature, 1977, 265 (5596) : 687-695.

[13] Sanger F, Nicklen S, Coulson AR. DNA sequencing with chain-terminating inhibitors. Proc Natl Acad Sci USA, 1977, 74 (12) : 5463-5467.

[14] http://www. prnewswire. com/news-releases/veritas-genetics-breaks-1000-whole-genome-barrier-300150585.html

[15] Wheeler DA, Srinivasan M, Egholm M, et al. The complete genome of an individual by massively parallel DNA sequencing. Nature, 2008, 452 (7189) : 872-876.

[16] Garraway LA, Verweij J, Ballman KV. Precision oncology: an overview. J Clin Oncol, 2013, 31 (15) : 1803-1805.

[17] Garraway LA. Genomics-driven oncology: framework for an emerging paradigm. J Clin Oncol, 2013, 31 (15) : 1806-1814.

[18] Servant N, Romejon J, Gestraud P, et al. Bioinformatics for precision medicine in oncology: principles and application to the SHIVA clinical trial. Front Genet, 2014, 5 : 152.

[19] NCI-Molecular Analysis for Therapy Choice (NCI-MATCH) Trial. http://www. cancer. gov/about-cancer/treatment/clinical-trials/nci-supported/nci-match

(下转第 64 页)

精准癌医学：走向未来的路

吴一龙

广东省人民医院 广州 510080

2015年新年伊始，美国总统奥巴马豪掷2.15亿美元，强势推出一项名为“精准医学”（precision medicine）的计划，其核心是通过分析100多万名囊括不同年龄阶层和各种身体状况的男女志愿者库，研究遗传变异对人体健康和疾病形成产生的影响，以便更好地了解疾病的形成机制，进而为开发相应药物，实现“精准用药”铺平道路。奥巴马甚至认为，“精准医学”赋予了人类一个实现全新医学突破的伟大机会，拯救生命的发现将迎来新时代。

那么，何谓“精准医学”？美国国立癌症研究所（National Cancer Institute，NCI）给出的定义是：精准医学是将个体疾病的遗传学信息用于指导其诊断或治疗的医学。其中关键词是“遗传学信息”和“诊断或治疗”。

首先是遗传学信息。这包含了5个方面的遗传学变异：

（1）单个碱基的突变，如EGFR基因突变；

（2）额外的基因拷贝（即基因扩增），如乳腺癌HER-2基因扩增；

（3）大段缺失，DNA的缺失可能导致那些在阻止或控制癌症生长方面发挥重要作用的基因的缺失；

（4）基因重组，如大家非常熟悉的ALK融合基因；

（5）基因突变引起的表观遗传学改变，如现在常提到的甲基化、微小RNA（microRNA）等。

以上这几大方面基本上涵盖了目前癌症分子诊断和精准治疗的分子生物学基础。

近十多年来，基于驱动基因的精准癌医学上取得了巨大的成就。美国“肺癌突变联盟”的Kris等[1]在《美国医学会杂志》（JAMA）上总结说，晚期肺癌依据有否驱动基因和相应的治疗，预后明显不同：有驱动基因突变同时接受精准靶向治疗的晚期肺癌患者，中位生存时间3.5年；有驱动基因突变但没有接受相应靶向治疗的，中位生存时间2.4年；没有驱动基因的仅为2.1年。大家知道，2002年晚期肺癌患者接受标准化疗的中位生存时间是7.4~8.1个月。

从2002年不足1年的生存时间到今天42个月的中位生存期，这一巨大进步总共用了10年的时间，而从20世纪60年代的最佳治疗到2002年的所谓第三代化疗方案，中位生存时间从仅4个月提高到8个月，4个月的进步花费了40年时间！10年和40年，精准癌医学的巨大魅力凸显！

在精准医学的旗帜下，晚期肺癌新的驱动基因和新的靶向治疗逐渐浮现，如Dabrafenib（达拉菲尼）之于BRAFV600E突变，抗HER-2治疗之于HER-2突变，Crizotinib（克唑替尼）之于c-MET扩增，Cabozantinib（卡博替尼）之于RET融合，几乎是“乱花渐欲迷人眼”。

精准癌医学将原来的某些“大病”如肺癌细分成许多的“小病”甚至是“罕见病”，如ROS1阳性的肺癌，仅占肺腺癌的1%左右。肺癌是大病，而ROS1肺癌则是小病了。同时，精准医学又将许多不同的癌肿串联起来而形成新的一类疾病，如大家熟知的“ALKoma”，ALK基因融合可见于肺癌、恶性淋巴瘤、某些少见的儿童肿瘤，它们都可用ALK抑制剂进行治疗。精准医学给临床肿瘤学带来的这些改变，对精准癌医学的临床研究也带来了新的挑战。

美国癌症研究学会（American Association for Cancer Research，AACR）在2014年的癌症进展里面特别指出，针对精准癌医学的创新性临床试验可分成两大类，一类称为“Basket Trial”，即篮子试验。形象点儿说，某种靶点明确的药物就是一个篮子，将带有相同靶基因的不同癌症放进一个篮子里进行研究就是篮子试验，“Basket Trial”的本质就是一种药物应对不同的肿瘤。第二类临床试验称为“Umbrella Trial”，即撑起一把大伞，把具有不同驱动基因的肺癌，如K-ras、EGFR、ALK拢聚在同一把雨伞之下，这把大伞，就是将不同的靶点检测在同一时间里完成，然后根据不同的靶基因分配不同的精准靶药物。Umbrella试验的最大优势，在于将非常少见的突变事件集中起来，变少见事件为“常见”事件，这无论对加速少见疾病的临床试验还是对于某一个个体获得精准治疗的机会，都具有特别的意义。

篮子试验最有代表性的例子就是ALKoma。ALK基因突变不但是非小细胞肺癌的驱动基因，也是其他恶性肿瘤包括肺癌、淋巴瘤、肾癌、神经母细胞瘤等的驱动基因。这意味着通过对于同一分子事件的管理，使得带有这种驱动基因的不同肿瘤都能用同一种药物进行治疗。正在进行中的克唑替尼A8081013临床试验（Clinical Trials. gov Identifier：NCT01121588）就是一项包括上述各种恶性肿瘤的Basket试验。除了ALK之外，EGFR、HER-2、BRAF等基因都可能在不同的肿瘤中发挥驱动的作用，可以往“篮子”里面装。其中，针对BRAF的研究正在如火如荼地开展着。BRAF突变可以在多发性骨髓瘤、黑色素瘤、卵巢癌、结肠癌、甲状腺癌、绒毛膜癌、胃肠肿瘤、肺癌等多个癌种中被检出。BRAFV600E的篮子试验也在进行中。

美国NCI发起的MASTER试验（Clinical Trials. gov. Identifier：NCT02154490），就是典型的Umbrella临床试验。该研究专门针对鳞癌患者，将其按照不同的生物标志物分为4组，分别给予针对这4种生物标志物的相应的药物治疗。

Basket和Umbrella这两种类型的临床试验，对精准治疗药物的加速开发和临床肿瘤学的发展，是革命性的创新，因为这两项试验一旦开启，可能不用几年，只需要几十例患者就能够得到加速批准，让药物上市。癌症患者将能更快地用上有效的治疗药物，而不会像过去那样需要7~10年的漫长时间等待。

中国的精准癌医学，可谓起步晚但赶了个早。2004年，EGFR突变基因和靶向药物的关系刚刚发现，中国的学者便迅速把握住机会，从中国人的EGFR突变基因的分子流行病学开始，到引领做出基于生物标志物选择患者的临床试验，高质量的临床试验接二连三，结果彻底改变了晚期肺癌的临床实践[2]。最近启动的CLUSTER临床试验（Clinical Trials. gov Identifier：NCT02276027），就是亚洲地区第一项针对多个靶向基因的Umbrella试验。

（下转第21页）

❖ 头颈肿瘤 ❖

甲状腺癌规范化诊疗之指南解读篇

随着各类检测技术、设备器械及管理的发展，我国甲状腺癌的诊疗有了长足的进步。2012年，我国首部《甲状腺结节及分化型甲状腺癌诊治指南》正式发布，用于指导我国甲状腺癌的规范化诊疗。本版以“甲状腺癌规范化诊疗之指南解读”为主题，邀请领域内专家分从内外科治疗角度对分化型甲状腺癌（DTC）的规范化治疗进行解读。

DTC颈部淋巴结清扫的个体化处理

吉林大学中日联谊医院甲状腺外科
周　乐　孙　辉

DTC占甲状腺恶性肿瘤的90%以上，其颈部淋巴结转移有发生早、预后相对较好、中央区转移率高等特点。传统的治疗手段包括手术、内分泌治疗、核素治疗，其中甲状腺切除手术和合理的淋巴结清扫术是治疗关键，并决定了后续治疗方案和随访策略。关于DTC颈部淋巴结清扫策略已有一些共识：cN1患者需要行颈淋巴结清扫术；建议对cN0的甲状腺乳头状癌患者行预防性中央区淋巴结清扫术［2011年版美国国家综合癌症网络（NCCN）指南］或在有效保留甲状旁腺和喉返神经情况下，行病灶同侧中央区淋巴结清扫术（2012年中国版甲状腺癌诊治指南）。但cN0患者是否需要进行预防性对侧中央区或颈侧区淋巴结清扫术，应强调个体化治疗模式，通过影像学检查、微创活检获取证据或综合分析个体风险因素来决定。

目前，超声、计算机断层扫描（CT）、磁共振（MRI）等影像学诊断技术为临床颈部淋巴结的检查提供了相对客观的方法。颈部转移淋巴结的影像诊断指征包括大小、边界、回声特点（密度）、内部结构、形态、数目及有无包膜外侵犯。颈部大部分区域的淋巴结可通过超声完成评估，深部的气管食管沟、咽后、胸骨后淋巴结需CT、MRI检查辅助。对于影像学可疑的淋巴结可通过微创活检（细针穿刺细胞学检查）联合穿刺洗脱液甲状腺球蛋白（Tg）检测进一步确诊。该方法创伤小、诊断快捷、准确率高，术前或术中实施均可。若行腔镜下甲状腺癌根治性手术，需在术前微创活检排除侧颈部淋巴结转移。

由于绝大部分甲状腺癌患者自然病程长，观察不同手术方式治疗患者临床获益的相关性研究时间跨度大，研究结果受不同因素影响的可能性增加。目前，尚无一个量化的甲状腺癌淋巴结转移风险因素综合评价系统。但肿瘤浸润甲状腺被膜是中央区淋巴结转移的独立危险因素、肿瘤最大径与淋巴结转移存在相关性、多灶性癌有更高的中央区淋巴结转移发生率、T3~T4或中央区淋巴结阳性数量≥2枚是侧颈部淋巴结转移的高危因素等已被多项研究证实。

因此，甲状腺病灶和中央区淋巴结的术中快速病理结果能提示肿瘤的生物学行为，反映淋巴结转移的风险度，为手术方式的选择提供个体化的信息。

综合上述信息，对于临床及影像学检查未发现有淋巴结病变，但原发灶有较高转移风险者，应行选择性（预防性）颈淋巴结清扫术，可选择功能性、区域性（择区性）等改良术式，以求尽量减少术后的后遗症和功能损害；对于原发灶转移风险较低者，可不行颈部淋巴结清扫术而予观察随访。另外，对于侧颈部，主张阳性诊断结果优先，穿刺活检或中央区淋巴结转移阳性时方才考虑预防性侧颈部淋巴结清扫，以减少对美观和功能的影响；对于中央区，受腺体和骨性结构的影响，影像学和穿刺活检诊断均受到限制，故主张高危风险因素优先，当有肿瘤浸润甲状腺被膜、多灶性、患侧中央区淋巴结阳性数量≥2 枚时建议对侧中央区预防性清扫，以减少复发和再次手术时喉返神经、甲状旁腺损伤的风险。

DTC 的恶性度低，治疗方式的选择需兼顾生存率和生活质量，权衡患者的获益与风险，在淋巴结清扫时进行更加个体化的处理，也希望更多前瞻性临床研究的循证医学证据不断积累，为术式的选择提供更科学的参考。

甲状腺癌术后内科治疗篇

中国医科大学附属
第一医院内分泌科
关海霞

DTC 虽然是“癌”，但其术后内科治疗与其他许多恶性肿瘤截然不同。DTC 细胞对化疗药物不敏感，因此，化疗药物极少用于 DTC 的术后治疗。DTC 术后的内科治疗主要是指应用甲状腺素进行促甲状腺素（TSH）抑制治疗，一方面补足患者甲状腺术后缺乏的甲状腺素，另一方面减少 TSH 对可能残存的甲状腺癌细胞的刺激，避免肿瘤复发或转移。

2012 年，我国相关学科专家共同撰写的《甲状腺结节和分化型甲状腺癌诊治指南》指出，DTC 术后 TSH 抑制治疗的首选药物是左旋甲状腺素（L-T4）口服制剂。TSH 抑制治疗的最佳目标值应满足：既能降低 DTC 的复发、转移率和相关死亡率，又能减少外源性甲状腺素过多的不良反应、提高生活质量，推荐依据双风险评估制订个体化的靶目标。L-T4 的起始剂量因患者年龄和伴发疾病情况而异。早餐前空腹顿服 L-T4 最利于维持稳定的 TSH 水平，每天只需服一次。需要注意 L-T4 应与一些特殊药物或食物间隔足够时间：与维生素、滋补品间隔 1h；与含铁、钙食物或药物间隔 2h；与奶、豆类食品间隔 4h；与消胆胺或降脂树脂间隔 12h。在 L-T4 剂量调整阶段，每 4 周左右测定 TSH。TSH 达标后，1 年内每 2~3 个月、2 年内每 3~6 个月、5 年内每 6~12 个月复查甲状腺功能，确定 TSH 维持于目标范围。TSH 抑制治疗期间，当需要将 TSH 长期维持在低于正常水平或不恰当地过量应用 L-T4 时，可能引发治疗的不良反应，包括加重心脏负荷和心肌缺血（老年患者尤甚），引发或加重心律失常（特别是心房颤动）；增加绝经后妇女骨质疏松症的发生率，并可能导致其骨折风险增加。因此，TSH 抑制治疗需在医生指导下进行，并坚持定期复查。

近年来，酪氨酸激酶抑制剂如索拉非尼和乐伐替尼在临床试验中表现出对晚期碘抵抗性 DTC 的疗效，但此类药物目前仅可在常规治疗（手术、放射性碘、TSH 抑制治疗）无效、且处于进展状态的晚期 DTC 患者中考虑应用。

分化型甲状腺癌的^{131}I治疗

上海交通大学附属
第六人民医院核医学科
陆汉魁

^{131}I是碘的放射性核素，除含有放射性粒子外，^{131}I的理化特性及生物学特性与食物（及药物）中的稳定性碘分子几乎无差异。DTC细胞部分保留有正常甲状腺滤泡细胞摄取碘的功能，^{131}I被DTC细胞摄取和存储，释放中能β射线，形成直接电离辐射损伤，致癌细胞死亡。^{131}I也释放高能γ射线穿透人体，该射线可体外探测并成像形成^{131}I全身扫描图（^{131}I-WBS），依据^{131}I-WBS可评估术后残留甲状腺组织及DTC转移灶摄取^{131}I的情况和^{131}I在全身其他脏器的实时分布。

与正常甲状腺滤泡细胞相比，DTC细胞摄取碘（和^{131}I）及利用碘的能力都有所下降。增加DTC摄取^{131}I的有效方法是尽可能减少正常甲状腺组织的容积，升高患者血中TSH水平，同时减少患者体内稳定性碘离子的含量（如低碘饮食等）。

根据指南，大剂量^{131}I适用于治疗手术不能或不易切除的DTC局部病灶及转移灶。^{131}I治疗DTC包含两层意义：一是先用^{131}I消除DTC术后残留的甲状腺组织，简称^{131}I清甲；二是清甲后，可多次阶段性使用^{131}I治疗DTC转移灶。^{131}I重复治疗的间隔期一般在4个月~半年。

^{131}I清甲可消除术后残留的正常甲状腺组织，使患者血液中的甲状腺球蛋白（Tg）监测能较明确反映DTC的转归或及时发现复发。清甲后^{131}I-WBS可发现有摄取^{131}I的颈部淋巴结转移和远处转移，这些转移灶可以被^{131}I治疗清除。不过指南也指出，^{131}I清甲不宜作为极低危DTC术后的常规处理手段。

对不能手术切除的DTC局部浸润或远处转移，^{131}I有明确疗效，但个体差异显著。部分患者可获得治愈，另有许多患者的DTC病灶已失去摄碘功能，或病灶有摄碘但不能被消除（辐射耐受），对这些患者继续^{131}I治疗无实际价值。相反，过多的^{131}I治疗所累积的辐射损伤可导致部分患者出现一些毒副反应。另外，应用^{131}I治疗技术要谨慎细致，须做好患者的辐射安全及医疗安全（如必须住院隔离和密切观察）及公共辐射安全管理。

（稿源：医学论坛网 2015-07-02）

（上接第199页）

16例患者接受Flu/Cy预处理方案，ORR为67%，其中5例CR（3例DLBCL、2例FL），3例PR（DLBCL）。Flu/Cy组的CAR-T细胞体内峰值高于Cy组，且Flu/Cy组CAR-T细胞存活时间较Cy组更长。

2015年免疫治疗在淋巴瘤领域获得的系列突破，让我们有理由相信淋巴瘤新的免疫治疗时代已经到来，未来淋巴瘤的治疗模式可能会因此发生改变，以细胞毒药物为基础的化疗将面临挑战，免疫治疗可能贯穿淋巴瘤的整个治疗过程。2016年，CAR-T细胞治疗将在淋巴系统恶性肿瘤领域更上一层楼。

❖ 肺部肿瘤 ❖

中国晚期原发性肺癌诊治专家共识（2016 年版）

石远凯[1] 孙　燕[1] 于金明[2] 丁翠敏[3] 王子平[4] 王长利[5] 王　东[6] 王存德[7] 王　征[8] 王孟昭[9] 支修益[10] 卢　铀[11] 冯继锋[12] 刘云鹏[13] 刘晓晴[14] 刘　巍[4] 伍　钢[15] 李小梅[16] 李　凯[5] 李恩孝[17] 李　薇[18] 陈公琰[19] 陈正堂[20] 余　萍[21] 吴　宁[22] 吴密璐[23] 肖文华[24] 张　力[9] 张沂平[25] 张树才[26] 杨树军[27] 宋　霞[28] 林冬梅[4] 罗荣城[29] 单　莉[30] 周彩存[31] 周宗玫[22] 赵　琼[32] 胡成平[33] 胡　毅[16] 郭其森[2] 常建华[34] 黄　诚[35] 曾　瑄[9] 韩宝惠[36] 韩晓红[1] 郑　博[1] 韩　颖[1] 黄　昱[1]

1. 中国医学科学院北京协和医学院肿瘤医院，抗肿瘤分子靶向药物临床研究北京市重点实验室 北京 100021；2. 山东省肿瘤医院 济南 250117；3. 河北医科大学第四医院 石家庄 050000；4. 北京大学肿瘤医院 北京 100142；5. 天津医科大学肿瘤医院 天津 300070；6. 第三军医大学大坪医院 重庆 400042；7. 云南省肿瘤医院 昆明 650118；8. 卫生部北京医院 北京 100730；9. 北京协和医院 北京 100730；10. 首都医科大学宣武医院 北京 100053；11. 四川大学华西医院 成都 610041；12. 江苏省肿瘤医院 南京 210009；13. 中国医科大学附属第一医院 沈阳 110001；14. 中国人民解放军第 307 医院 北京 100071；15. 华中科技大学协和医院 武汉 430022；16. 中国人民解放军总医院 北京 100853；17. 西安交通大学第一附属医院 西安 710061；18. 吉林大学第一医院 长春 130021；19. 哈尔滨医科大学附属肿瘤医院 哈尔滨 150081；20. 第三军医大学新桥医院 重庆 400037；21. 四川省肿瘤医院 成都 610047；22. 中国医学科学院北京协和医学院肿瘤医院 北京 100021；23. 青海大学附属医院 西宁 810000；24. 中国人民解放军总医院第一附属医院 北京 100048；25. 浙江省肿瘤医院 杭州 310022；26. 首都医科大学附属北京胸科医院 北京 101149；27. 河南省肿瘤医院 郑州 450008；28. 山西省肿瘤医院 太原 030013；29. 南方医科大学南方医院 广州 510515；30. 新疆医科大学肿瘤医院 乌鲁木齐 830000；31. 同济大学附属上海市肺科医院 上海 200433；32. 浙江大学附属第一医院 杭州 310003；33. 中南大学湘雅医院 长沙 410008；34. 复旦大学附属肿瘤医院 上海 200032；35. 福建省肿瘤医院 福州 350014；36. 上海交通大学附属胸科医院 上海 200030

通信作者：石远凯 E-mail：syuankai@ cicams.ac.cn

一、概述

原发性肺癌（以下简称肺癌）是我国最常见的恶性肿瘤之一。国家癌症中心2015年发布的数据显示，2006～2011年，我国肺癌5年患病率为130.2/10万。其中男性84.6/10万，居恶性肿瘤第2位；女性45.6/10万，居恶性肿瘤第4位[1]。

国际肺癌研究协会（International Association for the Study of Lung Cancer，IASLC）2015年制定了第八版肺癌肿瘤-淋巴结-转移（tumor-node-metastasis，TNM）分期。美国医疗保险监督、流行病学和最终结果（Surveillance，Epidemiology，and End Results，SEER）数据库显示，在初诊时57%的肺癌患者已经发生了远处转移[2]，所以晚期患者的治疗是肺癌治疗体系的重要组成部分，也是近年来进展最多的部分。病理诊断是肺癌诊断的“金标准”，与此同时，近年来肺癌的分子遗传学研究取得了显著进展，基于遗传特征的分子分型使晚期肺癌的治疗步入了个体化分子靶向治疗时代。正是在这样的背景下，2015年，世界卫生组织（WHO）发表了肺肿瘤组织学的新分类[3]。与2004年分类相比，其中一项最主要的变化就是在晚期肺癌患者的个体化治疗策略中强调了分子遗传学的作用。

国家卫生和计划生育委员会医政医管局委托中国抗癌协会肿瘤临床化疗专业委员会制定了《中国原发性肺癌诊疗规范（2015年版）》[4]，但是近些年晚期肺癌的治疗进展迅速，治疗选择显著增多，为进一步提高我国晚期肺癌的诊疗水平，改善晚期肺癌患者的预后，中国医师协会肿瘤医师分会和中国抗癌协会肿瘤临床化疗专业委员会组织全国专家，结合近年来肺癌病理、分子遗传学及诊断和治疗的最新研究成果，制定了《中国晚期原发性肺癌诊疗专家共识（2016年版）》。

二、临床表现

晚期肺癌患者可出现刺激性干咳、咯血、胸痛、发热、气促等症状。当肿瘤在胸内蔓延侵及周围组织时，可导致声音嘶哑、上腔静脉阻塞综合征（superior vena caval obstruction syndrome）、霍纳综合征（Horner syndrome）、胸腔积液及心包积液等。远处转移至脑、骨、肝、肾上腺及其他器官时，可引起相应器官转移的临床表现。另外，部分患者可出现副肿瘤综合征（paraneoplastic syndromes），包括库欣综合征（Cushing syndrome）、抗利尿激素分泌异常综合征（syndrome of inappropriate antidiuretic hormone，SIADH）、高钙血症、类癌综合征（carcinoid syndrome）及继发增殖性骨关节病等。

三、体格检查

部分晚期肺癌患者可出现杵状指（趾）、男性乳腺增生、皮肤黝黑或皮肌炎和共济失调等征象。体检发现声带麻痹、上腔静脉阻塞综合征、霍纳综合征等表现时，需警惕肺癌局部侵犯及转移。出现皮下结节、锁骨上淋巴结肿大等需除外远处转移。

四、辅助检查

（一）实验室检查

1．一般检查

患者在治疗前，应行血常规、肝肾功能和病毒指标等实验室检查，以了解患者的一般状况及是否适于采取相应的治疗措施。进行有创检查或手术治疗的患者，还需进行凝血功能检测。

2．肿瘤标志物（tumor markers，TMs）

肺癌相关的血清肿瘤标志物包

括癌胚抗原（carcinoembryonic antigen，CEA）、糖类抗原 125（carbohydrate antigen 125，CA125）、糖类抗原 153（carbohydrate antigen 153，CA153）、细胞角蛋白片段 19（cytokeratin fragment，CYFRA21-1）、鳞状上皮细胞癌抗原（squamous cell carcinoma antigen，SCCA）等，小细胞肺癌（small cell lung cancer，SCLC）具有神经内分泌特点，与促胃泌素释放肽前体（progastrin-releasing peptide，ProGRP）、神经元特异性烯醇化酶（neuron-specificenolase，NSE）、肌酸激酶 BB（creatine kinase BB isoenzyme，CK-BB）以及嗜铬蛋白 A（CgA）等相关，可作为监测治疗反应和早期复发的辅助指标，联合使用可提高其在临床应用中的敏感度和特异度。

3. 血清表皮生长因子受体（epidermal growth factor receptor，*EGFR*）基因突变检测

与肿瘤组织相比，循环肿瘤 DNA（circulating tumor DNA，ctDNA）中 *EGFR* 基因突变检测具有高度特异性（IPASS、IFUM 和 IGNITE 研究[5~7]中的特异性分别为 100%、99.8%和 97.2%），但敏感度相对较低（分别为 43.1%、65.7%和 49.6%）；这可能与肿瘤分期、血液标本的处理、检测方法差异等相关。欧洲药品管理局（EMA）2014 年 9 月 25 日批准，当难以获取肿瘤组织样本时，可采用外周血 ctDNA 作为补充标本评估 *EGFR* 基因突变状态，以明确可能从吉非替尼治疗中获益的非小细胞肺癌（non-small cell lung cancer，NSCLC）患者。中国食品与药品监督管理总局（CFDA）于 2015 年 2 月 13 日批准吉非替尼说明书进行更新，在推荐所有 NSCLC 患者的肿瘤组织都应进行 *EGFR* 基因突变检测基础上，补充了如果肿瘤标本不可评估，可使用从血液（血浆）标本中获得的 ctDNA 进行评估，以尽可能明确最可能从吉非替尼治疗中受益的 NSCLC 患者。因此，血液（血浆）标本检测 ctDNA 评估 *EGFR* 基因突变状态是选择 EGFR-酪氨酸激酶抑制剂（tyrosine kinase inhibitors，TKIs）治疗的补充手段。

（二）影像学检查

肺癌的影像检查方法主要包括：X 线胸片、计算机断层扫描（computed tomography，CT）、磁共振成像（magnetic resonance imaging，MRI）、超声、核素显像、正电子发射计算机断层扫描（positron emission computed tomography，PET）-CT 等。主要用于晚期肺癌诊断、分期、再分期、疗效监测及预后评估等。

1. 胸部 X 线检查

X 线胸片是发现晚期肺癌的重要手段，也是晚期肺癌治疗前后基本的影像学检查方法。

2. 胸部 CT 检查

胸部 CT 对于晚期肺癌诊断、分期、疗效评价及治疗后随诊具有重要意义，是肺癌最重要和最常用的影像学检查方法。建议用螺旋 CT 以≤10mm 的层厚扫描，无禁忌证的患者一般应予静脉对比增强，以区别肿瘤病灶与邻近的血管和软组织。如用于疗效评估，原则上要求最小病灶不应小于 2 倍层厚扫描；且每次必须在相同的窗位测量病灶。

3. MRI 检查

MRI 特别适用于判定脑、脊髓有无转移。另外，MRI 检查可用于判定胸壁或纵隔是否受侵；显示肺上沟瘤与臂丛神经及血管的关系。对于禁忌注射碘造影剂的患者，MRI 是观察纵隔、肺门大血管受侵情况及淋巴结肿大的首选检查方法。扫描要求与 CT 检查相同。

4. 超声检查

主要用于发现腹部实性重要器官以及腹腔、腹膜后淋巴结有无转移，也用于双侧锁骨上淋巴结的检查；超声还常用于胸腔积液及心包积液抽取时的定位。

5. *放射性核素骨扫描检查*

是用于判断肺癌骨转移的常规检查。当骨扫描检查提示骨可疑转移时，对可疑部位进行 MRI、CT 或 PET-CT 等检查验证。

6. PET-CT 检查

是肺癌诊断、分期与再分期、疗效评价和预后评估的最佳方法。

（三）内镜检查

内镜检查可获取细胞学和组织学诊断，主要包括支气管镜检查、经支气管针吸活检术（transbronchial needle aspiration，TBNA）、超声支气管镜引导的 TBNA（endobronchial ultrasound-guided TBNA，EBUS-TBNA）、经支气管肺活检术（transbronchial lung biopsy，TBLB）、纵隔镜检查及胸腔镜检查。

（四）其他检查技术

痰细胞学检查、经胸壁肺内肿物穿刺针吸活检术（transthoracic needle aspiration，TTNA）、胸腔穿刺术、胸膜活检术、浅表淋巴结及皮下转移结节活检术都是晚期肺癌诊断的重要方法。

五、病理诊断

（一）标本固定标准

使用10%中性缓冲福尔马林（甲醛溶液）固定液，避免使用含有重金属的固定液，固定液量应为所固定标本体积≥10 倍，常温固定。标本从离体到固定时间不宜超过 30 min。活检标本直接放入固定液，支气管镜活检标本的固定时间为 6～24h，手术切除标本的固定时间为 12～48 h。

获取的不同类型细胞学标本制片固定应采用 95% 乙醇固定液，时间不宜少于 15min，或采用非妇科液基细胞学固定液，固定时间和方法可按说明书进行操作；所有细胞学标本应尽量制作甲醛溶液（福尔马林）固定石蜡包埋（formalin-fixed and parrffin-enbedded，FFPE）细胞学蜡块。将细胞学标本离心沉淀置于包埋盒中，后续操作同组织学标本制作蜡块流程。

（二）标本大体描述及取材要求

活检标本核对无误后将送检组织全部取材。

（三）取材后标本处理原则和保留时限

取材剩余组织保存在标准固定液中，并始终保持充分的固定液量和甲醛溶液浓度，以备在病理诊断报告签发后接到临床反馈信息时复查大体标本或补充取材。剩余标本处理的时限建议在病理诊断报告签发 1 个月后，未接到临床反馈信息，未发生因外院会诊意见分歧而要求复审等情形后，由医院自行处理。

（四）组织病理诊断

小活检组织标本肺癌病理诊断主要解决有无肿瘤及肿瘤类型，对于形态学不典型的病例或晚期不能手术的患者病理诊断需结合免疫组化（immunohistochemistry，IHC）染色尽可能进行亚型分类，尽量避免使用非特殊类型（NSCLC-NOS）的诊断。

（五）病理报告内容

临床信息包括姓名、性别、年龄、病历号、送检科室和医生、病变部位、活检方式或手术方式、相关肿瘤史和治疗史。大体描述内容包括标本类型、肿瘤大小、与支气管或胸膜的关系、其他伴随病变或多发病变、切缘。诊断内容包括肿瘤部位、组织学亚型。

（六）IHC 和特殊染色

腺癌与鳞状细胞癌鉴别的 IHC 标志物宜选用 TTF-1、Napsin-A、p63、P40 和 CK5/CK6；神经-内分泌肿瘤标志物宜选用

CD56、Syn、CgA、Ki-67 和 TTF-1，在具有神经-内分泌形态学特征基础上，至少有一种神经-内分泌标志物明确阳性，阳性细胞数应>10%肿瘤细胞量才可诊断神经-内分泌肿瘤；细胞内黏液物质的鉴别宜进行黏卡、AB-PAS 特殊染色；可疑累及胸膜时应进行弹力纤维特殊染色确认。

（七）分子病理检测[8]

对于晚期 NSCLC、腺癌或含腺癌成分的其他类型肺癌，应在诊断的同时常规进行 *EGFR* 基因突变和间变性淋巴瘤激酶（anaplastic lymphoma kinase，*ALK*）融合基因检测。如有必要可进行 *c-ros* 原癌基因 1 酪氨酸激酶（c-ros oncogene 1 receptor tyrosine kinase，*ROS*1）基因及 *RET* 基因融合，*K-ras* 基因和 *BRAF* 基因 V600E 突变、人类表皮生长因子受体 2（human epidermal growth factor receptor-2，*HER*-2）基因扩增、*MET* 基因高水平扩增及 *MET* 基因 14 号外显子跳跃缺失突变检测。

1. *EGFR* 基因突变检测

推荐所有病理诊断为肺腺癌、含有腺癌成分和具有腺癌分化的 NSCLC 患者进行 *EGFR* 基因突变检测，建议对于小活检标本诊断的或不吸烟的鳞癌患者也进行检测。

（1）*EGFR* 基因突变检测的标本和处理方法：手术切除和活检的组织标本是最常见的用于 *EGFR* 基因突变检测的标本类型，建议优先选择组织标本进行检测，规范处理的组织标本可以满足检测要求。原发灶和转移灶的组织标本均可用于 *EGFR* 基因突变检测，细胞学标本也可以用于检测。

应规范不同标本的处理方法，组织标本的固定应使用 4%中性缓冲甲醛固定液或 10%中性缓冲福尔马林固定液，避免使用酸性及含有重金属离子的固定液。活检组织标本一般固定 6～12 h，手术切除标本需固定 6～48 h。

肿瘤组织切片应由病理医师审阅复核，评估肿瘤细胞含量，必要时在显微镜下定位标出肿瘤组织区域进行人工切割刮取组织，以保证有足量的肿瘤细胞提取 DNA。对于肿瘤细胞数量不达标的样本应重新采集。

（2）*EGFR* 基因突变检测方法：目前，检测 *EGFR* 基因突变最常用的方法是直接测序法和扩增阻遏突变系统（Amplification Refractory Mutation System，ARMS）。建议使用权威机构批准上市的 *EGFR* 基因突变检测试剂盒。

检测信息应包括患者的基本个人信息、病历号、病理诊断、标本类型、肿瘤细胞含量（如肿瘤细胞数量或百分比）、检测方法、检测结果，同时标明标本接收日期和报告日期，由检测员和另一位有经验的医师审核并出具报告。检测结果中 *EGFR* 基因突变类型应用国际通用的人类基因组变异协会（Human Genome Variation Society，HGVS）命名法则命名。

2. *ALK* 融合基因检测

推荐所有病理诊断为肺腺癌、含有腺癌成分和具有腺癌分化的 NSCLC 患者进行 *ALK* 融合基因检测。

（1）*ALK* 融合基因检测的标本类型：肿瘤原发或转移部位的组织或细胞学标本均可进行 *ALK* 融合基因检测，标本处理的要求与 *EGFR* 基因突变检测相同。

无论采用哪种标本类型，均应保证足够的肿瘤细胞，尽量剔除非肿瘤组织和细胞。石蜡组织切片厚度一般为（5±1）μm。

（2）*ALK* 融合基因检测方法：目前用于 *ALK* 融合基因的检测方法主要有荧光原位杂交（fluorescence in situ hybridization，FISH）、IHC 和逆转录聚合酶链反应（reverse transcriptase-polymerase chain reaction，RT-PCR）等。FISH 能特异和灵敏地检测出 *ALK* 融合基因，是目前检测 *ALK* 融合基因的经典方法，在克唑替尼上市时被美国食品和药品管理局（Food and Drug Administration，FDA）批准为 EML4-ALK 阳性 NSCLC 的伴随诊断方法。FISH 探针包括分离探针和融合探针，分离探针与克唑替尼疗效显示较好的相关性。RT-PCR 能够灵敏地检测出已知类型的融合基因。CFDA 批准的 IHC 技术平台与 FISH 具有高度的检测一致性。

分离探针标记的 FISH 技术、经权威机构批准的 RT-PCR 及 IHC 技术平台均可用于 *ALK* 融合基因的检测，其他 IHC 检测平台可作为 *ALK* 融合基因的初筛手段，建议以 FISH 或 RT-PCR 方法确认。

在检测报告中需要注明检测方法、检测平台，FISH 法需要注明肿瘤细胞数及阳性细胞比例。对患者和标本等基本信息的要求同 *EGFR* 基因检测部分。

EGFR 基因突变和 *ALK* 融合基因检测时标本的处理和质量控制均应由有经验的病理科医师负责，所有标本均应在尽量短的时间内进行检测，在进行切片时应有措施避免不同病例病理组织间的交叉污染。

3. EGFR-TKI 耐药后的分子病理检测

EGFR-TKI 治疗失败的患者在条件允许的情况下应再取肿瘤组织活检，明确病变组织类型，如果为 NSCLC，建议进行 T790M 突变、*MET* 基因扩增、*HER*-2 基因扩增、*PIK3CA* 突变、*BRAF* 基因 V600E 突变、*ERK* 扩增等检测。

六、分期

（一）非小细胞肺癌（NSCLC）

目前晚期 NSCLC 的分期采用 IASLC 2009 年第七版分期标准或 2015 年第八版分期标准。第七版分期标准中 M1a 包括胸腔/心包积液、对侧或双侧肺结节或胸膜结节；M1b 指远处转移[9]。第八版分期标准中 M1a 包括胸腔/心包积液、对侧或双侧肺结节或胸膜结节；M1b 包括单个器官的孤立转移；M1c 包括单个器官的多处转移或多个器官的多处转移[10]。

（二）小细胞肺癌（SCLC）

目前广泛期 SCLC 的分期可采用美国退伍军人肺癌协会（Veterans Administration Lung Study Group，VALG）提出的局限期（limited disease，LD）和广泛期（extensive disease，ED）分期方法。广泛期为病变超出同一侧胸腔，包括恶性胸腔积液、心包积液及远处转移[11]。近年来，IASLC 建议 SCLC 同时采用 NSCLC 的 TNM 分期，广泛期患者均为Ⅳ期（Tany，Nany，M1a/M1b；包括 T3、T4 多发肺结节）。

七、治疗

（一）治疗原则

晚期肺癌应采用以全身治疗为主的综合治疗，根据患者的病理类型、分子遗传学特征，以及患者的机体状态制订个体化的治疗策略，以期最大程度地延长患者生存时间、控制疾病进展程度、提高生活质量。

1. 晚期 NSCLC 的治疗

晚期 NSCLC 的治疗原则是以全身治疗为主的综合治疗。在一线治疗前应首先获取肿瘤组织，明确病理分型和分子遗传学特征，根据检测结果决定治疗方案。

晚期 NSCLC 患者的全身治疗：

（1）*EGFR* 基因敏感突变、并且不存在耐药基因的晚期 NSCLC 患者：推荐 EGFR-TKIs 一线治疗，*ALK* 融合基因阳性患者推荐克唑替尼一线治疗。

（2）*EGFR* 基因敏感突变和 *ALK* 融合

基因阴性或突变状况未知的晚期 *NSCLC* 患者：如果美国东部肿瘤协作组（Eastern Cooperative Oncology Group，EOCG）体力状况（performance status，PS）评分为 0～1 分，应当尽早开始含铂两药方案的全身化疗（推荐化疗方案见表 1）。对不适合铂类药物治疗的患者，可考虑非铂类两药联合方案化疗。对于合适的患者，可以考虑联合血管生成抑制剂治疗。

表 1　常用的非小细胞肺癌一线化疗方案

化疗方案	剂量（mg/m^2）	用药时间	时间及周期
NP：长春瑞滨 顺铂	25 80	d1、d8 d1	q21d×4～6
TP：紫杉醇 顺铂 或卡铂	135～175 75 曲线下面积=5～6	d1 d1 d1	q21d×4～6
GP：吉西他滨 顺铂 或卡铂	1250 75 曲线下面积=5～6	d1、d8 d1 d1	q21d×4～6
DP：多西他赛 顺铂 或卡铂	75 75 曲线下面积=5～6	d1 d1 d1	q21d×4～6
AP：培美曲塞 顺铂 或卡铂	500 75 曲线下面积=5～6	d1 d1 d1	q21d×4～6
SP：替吉奥 顺铂	40mg/m^2 po bid 60	d1～d21 d8	Q35d×6

表 1 化疗方案中药物的推荐剂量仅供参考，由于每位患者存在个体差异，具体药物剂量和用药时间可根据患者体质及药物不良反应进行调整。

（3）ECOG PS 评分为 2 分的晚期 NSCLC 患者应给予单药化疗，ECOG PS 评分≥3 分的患者不建议使用细胞毒类药物化疗，建议采用最佳支持治疗。

（4）二线治疗可选择的药物包括多西他赛、培美曲塞和 EGFR-TKIs。*EGFR* 基因敏感突变且不合并耐药突变的患者，如果一线和维持治疗时没有应用 EGFR-TKIs，二线治疗时应优先应用 EGFR-TKIs；对于 *EGFR* 基因敏感突变阴性的患者，应优先考虑化疗。

在全身治疗基础上针对具体的局部情况，可以选择恰当的局部治疗方法以求改善症状、提高生活质量。

2. *广泛期 SCLC 的治疗*

广泛期 SCLC 应采用化疗为主的综合治疗。一线治疗推荐 EP 方案（依托泊苷联合顺铂）、EC 方案（依托泊苷联合卡铂）、IP 方案（伊立替康联合顺铂）、IC 方案（伊立替康联合卡铂）。化疗有效患者可考虑行预防性全脑照射（prophylactic cranial irradiation，PCI）治疗。如果化疗有效者，且远处转移病灶控制，一般情况尚好者可行胸部病变放疗。

（二）内科治疗

1. 晚期 NSCLC 的化疗

（1）一线化疗：在我国，长春瑞滨、吉西他滨、多西他赛、紫杉醇联合铂类是最常见的含铂两药联合化疗方案[12]。对于非鳞癌 NSCLC，培美曲塞联合顺铂方案疗效明显优于吉西他滨联合顺铂方案，并且耐受性更好。2014 年 5 月 4 日，CFDA 批准培美曲塞联合顺铂应用于局部晚期或转移性非鳞癌 NSCLC 患者的治疗。

替吉奥（S-1）联合顺铂或卡铂是一个新的一线治疗晚期 NSCLC 的化疗方案。我国进行的 SC-103 试验结果显示，S-1 联合顺铂（SP）组一线治疗晚期 NSCLC 的无进展生存期（progression-free survival，PFS）和总生存期（overall survival，OS）非劣效于多西他赛联合顺铂（DP）组。SP 组 3 度/4 度中性粒细胞减少性发热及中性粒细胞减少的发生率明显低于 DP 组[13]，但目前我国 CFDA 尚未批准该药应用于晚期 NSCLC 患者的治疗。

紫杉醇（白蛋白结合型）（paclitaxel，Abraxane）联合卡铂是另一个新的一线治疗晚期 NSCLC 的有效方案。Ⅲ期临床试验结果显示，对于晚期肺鳞癌患者，紫杉醇（白蛋白结合型）联合卡铂方案的总有效率明显高于紫杉醇联合卡铂方案；而对于非鳞 NSCLC 患者，两方案的总有效率相似。亚组分析显示，对于年龄>70 岁的老年患者，与紫杉醇联合卡铂方案相比，紫杉醇（白蛋白结合型）联合卡铂方案显著提高了 OS。除此之外，紫杉醇（白蛋白结合型）严重周围神经毒性及中性粒细胞减少的发生率明显低于紫杉醇组[14]。因此，2012 年 10 月 11 日，美国 FDA 批准紫杉醇（白蛋白结合型）与卡铂联合应用于晚期 NSCLC 患者的治疗，但目前我国 CFDA 尚未批准该药用于晚期 NSCLC 的治疗。

（2）维持治疗：对一线化疗达到疾病控制［完全缓解（complete remission，CR）+部分缓解（partial remission，PR）+稳定（stable disease，SD）］的晚期 NSCLC 患者，可选择维持治疗。按照是否沿用一线化疗方案中的药物，将维持治疗分为同药维持治疗和换药维持治疗两种方式。培美曲塞可以用于非鳞癌 NSCLC 的同药维持治疗，另外，吉西他滨也可以用于 NSCLC 的同药维持治疗，换药维持治疗的药物有多西他赛和用于非鳞癌 NSCLC 的培美曲塞。培美曲塞用于晚期 NSCLC 换药维持治疗的研究显示，一线含铂方案化疗后培美曲塞维持治疗可延长 PFS 及 OS，晚期非鳞癌 NSCLC 患者培美曲塞联合顺铂化疗后培美曲塞同药维持治疗较安慰剂明显延长 OS[15]。多西他赛用于维持治疗的研究仅显示 PFS 获益，并未获得 OS 的延长[16]。

（3）二线/三线化疗：二线化疗可选择的化疗药物包括多西他赛和用于非鳞癌 NSCLC 的培美曲塞。三线治疗可参加临床试验或给予最佳支持治疗。

2. 广泛期 SCLC 的化疗

由于 SCLC 的生物学特性与其他组织学类型不同，诊断时广泛期占 2/3。化疗是广泛期 SCLC 最主要的治疗手段，是广泛期 SCLC 患者的一线标准治疗。对于 ECOG PS 评分 0~2 分者，推荐的一线化疗方案有 EP 方案、EC 方案、IP 方案或 IC 方案。临床试验已证实，对于未经治疗的广泛期 SCLC 患者，IP 方案在疗效上不劣于 EP 方案[17]。广泛期 SCLC、ECOG PS 评分 3~4 分者，可在最佳支持治疗的基础上，根据患者的肿瘤情况、机体状况、患者及家属的意愿等进行综合分析，权衡利弊，谨慎地选择治疗方案，可能的选择包括单药化疗、减少剂量的联合化疗、必要时联合局部放疗等。一线化疗后如果全身播散病灶少、治疗后疾病控制良好、ECOG PS 评分为 0~2 分者，经选择的患者可进行胸部放疗；一线治疗达 CR、ECOG PS 评分为 0~2 分者，可考虑 PCI。

目前常用的 SCLC 化疗方案见表 2。

表 2　常用的小细胞肺癌一线化疗方案

化疗方案	剂量（mg/m^2）	用药时间	时间及周期
EP：依托泊苷	100	d1~d3	q21d×4~6
顺铂	80	d1	
或卡铂	曲线下面积=5~6	d1	
或依托泊苷	120	d1~d3	q21d×4~6
顺铂	60	d1	
IP：伊立替康	60	d1、d8、d15	q28d×4~6
顺铂	60	d1	
或伊立替康	65	d1、d8	q21d×4~6
顺铂	30	d1、d8	
或伊立替康	50	d1、d8、d15	q28d×4~6
卡铂	曲线下面积=5~6	d1	

表 2 化疗方案中药物的推荐剂量仅供参考，由于每位患者存在个体差异，具体药物剂量和用药时间可根据患者体质及药物不良反应进行调整。

一线化疗后或化疗期间出现疾病进展的广泛期 SCLC 患者，选择二线化疗或参加临床试验。临床上将复发患者分为 3 类：

（1）难治性复发：一线化疗过程中疾病进展；

（2）耐药复发：一线化疗结束后 3 个月内疾病进展；

（3）敏感复发：一线化疗结束 3 个月以后疾病进展。

二线化疗的疗效与患者对一线化疗的反应及从一线化疗到疾病复发的时间有关。总体上，二线化疗的有效率和缓解期均不如一线化疗，一线化疗有效者病情进展后再次化疗更可能获益，难治或耐药复发患者对大多数药物的疗效差，有效率≤10%，敏感复发者的预期有效率约为 25%。3 个月内疾病复发进展的患者推荐参加临床试验。3~6 个月内复发者推荐拓扑替康、伊立替康、吉西他滨或紫杉醇治疗。6 个月后疾病进展者可选择初始治疗的化疗方案。

3. 抗血管生成药物治疗

（1）重组人血管内皮抑制素（rh-endostatin，恩度）：Ⅲ期临床试验的结果显示，在长春瑞滨联合顺铂方案一线化疗的基础上联合恩度，能显著延长晚期 NSCLC 患者的有效率和中位至疾病进展时间（time to progression，TTP），两组之间毒副反应无显著差异。2006 年 7 月 24 日，CFDA 批准恩度与化疗联合用于治疗Ⅲ期/Ⅳ期 NSCLC 患者[18]。

（2）贝伐单抗（Bevacizumab）：ECOG 4599 研究[19]和 BEYOND 研究[20]的结果均显示，在紫杉醇联合卡铂方案一线化疗的基础上，联合贝伐单抗化疗之后再用贝伐单抗进行维持治疗，能显著延长晚期非鳞癌 NSCLC 患者的 OS 和 PFS。AVAPERL 研究[21]结果显示，培美曲塞联合顺铂和贝伐单抗化疗4个周期后用培美曲塞联合贝伐单抗两药维持较贝伐单抗单药维持更能明显延长PFS。2015年7月9日，CFDA批准贝伐单抗联合卡铂和紫杉醇用于不可切除的晚期、转移性或复发性非鳞癌NSCLC患者的一线治疗。

4. EGFR-TKIs

EGFR是目前肺癌研究最充分的分子靶点。肺腺癌患者*EGFR*基因突变率在白种人群约为17%[22]，PIONEER研究显示，在亚裔和我国人群分别为51.4%[23]和50.2%[24]。

（1）一线治疗：IPASS、First-SIGNAL、WJTOG 3405、NEJGSG 002、OPTIMAL、EURTAC、LUX-Lung 3、LUX-Lung 6研究[25~32]均显示，对于*EGFR*基因敏感突变的晚期NSCLC患者，与标准的一线化疗方案相比，EGFR-TKIs（吉非替尼、厄洛替尼、阿法替尼）在PFS、生活质量以及耐受性方面都具有显著的优势。一项全部纳入中国患者的Ⅳ期临床研究[33]显示，埃克替尼一线治疗*EGFR*基因敏感突变晚期NSCLC患者的ORR为56.3%。因此EGFR-TKIs是*EGFR*基因敏感突变晚期NSCLC患者一线治疗的标准选择。吉非替尼和埃克替尼分别于2011年2月22日和2014年11月13日获得CFDA批准用于一线治疗*EGFR*基因敏感突变的晚期NSCLC患者。

（2）维持治疗：SATURN、INFORM、EORTC 08021研究比较了EGFR-TKIs（吉非替尼、厄洛替尼）与安慰剂对一线含铂两药方案化疗后疾病控制患者维持治疗的疗效，结果显示，EGFR-TKIs组中位PFS优于对照组。*EGFR*基因突变状态与临床疗效关系的回顾性研究也进一步证实*EGFR*基因突变患者EGFR-TKIs维持治疗后PFS延长[34]。因此对于*EGFR*基因敏感突变的晚期NSCLC患者，如果一线化疗后病情没有进展，即疗效评价为CR+PR+SD者，可以选择EGFR-TKIs进行维持治疗。

（3）二线/三线治疗：BR21和INTEREST的研究[35,36]结果确立了EGFR-TKIs（厄洛替尼和吉非替尼）在晚期NSCLC二线/三线治疗中的地位。ICOGEN研究将埃克替尼与吉非替尼进行“头对头”比较，结果显示，埃克替尼组患者PFS及OS均非劣效于吉非替尼组，但是埃克替尼的毒副反应更低。亚组分析结果显示，埃克替尼或吉非替尼对于*EGFR*基因敏感突变患者的PFS和OS显著优于野生型患者[37]。因此*EGFR*基因敏感突变的患者，如果一线和维持治疗时没有应用EGFR-TKIs，二线治疗时应优先应用EGFR-TKIs。对于*EGFR*基因敏感突变阴性的患者，则应优先考虑化疗[38]。三线药物治疗可选择EGFR-TKIs或参加临床试验。

其他潜在的治疗靶点，包括ROS1、HER-2、BRAF V600E、cMET等，目前临床研究正在进行当中，鼓励患者参加相应的临床试验。

（4）耐药后治疗：EGFR-TKIs获得性耐药的机制复杂，包括*EGFR*基因T790M点突变、*MET*基因扩增、磷脂酰肌醇-3-激酶（phosphatidylinositol-3-kinase，*PI3K*）基因突变、*EGFR*基因扩增以及转变为SCLC等，其中约50%是由于T790M突变引起的[39]。但仍有部分患者的耐药机制尚不清楚，因此有条件的患者在疾病进展时应再次进行肿瘤组织活检，并进行病理和相关的基因检测以明确耐药的性。第三代EGFR-TKI Osimertinib（AZD9291）是一种强效口服不可逆的EGFR-TKI，可抑制*EGFR*基因敏感突变和T790M耐药突变。Osimertinib针对既往接受过EGFR-TKI治疗并进展的亚裔和西方晚期NSCLC患者的Ⅰ期临床试验显示了其良好的疗效和安全性[40]。2015 年 11 月 13 日，美国 FDA 有条件批准 Osimertinib 上市，治疗既往 EGFR-TKIs 治疗后疾病进展的 T790M 突变肺癌患者。针对其他耐药机制治疗的研究正在进行中。

5. ALK-TKIs

ALK 融合基因是肺癌领域发现的另一个重要的治疗靶点。在 NSCLC 患者中，*ALK* 融合基因阳性的发生率约为 5%[41]。中国 NSCLC 患者 *ALK* 融合基因的阳性率为 3%~11%[42,43]。

克唑替尼是一种口服的 ALK-TKIs。PROFILE 1001、PROFILE 1005、PROFILE 1007、PROFILE 1014 和 PROFILE 1029 研究[44~47]结果均显示了克唑替尼对于 *ALK* 融合基因阳性晚期 NSCLC 患者良好的疗效和安全性。2013 年 1 月 22 日，CFDA 批准克唑替尼用于 ALK 阳性晚期 NSCLC 患者的治疗。

克唑替尼耐药后的治疗：对于克唑替尼治疗后进展的患者，可选择的新型 ALK-TKIs，包括色瑞替尼（Ceritinib，LDK378）和 Alecensa（Alectinib）。Ⅰ期临床研究结果显示，色瑞替尼对于无论既往是否接受过克唑替尼治疗的 *ALK* 融合基因阳性晚期 NSCLC 患者都具有很好的疗效和安全性[48]。2014 年 4 月 29 日，美国 FDA 批准色瑞替尼上市，用于克唑替尼耐药的 ALK 阳性晚期 NSCLC 的治疗。Ⅱ期临床研究提示，Alecensa 对于接受过克唑替尼治疗的 *ALK* 融合基因阳性的晚期 NSCLC 患者同样具有很好的疗效。尤其对于脑转移病灶，局部控制率（disease control rate，DCR）可高达 83%[49]。2015 年 12 月 12 日，美国 FDA 批准 Alecensa 上市，用于克唑替尼耐药的 ALK 阳性晚期 NSCLC 的治疗。

在 NSCLC 患者中检测 *EGFR* 和 *ALK* 基因状态具有重要的临床意义，美国、欧洲的权威学术机构均已制定出各自的检测和治疗指南。为了提高我国在该领域诊断和治疗的规范化水平，中国医师协会肿瘤医师分会和中国抗癌协会肿瘤临床化疗专业委员会 2013 年组织专家制定了《中国 EGFR 基因突变和 ALK 融合基因阳性 NSCLC 诊断治疗指南》，并于 2014 年和 2015 年分别予以更新。

6. 针对其他靶点的治疗

一项克唑替尼治疗 *ROS*1 基因重排阳性晚期 NSCLC 患者的研究结果显示，应用克唑替尼治疗的患者 ORR 可达 72%[50]。针对 *MET* 基因的扩增或 14 号外显子跳跃性突变、*RET* 基因的重排、*HER*-2 基因扩增和 *BRAF* 基因 V600E 突变等靶向治疗的研究正在进行中。

7. 免疫治疗

程序性死亡因子-1（programmed death-1，PD-1）是一种负性共刺激分子，与程序性死亡因子配体（programmed death-legand 1，PD-L1）结合后诱导 T 细胞凋亡，抑制 T 细胞活化和增殖。抗 PD-1 抗体 Nivolumab（OPDIVO）和 Pembrolizumab（Keytruda）与 T 细胞的 PD-1 受体结合可以阻断 PD-1 对 T 细胞的抑制作用，从而激活杀瘤效应。CheckMate 017[51]研究结果显示，Nivolumab 在既往治疗过的晚期肺鳞癌患者中与多西他赛相比可取得生存获益，获益与 PD-L1 表达无关。CheckMate 057[52]研究结果显示，Nivolumab 在既往治疗过的晚期肺非鳞癌患者中与多西他赛相比同样可取得生存获益，PD-L1 的表达能预测 Nivolumab 的疗效。Nivolumab 于 2015 年 3 月 4 日被美国 FDA 批准用于既往治疗失败的晚期肺鳞癌的治疗。在 KEYNOTE-001 研究[53]中，Pembrolizumab 单药治疗既往治疗失败的晚期 NSCLC 患者显示出很好的疗效，PD-L1 的表达能预测 Pembrolizumab 的疗效。2015 年 10 月 2 日，美国 FDA 加速批准 Pembrolizumab 用于治疗既往治疗失败且 PD-L1 蛋白表达阳性的晚期 NSCLC 患者。Pembrolizumab 被批准与伴随诊断检测 PD-L1 IHC 22C3 试剂盒一起使用，这是首个旨在检测 NSCLC PD-L1 表达的检测方法。

（三）外科治疗

晚期 NSCLC 化疗或靶向治疗效果好的患者，残存病灶可考虑手术切除。对于孤立性转移的晚期 NSCLC 患者，应采取适当的有针对性的治疗措施。部分有单发对侧肺转移、单发脑或肾上腺转移的晚期 NSCLC 患者也可行手术治疗。单发性脑转移患者可能会从手术治疗中获益，术后可行全脑放疗（whole brain radiotherapy，WBRT）或立体定向放射外科（stereotactic radiosurgery，SRS）治疗。对于有孤立性肾上腺转移而肺部病变又可切除的 NSCLC 患者，肾上腺病变也可以考虑切除。

（四）放射治疗

晚期肺癌放射治疗主要包括姑息放疗和预防性放疗等。姑息性放疗适用于对晚期肺癌原发灶和转移灶的减症治疗，以减轻局部压迫症状、骨转移导致的疼痛以及脑转移导致的神经症状等。PCI 适用于全身治疗有效的 SCLC 患者行 PCI 可降低广泛期 SCLC 脑转移发生的风险。对于有广泛转移的晚期 NSCLC 患者，当患者全身治疗获益明显时，可以考虑采用立体定向放射治疗（stereotactic body radiation therapy，SBRT）治疗残存的原发灶和（或）寡转移灶，争取获得潜在的根治效果。对于广泛期 SCLC 患者，远处转移灶经化疗控制后加用胸部放疗可以提高肿瘤控制率，延长生存期。

（五）支持和姑息治疗

支持和姑息治疗目的在于缓解症状、减轻痛苦、改善生活质量、提高抗肿瘤治疗的依从性。所有晚期肺癌患者都应全程接受姑息医学的症状筛查、评估和治疗。筛查的症状既包括疼痛、呼吸困难、乏力等常见躯体症状，也应包括睡眠障碍、焦虑、抑郁等心理问题。

生活质量评价应纳入晚期肺癌患者的整体评价体系和姑息治疗的疗效评价中。推荐采用欧洲癌症研究与治疗组织生活质量测定量表（European Organzation for Research and Treatment of Cancer quality of life-C30，EORTC QLQ-C30）（V3.0）中文版进行整体评估，还可采用生命质量测定量表 EORTC QLQ-LC13 筛查和评估晚期肺癌患者的常见症状。

疼痛和呼吸困难是影响晚期肺癌患者生活质量的最常见症状。

1. *疼痛*

（1）评估：患者的主诉是疼痛评估的“金标准”，镇痛治疗前必须评估患者的疼痛强度。疼痛评估首选数字疼痛分级法，有认知障碍的老年人可用脸谱法。疼痛强度分为 3 度，即轻度、中度和重度；不仅要记录患者评估当时的疼痛强度，还要了解过去 24h 以内的最重、最轻和平均疼痛强度，了解静息和活动状态下的疼痛强度变化。

评估内容包括疼痛的病因、特点、性质、加重或缓解因素、疼痛对患者日常生活的影响、镇痛治疗的疗效和不良反应等。推荐采用简明疼痛量表进行评估。

评估时还要明确患者是否存在肿瘤急症所致的疼痛，以便立即进行有关治疗。常见的肿瘤急症包括：病理性骨折或承重骨的先兆骨折；脑实质、硬脑膜或软脑膜转移癌；与感染相关的疼痛；内脏梗阻或穿孔等。

（2）治疗：疼痛治疗的目标是使疼痛强度降至轻度以下，甚至无痛，同时要尽可能实现镇痛效果和不良反应间的最佳平衡。WHO 按阶梯镇痛原则仍是临床镇痛治疗应遵循的最基本原则，阿片类药物是癌痛治疗的基石，对乙酰氨基酚和非甾体类抗炎镇痛药物是重要的辅助镇痛药物。80%以上的癌痛可通过药物治疗得以缓解，少数患者需非药物镇痛手段，包括外科手术、放疗止痛、微创介入治疗等，应动态评估镇痛效果，积极开展学科间的协作。

（3）患者及其亲属的宣教：应告诉患者及亲属镇痛治疗是肿瘤整体治疗的重要内容，忍痛对患者百害无益。吗啡及其同类药物是癌痛治疗的常用药物，罕见成瘾；要在医务人员指导下进行镇痛治疗，患者不能自行调整治疗方案和药物剂量；要密切观察疗效和药物的不良反应，随时与医务人员沟通，定期复诊。

2. 呼吸困难

呼吸困难是晚期肺癌患者最常见的症状之一。晚期肺癌患者中 70%可伴有呼吸困难，肺癌患者死亡前 90%存在呼吸困难。

呼吸困难是主观的呼吸不适感，患者的主诉是诊断的“金标准”。呼吸困难的临床表现为呼吸频率、节律和幅度的改变，严重者还有濒死感，恐惧和焦虑均会加重呼吸困难。

应充分认识到晚期肺癌患者呼吸困难的复杂性，尽可能祛除可逆病因。可有针对性地给予抗肿瘤、抗感染治疗；慢性阻塞性肺疾病给予支气管扩张剂、糖皮质激素；上腔静脉和支气管阻塞者应用糖皮质激素、放疗或置入支架等；胸腔积液时给予胸腔穿刺引流术等。

阿片类药物是治疗癌症患者呼吸困难的最常用药物。及早给予阿片类药物，能减少患者的生理和心理负担，延长生存期。吗啡是首选药物，治疗呼吸困难时的使用方法与镇痛治疗一致。建议小剂量起始，按时给药，缓慢增量，严密观察和防治不良反应。老年患者的增量更应谨慎。镇静剂是阿片以外的有效药物，有助于缓解急性或重度呼吸困难。

（六）主要特殊转移部位的治疗

1. 脑转移的治疗

肺癌最常见的远处转移部位之一是脑部，20%～65%的肺癌患者会发生脑部转移，是脑转移性肿瘤中最常见的类型[54~56]。肺癌脑转移患者预后差，自然平均生存时间仅 1～2 个月[57]。目前的治疗方式主要有手术、WBRT、SRS、化疗以及分子靶向治疗。

（1）手术治疗：手术切除肿瘤可解除肿瘤对脑组织压迫，降低颅内压，从而缓解患者症状，提高生活质量，为放、化疗创造条件，延长生存期。尤其是占位效应明显、引起颅内压增高或梗阻性脑积水的单发 NSCLC 脑转移患者可以从手术中获益。手术治疗适用于下列患者：颅内为孤立性病灶或相互靠近的多个病灶；病灶位置较表浅、位于非重要功能区；患者的全身状态良好；肺部病灶控制良好，无其他远处转移灶。

（2）放射治疗：WBRT 可以缓解晚期肺癌脑转移患者的神经系统症状，改善肿瘤局部控制情况。WBRT 用于单发病灶的术后放疗、不宜手术的单个病灶的放疗、多发病灶的放疗的患者等。虽然 WBRT 在一定程度上提高了 DCR，治疗总有效率为 60%～80%，但患者中位生存期仅为 3～6 个月。

SRS 具有定位精确、剂量集中、损伤相对较小等优点，能够很好地保护周围正常组织，控制局部肿瘤进展，缓解神经系统症状，逐渐成为脑转移瘤的重要治疗手段。SRS 适用于转移瘤直径<3cm、数目较少、位置较深及全身情况差不适合手术的患者，可与 WBRT 联合应用。

（3）化疗：化疗是 NSCLC 脑转移不可或缺的治疗手段。以铂类药物为基础，联合培美曲塞、长春瑞滨等药物可给 NSCLC 脑转移患者带来生存获益[59~62]。

（4）分子靶向治疗：分子靶向药物为 NSCLC 脑转移提供了新的治疗选择。对于 *EGFR* 基因敏感突变的 NSCLC 脑转移患者，EGFR-TKIs 治疗的客观缓解率较高[63~67]。EGFR-TKIs 联合 WBRT 治疗 NSCLC 脑转移患者具有一定疗效[68,69]，*EGFR* 基因敏感突变的 NSCLC 患者出现脑转移时可使用 EGFR-TKIs 治疗。

2. 骨转移的治疗

肺癌骨转移可引起骨痛、骨痛加剧或出现新的骨痛、病理性骨折、椎体压缩或变形、脊髓压迫、因骨痛或防治病理性骨折或脊髓压迫进行的骨放疗、骨转移病灶进展及高钙血症等骨相关事件（skeletal related events，SRE）的发生，严重影响患者的生活质量，预示患者生存期缩短，肺癌骨转移后患者的中位生存时间仅 6~10 个月[70]。肺癌骨转移应采用以全身治疗为主的综合治疗，包括化疗、分子靶向治疗、手术、放疗和双膦酸盐治疗。在控制原发疾病的同时，积极预防和治疗 SRE 尤为重要。合理的局部治疗可以更好地控制 SRE，双膦酸盐可以预防和延缓 SRE 的发生。

（1）放射治疗：放射治疗能够减轻或消除骨痛症状、预防病理性骨折和脊髓压迫的发生、缓解脊髓压迫症状并改善患者生活质量。放射治疗适用于有疼痛症状的全身各处骨转移灶，以缓解疼痛并恢复功能，出现椎体转移有脊髓压迫时首选放疗。姑息性放疗可用于脊柱或股骨等负重部位发生的骨转移的治疗，治疗剂量通常为 Dt 30Gy/10 次，每次 3Gy。

（2）外科治疗：手术可缓解肺癌骨转移患者疼痛、防止或固定骨折、恢复或维持肢体的运动功能、减少或避免运动系统功能受损或脊髓压迫症所引发的并发症，并提高生活质量。对于诊断不明患者亦可通过手术获得骨转移病灶的组织学诊断。

（3）双膦酸盐治疗：双膦酸盐是治疗肺癌骨转移的基础用药，可以和化疗、靶向治疗、放疗和外科治疗联合使用。肺癌患者明确诊断骨转移后，如无双膦酸盐应用禁忌证，均推荐应用双膦酸盐治疗。第一代双膦酸盐药物（羟乙膦酸、氯膦酸）、第二代双膦酸盐药物（帕米膦酸）及第三代双膦酸盐药物（伊班膦酸钠、唑来膦酸）均能改善肺癌骨转移患者的疼痛、控制病情、预防和延缓 SRE 的发生并提高患者生活质量。

八、晚期肺癌患者的随访

新发晚期肺癌患者诊治后应定期随访并进行相应的检查。检查方法包括病史、体检、血液肿瘤标志物检查、影像学检查和内镜检查等，随访频率为治疗后每 3 个月随访 1 次，根据病情变化采取相应的治疗措施。

《中国晚期原发性肺癌诊治专家共识（2016 年版）》的制定参考了国际和国内权威的肺癌诊疗指南[5,9,72~77]以及国内外最新研究进展。临床工作中每位患者的病情和身体状态存在较大差异，医生需根据患者的具体情况制订个体化的治疗方案，本共识仅作参考。

参 考 文 献

[1] Zheng R, Zeng H, Zhang S, et al. National estimates of cancer prevalence in China, 2011.

Cancer Lett, 2016, 370 (1): 33-38.

[2] Howlader N, Noone AM, Krapcho M, et al (eds). SEER Cancer Statistics Review, 1975 - 2012, National Cancer Institute. Bethesda, MD, http: //seer. cancer. gov/csr/1975_2012/, based on November 2014 SEER data submission, posted to the SEER web site, April 2015.

[3] Travis WD, Brambilla E, Nicholson AG, et al. The 2015 World Health Organization classification of lung tumors: impact of genetic, clinical and radiologic advances since the 2004 Classification. J Thorac Oncol, 2015, 10 (9): 1243-1260.

[4] 支修益，石远凯，于金明，等. 中国原发性肺癌诊疗规范（2015 年版）. 中华肿瘤杂志，2015, 37 (1): 67-78.

[5] Han BH, Tjulandin S, Hagiwan K, et al. Determining the prevalence of *EGFR* mutations in Asian and Russian patients (pts) with advanced non-small-cell lung cancer (aNSCLC) of adenocarcinoma (ADC) and non-ADC histology: IGNITE study. Ann Oncol, 2015, 26 (suppl 1): 29-44.

[6] Goto K, Ichinose Y, Ohe Y, et al. Epidermal growth factor receptor mutation status in circulating free DNA in serum: from IPASS, a phase Ⅲ study of gefitinib or carboplatin/paclitaxel in non-small cell lung cancer. J Thorac Oncol, 2012, 7 (1): 115-121.

[7] Douillard JY, Ostoros G, Cobo M, et al. Gefitinib treatment in *EGFR* mutated Caucasian NSCLC circulating-free tumor DNA as a surrogate for determination of *EGFR* status. J Thorac Oncol, 2014, 9 (9): 1345-1353.

[8] 中国医师协会肿瘤医师分会，中国抗癌协会肿瘤临床化疗专业委员会. 中国表皮生长因子受体基因敏感性突变和间变淋巴瘤激酶融合基因阳性非小细胞 肺癌诊断治疗指南（2015 版）. 中华肿瘤杂志，2015, 37 (10): 796-799.

[9] Goldstraw P, Crowley J, Chansky K, et al. The IASLC lung cancer staging project: proposals for the revision of the TNM stage groupings in the forthcoming (seventh) edition of the TNM classification of malignant tumours. J Thorac Oncol, 2007, 2 (8): 706-714.

[10] Eberhardt WE, Mitchell A, Crowley J, et al. The IASLC lung cancer staging project: proposals for the revision of the M descriptors in the forthcoming eighth edition of the TNM classification of lung cancer. J Thorac Oncol, 2015, 10 (11): 1515-1522.

[11] Argiris A, Murren JR. Staging and clinical prognostic factors for small-cell lung cancer. Cancer J, 2001, 7 (5): 437-447.

[12] Xue C, Hu Z, Jiang W, et al. National survey of the medical treatment status for non-small cell lung cancer (NSCLC) in China. Lung Cancer, 2012, 77 (2): 371-375.

[13] Shi YK, Wang MZ, He JX, et al. S-1 plus cisplatin versus doctaxel plus cisplatin in patients with untreated advanced NSCLC: a randomized, multicenter, phase 3 trial. 16th world conference on lung cancer, 2015.

[14] Socinski MA, Bondarenko I, Karaseva NA, et al. Weekly nab-paclitaxel in combination with carboplatin versus solvent-based paclitaxel plus carboplatin as first-line therapy in patients with advanced non-small-cell lung cancer: final results of a phase Ⅲ trial. J Clin Oncol, 2012, 30 (17): 2055-2062.

[15] Ciuleau T, Brodowicz T, Zielinski C, et al. Maintenance pemetrexed plus best supportive care versus placebo plus best supportive care for non-small-cell lung cancer: a randomized, doubleblind, phase 3 study. Lancet, 2009, 374 (9699): 1432-1440.

[16] Fidias PM, Dakhil SR, Lyss AP, et al. Phase Ⅲ study of immediate comparedwith delayed docetaxel after front-line therapy with gemcitabine plus carboplatin in advanced non-small cell lung cancer. J Clin Oncol, 2009, 27 (4): 591-598.

[17] Shi YK, Hu Y, Hu XS, et al. Cisplatin com-

bined with irinotecan or etoposide for untreated extensive-stage small cell lung cancer: a multicenter randomized controlled clinical trial. Thoracic Cancer, 2015, 6 (6): 785-791.

[18] 王金万，孙燕，刘永煜，等. 重组人血管内皮抑制素联合 NP 方案治疗晚期 NSCLC 随机、双盲、对照、多中心Ⅲ期临床研究. 中国肺癌杂志，2005，8（5）：283-290.

[19] Lopez-Chacez A, Young T, Fages S, et al. Bevacizumab maintenance in patients with advanced non-small-cell lung cancer, clinical patterns, and outcomes in the Eastern Cooperative Oncology Group 4599 Study: results of an exploratory analysis. J Thorac Oncol, 2012, 7 (11): 1707-1712.

[20] Zhou C, Wu YL, Chen G, et al. BEYOND: a randomized, double-blind, placebo-controlled, multicenter, phase Ⅲ study of first-line carboplatin/paclitaxel plus bevacizumab or placebo in Chinese patients with advanced or recurrent nonsquamous non-small-cell lung cancer. J Clin Oncol, 2015, 33 (19): 2197-2204.

[21] Barlesi F, Scherpereel A, Rittmeyer A, et al. Randomized phase Ⅲ trial of maintenance bevacizumab with or without pemetrexed after first-line induction with bevacizumab, cisplatin, and pemetrexed in advanced nonsquamous non-small-cell lung cancer: AVAPERL (MO22089). J Clin Oncol, 2013, 31 (24): 3004-3011.

[22] D'Angelo SP, Pietanza MC, Johnson ML, et al. Incidence of EGFR exon 19 deletions and L858R in tumor specimens from men and cigarette smokers with lung adenocarcinomas. J Clin Oncol, 2011, 29 (15): 2066-2070.

[23] Shi YK, Au JS, Thongprasert S, et al. A prospective, molecular epidemiology study of *EGFR* mutations in Asian patients with advanced non-small-cell lung cancer of adenocarcinoma histology (PIONEER). J Thorac Oncol, 2014, 9 (2): 154-162.

[24] Shi YK, Li J, Zhang S, et al. Molecular Epidemiology of *EGFR* mutations in asian patients with advanced non-small-cell lung cancer of adenocarcinoma histology-Mainland China subset analysis of the PIONEER study. PLoS One, 2015, 10 (11): e0143515.

[25] Han JY, Park K, KimSW, et al. First-SIGNAL: first-line single-agent iressa versus gemcitabine and cisplatin trial in never-smokers with adenocarcinoma of the lung. J Clin Oncol, 2012, 30 (10): 1122-1128.

[26] Mok TS, Wu YL, Thongprasert S, et al. Gefitinib or carboplatin-paclitaxel in pulmonary adenocarcinoma. N Engl J Med, 2009, 361 (10): 947-957.

[27] Zhou C, Wu YL, Chen G, et al. Erlotinib versus chemotherapy as first-line treatment for patients with advanced *EGFR* mutation-positive non-small-cell lung cancer (OPTIMAL, CTONG-0802): amulticentre, open-label, randomised, phase 3 study. Lancet Oncol, 2011, 12 (8): 735-742.

[28] Sequist LV, Yang JC, Yamamoto N, et al. Phase Ⅲ study of afatinib or cisplatin plus pemetrexed in patients with metastatic lung adenocarcinoma with *EGFR* mutations. J Clin Oncol, 2013, 31 (27): 3327-3334.

[29] Rosell R, Carcereny E, Gervais R, et al. Erlotinib versus standard chemotherapy as first-line treatment for European patients with advanced *EGFR* mutation-positive non-small-cell lung cancer (EURTAC): a multicentre, open-label, randomised phase 3 trial. Lancet Oncol, 2012, 13 (3): 239-246.

[30] Maemondo M, Inoue A, Kobayashi K, et al. Gefitinib or chemotherapy for non-small-cell lung cancer with mutated *EGFR*. N Engl J Med, 2010, 362 (25): 2380-2388.

[31] Mitsudomi T, Morita S, Yatabe Y, et al. Gefitinib versus cisplatin plus docetaxel in patients with non-small-cell lung cancer harbouring mutations of the epidermal growth factor receptor (WJTOG3405): an open label, randomised phase 3 trial. Lancet Oncol, 2010, 11

(2): 121-128.

[32] Wu YL, Zhou C, Hu CP, et al. Afatinib versus cisplatin plus gemcitabine for first-line treatment of Asian patients with advanced non-small-cell lung cancer harbouring *EGFR* mutations (LUX-Lung 6): an open-label, randomised phase 3 trial. Lancet Oncol, 2014, 15 (2): 213-222.

[33] Hu X, Han B, Gu A, et al. A single-arm, multicenter, afety-monitoring, phase IV study of icotinib in treating advanced non-small cell lung cancer (NSCLC). Lung Cancer, 2014, 86 (2): 207-212.

[34] Cappuzzo F, Ciuleanu T, Stelmakh L, et al. Erlotinib as maintenance treatment in advanced non-small-cell lung cancer: a multicentre, randomised, placebo-controlled phase 3 study. Lancet Oncol, 2010, 11 (6): 521-529.

[35] Shepherd FA, Rodrigues Pereira J, Ciuleanu T, et al. Erlotinib in previously treated non-small-cell lung cancer. N Engl J Med, 2005, 353 (2): 123-132.

[36] Kim ES, Hirsh V, Mok T, et al. Gefitinib versus docetaxel in previously treated non-small-cell lung cancer (INTEREST): a randomised phase Ⅲ trial. Lancet, 2008, 372 (9652): 1809-1818.

[37] Shi YK, Zhang L, Liu X, et al. Icotinib versus gefitinib in previously treated advanced non-small-cell lung cancer (ICOGEN): a randomised, double-blind phase 3 non-inferiority trial. Lancet Oncol, 2013, 14 (10): 953-961.

[38] Zhou Q, Zhou Q, Cheng Y, et al. Pemetrexed versus gefitinib as a second-line treatment in advanced nonsquamous non-small-cell lung cancer patients harboring wild-type *EGFR* (CTONG0806): a multicenter randomized trial. Ann Oncol, 2014, 25 (12): 2385-2391.

[39] Sequist LV, Waltman BA, Dias-Santagata D, et al. Genotypic and histological evolution of lung cancers acquiring resistance to EGFR inhibitors. Sci Transl Med, 2011, 3 (75): 75ra26.

[40] Jänne PA, Yang JC, Kim DW, et al. AZD9291 in EGFR inhibitor-resistant non-small-cell lung cancer. N Engl J Med, 2015, 372 (18): 1689-1699.

[41] Shaw AT, Yeap BY, Mino-Kenudson M, et al. Clinical features and outcome of patients with non-small-cell lung cancer who harbor EML4-ALK. J Clin Oncol, 2009, 27 (26): 4247-4253.

[42] Li H, Pan Y, Li Y, et al. Frequency of well-identified oncogenic driver mutations in lung adenocarcinoma of smokers varies with histological subtypes and graduated smoking dose. Lung Cancer, 2013, 79 (1): 8-13.

[43] Wong DW, Leung EL, So KK, et al. The *EML4-ALK* fusion gene is involved in various histologic types of lung cancers from nonsmokers with wild-type *EGFR* and *KRAS*. Cancer, 2009, 115 (8): 1723-1733.

[44] Camidge DR, Bang YJ, Kwak EL, et al. Activity and safety of crizotinib in patients with ALK-positive non-small-cell lung cancer: updated results from a phase 1 study. Lancet Oncol, 2012, 13 (10): 1011-1019.

[45] Shaw AT, Kim DW, Nakagawa K, et al. Crizotinib versus chemotherapy in advanced ALK-positive lung cancer. N Engl J Med, 2013, 368 (25): 2385-2394.

[46] Solomon BJ, Mok T, Kim DW, et al. First-line crizotinib versus chemotherapy in ALK-positive lung cancer. N Engl J Med, 2014, 371 (23): 2167-2177.

[47] Crinò L, Kim D, Riely GJ, et al. Initial phase Ⅱ results with crizotinib in advanced ALK-positive non-small cell lung cancer (NSCLC): PROFILE 1005. J Clin Oncol, 2011, 29 (Suppl 15): abstr 7514.

[48] Shaw AT, Kim DW, Mehra R, et al. Ceritinib in *ALK*-rearranged non-small-cell lung cancer. N Engl J Med, 2014, 370 (13): 1189-1197.

[49] Ou SI, Ahn JS, De Petris L, et al. Alectinib

in Crizotinib-refractory *ALK*-rearranged non-small-cell lung cancer: a phase Ⅱ global study J Clin Oncol, 2015, pii: JCO639443.

[50] Shaw AT, Ou SH, Bang YJ, et al. Crizotinib in *ROS*1-rearranged non-small-cell lung cancer. N Engl J Med, 2014, 371 (21): 1963-1971.

[51] Brahmer J, Reckamp KL, Baas P, et al. Nivolumab versus docetaxel in advanced squamous-cell non-small-cell lung cancer. N Engl J Med, 2015, 371 (2): 123-135.

[52] Borghaei H, Paz-Ares L, Horn L, et al. Nivolumab versus docetaxel in advanced nonsquamous non-small-cell lung cancer. N Engl J Med, 2015, 373 (17): 1627-1639.

[53] Garon EB, Rizvi NA, Hui R, et al. Pembrolizumab for the treatment of non-small-cell lung cancer. N Engl J Med, 2015, 372 (21): 2018-2028.

[54] Olmez I. Clinical outcomes in extracranial tumor sites and unusual toxieities with concurrent whole brain radiation (WBRT) and Erlotinib treatment in patients with non-small cell lung cancer (NSCLC) with brain metastasis. Lung Cancer, 2010, 70 (2): 174-179.

[55] Preusser M, Capper D, Ilhan-Mutlu A, et al. Brain metastases: pathobiology and emerging targeted therapies. Acta Neuropathol, 2012, 123 (2): 205-222.

[56] Barnholtz-Sloan JS, Sloan AE, Davis FG, et al. Incidence proportions of brain metastases in patients diagnosed (1973 to 2001) in the Metropolitan Detroit Cancer Surveillance System. J Clin Oncol, 2004, 22 (14): 2765-2772.

[57] Sajama C, Lorenzoni J, Tagle P. Diagnosis and treatment of brain metastasis. Rev Med Chil, 2008, 136 (10): 1321-1326.

[58] Mahmood U, Kwok Y, Regine WF, et al. Whole-brain irradiation for patients with brain metastases: still the standard of care. Lancet Oncol, 2010, 11 (3): 221-222.

[59] Barlesi F, Gervais R, Lena H, et al. Pemetrexed and cisplatin as first-line chemotherapy for advanced non-small-cell lung cancer (NSCLC) with asymptomatic inoperable brain metastases: a multicenter phase Ⅱ trial (GFPC 07-01). Ann Oncol, 2011, 22 (11): 2466-2470.

[60] Bailon O, Chouahnia K, Augier A, et al. Upfront association of carboplatin plus pemetrexed in patients with brain metastases of lung adenocarcinoma. Neuro Oncol, 2012, 14 (4): 491-495.

[61] Dinglin XX, Huang Y, Liu H, et al. Pemetrexed and cisplatin combination with concurrent whole brain radiotherapy in patients with brain metastases of lung adenocarcinoma: a single-arm phase Ⅱ clinical trial. J Neurooncol, 2013, 112 (3): 461-466.

[62] Mehta MP, Paleologos NA, T Mikkelsen, et al. The role of chemotherapy in the management of newly diagnosed brain metastases: a systematic review and evidence-based clinical practice guideline. J Neurooncol, 2010, 96 (1): 71-83.

[63] Porta R, Sanchez-Torres JM, Paz-Ares L, et al. Brain metastases from lung cancer responding to erlotinib: the importance of *EGFR* mutation. Eur Respir J, 2011, 37 (3): 624-631.

[64] Park SJ, Kim HT, Lee DH, et al. Efficacy of epidermal growth factor receptor tyrosine kinase inhibitors for brain metastasis in non-small cell lung cancer patients harboring either exon 19 or 21 mutation. Lung Cancer, 2012, 77 (3): 556-560.

[65] Iuchi T, Shingyoji M, Sakaida T, et al. Phase Ⅱ trial of gefitinib alone without radiation therapy for Japanese patients with brain metastases from *EGFR*-mutant lung adenocarcinoma. Lung Cancer, 2013, 82 (2): 282-287.

[66] Heon S, Yeap BY, Britt GJ, et al. Development of central nervous system metastases in patients with advanced non-small cell lung cancer

and somatic *EGFR* mutations treated with gefitinib or erlotinib. Clin Cancer Res, 2010, 16 (23) : 5873-5882.

[67] 张贝贝，林宝钗，何春晓，等. 埃克替尼治疗非小细胞肺癌脑转移的回顾性研究. 临床肿瘤学杂志，2013，18（9）：786-789.

[68] Fan Y, Huang Z, Fang L, et al. A phase Ⅱ study of icotinib and whole-brain radiotherapy in Chinese patients with brain metastases from non-small cell lung cancer. Cancer Chemother Pharmacol, 2015, 76 (3) : 517-523.

[69] Welsh JW, Komaki R, Amini A, et al. Phase Ⅱ trial of erlotinib plus concurrent whole-brain radiation therapy for patients with brain metastases from non-small-cell lung cancer. J Clin Oncol, 2013, 31 (7) : 895-902.

[70] Tsuya A, Kurata T, Tamura K, et al. Skeletal metastases in non-small cell lung cancer: a retrospective study. Lung Cancer, 2007, 57 (2) : 229-232.

[71] Lutz S, Berk L, Chang E, et al. Palliative radiotherapy for bone metastases: an ASTRO evidence-based guideline. Int J Radiat Oncol Biol Phys, 2011, 79 (4) : 965-976.

[72] 中国医师协会肿瘤医师分会，中国抗癌协会肿瘤临床化疗专业委员会. 中国表皮生长因子受体基因突变和间变淋巴瘤激酶融合基因阳性非小细胞肺癌 诊断治疗指南（2013版）. 中华肿瘤杂志，2013，35（6）：478-480.

[73] 中国医师协会肿瘤医师分会，中国抗癌协会肿瘤临床化疗专业委员会. 中国表皮生长因子受体基因敏感突变和间变淋巴瘤激酶融合基因阳性非小细胞 肺癌诊断治疗指南（2014 版）. 中华肿瘤杂志，2014，36（7）：555-557.

[74] Reck M, Popat S, Reinmuth N, et al. Metastatic non-small-cell lung cancer (NSCLC): ESMO Clinical Practice Guidelines for diagnosis, treatment and follow-up. Ann Oncol, 2014, 25 Suppl 3: iii27-iii39.

[75] Masters GA, Temin S, Azzoli CG, et al. Systemic therapy for stage Ⅳ non-small-cell lung cancer: American society of clinical oncology clinical practice guideline update. J Clin Oncol, 2015, 33 (30) : 3488-3515.

[76] Leighl NB, Rekhtman N, Biermann WA, et al. Molecular testing for selection of patients with lung cancer for epidermal growth factor receptor and anaplastic lymphoma kinase tyrosine kinase inhibitors: American Society of Clinical Oncology endorsement of the College of American Pathologists/International Association for the study of lung cancer/association for molecular pathology guideline. J Clin Oncol, 2014, 32 (32) : 3673-3679.

[77] NCCN Clinical Practice Guidelines in Oncology (NCCN Guidelines), Non-small Cell Lung Cancer, Version 3. 2016.

（来源：《中国肺癌杂志》2016 年第 19 卷第 1 期，发布时间：2016-01-29）

中国埃克替尼治疗非小细胞肺癌专家共识（2015年版）

石远凯[1] 孙燕[1] 丁翠敏[2] 王子平[1] 王长利[3] 王正[4] 白冲[5]
白春学[6] 冯继锋[7] 刘晓晴[8] 李方[9] 杨跃[10] 束永前[11] 吴密璐[12]
何建行[13] 张沂平[14] 张树才[15] 陈公琰[16] 罗红鹤[17] 罗荣城[18] 周彩存[19]
周燕斌[17] 庞青松[3] 赵宏[9] 赵琼[20] 顾爱琴[21] 凌扬[22] 黄诚[23]
韩宝惠[21] 焦顺昌[9] 简红[21]

1. 中国医学科学院北京协和医学院肿瘤医院，抗肿瘤分子靶向药物临床研究北京市重点实验室 北京 100021；2. 河北医科大学第四医院 石家庄 050000；3. 天津医科大学肿瘤医院 天津 300070；4. 深圳市人民医院 深圳 518020；5. 第二军医大学长海医院 上海 200433；6. 复旦大学附属中山医院 上海 200032；7. 江苏省肿瘤医院 南京 210009；8. 解放军第307医院 北京 100071；9. 解放军总医院 北京 100853；10. 北京大学肿瘤医院 北京 100142；11. 江苏省人民医院 南京 210029；12. 青海大学附属医院 西宁 810000；13. 广州医科大学附属第一医院 广州 510000；14. 浙江省肿瘤医院 杭州 310022；15. 首都医科大学附属北京市胸科医院 北京 101149；16. 哈尔滨医科大学附属肿瘤医院 哈尔滨 150081；17. 中山大学附属第一医院 广州 510080；18. 南方医科大学南方医院 广州 510515；19. 同济大学附属上海市肺科医院 上海 200433；20. 浙江大学附属第一医院 杭州 310003；21. 上海交通大学附属胸科医院 上海 200030；22. 江苏省常州市第四人民医院 常州 213001；23. 福建省肿瘤医院 福州 350014

据《中国2011年恶性肿瘤登记年报》报告，2011年，我国肺癌发病率为48.32/10万，死亡率为39.27/10万。发病率和死亡率均居恶性肿瘤的首位[1]。非小细胞肺癌（non-small cell lung cancer，NSCLC）占肺癌患者的85%左右，大多数就诊时已属晚期，失去了手术治疗的机会。化疗是晚期NSCLC治疗的主要手段，其地位虽然没有发生根本改变，但其疗效已达到平台，同时化疗的毒副反应也限制了其广泛的临床应用。近年来，由于表皮生长因子受体酪氨酸激酶抑制剂（epidermal growth factor receptor-tyrosine kinase inhibitor，EGFR-TKI）确切的疗效、轻微的不良反应和口服给药的便利等特点，突破了传统化疗药物的瓶颈，已经成为晚期NSCLC治疗中不可或缺的重要手段。目前我国已上市的EGFR-TKI包括埃克替尼、吉非替尼和厄洛替尼。埃克替尼（商品名：凯美纳）是我国第一个拥有自主知识产权

通信作者：石远凯，E-mail：syuankai@cicams.ac.cn

的EGFR-TKI，也是全球第三个上市的EGFR-TKI。自2011年6月7日在中国上市以来，已经在临床上积累了5万多例NSCLC患者的应用经验。为进一步规范、指导临床医生更好地使用埃克替尼，更好地为肺癌患者服务，中国医师协会肿瘤医师分会和中国抗癌协会肿瘤临床化疗专业委员会组织全国专家，结合我国多个肺癌诊疗规范和指南制定本专家共识。

一、*EGFR*基因敏感突变晚期NSCLC患者的一线治疗

大量研究表明，*EGFR*基因突变状态是晚期NSCLC最重要的疗效预测因子和选择治疗方式的分子指标。突变最常见于18~21外显子，其中19外显子缺失突变和21外显子点突变是最常见的*EGFR*基因敏感突变。肺癌突变联盟（Lung Cancer Mutation Consortium，LCMC）的最新研究发现，*EGFR*基因敏感突变的晚期NSCLC患者接受EGFR-TKI治疗后的中位生存时间可达到4年[2]。多项研究结果也显示，非选择的中国NSCLC患者*EGFR*基因敏感突变率约为30%，而肺腺癌患者的敏感突变率可以达到50%[3]，不吸烟的腺癌患者甚至可高达60%~70%，肺鳞癌患者的*EGFR*突变率为10%左右[4,5]，因此对临床上已经明确NSCLC的病理诊断、并且不能进行手术的晚期患者，在治疗开始前应常规进行*EGFR*基因突变检测。近年来多项一线随机Ⅲ期临床研究（包括IPASS、NEJ002、WJTOG3405、OPTIMAL、EURTAC、LUXLUNG3、LUXLUNG6）[6~12]的结果显示，EGFR-TKI一线治疗*EGFR*基因敏感突变晚期NSCLC患者的无进展生存期（progression free survival，PFS）可以达到9.5~13.7个月，远高于传统一线化疗方案的4.6~6.9个月，总体有效率也同样显示，EGFR-TKI明显优于传统化疗（EGFR-TKI和传统化疗分别为58%~84%和15%~47%）。并且所有研究均显示，EGFR-TKI的不良反应更轻，尤其是血液学毒性，患者耐受性更好，生活质量明显改善。埃克替尼上市后开展了Ⅳ期临床研究[13]，2011年8月~2012年8月共入组了6087例接受埃克替尼治疗的晚期NSCLC患者，其中989例患者接受了*EGFR*基因突变检测，738例*EGFR*基因敏感突变患者的客观缓解率（objective response rate，ORR）和疾病控制率（disease control rate，DCR）分别是49.2%和92.3%。其中接受埃克替尼一线治疗的患者144例，ORR和DCR分别是56.3%和95.1%。另一项研究[14]回顾性分析了2009年3月~2012年1月首都医科大学附属北京胸科医院收治的59例接受埃克替尼治疗的晚期NSCLC患者的疗效，其中20例患者接受埃克替尼一线治疗，部分缓解（partial response，PR）8例，疾病稳定（stable disease，SD）7例，疾病进展（progressive disease，PD）5例。20例埃克替尼一线治疗患者中有8例存在*EGFR*基因敏感突变，19外显子缺失突变的5例患者均获得PR，21外显子点突变患者3例，其中PR 1例、SD 1例、PD 1例。因此，2013年和2014年《MIMS恶性肿瘤用药指南》[15]以及《中国原发性肺癌诊疗规范（2015年版）》[16]均推荐埃克替尼作为*EGFR*基因敏感突变晚期NSCLC患者的一线治疗药物。目前埃克替尼正在开展多项针对*EGFR*基因敏感突变晚期NSCLC患者一线治疗的临床研究，包括一线与化疗对比的注册临床试验CONVINCE研究（NCT01719536）、一线治疗脑转移的BRAIN研究（NCT01724801）和一线治疗老年*EGFR*基因敏感突变患者的研究（NCT01646450）等。2014年11月13日，

埃克替尼获得中国国家食品药品监督管理总局（China Food and Drug Administration，CFDA）批准用于一线治疗 *EGFR* 基因敏感突变晚期 NSCLC 适应证［批件号：2014B02155］，这也是继吉非替尼之后第二个在中国获得批准用于该适应证的 EGFR-TKI。

二、晚期 NSCLC 的维持治疗

全球多项一线化疗后 EGFR-TKI 维持治疗研究的结果均显示，*EGFR* 基因敏感突变的晚期 NSCLC 患者可以从 EGFR-TKI 维持治疗中获益[17~19]。一项 2009 年 3 月 ~ 2012 年 1 月首都医科大学附属北京胸科医院收治的 59 例接受埃克替尼治疗的晚期 NSCLC 患者的回顾性研究[14]中，有 2 例 *EGFR* 基因敏感突变患者在一线化疗后接受了埃克替尼维持治疗，疗效均达 PR。埃克替尼目前虽然没有维持治疗的前瞻性研究，但是可以进行这方面的探索。

三、晚期 NSCLC 二、三线治疗

ISEL、INTEREST、TITAN、BR21 等多项临床研究以及荟萃（meta）分析[20~24]的结果均显示，对于未经选择的亚裔复发晚期 NSCLC 患者，EGFR-TKI 能明显降低疾病进展风险，提高肿瘤的客观缓解率，总体疗效与标准的二线化疗相当，但耐受性更好。因此奠定了 EGFR-TKI 在晚期 NSCLC 二、三线治疗中的地位。ICOGEN 研究[25]是我国开展的一项非劣效性Ⅲ期临床试验，比较了埃克替尼与吉非替尼二、三线治疗未经选择的晚期 NSCLC 患者的疗效和安全性。该研究也是全球第一项两个 EGFR-TKI 之间“头对头”比较的Ⅲ期临床研究。结果显示，埃克替尼的疗效不劣于吉非替尼，主要终点指标 PFS 埃克替尼组 4.6 个月、吉非替尼组 3.4 个月；药物相关不良事件发生率埃克替尼组 61%、吉非替尼组 70%（$P=0.046$），常见不良反应腹泻的发生率埃克替尼组较吉非替尼组显著降低（埃克替尼组 19%、吉非替尼组 28%，$P=0.033$）。研究中对能收集到肺癌组织标本的患者进行了 *EGFR* 基因敏感突变状态的检测，发现无论是 *EGFR* 基因敏感突变型或野生型患者，吉非替尼与埃克替尼的 PFS、OS 均无差别，PFS：埃克替尼组 7.8 个月、吉非替尼组 5.3 个月，OS：埃克替尼组 20.9 个月、吉非替尼组 20.2 个月；吉非替尼与埃克替尼对 *EGFR* 基因敏感突变型患者的 PFS、OS 均优于野生型患者（$P<0.001$）。鉴于 ICOGEN 研究的结果，埃克替尼于 2011 年 6 月 7 日被 CFDA 批准上市。在 2013 年和 2014 年《MIMS 恶性肿瘤用药指南》[15]、2014 年版《临床路径治疗药物释义·肿瘤疾病分册》[26]、2015 年版《临床路径释义·肿瘤疾病分册》[27]、2013 年和 2014 年版《中国表皮生长因子受体基因敏感突变和间变淋巴瘤激酶融合基因阳性非小细胞肺癌诊断治疗指南》[28]以及《中国原发性肺癌诊疗规范（2015 年版）》[16]均推荐埃克替尼用于晚期 NSCLC 患者的二、三线治疗。

四、EGFR-TKI 新辅助和辅助治疗

EGFR-TKI 的新辅助和辅助治疗，目前国际上没有明确的结论，埃克替尼的多项研究正在进行中（NCT02125240、NCT01929200、NCT01843647）。这些研究结果将回答埃克替尼是否可以使 *EGFR* 基因敏感突变的Ⅱ期~Ⅲa 期肺腺癌患者从治疗中获益。

五、小结

总之，埃克替尼使我国有了国产的

EGFR-TKI，使我国 NSCLC 患者有了新的治疗选择，专家委员会将随着研究结果的不断增多，适时更新本共识。

参 考 文 献

[1] Chen WQ, Zheng RS, Zeng HM, et al. Annual report on status of cancer in China, 2011. Chin J Cancer Res, 2015, 27 (1): 2-12.

[2] Kris MG, Johnson B, Berry L, et al. Treatment with therapies matched to oncogenic drivers improves survival in patients with lung cancers: results from the lung cancer mutation consortium (LCMC). 15th World Conference on Lung Cancer (WCLC): Abstract PL0307. Presented October 29, 2013.

[3] Shi Y, Au JS, Thongprasert S, et al. A prospective, molecular epidemiology study of *EGFR* mutations in Asian patients with advanced non-small-cell lung cancer of adenocarcinoma histology (PIONEER). J Thorac Oncol, 2014, 9 (2): 154-162.

[4] Wu YL, Zhong WZ, Li LY, et al. Epidermal growth factor receptor mutations and their correlation with gefitinib therapy in patients with non-small cell lung cancer: a meta-analysis based on updated individual patient data from six medical centers in mainland China. J Thorac Oncol, 2007, 2 (5): 430-439.

[5] 中国非小细胞肺癌患者表皮生长因子受体基因突变检测专家组，梁智勇. 中国非小细胞肺癌患者表皮生长因子受体基因突变检测专家共识. 中华病理学杂志, 2011, 40 (10): 700-702.

[6] Mok TS, Wu YL, Thongprasert S, et al. Gefitinib or carboplatin-paclitaxel in pulmonary adenocarcinoma. N Engl J Med, 2009, 361 (10): 947-957.

[7] Maemondo M, Inoue A, Kobayashi K, et al. Gefitinib or chemotherapy for non-small-cell lung cancer with mutated *EGFR*. N Engl J Med, 2010, 362 (25): 2380-2388.

[8] Mitsudomi T, Morita S, Yatabe Y, et al. Gefitinib versus cisplatin plus docetaxel in patients with non-small-cell lung cancer harbouring mutations of the epidermal growth factor receptor (WJTOG3405): an open label, randomised phase 3 trial. Lancet Oncol, 2010, 11: 121-128.

[9] Zhou C, Wu YL, Chen G, et al. Erlotinib versus chemotherapy as first line treatment for patients with advanced *EGFR* mutation positive non small cell lung cancer (OPTIMAL, CTONG-0802): a multicentre, open-label, randomized, phase 3 study. Lancet Oncol, 2011, 11 (2): 121-128.

[10] Rosell R, Carcereny E, Gervais R, et al. Erlotinib versus standard chemotherapy as first-line treatment for European patients with advanced *EGFR* mutation-positive non-small-cell lung cancer (EURTAC): a multicentre, open-label, randomized, phase 3 trial. Lancet Oncol, 2012, 13 (3): 239-246.

[11] Sequist LV, Yang JC, Yamanoto N, et al. Phase Ⅲ study of afatinib or cisplatin plus pemetrexed in patients with metastatic lung adenocarcinoma with *EGFR* mutation. J Clin Oncol, 2013, 31 (27): 3327-3334.

[12] Wu YL, Zhou CC, Hu CP, et al. LUX-Lung6: A randomized, open label, phase Ⅲ study of afatinib (A) versus gemcitabine/cisplatin (GC) as first line treatment for Asian patients with *EGFR* mutation positive advanced adenocarcinoma of the lung. J Clin Oncol, 2013, 31: Abstract 8016.

[13] Hu X, Han B, Gu A, et al. A single-arm, multicenter, safety-monitoring, phase Ⅳ study of icotinib in treating advanced non-small cell lung cancer (NSCLC). Lung Cancer, 2014, 86 (2): 207-212.

[14] 李曦，杨新杰，孙怡芬，等. 盐酸埃克替尼治疗晚期非小细胞肺癌的临床观察. 中华肿瘤杂志, 2012, 34 (8): 627-631.

[15] 黄慧萍，林慧仪，主编. MIMS oncology guide 恶性肿瘤用药指南. 香港：美迪医讯亚太有

限公司，2014：12.

[16] 支修益，石远凯，于金明. 中国原发性肺癌诊疗规范（2015 年版）. 中华肿瘤杂志，2015，37（1）：67-78.

[17] Zhang L，Ma S，Song X，et al. Gefitinib versus placebo as maintenance therapy in patients with locally advanced or metastatic non small cell lung cancer（INFORM，CTONG0804）：a multicentre，double blind randomized phase 3 trial. Lancet Oncol，2012，13（5）：466-475.

[18] Takeda K，Hida T，Sato T，et al. Randomized phase III trial of platinum doublet chemotherapy followed by gefitinib compared with continued platinum doublet chemotherapy in Japanese patients with advanced non small cell lung cancer：results of a West Japan Thoracic Oncology Group trial（WJTOG0203）. J Clin Oncol，2010，28（5）：753-760.

[19] Cappuzzo F，Ciuleanu T，Stelmakh L，et al. Erlotinib as maintenance treatment in advanced non small cell lung cancer：a multicentre，randomized，placebo controlled phase 3 study. Lancet Oncol，2010，11（6）：521-529.

[20] Thatcher N，Chang A，Parikh P，et al. Gefitinib plus best supportive care in previously treated patients with refractory advanced non-small-cell lung cancer：results from a randomised，placebo-controlled，multicentre study（Iressa Survival Evaluation in Lung Cancer）. Lancet，2005，366（9496）：1527-1537.

[21] Kim ES，Hirsh V，Mok T，et al. Gefitinib versus docetaxel in previously treated non-small-cell lung cancer（INTEREST）：a randomised phase Ⅲ trial. Lancet，2008，372（9652）：1809-1818.

[22] Ciuleanu T，Stelmakh L，Cicenas S，et al. Efficacy and safety of erlotinib versus chemotherapy in second-line treatment of patients with advanced，non-small-cell lung cancer with poor prognosis（TITAN）：a randomised multicentre，open-label，phase 3 study. Lancet Oncol，2012，13（3）：300-308.

[23] Shepherd FA，Rodriques Pereira J，et al. Erlotinib in previously treated non-small-cell lung cancer. N Engl J Med，2005，353（2）：123-132.

[24] Shepherd FA，Douillard J，Fulcuolca M，et al. Comparison of gefitinib and docetaxel in patients with pretreated advanced non-small cell lung cancer（NSCLC）：Meta-analysis from four clinical trials. J Clin Oncol，2009，27：Abstract 8011.

[25] Shi YK，Zhang L，Liu XQ，et al. Icotinib versus gefitinib in previously treated advanced non-small-cell lung cancer（ICOGEN）：a randomized，double-blind phase 3 non-inferiority trial. Lancet Oncol，2013，14（10）：953-961.

[26] 顾晋，石远凯，孙忠实，主编. 临床路径治疗药物释义 · 肿瘤疾病分册. 北京：中国协和医科大学出版社，2014：334.

[27] 石远凯，顾晋，主编. 临床路径释义 · 肿瘤疾病分册（下）. 北京：中国协和医科大学出版社，2015：1-38.

[28] 中国医师协会肿瘤医师分会，中国抗癌协会肿瘤临床化疗专业委员会. 中国表皮生长因子受体基因敏感突变和间变淋巴瘤激酶融合基因阳性非小细胞肺癌诊断治疗指南（2014 版）. 中华肿瘤杂志，2014，36（7）：555-557.

（文章来源：《中国肺癌杂志》2015 年 7 月第 18 卷第 7 期）

ASCO 会后的肺癌临床实践

吴一龙

广东省人民医院 广州 510080

回顾肺癌治疗发展的历程，进展从未停止，“精准治疗”使驱动基因型肺癌逐渐变为临床可控的疾病，从传统化疗时代的10个月生存时间，到如今已达到39个月（图1）。

一、过去一年有哪些进展?

（一）免疫治疗

CheckMate 017 研究纳入 272 名既往接受过化疗的Ⅲb/Ⅳ期鳞状 NSCLC 患者，一组接受 Nivolumab（纳武单抗）治疗，另一组接受多西他赛治疗。结果令人惊喜，中位 OS 从化疗的 6 个月提高到免疫治疗的 9.2 个月。免疫治疗和化疗的有效率分别为 27%和 12%。研究结果近期发表在《NEJM》上［N Engl J Med，2015 Jul 9，373(2)：123-135］。一个临床试验结果的公布，需要考虑的问题是可重复性。多个临床试验中 Nivolumab 用于 NSCLC 二线治疗的结果很一致，既往Ⅰ期临床试验得出的 OS 是 9.9 个月，Ⅱ期临床试验是 8.2 个月。

CheckMate 057 研究考察 Nivolumab 和多西他赛治疗非鳞状 NSCLC 患者的疗效，结果同样令人兴奋，从化疗的 9.4 个月提高到免疫治疗的 12.2 个月。免疫治疗和化疗的有效率分别为 19%和 12%。以上研究结果可以看出，免疫治疗的有效率偏低，但生存获益较为明显。

CheckMate 057 研究还探讨了 PD-L1 表达对免疫治疗疗效的预测，对于 PD-L1 高

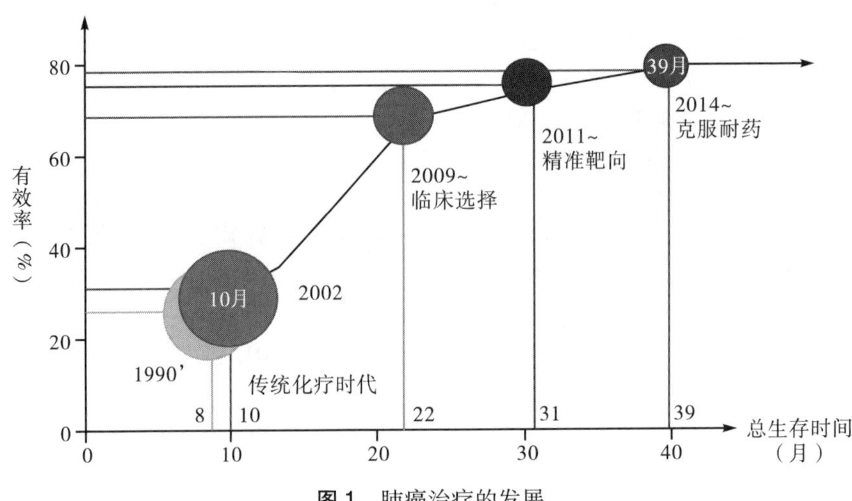

图 1　肺癌治疗的发展

表达患者，免疫治疗明显优于化疗。而对于不表达 PD-L1 的患者，免疫治疗并不优于标准化疗。因此在制订策略时，应该考虑到腺癌的这种特殊性。

Pembrolizumab 用于 NSCLC 患者也同样如此。免疫组化 PD-L1≥50%的患者，其总生存期远远超过 PD-L1 低表达的患者，前者的中位生存期目前仍未达到。研究结果也发表在《NEJM》上［N Engl J Med, 2015 May 21, 372（21）：2018-2028.］。

另外一个 PD-L1 药物 Atezolizumab 的结果（POPLAR 研究）也在今年公布，Atezolizumab 和多西他赛组的 OS 分别为 11.4 和 9.5 个月，无统计学差异。该研究的亮点在于既检测肿瘤细胞的 PD-L1，也检测了淋巴细胞的 PD-L1。双检测同时阳性的患者，免疫治疗的有效率可以达到 39%，显示出生物标志物的重要作用。

通过表 1 可以看出，在疗效方面，免疫检查点抑制剂（Checkpoint inhibitor）应该成为 NSCLC、尤其是肺鳞癌二线标准治疗的选择之一。目前 Nivolumab 已成为肺鳞癌治疗的标准，但高昂的费用可能成为瓶颈。肺非鳞癌患者应用 PD-1 或 PD-L1 抑制剂，PD-L1 高表达有助于选择合适的患者。

（二）中国数据：BEYOND 研究

该研究将 276 名晚期非鳞状 NSCLC 患者分为两组，一组为卡铂+紫杉醇+贝伐单抗，一组为卡铂+紫杉醇+安慰剂，治疗直到疾病进展。对于 EGFR 阳性的患者，贝伐单抗组和安慰剂组的中位 OS 分别为 24.3 和 27.5 个月，而对于 EGFR 野生型的患者，两组的中位 OS 分别为 20.3 和 13.8 个月（表 2）。

表 1 晚期 NSCLC 的二线治疗

	Nivo	DOC	Pem	Afatinib	Erlotinib	Doc+Ram	BSC
Shepherd 2000		7.5 1y: 37%					4.6
Hanna 2004		8.3 1y: 29.7%	7.9				
Shepherd 2005					6.7		4.7
Garon 2014		9.1 9.7(nSCC)				10.5	
Soria 2015 (SCC)				7.9 1y: 36.4%	6.8 1y: 28.2%		
Brahmer 2015 (SCC)	9.2 1y: 42%	6.0 1y: 24%					
Paz-Ares 2015 (nSCC)	12.2 1y: 51%	9.4 1y: 39%					

表 2 中国晚期肺腺癌一线治疗的 OS 结果

Trial	方案	PFS（月）	OS（月）
BEYOND	Cb/Pac/Bev	9.2	24.3
Beyond (wild)		8.3	20.3
BEYOND	Cb/Pac/	6.5	27.5
Beyond (wild)		5.6	13.8
SAiL(中国)	Cb/Pac/Bev		18.5
JMIL	PEM/Cis	5.9	17.5
JMIL	GEM/Cis	5.8	15.5
FAST-ACT-2	GEM/Cis or Carbo	5.9	12.2

从表 2 中国所做的临床试验结果可以看出，目前，卡铂+紫杉醇+贝伐单抗的联合对晚期肺腺癌、尤其是 EGFR 野生型患者可带来最佳的生存获益。

（三）ASCO 价值评分

ASCO 年会上公布了针对药物治疗价值的评分，涵盖疗效（OS）、毒性和费用等。图 2 总结了 Nivolumab、贝伐单抗和培美曲塞用于肺癌的价值。净获益（综合疗效和毒性）最大的是免疫治疗 Nivolumab，其次是贝伐单抗，但是治疗费用也同样如此。考虑相同费用带来的获益，三者得出的数值相差不大。因此，临床医生在诊疗过程中需要对此进行权衡。

二、一表总结：现在应该如何做？

见表 3。

（本文由医脉通整理自吴一龙教授 2015 年 7 月 11 日，在“临床肿瘤学新进展学术研讨会——BOA 会议”上的压轴报告。）（来源：医脉通 2015-07-17）

Net health benefit (maximum 130 points)

Regime	Score	Cost
Nivolumab in SCC （2nd）	68	8万
Bevacizumab in EGFR wild nSCC (1st)	32	3.2万
Pemetrexed in nSCC (1st)	16	2.2万

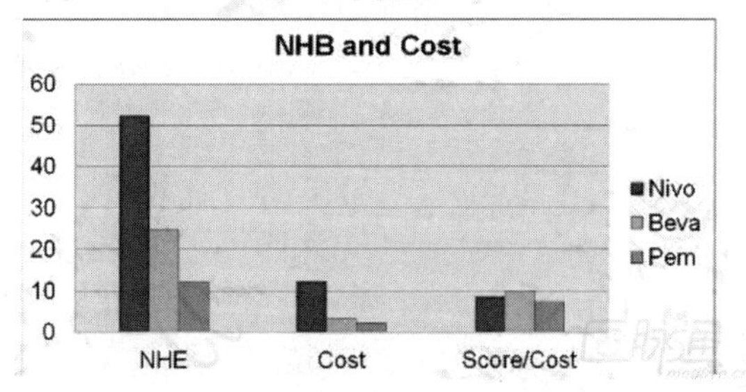

图 2　三种药物的价值评分

	EGFR/ALK/ROS1/...	Non-SCC		SCC
1st line	TKIs	Cb/Pac/Bev Pem/Cis		Chemo D
1st line Maintenance	TKIs	Bev or Pem		
2nd line	3rd EGFR TKIs 2nd ALK TKI Chemo D	PD-L1+ Check Pointi	PD-L1- Chemo S	Check Pointi
3rd line	Chemo S Check Pointi	Chemo S		Chemo S

表 3　ASCO 后晚期非小细胞肺癌的治疗

肺癌血清标志物联合应用及指南推荐

张　捷

北京大学第三医院检验中心 北京 100083

肺癌是我国最常见的恶性肿瘤，占所有新发恶性肿瘤的 12.7%；是恶性肿瘤最常见的死亡原因，每年有 138 万人死于肺癌（占所有死亡人数的 18.2%）。我国肺癌患者的 5 年生存率仅为 13%，而早期肺癌的 5 年生存率可提高到 80%。吸烟是肺癌最主要的风险因素，83%的肺癌来自吸烟人群或既往吸烟人群。

肺癌按组织学分类可分为小细胞肺癌（SCLC）和非小细胞肺癌（NSCLC），SCLC 占肺癌的 20%左右，治疗以放、化疗为主；NSCLC 占肺癌的 80%左右，以手术治疗为主。血清标志物检测在发现早期 SCLC 中具有方便、动态、快速、经济等优势。美国临床生化委员会（NACB）和欧洲肿瘤标志物专家组（EGTM）推荐的常用肺癌标志物有：胃泌素释放肽前体（pro-gastrin-releasing peptide，proGRP）、鳞状上皮细胞癌抗原（squarmous cell carcinoma antigen，SCC）、细胞角蛋白 19 片段（cytokeratin 19 fragment，CYFRA 21-1）、神经特异性烯醇化酶（neurone specific enolase，NSE）、癌胚抗原（carcinoembryonic antigen，CEA），这些标志物对肺癌辅助诊断、疗效监测、预后评估发挥重要作用。在 SCLC 中，proGRP 是敏感的标志物，诊断阳性率为 73.0%，在 NSCLC 中，CYFRA 21-1 是敏感的标志物，诊断阳性率为 65.2%。然而，单项肿瘤标志物对于肺癌诊断的敏感性和准确性有限，应该推行标志物的联合筛查，如 NSE+CYRA21-1 联合筛查的敏感性>57.08%，准确性>72.64%。针对 NSCLC，采用 CEA+CYFRA 21-1+SCC 联合筛查；针对 SCLC，采用 proGRP+NSE+CEA 联合筛查。对于疑似肺癌（咳嗽、胸痛、肺部肿物）的患者，联合检测的特异度为 92%，对 NSCLC 诊断的敏感度为 82%，对 SCLC 诊断的敏感度为 80%。多项肺癌标志物联合 CT 检测可降低肺癌的漏检率，提高诊断的敏感性。目前 NACB 针对肺癌的肿瘤标志物已经推荐 ProGRP 用于 SCLC 术后的监测、晚期肺癌化疗的监测、早期复发的监测。

（本文为“2015 年中国慢性病大会暨第七届中国肺癌南北高峰论坛”交流论文摘要）

（全国肿瘤防治研究办公室 左婷婷 整理）

影像学在肺癌筛查中的应用现状与进展

黄　遥

中国医学科学院肿瘤医院影像诊断科 北京 100021

目前，对于肺癌筛查，不同国家或组织有不同的筛查方案。2011 年，国家肺癌筛查研究显示，在高危人群中应用 LDCT 筛查与采用胸部 X 线相比肺癌特异性死亡率降低 20%，美国预防服务工作组推荐在 55~80 岁高危人群中每年实行 LDCT 筛查，2014 年 11 月，医疗保险和医疗补助服务中心建议在挑选的合适人群中每年应用 LDCT 进行一次肺癌筛查。

影像学技术从 X 线胸片发展到 CT、MRI、PET-CT 到 CAD、动态增强扫描技术的应用，使现代影像学技术成像更加多元化，影像数字化，定性与定量相结合使诊断更加明确、便捷。原位癌患者一般无症状，病变直径<5mm，HRCT 表现为非实性结节，无毛刺和胸膜凹陷征，以及与非黏液性原位腺癌难以鉴别等特点，给早期肺癌筛查带来困难。多层螺旋 CT 扫描速度快，分辨率高，敏感性是普通 X 线胸片的 4 倍，提高了早期肺癌检出率，可检出 2~3mm 的小结节，而 LDCT 有着高分辨率，低剂量等优势，敏感性是普通 X 线胸片的 6 倍，使每年筛查出的早期病例增多，检出恶性率达 1.1%~12%，可应用于早期肺癌的筛查。但由于 LDCT 筛查出的结节中恶性只占 1.1%~12%，影像学表现出多样性，异病同影/同病异影，<10mm 小结节穿刺活检不易成功，难以诊断，以及为了探知生长速度，有效识别恶性结节，积极进行影像学随诊是十分必要的。费莱舍尔学会（Fleischner Society）指南和 I-ELCAP 有分别针对 CT 和 LDCT 检查出来的肺部结节患者的随访建议。CAD 在随访中具有重要价值，既可以协助放射医师检出结节，减少漏诊，又可以观察结节形状、大小、体积及不同时间点结节体积变化。影像学随诊可以提高对恶性病灶的预估能力，降低患者召回率、重复筛查率、医源射线的产生、过度诊疗率，在随诊过程中作用明显。然而，LDCT 作为肺癌早期筛查的手段还存在潜在的局限性，如假阳性率、随诊策略、过度诊断、扫描产生的计量、筛查费用等。综上所述，LDCT 应用于肺癌筛查仍然任重而道远，这需要我们对早期肺癌的认识更加深入，优化筛查方案，改进随诊策略，确定医源性放射剂量以及技术发展与进步的合理应用等。

（本文为“2015 年中国慢性病大会暨第七届中国肺癌南北高峰论坛”交流论文摘要）

（全国肿瘤防治研究办公室 左婷婷 整理）

老年非小细胞肺癌姑息治疗获益研究进展

蒋姗彤　李萍萍

北京大学肿瘤医院 北京 100142

【摘要】 在中国，肺癌的发病率和死亡率均居恶性肿瘤的第一位。有近一半的肺癌发生在年龄大于70岁的老年患者。肺癌中约85%是非小细胞肺癌（non-small cell lung cancer，NSCLC），且大多数肺癌患者发现时已属中、晚期。老年NSCLC治疗决策对预后至关重要。相对于年轻患者，老年NSCLC患者由于伴随疾病多、器官功能衰退等特殊的生理病理特点，能否从治疗中获益，保证老年患者的生活质量，不减少预期寿命，制订恰当的治疗策略是我们面临的挑战。姑息治疗作为一种特殊的医疗关怀，是老年晚期NSCLC患者治疗管理的重要方式之一。姑息治疗以改善患者的临床症状和生活质量为关注点，这对于发病率和死亡率均较高的老年晚期肺癌有更重要的意义。本文介绍了目前老年NSCLC姑息治疗的研究进展。低剂量局部姑息性放疗可以有效改善老年NSCLC患者的呼吸道症状，提高生存质量，且不良反应可以耐受；对于EGFR突变的老年晚期NSCLC，吉非替尼在疾病控制率、症状缓解等方面均可使老年患者从治疗中获益；中医药治疗在改善老年NSCLC患者的临床症状、减少放疗和化疗的毒副作用、提高患者生活质量等方面有较好的疗效；社会心理支持疗法在一定程度上可缓解NSCLC患者的症状困扰，但社会心理支持的系统性和规范性还有待完善。研究从不同侧面发现，早期姑息治疗的介入，不仅能提高中、晚期NSCLC患者的生存质量，也可改善预后，使生存获益。姑息治疗的评估和介入的时机，是老年晚期肿瘤患者能否从姑息治疗中获益的重要影响因素。本文拟通过老年NSCLC姑息治疗获益研究的进展，为老年NSCLC的姑息治疗提供参考依据。

【关键词】 老年肿瘤；非小细胞肺癌；姑息治疗

前言

（一）老年肿瘤发病及治疗需求特点

世界卫生组织国际癌症研究署（IARC）2014年发布的GLOBOCAN 2012癌症报告显示：2012年全球肺癌新发病例约180万例，死亡约160万例，分别占恶性肿瘤新发病例及死亡病例的13%及19.4%，居恶性肿瘤第一位[1]。我国肺癌的发病率和死亡率一直占所有肿瘤的第一位，据2014年发布的2010年我国肿瘤发病率和死亡率的统计数据显示[2]，全国恶性肿瘤发病率为235.23/10万（男性：268.65/10万，女性：200.21/10万），死亡率为148.81/10万（男性：186.37/10万，女性：109.42/10万）。其中肺癌发病率为46.08/10万，占所有恶性肿瘤的19.59%；死亡率为37/10万，占所有恶性肿瘤死亡的24.87%。

肺癌的预后不佳，约85%的患者确诊

时已是晚期。美国国立癌症研究所（National Cancer Institute，NCI）数据[3]显示，将近60%新诊断的恶性肿瘤和全癌死亡的70%是65岁以上的患者。我国老年恶性肿瘤患者中60~69岁占16.5%，70~79岁占68.9%，80岁以上占14.6%[4]。在老年肺癌的所有类型中，NSCLC占75%~80%[5]。

随着年龄老化，老年人的器官在功能调节、结构等多方面出现不同的衰退现象，使得老年人在患病时病理、体征及治疗等方面有其特殊性。老年肺癌患者同时具有老年人和肺癌的双重特点，可体现在多个不同的方面：

（1）合并症多：如呼吸系统疾病、心血管疾病和糖尿病等，有时可合并三种以上疾病。

（2）身体机能：老年人全身反应性降低，难以承受常规手术及放、化疗的毒副反应。

（3）心理状态和生存目标：与年轻患者相比，老年患者对心理上的关怀需求和子女们的重视程度有更多的期望。他们的生存目标，特别是高龄老年人，更多的是少受痛苦，改善生存质量，不为子女增添负担[7,31]。

一项356例老年晚期NSCLC患者的调查研究显示，52%（185/356）的患者意愿选择姑息治疗，包括姑息性放疗和（或）化疗[6]。因此，尽管肺癌的发生与年龄有关，且有报道证实，系统性化疗在提高老年肺癌患者短期生存率、症状控制和生活质量方面有一定的益处，但在老年肺癌患者的治疗决策上，系统性化疗方案在临床上选择依然较少[7~9]。这也进一步说明老年肺癌治疗的特殊性。所以我们首先应根据患者的功能状态、合并疾病状态及预期寿命对其进行评估，然后才能制订恰当的治疗策略，使老年肿瘤患者从中获益。

（二）肿瘤姑息治疗的目标及临床指征

从20世纪80年代开始，各界学者对姑息治疗的定义和研究渐渐成熟。世界卫生组织（WHO）对姑息治疗的定义是：“姑息治疗医学是对那些对治愈性治疗不反应的患者完全的主动的治疗和护理。控制疼痛及有关症状，并对心理、社会和精神问题予以重视。其目的是为患者和家属赢得最好的生活质量。”

姑息治疗作为一种特殊健康关怀，关注疼痛和其他症状的有效控制，并按照患者和（或）家属的需要、价值观、信仰和文化提供社会心理与精神帮助。姑息治疗的目标是预防及减轻痛苦，提供所能达到的最佳生存质量，而不受疾病分期或其他治疗的限制。NCCN肿瘤姑息治疗指南（2014版）[10]提出，通过筛查应进行干预的临床指征为：

（1）难以控制的症状；

（2）肿瘤诊断和（或）治疗中出现的中~重度不适；

（3）合并严重的身心疾病；

（4）生命预期小于6个月；

（5）转移性实体瘤；

（6）患者/家属关心疾病病程及决策；

（7）患者/家属有姑息治疗特殊要求。

姑息治疗在肿瘤诊治过程中扮演重要角色。在明确肿瘤诊断以后，即开始姑息治疗筛查评估. 对手术、放疗、化疗等不良反应采取预防措施，对诊断时已中、晚期无治愈可能的患者，采用姑息性手术、放疗、化疗、介入治疗、中西医结合，以及心理支持等综合手段缓解肿瘤及尚未控制的症状，改善生存质量，延长无症状生存期。并在姑息治疗专业医生指导下，组织多学科团队针对患者情况制订个体化姑息治疗方案，以期最大程度地减轻患者的痛苦。

（三）老年 NSCLC 姑息治疗获益研究

早在 1999 年，美国波士顿市 Dana Farber 癌症研究所的有关人员通过对 917 例Ⅲ～Ⅳ期结肠癌或 NSCLC 患者的研究，发现选择攻击性治疗的患者存活的时间并不比接受姑息治疗的患者长。研究结果同时显示，这些患者死亡的可能性是选择姑息治疗患者的 1.6 倍[11]。Temel JS 等[12]报道了一项对晚期 NSCLC 患者进行早期姑息治疗干预的研究结果。研究共入组 151 例新诊断为转移性 NSCLC 的患者，所有患者被随机分为早期姑息治疗联合标准抗肿瘤治疗组和单纯标准抗肿瘤治疗组。分别用癌症治疗的肺功能评估量表［Functional Assessment of Cancer Therapy-Lung（FACT-L）scale］和医院焦虑抑郁量表［Hospital Anxiety and Depression Scale］对干预后 12 周的生活质量和情绪进行评估。12 周后，151 名患者中，27 例死亡，107 例（86.3%，107/124）完成试验。研究表明，早期接受姑息治疗的 NSCLC 患者较单纯标准治疗组生活质量有所提高、有较少的抑郁症状（16% *vs* 38%，$P=0.01$），且中位生存期也延长了 2.7 个月（11.6 *vs* 8.9 个月，$P=0.02$）。此研究表明，早期姑息治疗的介入不仅可以提高进展期 NSCLC 患者的生存质量，同时可使患者生存获益。该项研究已产生重要影响。

一、姑息治疗干预方法研究

（一）姑息性放疗

为了改善老年 NSCLC 患者的呼吸道症状，提高生活质量。Langendijk JA 等[13]对平均年龄 65 岁的 65 名患者进行姑息性放疗。入组的患者因为有前哨淋巴结或远处转移等不能切除，且之前未进行过化疗和（或）放疗治疗。以 3Gy/组（每周 4 次），最高累计剂量为 30Gy 对患者原发肿瘤及纵隔扩大到 2cm 的区域和锁骨上淋巴结及两侧的纵隔淋巴结区域进行姑息性放疗。治疗过程中未对肺组织密度进行测量。用铅屏保护正常肺组织。以呼吸道症状的改善及维持或改善生活质量（Qol：quality of life）为主要观测指标。以 EORTC（European Organization for Research and Treatment of Cancer）问卷（QLQ-C30 and QLQ-LC13）为依据，对患者放疗后 2 周、6 周和 3 个月的 Qol 进行评价。结果显示：

（1）症状的缓解率：咯血 79%、手臂/肩膀痛 56%、胸壁疼痛 53%、咳嗽 49%、呼吸困难 39%、疲劳 22% 和食欲减退 11%；

（2）生活质量评价：整体生活质量评分在 37%的患者中得到改善。量表中 5 个功能子量表的改善率分别是躯体功能 35%、角色功能 35%、认知功能 46%、情感功能 57%和社会功能 42%。

试验发现，对肿瘤治疗有反应（以肿瘤缩小至少 50%为标准）的患者在症状缓解和生活质量提高方面有着更显著的变化。

以上研究说明，对晚期 NSCLC 患者进行姑息性放疗可在一定程度上缓解肿瘤，有效改善症状，提高生活质量，患者可以从姑息性放疗中获益。

Lonardi F 等[14]对 48 名晚期无法手术、有症状的 NSCLC 的患者进行放射治疗。43 例患者以 1.8～2Gy/（d · 次）剂量进行治疗，4 例患者以 2.5Gy/次，共进行 12～14 次治疗。总体放射治疗的中位剂量是 50Gy，照射范围是肿瘤原发病灶和纵隔（1～1.5cm）。试验结束后共对 47 名患者进行了评估，根据 WHO 标准，21/47（44.7%）缓解，17/47（36.2%）病情稳定，9/47（19.1%）病情进展。咳嗽、呼吸困难、疼痛和咯血症状有明显的改善。

患者生存时间：6 个月者为 48%，12 个月为 23%，24 个月为 10%。中位生存时间为 5 个月。该试验研究证实，总体生存时间的长短与放射治疗的剂量在安全范围内呈正相关。Cross CK 等[15]报告，以 8.5Gy/次，2 次的低剂量放射治疗症状性老年 NSCLC 患者，治疗后呼吸困难、胸痛、厌食/恶心、咳嗽、声嘶、咯血、吞咽困难的症状均得到不同程度的改善，未出现治疗相关的食管炎、肺炎和放射性骨髓炎等不可耐受的不良反应。

（二）靶向治疗

1. 贝伐单抗

贝伐单抗是一种以血管内皮生长因子（VEGF）为靶点的单克隆抗体，可以与以铂类为基础的一线化疗药物联合使用。有两项研究提到贝伐单抗在老年肿瘤患者中的应用。其中一项入组了 304 例老年肿瘤患者，以顺铂和吉西他滨为基础化疗联合或不联合贝伐单抗，结果显示，老年肿瘤患者的总体生存率并未因联合使用贝伐单抗而改善[16]。Ramalingam SS 等[17]报道，卡铂和紫杉醇联合或不联合贝伐单抗治疗 70 岁以上的老年 NSCLC 患者也得到了相似的结果：联合使用贝伐单抗的患者总体生存率没有明显的差异（非联合组 *vs* 贝伐单抗联合组：11.3 个月 *vs* 12.1 个月）。此研究还发现，与年轻 NSCLC 患者相比，老年 NSCLC 患者白细胞减少、出血和蛋白尿的发生率较高。

2. 吉非替尼

吉非替尼是一种选择性表皮生长因子受体（EGFR）酪氨酸激酶抑制剂，是治疗晚期 EGFR 突变的 NSCLC 一线用药。Takahashi K 等[18]分析了老年进展期 NSCLC 患者一线应用吉非替尼的获益情况。研究入组了 20 例存在 EGFR 突变的老年晚期 NSCLC 患者，患者中位年龄 79.5 岁。给予吉非替尼 250mg/d 直到疾病进展。以缓解率为主要终点，次要终点为生存率、安全性和生活质量。结果发现，总有效率为 70%（95% CI：45.7% ~ 88.1%），疾病控制率为 90%（95% CI：68.3% ~ 98.7%）。中位无进展生存期（PFS）和总生存时间（OS）分别为 10.0 和 26.4 个月。癌症治疗、肺癌量表功能评估（FACT-LCS）在吉非替尼治疗开始 4 周后显著改善（P=0.037）、且在 12 周的评估期内保持稳定。FACT-LCS 的 7 个项目中，咳嗽和气短在治疗 4 周后显著改善（分别 P=0.046，P=0.008）。最常见的不良反应为皮疹和肝功能障碍。全程未发生治疗相关的死亡。

同样为了评估老年晚期 NSCLC 患者应用吉非替尼治疗的结果，以及对生活质量的影响，日本东北部的研究小组[19]回顾分析了几个临床研究共 71 例年龄在 70 岁以上、PS（performance status）在 0 ~ 2 分应用吉非替尼治疗的晚期 NSCLC 患者，同时有 34 例使用卡铂联合紫杉醇治疗的对照组。主要观察指标是无进展生存期、总生存期和应答率（RR），以及不良事件的发生率和生活质量恶化的时间。结果显示，吉非替尼治疗组和标准化疗组相比，中位 PFS（14.3 *vs* 5.7 个月，P<0.001）和总 RR（73.2 % *vs* 26.5%，P<0.001），吉非替尼组均优于标准化疗组，而中位 OS 没有显著的不同（30.8 *vs* 26.4 个月，P = 0.42）。天冬氨酸转氨酶和（或）丙氨酸转氨酶升高是最常见的不良事件（18.3%），发生 1 例治疗相关的死亡（肺炎）。从以上两项研究可以看出，老年进展期 NSCLC 一线应用吉非替尼是有效、安全的。

3. 氩氦刀治疗

氩氦靶向冷冻治疗（氩氦刀）是一项技术精确的治疗肿瘤方法。随着技术的成熟，氩氦刀在老年 NSCLC 患者治疗中的应用也逐渐增多。周玉芳等[20]利用 CT 引导氩氦刀对 35 例中位年龄为 71 岁的老年 NSCLC 患者进行靶向消融，术后患者肿瘤体积明显减小，患者的耐受力也较好。Hu KW[21]的研究也证实了这一点。宋谦等[22]以同样的方法对 60 例老年 NSCLC 患者进行治疗观察，也得到了同样的结论，此研究中对治疗后的不良反应进行了详细记载和分析，结果发现，术后咳嗽和咯血的发生率较高（45%），但都为轻度，进行对症处理后均得到改善。付朝红等[23]在应用氩氦刀治疗老年 NSCLC 的安全性分析及肺功能影响的观察中也证明了氩氦刀治疗效果理想，且安全性较高、患者耐受性较好等优点。在联合应用方面，有研究证实[24~26]，长春瑞滨；NP、GP、TP（长春瑞滨、吉西他滨、紫杉醇分别联合顺铂）化疗方案前进行氩氦刀靶向处理均可明显提高化疗药物的疗效，延长老年 NSCLC 患者的生存期，提高生存质量。而对于以氩氦刀治疗为主的老年 NSCLC 患者，手术前后应用生脉注射液、参芪扶正注射液、参附注射液、贞芪扶正胶囊、健脾益肾颗粒等中成药辨证论治调整患者机能，可减少微创氩氦刀手术治疗的不良反应发生率，提高患者的生存质量[27]。北京中医药大学左明焕等[28]以苓甘五味姜辛汤治疗 50 例中位年龄为 67 岁的氩氦刀冷冻术后发生咳嗽的老年 NSCLC 患者，评价方法：咳嗽及临床体征消失，内伤咳嗽在 2 周以上未发作者为临床治愈；咳嗽减轻，痰量减少为好转；症状无明显改变为未愈。结果观察到服药后 3 天，50 例患者中治愈 39 例（78%），好转 9 例（18%），总有效率 96%。充分说明氩氦刀和中医药联合应用对老年晚期 NSCLC 患者是一项有益的姑息治疗方法。

（三）中医药治疗

游捷等[29]采用中药汤药加中成药静脉滴注对 31 例老年晚期 NSCLC 患者进行治疗，中药汤剂辨证用药为：

（1）阴虚内热证：方用沙参麦冬汤加减；

（2）脾虚痰湿证：用六君子汤合二陈汤加减；

（3）气阴两虚证：用四君子汤合沙参麦冬汤加减；

（4）气滞血瘀证：用复元活血汤加减。

老年患者多肾气亏虚，配合下述中药：肾阳虚用仙灵脾、仙茅、巴戟天等；肾阴虚用熟地、枸杞子、女贞子等；肾精不足用熟地、制首乌、黄精等；肾气不固以金匮肾气汤加减使用。

辨病用药：常选清热解毒、化痰散结之抗癌中药，如七叶一枝花、白花蛇舌草、半枝莲、石上柏、干蟾皮、山慈菇、夏枯草等。根据患者情况随症加减。

每日 1 剂，28 天为 1 个周期，服用 2 个周期后观察疗效。静脉滴注使用华蟾素注射液，稀释后滴注，28 天为 1 个周期，（连续应用 14 天，间歇 14 天），连续治疗 2 个周期后观察。

采用中医原发性肺癌症状分级量化表，症状积分改善率（%）=（治疗前积分-治疗后积分）/治疗前积分×100%。评价疗效：≥70%为显效；30%~69%为有效；治疗前后症状积分无变化，甚至升高或症状积分改善率<30%为无效。结果显示：中医组显效 18 例，有效 9 例，无效 4 例，总有效率 87.1%。

孙守坤等[30]的研究入组 115 例老年肺癌患者，分别以 TP 方案（紫杉醇+卡铂）和 TP 方案联合加味参芪汤给予治疗组（63 例）和对照组（52 例）进行治疗。结果证明，加味参芪汤对老年肺癌患者化疗产生的并发症有明显的改善作用。

李志明[31]回顾分析了30例中药全程诊治的老年晚期非小细胞肺癌病例，同期与化疗病例30例做比较，并在患者生存3、6、12、18、24个月及2年以上随访（死亡或终止随访当月）。对患者实体瘤、临床主要症状、卡氏评分等近期疗效进行动态评估。并统计生存期、中位生存期。结论：

（1）在治疗前中药组患者的整体情况较化疗组差。

（2）主要症状疗效：在生存时间18个月前，症状积分（显效+有效）率（%）：中药组>化疗组。18个月后，症状积分（显效+有效）率（%）无显著性差异。

（3）卡氏评分：卡氏评分（显效+有效+稳定）率在生存期<18个月时，中药组>化疗组。且在同一时点，中药组均高于化疗组。

（4）生存时间：无显著性差异。

为评价益肺败毒方维持治疗晚期非小细胞肺癌的临床疗效及安全性。刘伟等[32]将符合纳入标准的晚期非小细胞肺癌60例随机分为治疗组（益肺败毒方组）和对照组（培美曲塞组）各30例。以4周为一个治疗周期，连续治疗两个周期。观察并随访记录两组病例的无进展生存时间（PFS）、中医证候、生活质量、$CD4^+$ T细胞、成本效果比、毒副反应。结果显示：治疗后治疗组在延长PFS方面与对照组无差异；治疗组在改善中医证候（改善率：60% *vs* 23.3%）、生活质量（提高率：53.3% *vs* 13.3%）、提高免疫功能方面均优于对照组。治疗组未出现药物不良反应。该研究提示：中医药维持治疗晚期非小细胞肺癌安全有效、且价格低廉。

杨宗艳等[33]回顾分析了121例老年NSCLC患者应用消癌平注射液治疗的效果，患者年龄70~85岁，平均74.21岁。消癌平注射液治疗后，患者的生活质量较治疗前有所提高（KPS评分：71.25±8.15 *vs* 76.30±5.17，$P<0.05$）；中医临床症状改善情况：治疗后症状显著改善9例（7.44%），改善78例（64.46%），无改善34例（28.10%），症状总体改善率为71.90%（87/121），与治疗前比较有统计学意义（$P<0.01$）。提示消癌平注射液对老年晚期NSCLC患者的症状改善有一定疗效。

辨证论治是中医重要的核心理论，在姑息治疗症状控制中体现最为突出。也是中西医结合的切入点。随着临床研究的深入开展，将提供更多的姑息治疗证据。

（四）社会心理支持干预

社会心理支持是重要的姑息治疗干预手段。小组或个体干预均可以提高患者的机体功能，减少心理的消极症状[34]。有些研究证明，社会心理支持干预可以提高晚期肿瘤患者的生存质量[35~37]；但是，同时也有研究表示，患者并未从此干预措施中获益[38~40]。Movsas B等[41]报道，NSCLC患者可以在接受社会心理支持中获益。David HG等[42]2013年在《Cancer》发表了一项针对NSCLC患者的网络在线系统姑息治疗的随机研究。研究中涉及了包括网络信息获得、在线交流和相关辅导的一个全面增强健康的综合支持系统CHESS（Comprehensive Health Enhancement Support System），这是一个旨在关注NSCLC患者信息支持互助的系统。该系统具体包括：

（1）提供肺癌的良好组织管理、照顾护理和对家属亲人丧亲之痛梳理等的信息；

（2）作为同行、专家、医生和用户之间沟通交流的平台；

（3）从用户收集有效信息，依据相关决策规则提供反馈；

（4）完善综合支持系统信息共享作用：

如根据建议和相关信息整合，总结出一套程序化的方法或步骤，以方便共享应用[43]。

试验共入组 285 名患者，随机配对分为标准治疗组联合 CHESS 组和联合可选择的关于肺癌咨询的互联网（如 www. lungcanceralliancer. org、www. lungcanceronline. org 等）培训组。培训可以使用或进行规范训练。观察时间 25 个月或死亡后 13 个月间对家属的随访，培训员通过互联网进行每 2 个月 1 次的随访调查。以患者的症状困扰为终点指标，通过使用改良的埃德蒙顿症状评估量表（Edmonton Symptom Assessment Scale）进行评估。结果显示：在第 4 个月和第 6 个月时，使用 CHESS 组的患者症状困扰较比使用互联网训练组有显著的减轻。在第 2 个月和到第 8 个月的时候，二者没有显著差异。进一步探索分析显示，二者在对患者生存的影响上也无差异。此项研究说明，对 NSCLC 患者采用系统性的社会心理支持干预，可缓解患者的症状困扰，并有一定时效性。

二、老年肿瘤患者姑息治疗获益的影响因素

姑息治疗已成为癌症综合治疗中不可或缺的完整部分，姑息治疗的目标是预防和减少痛苦，对疼痛或其他痛苦症状进行有效控制，并提供可能达到的最好的生活质量；同时依据患者/家属的要求，提供社会心理和精神关怀。有研究证明，姑息治疗可以提高医疗质量，避免医疗资源的浪费[44,45]。根据 NCCN 指南，姑息治疗应在肿瘤开始治疗前尽早介入。然而，临床上往往更多的是在患者具有不可控制的症状或需要住院治疗之后才开始考虑姑息治疗[46,47]。直到疾病的最后才开始姑息性治疗，已被证明是不能够改变肿瘤患者的生存质量的[48,49]。一项法国的多中心研究[50]回顾分析了姑息治疗在进展期 NSCLC 患者中的应用情况。研究中强调了一些晚期 NSCLC 常见症状的管理，如疼痛和营养不良等。研究分析了 514 例患者，结果发现，所有症状的姑息治疗干预效果均不理想，对疼痛和营养支持的干预相对较低，而比较频繁的是对社会心理的干预和临终关怀。从明确诊断到开始姑息治疗的时间较长，平均为 35 天。决定早期姑息治疗的因素只有患者的体力状态（performance Status，PS），往往 PS 好的患者开始姑息治疗较晚，只有当出现需要促红细胞生成素（EPO）、肠外营养指征和（或）转入临终关怀病房之后才开始。另外也有一项关于临终关怀的回顾性研究证明了这一点[51]。

PS 是抗癌治疗获益风险综合评估的内容之一。对 PS 较好的患者临床首先考虑更多的是积极抗癌治疗。从另一侧面反映了我们仍需加强对姑息治疗的理解。姑息治疗应尽早开始，而不是到一般状况很差时才考虑，因为这时开始为时已晚，不能达到姑息治疗的预期目标。终末期更多的是给予患者临终关怀医疗和护理等，帮助患者走完生命的路程。

由此可见，姑息治疗介入的时机，掌握评估方法和选择干预手段，是老年患者、特别是老年晚期肿瘤患者能否从姑息治疗中获益的重要影响因素。NCCN 老年肿瘤指南指出，老年肿瘤患者管理的挑战是：对寿命预期减少和耐受力减弱的人群，评估治疗的预期获益是否大于风险。无疑，评估治疗获益与风险是第一步也是关键。改善生活质量和使老年患者生存获益的治疗必须建立在疾病情况、生理状态、患者意愿基础上的个体化治疗。而降低生活质量和无明显生存获益的治疗是应该避免的。因此指南提出对老年肿瘤患者要进行老年

综合评估（Comprehensive Geriatric Assessment），帮助医生调整治疗计划，指导干预措施使患者更好地耐受治疗。

由于老年患者较少纳入临床试验，目前仍然缺乏证据资料指导老年肿瘤患者的治疗。即使已报道的老年 NSCLC 患者姑息治疗研究，所采取的姑息治疗具体方法也未详细介绍，这使医生及相关人员产生较大困惑。我们应该加强对老年癌症患者的临床研究，加强对老年肿瘤综合评估的认识，掌握姑息治疗的评估方法和干预手段。使更多的老年肿瘤患者能从姑息治疗中获益。

参 考 文 献

[1] World Health Organization. Globocan 2012: estimated cancer incidence, mortality and prevalence worldwide 2012.

[2] Chen W, Zheng R, Zhang S, et al. Annual report on status of cancer in China, 2010. Chin J Cancer Res, 2014, 26 (1): 48-58.

[3] Senior adult oncology guideline. Version 2.2 2012. National Comprehensive Cancer Network.

[4] 王鹤，乔友林. 老年恶性肿瘤流行病学、病因及预防. 中华老年多器官疾病杂志，2005，4 (3): 170-172.

[5] Yancik R. Epidemiology of cancer in the elderly: current status and projections for the future. Rays, 1997, 22: 3-9.

[6] Coate LE, Massey C, Hope A, et al. Treatment of the elderly when cure is the goal: the influence of age on treatment selection and efficacy for stage Ⅲ non-small cell lung cancer. J Thorac Oncol, 2011, 6 (3): 537-544.

[7] Lang K, Marciniak MD, Faries D, et al. Trends and predictors of first-line chemotherapy use among elderly patients with advanced non-small-cell lung cancer in the United States. Lung Cancer, 2009, 63: 264-270.

[8] Jacob S, Hovey E, Ng W, et al. Estimation of an optimal chemotherapy utilisation rate for lung cancer: an evidence-based benchmark for cancer care. Lung Cancer, 2010, 69: 307-314.

[9] Davidoff AJ, Tang M, Seal B, et al. Chemotherapy and survival benefit in elderly patients with advanced non-small-cell lung cancer. J Clin Oncol, 2010, 28: 2191-2197.

[10] Clinical Practice Guidelines in Oncology Palliative Care Version 1.2014. National Comprehensive Cancer Network.

[11] 1994-2015 China Academic Journal Electronic Publishing House. Available at http://www.cnki.net/

[12] Temel JS, Greer JA, Muzikansky A, et al. Early palliative care for patients with metastatic non-small-cell lung cancer. N Engl J Med, 2010, 363 (8): 733-742.

[13] Langendijk JA, Ten VGP, Aaronson NK, et al. Quality of life after palliative radiotherapy in non-small cell lung cancer: a prospective study. Int J Radiat Oncol Biol Phys, 2000, 47 (1): 149-155.

[14] Lonardi F, Coeli M, Pavanato G, et al. Radiotherapy for non-small cell lung cancer in patients aged 75 and over: safety, effectiveness and possible impact on survival. Lung Cancer, 2000, 28 (1): 43-50.

[15] Cross CK, Berman S, Buswell L, et al. Prospective study of palliative hypofractionated radiotherapy (8.5Gy×2) for patients with symptomatic non-small-cell lung cancer. Int J Radiat Oncol Biol Phys, 2004, 58 (4): 1098-1105.

[16] Leighl NB, Zatloukal P, Mezger J, et al. Efficacy and safety of bevacizumab-based therapy in elderly patients with advanced or recurrent non-squamous non-small cell lung cancer in the phase Ⅲ BO17704 study (AVAiL). J Thorac Oncol, 2010, 5 (12): 1970-1976.

[17] Ramalingam SS, Dahlberg SE, Langer CJ, et al. Outcomes for elderly, advanced-stage non small-cell lung cancer patients treated with bevacizumab in combination with carboplatin and paclitaxel: analysis of Eastern Cooperative On-

cology Group Trial 4599. J Clin Oncol，2008，26（1）：60-65.

[18] Takahashi K，Saito H，Hasegawa Y，et al. First-line gefitinib therapy for elderly patients with non-small cell lung cancer harboring EGFR mutation：Central Japan Lung Study Group 0901. Cancer Chemother Pharmacol，2014，74（4）：721-727.

[19] Naoto Morikawa，Yuji Minegishi，Akira Inoue，et al. & North-East Japan Study Group. First-line gefitinib for elderly patients with advanced NSCLC harboring EGFR mutations. A combined analysis of North-East Japan Study Group studies. Expert Opin Pharmacother，2015，19：1-8.

[20] 周玉芳，林彩莲. 微创氩氦靶向消融治疗老年肺癌的临床观察. 黑龙江医药，2007，（6）：646-647.

[21] Hu KW，Li QW，Zuo MH，et al. Clinical observation on the combined treatment of 57 cases of non-small cell lung cancer using argon-helium cryosurgery and Chinese herbal medicine. Chin J Integr Med，2007，13（3）：224-227.

[22] 宋谦，詹瑛，李露嘉. CT引导经皮氩氦刀靶向治疗老年人肺癌60例临床观察. 中国老年学杂志，2010，（7）：1002-1003.

[23] 付朝红，曹旸. 氩氦刀冷冻消融治疗老年非小细胞肺癌的安全性分析及对肺功能影响的观察. 中国现代药物应用，2014，23：13-14.

[24] 蒋明. 氩氦刀联合TP方案治疗老年非小细胞肺癌的临床观察. 中国老年学杂志，2011，23：4557-4559.

[25] 张彩霞，崔洪霞，王成. 氩氦刀联合化疗治疗中晚期老年非小细胞肺癌临床观察. 中国医药指南，2011，20：208-209.

[26] 何平. 氩氦刀联合NP方案治疗晚期非小细胞肺癌的临床应用研究. 长春：吉林大学，2008.

[27] 胡凯文，李泉旺，刘传波. 氩氦刀联合中药治疗老年肺癌100例临床观察. 中华中医药学会肿瘤分会. 2009年首届全国中西医肿瘤博士及中青年医师论坛论文集. 中华中医药学会肿瘤分会，2009 · 3.

[28] 左明焕，李泉旺，胡凯文. 苓甘五味姜辛汤加味治疗老年非小细胞肺癌氩氦刀冷冻术后咳嗽的临床观察. 北京中医药大学学报（中医临床版），2009，（6）：19.

[29] You Jie，Shan Mengjun，Zhao Hui，et al. Clinical Study Integrative Treatment for Ninety-one Elderly Patients with Advanced Non-small Cell Lung Cancer. CJITWM，2012，32（6）：774-778.

[30] 孙守坤，郭环宇，丛立新，等. 加味参芪汤对老年肺癌患者并发症的改善作用. 中国老年学杂志，2014，24：6901-6903.

[31] 李志明. 中医药全程治疗老年晚期非小细胞肺癌的临床研究. 广州：广州中医药大学，2006.

[32] 刘伟，蒋益兰，曾普华，等. 益肺败毒方维持治疗晚期非小细胞肺癌临床观察. 辽宁中医杂志，2014，11：2389-2391.

[33] 杨宗艳，胡传国. 消癌平注射液治疗老年晚期非小细胞肺癌121例疗效观察. 安徽医药，2010，12：1470-1471

[34] Uitterhoeve RJ，Vernooy M，Litjens M，et al. Psychosocial interventions for patients with advanced cancer—a systematic review of the literature. Br J Cancer，2004，91：1050-1062.

[35] Kuchler TH，Henne-Bruns D，Rappat S，et al. Impact of psychotherapeutic support on gastrointestinal cancer patients undergoing surgery：survival results of a trial. Hepatogastroenterology，1999，46：322-335.

[36] McCorkle R，Strumpf NE，Nuamah IF，et al. A specialized home care intervention improves survival among older post-surgical cancer patients. J Am Geriatr Soc，2000，48：1707-1713.

[37] Andersen BL，Yang HC，Farrar WB，et al. Psychologic intervention improves survival for breast cancer patients：a randomized clinical trial. Cancer，2008，113：3450-3458.

[38] Gellert GA，Maxwell RM，Siegel BS. Survival

of breast cancer patients receiving adjunctive psychosocial support therapy: a 10-year follow-up study. J Clin Oncol, 1993, 11 : 66-69.

[39] Goodwin PA, Leszcz M, Ennis M. The effect of group psychosocial support on survival in metastatic breast cancer. N Engl J Med, 2001, 345 : 1719-1726.

[40] Spiegel D, Butler LD, Giese-Davis J, et al. Effects of supportive-expressive group therapy on survival of patients with metastatic breast cancer: a randomized prospective trial. Cancer, 2007, 110 : 1130-1138.

[41] Movsas B, Moughan J, Sarna L, et al. Quality of life supersedes the classic prognosticators for long-term survival in locally advanced nonsmall-cell lung cancer: an analysis of RTOG 9801. J Clin Oncol, 2009, 27 : 5816-5822.

[42] Gustafson DHG, Benske LLD, Namkoong K, et al. An health system supporting palliative care for patients with non-small cell lung cancer: A randomized trial. Cancer, 2013, 119 : 1744-1751.

[43] DuBenske LL, Gustafson DH, et al. Web-based cancer communication and decision making systems: connecting patients, caregivers, and clinicians for improved health outcomes. Med Decis Making, 2010, 30 : 732-744.

[44] Ferris FD, Bruera E, Cherny N, et al. Palliative cancer care a decade later: accomplishments, the need, next steps—from the American Society of Clinical Oncology. J Clin Oncol, 2009, 27 (18) : 3052-3058.

[45] Levy MH, Back A, Benedetti C, et al. NCCN clinical practice guidelines in oncology: palliative care. J Natl Compr Canc Netw, 2009, 7 (4) : 436-473.

[46] Follwell M, Burman D, Le LW, et al. Phase II study of an outpatient palliative care intervention in patients with metastatic cancer. J Clin Oncol, 2009, 27 (2) : 206-213.

[47] Jordhøy MS, Fayers P, Loge JH, et al. Quality of life in palliative cancer care: results from a cluster randomized trial. J Clin Oncol, 2001, 19 (18) : 3884-3894.

[48] Morita T, Akechi T, Ikenaga M, et al. Late referrals to specialized palliative care service in Japan. J Clin Oncol, 2005, 23 (12) : 2637-2644.

[49] Zimmermann C, Riechelmann R, Krzyzanowska M, et al. Effectiveness of specialized palliative care: a systematic review. JAMA, 2008, 299 (14) : 1698-1709.

[50] Vergnenegre A, Hominal S, Tchalla AE, et al. Assessment of palliative care for advanced non-small-cell lung cancer in France: a prospective observational multicenter study (GFPC 0804 study). Lung Cancer, 2013, 82 (2) : 353-357.

[51] Reville B, Miller MN, Toner RW, et al. End-of-life care for hospitalized patients with lung cancer: utilization of a palliative care service. J Palliat Med, 2010, 13 (10) : 1261-1266.

（来源：中国老年学学会老年肿瘤专业委员会年会暨第九届中国老年肿瘤学大会《论文集》, 2015）

❖ 消化系统肿瘤 ❖

放疗联合尼妥珠单抗治疗老年食管癌的Ⅱ期临床研究

梁 军 王绿化

中国医学科学院肿瘤医院 北京 100021

【**摘要**】 **目的**：观察放疗联合尼妥珠单抗治疗老年食管癌患者的疗效和毒副反应。**材料与方法**：筛选2011年9月~2014年9月在中国医学科学院肿瘤医院放疗科接受治疗的老年食管癌患者，所有患者均经病理或细胞学确诊为Ⅱ期（不能耐受手术或拒绝手术）、Ⅲ期或仅有锁骨上淋巴结转移的Ⅳ期胸段食管癌。在接受放疗的同时进行每周一次的尼妥珠单抗治疗。观察疗效和毒副反应。**结果**：共入组32例患者，全组中位年龄77岁（70~90岁），治疗前KPS评分60、70、80和90分者各1例（3.1%）、4例（12.5%）、24例（75%）和3例（9.4%）。原发灶在胸上、中、下段的分别有9例（28.1%）、19例（59.4%）、4例（12.5%）。Ⅱ、Ⅲ、Ⅳ期患者分别有8例（25%）、16例（50%）、8例（25%）。原发灶长度<5cm有15例（46.9%），≥5cm的17例（53.1%）。放疗剂量≤40Gy有3例（9.4%），50~60Gy有5例（15.7%），≥60Gy有24例（75.1%）。尼妥珠单抗使用4次有2例（6.3%），5次以上30例（93.7%）。治疗结束KPS评分70、80、90、100分各有6例（18.8%）、17例（53.1%）、8例（25%）、1例（3.1%）。疗效评价达到CR、PR、SD和PD的分别有1例（3.1%）、22例（68.8%）、7例（21.9%）和2例（6.3%）。全组中位生存时间17个月，1年、2年总生存率分别为61.4%和29.8%。中位无进展时间为10个月，1年、2年无进展生存率分别为41.3%和24.1%。3级以上消化道反应、放射性食管炎、白细胞下降、血小板下降分别有1例（3.1%）、2例（6.3%）、2例（6.3%）、1例（3.1%）；2级放射性肺炎1例（3.1%）。**结论**：放疗联合尼妥珠单抗治疗老年食管癌是安全而且有效的，远期疗效有待进一步观察。

【**关键词**】 食管癌；尼妥珠单抗；放射治疗；靶向治疗；老年患者

我国的食管癌发病率和死亡率居世界首位，能够手术的食管癌患者仅占36%左右，对于不能手术或拒绝手术患者，同步放化疗为首选治疗，而老年患者因合并症多，一般情况稍差，较大比例的患者不能够耐受同步放化疗，因此单纯放疗在老年食管癌患者中占主导地位，但其近期及远期疗效均不能令人满意，寻找对老年食管

本研究获得吴阶平医学基金会临床科研专项资助。

癌患者更为有效的治疗方法是目前临床研究的当务之急。表皮生长因子（EGFR）单克隆抗体（C225）联合放射治疗在头颈部鳞癌治疗中所取得的成功，引起对靶向治疗联合放疗治疗食管癌的研究兴趣。食管癌与头颈部鳞癌具有许多相同或相似之处，同为鳞状细胞癌、对化疗的敏感性较差、放射治疗为主要治疗手段，并且，有90%以上的病例表现为EGFR高表达。目前，特异性强、毒副反应轻微的靶向治疗药物逐渐成为研究热点。靶向治疗在老年患者的应用还有待进一步的评价。在所有新发癌症患者中近60%，以及癌症相关死亡的70%均为老年患者（≥65岁），肿瘤的治疗目标除了治愈癌症和延长生存期，还有功能的保留和提高生活质量，后者对于老年患者尤为重要。目前对于老年肿瘤患者这一特定人群，为明确靶向治疗联合放射治疗临床应用的有效性和安全性，设计良好的临床研究是值得期待的。本研究希望通过放疗联合靶向治疗对不能手术或拒绝手术（Ⅱ期~仅有锁骨上淋巴结转移的Ⅳ期）的老年食管癌患者，获得该治疗模式的有效性和安全性结果，为进一步开展Ⅲ期临床研究和临床应用提供有重要价值的参考依据。

一、材料与方法

从2011年9月至2014年9月，筛选了在中国医学科学院肿瘤医院放疗科接受治疗的老年食管癌患者50例，符合入组标准的患者共32例，接受放疗联合尼妥珠单抗的治疗。所有患者均签署了知情同意书。

1. 入组标准

（1）经病理或细胞学确诊的Ⅱ期（不能耐受手术或拒绝手术）、Ⅲ期或仅有锁骨上淋巴结转移的Ⅳ期胸段食管癌患者；

（2）有可以客观测量的肿瘤病灶的初治患者；

（3）年龄≥70岁；

（4）KPS评分≥60分；

（5）预计生存≥3个月；

（6）无重要器官的严重疾病。

2. 排除条件

（1）有精神系统疾病者；

（2）有重要器官的严重疾病或严重感染不能控制者；

（3）既往3年内有其他恶性肿瘤治疗史；

（4）入组前1月内参加其他新药临床试验者。

（一）治疗方法

1. 放射治疗

均采用6MV-X线的三维适形或调强放疗，常规剂量分割方案。靶区勾画标准：①GTV：以影像学（如食管造影片）和内镜［食管镜和（或）腔内超声］可见的肿瘤长度。CT片显示原发肿瘤的大小为GTV；CT片显示肿大淋巴结［如肿大淋巴结远离原发病灶和（或）触诊可确定的转移淋巴结部位，如锁骨上淋巴结、气管旁淋巴结］为GTVnd。②CTV：包括GTV前后左右各外放0.6cm，上下各外放3cm；GTVnd+预防照射的淋巴引流区。③PTV：在CTV基础上各三维外放0.5cm。

放疗剂量：95% PTV 50~60Gy/2Gy/25~30F。

2. 靶向治疗

尼妥珠单抗：200mg/每周一次（尼妥珠单抗200mg+生理盐水250ml，静脉滴注不少于60分钟，从放疗第一天开始）。疗程：5~6周。

（三）随访

患者治疗结束后1个月进行第一次复查，以后3年内每3个月复查一次，3年后到5年每半年复查一次，5年后一年复查一次。

毒副反应的评价按 NCI-CTC3.0 版本，疗效评价按 RECIST 标准。

主要研究终点是观察放疗联合尼妥珠单抗治疗老年食管癌的毒副反应，次要终点是观察初步疗效。

二、结果

（一）一般情况

入组的 32 例患者中，男性 23 例（71.9%），女性 9 例（28.1%）。全组中位年龄 77 岁（70~90 岁）。其中有每日饮白酒 2 两（100ml）以上的患者 13 例（40.6%），吸烟患者 11 例（34.4%）。治疗前饮食状态：普食、软食、半流食、流食各 4 例（12.5%）、12 例（37.5%）、4 例（12.5%）、12 例（37.5%）。治疗前体重下降 5kg 以下 24 例（75%），以上 8 例（25%）。治疗前无合并症的 5 例（15.6%），有 1 项合并症的 12 例（37.5%），有 2 项及以上合并症的 15 例（46.9%）。最多见的合并症为高血压、冠心病 14 例（43.8%），其次为慢性支气管炎或支气管扩张症 5 例（15.6%）。治疗前 KPS 评分 60、70、80 和 90 分各 1 例（3.1%）、4 例（12.5%）、24 例（75%）和 3 例（9.4%）。所有患者均有细胞学或病理诊断，均为鳞癌。原发灶在胸上、中、下段的分别有 9 例（28.1%）、19 例（59.4%）、4 例（12.5%）。Ⅱ、Ⅲ、Ⅳ期患者分别有 8 例（25%）、16 例（50%）、8 例（25%）。原发灶长度<5cm 有 15 例（46.9%），≥5cm 的 17 例（53.1%）。T2、T3、T4 患者分别有 2 例（6.3%）、19 例（59.4%）和 11 例（34.4%）。纵隔或胃左淋巴结转移患者 24 例（75%），锁骨上淋巴结转移 8 例（25%）。

（二）毒副反应评价

治疗后 KPS 评分 70、80、90、100 分分别有 6 例（18.8%）、17 例（53.1%）、8 例（25%）和 1 例（3.1%）。出现消化道反应 1 级 5 例（15.6%）、3 级 1 例（3.1%）。放射性食管炎 1、2、3 级分别有 10 例（31.3%）、16 例（50%）和 2 例（6.3%）。放射性肺炎 1、2 级分别有 2 例（6.3%）、1 例（3.1%）。皮肤反应 1、2 级分别有 10 例（31.3%）和 1 例（3.1%），未观察到与靶向治疗有关的皮疹。白细胞下降 1、2、3 和 4 级分别有 11 例（34.4%）、9 例（28.1%）、1 例（3.1%）和 1 例（3.1%）。血小板下降 1、2、3 级分别有 4 例（12.5%）、4 例（12.5%）和 1 例（3.1%）。贫血 1、2 级分别有 15 例（46.9%）和 3 例（9.4%）。治疗中有 4 例（12.5%）患者出现发热 2~7 天时间。所有 3 级以上毒副反应共 6 例（18.8%）。

有 3 例患者分别接受 38Gy、38Gy 和 40Gy 剂量的放疗，第一例是因为疗中出现发热 6 天拒绝放疗，第二例是因为要求手术治疗停止放疗，第三例是因为 3 级的放射性食管炎拒绝放疗。其他患者均接受了 54~66Gy 的放疗剂量。靶向治疗中使用尼妥珠单抗<5 次的 2 例，均为放疗剂量 50Gy 以下的患者。其他患者均接受了 5~7 次尼妥珠单抗治疗。没有出现 1 例过敏反应或药物引起的腹泻。

（三）初步疗效观察

随访截止日期 2015 年 2 月，中位随访时间 12 个月。治疗后 1 个月进行疗效评价显示：CR、PR、SD 和 PD 分别有 1 例（3.1%）、22 例（68.8%）、7 例（21.9%）和 2 例（6.3%）。全组中位生存时间 17 个月，1 年、2 年总生存率分别为 61.4%和 29.8%。中位无进展时间为 10 个月，1 年、2 年无进展生存率分别为 41.3%和 24.1%。全组中位局部进展时间 8 个月，中位远处转移时间 10 个月。全组死亡患者 18 例

(56.3%)，其中14例死于局部进展，4例死于远处转移。无1例死于治疗相关并发症。在总生存的单因素分析中，吸烟（$P=0.09$）和饮食状态（$P=0.045$）有相关性；其他因素包括性别、年龄分组、饮酒、体重下降分组、合并症分组、部位、分期、病灶长度分组、疗前KPS分组、放疗剂量分组、尼妥珠单抗使用次数分组均无相关性。在无进展生存的单因素分析中，饮食状态（$P=0.036$）和体重下降分组（≥5kg）（$P=0.031$）有相关性，其他因素无相关性。在两者的多因素分析中，未发现与生存相关因素。

三、讨论

1. 全组中有29例（90.6%）患者完成了治疗，发生3级以上毒副反应的患者不足20%，没有发现与靶向药物相关的皮疹或腹泻。患者对放疗联合靶向治疗的耐受性良好。国外报道显示，食管癌靶向治疗中3级以上的毒副反应有23%的皮疹、15%的食管炎和5%的过敏反应。目前的靶向治疗正改变着老年人癌症致死中占首位的肺癌的治疗常规。一个与非小细胞肺癌治疗相关的Ⅱ期前瞻性研究表明，对于老年人而言，EGFR酪氨酸激酶抑制剂（TKI）即吉非替尼（易瑞沙）和厄洛替尼（特罗凯）是有效、且耐受性较好的一线治疗方案；关于抗血管内皮生长因子的单抗药物贝伐单抗用于老年人则要慎重，它可能增加心血管疾病发病率。对于老年头颈部恶性肿瘤患者，分子靶向治疗因为具有良好的耐受性，成为非常有用的治疗方法。

2. 本组研究显示，治疗有效率及CR+PR达到71.9%，中位生存时间17个月，无进展生存时间10个月，2年总生存率近30%。从以往文献复习的结果来看，老年食管癌患者手术治疗的5年生存率为30.8%~35.7%，中位生存时间11.3~14个月。单纯放疗患者的5年生存率和中位生存时间分别为3.3~6.7%和5.1~7.3个月。

3. EGFR在食管癌中的过度表达为29%~90%，其高表达与肿瘤的外侵、淋巴结转移、对化疗药的抗拒均有关，同时它还是与放疗敏感性相关的基因，是预测放射抗拒的可靠指标。尽管一些研究增加了治疗益处，食管癌的靶向研究由于病理类型、部位、治疗方案和靶向药物的不同，仍有待评价。

尼妥珠单抗（nimotuzumab，商品名：泰欣生），是2008年获准上市的我国第一个用于恶性肿瘤的人源化抗EGFR的单克隆抗体，不良反应轻微。我们研究组曾在2008~2010年做了一个食管癌不分年龄段的放疗联合尼妥珠单抗的Ⅱ期临床研究，共42例患者入组。结果显示，近90%的患者完成了治疗，≥3级的毒副反应占21.4%，包括放射性食管炎、血液学毒性和皮肤反应。治疗有效率52.4%。全组中位生存时间14个月，中位无进展时间10个月，2年总生存率33%，2年无进展生存率24.5%。结论认为，对于不能接受同步放化疗的局部晚期食管癌，放疗联合尼妥珠单抗的治疗耐受性良好，生存较既往单纯放疗疗效好。

总之，对于老年局部晚期的食管癌患者，放疗联合尼妥珠单抗靶向治疗是安全而且有效的，但长期疗效有待进一步的观察。

（来源：中国老年学学会老年肿瘤专业委员会年会暨第九届中国老年肿瘤学大会《论文集》，2015）

晚期大肠癌精准医学背景下的临床研究与实践

李　进

复旦大学附属肿瘤医院、同济大学附属天佑医院 上海 200032

谈到精准医疗，我们不得不提分子靶向治疗。2001年，伊马替尼在胃肠间质瘤上的应用，正式意味着胃肠肿瘤进入了分子靶向时代。而在大肠癌领域，贝伐单抗治疗大肠癌Ⅲ期临床试验（AVF2107g）开启了大肠癌靶向治疗时代的大门，在化疗的效果还不是很显著时，贝伐单抗能延长5个月的中位生存期，这是那个时候我们所能获得的最强的突破性进展，加之该药毒副反应小，所以很快了获得美国FDA批准。

靶向治疗给我们带来了什么呢？在过去的十几年中，在大肠癌领域的确可以看到了不起的进步。

2005年，Grothey等曾在JCO上发表文章，综合了包含5768例患者的Ⅱ期和Ⅲ期的临床试验，把患者的生存期做了回归分析，发现无论一线用什么样的化疗方案，最长的生存期也才21个月，而且是把当时能够用到的化疗药物都用齐的情况下。

2014年，CALGB80405临床试验公布结果，患者分别使用西妥昔单抗、贝伐单抗等分子靶向药物，患者的平均OS为29.9个月。

于是我们可以看到，9年时间的科学进步，使得大肠癌患者的OS从21个月增加到了29.9个月，这是非常了不起的进步。在第三代药物伊立替康和奥沙利铂的基础上，我们又新发现了几个单抗和小分子靶向药物，使得大肠癌获得了接近3年的生存期。

既然我们已经确定分子靶向药物对大肠癌是有效的，那在临床上该如何选择？

2000年左右发表了一个观点，认为肿瘤的发生、发展与300个左右的分子密切相关，我们能用的药物多吗？我们能说已经进入精准医学的时代了吗？其实还很远。真正的精准医学，指的是每一个患者，都能够根据他的基因型得到特定的治疗方案。2015年ASCO公布了一系列和肿瘤相关的靶点，但其中能用于大肠癌治疗的寥寥无几。

在CRYSTAL研究中，EGFR表达的mCRC患者随机分组，试验组使用西妥昔单抗+mFOLFIRI，对照组只用mFOLFIRI，6个月的治疗后，患者的PFS竟然只有0.9个月。近50万元的花费换来不足1个月的生命延长，你们对这个成本效益比满意吗？我认为没有意义。

那么如何才能让大肠癌患者从西妥昔单抗中获益呢？科学家们继续研究。

EGFR传导通路中有一条非常重要的分子，即K-ras，起到一夫当关万夫莫开的作用，如果这个过程中，K-ras基因发生突变，细胞将自我发展，不再受EGFR的控制，这个时候再去用EGFR的单克隆抗体去抑制 EGFR 的信号传导，已经不起任何作用了。

科学家们意识到，也许 K-ras 发生突变的患者使用西妥昔单抗没有效果。所以这时候，他们回过头，把 CRYSTAL 临床试验中的患者，能够获得的病理标本进行了重新的检测，发现了一个有趣的现象。那就是，如果 K-ras 基因是野生型，患者总生存期从原来的 20 个月延长到 23.5 个月。这个信息对于我们来说太重要了！我个人认为，对于经济实力较强的患者来说，花 50 万元延长 3 个月的生命，还是有价值的。

但是科学家们从来不会停止对科学进一步的探索，因为 K-ras 的故事还没有结束。我们知道，K-ras 基因中有三个亚型，包括 K-ras、N-ras、H-ras。N-ras 有它的突变位点，不仅是外显子 2，还有其他位点的突变，如果其他位点发生突变，也会影响到西妥昔单抗的疗效。

科学家们继续探索，将这些患者的 K-ras 基因、N-ras 基因中的外显子 2、外显子 3、外显子 4 分别进行检测，发现其中 60%都存在突变。如果我们再把 RAS 基因突变的患者排除在外，科学家们真的大吃一惊。所有 K-ras 基因野生型的患者，OS 从 20.2 个月延长到 28.4 个月。对于稍微有些经济实力的患者，我建议都应该做 RAS 基因检测，应用西妥昔单抗。因为我们不但要让患者活得长，还要让他们活得好。西妥昔单抗除了很小的皮肤毒性，基本没有其他的毒副反应，患者生存质量高。而且药物可能使肿瘤很快缩小，使患者有根治性手术的机会，从而可能长期生存。

所以说，RAS 基因检测很重要。这才真正算是精准医学应用到大肠癌的一个典范。

但我们可能又要说了，60%的 K-ras 基因突变的患者怎么办？实际上，这些人应用西妥昔单抗联合化疗，也有一部分是有效的，只是有的能延长 2 个月，有的延长 4 个月，而有的人能延长 8 个月。因此，肿瘤的异质性，是我们不可逾越的鸿沟。

2010 年以后，好几项大型研究都提示我们，即便在同一个肿瘤里，不同的部位体现出来的基因的状态可能完全不同。一个肿瘤有很多的亚型存在，用一种分子靶向药物，难以克服耐药问题。

怎么办呢？实际上，早在 1971 年，Folkman 就提出假说，肿瘤的发生、发展和血管的供应密切有关，而除了血液病，几乎所有的肿瘤都有血管的供应。那个时候，人们就提出了针对肿瘤血管形成来控制肿瘤的理念，贝伐单抗的作用机制，便是直接抑制 VEGF，阻断血管生成的级联反应，来控制肿瘤的生长。

AVF2107 试验表明，贝伐单抗能让患者在化疗药物的基础上延长 5 个月的生存期，PFS 和 OS 均得到延长，这在当时是非常令人振奋的消息。

在此基础上，研究者又开发了新的分子靶向药物——抗 VEGFR-2 的阿伯西普，作用机制与贝伐单抗类似，只不过后者是抗体，而前者是配体。阿伯西普与 FOLFIRI 化疗方案二线联合，OS 也得到延长，美国 FDA 迅速批准阿伯西普用于大肠癌的治疗。遗憾的是在中国的临床试验刚刚结束，而且还出了一些问题。所以目前还未能上市。

另外一个抗血管生成的小分子靶向药物——瑞戈非尼，同样在大肠癌的治疗上大获成功。在欧美、亚洲的临床试验都获得了较好的结果。

在精准治疗的领域，我个人认为有三大方向：一是针对 EGFR、K-ras、HER-2、mTOR 等基因的肿瘤细胞靶向；二是针对血管形成的血管靶向；三是最近几年刚刚兴起的免疫靶向。

PD-L1、Checkpoint 的发现，真的是像哥伦布发现美洲新大陆一样。开创了人类历史新的未来。2014 年，在 MMR 缺失肿瘤中的 PD-1 阻断所获得的证据。队列 A 为错配修复基因缺陷的结直肠癌，队列 B 为错配修复基因无缺陷的结直肠癌，队列 C 为错配修复基因缺陷的非结直肠癌。使用 PD-1 抑制剂，主要终点为免疫相关 20 周的 PFS 以及缓解率。

错配修复基因是能够修复 DNA 在复制过程中发生错配的基因，如果有缺陷，就无法完成修复，肿瘤细胞内就会发生较多的基因突变。

结果发现，有错配修复基因缺陷的大肠癌患者，ORR 高达 62%，无缺陷的队列，ORR 为 0，由错配修复基因的非大肠癌患者 60%，异病同治。所以，凡是有错配修复基因缺陷的患者，效果就特别好。

我相信未来，可能探索 PD-1 或 PD-L1 单抗最重要的 checkpoint 是，有没有 PD-1 或 PD-L1 的表达，二是是否存在错配修复基因缺陷。

我个人认为，这是大肠癌生物标志物探索的重大发现，在过去的几十年中，从来发现的都是这个基因突变以后没有效果，从来没有哪个基因突变有效果。K-ras 基因突变了，西妥昔单抗没效果，但是在大肠癌上，我们真正发现了错配修复基因缺失了，PD-1 单抗就有效。这在大肠癌的分子标志物的探索上，是个了不起的进步。

但是精准医学时代我们面临着很多困难：

1. 一个肿瘤内存在很多基因突变，one tumor=many tumors，如果单独使用一种药物，是几乎没有办法治疗的。

2. 尽管抗血管新生药物从机制上看似乎效果很好，但实际只有部分患者有效，而且延长生存期才 5 个月，到底什么样的患者能够从抗血管新生药物中获益？与血管生成相关的基因也多达十几种，不仅是 VEGF，血管靶向药物同样存在个体化治疗的概念。

3. 联合靶向治疗？那么多的靶向药物，我们要如何联合？我们已知的驱动基因还很有限，要怎么去找到？

4. 免疫治疗疗效并非万能。每一个基因是如何驱动肿瘤的，当我们使用一种药物去控制驱动基因时，可能第二种驱动基因又出现了，又要用另外一种药物去控制。

但是今天我们有了一个很好的方法，即 PDX 模型，用一只小鼠代表一个患者，把肿瘤患者的 CTC 或穿刺得到的肿瘤细胞种在老鼠身上，让老鼠身上的肿瘤同步生长，我们再用不同的药物去治疗，看看到底哪个药物对这个老鼠有效，如果筛出来十几种药物都有效，那我们把数据放在这，按照一定的顺序，一个一个给患者试，失败了就换，哪个有效就给患者用哪个。这种模式在某些地方已经得到了应用，效果很好，患者可以活得很长。PDTX 可用于临床药物敏感/耐药分子标志物的鉴定，药物靶点的识别，指导临床试验入组患者的分层，精准个体化治疗。

我们已经找到了一条正确的道路，但离目的地还需走很远，也许很艰难，但我们一定能够到达胜利终点！

（本文由医脉通整理自李进教授 2015 年 10 月在北京胃肠肿瘤精准医疗国际高峰论坛暨 CGOG 年会 2015 大会上的报告。）

（来源：医脉通 2015-11-02）

中医药对原发性肝癌微波消融后复发转移影响的前瞻性队列研究

王建彬[1]　杨宇飞[1]　吴　煜[1]　韩志宇[2]　程志刚[2]　于晓玲[2]　梁　萍[2]

1. 中国中医科学院西苑医院肿瘤科 北京 100091
2. 中国人民解放军总医院介入超声科 北京 100853

【摘要】 **目的：** 探讨中医药对原发性肝癌微波消融后患者复发/转移的影响。**方法：** 采用前瞻性队列研究的方法，以消融时间在 2011 年 11 月 1 日~2012 年 5 月 31 日间的原发性肝癌微波消融治疗后患者为研究对象，以服用中药为暴露因素，根据服用中药时间分高暴露、低暴露和无暴露三个队列。**结果：** 共入组患者 180 例（高暴露组 65 例、低暴露组 56 例、无暴露组 59 例），低暴露组、高暴露组治疗后 3 个月 WBC 总数与治疗前相比有所增加（P=0.041，P=0.033）。高暴露组 NK 样 T 细胞较治疗前明显升高（P=0.045），低暴露组、高暴露组治疗后 3 个月 NK 样 T 细胞与无暴露组相比有显著差异（P=0.047，P=0.035）。高暴露组复发/转移率明显低于无暴露组（P<0.001），三组治疗后 3 个月主症评分均较治疗前明显降低（P<0.001），高暴露组下降分值更多，但与其他两组比较无显著差异（P=0.66）。**结论：** 对于微波消融术后的原发性肝癌患者，联合中医药治疗可以减少微波消融治疗后的复发/转移，改善免疫状态。是否可以提高远期生存率，有待于进一步随访。

【关键词】 原发性肝癌；微波消融治疗；复发/转移；中医药治疗；队列研究

一、研究目的

明确中医药治疗在肝癌患者微波消融后综合治疗中的作用和地位，评价中医药对肝癌微波治疗患者在抗复发/转移等方面的疗效，探讨其可能的作用机制，探索一种中西医结合的综合治疗模式。

二、研究方案

纳入 2011 年 11 月 1 日~2012 年 5 月 31 日之间在介入超声科住院的所有符合纳入标准的原发性肝癌的患者，根据患者意愿，在西医常规治疗的同时，加或不加中医药治疗，详细记录患者治疗期间的所有治疗措施及持续时间。共入组患者 180 例，以是否使用中药为暴露因素，根据患者暴露因素的大小（服用中药时间的长短）将患者分为高暴露、低暴露、无暴露三组。

（一）暴露因素分类

由方法学专家和研究者共同根据暴露因素确定队列。

1. 高暴露　具备以下 2 种情况之一：

（1）经常规西医治疗后加用中医辨证论治汤剂至少 6 个月以上，加或不加一种以上抗肿瘤中成药；

（2）如患者在术后半年内即出现复发/转移，则使用中药辨证论治汤剂疗程达其无病生存期的2/3以上。

2. 低暴露　具备以下3种情况之一：

（1）经常规西医治疗后加用中医辨证论治汤剂加或不加抗肿瘤中成药<6个月，如患者在术后半年内即出现复发/转移，则使用中药辨证论治汤剂疗程不到无病生存期的2/3；

（2）未曾使用辨证论治中药汤药，仅使用过口服或静脉滴注抗肿瘤中成药者。

3. 无暴露　微波消融治疗后未使用辨证论治汤剂或抗肿瘤中成药者。

（二）纳入标准

1. 诊断标准[1]

（1）临床诊断标准：同时满足以下条件中的①+②a两项或者①+②b+③三项时，可以确立肝细胞癌（HCC）的临床诊断：

①具有肝硬化以及HBV和（或）HCV感染的证据；

②典型的HCC影像学特征：同期多排CT扫描和（或）动态对比增强MRI检查显示肝占位在动脉期快速不均质血管强化（Arterial hypervascularity），而静脉期或延迟期快速洗脱（Venous or delayed phase washout）。

a. 如果肝占位直径≥2cm，CT和MRI两项影像学检查中有一项显示肝占位具有上述肝癌的特征，即可诊断HCC；

b. 如果肝占位直径为1~2cm，则需要CT和MRI两项影像学检查都显示肝占位具有上述肝癌的特征，方可诊断HCC，以加强诊断的特异性。

③血清AFP≥400μg/L持续1个月或≥200μg/L持续2个月，并能排除其他原因引起的AFP升高，包括妊娠、生殖系胚胎源性肿瘤、活动性肝病及继发性肝癌等。

（2）组织学诊断标准：肝组织学检查证明原发性肝癌。对影像学尚不能确定诊断的≤2cm的肝内结节，应通过肝穿刺活检以证明原发性肝癌的组织学特征。

（3）复发/转移判断标准：

①肿瘤完全消融后在消融灶的边缘出现新的病灶，新病灶与消融灶相连；

②肝内其他部位新发生的病灶；

③出现肝外的转移灶。

2. 入组标准

（1）肝单发肿瘤，最大直径≤5cm；或数目≤3个，且最大直径≤3cm。

（2）无血管、胆管和邻近器官侵犯以及远处转移。

（3）肝功能分级为Child-Pugh A或B。

（4）行微波消融治疗后病情稳定。

3. 排除标准

（1）肿瘤巨大或弥漫型肝癌。

（2）肝功能分级为Child-Pugh C，经护肝治疗无法改善者。

（3）治疗前1个月内有食管（胃底）静脉曲张破裂出血。

（4）不可纠正的凝血功能障碍和明显的血象异常，具有明显出血倾向者。

（5）顽固性大量腹水，恶病质患者。

（6）合并活动性感染，尤其是胆管系统炎症等。

（7）肝、肾、心、肺、脑等主要脏器功能衰竭。

（8）不签署知情同意书的患者。

（三）治疗方案

1. 西医治疗

（1）微波消融治疗：术前患者完善相关检查，签署知情同意书。首先以二维超声清晰显示肝肿瘤，若二维超声显示不清，则在超声造影辅助引导下进行定位。静脉麻醉，采用KY-2000型微波消融治疗仪（南京康友微波能应用研究所生产），微波发射频率为2450MHZ，输出功率10~100W（连续可调）。微波天线外径15G，分为T11（针尖距硬质缝隙1.1cm）、T5（针尖距硬质缝隙0.5cm）2种，均可直接穿刺深部组织。采用内部水冷却系统降低杆温，微波仪器配备有测温系统，能在消融的同时实时监测温度[2,3]。

（2）术后予保肝、抗感染对症治疗，出院后根据情况继续使用胸腺五肽或胸腺法新等免疫增强剂。

2. 中医治疗

根据患者意愿开具辨证论治汤药加或不加抗肿瘤中成药。

（1）抗肿瘤中成药：选用槐耳颗粒、金龙胶囊、肝复乐片等。

（2）辨证论治汤药：肝癌的中医证候诊断按照中华医学会颁布的诊断标准执行[4]。根据肝癌消融后的主要临床特点和证候演变规律[5]，进行辨证论治：

①**肝郁脾虚证：**胸胁胀满，善太息，情怀抑郁，或急躁易怒，纳呆、腹胀，便溏不爽，肠鸣矢气，或腹痛欲泻，泻后痛减。舌质淡、苔白，脉弦或缓弱。

治则：疏肝健脾。

主方：逍遥散或柴胡疏肝散。

用药：柴胡、当归、白芍、白术、茯苓、炙甘草、生姜、薄荷、枳壳、川芎、木香、陈皮、郁金等。

②**脾虚湿盛型：**神疲乏力，纳呆、消瘦，腹胀、腹泻，胁痛、便溏，或有腹水。舌淡胖、苔白腻，脉弦滑或濡滑。

治则：益气健脾、化湿理气。

主方：四君子汤或六君子汤加减。

用药：党参、白术、茯苓、薏苡仁、淮山药、丹参、青皮、陈皮、半夏、木香、砂仁、八月扎、厚朴、甘草、枳壳、大腹皮、泽泻等。

③**气滞血瘀型：**两胁胀痛或刺痛，胸闷，纳呆，腹胀，乏力和（或）上腹触及肿块，质硬不平。舌质正常或偏暗、边有瘀斑，苔薄白或薄黄，脉弦细或涩或平。

治则：理气止痛，和胃消胀。

主方：枳实消痞丸或四磨饮子合金铃子散加减。

用药：枳实、厚朴、党参、白术、茯苓、半夏、干姜、黄连、沉香曲、乌药、降香、柴胡、郁金、八月扎、川楝子、延胡索、青皮等。

④**湿热内蕴型：**黄疸，发热，右胁疼痛，恶心、纳差，口苦、口干，大便干燥或秘结，小便短赤，舌质红或红绛、苔黄腻，脉弦或弦滑数。

治则：清热化湿。

主方：茵陈五苓散、丹栀逍遥散或茵陈蒿汤加减。

用药：茵陈、青蒿、白术、茯苓、泽泻、栀子、金钱草、黄芩、郁金、八月扎、薏苡仁、半边莲、白花蛇舌草、漏芦、蜀羊泉、平地木等。

⑤**肝肾阴虚型：**烦热口干，低热盗汗，形体消瘦，腰酸脚软，肌肉酸痛，或鼻衄齿衄，或便血，皮下瘀斑，小便短赤，舌红少苔或光剥有裂纹，脉细弦数或细。

治则：养阴柔肝。

主方：一贯煎、二至丸或滋水清肝饮加减。

用药：沙参、麦冬、生地、杞子、女贞子、旱莲草、怀牛膝、山萸肉、茯苓、当归、山药、丹皮、泽泻、白芍、地骨皮、鳖甲、龟板、枸杞子。

⑥**随证加减：**术后发热加石膏、知母、柴胡、黄芩等或柴胡饮颗粒；肝区疼痛加元胡、山慈菇、郁金、白芍等或元胡止痛颗粒；腹泻加木香、黄连、秦皮等或香连丸，胸腔积液、腹水患者外用消水散：牵牛子、芫花、甘遂、大戟等。门脉癌栓加

水红花子、降香、炮山甲、凌霄花等。

（四）随访

治疗后 1、3 和 6 个月肝区 CT/MRI 扫描，或超声造影，以及肝功能、细胞免疫、肿瘤标志物等，之后每 3~6 个月动态随访，根据随访结果判断肿瘤复发和进展情况。

（五）观察指标

1. 疗效（结局）指标

（1）免疫指标：T 淋巴细胞亚群；

（2）肝功能、AFP、凝血常规；

（3）中医主症评分；

（4）1、2、3 年复发/转移率，总生存率（OS）；

（5）至复发/转移时间、中位生存时间。

2. 安全性指标

血、尿常规；肝、肾功能。

三、结果

总共纳入 180 例，随访截止时间为 2013 年 6 月 1 日，最长随访 55 个月，最短随访 24 个月，中位随访时间为 38 个月；其中男性 142 例，女性 38 例；年龄 59.24±10.59 岁；高暴露组 65 例、低暴露组 56 例、无暴露组 59 例。

（一）三组基线资料比较

高暴露、低暴露及无暴露组在性别、年龄、病灶数目、最大直径、基础肝病类型、病理分化程度、Child 分级等方面无显著差异（$P>0.05$）（见表 1）。

（二）三组治疗前中医主症分布比较

三组在主症分布方面无显著差异（$P=0.907$）（见表 2）。

表 1 三组基线资料比较

		无暴露组（$n=65$）	低暴露组（$n=56$）	高暴露组（$n=59$）	P
性别	男	52	43	47	0.897
	女	13	13	12	
年龄	岁	59.62±10.73	61.34±9.51	57.25±11.98	0.128
是否新发	是	19	18	21	0.751
	否	46	38	38	
合并疾病	高血压	13	11	17	0.800
	糖尿病	13	8	9	
	冠心病	3	1	2	
	无	42	40	37	
病灶数目	1 个	45	40	40	0.970
	2 个	16	13	14	
	3 个	4	3	5	
最大直径	cm	2.57±1.03	2.39±085	2.51±0.93	0.555

续　表

		无暴露组 (n=65)	低暴露组 (n=56)	高暴露组 (n=59)	P
基础肝病	乙肝	55	50	54	
	丙肝	7	3	5	0. 378
	其他	3	3	0	
病理分化	高分化	11	10	14	
	中分化	28	16	23	0. 616
	低分化	14	8	5	
	无病理	20	21	19	
Child 分级	A	59	49	51	0. 735
	B	6	7	8	

表 2　三组中医主症分布比较

主症	无暴露组 (n=65)	低暴露组 (n=56)	高暴露组 (n=59)	P
腹胀纳差	11	9	12	
大便溏稀	8	6	8	
大便秘结	8	6	5	
腰膝酸软	6	8	5	
夜尿次频	6	8	7	0. 907
口干口苦	4	3	2	
急躁易怒	5	5	6	
失眠多梦	5	3	4	
头痛头晕	5	4	4	
神疲乏力	7	4	6	

（三）三组治疗前后主症评分比较

治疗前三组主症评分无显著差异（$P=0.694$），三组治疗后 3 个月主症评分均较治疗前明显降低（$P<0.001$），高暴露组下降分值更多，但与其他两组比较无显著差异（$P=0.66$）（见表 3）。

（四）三组治疗前后 AFP 比较

治疗前三组 AFP 无显著差异（$P=0.312$），三组治疗后 3 个月 AFP 均较治疗前明显降低（$P=0.017$，0.011，0.005），高暴露组 AFP 下降更多，分别与无暴露组和低暴露组比较均有显著差异（$P=0.016$，0.035），低暴露组治疗后 3 个月 AFP 与无暴露组比较有显著差异（$P=0.037$）（见表 4）。

（五）三组治疗前后 ALT、γ-GT 变化比较

治疗前 ALT、γ-GT 三组间无显著差异（$P=0.909$，0.912），高暴露组治疗后 3 个月 ALT、γ-GT 均较治疗前有所下降，但无

显著差异（$P=0.518$，0.376）（见表5）。

（六）三组治疗前后凝血酶原时间、凝血酶原活动度比较

治疗前凝血酶原时间、凝血酶原活动度三组间无显著差异（$P=0.377$，0.785），三组治疗后3个月凝血酶原时间、凝血酶原活动度与治疗前相比，均无显著差异（$P>0.05$）（见表6）。

表3 三组治疗前后主症评分比较

	无暴露组（$n=65$）	低暴露组（$n=56$）	高暴露组（$n=59$）
治疗前	1.820±0.079	1.770±0.084	1.860±0.082
治疗后3个月	1.190±0.100*	1.200±0.115*	1.070±0.102*

*治疗后与治疗前比较：$P<0.01$

表4 三组治疗前后AFP比较

	无暴露组（$n=65$）	低暴露组（$n=56$）	高暴露组（$n=59$）
治疗前	195.236±91.688	198.721±70.288	176.152±73.006
治疗后3个月	37.209±9.992*	17.386±6.946*#	7.234±1.251*#※

*治疗后与治疗前比较：$P<0.05$；#与无暴露比较：$P<0.05$；※与低暴露比较：$P<0.05$

表5 三组治疗前后ALT、γ-GT变化比较

		无暴露组（$n=65$）	低暴露组（$n=56$）	高暴露组（$n=59$）
ALT	治疗前	32.912±2.587	30.882±2.737	33.910±6.030
	治疗后3个月	31.775±3.829	29.961±2.451	33.242±2.218
γ-GT	治疗前	59.642±5.649	63.187±6.217	63.022±5.956
	治疗后3个月	71.647±7.418	74.200±8.730	60.117±6.694

表6 三组治疗前后凝血酶原时间、凝血酶原活动度比较

		无暴露组（$n=65$）	低暴露组（$n=56$）	高暴露组（$n=59$）
凝血酶原时间	治疗前	17.149±0.174	17.054±0.146	17.295±0.123
	治疗后3个月	17.106±0.182	17.316±0.213	17.204±0.186
凝血酶原活动度	治疗前	83.110±1.613	84.180±1.741	84.850±2.082
	治疗后3个月	83.753±2.569	85.129±2.842	85.280±2.665

（七）三组治疗前后 PLT、WBC、淋巴细胞比例比较

治疗前 PLT、WBC、淋巴细胞比例三组间无显著差异（P = 0.435，0.491，0.878），低暴露组、高暴露组治疗后 3 个月 WBC 总数与治疗前相比有所增加（P=0.041，0.033）。治疗后 PLT、WBC、淋巴细胞比例三组间无显著差异（P = 0.435，0.491，0.878）（见表 7）。

（八）三组治疗前后 T 淋巴细胞亚群比较

治疗前细胞毒 T、抑制 T、NK 样 T、调节 T 三组间无显著差异（P = 0.451，0.289，0.183，0.283），高暴露组 NK 样 T 较治疗前明显升高（P = 0.045），低暴露组、高暴露组治疗后 3 个月 NK 样 T 与无暴露组相比有显著差异（P=0.047，0.035）。治疗后细胞毒 T、抑制 T、调节 T 三组间无显著差异（P=0.271，0.363，0.268）（见表 8）。

（九）三组治疗后复发转移率比较

见表 9。

表 7　三组治疗前后 PLT、WBC、淋巴细胞比例比较

		无暴露组（n=65）	低暴露组（n=56）	高暴露组（n=59）
PLT	治疗前	106.950±6.169	110.270±6.141	120.370±8.051
	治疗后 3 个月	101.220±7.557	111.49±8.761	119.36±11.719
WBC	治疗前	4.120±0.181	4.345±0.192	4.389±0.191
	治疗后 3 个月	4.192±0.230	4.931±0.290 *	4.976±0.365 *
淋巴细胞比例	治疗前	0.331±0.009	0.333±0.010	0.344±0.133
	治疗后 3 个月	0.318±0.012	0.316±0.014	0.317±0.022

* 治疗后与治疗前比较：P<0.05

表 8　三组治疗前后 T 淋巴细胞亚群比较

		无暴露组（n=65）	低暴露组（n=56）	高暴露组（n=59）
细胞毒 T	治疗前	11.433±0.782	12.897±1.024	12.505±0.931
	治疗后 3 个月	10.608±0.786	13.209±0.934	12.214±1.034
抑制 T	治疗前	17.333±1.379	15.660±1.149	15.592±0.999
	治疗后 3 个月	18.258±1.566	15.522±1.249	16.171±1.266
NK 样 T	治疗前	5.680±0.641	6.006±0.809	5.772±0.694
	治疗后 3 个月	4.541±0.437	6.242±0.996#	7.611±0.982 *#
调节 T	治疗前	7.428±0.384	8.313±0.684	7.703±0.360
	治疗后 3 个月	7.640±0.486	8.672±0.450	8.196±0.487

* 治疗后与治疗前比较：P<0.05；# 与无暴露比较：P<0.05

表 9 三组治疗后复发转移率比较

队列	1 年复发转移率	2 年复发转移率
无暴露组	51.8%	68.6%
低暴露组	34.9%	57.4%
高暴露组	17.4%	33.3%

至本次随访结束（2013-06-01），三组共有 73 例出现复发/转移，分别为无暴露组 35 例、低暴露组 24 例、高暴露组 14 例，经 Log-Rank 检验，三组复发/转移率有显著差异（$P<0.001$）。三组 Kaplan-Meier 无瘤生存曲线见图 1。

（十）Cox 多因素回归分析

将患者的年龄、性别、是否新发病例、基础肝病、病灶数目、最大直径、病理分化、Child 分级、AFP 等基线资料和暴露因素、结局状态及无瘤生存时间等，进行 Cox 多因素回归分析，结果见表 10。

从表 10 可见，暴露因素、年龄、是否新发病例、病灶数目、病理分化、AFP 均为影响预后的因素（$P<0.05$），其中暴露因素、是否新发病例的回归系数分别为 -0.625、-1.000，相对危险度分别为 0.521、0.368，说明暴露因素和新发病例为保护因素，暴露（服用中药）时间愈长，预后越好。不同暴露因素的无病生存曲线见图 2。

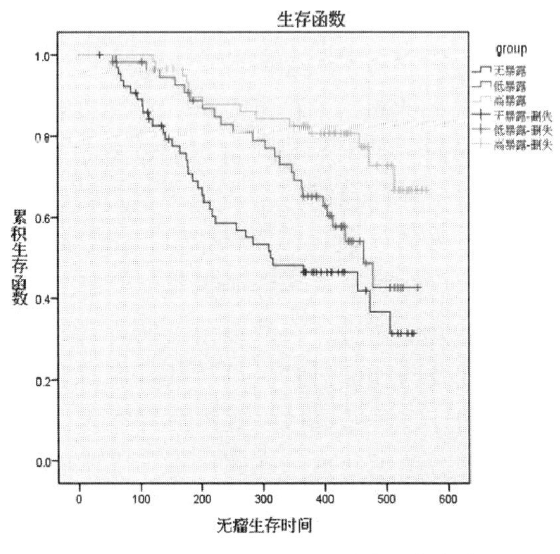

图 1 三组 Kaplan-Meier 无瘤生存曲线

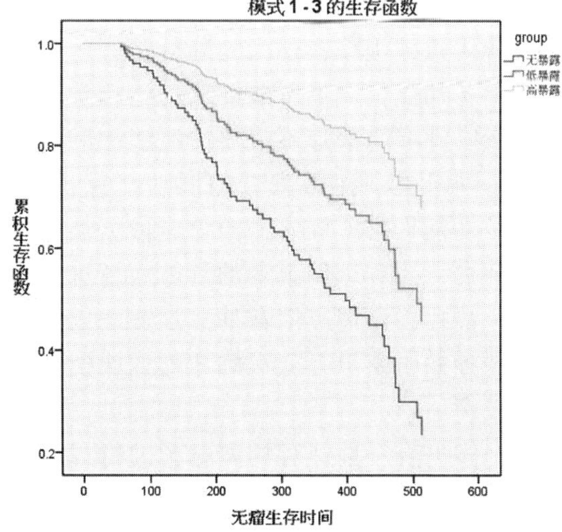

图 2 不同暴露因素的无病生存曲线

表 10 Cox 多因素回归分析

	B	SE	Wald	Sig.	Exp（B）	95.0% CI for Exp（B）	
						Lower	Upper
暴露因素	-0.625	0.157	17.143	0.000	0.521	0.383	0.710
年龄	0.035	0.013	7.915	0.005	1.036	1.011	1.062
性别	-0.395	0.328	1.453	0.228	0.673	0.354	1.281
是否新发	-1.000	0.326	9.419	0.002	0.368	0.194	0.697
基础肝病	0.064	0.249	0.066	0.798	1.066	0.654	1.736
病灶数目	0.401	0.197	4.337	0.037	1.507	1.024	2.216
最大直径	-0.061	0.136	0.201	0.654	0.941	0.720	1.229
病理分化	0.333	0.122	7.435	0.006	1.395	1.098	1.772
child 分级	0.568	0.362	2.457	0.117	1.765	0.867	3.597
AFP	0.001	0.000	9.635	0.002	1.001	1.000	1.001

四、讨论

在所有的恶性肿瘤中，原发性肝癌是我国发病率和死亡率较高的肿瘤，其恶性程度高，起病隐匿，病情进展快，且容易复发、转移。我国的肝癌多发生于肝炎、肝硬化基础上，而长期慢性肝炎、肝硬化不仅造成机体损伤，还大大降低了肝的再生和储备功能，严重影响肿瘤的治疗和预后。所以肝癌的治疗不仅要关注消除肿瘤本身，同时也须注重患者的肝功能保护，减少肝功能损害。肝癌的治疗应依据循证医学证据，针对每例患者的具体病情进行规范化治疗，合理应用各种治疗方法以达到最佳疗效，使患者获得临床益处、生存期延长[6]。

个体化治疗是针对具体患者进行规范化治疗的落实。肝癌治疗须依据“早期、微创、靶向、综合”的原则，针对患者的具体病情制订最佳的个体化治疗方案，合理、序贯应用各种治疗方法，避免过度治疗或治疗不足。同时注意保护肝等重要脏器功能、改善肿瘤微环境、增强患者的抗肿瘤免疫，将有助于提高总体疗效，延长患者生存期[7,8]。肝癌的个体化治疗涉及多个学科，需要各相关学科进行协作，也需要进行更多的循证医学研究，以探讨有效的肝癌综合治疗模式，规范肝癌临床治疗，让每例患者真正临床获益。

已有研究显示[9,10]，对于小肝癌，局部消融治疗与手术切除疗效相似。但消融治疗安全性高、不良反应轻，且对患者的损伤远低于手术治疗。超声引导经皮消融治疗多可在门诊治疗室或手术室进行，通过超声多切面扫查行立体定位、指导整体重叠消融，灵活选择穿刺途径，引导避开重要脉管结构进针，从多角度实时观察进针深度及与相邻脏器关系，并可实时监控消融治疗过程，灵敏发现出血等并发症并引导进行消融止血，在超声指导下实施精准消融可减少对正常肝组织的损伤。局部消融治疗肝功能损害轻，机体恢复快，一般不会造成肝内的播散转移；对新生成复发癌可行多次再治疗。超声引导消融还具有无辐射、价廉、操作简便等优势，对局灶型肝癌及复发癌的治疗发挥重要作用[11]。

肝癌患者微波消融后，微波凝固治疗肝癌后局部免疫细胞浸润增加，且局部免疫细胞的浸润程度对其临床疗效可有一定的影响[12,13]，其可能的机制为：

（1）消融后引起部分或全部肿瘤变性坏死，在一定程度上解除了肿瘤负荷，消除体内肿瘤免疫抑制因子来源，解除对宿主免疫抑制作用。

（2）消融治疗后，变性坏死的肿瘤细胞暴露其表面肿瘤抗原决定簇，增强了免疫原性，刺激产生适应性（特异性）和固有（非特异性）抗肿瘤免疫，从而改善机体的免疫功能。

（3）微波消融加温是一种损伤性的物理因素，可引起非特异性炎症反应，同样可以刺激机体免疫系统。

（4）高温热疗可以促进肿瘤组织合成一种热休克蛋白（HSP），其在细胞内形成复合物，从而被T淋巴细胞识别，产生适应性（特异性）免疫反应[14,15]。

在中国，中医药在防治肿瘤方面的应用非常广泛，在现代医疗体系中起着重要的作用，主要包括辨证论治汤药和中成药[16]。患者使用中药的主要动机多受文化背景的影响，虽然每个患者选择中医治疗的途径不一样，但目的却基本一致，多是为了改善临床症状、减轻现代治疗的不良反应、减少肿瘤的复发/转移等[17]。在其他国家，中医药作为补充替代医学（complementary and alternative medicine，CAM）的重要组成部分，常用来减轻患者症状、提高生活质量（quality of life，QOL），甚至可以治愈某些疾病[18~21]。

近年来，提高生活质量的理念在肿瘤治疗领域中已被广泛地应用[22,23]。生活质量是一个多维的概念，包括身体机能、心理功能、社会功能等的主观评价指标，强调患者自身对生活经历的良好状态的主观感受，比起既往所采用的患病率、病死率、存活率，以及患者个体的痊愈、显效、好转、无效等指标而言，更全面、更准确、更客观，也更为医患双方所能接受。肿瘤患者常常被肿瘤疾病本身和（或）治疗的毒副作用产生的症状所困扰，难以解除的痛苦是影响患者QOL的重要因素。因此关注患者的症状，直接影响患者的QOL。减轻痛苦、提高QOL，会增强患者战胜疾病的信心，对病情的转归与预后也会产生潜在的影响，中医药在改善症状方面有其独特的特点与优势[24]。

在一项多中心癌症患者的调查中发现，肿瘤患者的常见症状依次为：疲乏、睡眠不安、胃口差、便秘、烦躁、苦恼、悲伤、疼痛、恶心、气短、腹胀等[25]。对于肝癌消融后患者，常见的主要症状有乏力、腹泻、便秘、腹胀、纳差、腰膝酸软、夜尿次频、口苦、头晕、失眠、急躁等，结合舌苔、脉象归纳为以下5种常见中医证型：肝郁脾虚、脾虚湿盛、肝肾阴虚、气滞血瘀、肝胆湿热[5]。有学者[26]检索到339篇中医诊治原发性肝癌的文献中，肝郁脾虚、肝肾阴虚、气滞血瘀、肝胆湿热、脾虚湿盛为常见证型，共占62.80%。另有学者[27]调查了2492例肝癌患者，最常见的5种证型依次是：气滞血瘀证、肝郁脾虚型、肝肾阴虚型、肝郁气滞型、脾胃气虚型。本研究所纳入患者中医证型复合上述分布规律，辨证论治依据充分。治疗后中医主症改善明显。

中医理论把人体看成一个有机的整体进行辨证论治，充分体现了疾病治疗的整体观念和个体化。这与肿瘤现代综合治疗和个体化治疗的理念不谋而合[28,29]。中医药的积极参与是肝癌综合治疗的一个重要组成部分，是提高肝癌综合疗效的重要途径之一。中医药在治疗中、晚期肝癌方面具有症状改善明显，不良反应小，全身状态保持较好，病情发展较缓，少数患者血清甲胎蛋白（AFP）下降，肿瘤亦可缩小或带瘤较长期生存，中药参与的多模式治疗的肝癌患者有更长的生存期，发展中药为主的多模式治疗更是肝癌治疗的重要策略[30,31]。中药治疗运用中医理论辨证论治，药随证变，体现个体化治疗特点。

微波消融治疗可定点灭活癌细胞，但达不到真正意义上的完全清除肿瘤，中医药治疗虽不能大量杀死癌细胞，但能杀灭或抑制少量癌细胞，并可以改善生活质量，从而减少复发、转移，改善预后。相对于消融及免疫增强剂而言，中医药对免疫指标的影响虽然存在，但短期内尚不足以产生显著的差异，在本研究中仅发现 WBC 总数增加和 NK 样 T 淋巴细胞的增加。中医药的作用可能涉及多个靶点，成分和机制较为复杂，临床研究中混杂因素较多，如果没有随机对照实验（RCT），很难得出证据水平较高的结论。对于早、中期肝癌来说，采用微波消融灭活肿瘤，创伤小，机体恢复快，可最大限度的保存有效肝组织，配合中医药治疗可进一步提高生活质量，减少复发/转移，从而改善预后。本研究随访时间较短，尚不能得出对远期生存影响的结论，有待于进一步观察随访。

参　考　文　献

[1] 中华人民共和国卫生部. 原发性肝癌诊疗规范（2011 年版）. 临床肿瘤学杂志，2011，16（10）：929-946.

[2] Dong BW，Liang P，Yu XL，et al. Sonographically guided microwave coagulation treatment of liver cancer：an experimental and clinical study. AJR Am J Roentgenol，1998，171（2）：449-454.

[3] Liang P，Wang Y. Treatment of Malignant Liver Tumors with Percutaneous Microwave Ablation：Complications among a 1136 Patients Cohort. Radiology. 2009，251（3）：933-940.

[4] 中华中医药学会. 中华中医药学会标准 ZYYXH/T136-156-2008：肿瘤中医诊疗指南，中国中医药出版社，2008：98-112.

[5] 赵红佳，杜建，董宝玮，等. 肝癌患者微波热消融治疗术后中医证候特点. 福建中医学院学报，2008，18（3）：1-3.

[6] 中国抗癌协会肝癌专业委员会，中国抗癌协会临床肿瘤学协作专业委员会，中华医学会肝病学分会肝癌学组. 原发性肝癌规范化诊疗专家共识. 临床肿瘤学杂志，2009，14（3）：259-269.

[7] Cabibbo G，Latteri F，Antonucci M，et al. Multimodal approaches to the treatment of hepatocellular carcinoma. Nat Clin Pract Gastroenterol Hepatol，2009，6（3）：159-169.

[8] 樊嘉，史颖弘，高强. 小肝癌的规范化治疗路径. 中国实用外科杂志，2011，31（1）：36-38.

[9] Montorsi M，Santambrogio R，Bianchi P，et al. Survival and recurrences after hepatic resection or radiofrequency for hepatocellular carcinoma in cirrhotic patients：a multivariate analysis. J Gastrointest Surg，2005，9（1）：62-67.

[10] Chen MS，Li JQ，Zheng Y，et al. A prospective randomized trial comparing percutaneous local ablative therapy and partial hepatectomy for small hepatocellular carcinoma. Ann Surg，2006，243（2）：321-328.

[11] 中国抗癌协会肝癌专业委员会，中国抗癌协会临床肿瘤学协作专业委员会，中华医学会肝病学分会肝癌学组. 原发性肝癌局部消融治疗的专家共识. 临床肿瘤学杂志，2011，16（1）：70-73.

[12] 张晶，梁萍，于晓玲，等. 局部微波凝固治疗肝癌与瘤区细胞免疫效应. 中国药物与临床，2003，3（4）：295-298.

[13] 韩秀婕，董宝玮，梁萍，等. 微波治疗肝癌后局部细胞免疫变化及其对临床疗效影响. 中国癌症杂志，2007，17（2）：135-137.

[14] Dong BW, Zhang J, Liang P, et al. Sequential pathological and immunologic analysis of percutaneous microwave coagulation therapy of hepatocellular carcinoma. Int J Hyperthermia, 2003, 19 (2): 119-133.

[15] 张晶，董宝玮，梁萍，等. 原发性肝癌经皮微波凝固治疗前后局部免疫活性细胞功能检测. 中华医学杂志，2001，81 (16): 974-977.

[16] Li X, Yang G, Li X, et al. Traditional Chinese Medicine in Cancer Care: A Review of Controlled Clinical Studies Published in Chinese. PLoS ONE, 8 (4): e60338.

[17] Xu W, Towers A, Li P, et al. Traditional Chinese medicine in cancer care: perspectives and experiences of patients and professionals in China. Euro J Cancer Care, 2006, 15 (4): 397-403.

[18] Hildreth KD, Elman C. Alternative World views and the Utilization of Conventional and Complementary Medicine. Sociol Inq, 2007, 77 (1): 76-103.

[19] Pu CY, Lan VM, Lan CF, et al. The determinants of traditional Chinese medicine and acupuncture utilization for cancer patients with simultaneous conventional treatment. Eur J Cancer Care (Engl), 2008, 17 (4): 340-349.

[20] Mehta DH, Phillips RS, Davis RB, et al. Use of Complementary and Alternative Therapies by Asian Americans. Results from the National Health Interview Survey. J Gen Intem Med, 2007, 22 (6): 762-767.

[21] Molassiotis A, Fernadez-Ortega P, Pud D, et al. Use of complementary and alternative medicine in cancer patients: a European survey. Ann Oncol, 2005, 16 (4): 655-663.

[22] 林洪生，李道睿. 生存质量与中医肿瘤疗效评价. 癌症进展杂志，2007，5 (3): 249-251.

[23] 张百红，凌昌全. 肝癌生活质量的研究现状及评价. 肿瘤，2004，24 (3): 305-307.

[24] 李萍萍. 肿瘤症状的控制. 中国中西医结合杂志，2007，27 (5): 391-392.

[25] 李萍萍. 肿瘤常见症状的中医治疗. 癌症进展杂志，2005，3 (6): 534-540.

[26] 司富春，岳静宇，刘紫阳. 近30年临床原发性肝癌中医证型和用药规律分析. 世界中西医结合杂志，2011，6 (1): 8-10.

[27] 马骏，李永健. 原发性肝癌2492例中医证型文献统计分析. 中医研究，2001，14 (3): 15-16.

[28] 陈锐深. 现代中医肿瘤学. 北京：人民卫生出版社，2003: 471-472.

[29] 郁仁存. 中医药防治肿瘤的作用和展望. 中国中西医结合杂志，2007，27 (5): 389-390.

[30] 凌昌全. 中医药在防治肿瘤中的作用和地位. 中国中西医结合杂志，2007，27 (5): 390-391.

[31] 吴孟超. 中医药在肝癌防治中的作用、地位和存在的问题. 中西医结合学报，2003，1 (3): 163-164.

（来源：中国老年学和老年医学学会肿瘤康复分会成立大会暨第一届学术年会《论文集》，2015）

中医药对原发性肝癌微波消融后生存状态影响的回顾性队列研究

王建彬[1] 杨宇飞[1] 韩志宇[2] 程志刚[2] 于晓玲[2] 梁 萍[2]

1. 中国中医科学院西苑医院肿瘤科 北京 100091
2. 中国人民解放军总医院介入超声科 北京 100853

【摘要】 **目的**：探讨中医药治疗对原发性肝癌微波消融后患者生存状态的影响。**方法**：以消融时间在2008年1月1日~2010年7月31日间的原发性肝癌微波消融治疗后患者为研究对象，随访中详细记录患者使用中药情况，根据服用中药时间分高暴露、低暴露和无暴露三个队列。**结果**：总共入组336例，失访31例，纳入统计305例，其中男性253例，女性52例；年龄56.24±11.19岁；高暴露队列105例、低暴露队列93例、无暴露队列107例。三组在性别、年龄、病灶数目、病灶大小、最大直径、基础肝病类型、病理分化程度、Child分级等方面无差异（$P>0.05$）。高暴露、低暴露及无暴露组的总的复发、转移率分别为69.2%（74/107）、50.5%（47/93）、61.9%（65/105），低暴露组的1、2年复发、转移率与无暴露组相比有显著差异（P值分别为0.014、0.009），高暴露组的1年复发、转移率与无暴露组相比有显著差异（$P=0.025$），2年的复发、转移率虽低于无暴露组，但无显著差异（$P=0.131$）。高暴露组与低暴露组相比，1、2年的复发、转移率均无显著差异（P值分别为0.880、0.306）。三组总的病死率分别为39.3%（42/107）、30.1%（28/93）、28.6%（30/105）。三组的1年生存率均>90%，无显著差异（$P>0.05$），高暴露组3年的累计生存率与无暴露组相比有显著差异（$P=0.043$）。多因素Cox回归分析表明，服用中药为保护因素，低暴露与高暴露的相对危险度分别为0.648、0.693，回归系数分别为-0.434、-0.367。**结论**：对于微波消融术后的原发性肝癌患者，联合中医药治疗可以减少微波消融治疗后的复发/转移，并由此提高3年生存率，是否可以提高远期生存率，有待于进一步随访。

【关键词】 原发性肝癌；微波消融治疗；复发/转移；中医药治疗；队列研究

原发性肝癌是世界第二大致死性癌症[1]，中国每年新发肝癌患者数量占世界新发肝癌病例的50%以上，但仅有约20%的患者进行手术治疗[2]。我们采用微波消融治疗原发性肝癌已有多年，既往研究[3,4]表明，微波消融与手术相比，远期生存率相同，但具有损伤小、恢复快、可反复操作等特点。但复发/转移仍是影响治疗效果的重要因素[5]。原发性肝癌是传统医药治疗中最常见到效果的肿瘤之一[6]，为了探讨中医药对原发性肝癌微波消融治疗后复发转移的影响，我们采用队列研究的方法，观察不同暴露情况下原发性肝癌微波消融治疗后结局的变化。

一、资料和方法

（一）病例来源

以行微波消融治疗后的原发性肝癌患者为对象，资料来自中国人民解放军总医院介入超声科，微波消融治疗时间为2008年1月1日~2010年7月31日。

（二）纳入标准

（1）肝单发肿瘤，最大直径≤5cm；或数目≤3个，且最大直径≤3cm。

（2）无血管、胆管和邻近器官侵犯以及远处转移。

（3）肝功能分级为Child-Pugh A或B。

（4）病灶消融完全。

（三）排除标准

（1）微波消融治疗后出现严重并发症或合并症（消化道出血、活动性感染、大量腹水等）；

（2）肝、肾、心脏等主要脏器存在严重功能障碍；

（3）合并其他肿瘤患者。

（四）诊断标准

参照中华人民共和国卫生部医政司《原发性肝癌诊疗规范》诊断原发性肝癌。

（五）治疗方法

1. 微波消融治疗

采用KY-2000型微波消融治疗仪（南京康友微波能应用研究所生产），微波发射频率为2450MHz，输出功率10~100W（连续可调）。微波天线外径15G，采用硬质缝隙微波发射，且根据针尖距硬质缝隙的距离不同，微波天线分为T11（针尖距硬质缝隙1.1cm）、T5（针尖距硬质缝隙0.5cm）2种，均可直接穿刺深部组织。采用内部水冷却系统降低杆温，微波仪器配备有测温系统，能在消融的同时实时监测温度。

2. 中医治疗

患者自愿口服或不口服中药汤剂/免煎颗粒，口服或不口服一种中成药，如肝复乐片、槐耳颗粒、金龙胶囊、参一胶囊等，详细记录患者服用中药汤药或免煎颗粒的医疗机构、处方医师、服用中药汤剂/免煎颗粒及中成药的持续时间。

3. 队列确定

以是否使用中药为暴露因素，由中国中医科学院西苑医院肿瘤科中医肿瘤专家和研究者共同根据暴露因素确定队列。

（1）高暴露：微波消融治疗后服用中药汤剂或免煎颗粒至少3个月以上，加或不加抗肿瘤中成药。

（2）低暴露：具备以下2种情况之一：①微波消融治疗后服用中药汤剂或免煎颗粒<3个月；②未曾使用中药汤剂或免煎颗粒，仅使用过抗肿瘤中成药者>1个疗程。

（3）无暴露：微波消融治疗后未使用中药汤剂或免煎颗粒或抗肿瘤中成药<1个疗程者。

（六）随访

治疗后1、3和6个月行超声造影、增强CT或MRI检查，之后每3~6个月动态随访。如在随访期间内增强影像发现原治疗病灶区内或周边出现新发病灶，则视为局部进展。详细记录出现复发、转移的时间或死亡时间等。

二、结果

总共纳入336例，随访截止时间为2012年7月31日，最长随访55个月，最短随访24个月，中位随访时间为38个月；失访31例，纳入统计305例，其中男性253例，女性52例；年龄56.24±11.19岁；高暴露组105例、低暴露组93例、无暴露组107例。

（一）三组基线资料比较

高暴露、低暴露及无暴露组在性别、

年龄、病灶数目、最大直径、基础肝病类型、病理分化程度、Child 分级等方面无显著差异（$P>0.05$）（见表 1）。

（二）三组复发、转移率比较

高暴露、低暴露及无暴露组的总的复发/转移率分别为 61.9%（65/105）、50.5%（47/93）、69.2%（74/107），各组 1、2 年的复发/转移率见表 2。

低暴露组的 1、2 年复发/转移率与无暴露组相比有显著差异（P 值分别为 0.014、0.009），高暴露组的 1 年复发/转移率与无暴露组相比有显著差异（$P=0.025$），2 年的复发/转移率虽低于无暴露组，但无显著差异（$P=0.131$）。高暴露组与低暴露组相比，1、2 年的复发/转移率均无显著差异（P 值分别为 0.880、0.306）。

（三）三组生存率比较

三组总的病死率分别为 39.3%（42/107）、30.1%（28/93）、28.6%（30/105）。各组 1、3、5 年的累计生存率见表 3。

表 1　三组基线资料比较

		非暴露组（$n=107$）	低暴露组（$n=93$）	高暴露组（$n=105$）	P
性别	男	90	78	85	0.797
	女	17	15	20	
年龄	岁	57.08±11.97	56.66±10.84	56.4±811.28	0.996
病灶数目	1 个	89	72	84	0.546
	2 个	15	19	16	
	≥3 个	3	2	5	
最大直径	cm	2.6±1.1	2.7±1.3	2.8±1.3	0.802
基础肝病	乙肝	90	83	88	0.052
	丙肝	13	8	12	
	酒精肝	2	1	2	
	其他	2	1	3	
病理分化	高分化	24	16	33	0.173
	中分化	28	22	30	
	低分化	3	4	4	
	无病理	52	51	38	
Child 分级	A	97	83	93	0.485
	B	10	10	12	

表2 不同队列的1、2年的复发/转移率

队列	1年复发/转移率	2年复发/转移率
非暴露组	50.5%（54/107）	63.6%（68/107）
低暴露组	32.3%（30/93）#	44.1%（41/93）△
高暴露组	34.3%（36/105）#	52.4%（55/105）

# $P<0.05$；△ $P<0.01$

表3 不同队列1、3、5年累计生存率

队列	1年累计生存率	3年累计生存率	5年累计生存率
非暴露组	90.7%	64.4%	51.2%
低暴露组	90.5%	72.0%	59.4%
高暴露组	93.3%	77.1%#	61.9%

# $P<0.05$

三组的1年生存率均>90%，无显著差异（$P>0.05$），高暴露组3年的累计生存率与无暴露组相比有显著差异（$P=0.043$），5年的累计生存率高暴露组和低暴露组均高于无暴露组，但无显著差异（P值分别为0.351、0.183）。

（四）Cox多因素回归分析

将患者的年龄、性别、基础肝病、病灶数目、最大直径、Child分级等基线资料和暴露因素、结局状态及无病生存时间等，进行Cox多因素回归分析，结果见表4。

表4 Cox多因素回归分析

	B	SE	Wald	Sig.	Exp（B）	95% CI for Exp（B）	
						Lower	Upper
group			6.445	0.040			
group（1）	−0.434	0.193	5.076	0.024	0.648	0.444	0.945
group（2）	−0.367	0.182	4.056	0.044	0.693	0.485	0.990
年龄	0.007	0.007	1.033	0.309	1.007	0.994	1.020
性别	0.070	0.205	0.115	0.734	1.072	0.717	1.603
基础肝病	0.383	0.277	1.910	0.167	1.467	0.852	2.524
病灶数目	0.139	0.123	1.276	0.259	1.150	0.903	1.464
最大直径	0.075	0.087	0.746	0.388	1.078	0.909	1.278
child分级	0.084	0.203	0.173	0.678	1.088	0.730	1.621

从表 4 可见，不同暴露因素分组队列的 $P<0.05$，低暴露与高暴露的相对危险度分别为 0.648、0.693，回归系数分别为-0.434、-0.367，说明服用中药为保护因素。年龄、性别、基础肝病、病灶数目、最大直径、Child 分级等因素的回归系数均为正值。不同暴露因素的无病生存曲线见图 1。

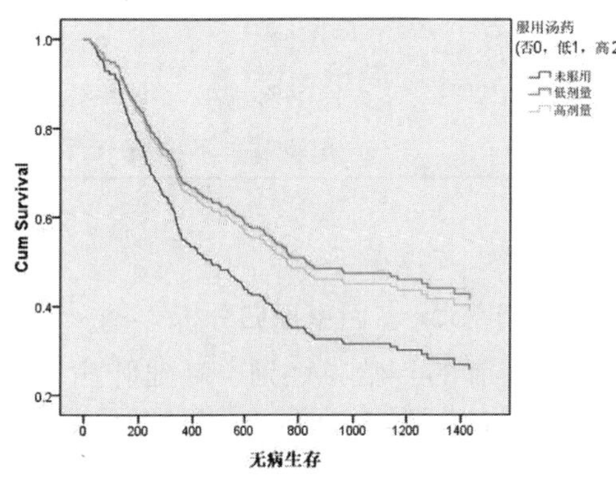

图 1　不同暴露因素的无病生存曲线

三、讨论

原发性肝癌是中国发病率和死亡率均较高的恶性肿瘤之一，手术切除率不高，几种治疗肝癌技术比较的回顾性研究显示[7,8]，对于≤5cm 的肝癌，手术、微波、射频消融等治疗方法对预后无统计学差异。近 10 多年来，影像引导下的肿瘤微创消融治疗有了快速发展，现已成为肝癌治疗的重要治疗方法[9]。其中超声引导下经皮肝癌微波消融治疗具有热疗效率高、创伤小、原位灭活肿瘤彻底、并发症少等优点，患者 1、3、5 年的累计生存率分别为 91.2%、72.5%、59.8%[10]，有报道超声引导下经皮穿刺射频消融小肝癌（≤5cm）治疗后 1、3、5 年生存率分别为 89%、71%、41%[11]。本组患者 1、3、5 年累计生存率分别为 91.5%、71.1%、57.4%，第 1、3 年的累计生存率与上述报道相似，由于约半数病例随访尚不足 5 年，故实际 5 年生存率有待于继续观察统计。

复发/转移是影响肝癌患者生存的主要因素，手术切除后亦有较高的复发率，其 2 年和 5 年复发率分别为 50%和 75%[12]。本组患者中，1、2 年复发率分别为 39.3%和 53.8%，与临床报道一致。但高暴露及低暴露队列的复发/转移率均低于非暴露队列，说明中医药治疗能减少肝癌消融治疗后的复发/转移。另外我们发现，高暴露组的复发/转移率却高于低暴露组，这可能存在部分患者消融后并没有早期进行中医治疗，出现复发/转移后才开始服用中药并坚持较长时间，统计时也将这部分患者归入了高暴露组的可能，这是本回顾性研究发现的问题，故需要前瞻性研究予以区别证实。总之，对于微波消融术后的原发性肝癌患者，联合中医药治疗可以减少复发/转移，并由此提高 3 年生存率，是否可以提高远期生存率，有待于进一步随访。

原发性肝癌的治疗效果取决于对癌灶的杀灭和对正常肝功能组织的保护两方面，只有综合治疗才可能提高其总体疗效[13]。中医药治疗确能缓解中晚期原发性肝癌患者的临床症状，能改善患者的生活质量，在一定程度上延缓病程进展，起到增效作用[14,15]。良好的肝功能储备是肝癌患者长期生存的关键，改善肝功能可以在一定程度上延长生存期。本组患者中，高暴露及低暴露队列的生存率较非暴露有所提高，这可能与中医药具有改善患者的肝功能、抗纤维化、提高机体的免疫力等作用有关，这有待于前瞻性研究进一步证实。

参考文献

[1] Jemal A, Bray F, Center MM, et al. Global

cancer statistics. CA Cancer J Clin, 2011, 61 (2): 69-90.

[2] Chen JG, Zhang SW. Liver cancer epidemic in china: past, present and future. Semin Cancer Biol, 2011, 21 (1): 59-69.

[3] Dong BW, Zhang J, Liang P, et al. Sequential pathological and immunologic analysis of percutaneous microwave coagulation therapy of hepatocellular carcinoma. Int J Hyperthermia, 2003, 19 (2): 119-133.

[4] Ping Liang, Yang Wang. Treatment of Malignant Liver Tumors with Percutaneous Microwave Ablation: Complications among a 1136 Patients Cohort. Radiology, 2009, 251 (3): 933-940.

[5] Izumi N, Asahina Y, Noguchi O, et al. Risk factors for distant recurrence of hepatocellular carcinoma in the liver after complete coagulation by microwave or radiofrequency ablation. Cancer, 2001, 91 (5): 949-956.

[6] Tang Zhaoyou. From the biological of viewpoint of liver cancer. Journal of Medical Research, 2008, 37 (1): 1-3.

[7] Lu MD, Xu HX, Xie XY, et al. Percutaneous microwave and radiofrequency ablation for hepatocellular carcinoma: a retrospective comparative study. J Gastroenterol, 2005, 40 (11): 1054-1060.

[8] Wang Z, Liang P, Dong B, et al. Prognostic factors and recurrence of small hepatocellular carcinoma after hepatic resection or microwave ablation: a retrospective study. J Gastrointest Surg, 2008, 12 (2): 327-337.

[9] Itoh S, Ikeda Y, Kawanaka H, et al. Efficacy of surgical microwave therapy in patients with unresectable hepatocellular carcinoma. Ann Surg Oncol, 2011, 18 (13): 3650-3656.

[10] Liang P, Yu J, Yu XL, et al. Percutaneous cooled-tip microwave ablation under ultrasound guidance for primary liver cancer: a multicentre analysis of 1363 treatment-naive lesions in 1007 patients in China. Gut, 2012, 61 (7): 1100-1101.

[11] Leneioni R, Cioni D, Crecetti L, et al. Early-stage hepatocellular carcinoma in patients with cirrhosis: long-term results of percutaneous image guided radiofrequency ablation. Radiology, 2005, 234: 961-967.

[12] Shah SA, Cleary SP, Wei AC, et al. Recurrence after liver resection for hepatocellular carcinoma: risk factors, treatment, and outcomes. Surgery, 2007, 141 (3): 330-339.

[13] Gish RG, Marrero JA, Benson AB. A multidisciplinary approach to the management of hepatocellular carcinoma. Gastroenterol Hepatol (NY), 2010, 6 (3 Suppl6): 1-16.

[14] Li ZQ. Traditional Chinese medicine for primary liver cancer. WJG 1998, 4 (4): 360-363.

[15] Wu P, Dugoua JJ, Eyawo O, et al. Traditional Chinese Medicines in the treatment of hepatocellular cancers: a systematic review and meta-analysis. J Exp Clin Cancer Res, 2009, 28 (12): 112-124.

（来源：中国老年学和老年医学学会肿瘤康复分会成立大会暨第一届学术年会《论文集》，2015）

❖ 血液肿瘤 ❖

电离辐射诱发白血病及其机制

李　戈[1]　龚平生[2]　方　芳[3]　龚守良[3,4]　董丽华[3,4]

1. 长春市中医院 长春 130041
2. 吉林大学分子酶学工程教育部重点实验室 长春 130012
3. 吉林大学公共卫生学院卫生部放射生物学重点实验室 长春 130021
4. 吉林大学白求恩第一医院放疗科 长春 130021

【摘要】 大量的人类流行病学调查和动物实验结果均证明，电离辐射可诱发肿瘤，并可致多种或大部分类型人类肿瘤的发生，尤其是可致白血病的发生，因而引起研究者的特别关注。造血组织（骨髓）的辐射敏感性很高，电离辐射可以诱发骨髓细胞异常增生、血细胞形态异常改变及幼稚型细胞明显增多，最终诱发白血病，即为放射性白血病。本文综述了近年来对原子弹爆炸、核辐射事故、核设施辐射、医疗照射和天然辐射等诱发白血病的可能性及其机制，以引起人们的注意，采取合理的有效防护和治疗措施。

【关键词】 电离辐射；白血病；肿瘤

一、放射性肿瘤和放射性白血病

（一）放射性肿瘤

大量的人类流行病学调查和动物实验结果均证明，电离辐射可诱发肿瘤，并可致多种或大部分类型人类肿瘤的发生。大量的研究表明，电离辐射是相对较弱的致癌因素，人受到≥100mSv 的当量剂量照射可发生致癌效应（联合国原子辐射效应科学委员会，United Nations Scientific Committee on the Effects of Atomic Radiation；UNSCEAR，2000，2008）[1,2]。电离辐射诱发的肿瘤是其照射人体后重要的远期生物效应之一，在阐述电离辐射致癌作用的后果时，常使用恶性疾病（malignancy）或放射性肿瘤（radiogenic neoplasm）的术语，属于随机性效应（stochastic effect）。

根据流行病学调查结果，特别是对日本原子弹爆炸幸存者的跟踪观察，发现在大剂量范围内，实体瘤与剂量的关系为线性模型，而白血病（leukemia）与剂量的关系适用线性平方模型。在低剂量辐射范围内，其流行病学资料有限；但为了防护的目的，根据大、中剂量流行病学研究结果做了简单的外推，认为剂量-效应关系符合线性模型，且不存在剂量阈值。近年来，一些新的流行病学研究结果对无阈假说提出了挑战。日本原子弹爆炸幸存者接受的

通信作者：董丽华，吉林省长春市新民大街 71 号，130021

照射剂量范围很大，在寿命研究（life span study，LSS）样本中，只有约3%的人接受了>1Gy的照射，94%和80%的人分别接受的剂量<0.5和<0.1Gy的照射。所以，原子弹爆炸幸存者群体也是低剂量电离辐射致癌危险估计的重要资料来源。除原子弹爆炸幸存者群体外，医疗照射、职业照射和核事故照射群体也是追踪观察辐射致癌效应的重要人群资料的来源[3]。

电离辐射是许多类型癌的危险因素，最典型的是白血病（除了慢性淋巴细胞白血病），在照射后很快发生（约2年）；像乳腺癌（女性）、甲状腺癌、泌尿器官肿瘤、皮肤肿瘤（除了黑色素瘤）和肺癌这些实体肿瘤，其潜伏期可能需要几年到几十年（美国国家科学院电离辐射生物效应报告Ⅶ，Biological Effects of Ionizing Radiation Ⅶ；BEIR Ⅶ，2006）[4]。值得注意的是，电离辐射致癌在同一器官和组织发生的形态或临床表现也是不同的，这是由于一些其他原因或致癌物的活性等因素所致（BEIR Ⅶ，2006；UNSCEAR，2008）[2,4]。

（二）放射性白血病

白血病是一组造血干细胞或祖细胞的恶性克隆性疾病，其主要表现为异常的血细胞（即白血病细胞）在骨髓及其他造血组织中增殖失控、分化障碍和凋亡受阻，由此而停滞在细胞发育的不同阶段。由于白血病细胞大量增生，并浸润其他器官和组织，致使正常造血功能受到抑制，血细胞生成减少，因而产生相应的临床表现，其外周血细胞出现质和量的变化。

白血病一般根据临床表现、细胞形态学、细胞化学、细胞免疫学及分子遗传学等进行分类。造血细胞阻滞在较早阶段为急性白血病，骨髓及外周血以原始细胞及早期幼稚细胞为主，病情发展迅速，包括急性淋巴细胞白血病（acute lymphoblastic leukemia，ALL）和急性髓系白血病（acute myeloid leukemia，AML）。造血细胞阻滞在较晚阶段为慢性白血病，病情发展缓慢，骨髓及外周血以异常的较为成熟的细胞为主，其次为较幼稚的细胞，包括慢性淋巴细胞白血病（chronic lymphocytic leukemia，CLL）、慢性粒细胞白血病（chronic myeloid leukemia，CML）及其他少见类型的白血病。

电离辐射所诱发的白血病称为放射性白血病，常见类型为ALL、AML和CML。造血组织（骨髓）的辐射敏感性很高，电离辐射可以诱发骨髓细胞异常增生、血细胞形态异常改变及幼稚型细胞明显增多，最终导致白血病的发生。

电离辐射诱发白血病已由职业性受照人员和医疗受照者随访结果所证实。白血病已被公认是一种主要的电离辐射远后效应。白血病的发病学有如下特点：

（1）随受照剂量增加，白血病发生率也增加，呈明显的线性关系；

（2）剂量水平相似时，广岛（原子弹爆炸中子剂量高）白血病发生率高于长崎；

（3）受照时年龄小者发病早，潜伏期较短（5～15年），而受照时年龄在45岁以上者危害小，发病迟，潜伏期长（10～25年）；

（4）电离辐射诱发白血病等肿瘤疾病属于辐射的随机性效应，也是辐射的躯体效应[3]。

二、原子弹爆炸

经调查，日本原子弹爆炸后2～3年，白血病发病率增加，其超额死亡高峰出现在1950～1954年间，超过对照组10倍以上，以后呈波动性缓慢下降。至1970年，长崎市白血病发病率已降至自然发生率水平，广岛仍高于对照组；至 1978 年，与对照组比较无区别；但受照剂量最高的人群中，白血病影响时间可延续 40 年左右。白血病以外的实体癌，从 1960 年才开始增加，20 世纪 70 年代中期尤为明显[3]。

在所有的癌症中，白血病的相对危险度（relative risk，RR）最高。在受照剂量超过 0.005Sv 的原子弹爆炸幸存者中，44%（78/176）的白血病病死率是由受照引起的。在 0～2.5Sv 受照剂量范围内，白血病的超额绝对危险（excess absolute risk，EAR）随剂量增加而增大。用线性平方模型表示时，在剂量为 1Sv 时，单位剂量的超额危险（excess risk，ER）约为 0.1Sv 的 3 倍。白血病发病的时间模式复杂，其最大超额危险通常出现在随访的早期；对于 30 岁以下的受照者，几乎所有的超额危险均出现在 1975 年以前。对那些年龄较大的受照者超额危险持续发生在整个随访期内，对成年受照者的超额危险比儿童时受照者低些，男性受照者的白血病危险随时间降低的趋势比女性快。在原子弹爆炸幸存者中，发生的 ALL（32 例）、AML（103 例）、CML（57 例）和成年 T 细胞白血病（39 例），前 3 种的超额危险与剂量有依赖关系，其超额数分别为 17.1、29.9 和 25.5[5]。

来自于高危险组的研究，包括原子弹爆炸幸存者和放射治疗照射组，年龄<20 岁，对于白血病和中枢神经系统肿瘤的相对危险度分别是 5～8/Sv 和 2～5/Sv[6]。对于白血病，在童年受照后不久，估计相对危险度超过 50/Sv[6,7]。由模型外推而计算原子弹爆炸幸存者的危险，由法国和英国天然本底辐射的儿童白血病病例超额分数估计达到约 20%[8]。然而，这有很大的不确定性。

原子弹爆炸幸存者中有部分人员出现白血病前期表现，发展为典型白血病临床和血液学改变之前的一段时间，血液及骨髓细胞可出现异常改变，如血细胞减少或增多，幼稚细胞异常增生或出现在外周血中，或细胞形态异常等。白血病前期可见到染色体畸变增加，ph[1]染色体的检出常是 CML 发生的前兆，而且与病情相关。出现以上改变，临床上却不足以确诊为白血病，这一段时间称为白血病前期，可持续 2～13 年不等。有人统计，从 1950～1987 年底对资料完整的比释动能（Kerma，K）剂量<4.0Gy 的受照者 86 325 人中，发生白血病、淋巴瘤和骨髓瘤者 481 例[3]。

三、核辐射事故

1986～1987 年，研究者对参加乌克兰切尔诺贝利核电站事故的恢复操作人员（Chornobyl accident recovery operation workers，CRW）、Prypyat 镇和 30km 地带的疏散人员及大多乌克兰污染地区居民的研究证实，仅在 CRW 组所有的癌症发生率超过当地水平。近年来，癌症发生率下降是由于乌克兰人群（尤其男性）的平均期望寿命缩短所致。在 CRW 组，白血病的发生率也表现在统计学上的明显增加。此外，这 3 组人群的甲状腺癌均明显增加，不仅儿童发生率增加，而且在青少年和成年人也增加。在这一时期，由于电离辐射作用所致的超额甲状腺癌病例倾向于增加。在女性 CRW 组，乳腺癌发生率明显超额。由于电离辐射诱导恶性肿瘤不同疾病分类学的潜伏期不同，因此，不仅限于甲状腺癌、乳腺癌和白血病，也应重视较长潜伏期的胃癌、结肠癌、膀胱癌、肾癌和多发性骨髓瘤[9]。

在对 Chornobyl State Registry of Ukraine 群组清理人员进行嵌套式病例-对照研究（nested case-control study）中，分析

1986~2000 年期间以组织学为基础诊断的 71 例白血病患者，并选择 501 例年龄和居住匹配的同一群组作为对照。对研究对象及其替代人员进行面谈，包括他们的清理活动及其他相关的因素。个体骨髓照射剂量通过 RADRUE 剂量重建方法（平均剂量=76.4mGy，SD=213.4）进行估计，用条件逻辑回归估计白血病危险。总的白血病超额相对危险（excess relative risk，ERR）是 3.44/Gy（95% CI：0.47~9.78，$P<0.01$）。剂量反应是线性的，但在第 1 周 30km Chernobyl 地带的周期、持续时间或工作类型无统计学差异。研究发现，CLL 和非 CLL 有类似的剂量反应关系，ERR 分别为 4.09/Gy（95% CI：<0~14.41）和 2.73/Gy（95%CI：<0~13.50）。这些结果表明，CLL 和其他白血病的危险明显增加，在量值上类似于日本原子弹爆炸幸存者的估计[2,10]。

对乌克兰 1986 年参与切尔诺贝利核电站事故的清理人员 110 645 人采用嵌套式病例-对照研究，由血液学专家和血液病理学专家在 1986~2006 年间确诊的白血病患者，与居住地和出生年相同的人员匹配对照。研究用 Realistic Analytical Dose Reconstruction with Uncertainty Estimation（RADRUE）方法估算个体骨髓照射剂量。应用条件逻辑回归模型估计 ERR/Gy。研究结果发现，对于所有的 137 例白血病，ERR/Gy=1.26（95%CI：0.03~3.58），呈现明显的线性剂量反应。对于 CLL 和非 CLL，ERR/Gy 分别为 0.76 和 1.87，具有无统计学意义的阳性剂量反应。在最初的分析中，排除直接现场面谈的 20 例，开始不恰当地应用化疗少于 2 年，ERR/Gy 为-0.47（95%CI：<-0.47~1.02）；其余的 117 例为 2.38（95% CI：0.49~5.87）。对于 CLL，ERR/Gy 为 2.58（95% CI：0.02~8.43）；对于非 CLL 为 2.21（95% CI：0.05~7.61）。总计，16%白血病病例（18% CLL，15%非 CLL）是由电离辐射引起。这些结果说明，切尔诺贝利核电站事故后清理人员受到低剂量和低剂量率照射，与白血病危险明显增加存在相关性，在统计学上与日本原子弹爆炸幸存者的估计一致。根据最初的分析，结论为 CLL 和非 CLL 二者对辐射均敏感[11]。

据中新网 2015 年 10 月 21 日报道，日本当局披露，1 名 41 岁前福岛核电站员工经诊断为白血病，这是日本“3 · 11”地震海啸引发本世纪日本最严重的核灾难 4 年多后，第一起确认与电离辐射相关的癌症病例。日本安全卫生部 1 名官员表示，这名罹患白血病的前员工在 2011 年福岛核灾难后到该核电站工作了 1 年，期间一直在穿防护装备。

四、核设施辐射

（一）在英国和前苏联

对英国从事核工业工作人员 95 000 例的调查，按照 BEIR Ⅴ预测模型，终身白血病危险估计值为 0.76×10^{-2}/Sv（90% CI：0.07~2.40），其相对危险与剂量相关。

在前苏联核设施中工作的 5085 例男性，平均累积受照剂量在 0.49~2.54Sv，与前苏联的基线率比，白血病相对危险系数为 1.45/Gy。一般认为，接受 1Gy 以上照射后在 15~20 年间，将发生白血病 1~2 例$\times10^{-6}$/cGy[3]。

（二）在法国

1990 年，公布了法国诺曼底（Normandy）的 Nord Cotenin 地区儿童白血病发病率增加。在这一地区有几个核装置，包括坐落在 La Hague 的核燃料再生厂和 Flamanville 核电厂。在 1978~1990 年期间，被诊断的 23 例白血病是生活在距 La Hague

35km 半径内的约 25 岁患者（standardized incidence ratio，SIR = 2.99），另外在 Flamanville 市区检出 3 例白血病（SIR = 2.5）；然而，2 个超额危险具有统计学意义[12]，这种超额危险是在 1978～1992 年期间注册的，并由 Viel 及其同事进一步研究。这些分析延续到 1998 年，在患者年龄和白血病细胞学类型获得了有意义的结果（SIR = 2.17；95%CI：0.71～5.07），注意到 5～9 岁儿童 ALL 有意义的超额比率（SIR = 6.38；95%CI：1.32～18.65）[13]。这些报告无疑加重了一般公众和科学团体的焦虑和利害关系。

法国原子能委员会（French Atomic Energy Commission，CEA）和核燃料公司（Nuclear Fuel Company，AREVA NC）经过 10 年随访后，观察了低剂量和低剂量率白血病死亡率。一组包括在 CEA 或 AREVA NC 于 1950～1994 年期间受雇至少 1 年的辐射监测工作者，并在 1968～2004 年期间继续受雇的工作者。应用超额相对危险（ERR）模型和时间依赖修正因子以时间窗观察外照射和白血病死亡率之间的关联性。一组 36 769 例工作者，追踪平均 28 年，其中 73 例患白血病而死亡。在有阳性记录的工作人员中，平均累积外照射剂量是 21.7mSv。在 2 年延迟推测的结果指出，白血病危险（除外 CLL）每 10mSv 明显增加 8%。对于髓系白血病这种关联性是很大的。ERR/Sv 越高，在 2～14 年间接受的照射剂量越早，说明自照射后的时间效应将会减弱。对于每年接受剂量率≥20mSv 的照射，ERR/Sv 也会很高。这些结果与其他核工作者研究的发现是一致的。然而，置信区间仍很宽。进一步应合并核工作者群组进行分析[14]。

（三）在美国

2005 年后，美国对汇集的核工作者群组进行嵌套式病例-对照研究，分析白血病，评价其 ERR。观察的 105 245 例核工作者，有 369 例患白血病死亡。对非 CLL 白血病（其他种类白血病）校正的 ERR 是 0.09/100mGy（95%CI：-0.17～0.65）。增高的非 CLL 危险是在达到发病年龄之前 6～14 年受照所观察的结果（ERR/100mGy = 1.9；95%CI：<0～8.0）。滞后模型表明，在很低（<10mGy）和高（>100mGy）剂量的危险呈非线性，归因于线性模型不精确的结果，其危险评估与以往的评估一致[15]。

另外，研究者汇集了群组 119 195 例美国能源部核武器设施（Hanford site、Idaho National Laboratory、Oak Ridge National Laboratory 和 Savannah River site）及 Portsmouth Naval Shipyard 的核工作者。这个群组是以从事辐射工作开始（最早在 1944～1952 年），直到 2005 年。研究应用回归建模分析，评价外照射与其疾病（所有的癌症，吸烟和非吸烟相关的癌症，所有的淋巴和造血系统癌症；白血病，除外 CLL；多发性骨髓瘤，心血管疾病及其他）的剂量反应相关性。在这个群组中，受照平均剂量是 20mSv。与一般人群比较，大多死亡率低于预期值，但间皮瘤和胸膜瘤明显增加。研究发现，对于所有癌症（不包括白血病），ERR/10 mSv 是 0.14（95%CI：-0.17%～0.48%）；非吸烟相关癌症较高，为 0.70%（95%CI：0.058%～1.5%）；吸烟相关癌症较低，为 -0.079%（95%CI：-0.43%～0.32%）；白血病为 1.7%（95%CI：-0.22%～4.7%），类似淋巴和造血系统癌症为 1.8%（95%CI：0.027%～4.4%）；多发性骨髓瘤为 3.9%（95%CI：0.60%～9.5%）；心血管疾病为 0.026%（-0.25%～0.32%）。对于大多疾病，在核设施、出生队列或性别几乎未见到其异质性。所观察的结果类似于以前汇集的大的核工作者研究和日本原子弹爆炸幸存者寿命研究（LSS）所获得的结果（除外多发性骨髓瘤）。对于大多疾病，在受到辐射后其危险倾向可持续多年，说明继续随访核工作者群组的重要性[16]。

（四）在德国

在1991~1997年期间，研究者观察了4844例德国核电站工作者职业性辐射接触的死亡危险。后来，增加了在德国所有17座核电站的8972名工作者。从1991年开始随访，延长到2008年；期间，在男性中观察到总的死亡310例。从所有原因死亡评价标准死亡率（standardized mortality ratio，SMR）是0.50（95% CI：0.45~0.56）。其中，癌症总的死亡126例，SMR=0.65，95%CI：0.51~0.82；白血病死亡7例，SMR=1.23，95% CI：0.42~2.84。总的来说，与德国一般人群比较，其死亡率降低，提示这一群组工作者未受核电站辐射的影响。在剂量反应中，对辐射未有统计学意义的危险性。除外CLL，白血病的危害比率（hazard ratio，HR/mSv）是1.004（95% CI：0.997~1.011）[17]。

另外，德国Wismut公司对其59 000名男性职业性接触电离辐射及开采铀矿劳作期间的积尘有关的健康危险进行大规模的单一研究，发现随着累积的氡和硅尘暴露的增加，肺癌的死亡率也明显增加。对于胸腔气道肿瘤、所有肺外肿瘤和心血管疾病的危险与辐射接触相关性给予评价。对于这一群组的其他一些部位癌症（如胃癌和肝癌）死亡率，与一般人群比较，在统计学上存在明显地增加；但是，对于职业性照射的人员无统计学意义。白血病死亡率和职业性辐射剂量之间也无关[18]。

（五）在其他国

在20世纪90年代，许多来自于加拿大、英格兰、法国、德国和苏格兰的研究，大多采用的病例-对照研究结果，是不明确的。一些研究证实，诊断的儿童白血病与核装置的距离之间有统计学意义的相关性，而其他研究者则证明无关[19,20]。例如，法国的病例-对照研究[21]、瑞士全国性的队列研究、CANUPIS研究、英国COMARE（Committee on Medical Aspects of Radiation in the Environment）分析（2011）[22]，以及加拿大的一项大规模生态观察和RADICON研究，均未提供核电厂附近住宅和儿童白血病或其他癌症危险之间关联的证据[23]。

目前，公布的可靠调查资料指出，在核装置周围的儿童群组仅在3个地方检测到白血病患者：英格兰Sellafield附近、苏格兰Dounreay附近和德国Krümmel附近[24]。然而，对于这些群组，反复地证明暴露电离辐射不是根本的使动因素，75%~90%病例真正的原因仍不得知，并且很可能是几个因素起到一定的协同作用，或发展为白血病的后果[24~27]。

许多可信性分析明确地指出，居住在核电站附近人群的辐射量太低，以至于不能说明在几个人群的年轻人中发现的白血病和其他癌症数量增加的理由。这些发现的最可能性解释，尤其是儿童白血病群组，随着核工作者由外部流入新的工业化农村地区（核电站建立在平常的地方），这些地方的当地人对新来者带来的病毒无免疫力。当然，其他可能的白血病致病和有助的因子也必须要考虑，包括在时间和空间上儿童白血病形成自发群组的公认的趋势。另外，除了其他以外，需要了解宫内和儿童早期接触电离辐射，应用特定的地理位置和剂量测定数据，考察放射性核素运输和摄入通路等[28,29]。不管未来研究的结果如何，可负责地断言，一生居住在正常运转的现代化核电厂附近，对人不会造成特殊的健康危险，当然也不会引起癌症[30]。

五、医疗照射

（一）X 射线工作者

20 世纪 80 年代，国内对 1950～1980 年期间从事医院放射科 X 射线工作者恶性肿瘤发生率和死亡率的调查。职业照射组和对照组全部恶性肿瘤发病率分别为 75.24/10 万和 58.74/10 万，死亡率分别为 50.30/10 万和 32.78/10 万。两组人员白血病的发病率分别为 9.61/10 万和 2.74/10 万，标化发病率分别为 9.67/10 万和 2.77/10 万，医用 X 射线诊断工作者非常显著高于对照的医务人员；两组人员白血病的死亡率分别为 8.60/10 万和 1.24/10 万，标化死亡率分别为 8.60/10 万和 1.28/10 万。差异有非常显著的意义。大多数（65.5%）白血病病例是在 1960 年参加放射工作的人员。1971 年以后参加放射工作的人员白血病发病率降为 4.3/10 万，与相应的对照组比较，在统计学上无显著性差异[31]。

国外报告，X 射线医师发生白血病增高见于 20 世纪 40 年代以前防护不佳的受照者。1920～1934 年，美国放射科、内科和耳鼻喉科医生白血病标化死亡比（standardized mortality ratio，SMR）分别为 2.01、0.79 和 0.62（$P<0.05$）。我国 1996 年全国调查 1950～1995 年间从事射线工作者共观察 694 886 人年，对照组 768 652 人年，白血病死亡相对危险度（RR）为 2.28（$P<0.05$），其中有 79.5% 为 1970 年以前参加工作的[3]。

（二）放射治疗

1935～1954 年期间，英国和北爱尔兰共有 14 554 例强直性脊椎炎患者接受 X 射线治疗。脊椎和骨盆局部受照 3.75～27.5Gy，到 1960 年有 60 例死于白血病，而且发病率与受照剂量呈线性相关；同时，选择年龄、性别相同未接受照射的对照组患者（不是强直性脊椎炎患者），只有 5 例死于白血病[3]。

（三）CT 辐射

根据联合国辐射效应委员会（UNSCEAR）2000 年报告[1]，医疗水平较高的国家在 1970～1979 年间的年均 CT 检查人数比例为 6.1‰，1991～1996 年间的年均 CT 检查人数增长到 48‰。在过去的 25 年，CT 的使用在英国增长了 12 倍，在美国增长超过 20 倍。CT 的高频率使用引发对其辐射安全性的关注和争论。根据国际辐射防护委员会（International Commission on Radiological Protection，ICRP）标准，辐射总危险度为 0.0165/Sv。无论是从原子弹爆炸幸存者数据计算出的超额致癌风险最低剂量 30～40mSv，还是从 15 个国家核工业人员推算的最低累积剂量 19.5mSv，均处于 CT 诊断产生的辐射范围[32]。

尽管 CT 扫描在临床上作用很大，但存在与电离辐射相关的潜在致癌危险，尤其对儿童，比成人辐射敏感性高。研究者评价一组儿童和青年经 CT 扫描后白血病和脑肿瘤的危险。在回顾性群组调查研究中，包括 1985～2002 年期间在英格兰、威尔士或苏格兰（英国）国家卫生服务（National Health Service，NHS）中心经 CT 首次检查的以前未诊断的癌症患者，这些受检者年龄<22 岁。所获得的资料来自于 1985 年 1 月 1 日～2008 年 12 月 31 日在 NHS 中心注册的有关肿瘤发生、死亡率和随访遗失的资料。每次扫描以 mGy 估算脑和红骨髓的吸收剂量，用泊松相对危险模型评价白血病和脑瘤超额发生率。为避免 CT 扫描与癌症诊断的混杂因素，分别在第 1 次 CT 扫描后的第 2 和第 5 年随访白血病和脑肿瘤病例。观察发现，在随访期间，178 604 例

中的74例诊断为白血病，176 587例中的135例诊断为脑瘤。研究发现，来自于CT扫描辐射和白血病（ERR/mGy = 9.036，95%CI：0.005～0.120；$P = 0.0097$）和脑瘤（ERR/mGy = 0.023，95% CI：0.010～0.049；$P<0.0001$）发生呈正相关。与接受低于5mGy剂量照射患者比较，至少接受累积30mGy（平均51.13mGy）剂量的白血病患者的相对危险度为3.18（95% CI：1.46～6.94）；接受累积剂量50～74mGy（平均剂量60.42mGy）的脑瘤患者的相对危险度为2.82（95%CI：1.33～6.03）。

儿童接受CT扫描的累积剂量达50mGy，可增加约3倍的白血病风险；接受60mGy照射，可增加约3倍的脑瘤风险。因这些癌症相对少见，累积的绝对危险较小：在第1次CT扫描后的10年，对于<10岁的患者，每1万例头部CT扫描只发生1例超额白血病或脑瘤患者[33]。

在德国，对接受CT检查的15岁前儿童发生肿瘤的危险进行了队列研究，尤其是对白血病、中枢神经系统肿瘤和淋巴瘤进行评价，资料来源于20家医院1980～2010年间至少接受1次CT受照的儿童。在44 584例儿童中进行过71 073次CT检查，其贡献为161 407人年；通过德国儿童癌症注册（German Childhood Cancer Registry，GCCR）随机检索，最初确定46例具有危险性。在第1次CT检查时，提示可能存在癌症征象的有7例。总体上，观察到的癌症病例（observed，O）比预期的（expected，E）多，但淋巴瘤由于未意料到和可能的偏倚结果而受到影响。对于白血病，标准发生率（SIR = O/E）为1.72（95%CI：0.89～3.01，O = 12）；而中枢神经系统肿瘤SIR为1.35（95% CI：0.54～2.78，O = 7）。因此，暴露CT仅从临床获得的资料可能被低估[34]。

CT辐射致癌问题一直是争议的热点。2007年，Brenner提出的“美国1.5%～2%的癌症可能是由CT辐射导致”的看法引起学术界的强烈质疑和媒体的广泛关注。另有学者认为，癌症的发生和CT辐射是没有直接关系的。Zondervan等调查了4年内接受过45 632次CT扫描的25 104名患者，发现大多数CT诱发的癌症是零星偶发的，频繁CT扫描只增加重症患者的癌症风险。常规CT检查有助于了解病程，进行针对性治疗，从而延长生命，但寿命延长将使致癌风险增加凸显。所以，CT的检查取决于获益与风险的比例，综合而言，CT的获益是主要的[32]。

六、天然辐射

（一）陆地和宇宙辐射

1. 在国内

在中国，居住在辐射高本底地区（6mSv/a）的居民，其双着丝和环染色体畸变率明显高于对照地区（2mSv/a）居民，辐射相关危险大多增加。在30岁受照，到70岁时评估性别平均超额绝对危险率，在不同部位是不同的；并且，发生癌症的危险明显增加，依次是胃癌、乳腺癌、结肠癌和肺癌。18岁前受照后，发生白血病和甲状腺癌的潜伏期较其他实体瘤短[35]。

马金香等[36]为了解广东省儿童青少年白血病发病的生态学病因，采用SPSS 13.0软件进行疾病监测的Spearman等级相关分析。结果证明，广东省儿童（0～18岁）白血病发病率具有明显的地区差异，茂名地区最低为0.42/10万，江门地区最高为3.13/10万，后者为前者的7.45倍，与自然地理环境中的天然放射性核素^{226}Ra（镭）和^{232}Th（钍）存在等级相关，相关系数（r）分别为0.70（$P = 0.011$）和0.66

（$P=0.020$），其中 ALL 与^{226}Ra 和^{232}Th 的 r 分别为 0.66（$P=0.019$）和 0.64（$P=0.025$）。分析居室内 γ 辐射剂量率与儿童白血病发病率存在相关性，r 为 0.59（$P=0.042$），同时对人均总有效剂量当量与儿童白血病关系进行分析，上述相关性仍然存在，r 为 0.59（$P=0.042$）。结果提示，广东省儿童、青少年白血病发病可能与该地区土壤天然放射性核素以及天然放射性有关。

2. 在其他国家

以往的流行病学研究和定量危险评价（quantitative risk assessment，QRA）提示，天然辐射高本底可引起儿童白血病。应用 QRA 预测法国与天然辐射相关的 3 种放射性物质（氡、宇宙射线和陆地 γ 射线）所致儿童白血病的超额危险，并应用 UNSCEAR 推荐的超额相对和绝对危险模型。这两种模型由日本原子弹爆炸幸存者寿命研究（LSS）发展而来。评价法国儿童时期红骨髓累积氡、陆地和宇宙射线的剂量分别是 4.4、7.5 和 4.3mSv。与这些天然辐射源有关的儿童超额分数（用百分数表示）分别是 20%（95% CI：0～68%）和 4%（95%CI：0～11%），这是在超额相对和绝对危险的情况下。大的 CI 以及不同点的评价是在这两种模型下获得的，强调预测辐射相关儿童白血病危险的不确定性。这些结果有效地提供由 LSS 发展模型能够转移到法国儿童群体和慢性天然辐照，并且必须考虑近年来相关儿童白血病其他潜在危险因素的有限知识。最后，强调天然辐射对儿童白血病作用的进一步流行病学观察的必要性，以减少不确定性，并有助于制订辐射防护标准[37]。

在瑞士全国性人口普查基础上进行群组研究，观察儿童癌症发生率与陆地 γ 射线和宇宙射线本底辐射相关性。观察对象为 1990～2000 年瑞士全国人口普查<16 岁的儿童，随访持续到 2008 年。发生的癌症病例由瑞士儿童癌症登记处（Swiss Childhood Cancer Registry）确认。照射模型用于预测当地居民陆地和宇宙辐射的剂量率。Cox 回归模型用于评价出生后癌症危险与剂量率和累积剂量之间的相关性。在人口普查的 2 093 660 例儿童中，1782 例发生癌症，其中包括 530 例白血病、328 例淋巴瘤和 423 例中枢神经系统（CNS）肿瘤。对任何癌症外照射累积剂量的危险率/mSv 为 1.03（95%CI：1.01～1.05），白血病为 1.04（95% CI：1.00～1.08），淋巴瘤为 1.01（95%CI：0.96～1.05），CNS 肿瘤为 1.04（95%CI：1.00～1.08）。本研究提示，本底辐射可能促成儿童癌症的危险，包括白血病和 CNS 肿瘤。在瑞士全国人口普查为基础的群组研究发现，与暴露 100nSv/h 比较，儿童暴露本底辐射≥200nSv/h 的外照射剂量率，其癌症危险增加。趋势分析证实，出生后接受的累积剂量对总的癌症以及白血病和 CNS 肿瘤的危险增加[38]。

大多以前关于陆地或宇宙射线本底辐射的儿童癌症危险的研究是生态学的，其结果为多样化。英国对儿童居室进行病例-对照研究，未发现其关联的证据[39]。近来，来自于英国的以病案记录为基础的病例-对照研究，发现随着累积 γ 射线剂量增加儿童白血病危险增加。但其他癌症类型无明显变化[40]。

（二）氡的暴露

氡是铀的衰变产物，是花岗石和变质岩石（granitic and metamorphic rocks）自然发生的元素[41]。氡由土壤发出，浓集在建筑物内。居室氡是主要的天然电离辐射来源。在世界范围，粗略评估，平均每年 50%的电离辐射剂量出自于氡的贡献[42]。在瑞士，评估为 60%[43]。

以瑞士全国性人口普查为基础的群组进行研究，包括所有在 2000 年 12 月 5 日人口普查时生活在瑞士的<16 岁儿童。随访持续到诊断、死亡、移居、儿童的第 16 个生日或随访到 2008 年 12 月 31 日前。对每一个体家庭住址进行居室氡水平的评价，依据应用在整个瑞士获取的接近45 000例测量所产生和有效的模型。资料用 Cox 比例风险模型分析，对儿童年龄、性别、出生序列、双亲社会经济状况、环境 γ 射线辐射和周期效应进行调整。本研究总计包括 997 例儿童癌症。与暴露于中间值以下浓度（<77.7Bq/m^3）氡的儿童比较，暴露于≥第 90 个百分位（≥139.9Bq/m^3）儿童所有癌症调整的百分比为 0.93（95% CI：0.74~1.16），所有白血病为 0.95（95% CI：0.63~1.43），ALL 为 0.90（95% CI：0.56~1.43），CNS 肿瘤为 1.05（95% CI：0.68~1.61）。结论：未发现居室氡暴露与儿童癌症相关，尽管在瑞士氡水平相对较高[44]。

同样，来自于英国基于注册的病例-对照研究，包括 27 447 病例（其中，9058 例白血病，6585 例 CNS 肿瘤）和 36 793 例匹配对照，对于出生后室内 γ 射线累积照射的每一种恶性病，发现所有儿童癌症相对危险度为 1.03（95%CI：1.00~1.07），白血病为 1.09（95%CI：1.02~1.17），ALL 为 1.10（95%CI：1.02~1.19），淋巴瘤为 1.01（95%CI：0.93~1.09），CNS 肿瘤为 1.02（95%CI：1.02~1.19）[45]。

丹麦的研究报告是根据 1968~1994 年间诊断的 860 例白血病和 1720 例注册的对照组，认为居室氡暴露与 ALL 相关（率比=1.56；95% CI：1.05~2.30 per 1000 Bq/m^3-years）[46]。丹麦的病例-对照研究分析的报告指出，来自于公路交通的污染可能增加氡和儿童白血病之间的相关性[47]。因此推测，氡衰变产物附着在车辆排出的颗粒上，可能是引起这种观察结果的原因。

七、电离辐射诱发白血病机制

（一）电离辐射诱发白血病的 DNA 损伤及修复的分子事件

在原子弹爆炸幸存者和放疗受照者中，AML 患者均呈剂量依赖性增加[48]。对于白血病重要的原初事件是 DNA 双链断裂损伤，潜在性导致染色体畸变，如缺失或错配修复时出现特异白血病特征性融合基因。虽然染色体缺失所致遗传物质丢失，但丧失功能的突变可能发生以及增加癌症进展。一般认为，肿瘤逐渐发展为单细胞、“原始细胞”和保持肿瘤细胞类型的突变，但癌干细胞（CSC）可能与其不同[49, 50]。

白血病是造血系统重要的肿瘤疾病。这种疾病是一种靶细胞基因组获得修饰的后果，电离辐射很可能作用于骨髓的干细胞。然而，白血病也可能由于更多祖细胞引起突变和（或）选择性基因表达，增加它们的自我更新能力。例如，已证明白血病干细胞通过特异易位编码的表达融合蛋白的祖细胞而产生[51]。

在切尔诺贝利核电站事故清理人员中发生的 CLL 是白血病最普通的形式，具有某些特殊的特征。因此，依赖于电离辐射受照史及其临床特点，研究 CLL 患者 DNA 修复基因多态性的可能差异。在 64 例受到核电站照射的 CLL 患者、114 例非受照的 CLL 患者和 103 例性别和年龄匹配的对照受照者中，研究 Arg399Gln XRCC1、Thr241Met XRCC3 和 Lys751Gln XPD 多态性，应用 PCR-限制片段长度多态性进行分析。所有观察的多态性在 CLL 患者和受照对照的 2 组均相等分布，除了与对照组［45.6%，OR（相对危险度，odds ratio）=0.37；95% CI：0.18~0.75］比较，受照的 CLL 患者（23.7%）中普通纯合子的 Lys/Lys XPD 基因型明显减低（$P=0.005$）。与对照受照者比较，具有 Lys/Lys XPD 基因型非受照 CLL 患者（37.4%）数也降低，虽然无明显差异（$P=0.223$）。这些初步的数据提示，对于 CLL 发生可能存在一种 Lys751Gln XPD 多态性的修饰作用，尤其是在受照的人中[52]。

（二）电离辐射诱发小鼠 AML 染色体 2 缺失

研究者探讨电离辐射诱导 CBA/H 小鼠模型 AML 多阶段致癌分子机制发现，开始阶段比例很高的白血病染色体 2 特异中间缺失。这种缺失导致 Sfpi 基因的丢失，这是造血发生的一种必要基因物质；其产物为转录因子 PU.1，在这种模型中作为肿瘤抑制因子而发生作用。虽然这种缺失在受照后早期通过细胞遗传学技术能够检出，但在体内携带这种缺失及其命运的造血细胞的精确特征仍未得到证实[53]。

实验证实，3Gy X 射线单次全身照射，诱发 AML 的最大可能性约为 25%。在发生 AML 的 CBA/H 小鼠和其他易感品系小鼠，发现 90% 以上的白血病幼稚细胞染色体 2 单拷贝部分缺失。染色体 2 中间缺失（Del2）是 AML 特征[54]。在 50% 动物携带染色体缺失的细胞，大约在照射后 12 个月开始克隆式扩增，可能是增殖性和选择性优势，但最后仅 25% 小鼠诊断 AML，提示对于 AML 发生需要其他自发的分子事件。所有小鼠受到 3Gy 全身照射后 24h，在骨髓中可见 Del2，虽然这种早期染色体缺失还不能直接导致小鼠发生 AML，但这种启动的分子事件可潜在引起白血病[55]。这种关键的基因在缺失区域被证明为 Sfpi1 基因，编码造血转录因子 PU.1[56]。Sfpi1 基因由于外显子 5 点突变（DMA 结合域）而受损，随之接近 70% 的 AML 半合子丢失。Sfpi1 基因转录表达水平和 PU.1 蛋白表达在几种情况下已显示对于造血细胞的突变和分化是非常重要的[57]。更重要的是，在体内这种基因减少约 20% 的正常水平，或条件性完全失活，可引起 AML 的发生[58]。某些情况，AML 无 Sfpi1 缺失或点突变。此外，在一组 AML 内存在 Flt3（在人类 AML 是最普通的突变）的内在串联重复[59]，Flt3 和 Sfpi1 表达之间存在负相关[60]。

在小鼠受照后 12～15 个月，约 50% 可检出带有染色体 2 缺失的骨髓细胞扩增性克隆；最终，15%～25% 受照的小鼠发生 AML；几乎 80%～90% 患病小鼠携带部分 Del2[61] 以及小量小鼠携带 Flt3 内部串联重复（一种人类白血病普通的突变）[62]。几乎 70% 患病小鼠保留的 Sfpi1 基因拷贝在蛋白质 DNA 结合域的序列编码上具有点突变[63]。并且，发现这种突变导致 PU.1 转录因子的降低或功能异常[64]。因此，PU.1 进一步被证明在某种类型 AML 中的重要性[65]。

一般推测，白血病产生于早期造血祖细胞或造血干细胞。实验通过几种技术，即 FISH、报告基因模型、流式细胞术和体内或体外脾克隆形成单位（CFU-S），监测未成熟骨髓细胞（Lin^-）和造血干细胞/多潜能祖细胞（LSK）染色体 2 缺失频率。研究证实，部分染色体 2 缺失出现于 LSK 亚群，但在 Lin^- 和 CFU-S12 细胞未能检出。然而，将 Lin^- 或 LSK 细胞移植入宿主小鼠，测定特殊的照射细胞群体是否获得比未照射细胞的增殖性增加。有趣的是，含有染色体 2 缺失的 LSK 亚群未出现再群体化及未照射群体化。提示，染色体缺失不提供生长和体内的再群体化，至少在发生后的早期阶段。

对 AML 易感的小鼠骨髓细胞的几种亚

群存在染色体 2 中间缺失，并发现其在 LSK 亚群中检出的频率比含有更多的祖细胞 MEPs 和 CMPs 或原始的造血干细胞（HSC）群体中高。应当注意到，在允许细胞分裂/倍增的生长期，应考虑到携带缺失细胞的选择和丢失。因此，AML 来源的细胞更可能是早期的祖细胞。这些结果证实，带有 HSC-phenotype（如 $L^- S^+ K^+$ Thy-1^{lo} Flt3^-）和 MPP-phenotype（如 LSK Thy-1^{lo} Flt3^+）细胞的 Sfpi1 缺失频率具有更深远的特征。提示，进一步需要明确在染色体 2 中间缺失和其他突变之间相互关系特征，以及电离辐射对这些特殊细胞的增殖能力（存在和不存在染色体 2 中间缺失）[66]。

参 考 文 献

[1] UNSCEAR. Sources and effects of ionizing radiation. New York：United Nations；2000. United Nations Scientific Committee on the Effects of Atomic Radiation. Report 2000.

[2] UNSCEAR. Sources and effects of ionizing radiation. New York：United Nations；2008. United Nations Scientific Committee on the Effects of Atomic Radiation. Vol. Ⅱ Effects. Report 2008.

[3] 龚守良主编. 医学放射生物学. 第 4 版. 北京：中国原子能出版社，2015：533-556.

[4] BEIR Ⅶ. Health risks from exposure to low levels of ionizing radiation BEIR Ⅶ Phase 2. The National Academies Press；Washington DC：2006.

[5] 叶常青主编. 放射性肿瘤的判断——科学基础和损害赔偿. 北京：科学出版社，2007：42-43.

[6] UNSCEAR（United Nations Scientific Committee on the Effects of Atomic Radiation）. Annex B：Effects of radiation exposure of children. In：UNSCEAR Report 2013，Sources，Effects and Risks of Ionizing Radiation，Vol. Ⅱ. New York：United Nations Scientific Committee on the Effects of Atomic Radiation（UNSCEAR），United Nations. 2013.

[7] Wakeford R. The risk of childhood leukaemia following exposure to ionising radiation—a review. J Radiol Prot，2013，33：1-25.

[8] Little MP，Wakeford R，Kendall GM. Updated estimates of the proportion of childhood leukaemia incidence in Great Britain that may be caused by natural background ionising radiation. J Radiol Prot，2009，29：467-482.

[9] Prysyazhnyuk AY，Bazyka DA，Romanenko AY，et al. Quarter of century since the Chornobyl accident：cancer risks in affected groups of population. Probl Radiac Med Radiobiol，2014，19：147-169.

[10] Romanenko AY，Finch SC，Hatch M，et al. The Ukrainian-American study of leukemia and related disorders among Chornobyl cleanup workers from Ukraine：Ⅲ. Radiation risks. Radiat Res，2008，170（6）：711-720.

[11] Zablotska LB，Bazyka D，Lubin JH，et al. Radiation and the risk of chronic lymphocytic and other leukemias among chornobyl cleanup workers. Environ Health Perspect，2013，121（1）：59-65.

[12] Viel JF，Richardson S，Danel P，et al. Childhood leukemia incidence on the vicinity of La Hague nuclear-waste reprocessing facililty（France）. Cancer Causes Control，1993，4（4）：341-343.

[13] Guizard AV，Boutou O，Pottier D，et al. The incidence of childhood leukaemia around the La Hague nuclear waste reprocessing plant（France）：a survey for the years 1978～1998. J Epidemiol Community Health. 2001，55：469-474.

[14] Metz-Flamant C，Samson E，Caër-Lorho S，et al. Leukemia risk associated with chronic external exposure to ionizing radiation in a French cohort of nuclear workers. Radiat Res，2012，178（5）：489-498.

[15] Daniels RD，Bertke S，Waters KM，et al. Risk of leukaemia mortality from exposure to ionising radiation in US nuclear workers：a

pooled case-control study. Occup Environ Med, 2013, 70 (1) : 41-48.

[16] Schubauer-Berigan MK, Daniels RD, Bertke SJ, et al. Cancer mortality through 2005 among a pooled cohort of U. S. nuclear workers exposed to external ionizing radiation. Radiat Res, 2015, 183 (6) : 620-631.

[17] Merzenich H, Hammer GP, Tröltzsch K, et al. Mortality risk in a historical cohort of nuclear power plant workers in Germany: results from a second follow-up. Radiat Environ Biophys, 2014, 53 (2) : 405-416.

[18] Walsh L, Grosche B, Schnelzer M, et al. A review of the results from the German Wismut uranium miners cohort. Radiat Prot Dosimetry, 2015, 164 (1~2) : 147-153.

[19] Laurier D, Bard D. Epidemiologic studies of leukemia among persons under 25 years of age living near nuclear sites. Epidemiol Rev, 1999, 21 : 188-206.

[20] Nussbaum RH. Childhood leukemia and cancers near German nuclear reactors: Significance, context, and ramifications of recent studies. Int J Environ Heath, 2009, 15 : 318-323.

[21] Sermage-Faure C, Laurier D, Goujon-Bellec S, et al. Childhood leukemia around French nuclear Power plants-The geocap study, 2002-2007. Int J Cancer, 2012, 131 : E769-E780.

[22] COMARE. Committee on Medical Aspects of Radiation in the Environment. 14th Report: Further Consideration of the Incidence of Childhood Leukaemia Around Nuclear Power Plants in Great Britain. Health Protection Agency; London : 2011.

[23] Lane R, Dagher E, Burtt J, et al. Radiation exposure and cancer incidence (1990 to 2008) around nuclear power plants in Ontario, Canada. J Environ Prot, 2013, 4 : 888-913.

[24] Anderson LM, Diwan BA, Fear NT, et al. Critical windows of exposure for children's health: cancer in human epidemiological studies and neoplasms in experimental animal models. Environ Health Perspect, 2000, 108 (Suppl. 3) : 573-594.

[25] Lichtenstein P, Holm NV, Verkasalo PK, et al. Environmental and heritable factors in the causation of cancer-analyses of cohorts of twins from Sweden, Denmark, and Finland. N Engl J Med, 2000, 343 : 78-85.

[26] Greaves M. Infection, immune responses and the aetiology of childhood leukemia. Nat Rev Cancer, 2006, 6 : 193-203.

[27] Rossig C, Juergens H. Aetiology of childhood acute leukaemias: Current status of knowledge. Rad Prot Dos, 2008, 132 : 114-118.

[28] Wing S, Richardson DB, Hoffmann W. Cancer risks near nuclear facilities: The importance of research design and explicit study hypotheses. Environ Health Perspect, 2011, 119 : 417-421.

[29] NRC. National Research Council of the National Academies. Analysis of Cancer Risks in Populations near Nuclear Facilities Phase 1. The National Academies Press; Washington, DC : 2012.

[30] Janiak MK. Epidemiological evidence of childhood leukaemia around nuclear power plants. Dose Response, 2014, 12 (3) : 349-364.

[31] 樊飞跃，姜恩海主编. 放射病疾病诊断标准应用指南. 北京：中国质检出版社，中国标准出版社，2013 : 160.

[32] 刘晓冬. CT 扫描的低剂量辐射生物效应. 医学参考报：放射医学与防护频道，2014，(6) : G5.

[33] Pearce MS, Salotti JA, Little MP, et al. Radiation exposure from CT scans in childhood and subsequent risk of leukaemia and brain tumours: a retrospective cohort study. Lancet, 2012, 380 (9840) : 499-505.

[34] Krille L, Dreger S, Schindel R, et al. Risk of cancer incidence before the age of 15 years after exposure to ionising radiation from computed tomography: results from a German cohort study. Radiat Environ Biophys, 2015, 54

(1): 1-12.

[35] Hosoi Y. Radiation carcinogenesis. Gan To Kagaku Ryoho, 2013, 40 (11): 1446-1450.

[36] 马金香, 雷毅雄, 叶铁真. 广东地区儿童白血病与天然放射性的关系. 中华流行病学杂志, 2008, 29 (4): 343-345.

[37] Laurent O, Ancelet S, Richardson DB, et al. Potential impacts of radon, terrestrial gamma and cosmic rays on childhood leukemia in France: a quantitative risk assessment. Radiat Environ Biophys, 2013, 52 (2): 195-209.

[38] Spycher BD, Lupatsch JE, Zwahlen M, et al. Background ionizing radiation and the risk of childhood cancer: A census-based nationwide cohort study. Environ Health Perspect, 2015, 123 (6): 622-628.

[39] UK Childhood Cancer Study Investigators. The United Kingdom Childhood Cancer Study of exposure to domestic sources of ionising radiation: 2: gamma radiation. Br J Cancer, 2002, 86: 1727-1731.

[40] Kendall GM, Little MP, Wakeford R, et al. A record-based case-control study of natural background radiation and the incidence of childhood leukaemia and other cancers in Great Britain during 1980 - 2006. Leukemia, 2013, 27 (1): 3-9.

[41] Gillmore GK, Phillips PS, Denman AR. The effects of geology and the impact of seasonal correction factors on indoor radon levels: a case study approach. J Environ Radioact, 2005, 84 (3): 469-479.

[42] Charles M. UNSCEAR report 2000: sources and effects of ionizing radiation. United Nations Scientific Comittee on the Effects of Atomic Radiation. J Radiol Prot, 2001, 21: 83-86.

[43] Federal Office of Public Health. Bern: Federal Office of Public Health; 2011. Nationaler Radonaktionsplan 2012-2020 [in German].

[44] Hauri D, Spycher B, Huss A, et al. Domestic radon exposure and risk of childhood cancer: A prospective census-based cohort study. Environ Health Perspect, 2013, 121 (10): 1239-1244.

[45] Kendall GM, Little MP, Wakeford R, et al. A record-based case-control study of natural background radiation and the incidence of childhood leukaemia and other cancers in Great Britain during 1980 - 2006. Leukemia, 2013, 27: 3-9.

[46] Raaschou-Nielsen O, Andersen CE, Andersen HP, et al. Domestic radon and childhood cancer in Denmark. Epidemiology, 2008, 19 (4): 536-543.

[47] Bräuner EV, Andersen CE, Sorensen M, et al. Residential radon and lung cancer incidence in a Danish cohort. Environ Res, 2012, 118: 130-136.

[48] Sill H, Olipitz W, Zebisch A, et al. Therapy-related myeloid neoplasms: pathobiology and clinical characteristics. Br J Pharmacol, 2011, 162: 792-805.

[49] Visvader JE, Lindeman GJ. Cancer stem cells in solid tumours: accumulating evidence and unresolved questions. Nat Rev Cancer, 2008, 8: 755-768.

[50] Visvader JE. Cells of origin in cancer. Nature, 2011, 469: 314-322.

[51] Krivtsov AV, Twomey D, Feng Z, et al. Transformation from committed progenitor to leukaemia stem cell initiated by MLL-AF9. Nature, 2006, 442: 818-822.

[52] Abramenko I, Bilous N, Chumak A, et al. DNA repair polymorphisms in B-cell chronic lymphocytic leukemia in sufferers of Chernobyl Nuclear Power Plant accident. J Radiat Res, 2012, 53 (3): 497-503.

[53] Olme CH, Finnon R, Brown N, et al. Live cell detection of chromosome 2 deletion and Sfpi1/PU1 loss in radiation-induced mouse acute myeloid leukaemia. Leuk Res, 2013, 37 (10): 1374-1382.

[54] Bouffler SD, Breckon G, Cox R. Chromosomal mechanisms in murine radiation acute myeloid leu-

kaemogenesis. Carcinogenesis, 1996, 17 : 655-659.

[55] Bouffler SD, Meijne EIM, Morris DJ, et al. Chromosome 2 hypersensitivity and clonal development in murine radiation acute myeloid leukaemia. Int J Radiat Biol, 1997, 72 : 181-189.

[56] Kastner P, Chan S. PU. 1: a crucial and versatile player in hematopoiesis and leukemia. Int J Biochem Cell Biol, 2008, 40 : 22-27.

[57] Dahl R, Walsh JC, Lancki D, et al. Regulation of macrophage and neutrophil cell fates by the PU. 1: C/EBPalpha ratio and granulocyte colony-stimulating factor. Nat Immunol, 2003, 4 : 1029-1036.

[58] Metcalf D, Dakic A, Mifsud S, et al. Inactivation of PU. 1 in adult mice leads to the development of myeloid leukemia. Proc Natl Acad Sci USA, 2006, 103 : 1486-1491.

[59] Finnon R, Brown N, Moody J, et al. Flt3-ITD mutations in a mouse model of radiation-induced acute myeloid leukaemia. Leukemia, 2012, 26 : 1445-1446.

[60] Brown NL, Finnon R, Bulman R, et al. Sfpi1/PU. 1 mutations in mouse radiation-induced acute myeloid leukaemias affect mRNA and protein abundance and associate with disrupted transcription. Leuk Res, 2011, 35 : 126-132.

[61] Rithidech K, Bond VP, Cronkite EP, et al. Hypermutability of mouse chromosome 2 during the development of X-ray-induced murine myeloid leukemia. Proc Natl Acad Sci USA, 1995, 92 : 1152-1156.

[62] Finnon R, Brown N, Moody J, et al. Flt3-ITD mutations in a mouse model of radiation-induced acute myeloid leukaemia. Leukemia, 2012, 26 : 1445-1446.

[63] Hirouchi T, Takabatake T, Yoshida K, et al. Upregulation of c-myc gene accompanied by PU. 1 deficiency in radiation-induced acute myeloid leukemia in mice. Exp Hematol, 2008, 36 : 871-885.

[64] Mueller BU, Pabst T, Osato M, et al. Heterozygous PU. 1 mutations are associated with acute myeloid leukemia. Blood, 2002, 100 : 998-1007.

[65] Bonadies N, Neururer C, Steege A, et al. PU. 1 is regulated by NF-kappaB through a novel binding site in a 17 kb upstream enhancer element. Oncogene, 2010, 29 : 1062-1072.

[66] Olme CH, Brown N, Finnon R, et al. Frequency of acute myeloid leukaemia-associated mouse chromosome 2 deletions in X-ray exposed immature haematopoietic progenitors and stem cells. Mutat Res, 2013, 756 (1 ~ 2) : 119-126.

(上接第 234 页)

[3] Siu AL. Screening for Breast Cancer: U. S. Preventive Services Task Force Recommendation Statement. Annals of Internal Medicine, 2016, 164 (4) : 270-296.

[4] U. S. Preventive Services Task Force. Screening for breast cancer: U. S. Preventive Services Task Force recommendation statement. Ann Intern Med, 2009, 151 (10) : 716-726.

[5] Song QK, Li J, Huang R, et al. Age of Diagnosis of Breast Cancer in China: Almost 10 Years Earlier than in the United States and the European Union. Asian Pac J Cancer Prev, 2014, 15 (22) : 10021-10025.

[6] 张保宁. 乳腺肿瘤学. 北京: 人民卫生出版社, 2013 : 83.

[原载:《癌症进展》杂志, 2016, 14 (2) : 109-111.]

慢性淋巴细胞白血病药物治疗最新进展

赵东陆　马　军

哈尔滨血液病肿瘤研究所 哈尔滨 150010

慢性淋巴细胞白血病（CLL）仍然是一种不可治愈的恶性血液病，且异质性强，有些患者终生不需要治疗，而有些患者疾病进展较快。虽然利妥昔单抗（美罗华）联合氟达拉滨和环磷酰胺方案取得了非常好的疗效，但绝大多数患者会复发，需接受二线或三线治疗。近 5 年来，CLL 的治疗取得了非常大的进步，特别是 2015 年被称之为“慢性淋巴细胞白血病治疗的进步年”，这与新药的不断涌现是密不可分的。本文就慢性淋巴细胞白血病药物治疗的最新进展进行简要综述。

一、B 细胞受体抑制剂

（一）布鲁顿酪氨酸激酶抑制剂

1. Ibrutinib（依鲁替尼）

Ibrutinib 是第一个被批准用于临床的布鲁顿酪氨酸激酶（Bruton’s tyrosine kinase，BTK）靶向抑制剂。在早期研究中，Ibrutinib 单药治疗复发难治的 CLL 患者，总有效率（CR+PR+PRL）89%，26 个月时，中位无进展生存（PFS）和总生存（OS）均未出现，分别为 75% 和 83%[1]。Byrd JC 等[2]发表了 Ibrutinib 单药治疗初治及复发难治 CLL 患者的最新长期随访结果：试验分为复发难治组和初治组。在复发难治组总有效率为 84%，而初治组总有效率为 90%。在 30 个月时，中位 PFS 及 OS 均未出现，预计两组的 PFS 率分别为 96% 和 60%，总生存率两组分别为 97% 和 79%。亚组分析显示：具有 Del（17p）的患者中位 PFS 为 28.1 个月，PFS 率为 48%，生存率为 65%。具有 Del（11q）的患者中位 PFS 未出现，PFS 率为 74%，生存率为 85%。主要的 3 级以上的不良反应为中性粒细胞减少、血小板减少、高血压及肺炎。2015 年第 57 届 ASH 会议上发表了 Ibrutinib 与苯丁酸氮芥对比，治疗 65 岁以上随机对照的Ⅲ期研究结果[3]。总有效率 Ibrutinib 组为 86%，苯丁酸氮芥组为 36.3%。24 个月时的 OS 率，两组分别为 97.0% 和 85.3%。中位 PFS 两组分别为未出现和 18.9 个月。18 个月时两组 PFS 率分别为 93.9% 和 44.8%。

尽管 Ibrutinib 单药治疗 CLL 的缓解率和持续缓解时间令人瞩目，但是如果患者一直停留在部分缓解阶段，最终可能会发展为耐药。有报道显示[4]，在使用 Ibrutinib 后 388 至 868 天后出现了 Ibrutinib 耐药的现象。这些患者出现了 BTK 结合位点的突变（如 C481S、L845F、R665W 和 S707Y 等突变）。绝大多数患者具有既往多次治疗、复杂染色体核型和 17p-等高危因素。最新的研究发现[5]，这些不能继续使用 Ibrutinib 的患者预后差，生存期短。为了解决这一问题，研究者们正在进行联合治疗的试验，以期待能获得更深层次的缓解和更长的缓解时间。

Brown JR 等[6]报道了 Ibrutinib 联合苯达莫司汀+利妥昔单抗（BR）或氟达拉滨+环磷酰胺+利妥昔单抗（FCR）治疗复发难治 CLL 患者的 Ⅰb 期临床试验的研究结果。BR 方案中苯达莫司汀的剂量为 70mg/m^2 d1 和 d2；FCR 组中氟达拉滨剂量为 25mg/m^2/d，环磷酰胺 250mg/m^2/d d1～3。两组利妥昔单抗的剂量均为第 1 疗程 375mg/m^2，以后每疗程为 500mg/m^2。Ibrutinib 的剂量为 420mg/d，28 天为一个疗程，共 6 个疗程。免疫化疗结束后，继续 Ibrutinib 治疗，直至疾病进展。中位治疗时间为 15.7 个月，总有效率为 93%，其中完全缓解率为 17%，伴淋巴细胞增高的部分缓解率 3%。12 个月和 36 个月时 PFS 率分别为 86%和 70%。中位随访 37.3 个月，中位 PFS 未出现。大多数的不良反应为 1～2 级，包括腹泻、皮疹、乏力、中性粒细胞减少和输液反应。最常见的 3 级以上不良反应有中性粒细胞减少、皮疹、乏力、血小板减少和中性粒细胞减少性发热、蜂窝织炎。Ibrutinib 联合 BR 耐受性良好，没有明显增加骨髓抑制。与以往的研究[7]比较，显著的提高了有效率（93% *vs* 59%）。

HELIOS 研究是一个随机、双盲、安慰剂对照的Ⅲ期临床研究[8]。该研究的目的是观察 Ibrutinib 联合 BR 是否可以显著地提高复发难治 CLL 患者的 PFS。第 57 届 ASH 会议上发表了初步的研究结果[9]。中位随访 17 个月，Ibrutinib+BR 组的 PFS 显著地优于安慰剂+BR 组（未出现 *vs* 13.3 个月）。在各预后不良因素亚组分析中，Ibrutinib+BR 组的 PFS 也均优于安慰剂+BR 组。Paula C 等研究显示[10]，Ibrutinib+BR 方案较 BR 方案不仅可以获得很高的总有效率，并且还能获得的更高的缓解率。Ibrutinib+BR 组的总有效率为 82.7%，BR 组为 76.8%；CR/CRi 两组分别为 21.4% 和 5.9%。同时，另一个研究显示[11]，Ibrutinib 联合 BR 可有效的改善患者乏力症状。但是 Peter H 等将 RESONATE 研究的患者与 HELIOS 研究的患者进行了对比分析发现[12]，Ibrutinib 联合 BR 方案的 PFS 和 OS 与单药 Ibrutinib 是相似的，并没有延长 PFS 和 OS。同时作者指出，由于 Ibrutinib 组合 Ibrutinib+BR 组的中位 PFS 仍未出现，因此现在下结论还为时尚早。

2. 二代 BTK

（1）ACP-196：ACP-196 是一个新型、不可逆的二代 BTK 抑制剂。在临床前体内研究显示[13]，ACP-196 可以抑制接种到小鼠体内的人 CLL 细胞的增殖。第一个 ACP-196 治疗复发难治性 CLL Ⅰ/Ⅱ期临床试验的早期结果在 2015 年 ASH 年会上公布。共 61 例复发难治 CLL 患者进入研究。60 例可评价的患者，中位治疗时间 10.3（0.5～15.9）个月。93%的患者均可耐受 ACP-196 治疗。尚未发现剂量相关不良反应，绝大多数的不良反应为 1～2 级，最常见不良反应为头痛（39%）和腹泻（33%）。3～4 级的不良反应为贫血（7%）、肺炎（7%）和高血压（5%）。没有出现严重的出血、房颤、肿瘤细胞溶解综合征，表明 ACP-196 的耐受性优于其他 BTKs 抑制剂。所有患者均有淋巴结缩小。ORR 为 93%，PR 为 70%，PR 伴淋巴细胞增多（PRL）为 23%，稳定 7%，没有患者疾病进展。17p-患者 ORR 为 100%（PR 72%，PRL 28%），其中 4 例既往曾接受 Idelalisib 治疗的患者也全部达到部分缓解。ACP-199 在初诊（Clinical Trials. gov NCT0247568）和 R/R（Clinical Trials. gov NCT02477696）的 CLL 患者中的Ⅲ期临床试验正在进行中[14]。

（2）BGB-3111：BGB-3111 是一个强效、不可逆、特异性结合的 BTK 抑制剂。

与 Ibrutinib 相比，对 BTK 选择性更高，腹泻、房颤、出血等毒性作用相对较小。在前期动物实验中，BGB-3111 展现出较高的口服生物药效率、靶向抑制性等[15]。在 BGB-3111 治疗复发难治 B 细胞恶性肿瘤的Ⅰ期临床试验中，包括了 8 例复发难治 CLL 患者，其中 6 例取得了疗效[16]。目前，BGB-3111 治疗初治（Clinical Trials. gov NCT0247568）和复发难治的具有高危因素的 CLL 患者（Clinical Trials. gov NCT02477696）的Ⅲ期临床研究正在进行中[15]。

（3）CC-292：CC-292 是一种口服，强效、高选择性、小分子的二代 BTK 抑制剂，可与 BTK 不可逆地共价结合。Ⅰ期临床研究中，共 113 例患者接受 CC-292 治疗，包括复发难治的 CLL、B-NHL 和巨球蛋白血症。CC-292 的剂量范围为 125～1000mg qd；375mg 和 500mg bid；持续剂量为 750mg qd，Ⅱ期推荐剂量为 500mg bid，每周期 28 天。最常见的 3～4 级不良反应为中性粒细胞减少（16%）和血小板减少（8%），最常见的非血液学毒性为腹泻（68%）和乏力（45%）。共 84 例复发难治 CLL 患者进入研究，每日二次剂量组的 ORR 为 53%，以及 10%的 PRL。在高危因素亚组分析中，del（11q）、del（17p）和 IgVH 未突变的有效率（PR+PRL）分别为 71%、69% 和 63%；中位缓解时间分别为 11.0 个月、5.6 个月和未出现[17]。CC-292 联合利妥昔单抗（NCT01744626），或联合来那度胺（NCT01732861，NCT01766583）的临床试验正在筹备中[18]。

（4）ONO-4059：不同于 Ibrutinib 和 CC-292，ONO-4059 是一种可逆性的 BTK 抑制剂。临床前体外研究发现，无论 ONO-4059 单药，还是联合利妥昔单抗都可以抑制 CLL 细胞的增殖。25 例患者进入了 ONO-4059 单药治疗复发难治 CLL 的Ⅰb 期临床研究。剂量为 20～600mg，主要的不良反应为 1～2 级，3～4 级常见的不良反应为中性粒细胞减少、中性粒细胞减少性发热、紫癜和出血。所有患者均出现淋巴结快速缩小的反应，尤其是在 3 个疗程之后。有效率（PR+PRL）为 84%（21/25），中位治疗持续时间为 363 天，还有 19 例患者仍在接受该药物的治疗[19]。

（二）磷脂酰肌醇 3 激酶抑制剂

1. Idlalisib（艾代拉里斯）

Idlalisib 是第一个被批准用于治疗复发难治 CLL 的磷脂酰肌醇 3 激酶 δ（PI3Kδ）抑制剂。由于 Idlalisib+利妥昔单抗的疗效明显优于安慰剂+利妥昔单抗，因此这一随机对照研究在 2013 年中就结束了。试验组（Idlalisib+利妥昔单抗）的 ORR 为 81%，而对照组（安慰剂+利妥昔单抗）只有 13%（$P<0.001$）。在无进展生存方面，中位 PFS 试验组未出现，而对照组为 5.5 个月（$P<0.001$）。12 个月时，两组 OS 率分别为 91% 和 80%（$P=0.02$）。正是基于这一临床试验的数据，2014 年 6 月，美国 FDA 批准 Idlalisib 联合利妥昔单抗治疗复发难治 CLL[20]。一些临床试验目前正在进行中，以评价 Idelalisib 联合利妥昔单抗、奥法木单抗、苯达莫司汀或苯达莫司汀+利妥昔单抗治疗复发难治 CLL 患者的有效性和安全性[21]。在 2015 年 ASCO 年会上公布了一项长期随访结果：Idlalisib 联合化学免疫方案治疗 114 例复发难治 CLL 患者。总有效率为 82.5%，中位 PFS 为 26 个月。而且，有高危因素 del（17p）的患者总有效率为 70%，中位 PFS 为 20 个月[22]。

同样在 2015 年 ASCO 年会上，有学者报告了 Idlalisib 联合奥法木单抗与奥法木单抗单药对照治疗复发难治 CLL 的初步研究结果[23]，这是一项随机对照的Ⅲ期临床研究，按照 2∶1 的比例，将复发难治的 CLL 患者随机分到 Idlalisib 联合奥法木单抗组与奥法木单抗单药组。联合治疗组 ORR 为 75%，而单药组只有 18%（$P<0.001$），两组的中位 PFS 分别为 16.3 个月和 8 个月（$P<0.001$）。

2. Duvelisib（IPI-145）

Duvelisib（IPI-145）是一个新型的 PI3Kγ/δ 抑制剂。早期的 Duvelisib 治疗复发难治 CLL 的研究结果显示[24]，ORR 为 58%，24 个月时 PFS 率为 50%。但是有 78%的患者未能完成治疗，其中包括 33%的患者是因为不良反应而退出该研究。但最近的一项研究显示[25]，Duvelisib 联合治疗耐受性良好。该研究使用 Duvelisib 联合苯达莫司汀或利妥昔单抗或苯达莫司汀+利妥昔单抗，治疗复发难治的 CLL 和 NHL。其中包括 18 例 CLL 患者。Duvelisib 剂量为 25mg、50mg、75mg bid 口服。在最高剂量组（75mg bid）未出现剂量限制性毒性（DLT）。1 例使用 50mg bid 联合大剂量苯达莫司汀（120mg/m^2）的患者出现了 DLT（中性粒细胞减少性发热、中性粒细胞减少超过 7 天，血小板减少超过 7 天）。在可评价的 CLL 患者中 ORR 为 92%。

目前还需要进一步的研究来评价 Duvelisib 的安全性和有效性。

3. 二代 PI3K 抑制剂

TGR-1202 被认为是二代 PI3Kδ 抑制剂，通过改变结构来减轻转氨酶升高的发生率。早期的研究显示[26]，TGR-1202 安全性和耐受性良好，没有出现治疗相关的肝功能损害、肺炎和结肠炎。2015 年 ASH 会议上也有类似的报道[27]：在 75 例复发难治的 CLL、HL 和 NHL 中评价 TGR-1202 的安全性。没有观察到超过 10%患者出现的 3 级不良反应，超过 20%患者出现的所有等级的不良反应有：恶心（44%，3/4 级 0%），腹泻（36%，3/4 级 1%），乏力（31%，3/4 级 3%）。而且，肝功能损害和结肠炎的发生率显著低于其他 PI3K 抑制剂。Lunning MA 等研究发现[28]，TGR-1202 联合单克隆抗体同样安全性良好。另外还有 TGR-1202 联合其他药物治疗 CLL 的结果：Mahadevan D 等[29]报道了 TGR-1202 联合 Obinutuzumab 和苯丁酸氮芥治疗复发难治 CLL。共 18 例患者（15 例初治，3 例复发难治）进入了该研究，最常见的 3～4 级不良反应有中性粒细胞减少（61%），血小板减少（33%）和 ALT/AST 升高（28%）。没有患者因中性粒细胞减少和 ALT/AST 升高而停用 TGR-1202。在可评价的 17 例（14 例初治，3 例复发难治）患者中，初治患者 ORR 为 93%（13/14），包括 28%（4/14）的完全缓解。2/3 复发难治的患者获得缓解，另外 2 例病情稳定患者淋巴结缩小也在 40%以上，值得注意的是，3 例复发难治的患者均接受过 BTK 抑制剂的治疗。6 例初治的患者外周血 MRD 阴性。

二、Bcl-2 抑制剂

（一）Venetoclax（ABT-199/GDC-0199）

研究发现，Bcl-2 在 CLL 细胞中高表达，使得 CLL 细胞不发生凋亡，是 CLL 发病的重要机制之一[30]。这也使得 Bcl-2 和相关抗凋亡蛋白成为新的治疗靶点。但早期的 Bcl-2 抑制剂治疗 CLL，不是因为有效率低，就是因为不良反应大（严重抑制血小板生长）而限制了临床应用[31]。Venetoclax 是高选择性 Bcl-2 抑制剂，且对 Bcl-xL 抑制活性低，因此对血小板影响较小[32]。

最新的数据显示[33]，Venetoclax 治疗 CLL，可以诱导出持续稳定的缓解，并且不良反应是可控的。在这个剂量递增的 I 期研究中评价 Venetoclax 的安全性、有效性和药代动力学。在剂量递增阶段，56 例复发难治的慢性淋巴细胞白血病/小细胞淋巴瘤（CLL/SLL）患者口服 Venetoclax，剂量从 150～1200mg/d。在进一步研究中，另外纳入 60 例患者，剂量从 20mg/d 开始，每周递增至 400mg/d。绝大多数的患者接受过多线治疗，89%的患者具有高危的临床和基因危险因素。Venetoclax 在每个剂量组均获得了疗效。在剂量递增组有 5.4%（3/56）患者出现了肿瘤细胞溶解综合征，其中 1 例死亡。在调整了剂量递增的治疗方案后，后纳入的 60 例患者，没有再出现肿瘤细胞溶解综合征。其他的不良反应包括：轻度腹泻（52%）、上呼吸道感染（48%）、恶心（47%）和 3～4 级中性粒细胞减少（42%）。总有效率为 79%，其中完全缓解率为 20%，包括 5%的患者 MRD 阴性。并且在那些具有高危因素的患者（对氟达拉滨耐药，deletion 17p 和 IGHV 未突变）中有效率为 71%～79%。400mg 剂量组，15 个月的无进展生存率为 69%。

前文提到出现 Ibrutinib 耐药的患者预后差，有学者尝试使用 Venetoclax 治疗 Ibrutinib 和 Idelalisib 耐药的 CLL 患者，并且取得了良好的疗效。Jones J 等[34]在 2015 年 ASH 会议上报道了 Venetoclax 单药治疗 Ibrutinib 和 Idelalisib 耐药的 CLL 的研究结果。研究者报告的最佳有效率为：22 例既往使用过 Ibrutinib 的患者（A 组）中，14 例获得部分缓解，4 例病情稳定；6 例既往接受过 Idelalisib 治疗的患者（B 组）中，1 例达到了完全缓解，3 例部分缓解，2 例病情稳定。两组的中位随访时间分别为 2.4 个月和 1.7 个月。在治疗超过 8 周患者中，A 组有 15 例患者进行了疗效评价：部分缓解率为 53.3%（8/15），40%（6/15）的患者病情稳定；而 B 组的部分缓解率为 50%（2/4），1 例病情稳定，1 例疾病进展。

目前，Venetoclax 联合单克隆抗体或化疗免疫方案治疗 CLL 的临床试验正在进行中，早期的数据显示出非常好的前景。Flinn IW 等[35]使用 Venetoclax 联合 Obinutuzumab 治疗 32 例复发难治（26 例）和初治（6 例）的 CLL 患者，对 17 例复发难治的患者进行了疗效评价，总有效率 100%，完全缓解率 23.5%（4/17）。在 13 例获得部分缓解的患者中，有 3 例患者在 6 个疗程结束后，疗效提高到完全缓解。且没患者出现肿瘤细胞溶解综合征。常见的不良反应有：感染、腹泻、输液反应、恶心、中性粒细胞减少。其中最常见的 3～4 级不良反应为中性粒细胞减少。Venetoclax 联合 Obinutuzumab 与 Obinutuzumab 加苯丁酸氮芥治疗初治的 CLL 患者的随机Ⅲ期临床研究目前正在进行中。早期的安全性数据显示[36]，绝大多数患者耐受性良好。Venetoclax 联合利妥昔单抗治疗复发难治 CLL 患者获得了深层且持续的缓解[37]。在这项Ⅰ期研究中，共 49 例患者入选，总有效率为 86%，包括 41%完全缓解。在 20 例完全缓解的患者中，15 例 MRD 阴性，在全部患者中有 26 例（53%）MRD 阴性。在 12 个月和 24 个月时无进展生存率分别为 87% 和 84%。12 个月时总生存率为 94%。常见的治疗相关不良反应有：中性粒细胞减少（55%）、腹泻（53%）、恶心（49%）、上呼吸道感染（45%）、乏力（37%）等。3～4 级不良反应包括：中性粒细胞减少（53%）、血小板减少（16%）、贫血（14%）、中性粒细胞减少性发热（12%）和白细胞减少（10%）。1 例患者死于治疗相关的肿瘤细胞溶解综合征；但在剂量调整后，再也没有出现致命的肿瘤细胞溶解综合征。在 Venetoclax 联合利妥昔单抗+苯达莫司汀治疗复发难治和一线治疗 CLL 的研究中，虽然有苯达莫司汀的加入，但并没有增加不良反应的发生率，安全性同样良好。在有效性分析中，可评价的 17 例复发难治 CLL 患者，总有效率 100%，包括 3 例完全缓解[38]。另外，在临床前研究中发现[39]，Venetoclax 与 Ibrutinib 有协同的细胞毒作用，为两种药物的联合使用提供了理论基础。

（二）Navitoclax

另外一个目前正在进行临床研究的 Bcl-2 抑制剂是 Navitoclax（ABT-263）。在早期的研究中，Navitoclax 单药的有效率一般，而且会引起严重的血小板减少。因此学者们尝试使用该药与利妥昔单抗联合治疗 B 细胞恶性肿瘤。在一项 Ⅰ 期研究中[40]，Navitoclax 联合利妥昔单抗治疗复发难治的 $CD20^+$ 恶性淋巴瘤，其中包括 5 例 CLL 患者，这 5 例患者全部获得了部分缓解。Navitoclax 联合治疗的最大耐受剂量为 250mg/d，该剂量是安全的，且疗效要好于既往以往 Navitocla 单药的疗效。

三、单克隆抗体

利妥昔单抗联合氟达拉滨和环磷酰胺开创了化学免疫治疗 CLL 的新时代。奥法木单抗和 Obinutuzumab 是最近被批准用于治疗 CLL 的新一代抗 CD20 的单克隆抗体。奥法木单抗和 Obinutuzumab 分别联合 B 细胞受体抑制剂，如 Ibrutinib、Idelalisib，或 Bcl-2 抑制剂。Venetoclax 在前文已经介绍过，下面主要介绍这两种抗 CD20 单克隆抗体联合其他药物的最新进展，以及其他的单克隆抗体。

（一）Obinutuzumab

Obinutuzumab（GA101）是 Ⅱ 型抗 CD20 单克隆抗体，其补体依赖的细胞毒作用（CDC）弱于利妥昔单抗和奥法木单抗，但其抗体依赖的细胞介导的细胞毒作用（ADCC）显著高于利妥昔单抗和奥法木单抗。被认为是目前最有效的抗 CD20 单克隆抗体[41]。

Obinutuzumab 被批准联合苯丁酸氮芥一线治疗 CLL 的数据来自于 CLL11 研究。2014 年的数据更新显示[42]，Obinutuzumab 联合苯丁酸氮芥组的中位 PFS 延长至 28.7 个月，比之前公布的结果（26.7 个月）有进一步的延长。

GREEN 研究是正在进行中的一项非随机、多中心 Ⅲ 期临床研究，目的是评价 Obinutuzumab 单药和 Obinutuzumab 联合苯达莫司汀（G-B）一线治疗或治疗复发难治 CLL 的安全性和有效性。从目前公布的 G-B 方案一线治疗的数据显示，G-B 方案的总有效率为 78.5%，其中完全缓解率为 32.3%，部分缓解率为 46.2%，稳定 10.8%，只有 1 例患者出现了疾病进展。另有 10.1% 的患者脱失。外周血及骨髓 MRD 阴性率分别为 58.9% 和 27.8%。主要的超过 3 级的不良反应为中性粒细胞减少、感染、血小板减少和肿瘤细胞溶解综合征。9 例死亡患者中，8 例死于重度不良反应。常见的不良反应包括中性粒细胞减少（10.8%）、发热（7.6%）、中性粒细胞减少性发热（7.0%）和肿瘤细胞溶解综合征（5.1%）。输液相关反应（IRRs）的发生率为 55.7%，其中 3 级以上的发生率为 15.2%[43]。

为了减轻 Obinutuzumab 的 IRRs，德国 CLL 研究组设计了新的联合治疗方案（CLL2-BIG 研究），高肿瘤负荷的患者在使用 Obinutuzumab+Ibrutinib 治疗前，给予苯达莫司汀的治疗。该研究的试验设计为：6 个疗程的 Obinutuzumab 联合 Ibrutinib 诱导治疗，之后每 3 个月给予 Obinutuzumab 联合 Ibrutinib 的维持治疗，直到获得 MRD 阴性的完全缓解，或一共 24 个月。高肿瘤负荷的患者（淋巴细胞超过25 000/μl或淋巴结超过5cm）先给予2个疗程的苯达莫司汀治疗以减轻肿瘤负荷。41例接受Obinutuzumab治疗的患者中，有22例接受了减瘤负荷治疗。共发生14例/次与Obinutuzumab相关的IRRs。接受过减瘤负荷的患者发生4例/次，而没有接受减瘤负荷治疗的患者发生10例/次。接受减瘤负荷治疗的患者IRRs的发生率低于未接受减瘤负荷治疗的患者和以往的数据[44,45]。还有研究发现[46]，Obinutuzumab联合大剂量甲泼尼龙的方案也可以明显减少3~4级IRRs的发生率。

（二）奥法木单抗

奥法木单抗（O）是与利妥昔单抗相类似的Ⅰ型抗CD20单克隆抗体，2014年被批准一线治疗CLL。与FCR（氟达拉滨+环磷酰胺+利妥昔单抗）方案相似，FCO（氟达拉滨+环磷酰胺+奥法木单抗）方案同样取得了很高的完全缓解率[47]。目前研究者正在探索在年轻（<65岁）、身体状况良好的初治CLL患者中使用双剂量奥法木单抗，以观察是否可以进一步提高完全缓解率以及MRD阴性率。具体的剂量如下：氟达拉滨25mg/m^2 d1~3；环磷酰胺250mg/m^2 d1~3；奥法木单抗：第1疗程给予300mg d14，1000mg d21，2~6疗程1000mg d1、15，28天为1个疗程，共6个疗程。中位随访7个月（1~20个月），中位疗程数为6（2~6）个，对29例患者进行了评价，总有效率90%，69%（20例）的患者获得完全缓解，这20例完全缓解的患者中15例（75%）MRD检测为阴性。3~4级不良反应为粒细胞减少（7%）、严重的感染（7%），并有5例患者在输注奥法木单抗时出现了严重的输液反应。没有出现治疗相关性死亡[48]。

（三）抗CD19单抗

MOR208是Fc工程人源化抗CD19单克隆抗体，具有更强的ADCC作用。在Ⅰ期试验中，MOR208治疗复发难治CLL，总有效率为30%，且耐受性良好[60]。Ⅱ期试验中，MOR208联合来那度胺治疗复发难治及初治的CLL患者。MOR208在第1疗程的第1天给予1mg/kg，第2、8、15、22天以及第2~12疗程的第1天9mg/kg。来那度胺2.5mg/d，自第1疗程第8天开始，持续使用。目前评价了7例复发难治患者及5例初治患者的疗效。7例复发难治患者中，2例在7个疗程后获得部分缓解，3例疾病稳定，其中1例在12个疗程结束后获得部分缓解，2例患者在第2疗程及第5疗程时疾病进展。5例初治患者全部在7个疗程后获得了部分缓解[49]。

四、CAR-T

进行了异基因造血干细胞移植治疗的CLL患者，获得了长期的缓解，这些患者几乎都有不同程度的慢性GVHD。复发的患者给予供者淋巴细胞输注，也能再次诱导缓解。这两者表明，T淋巴细胞是可以获得长期疗效，甚至是治愈CLL的有效手段。但是，因为免疫耐受的原因，未经过修饰的自体T细胞输注，不能够识别CLL肿瘤细胞，并对其产生应答。

将识别CLL肿瘤相关抗原CD19的单链抗体和T细胞的活化基序结合为一体，通过基因转导方法转染T淋巴细胞，使其能特异性地识别和杀伤CLL肿瘤细胞。最早的抗CD19的CAR-T细胞免疫治疗的临床试验证实，3例接受CAR-T肿瘤的患者中2例获得了持续的完全缓解[50]。美国宾夕法尼亚大学的研究人员，发表了两个独立的临床研究结果[51,52]，CAR-T疗法治疗复发难治CLL患者，均获得了良好的疗效。

近期发表的数据显示[53]，CAR-T细胞治疗复发难治CLL可以获得持续的缓解。

共 14 例患者接受中位为 1.6×10^8 个细胞（$0.14\times10^8\sim11\times10^8$）CAR-T 细胞的治疗。总有效率为 57%（8/14），4 例获得完全缓解，4 例达到部分缓解。在最早获得完全缓解的患者体内 CAR-T 细胞存活并保持活性超过 4 年。获取完全缓解的患者没有出现复发，且未检出 MRD。所有的患者均出现了 B 淋巴细胞缺乏，细胞因子释放综合征。

最近的研究证实[54]，Ibrutinib 能够增强 CAR-T 的功能。由于 CLL 疾病本身的特点和治疗的影响，使得 CLL 患者的 T 淋巴细胞功能缺陷，导致 CLL 患者的 T 淋巴细胞在体外非常难扩增，以及严重影响 CAR-T 的疗效。研究者发现，接受超过 5 个疗程 Ibrutinib 的治疗后，可以增加以 CD19 为靶点的 CAR-T 细胞（CTL019）的体外扩增。表现为 T 细胞表面的 PD-1 的表达下降和 B-CLL 表面 CD200 表达减少。研究者观察到，3 例接受 Ibrutinib 治疗超过 1 年的患者，均有助于体内 T 淋巴细胞的增加，以及体外转染后产生的 CTL019 回输后在患者体内的扩增，并获得了良好的临床疗效。在动物模型中证实，Ibrutinib 不仅不影响 CAR-T 的疗效，还能增加 CAR-T 细胞的植入，加速清除治疗细胞，延长实验小鼠的生存期。这些研究显示，Ibrutinib 能够增强 CAR-T 的活性，提高疗效。为两者联合治疗 CLL 的临床研究提供了依据。同时也提示，改善 T 细胞的功能，可能是 Ibrutinib 对 CLL 有效的机制之一。

五、其他

（一）来那度胺

来那度胺目前在非霍奇金淋巴瘤中得到了广泛的应用，最近的研究发现[61]，不论是来那度胺单药，还是联合其他药物治疗 CLL 均取得了令人瞩目的疗效。来那度胺抗 CLL 的活性来源于其多方面的作用方式，包括多重的免疫调节活性，破坏 CLL 细胞与微环境之间的相互作用，以及直接的抗肿瘤活性。能够抑制肿瘤细胞的增殖，提高抗肿瘤免疫应答，减少 CLL 微环境中亲肿瘤的因素[62]。

前瞻性、多中心Ⅱ期研究 CLL-009，使用来那度胺治疗 103 例复发难治 CLL 患者[55]。103 例患者随机分为 3 组，起始剂量分别为：5mg/d、10mg/d 和 15mg/d。28 天为 1 周期，在耐受性良好的前提下，可以每疗程增加 5mg，最大剂量为 25mg/d。细胞遗传学和突变亚组分析，有高危因素 TP53 突变、IGHV 未突变和 del（17p）的患者分别为：36/96（37.5%）、68/88（77.3%）和 22/92（23.9%）。有无 TP53 突变的患者总有效率差别不大：36.1%（13/36）和 43.3%（26/60）。IGHV 是否突变对有效率也没有影响：45.0%（9/20）与 39.1%（27/68）。但是 del（17p）患者的有效率明显低于没有该异常的患者［21.7%（5/22）*vs* 47.1%（33/70），$P=0.049$］。各亚组之间在无进展生存和总生存方面没有显著性差异。多变量分析显示，既往接受超过 3 次以上治疗的患者预后差（中位 OS 分别为 21.2 个月和未出现）。该研究显示，来那度胺对携带有 TP53 突变和 IGHV 未突变等预后不良因素的患者，也具有很好的活性。最近发表了该研究的最新安全性数据[56]：常见的超过 3 级的不良反应为中性粒细胞减少和血小板减少，有 10 例患者死亡，其中 4 例被认为与来那度胺相关。各剂量组之间的有效率相似，但无进展生存率和总生存率在起始剂量为 10mg/d 组和 15mg/d 组更长。低起始剂量允许剂量逐渐增加，且耐受性良好。

来那度胺联合单克隆抗体或化学免疫方案治疗 CLL，是目前研究比较广泛的最新治疗策略。奥法木单抗联合来那度胺治疗复发难治 CLL，总有效率为 71%，其中 CR+CRi 为 24%。中位 PFS 为 16 个月，5 年预计生存率为 53%。最常见的治疗相关性不良反应为中性粒细胞减少、肺炎和中性粒细胞减少性发热，发生率为 24% 和 9%。这一方案在复发难治的 CLL 患者中耐受性良好，且可获得持续的缓解[63]。

氟达拉滨+环磷酰胺+利妥昔单抗（FCR）是目前最常用的、标准的一线治疗方案。但是因为部分患者不能耐受化疗药物，且该方案对高危患者的疗效欠佳。因此有学者尝试使用减低剂量的 FCR（FCR-Lite）加来那度胺（FCR2）的方案一线治疗 CLL，4~6 个疗程后使用来那度胺单药维持治疗。初步的结果显示，4 个疗程后 90% 的患者获得了完全缓解（45%）和部分缓解（45%），骨髓和外周血的 MRD 阴性率分别为 27.8% 和 52.9%。6 个疗程后全部患者均达到了部分缓解以上的深层的缓解：完全缓解率为 75%，部分缓解率为 25%。骨髓和外周血的 MRD 阴性率分别为 50% 和 72.7%。该研究显示[64]，增加来那度胺后，即使减少化疗的剂量，同样能获得非常令人鼓舞的疗效，同时安全性良好。来那度胺维持治疗的疗效和高危患者的疗效值得期待。但是，来那度胺联合苯达莫司汀+利妥昔单抗（BRL）的治疗方案毒性过强，耐受差，且没有显著地提高疗效，因此 BRL 被认为是不合适的治疗选择[65]。而且，苯达莫司汀+利妥昔单抗（BR）诱导治疗后，加来那度胺（5~10mg/d）维持治疗的方案，并没有明显提高复发难治 CLL 患者的无进展生存（18.3 个月 *vs* 15.2 个月）[66]。由于上述研究的样本量较小。因此，苯达莫司汀和来那度胺是否可以联合使用，以及来那度胺在一线治疗的疗效还需更多、更大规模的研究来验证。

（二）PD-1 抗体

阻断免疫检录点信号，以活化细胞毒性 T 细胞，这一新的治疗策略在复发的霍奇金淋巴瘤中显示出了显著的疗效[57]。因此有学者使用抗 PD-1 抗体 Pembrolizumab（Keytruda）治疗复发难治的 CLL，其中包括 5 例 Richer's 综合征（RS）患者。Pembrolizumab 的剂量为 200mg/次，每 3 周 1 次，直至疾病进展，或出现不能耐受的毒性，或接受治疗 2 年。中期评价分析了 5 例 RS 和 2 例 CLL 患者。4 例 RS 患者出现了疗效，1 例完全缓解，1 例部分缓解，2 例淋巴结及皮肤症状明显改善，另外 1 例 RS 患者及 2 例 CLL 病情稳定。安全性方面，1 例 2 级细胞因子释放综合征，1 例 3 级肌肉痛，主要的药物相关性不良反应有呼吸困难和贫血。该研究中 Pembrolizumab 显示出了良好的耐受性，且对那些难治的 RS 综合征有疗效，因此 PD-1 抑制剂有可能成为潜在的治疗手段[58]。

（三）CDK 抑制剂

细胞周期依赖性激酶（CDK）抑制剂在 CLL 治疗中展现出了强有力的活性。Dinaciclib（AK-7965/SCH-727965）是新型选择性 CDK 抑制剂，可以抑制 CDK1、CDK2、CDK5 和 CDK9。在既往的研究中发现，Dinaciclib 具有抗 CLL 活性。在 Dinaciclib 与奥法木单抗随机对照的Ⅲ期临床研究中，42 例复发难治的 CLL 患者被随机分到 Dinaciclib 组（20 例）和奥法木单抗组（22 例）。中位随访时间 16.7 个月。两组中位 PFS 分别为 59.2 个月和 25.7 个月，总有效率（均为部分缓解）为 40% 和 8.3%，病情稳定两组分别为 7 例（35%）和 11 例（45.8%），中位生存期两组分别为 21.2 个月和 16.7 个月。在本研究中 Dinaciclib 疗效不低于奥法木单抗，因此该药值得进一步探索与其他新药物联合的疗效[59]。

现在慢性淋巴细胞白血病的进展十分迅速，已经有下一代的单克隆抗体，BCR抑制剂等正在进行临床试验。而且非化疗治疗慢性淋巴细胞白血病并非遥不可及，越来越多的临床研究，正将这一以理想变为现实。相信在不久的将来，随着新药的不断问世，有可能实现治愈慢性淋巴细胞白血病的愿望。

参 考 文 献

[1] Byrd JC, Furman RR, Coutre SE, et al. Targeting BTK with ibrutinib in relapsed chronic lymphocytic leukemia. N Engl J Med, 2013, 369 (1): 32-42.

[2] Byrd JC, Furman RR, Coutre SE, et al. Three-year follow-up of treatment-naïve and previously treated patients with CLL and SLL receiving single agent ibrutinib. Blood, 2015, 125: 2497-2506.

[3] Byrd JC, Furman RR, Coutre SE, et al. Three-year follow-up of treatment-naïve and previously treated patients with CLL and SLL receiving single agent ibrutinib. Blood, 2015, 125: 2497-2506.

[4] Woyach JA, Furman RR, Liu TM, et al. Resistance mechanisms for the Bruton's tyrosine kinase inhibitor ibrutinib. N Engl J Med, 2014, 370 (24): 2286-2294.

[5] Jain P, Keating M, Wierda W. Outcomes of patients with chronic lymphocytic leukemia (CLL) after discontinuing ibrutinib. Blood, 2015, 125 (13): 2062-2067.

[6] Brown JR, Barrientos JC, Barr PM, et al. The Bruton's tyrosine kinase (BTK) inhibitor, ibruitnib, with chemoimmunotherapy in patients with chronic lymphocytic leukemia. Blood, 2015, 125 (19): 2915-2922.

[7] Fischer K, Cramer P, Busch R, et al. Bendamustine combined with rituximab in patients with relapsed and/or refractory chronic lymphocytic leukemia: a multicenter phase Ⅱ trial of the German Chronic Lymphocytic Leukemia Study Group. J Clin Oncol, 2011, 29 (26): 3559-3566.

[8] Hallek M, Kay NE, Osterborg A, et al. The HELIOS trial protocol: a phase Ⅲ study of ibrutinib in combination with bendamustine and rituximab in relapsed/refractory chronic lymphocytic leukemia. Future Oncol, 2015, 11 (1): 51-59.

[9] Asher CK, Paula C, Fraser G, et al. Impact of High Risk Prognostic Parameters and Addition of Ibrutinib to Bendamustine/Rituximab (BR) on Outcomes for Patients with Relapsed Chronic Lymphocytic Leukemia/Small Lymphocytic Lymphoma (CLL/SLL) from the Phase Ⅲ Double-Blind HELIOS Trial. 57th Annual Meeting Abstracts: 1732.

[10] Paula C, Asher CK, Graeme F, et al. Improvement of Quality of Response with Ibrutinib Plus Bendamustine/Rituximab vs Placebo Plus Bendamustine/Rituximab for Previously Treated Chronic Lymphocytic Leukemia/Small Lymphocytic Lymphoma (CLL/SLL). 57th Annual Meeting Abstracts: 2938.

[11] Shana T, Graeme F, Paula C, et al. Ibrutinib Plus Bendamustine/Rituximab (BR) Is Associated with Greater Reductions in Fatigue Than Placebo Plus BR Among Patients with Relapsed/Refractory Chronic Lymphocytic Leukemia and Fatigue. 57th Annual Meeting Abstracts: 267.

[12] Peter H, Graeme F, Jeffrey J, et al. Comparing Single-Agent Ibrutinib, Bendamustine Plus Rituximab (BR) and Ibrutinib Plus BR in Patients with Previously Treated Chronic Lymphocytic Leukemia/Small Lymphocytic Lymphoma (CLL/SLL): An Indirect Comparison of the RESONATE and HELIOS Trials. 57th Annual Meeting Abstracts: 2944.

[13] Niemann CU, Montraveta A, Herman SEM, et al. The novel Bruton's tyrosine kinase inhibitor ACP-196 shows in vivo efficacy against human

chronic lymphocytic leukemia cells xenografted to the NSG mouse model. Cancer Res, 2014, 74：2624 [abstract].

[14] Byrd JC, Wierda W, Jones J, et al. The Bruton Tyrosine Kinase (BTK) Inhibitor ACP-196: Marked Activity in Relapsed/Refractory CLL with a Favorable Safety Profile. 57th Annual Meeting Abstracts: 381.

[15] Sarah EM, Montraveta A, Carsten U, et al. The Bruton Tyrosine Kinase (BTK) Inhibitor ACP-196 Demonstrates Clinical Activity in Two Mouse Models of Chronic Lymphocytic Leukemia. 57th Annual Meeting Abstracts：2920.

[16] Tam C, Grigg AP, Opat S, et al. The BTK Inhibitor, Bgb-3111, Is Safe, Tolerable, and Highly Active in Patients with Relapsed/Refractory B-Cell Malignancies: Initial Report of a Phase Ⅰ First-in-Human Trial. 57th Annual Meeting Abstracts: 382.

[17] Brown JR, Harb WA, Hill BT, et al. Phase Ⅰ study of single-agent CC-292, a highly selective Bruton's tyrosine kinase inhibitor, in relapsed/refractory chronic lymphocytic leukemia. Haematologica, 2016 May 5, pii: haematol. 2015. 140806.

[18] Maddocks K, Jones JA. Bruton tyrosine kinase inhibition in chronic lymphocytic leukemia. Semin Oncol, 2016 Apr, 43 (2)：251-259.

[19] Fegan C, Bagshawe J, Salles G, et al. The Bruton's tyrosine kinase (BTK) inhibitor ONO-4059: promising single agent activity and well tolerated in patients with high risk chronic lymphocytic leukaemia (CLL). J Clin Oncol, 2014, 32 (suppl)：abstr 8553.

[20] Furman RR, Sharman JP, Coutre SE, et al. Idelalisib and rituximab in relapsed chronic lymphocytic leukemia. N Engl J Med, 2014, 370：997-1007.

[21] Brown JR. The PI3K pathway: clinical inhibition in chronic lymphocytic leukemia. Semin Oncol, 2016 Apr, 43 (2)：260-264.

[22] Barrientos J, Coutre S, De Vos S, et al. Long-term follow-up of a phase Ⅰb trial of idelalisib (IDELA) in combination with chemoimmunotherapy (CIT) in patients with relapsed/refractory (R/R) CLL including pts with del17p/TP53 mutation. ASCO Meeting Abstracts 33, abstr 7011 (2015).

[23] Jones J, Wach M, Robak T, et al. Results of a Phase Ⅲ Randomized, Controlled Study Evaluating the Efficacy and Safety of Idelalisib (IDELA) in Combination with Ofatumumab (OFA) for Previously Treated Chronic Lymphocytic Leukemia (CLL). ASCO Meeting Abstracts 33, abstr 7023 (2015).

[24] O'Brien SM, Patel M, Kahl BS, et al. Duvelisib (IPI-145), a PI3K-d, g Inhibitor, Is Clinically Active in Patients with Relapsed/Refractory Chronic Lymphocytic Leukemia. Blood, 2014, 124：3334.

[25] Flinn I, Cherry M, Maris M, et al. Combination Trial of Duvelisib (IPI-145) with Bendamustine, Rituximab, or Bendamustine/Rituximab in Patients with Lymphoma or Chronic Lymphocytic Leukemia. 57th Annual Meeting Abstracts：3928.

[26] Burris HA, Patel MR, Brander DM, et al. TGR-1202, a Novel Once Daily PI3Kd Inhibitor, Demonstrates Clinical Activity with a Favorable Safety Profile, Lacking Hepatotoxicity, in Patients with Chronic Lymphocytic Leukemia and B-Cell Lymphoma. Blood, 2014, 124：1984.

[27] O'Connor O, Flinn I, Patel M, et al. TGR-1202, a Novel Once Daily PI3K-Delta Inhibitor, Demonstrates Clinical Activity with a Favorable Safety Profile in Patients with CLL and B-Cell Lymphoma. 57th Annual Meeting Abstracts：4154.

[28] Lunning MA, Vose J, Fowler N, et al. Ublituximab+TGR-1202 Demonstrates Activity and a Favorable Safety Profile in Relapsed/Refractory B-Cell NHL and High-Risk CLL: Phase Ⅰ Results. 57th Annual Meeting Abstracts：1538.

[29] Mahadevan D, Pauli EK, Cutter k, et al. A

Phase Ⅰ Trial of TGR-1202, a Next Generation Once Daily PI3K-Delta Inhibitor in Combination with Obinutuzumab Plus Chlorambucil, in Patients with Chronic Lymphocytic Leukemia. 57th Annual Meeting Abstracts：2942.

[30] Robertson LE, Plunkett W, McConnell K, et al. Bcl-2 expression in chronic lymphocytic leukemia and its correlation with the induction of apoptosis and clinical outcome. Leukemia, 1996, 10：456-459.

[31] Tam CS, Seymour JF, Roberts AW. Progress in BCL-2 inhibition for patients with chronic lymphocytic leukemia. Semin Oncol, 2016 Apr, 43 (2)：274-279.

[32] Souers AJ, Leverson JD, Boghaert ER, et al. ABT-199, a potent and selective BCL-2 inhibitor, achieves antitumor activity while sparing platelets. Nat Med, 2013, 19：202-208.

[33] Roberts AW, Davids MS, Pagel JM, et al. Targeting BCL-2 with Venetoclax in Relapsed Chronic Lymphocytic Leukemia. N Engl J Med, 2016 Jan 28, 374 (4)：311-322.

[34] Jones J, Mato AR, Coutre S, et al. Preliminary Results of a Phase Ⅱ, Open-Label Study of Venetoclax (ABT-199/GDC-0199) Monotherapy in Patients with Chronic Lymphocytic Leukemia Relapsed after or Refractory to Ibrutinib or Idelalisib Therapy. 57th Annual Meeting Abstract：715.

[35] Flinn IW, Brunvand M, Choi MY, et al. Safety and Efficacy of a Combination of Venetoclax (GDC-0199/ABT-199) and Obinutuzumab in Patients with Relapsed/Refractory or Previously Untreated Chronic Lymphocytic Leukemia-Results from a Phase Ⅰb Study (GP28331). 57th Annual Meeting Abstract：494.

[36] Fischer K, Fink AM, Bishop H, et al. Results of the Safety Run-in Phase of CLL14 (BO25323)：A Prospective, Open-Label, Multicenter Randomized Phase Ⅲ Trial to Compare the Efficacy and Safety of Obinutuzumab and Venetoclax (GDC-0199/ABT-199) with Obinutuzumab and Chlorambucil in Patients with Previously Untreated CLL and Coexisting Medical Conditions. 57th Annual Meeting Abstract：496.

[37] Ma S, Brander DM, Seymour JF, et al. Deep and Durable Responses Following Venetoclax (ABT-199/GDC-0199) Combined with Rituximab in Patients with Relapsed/Refractory Chronic Lymphocytic Leukemia：Results from a Phase Ⅰb Study. 57th Annual Meeting Abstract：830.

[38] Salles GA, Thomas E. Boyd TE, et al. Updated Safety and Preliminary Efficacy Data from a Phase Ⅰb Study Combining Venetoclax (GDC-0199, ABT-199) with Bendamustine/Rituximab in Patients with Relapsed/Refractory or Previously Untreated Chronic Lymphocytic Leukemia. 57th Annual Meeting Abstract：829.

[39] Jayappa KD, Craig A. Portell CA, et al. Ligands That Mimic the Tissue Microenvironment of Replicating Chronic Lymphocytic Leukemia (CLL) and Mantle Cell Lymphoma (MCL) Protect Ex Vivo Patient Cell Samples from the Cytotoxicity of Combined Treatment with Ibrutinib and Venetoclax (ABT-199) . 57th Annual Meeting Abstract：448.

[40] Roberts AW, Advani RH, Kahl BS, et al. Phase Ⅰ study of the safety, pharmacokinetics, and antitumour activity of the BCL2 inhibitor navitoclax in combination with rituximab in patients with relapsed or refractory $CD20^+$ lymphoid malignancies. Br J Haematol, 2015 Sep, 170 (5)：669-678.

[41] Robak T, Blonski JZ, Robak P. Antibody therapy alone and in combination with argeted drugs in chronic lymphocytic leukemia. Semin Oncol, 2016 Apr, 43 (2)：280-290.

[42] Goede V, Fischer K, Busch R, et al. Obinutuzumab plus chlorambucil in patients with CLL and coexisting conditions. N Engl J Med, 2014 Mar 20, 370 (12)：1101-1110.

[43] Stilgenbauer S, Ilhan O, Woszczy D, et al. Safety and Efficacy of Obinutuzumab Plus Bendamustine in Previously Untreated Patients with Chronic Lymphocytic Leukemia: Subgroup Analysis of the Green Study. 57th Annual Meeting Abstract: 493.

[44] Tresckow JV, Cramer P, Bahlo J, et al. CLL2-BIG-a Novel Treatment Regimen of Bendamustine Followed By GA101 and Ibrutinib Followed By Ibrutinib and GA101 Maintenance in Patients with Chronic Lymphocytic Leukemia (CLL): Interim Results of a Phase Ⅱ-Trial. 57th Annual Meeting Abstract: 4151.

[45] Goede V, Fischer K, Busch R, et al. Obinutuzumab plus chlorambucil in patients with CLL and coexisting conditions. N Engl J Med, 2014 Mar 20, 370 (12): 1101-1110.

[46] Castro JE, Choi MY, Woszczyk D, et al. A Phase Ⅰb/Ⅱ Study of Combined Obinutuzumab and High-Dose Methylprednisolone (HDMP) As Treatment for Patients with Chronic Lymphocytic Leukemia (CLL). 57th Annual Meeting Abstract: 4160.

[47] Wierda WG, Kipps TJ, Dürig J, et al. Chemoimmunotherapy with O-FC in previously untreated patients with chronic lymphocytic leukemia. Blood, 2011 Jun 16, 117: 6450-6458.

[48] Mauro FR, Zaja F, Molica S, et al. Fludarabine, Cyclophosphamide, Ofatumumab (FC-O2) As Front-Line Treatment for Young and Fit Patients with Chronic Lymphocytic Leukemia (CLL): Preliminary Results of the Prospective Phase Ⅱ LLC0911 Gimema Study. 57th Annual Meeting Abstract: 2946.

[49] Woyach JA, Ruppert AS, Awan F, et al. A Phase Ⅱ Study of the Fc Engineered CD19 Antibody MOR208 in Combination with Lenalidomide for Patients with Chronic Lymphocytic Leukemia (CLL). 57th Annual Meeting Abstract: 2953.

[50] Porter DL, Levine BL, Kalos M, et al. Chimeric antigen receptormodified T cells in chronic lymphoid leukemia. N Engl J Med, 2011, 365 (8): 725-733.

[51] Porter DL, Frey NV, Melenhorst JJ, et al. Randomized, phase Ⅱ dose optimization study of chimeric antigen receptor modified T cells directed against CD19 (CTL019) in patients with relapsed, refractory CLL. 55th American Society of Hematology Meeting, 2014: 1982.

[52] Porter D, Lacey SF, Hwang WT, et al. Cytokine release syndrome (CRS) after chimeric antigen receptor (CAR) T cell therapy for relapsed/refractory (R/R) CLL. 55th American Society of Hematology Meeting, 2014: 1983.

[53] Porter DL, Hwang WT, Frey NV, et al. Chimeric antigen receptor T cells persist and induce sustained remissions in relapsed refractory chronic lymphocytic leukemia. Sci Transl Med, 2015, 7 (303): 303ra139.

[54] Fraietta JA, Beckwith KA, Patel PR, et al. Ibrutinib enhances chimeric antigen receptor T-cell engraftment and efficacy in leukemia. Blood, 2016 Mar 3, 127 (9): 1117-1127.

[55] Bühler A, Wendtner CM, Kipps TJ et al. Lenalidomide treatment and prognostic markers in relapsed or refractory chronic lymphocytic leukemia: data from the prospective, multicenter phase-Ⅱ CLL-009 trial. Blood Cancer J, 2016 Mar 11, 6: e404.

[56] Wendtner CM, Hallek M, Fraser GA, et al. Safety and efficacy of different lenalidomide starting doses in patients with relapsed or refractory chronic lymphocytic leukemia: results of an international multicenter double-blinded randomized phase Ⅱ trial. Leuk Lymphoma, 2016 Jun, 57 (6): 1291-1299.

[57] Ansell SM, Lesokhin AM, Borrello I, et al. PD-1 blockade with nivolumab in relapsed or refractory Hodgkin's lymphoma. N Engl J Med, 2015 Jan 22, 372 (4): 311-319.

[58] Ding W, Dong H, Call TG, et al. PD-1 Blockade with Pembrolizumab (MK-3475) in Relapsed/Refractory CLL Including Richter

Transformation: An Early Efficacy Report from a Phase 2 Trial (MC1485). 57th Annual Meeting Abstract: 834.

[59] Ghia P, Scarfo L, Pathiraja K, et al. A Phase 3 Study to Evaluate the Efficacy and Safety of Dinaciclib Compared to Ofatumumab in Patients with Refractory Chronic Lymphocytic Leukemia. 57th Annual Meeting Abstract: 4171.

[60] Woyach JA, Awan F, Flinn IW, et al. A phase 1 trial of the Fc-engineered CD19 antibody XmAb5574 (MOR00208) demonstrates safety and preliminary efficacy in relapsed CLL. Blood, 2014 Dec 4, 124 (24): 3553-3560.

[61] Maffei R, Colaci E, Fiorcari S, et al. Lenalidomide in chronic lymphocytic leukemia: the present and future in the era of tyrosine kinase inhibitors. Crit Rev Oncol Hematol, 2016 Jan, 97: 291-302.

[62] Riches JC, Gribben JG. Mechanistic and clinical aspects of lenalidomide treatment for chronic lymphocytic leukemia. Curr Cancer Drug Targets, 2016 Apr 8.

[63] Vitale C, Falchi L, Ten Hacken E, et al. Ofatumumab and Lenalidomide for Patients with Relapsed or Refractory Chronic Lymphocytic Leukemia: Correlation between Responses and Immune Characteristics. Clin Cancer Res, 2016 May 15, 22 (10): 2359-2367.

[64] Mato AR, Foon KA, Feldman T, et al. Reduced-dose fludarabine, cyclophosphamide, and rituximab (FCR-Lite) plus lenalidomide, followed bylenalidomide consolidation/maintenance, in previously untreated chronic lymphocytic leukemia. Am J Hematol, 2015 Jun, 90 (6): 487-492.

[65] Maurer C, Pflug N, Bahlo J, et al. Bendamustine and rituximab in combination with lenalidomide in patients with chronic lymphocytic leukemia. Eur J Haematol, 2015 Dec 8, doi: 10.1111/ejh.12714.

[66] Chang JE, Havighurst T, Kim K, et al. Bendamustine+rituximab chemoimmunotherapy and maintenance lenalidomide in relapsed, refractory chronic lymphocytic leukaemia and small lymphocytic lymphoma: A Wisconsin Oncology Network Study. Br J Haematol, 2016 Apr, 173 (2): 283-291.

(上接第 246 页)

然兼见胃阴亏耗，咽干口燥，舌红绛而质干等症状，则又选天花粉组合配伍，以取其清热生津、消肿解毒之功，使脾阳得温而不伤胃阴，养胃阴而不碍脾阳运化，各取所长，以奏其功。这种相反相成的配伍方法，从表面上，正由于性能、效能的相反，却起到补充、共济和增效的作用，这已为临床观察所证实。实验研究表明，白术水浸液有抑菌作用，其挥发油有抑制肿瘤细胞的作用。经体外筛选，天花粉对肿瘤的生长亦有抑制作用。故白术与天花粉配伍，既对症又治瘤，为钱教授治疗消化道肿瘤所常用。

新一代高通量测序技术在急性髓系白血病诊治中的应用

邱　林

哈尔滨血液病肿瘤研究所 哈尔滨 150010

21世纪出现的高通量测序技术（high-throughput sequencing technology）又称下一代测序技术（Next-generation sequencing technology，NGS），以能够同时并行对几十万或几百万条较短DNA分子进行序列分析为特点。NGS技术是对传统第一代测序技术的一次革命性改变。2003年，国际人类基因组测序联盟公布了斥资30亿美元、历时3年、应用第一代测序技术完成了人类迄今为止唯一的全基因组测序计划。虽然此成果具有划时代意义，但其过程漫长，耗资巨大，极大限制了该技术的广泛应用。NGS不仅测序速度快，而且检测深度高于第一代测序100倍以上，还可以相对定量，更重要的是，目前NGS的检测成本降低到可以用于常规临床检测。

目前广泛应用的NGS包括：全基因组测序（WGS）、全外显子测序（WES）、全转录组测序（WTS）和多靶点测序（MTS）。

（1）WGS为人类基因组编码区和非编码区提供了单碱基水平分辨率。这种方法对确定癌症各亚型的突变谱是最佳的，因为在WGS前不清楚各癌症突变谱。WGS的平均测序深度为20~40，变异检测限制在20%细胞以上。WGS一般用正常组织为对照来区分突变是单核苷酸多态性还是单核苷酸变异、插入/缺失变异，拷贝数变异和转录易位。WGS的主要缺点是花费高、分析复杂和周转周期长。

（2）WES是选择性分析基因组内约20 000个基因的蛋白质编码区域，全外显子约占基因组总数的1%。因为约85%的致病突变碱基在基因组的蛋白质编码区域，相对于花费昂贵的WGS，WES是一个比较好的选择。WES的主要优点是成本较低（500~2000美元/每个样本），测序深度大（通常大于100）可以检测到低频率的突变和较快的周转时间。与WGS相比，WES的主要缺点是有些易位检测不到（通常是发生在内含子区域的易位），鉴定结构变异时包括人的插入或缺失比较困难。与WGS一样，WES在应用于癌症诊断时，通常需要正常模板为对照来区分单核苷酸多态性与真正的体细胞突变。

（3）WTS广义上指某一生理条件下，细胞内所有转录产物的集合，包括信使RNA、核糖体RNA、转运RNA及非编码RNA，狭义上指所有mRNA的集合，实际上就是检测细胞的基因表达谱。

（4）MTS是NGS选择性富集感兴趣的特定基因或区域，该方法目前是实验室最常见的NGS检测手段。MTS或“基因芯片”的主要优点是成本较低（200~1000美元/每个样本）、周期短（3~20天）和高测序深度（500~1000），该方法变异检测敏感度为2%。MTS在突变图谱较明确的恶性肿瘤中应用比较理想。其缺点是不太容易发现结构变异（包括拷贝数变异）。

血液系统恶性肿瘤和实体肿瘤一样，是具有高度异质性的多基因病。应用NGS技术，我们可以通过发现新的与肿瘤发生、发展相关的异常基因探明血液系统恶性肿瘤的发病机制；通过对患者异常基因的检测，不但可以协助医生诊断，还可以对患者的危险度分层，预判患者的预后；动态监测血液系统恶性肿瘤治疗前、后及复发时基因突变谱的改变，可以帮助医生精确了解治疗效果，预判复发发生。2008年，Ley TJ等[1]发表了1例急性髓系白血病（AML）M1型患者的全基因组测序结果，标志着血液系统恶性肿瘤的研究进入了基因时代。由于血液系统取材方便，近10年，NGS技术在血液系统肿瘤的治疗中得到广泛应用，取得了非常大的进步，2014年有关NGS在血液系统恶性肿瘤中应用的论文就超过1000篇。本文就NGS在血液系统恶性肿瘤的急性髓系白血病（AML）的最近进展作一介绍。

一、在AML生物学及发病机制研究中的应用

Ley TJ等[2]2013年在《新英格兰医学杂志》发表了200例初诊AML患者的WGS、WES、RNA序列和DNA甲基化分析结果。他们在200例AML患者中，不但发现了迄今已经发现的13种融合基因，而且还第一次发现了57种新的融合基因。在200例AML患者中，还发现了260个与AML相关的突变基因，其中有23个突变率>5%。通过分析这些融合基因和突变基因，他们发现，可将其按功能分为9类：转录因子融合基因（占18%）、核糖体基因（*NPM*1）（占27%）、抑癌基因（占16%）、DNA甲基化相关基因（占44%）、信号传导通路基因（占59%）、染色质修饰基因（占30%）、髓系转录因子基因（占22%）、粘连蛋白复合体基因（占13%）和剪切体复合体基因（占14%）。这些新的发现，为深入研究AML的发病机制、临床分类和危险度分层，打下了坚实的基础。目前，围绕着这些基因，人们开始深入研究其在AML发病中的作用，其对患者预后的影响，其在微小残留病中的作用等。

2008年，WHO将AML划分为9种基因亚型：t（15；17）、t（8；21）、inv（16）-t（16；16）、t（6；9）、inv（3）-t（3；3）、*MLL*融合基因、t（1；22）RBM15-MKL和*CEBPA*、*NPM*1突变亚型。2016年，WHO分类又增加了2种基因亚型：BCR-ABL1、RUNX1基因突变亚型。近年来的NGS资料显示，每一种AML亚型也存在着异质性。这些异质性的内涵是AML发病机制的复杂性和多样性。临床上患者表现出来的就是其预后的不同和对化疗疗效的不同。

AML的复发一直是影响其预后的关键因素。Ding L等[4]通过对8例AML患者治疗前和复发后WGS基因突变谱的比较，发现与复发相关的主要有2种克隆，一种是AML本身就有的克隆，包含多种突变基因；另一种是治疗后又新产生的亚克隆，这种克隆包含着新的突变基因。AML患者中原始产生的白血病克隆不单只有一种，而是多种。化疗可以消灭某些AML克隆，但无法消灭导致复发的AML克隆。WGS检测表明，白血病细胞可以有数十个、数百或上千个基因异常，但大多数属于“过客基因”，只有少量起关键作用的“驱动基因”是AML发生、发展的必须基因。

上述研究成果进一步说明，AML是一组多基因病，其克隆演变过程受到多种因

素的调控。白血病的克隆演变过程是一个顺序性、多步骤基因突变的积累过程。AML 优势克隆的产生，正是机体内环境和药物的选择性与各种亚克隆自身适应性相博弈的结果。随着 NGS 测序技术的深入发展，学者们对 AML 的克隆演变过程有了更加深入的认识，而且这种认识还在不断地深化。这必将使 AML 的诊断和治疗模式发生翻天覆地的变化。

二、指导 AML 的危险度分层和预后判断

在 NGS 技术开始应用之前，国际多家权威机构，如 NCCN、ELN 等根据多个大样本、多中心临床试验结果，按细胞遗传学和分子遗传学将 AML 分为低危、中危和高危三组。其中约 50%没有细胞遗传学和分子遗传学改变的正常核型的 AML 患者都划为中危组。2012 年，Jay P 等[5]将参加 E1900 临床试验的 398 例 AML 患者进行的细胞遗传学检测和 NGS 检测，并根据患者 3 年的生存率（OS 率）进行预后分层。他们的结果显示，根据细胞遗传学的结果分层，19%的患者为低危组，3 年 OS 率为 58%；63%的患者为中危组，其中大部分为正常核型，3 年 OS 率为 36%；18%的患者为高危组，3 年 OS 率为 11%。但如果按照 NGS 的结果分类，则中危组中约 7%伴 NPM1 和 IDH1 或 IDH2 突变的正常核型患者 3 年的 OS 率为 85%，属于低危组。此外，中危组中约 21%伴 TET2、MLL-PTD、ASXL1、PHF6、FLT3-ITD 基因突变的正常核型患者，3 年 OS 率为 13%，属高危组。这一结果充分说明，根据 NGS 结果的预后分层更准确，尤其是对正常核型的患者更有意义。

最近几年，学者们非常注重通过 NGS 技术研究每一种 AML 基因亚型的异质性，以及由此产生的不同预后。携带 t（15;17）急性早幼粒细胞白血病（APL）的患者对全反式维甲酸（ATRA）或 ATRA 加三氧化二砷（ATO）疗效良好，预后极佳，5 年总生存率为 85%~90%。但不幸的是，仍然有一小部分 APL 患者对 ATRA/ATO 疗法不反应，因此有必要对 APL 患者在分子遗传学水平进行再分层。Shen Y 等[6]对 535 名 APL 患者（检测组：$n=269$，对照组：$n=266$），进行了 NGS 检测。分析结果显示，部分 APL 患者也伴有一系列基因突变，最常见的突变为 FLT3-ITD 或-TKD（15.8%）、WT1（4.7%）和 N-ras（4.5%）。此外还包括表观遗传修饰基因（EMGs）的突变，如 DNMT3A、TET2、IDH1、IDH2 和 ASXL1。总之，接近 1/3 的患者（30.6%）至少携带一种突变，而且 EMGs 通常与其他突变相关。另外，当使用 Sanz 风险评分对 APL 患者进行分层时，一半以上（50.4%）的高危患者除了发生 PML-RARA，更有可能发生 2 种以上的突变。其中，EMG 突变导致预后较差。低危患者的突变负荷较小：低危患者 23.1%，中危患者 25.0%。结果显示，患者的基因突变负担大小与患者对 ATRA/ATO 的疗效有关；低危患者对这一疗法的反应优于中危和高危组。但是，在检测组和对照组中，影响患者总生存率和无病生存率最大的因素并不是 FLT3，而是 EMG 突变。因此，需要在 APL 患者的诊断时筛查 EMG 突变，而且将 EMG 突变作为 ATRA/ATO 耐药的预测因子纳入分层模型中。这项研究的意义在于通过 NGS 技术，更精准地分析了 APL 患者的基因谱，通过 APL 基因谱，找到的 APL 高危人群，并进一步开发出靶向非反应患者的替代疗法，如 ATRA/ATO 联合表观遗传修饰药物使用的必要性。临床前试验研究已经证实了与 HDAC 抑制剂联合的

可能性。

急性髓系白血病（AML）伴 t（8；21）（RUNX1-RUNX1T1）和伴 inv（16）（CBFB-MYH11）是指一组以核心结合因子（core binding factor，CBF）复合物的 α 亚基异常而引起的 AML。但动物实验已经证实，单独 t（8；21）或 inv（16）并不足以引起 AML，还需要其他异常的基因改变。CBF-AML 患者经大剂量阿糖胞苷化疗后，预后相对较好；其中约 50%的患者可经现有方法治愈。但是，还有一些患者即使接受了规范化疗，病情仍然迅速恶化。NCCN 和 ELN 的预后分层中均提出，AML 伴 t（8；21）和伴 inv（16）患者如伴有 cKIT 基因突变，则患者的预后就不是低危，而是中危，5 年 OS 率只有 40%。Nicolas D 等[7]对 106 例 t（8；21）和 109 例 inv（16）AML 患者进行了 NGS 检测，结果分析，按照 AML 的 8 种功能分类，二者与酪氨酸激酶活化相关的基因突变，如 KIT、N/K-ras、FLT3 等都频发。t（8；21）患者染色质修饰相关基因突变和粘连蛋白复合物基因突变频发，分别为 42%和 18%，而 inv（16）后者这二种基因突变几乎没有发生。高表达 cKIT 的 CBF-AML 患者的预后不佳，而高表达 N/K-ras 的患者，如果不伴有 KIT 和 FLT3 基因突变，则预后较好。酪氨酸激酶活化相关的基因突变 t（8；21）患者，如伴有染色质修饰相关基因和粘连蛋白复合物基因突变，则预后不佳，极易复发，5 年复发率达 60%。

通过 NGS 技术动态监测患者治疗后的基因突变，也可以有效的评价患者的预后。2015 年，Jeffery K 等[8]对 2002～2015 年接受标准剂量化疗的 71 例初诊 AML 患者治疗前和治疗后 30 天进行的 WES、WGS 和 RNA 测序。其中有 50 例患者化疗后 30 天骨髓幼稚细胞<5%。这 50 例患者中有 24 例治疗前检测到的突变没有被清除，有 26 例则被完全清除。前者的无事件生存（EFS）为 6 个月，OS 为 10.5 个月；而后者 EFS 为 17.9 个月，OS 为 42.2 个月。由此可见，治疗后突变基因没有被清除的患者 EFS 和 OS 明显缩短。

最近，由桑格研究所人员带领的一支国际科学家小组对 1540 名 AML 患者进行了 NGS 测序，检测其致癌基因，最终鉴定出 11 种基因亚型，不同的类型会产生完全不同的临床结果。这些患者曾参与过德国－奥地利 AML 研究小组（German-Austrian AML Study Group）的 3 项前瞻性临床试验。在患者接受治疗前，研究人员对其进行采样，并对 111 个致癌基因进行测序分析，结合测序数据、细胞遗传学数据和临床数据，确定 AML 的基因亚型。测序鉴定出 76 个基因中的 5234 个驱动突变，约 86%的患者至少有 2 个驱动基因，而 62 名患者（4%）体内却不含这些驱动突变。然后，他们利用统计信息，寻找突变和基因互作模式，这些信息将患者划分为 11 类。这 11 种亚型除了 2008 年 WHO 分类的 8 种基因亚型外，还包括染色质 RNA 剪切调节因子、TP53 基因突变或 TP53 非整倍体和 IDH2 亚型。在 1540 例 AML 患者中，除了 166 名患者（11%）外，其他患者都能对应到其中一种基因亚型，56 名患者（4%）至少符合两种亚型的标准。多参数预后分析的结果显示，TP53、FLT3、BRAF、SRSF2、AXSL1、ZRSR2、RUNX1 为独立的不良预后基因，而 NPM1、CEBPA^{bis}、IDH2 为预后好的突变基因。NPM1 如伴有 FLT3 和 DNMP3A，MLL^{PTD}伴 FLT3，DNMT3A 伴 IDH2^{R140}则预后明显不佳，而 STAG2 伴 IDHR140，NPM1 伴 FLT3TKD 和 DNMT3A 伴 RAD21 的 AML 患者预后则明显良好。这些结果进一步说明，基因与基因相互作用的复杂性。

三、微小残留病的监测和复发预测

诱导化疗后骨髓象幼稚细胞的多少一直是评价AML临床疗效的指标。缓解期骨髓象中如果增加的原始细胞>5%时，定义为骨髓有残留或复发。从形态学上精确的统计原始细胞增加数比较困难，并且骨髓细胞有时还有生理性的增加。近来，多参数的流式细胞术和荧光定量PCR（qPCR）方法已被用来监测疾病负荷，而进行针对性的治疗。通常AML相关转录本中基于qPCR方法的监测策略大多数依赖RNA水平的定量，包括PML-RARA、RUNX1-RUNX1T1和CBFB-MYH11。因为这种qPCR方法特别敏感，可在1000～100万个细胞中检测到1个阳性细胞，因此该方法的应用限制在有特定基因重排的AML患者中，有15%～25%的AML患者中存在这种已知的重排。建议对于一些重现性的体细胞单核苷酸多态性和较小片段的插入采用荧光定量PCR方法检测，如DNMT3A基因的R882H、NPM1插入和FLT3-ITD。然而，这种方法可能受引物设计和克隆演变的限制。有的克隆演变可能在化疗后消失或化疗后出现了一些获得性克隆，尽管优势克隆仍然出现。如有报道表明，约6%的复发AML患者中存在FLT3-ITD突变的缺失或获得。其他突变如DNMT3A在造血过程中与造血白血病前期有关，尽管处于AML缓解期。

基于NGS的肿瘤负荷监测手段可以检测到恶性克隆相关的低频率体细胞突变，提高了小克隆群体的检测敏感性。有报道表明，NGS在ALL中作为肿瘤负荷监测手段的有效性，这也提高了该方法在AML中应用的可能性。基于NGS的肿瘤负荷监测手段的主要优点是可复合性检测多个突变，不像qPCR那样一对引物只检测一个突变，因此该方法可同时检测多个克隆突变。NGS的另一个优点是可靶标一系列AML中常见的突变基因，而无需qPCR方法所需的患者特异性引物对。例如，qPCR方法可为重现性“突变热点”快速设计引物，如在少数AML中出现的DNMT3A基因的R882H突变。

理论上，基于NGS的肿瘤监测手段可检测到大部分AML患者中的多种低频率突变，但该方法学的缺点是不能直接称为“低频变异”。目前由于固有的测序错误率（利用目前的Illumina化学试剂，NGS有0.1%～1%的测序错误率），NGS很难区分<2%的突变或等位基因变异（大约是25个细胞中有1个细胞发生杂合子突变）；所谓临床上可接受的假阳性率低于此最低阈值。最近几年，一些技术的出现使得一些低频变异均可被检测到（目前可在1000个细胞中检测到1个细胞的杂合子突变）。这些最简单的低频检测方法依赖于检测的体细胞和基因的多核苷酸插入如NPM1和FLT3。因为多核苷酸插入的错误率比单核苷酸点突变低很多，这种插入检测的灵敏度较高。

NPM1是AML中肿瘤负荷监测的一个有吸引力的靶标，因为该突变经常出现在原始克隆中，并且在复发中也能出现。2014年，Salipante SJ等[9]有针对性地在AML缓解样本和对照样本中比较了NGS方法和流式细胞术检测NPM1插入的敏感性。采用系列稀释NPM1突变的细胞株加入到正常骨髓细胞中，NGS方法优于流式细胞术，因为NGS可在10万个正常细胞中检测到1个突变细胞。此外，在对20例外周血标本对照检测时发现，NGS假阳性的读取率仅为0.00045%，表明该方法监测肿瘤负荷时具有足够的特异性和灵敏度。

英国国家癌症研究所 AML 研究组 Ivey A 等[10]报告，微小残留病（MRD）的检测为评估标危 AML 患者的预后提供了一个有效的预测指标。尽管标危 AML 患者存在分子学异质性，但患者的治疗选择仍基于有限的分子学标志及形态学预后评价体系。在缓解期内，通过识别疾病残留情况，白血病特异标志的敏感性检测，如 NPM1 基因的突变，有助于改善患者预后。研究者自 346 例携带 NPM-1 突变且于 AML17 研究中接受意向治疗的 AML 患者中获得了 2569 份标本，并采用 RT-RCR 法检测微小残留病。在 223 份初诊样本和 49 份复发样本中，研究者采用包含 51 个基因的芯片进行靶向测序检测，应用数字 PCR 的方法追踪与白血病前期克隆有关的突变。结果显示，将患者分为 150 个亚组后进行可靠的预后预测，分子表达谱结果突出了 NPM1 突变 AML 的复杂性。在 2 周期化疗后，15%的患者外周血样本能被检测出持续存在的 NPM-1 突变。与未检测突变组相比，突变组患者 3 个周期后疾病复发的风险更大（82% *vs* 30%；HR = 4.80，95% CI：2.95~7.80；$P<0.001$），并且生存率更低（24% *vs* 75%；HR = 4.38，95% CI：2.57~7.47；$P<0.001$）。通过多因素分析发现，MRD 是患者死亡的唯一独立预测因素。在独立队列中，该结果是可信的。在 MRD 的检测过程中发现，疾病复发与 NMP-1 突变转录产物高表达有关。虽然化疗后疾病缓解期间突变和白血病前期克隆之间的关系仍需检验，但在疾病复发时，69 例患者（共 70 例患者）被检测出了 NPM1 突变，这为监测疾病的状态提供了一个较好的标志。

最近，NGS 中一个创新是实验室添加分子条码来降低测序错误率。分子条形码是很短（10~16bp）的简并寡核苷酸序列，用于富集和测序过程中跟踪单个 DNA 分子。与样本特异性条码或索引不同的是，当利用分子条码时每一个 DNA 分子都有一个独特的标签，样本特异性条码中特定患者靶标相同的 DNA 序列。一旦产生了序列信息，分子条形码被用来纠正测序错误时要求重复读取变异序列的相同条形码；当测序错误被丢弃时假阳性结果发生变异，因为这些变量仅出现一次，但不是所有的读数结果都与特定的条形码相关。依据精确的分子条形码和高覆盖的测序深度，我们可从 10 万个细胞中检测到 1 个突变细胞。然而大多数临床应用中，考虑到 DNA 用量及测序成本敏感性为从 2500 个正常细胞中检测到 1 个突变细胞更为现实。在疾病检测方面，分子条形码的使用提高了大多数 AML 中单核苷酸变异检测的敏感性和特异性。基于 NGS 分子条码的使用可使大多数 AML 患者同时监测多个突变，以便用于疾病复发的早期预测和对治疗做出早期响应。

参 考 文 献

[1] Ley TJ, Mardis ER, Ding L, et al. DNA sequencing of a cytogenetically normal acute myeloid leukaemia genome. Nature, 2008, 456：66-72.

[2] Ley TJ, Miller C, Wilson RK, et al. Genomic and epigenomic landscapes of adult de novo acute myeloid leukemia. N Engl J Med, 2013, 368：2059-2074.

[3] Papaemmanuil E, Gerstung M, Campbell PJ, et al. Genomic Classification and Prognosis in Acute Myeloid Leukemia. N Engl J Med, 2016, 374：2209-2221.

[4] Ding L, Ley TJ, DiPersio JF, et al. Clonal evolution in relapsed acute myeloid leukaemia revealed by whole-genome sequencing. Nature, 2012, 481：506-510.

[5] Jay PP, Gönen M, Figueroa ME, et al. Prognostic Relevance of Integrated Genetic Profiling in Acute Myeloid Leukemia. N Engl J Med, 2012, 366: 1079-1089.

[6] Shen Y, Fu YK, Zhu YM, et al. Mutations of Epigenetic Modifier Genes as a Poor Prognostic Factor in Acute Promyelocytic Leukemia Under Treatment With All-Trans Retinoic Acid and Arsenic Trioxide. E Bio Medicine, 2015, 2: 563-571.

[7] Nicolas D, Alice MR, Nicolas B, et al. Comprehensive Mutational Profiling of Core Binding Factor Acute Myeloid Leukemia. Blood, 2016, DOI 10.1182/blood-2015-12-688705.

[8] Jeffery K, Christopher A, Miller, et al. Association Between Mutation Clearance After Induction Therapy and Outcomes in Acute Myeloid Leukemia. JAMA, 2015, 314: 811-822.

[9] Salipante SJ, Fromm JR, Shendure J, et al. Detection of minimal residual disease in NPM1-mutated acute myeloid leukemia by next-generation sequencing. Mod Pathol, 2014, 27: 1438-1446.

[10] Ivey A, Hills RK, Simpson MA, et al. Assessment of Minimal Residual Disease in Standard-Risk AML. N Engl J Med, 2016, 374: 422-433.

[11] Schmitt MW, Kennedy SR, Salk JJ, et al. Detection of ultra-rare mutations by next-generation sequencing. Proc Natl Acad Sci U S A, 2012, 109: 14508-14513.

[12] Hsin-An H, Chieh-Yu L, Yuan-Yeh K, et al. Splicing factor mutations predict poor prognosis in patients with de novo acute myeloid leukemia. Oncotarget, 2016, 7: 9084-9101.

[13] Klaus HM, Tobias H, Maja RT, et al. Spectrum and Prognostic Relevance of Driver Gene Mutations in Acute Myeloid Leukemia. Blood, 2016, DOI 10.1182/blood-2016-01-693879.

(上接第 197 页)

[39] Garfall AL, Maus MV, Hwang WT, et al. Chimeric antigen receptor T cells against CD19 for multiple myeloma. N Engl J Med, 2015, 373 (11): 1040-1047.

[40] Chari A, Htut M, Zonder J, et al. A phase 1 study of ARRY-520 with bortezomib (BTZ) and dexamethasone (dex) in relapsed or refractory multiple myeloma (RRMM). Blood, 2013, 122 (21): 1938.

[41] Lonial S, Shah JJ, Zonder J, et al. Prolonged survival and improved response rates with ARRY-520 in relapsed/refractory multiple myeloma (RRMM) patients with low-1 acid glycoprotein (AAG) levels: resultsfrom a phase 2 study. ASH Annual Meeting Abstracts, 2013, 122 (21): Abstract 285.

[42] Voorhees PM, Spencer A, Sutherland HJ, et al. Novel AKT inhibitor afuresertib in combination with bortezomib and dexamethasone demonstrates favorable safety profile and significant clinical activity in patientswith relapsed/refractory multiple myeloma. Blood, 2013, 122 (21): 283.

[43] Chen CI, Gutierrez M, Siegel DS, et al. Selinexor demonstrates marked synergy with dexamethasone (Sel-Dex) in preclinical models and in patients with heavily pretreated refractory multiple myeloma (MM). Blood, 2014, 124 (21): 4773.

2015 年慢性髓性白血病国际研究热点

江　倩

北京大学人民医院 北京大学血液病研究所 北京 100044

以“CML”为关键词，在 Pubmed 上查找 2013 年 1 月~2015 年 12 月发表的文章，剔除与慢性髓性白血病（CML）无关的，符合要求的共计 1109 篇，其中，发表在影响因子（IF）≥5 期刊上的为 183 篇（17%）。2013 年、2014 年和 2015 年中，临床型研究报告占所有文章中的比例分别为 66%、69%和 69%，在 IF≥5 的文章中分别为 50%、53%和 55%，趋势稳定。但 3 年间，IF≥5 的文章占当年所有文章的比例分别为 68/347（20%）、59/356（17%）和 56/406（14%），呈逐年下降趋势。提示，酪氨酸激酶抑制剂（TKI）问世的 15 年来，绝大多数 CML 患者获得了良好的治疗反应和与同龄人相似的生存期，CML 已不再是威胁人类生命的不治之症，成为了可控制的慢性疾病，因而，CML 的被关注度已达平台期，甚至略有下降。

最新年度中，CML 领域在国际上的研究热点集中在哪些方面呢？本文将简述 2015 年间发表在 IF≥5 期刊上的重要文章，并回顾国际会议中 CML 的热点话题。

一、临床研究

（一）TKI 长期治疗的有效性和安全性

德国的前瞻性、随机 CML 研究Ⅳ报道了 1503 例伊马替尼一线治疗 CML-CP 超过 10 年的有效性和安全性结果[1]，其中 1379 例予以伊马替尼单药治疗。中位随访 7.1 年，64%仍服用伊马替尼。10 年无疾病进展生存（PFS）率和总生存（OS）率分别为 82%和 84%，59%的患者达 MR5，72%达 MR4.5，81%达 MR4，89%达主要分子学反应（MMR），92%达 MR2［等同于完全细胞遗传学反应（CCyR）］。服用伊马替尼 800mg 的患者获得治疗反应（除了 MR5）的速度最快。8 年间，药物不良反应（ADR）发生率为 76%，其中 3/4 级 ADR 占 22%，非血液 ADR 73%，血液学 ADR 28%。伊马替尼 800mg 和伊马替尼 400mg 联合干扰素 α（IFNα）者 ADR 更多见，多为轻度、可控的，随着治疗时间的延长发生率逐渐下降。同样出自 CML 研究Ⅳ、关注患者诊断 CML 时共存疾病对预后影响的研究[2]发现，Charlson 共存疾病指数（Charlson Comorbidity Index，CCI）增高与 OS 率降低显著相关，而且是独立于年龄的、不利于 OS 的重要因素，但不影响治疗反应。

意大利 GIMEMA CML 工作组公布了 559 例初发 CML-CP 伊马替尼一线治疗的结果[3]，中位追踪 66 个月，65%的患者仍服用伊马替尼，19%改换其他治疗，12%死亡，4%失访。治疗 3 个月时 BCR-ABL1 10%和 1 年时获得 CCyR 和 MMR 的预后意义被予以确认，6 年 OS 率为 89%，半数患者死亡时处于疾病缓解状态，6 年累积死亡率为 5%。这些研究确认了伊马替尼作为一线治疗的良好远期结果。

近年来，二代TKI用于CML一线治疗的长期疗效、特别是安全性尤为被人关注。意大利GIMEMA CML工作组报道了多中心研究中73例以尼洛替尼400mg bid治疗初发CML-CP的6年结果[4]，PFS率和OS率均为96%，1例患者死于疾病进展至急变期（BP）。6年时，75%的患者仍服用尼洛替尼，累积获得MMR和MR4的比例分别为98%和76%，仅1例丧失MMR。11例患者（15%）发生了心血管事件，主要为动脉血栓，分别在治疗24个月和76个月后，多为老年、有基础心血管病危险因素的患者。这是截至2015年报道的最长时间应用尼洛替尼400mg bid的报道，显示了高度的有效性和令人瞩目的心血管毒性。

意大利米兰大学的学者也比较了168例没有既往病史的CML-CP患者服用不同种类TKI中发生的糖代谢紊乱和代谢综合征的结果[5]。他们发现，与伊马替尼和达沙替尼相比，服用尼洛替尼的患者出现了显著升高的空腹血糖、胰岛素、C肽、胰岛素抵抗、总胆固醇和低密度脂蛋白胆固醇。糖尿病/空腹血糖受损在服用伊马替尼和达沙替尼的患者中占25%，而在尼洛替尼组达33%，代谢综合征在伊马替尼、达沙替尼和尼洛替尼三组的发生率分别为42.4%、37.5%和36.1%（但无统计学差异）。提示，TKI治疗中需要监测糖、脂代谢指标，尤其对于服用尼洛替尼的患者。

由于CML的中位发病年龄在欧美国家为56~65岁，并且随着年龄的增长，CML的发病率呈增高趋势。以欧洲20个国家最新流行病学统计结果为例，CML的发病率由20~29岁的0.36/10万/年增至>70岁的1.52/10万/年。其中，55.5%的患者具有共存疾病，主要为心血管疾病（41.9%）[6]。因此，二代和三代TKI长期治疗中虽然发生率较低、但具有致死性的心血管事件成为了近年的关注热点[7]，包括服用不同TKI中的发生率、高危人群、发生机制，以及初诊患者和伊马替尼失败后的TKI治疗选择等。

（二）TKI疗效预测

尽管初发CML-CP患者的长期结果相当优越，但仍有少数患者治疗结果不尽如人意。除了Sokal、EURO和EUTOS积分和染色体附加异常，以及早期治疗反应等比较公认的疗效预测指标外，人们一直试图去寻找更多的生物学标志，以利疾病的危险度分层和指导用药选择。澳大利亚阿德莱德的Yeung DT等[8]报道，NK细胞上具有KIR2DL5B基因型与伊马替尼/尼洛替尼序贯治疗中较差的无疾病转化生存和无事件生存相关，而且是不利于获得MMR和MR4.5的独立因素。另有研究[9]发现，CML-CP初诊时端粒酶的长度也有助于预测尼洛替尼治疗中的分子学反应。

M. D. Anderson癌症中心分析2013例CML患者染色体核型[10]发现，具有3号染色体异常的患者占5.8%，其中半数为inv（3）（q21q26.2）/t（3；3）（q21；q26.2）或其他3q26.2重排，这类患者预后最差：若处于CP或加速期（AP），很容易进展至BP；TKI反应率低，无一获得持久的细胞遗传学或分子学反应；生存期短暂。有趣的是，涉及3号染色体、但非3q26.2异常的患者预后也差于其他染色体核型异常者。

（三）停药

近年来，TKI治疗中追求无治疗缓解（TFR）是发达国家热衷的话题。多项停药研究正在进行中，其中IFNα的作用一直受到争议。德国Burchert A等[11]报道了20例伊马替尼联合IFNα一线用于CML-CP患者，在伊马替尼停药后予以IFNα维持细胞遗传学或分子学反应的研究。中位追踪7.9

年，伊马替尼停药时处于 MMR 和 MR4.5 的患者无复发生存率分别为 73% 和 84%。10 例患者已停用 IFNα 中位 4.5 年，中位 2.8 年时，9 例患者仍处于 TFR（MR4.5 或 MR5）。仍在继续 IFNα 治疗的患者均处于稳定的 MMR 或深层分子学反应中。提示，以伊马替尼联合 IFNα 作为诱导、之后予以短期 IFNα 作为维持治疗，有望提高停药的成功率。

（四）TKI 价格和仿制品

随着原研药伊马替尼（格列卫）专利保护期的到达，伊马替尼仿制品已经或即将在欧美国家大规模上市，这将为 CML 患者和政府卫生部门节约大笔药费开支，具有强大的社会效益。但价格低廉、仅通过了生物等效性，而缺乏确凿临床等效性数据的仿制品是否真的能取代原研药，加之前些年发表的不同产地、小样本、相对较为短期追踪的 TKI 仿制品有效性和安全性的结论不一，使医生和患者心存疑虑。近年，TKI 仿制品已在一些 CML 国际会议中被热议，预计原研药转化为仿制品以及相关研究有望成为未来几年 CML 治疗领域的又一话题。

二、基础研究

（一）CML 干细胞

Prost S 等[12]报道，TKI 治疗中残存的 CML 白血病干细胞（LSC）池可以逐渐被一种治疗糖尿病的列酮类药物清除，后者是过氧化物酶体增殖物激活受体 γ（PPARγ）的激动剂。研究发现，通过列酮类药物激活 PPARγ 可以降低 STAT5 及其下游靶点 HIF2α 和 CITED2 的表达，后者是 CML LSC 处于静止期和保持干性的重要保障。3 例伊马替尼持续服药多年，但仍存在残留白血病的 CML 患者，在接受匹格列酮短暂治疗后均获得了完全分子学反应（CMR），并已保持至匹格列酮停药后的 4.7 年。提示，联合治疗有望清除肿瘤干细胞。

（二）构建新型 CML-BP 动物模型

多年来，CML 疾病进展的机制不明，限制了对 CML-BP 的诊断、预测和治疗。其主要原因是缺乏能够模拟人类 CML 疾病进展的动物模型。Giotopoulos G 等[13]构建了新型小鼠 CML 由 CP 进展为 BP 的模型，与人类 CML 疾病演化特征极为相像，包括急性髓性变、干祖细胞的扩增和曾经报道的基因表达的改变等。首次令人信服地识别并阐述了人类 CML 疾病进展的细胞和分子生物学机制：一种异质性的、独特的模式插入已知的和新的候选基因，并证明这些旁路（包括 ERG、MYC、MEK、RAF 和 JAK1/2）协同 BCR-ABL 基因导致了疾病进展，而且有望成为新的治疗靶点，为探索人类 CML 进展期的治疗靶点提供了重要帮助。

（三）TKI 耐药机制和克服耐药

探索 TKI 耐药机制、研发新药以克服 TKI 耐药是多年来 CML 基础研究中持续的热点。Eiring AM 等[14]发现，β-链蛋白通过提高 TKI 耐药祖细胞的生存引发内源性耐药，而非骨髓微环境介导的外源性耐药。Gioia R 等[15]报道，E3 泛素连接酶 CBL 参与调控尼洛替尼耐药时涉及 TAM 受体 AXL 和胞质激酶 SYK 和 LYN 的 TKI 网络。Korfi K 等[16]对 1 例普纳替尼耐药患者进行全基因组测序，识别耐药突变，探索治疗靶点。筛选和研发克服 TKI 耐药的新药研究多种多样[17~22]，包括设计卷曲螺旋（coiled-coil）结构域的突变体或模仿物，阻断 BCR-ABL1 二聚化，促进 TKI 耐药细胞凋亡；新型 BCR-ABL 抑制剂；ROCK 抑制剂；Stat5a/b 抑制剂等。

总之，2015 年 CML 的国际研究热点集中于 TKI 治疗长期有效性和安全性、TKI 疗效预测、TKI 耐药机制和克服耐药、研发新药等领域。

参 考 文 献

[1] Kalmanti L, Saussele S, Lauseker M, et al. Safety and efficacy of imatinib in CML over a period of 10 years: data from the randomized CML-study Ⅳ. Leukemia, 2015 May, 29 (5): 1123-1132. doi: 10.1038/leu.2015.36.

[2] Saussele S, Krauss MP, Hehlmann R, et al. Impact of comorbidities on overall survival in patients with chronic myeloid leukemia: results of the randomized CML study Ⅳ. Blood, 2015 Jul 2, 126 (1): 42-49. doi: 10.1182/blood-2015-01-617993.

[3] Castagnetti F, Gugliotta G, Breccia M, et al. Long-term outcome of chronic myeloid leukemia patients treated frontline with imatinib. Leukemia, 2015 Sep, 29 (9): 1823-1831. doi: 10.1038/leu.2015.152.

[4] Gugliotta G, Castagnetti F, Breccia M, et al. Long-term outcome of a phase 2 trial with nilotinib 400mg twice daily in first-line treatment of chronic myeloid leukemia. Haematologica, 2015 Sep, 100 (9): 1146-1150. doi: 10.3324/haematol.2015.129221.

[5] Iurlo A, Orsi E, Cattaneo D, et al. Effects of first-and second-generation tyrosine kinase inhibitor therapy onglucose and lipid metabolism in chronic myeloid leukemia patients: a real clinical problem? Oncotarget, 2015 Oct 20, 6 (32): 33944-33951. doi: 10.18632/oncotarget.5580.

[6] Hoffmann VS, Baccarani M, Hasford J, et al. The EUTOS population-based registry: incidence and clinical characteristicsof 2904 CML patients in 20 European Countries. Leukemia, 2015 Jun, 29 (6): 1336-1343. doi: 10.1038/leu.2015.73.

[7] Valent P, Hadzijusufovic E, Schernthaner GH, et al. Vascular safety issues in CML patients treated with BCR/ABL1 kinase inhibitors. Blood, 2015 Feb 5, 125 (6): 901-906. doi: 10.1182/blood-2014-09-594432.

[8] Yeung DT, Tang C, Vidovic L, et al. KIR2DL5B genotype predicts outcomes in CML patients treated with response-directed sequential imatinib/nilotinib strategy. Blood, 2015 Dec 17, 126 (25): 2720-2723. doi: 10.1182/blood-2015-07-655589.

[9] Wenn K, Tomala L, Wilop S, et al. Telomere length at diagnosis of chronic phase chronic myeloid leukemia (CML-CP) identifies a subgroup with favourable prognostic parameters and molecular response according to the ELN criteria after 12 months of treatment with nilotinib. Leukemia, 2015 Dec, 29 (12): 2402-2404. doi: 10.1038/leu.2015.245.

[10] Wang W, Cortes JE, Lin P, et al. Clinical and prognostic significance of 3q26.2 and other chromosome 3 abnormalities in CML in the era of tyrosine kinase inhibitors. Blood, 2015 Oct 1, 126 (14): 1699-1706. doi: 10.1182/blood-2015-05-646489.

[11] Burchert A, Saussele S, Eigendorff E, et al. Interferon alpha 2 maintenance therapy may enable high rates of treatment discontinuation in chronic myeloid leukemia. Leukemia, 2015 Jun, 29 (6): 1331-1335. doi: 10.1038/leu.2015.45.

[12] Prost S, Relouzat F, Spentchian M, et al. Erosion of the chronic myeloid leukaemia stem cell pool by PPARγ agonists. Nature, 2015 Sep 17, 525 (7569): 380-383. doi: 10.1038/nature15248.

[13] Giotopoulos G, van der Weyden L, Osaki H, et al. A novel mouse model identifies cooperating mutations and therapeutic targets critical for chronic myeloid leukemia progression. J Exp Med, 2015 Sep 21, 212 (10): 1551-1569. doi: 10.1084/jem.20141661.

[14] Gioia R, Trégoat C, Dumas PY, et al. CBL controls a tyrosine kinase network involving

AXL, SYK and LYN in nilotinib-resistant chronic myeloid leukaemia. J Pathol, 2015 Sep, 237 (1) : 14 - 24. doi: 10.1002/path.4561.

[15] Eiring AM, Khorashad JS, Anderson DJ, et al. β-Catenin is required for intrinsic but not extrinsic BCR-ABL1 kinase-independent resistance to tyrosine kinase inhibitors in chronic myeloid leukemia. Leukemia, 2015 Dec, 29 (12) : 2328-2337. doi: 10.1038/leu.2015.196.

[16] Korfi K, Mandal A, Furney SJ, et al. A personalised medicine approach for ponatinib-resistant chronic myeloidleukaemia. Ann Oncol, 2015 Jun, 26 (6) : 1180 - 1187. doi: 10.1093/annonc/mdv110.

[17] Woessner DW, Eiring AM, Bruno BJ, et al. A coiled-coil mimetic intercepts BCR-ABL1 dimerization in native and kinase-mutant chronic myeloid leukemia. Leukemia, 2015 Aug, 29 (8) : 1668-1675. doi: 10.1038/leu.2015.53.

[18] Di Savino A, Panuzzo C, Rocca S, et al. Morgana acts as an oncosuppressor in chronic myeloid leukemia. Blood, 2015 Apr 2, 125 (14) : 2245 - 2253. doi: 10.1182/blood-2014-05-575001.

[19] Xiang W, Cheong JK, Ang SH, et al. Pyrvinium selectively targets blast phase-chronic myeloid leukemia through inhibition of mitochondrial respiration. Oncotarget, 2015 Oct 20, 6 (32) : 33769 - 33780. doi: 10.18632/oncotarget.5615.

[20] Liu X, Kung A, Malinoski B, et al. Development of Alkyne-Containing Pyrazolopyrimidines To Overcome Drug Resistance of Bcr-Abl Kinase. J Med Chem, 2015 Dec 10, 58 (23) : 9228-9237. doi: 10.1021/acs.jmedchem.5b01125.

[21] Kim SJ, Jung KH, Yan HH, et al. HS-543 induces apoptosis of Imatinib-resistant chronic myelogenousleukemia with T315I mutation. Oncotarget, 2015 Jan 30, 6 (3) : 1507-1518.

[22] Liao Z, Gu L, Vergalli J, et al. Structure-Based Screen Identifies a Potent Small Molecule Inhibitor of Stat5a/b with Therapeutic Potential for Prostate Cancer and Chronic Myeloid Leukemia. Mol Cancer Ther, 2015 Aug, 14 (8) : 1777 - 1793. doi: 10.1158/1535-7163. MCT-14-0883.

（作者邮箱：jiangqian@medmail. com. cn）

（上接第 250 页）

他在临床行医中很早就思考，并时刻提醒大家在研究中西医结合治疗肿瘤的时候值得探索的是中医和西医的结合点在什么地方，不能简单地考虑何时用中医，何时用西医，或者中医、西医在整个治疗中各占百分之儿，否则，就成为一种机械治疗。在治疗时，要灵活化裁，从多元角度出发，让扶正与驱邪这两种方法互为互用，相辅相成，达到最佳疗效，这也是要努力研究的方向。

2015 年多发性骨髓瘤的靶向治疗进展

侯　健　何海燕

第二军医大学长征医院血液科 全军骨髓瘤与淋巴瘤疾病中心 上海 200003

【摘要】 2015 年是多发性骨髓瘤（multiple myeloma，MM）治疗的大丰收之年，这一年共有 4 个治疗 MM 新药问世。临床试验的研究结果表明，多药联合应用的疗效显著优于单药治疗，但多药联合并不是联合的药物越多越好，尤其激素及烷化剂的使用带来较大的毒性及不良反应，如何优化联合用药方案，是值得探讨的课题。蛋白酶体抑制剂及免疫调节剂等新药为基础的联合方案比起过去的传统化疗方案具有更好的疗效及安全性。近年来，更多的新药不断涌现，如何将这些药物进行最优化的联合应用，使疗效最佳，毒副反应最小，是目前 MM 治疗的重要目标。

一、治疗目标

无论是对于适合移植或不适合移植的初诊 MM 患者来说，在治疗不良反应最小的情况下迅速取得深度缓解是治疗的目的。而对于复发难治的患者，治疗的目的并不在是最短时间内达到最大程度的缓解，而是在疗效及不良反应间取得很好的平衡。疾病本身的因素，如疾病恶性程度、分期、染色体异常；患者相关的因素，如合并症、患者的体能状态，以及重要脏器功能；治疗相关的因素，如初次治疗的方案、缓解程度及缓解时间等。这三方面的因素均影响治疗方案的选择。

二、深度缓解是预后良好的有利因素

大量研究表明，深度缓解是预示预后良好的有利因素[1~3]。新药的应用较以前的传统的化疗方案有效率更高，缓解程度更深[4~5]。在当前新药时代，如何定义患者的缓解程度仍需探讨。Kapoor P 等[1]评估了 sCR 对于患者的 OS 和 TTP 的影响，持续 sCR 的患者 5 年生存率是 91%，远高于无持续 sCR 患者的 51%，这表明，治疗的目的不仅需要达到高质量的缓解，并且需持续的维持在这一缓解水平。另一个提示深度缓解的指标，即基于影像学检查的 CR，PET-CT 可非常敏感地显示出活动性的骨髓瘤病灶，对于治疗后 PET-CT 检查为阴性的患者，其 PFS 及 OS 均显著高于 PET 检查阳性的患者，PET-CT 阴性是提示患者良好预后的有利因素[6]。近年来，通过二代测序技术及流式细胞技术对骨髓瘤患者进行微小残留病灶（MRD）检测，可检测出患者体内非常低水平的肿瘤负荷，使我们对缓解水平的定义更进一步。在 GEM/PETHEMA 研究组的报道中，MRD 阴性预示更长的 PFS 和 OS[7]。同样在 MRC-IX 的研究结果中，MRD 具有和 ISS 分期相似的预后评估价值，均为 OS 独立的预后评估因素[8]。总之，缓解程度极大的影响患者的生存及预后，如何在可耐受的不良反应下达到最大程度的缓解，是目前治疗的首要目标。

三、初诊患者诱导治疗的联合方案

对于初诊的多发性骨髓瘤患者在诱导阶段采用多药联合治疗方案非常重要，在 Cavo M 等[9]的Ⅲ期临床研究中，硼替佐米、沙利度胺和地塞米松三药联合的 VTD 方案显著优于沙利度胺、地塞米松两药联合的 TD 方案，该试验以 VTD 方案进行诱导方案，序贯以自体造血干细胞移植巩固，移植后达到的 CR 率为 38%，显著高于 TD 组的 23%（$P=0.0004$），VGPR 率为 79%，显著高于 TD 组的 58%（$P<0.0001$）。更为重要的是，VTD 组可纠正 t（4；14）易位导致的不良预后，以 VTD 方案治疗后，t（4；14）阳性的患者 3 年 PFS 率为 69%，而 t（4；14）阴性的患者为 74%（$P=0.66$），两组无统计学差异。在以卡非佐米、沙利度胺和地塞米松三药联合的 CTD 方案临床试验中，同样可以看到多药联合治疗的重要性，初诊多发性骨髓瘤患者以 CTD 方案进行诱导后，CR 率为 25%，VGPR 率为 68%，90%的患者达到至少 PR 的疗效[10]。以上临床试验均说明，以蛋白酶体抑制剂、免疫调节剂及激素联合应用的方案效果显著。来那度胺是较沙利度胺作用更强的免疫调节剂，以来那度胺联合硼替佐米和地塞米松的 RVD 方案进行诱导治疗，达到 PR 及以上疗效的患者比例为 100%，达到至少 VGPR 的患者比例为 67%，RVD 方案可使患者达到高质量缓解，且周围神经毒性更小[11]。而在以来那度胺联合卡非佐米和地塞米松的 CRD 方案诱导治疗初诊患者的临床试验中，nCR 率可达到 62%，显示出较好的疗效[12]。但也有研究者认为，以蛋白酶体抑制剂联合环磷酰胺及地塞米松的 VCD 方案更为经济、且疗效相当。Ⅱ期临床试验 EOLUTION 比较了 RVD（来那度胺联合硼替佐米及地塞米松）以及 VCD（硼替佐米联合环磷酰胺及地塞米松）两组的有效性[13]，两组的缓解率及 PFS 率无显著统计学差异，但这一研究存在样本数较小，随访时间较短。在 Cavo M 等[14]2014 年发布的 2 个大样本的Ⅲ期回顾性临床研究中结果中，以蛋白酶体抑制剂及免疫调节剂联合的 VTD 方案进行诱导治疗后，无论是在高危组及标危组的患者中，总有效率及完全缓解率均显著高于 VCD 方案组，前瞻性的随机对照研究目前正在进行中。总之，随着新药的不断进入临床，不同新药的联合应用使初诊患者缓解程度更深，即使是高危的患者，也可达到高质量的缓解水平。

传统化疗方案时代的临床试验结果表明，三药以上的联合方案并不具有更好的临床结果，其在适合移植或不适合移植的患者中的治疗效果均还不明确。在 EVOLUTION 临床研究中[13]，在 RVD 的基础上再加上环磷酰胺的 RCVD 方案显示出和 RVD 相似的有效率，但血液学毒性的发生率却较 RVD 方案显著增加。相似的研究结果同样见于 RVDD 方案和 RVD 方案比较的临床试验中，两组的有效率无显著差异，但 RVDD 方案毒性显著增加[15]。至目前为止，临床试验的结果均提示，四药联合方案并未比三药联合方案显示出更大的抗骨髓瘤作用，反而增加毒性及不良反应的发生率。在 FIRST 研究中[16]，连续的 Rd 方案与以烷化剂为基础的 MPT 方案相比较，应用连续 Rd 方案的患者具有更高的缓解率，更长的 OS 和 PFS。这一治疗优势并不是由于联合用药的种类更少，而是由于新药的抗骨髓瘤活性更强。与既往的传统的烷化剂相比，一些正处于临床研究中新药联合应用可能更具抗骨髓瘤潜力。以RVD方案联合一些组蛋白去乙酰化酶抑制剂如帕比司他及伏立诺他进行诱导治疗[17~18]，较RVD方案可达到更深程度的缓解，但治疗时必须减少药物剂量，否则会增加不良反应的发生率。

四、复发难治患者的联合治疗方案

目前，来那度胺和硼替佐米为基础的联合方案治疗复发难治骨髓瘤已显示出很好的疗效。随着一些具有新的抗骨髓瘤作用机制的新药出现，以这些新药联合来那度胺和硼替佐米作为挽救治疗的联合方案已在进行临床试验中。

（一）免疫调节剂

1. 来那度胺联合方案

来那度胺是较沙利度胺作用更强的二代免疫调节剂。在Ⅲ期随机对照前瞻性临床试验MM-009[19]和MM-010[20]中，以来那度胺和地塞米松联合的Rd方案较地塞米松单药有效率显著提高。在Richardson PG等[21]的Ⅱ期临床试验中，来那度胺和硼替佐米联合的方案在复发难治的多发性骨髓瘤患者可获得很高的有效率，获得至少PR疗效的患者比例为64%，至少VGPR的比例为28%，中位PFS为9.5个月。在和卡非佐米联合的CRD方案的Ⅰ期临床试验中，获得VGPR以上疗效的患者比例为22%，中位PFS可达15.4个月，非常具有临床应用前景[22]。另外来那度胺还可以与一些单克隆抗体如daratumumab[23]以及elotuzumab[24]等进行联合应用，这在后面将会详细叙述。

2. 泊马度胺联合方案

泊马度胺是三代免疫调节剂，和来那度案具有类似的作用机制。以泊马度胺联合硼替佐米及地塞米松的PVD方案在复发难治的MM患者中可达到70%的PR率，以及43%的VGPR率[25]。泊马度胺与卡非佐米[26]、daratumumab[27]以及HDAC抑制剂的临床试验目前均在进行中，已经初步显示出良好的抗骨髓瘤活性，尤其在一些具有高危细胞遗传学异常的患者中效果明显。

（二）蛋白酶体抑制剂

1. 硼替佐米联合方案

第一代蛋白酶体抑制剂不仅显示出单药抗骨髓瘤活性，与其他药物连用也具有非常好的协同作用。Gardaret L等[28]的Ⅲ期临床试验结果显示，在复发难治多发性骨髓瘤患者中，VTD方案较TD方案具有更好的疗效。获得持续VGPR疗效的患者为56%，而TD组仅为35%，VTD组的中位PFS为18.3个月，而TD组的中位PFS为13.6月，两组间有显著统计学差异，OS目前无统计学差异，可能是由于随访时间太短。硼替佐米与泊马度胺、地塞米松联合的PVD方案在具有高危细胞遗传学异常的患者中显示出很好的疗效，针对高危患者可采用这一方案[25]。硼替佐米与其他新药的联合，如HDAC抑制剂和单克隆抗体等，目前已在进行临床试验中。

2. 卡非佐米联合方案

卡非佐米为第二代蛋白酶体抑制剂，可介导不可逆的蛋白酶体抑制。卡非佐米较少引起周围神经病，在与免疫调节剂来那度胺连用时具有很好的疗效和安全性。以CRD方案治疗复发患者的Ⅱ期临床试验中，VGPR以上的疗效可达22%[22]，在进一步的Ⅲ期临床试验中，CRD组患者中位PFS为26.3个月，而对照的Rd组为17.6个月，两组间有显著的统计学差异[29]。卡非佐米和泊马度胺联合也可有很好的疗效，在晚期复发既往已行平均6线方案治疗的患者中，卡非佐米和泊马度胺联合的方案仍可达到 64% 的 PR 率以及 26% 的 VGPR 率，中位 PFS 可达 12 个月[26]。以卡非佐米联合 HDAC 抑制剂，在多次复发的患者中有效率可达 50%～60%[30]。可作为复发难治骨髓瘤患者的用药选择。

（三）组蛋白酶去乙酰化酶抑制剂

1. 伏立诺他联合方案

伏立诺他是组蛋白酶去乙酰化酶抑制剂，在 VANTAGE-095 临床试验中，以伏立诺他联合硼替佐米的方案治疗经多次治疗的晚期复发患者，PR 及以上疗效的患者比例可达 17%。更为重要的是，既往对硼替佐米耐药的患者，以伏立诺他联合硼替佐米治疗仍然有效。在 VANTAGE-088 临床试验中[32]，早期复发的患者以伏立诺他和硼替佐米联合的方案治疗，相较于对照组硼替佐米联合安慰剂，其不良反应发生率更明显，而患者获益不明显，两组中位 PFS 分别为 7.6 个月和 6.8 个月。以伏立诺他联合 CRD 应用于既往多次复发的患者的临床试验目前也在进行中，如果能很好的控制不良反应的发生，应该可以达到较高的疗效。

2. 帕比司他联合方案

帕比司他是第一个获得 FDA 批准的组蛋白去乙酰化酶抑制剂，用于既往经过两线的标准方案治疗后复发的 MM 患者。FDA 的批准是基于 PANORAMA-1 这一Ⅲ期临床研究[33]。在这一研究中，帕比司他联合硼替佐米及地塞米松治疗组相较于安慰剂联合硼替佐米及地塞米松治疗组，患者中位 PFS 延长 4 个月，两组分别为 12 个月和 8 个月，有显著统计学差异（$P < 0.0001$）。如果能通过剂量调整、支持治疗等方案有效控制不良反应，这一联合方案可使患者获益更多。

（四）免疫治疗

1. 单克隆抗体

Daratumumab 为 CD38 单克隆抗体，是迄今为止临床试验显示最具抗骨髓瘤活性的单克隆抗体，目前已获得 FDA 批准用于临床治疗。其具有多方面的作用机制，包括通过 ADCC 或 CDC 作用直接靶向骨髓瘤细胞，使骨髓瘤细胞凋亡。前期临床研究显示[34]，Daratumumab 单药治疗可达 29% 的有效率，且一半的患者为 PR 以上的疗效。以 Daratumumab 与 Rd 方案治疗既往平均已行 4 线方案治疗的复发患者，其总有效率达 87%，50% 的患者可达 VGPR 及以上的疗效，均提示 Daratumumab 是具有良好抗骨髓瘤活性的药物，具有很好的应用前景[35]。

Elotuzumab 为人源化的抗 SLAMF-7 单克隆抗体，作用于骨髓瘤细胞以及 NK 细胞膜表面蛋白 CS-1，通过 ADCC 起到杀伤骨髓瘤细胞的作用。尽管目前单药尚未被证实具有抗骨髓瘤活性，但与 Rd 方案联合后可使患者达到 82% 的总有效率。其可能机制是来那度胺上调 NK 细胞的活性，从而增加 Elotuzumab 通过 NK 细胞介导的对骨髓瘤细胞的杀伤活性，两者具有协同效应。目前以 Elotuzumab 联合 Rd 方案的Ⅲ期临床试验 ELOQUENT-1 正在进行中[36]。

2. 免疫检查点阻断剂

PD-1/PD-L1 可介导多种肿瘤的免疫逃逸机制，有研究已证实，PD-1/PD-L1 通路通过免疫调控影响骨髓瘤的发生及进展[37]。在一些实体肿瘤中，PD-1/PD-L1 通路阻断后可促进 T 细胞的激活，逆转免疫耐受[38]。PD-1 广泛表达于骨髓瘤微环境中，基础研究已证实，PD-1 信号通路对于骨髓瘤细胞的免疫逃逸具有很重要的作用，目前 PD-1 单抗用于多发性骨髓瘤治疗已在临床试验中。

3. 免疫细胞治疗

结合 CD19 抗原的 CAR-T 细胞治疗 MM

很有前景，以美法仑（马法兰）进行预处理后，再继以自体 CD19-CAR-T 细胞回输，可使既往经过多次治疗的晚期复发骨髓瘤患者取得持续缓解，可作为晚期骨髓瘤患者的一项治疗选择[39]。另外，调节性 T 细胞去除可激活 T 细胞的抗骨髓瘤效应，目前一些前期的临床研究已在进行中。

（五）其他

纺锤体驱动蛋白（kinesin spindle protein，KSP）抑制剂可阻止细胞有丝分裂，从而导致细胞死亡。ARRY-520 为 KSP 抑制剂，可靶向骨髓瘤细胞纺锤体驱动蛋白起到抗骨髓瘤活性，目前其与硼替佐米[40]及卡非佐米[41]等药物的联合方案已在进行临床试验中。另外，AKT 激酶抑制剂 Afuresertib[42] 和出核蛋白抑制剂 Selenexor[43]等药物在进行前期临床试验中，也显示出一定的抗骨髓瘤活性。

五、总结

随着新药在临床上的不断应用，过去 15 年，MM 患者的预后得到显著改善，如何能最优化联合临床药物，使患者达到高质量的缓解、且使患者耐受，仍是目前正在探讨的课题。克隆异质性的深入认识，以及微小残留病灶检测技术的应用，使我们认识到骨髓瘤的治疗需要个体化，免疫治疗、鉴定致病基因、寻找特异的生物标记等是未来 MM 个体化治疗的方向。

参考文献

[1] Kapoor P，Kumar SK，Dispenzieri A，et al. Importance of achieving stringent complete response after autologous stem-cell transplantation in multiple myeloma. J Clin Oncol，2013，31（36）：4529-4535.

[2] Nooka A，Kaufman J，Lonial S. The importance of complete response in outcomes in myeloma. Cancer J，2009，15（6）：465-472.

[3] Harousseau JL，Palumbo A，Richardson PG，et al. Superior outcomes associated with complete response in newly diagnosed multiple myeloma patients treated with nonintensive therapy：analysis of the phase 3 VISTA study of bortezomib plus melphalan-prednisone versus melphalan-prednisone. Blood，2010，116（19）：3743-3750.

[4] Harousseau JL，Attal M，Avet-Loiseau H，et al. Bortezomib plus dexamethasone is superior to vincristine plus doxorubicin plusdexamethasone as induction treatment prior to autologous stem-cell transplantation in newly diagnosed multiple myeloma：results of the IFM 2005-01 phase Ⅲ trial. J Clin Oncol，2010，28（30）：4621-4629.

[5] Benboubker L，Dimopoulos MA，Dispenzieri A，et al. Lenalidomide and dexamethasone in transplant-ineligible patients with myeloma. N Engl J Med，2014，371（10）：906-917.

[6] Zamagni E，Patriarca F，Nanni C，et al. Prognostic relevance of 18-F FDG PET/CT in newly diagnosed multiple myeloma patients treated with up-front autologous transplantation. Blood，2011，118（23）：5989-5995.

[7] Paiva B，Vidriales MB，Cervero J，et al. Multiparameter flow cytometric remission is the most relevant prognostic factor for multiple myeloma patients who undergo autologous stem cell transplantation. Blood，2008，112（10）：4017-4023.

[8] Rawstron AC，Gregory WM，de Tute RM，et al. Minimal residual disease in myeloma by flow cytometry：independent prediction of survival benefit per log reduction. Blood，2015，125（12）：1932-1935.

[9] Cavo M，Tacchetti P，Patriarca F，et al. Bortezomib with thalidomide plus dexamethasone compared with thalidomide plus dexamethasone as induction therapy before，and consolidation therapy after，double autologous stem-cell transplantation in newly diagnosed multiple myeloma：a randomised phase 3 study. Lancet，376

(9758)：2075-2085.

[10] Sonneveld P, Asselbergs E, Zweegman S, et al. Phase 2 study of carfilzomib, thalidomide, and dexamethasone as induction/consolidation therapy for newly diagnosed multiple myeloma. Blood, 2015, 125 (3)：449-456.

[11] Richardson PG, Weller E, Lonial S, et al. Lenalidomide, bortezomib, and dexamethasone combination therapy in patients with newly diagnosed multiple myeloma. Blood, 2010, 116 (5)：679-686.

[12] Jakubowiak AJ, Dytfeld D, Griffith KA, et al. A phase 1/2 study of carfilzomib in combination with lenalidomide and low-dose dexamethasone as a frontline treatment for multiple myeloma. Blood, 2012, 120 (9)：1801-1809.

[13] Kumar S, Flinn I, Richardson PG, et al. Randomized, multicenter, phase 2 study (EVOLUTION) of combinations of bortezomib, dexamethasone, cyclophosphamide, and lenalidomide in previously untreatedmultiple myeloma. Blood, 2012, 119 (19)：4375-4382.

[14] Cavo M, Pantani L, Pezzi A, et al. Superior efficacy of VTD over VCDas induction therapy for autotransplantation-eligible, newly diagnosed, myeloma patients. Blood, 2014, 124 (21)：Abstract 197.

[15] Jakubowiak AJ, Griffith KA, Reece DE, et al. Lenalidomide, bortezomib, pegylated liposomal doxorubicin, and dexamethasone in newly diagnosed multiple myeloma: a phase 1/2 Multiple Myeloma Research Consortium trial. Blood, 2011, 118 (3)：535-543.

[16] Benboubker L, Dimopoulos MA, Dispenzieri A, et al. Lenalidomide and dexamethasone in transplant-ineligible patients with myeloma. N Engl J Med, 2014, 371 (10)：906-917.

[17] Kaufman JL, Shah JJ, Laubach JP, et al. Lenalidomide, bortezomib, and dexamethasone (rvd) in combination with vorinostat as front-line therapy for patients with multiple myeloma (MM): results of a phase 1 study. Blood, 2012, 120 (21)：Abstract 336.

[18] Shah JJ, Feng L, Manasanch EE, et al. Phase Ⅰ/Ⅰb trial of the efficacy and safety of combination therapy with lenalidomide/bortezomib/dexamethasone (RVD) and panobinostat in transplant-eligible patients with newly diagnosed multiple myeloma. Blood, 2014, 124 (21)：Abstract 33.

[19] Weber DM, Chen C, Niesvizky R, et al. Lenalidomide plus dexamethasone for relapsed multiple myeloma in North America. N Engl J Med, 2007, 357 (21)：2133-2142.

[20] Dimopoulos M, Spencer A, Attal M, et al. Lenalidomide plus dexamethasone for relapsed or refractory multiple myeloma. N Engl J Med, 2007, 357 (21)：2123-2132.

[21] Richardson PG, Xie W, Jagannath S, et al. A phase 2 trial of lenalidomide, bortezomib, and dexamethasone in patients with relapsed and relapsed/refractory myeloma. Blood, 2014, 123 (10)：1461-1469.

[22] Wang M, Martin T, Bensinger W, et al. Phase 2 dose-expansion study (PX-171-006) of carfilzomib, lenalidomide, and low-dose dexamethasone in relapsed or progressive multiple myeloma. Blood, 2013, 122 (18)：3122-3128.

[23] Richardson PG, Jagannath S, Moreau P, et al. A phase 2 study of elotuzumab (Elo) in combination with lenalidomide and low-dose dexamethasone (Ld) in patients (pts) with relapsed/refractory multiple myeloma (R/R MM): updated results. Blood, 2012, 120 (21)：Abstract 202.

[24] Plesner T, Lokhorst H, Gimsing P, et al. Daratumumab, a CD38 monoclonal antibody in patients with multiple myeloma: data from a dose-escalation phase Ⅰ/Ⅱ study. ASH Annual Meeting Abstracts, 2012, 120 (21)：Abstract 73.

[25] Richardson PG, Hofmeister CC, Siegel D, et

al. MM-005: a phase 1 trial of pomalidomide, bortezomib, and low-dose dexamethasone (PVD) in relapsed and/or refractory multiple myeloma (RRMM). Blood, 2013, 122 (21): 1969.

[26] Shah JJ, Stadtmauer EA, Abonour R, et al. Phase Ⅰ/Ⅱ dose expansion of a multi-center trial of carfilzomib and pomalidomide with dexamethasone (Car-Pom-d) in patients with relapsed/refractory multiple myeloma. Blood, 2013, 122 (21): 690.

[27] Moreau P, Mateos MV, Blade′ J, et al. An open-label, multicenter, phase Ⅰb study of daratumumab in combination with backbone regimens in patients with multiple myeloma. Blood, 2014, 124 (21): 176.

[28] Garderet L, Iacobelli S, Moreau P, et al. Superiority of the triplecombination of bortezomib-thalidomide-dexamethasone over the dual combination of thalidomide-dexamethasone in patients with multiple myeloma progressing or relapsing after autologous transplantation: the MMVAR/IFM 2005-04 randomized phase Ⅲ trial from the Chronic Leukemia Working Party of the European Group for Blood and Marrow Transplantation. J Clin Oncol, 2012, 30 (20): 2475-2482.

[29] Stewart AK, Rajkumar SV, Dimopoulos MA, et al. Carfilzomib, lenalidomide, and dexamethasone for relapsed multiple myeloma. N Engl J Med, 2015, 372 (2): 142-152.

[30] Kaufman J, Zimmerman T, Jakubowiak A, et al. Phase Ⅰ study of combination of carfilzomib ad panabinostat for patients with relapsed and refractory myeloma: a multicenter MMRC clinical trial. Paper presented at 18th Congress of European Hematology Association. 2013 June 13~16, Stockholm, Sweden.

[31] Siegel D, Dimopoulos M, Yoon S, et al. VANTAGE 095: final results from a global, single-arm, phase Ⅱb trial of vorinostat in combination with bortezomib in salvage multiple myeloma patients. Eur Hematol Assoc, 2012, 97 (S1): 119

[32] Dimopoulos M, Siegel DS, Lonial S, et al. Vorinostat or placebo in combination with bortezomib in patients with multiple myeloma (VANTAGE 088): a multicentre, randomised, double-blind study. Lancet Oncol, 2013, 14 (11): 1129-1140.

[33] Richardson PG, Hungria VTM, Yoon S-S, et al. Panorama 1: a randomized, double-blind, phase 3 study of panobinostat or placebo plus bortezomib and dexamethasone in relapsed or relapsed and refractory multiple myeloma. ASCO Meeting Abstracts, 2014, 32 (Suppl 15): Abstract 8510.

[34] Lonial S, Weiss BM, Usmani SZ, et al. Phase II study of daratumumab (DARA) monotherapy in patients with 3 lines of prior therapy or double refractory multiple myeloma (MM): 54767414MMY2002 (Sirius). ASCO Meeting Abstracts, 2015, 33 (Suppl 18): Abstract LBA8512.

[35] Plesner T, Arkenau H-T, Lokhorst HM, et al. Safety and efficacy of daratumumab with lenalidomide and dexamethasone in relapsed or relapsed, refractory multiple myeloma. Blood, 2014, 124 (21): 84.

[36] Lonial S, Dimopoulos M, Palumbo A, et al. Elotuzumab therapy for relapsed or refractory multiple myeloma. N Engl J Med, 2015, 373 (7): 621-631.

[37] Brahmer JR, Tykodi SS, Chow LQM, et al. Safety and activity of anti-PD-L1 antibody in patients with advanced cancer. N Engl J Med, 2012, 366 (26): 2455-2465.

[38] Iwai Y, Ishida M, Tanaka Y, et al. Involvement of PD-L1 on tumor cells in the escape from host immune system and tumor immunotherapy by PD-L1 blockade. Proc Natl Acad Sci USA, 2002, 99 (19): 12293-12297.

(下转第 185 页)

2015 年度淋巴瘤领域进展

朱 军

北京大学肿瘤医院淋巴瘤科 北京 100142

每每谈及各个医学领域的年度研究进展，我们习惯于把目光投向欧美同道。但是这些大洋彼岸的进展，大多为新药研发，而且往往需要 5 年以上的时间跨度才能惠及国内患者。因此，在本篇年度进展中，我们愿意将聚光灯首先瞄准国内取得的进展。

尽管在 2014 年底已经获得中国国家食品药品监督管理总局批准，但是深圳微芯公司研发的 I 类新药——首个组蛋白去乙酰化酶抑制剂西达本胺，在 2015 年 4 月才正式应用于临床，迄今已经惠及数百例复发难治外周 T 细胞淋巴瘤患者。截至 2015 年 8 月 31 日，有完整登记数据的患者有 197 例，客观缓解率 35%，临床获益率达到 61%，优于上市前的临床研究结果，无论是疗效还是安全性均不低于、甚至优于国外同类新药，而价格和慈善赠药方式让更多的国内患者能够有能力服用该药。目前该药正在进行联合二线和一线化疗方案的临床研究，评估其联合用药的模式、疗效及安全性，其结果拭目以待。

北京百济（BeiGene）公司研发的 BGB-3111 是一种选择性更高的新型 BTK 抑制剂，在澳大利亚进行的 I 期临床研究数据证明，该药安全性较好，3 ~ 4 级不良反应率仅为 15%，且主要为可逆性中性粒细胞减少，无严重出血、腹泻及房颤等毒副作用。该药在患者的淋巴结和骨髓、外周血均有明显抑制 BTK 的作用，虽然为 I 期临床研究，但是在全部剂量组，均证明该药对复发难治 B 细胞淋巴瘤和慢性淋巴细胞白血病有效率较高，39 例患者中有 29 例获得明显缓解。该药有望超越现有已获批的同类药物，市场前景看好，如同西达本胺一样，上市后的价格对中国患者也更为有利。

在国际上，新药研发依然是淋巴瘤领域的热点，针对 Bcl-2、BCR 通路、PI3K 的抑制剂不断推陈出新，相应的临床试验数据陆续公布，各种新药组合的二联或三联方案也给临床带来了不少惊喜，但是 2016 年最重要的进展应该属于免疫治疗，不仅在不同淋巴瘤亚型中陆续得到尝试，而且在某些关键问题上也有一定突破，应该说 2016 年免疫治疗已经进入淋巴瘤治疗的主流行列。

免疫检测点（PD1、CTLA-4）阻断是肿瘤细胞发生免疫逃逸的重要机制，已成为肿瘤治疗的有效靶点。近年来，基础与临床研究数据显示，免疫检测点阻断在淋巴瘤中也有其应用前景。迄今，至少有三种抗 PD-1 抗体已经在临床研究中证明了其良好的疗效和安全性。Nivolumab 是一种全人源化的抗 PD-1 抗体，一项针对 23 例复发难治（R/R）经典霍奇金淋巴瘤（cHL）患者的 I 期研究（CA209-039）显示其耐受性良好，总有效率（ORR）为 87%

（Ansell，et al. N Engl J Med，2015）。本届ASH会议报道了该组患者的最新随访结果：20例患者有效（14例PR，6例CR），15例用药后16周内缓解，5例后续接受自体造血干细胞移植（SCT）。没有接受SCT的患者中，7例缓解时间超过1年。1例患者达到CR后1年内复发，再次接受Nivolumab治疗仍获得CR。中位随访86周，10例患者长期缓解。

Pembrolizumab是另一种全人源化的抗PD-1抗体，一项Ⅰb期研究评价了该药在Brentuximab Vedotin（BV）治疗失败后经典霍奇金淋巴瘤（cHL）中的作用。该研究共入组31例cHL患者，68%的患者已接受至少4线方案治疗，71%移植后复发，100%对BV耐药或复发。Pembrolizumab 10mg/kg，每两周用药直至两年，或病情进展，或不能耐受。最常见的毒性包括甲状腺功能减低和胃肠道反应。ORR为65%，中位随访9.7个月，中位疗效持续时间（DOR）尚未达到。

ECOG的一项Ⅰ期研究探讨了抗PD-1抗体Ipilimumab（IPI）联合BV在R/R HL中的作用。19例患者入组，其中4例曾接受BV治疗，8例移植后复发。BV每三周用药共16次，IPI每三周用药共4次。6例患者在剂量1组：BV 1.8mg/kg，IPI 1mg/kg；7例在剂量2组：BV 1.8mg/kg，IPI 3mg/kg。没有发生剂量限制性毒性，最常见的不良事件包括腹泻、皮疹和外周神经毒性。4级不良事件为血小板减少。12例患者可评价疗效，ORR为67%（CR 42%）。

淋巴瘤免疫治疗中另一个重要组成部分是嵌合抗原受体（CAR）T细胞。2015年是CAR-T细胞治疗淋巴系统恶性肿瘤大放异彩的一年。不仅CD19 CAR-T在复发难治急、慢性淋巴细胞白血病继续获得更佳疗效及安全性，在其他惰性和侵袭性B细胞淋巴瘤的疗效和安全性也得到提升。此外，针对骨髓瘤和$CD30^+$淋巴瘤的CAR-T细胞治疗也获得突破。

Rapoport等报道了应用NY-ESO-1 CAR-T细胞治疗20例骨髓瘤患者的数据，16例有效，ORR为80%。由于BV在CD30（+）淋巴瘤中取得巨大成功，提示CD30可以作为CAR-T细胞治疗的一个理想靶点。来自贝勒医学院的初步研究入组9例患者（7例HL，2例ALCL），其中8例患者既往接受BV治疗后进展或复发。所有患者均未接受预处理化疗，未发生细胞输注相关不良事件及细胞因子释放综合征（CRS）。1例CR，1例PR，4例SD。该研究证实，抗CD30 CAR-T可能是未来CD30（+）淋巴瘤的一项有前景的治疗选择，研究者将进一步探讨抗CD30 CAR-T治疗自体移植后高复发风险的患者，以降低复发率。

关于CAR-T细胞输注前去除体内淋巴细胞的预处理方案目前尚无确切结论，国际上多倾向于氟达拉滨（Flu）联合环磷酰胺（Cy）的方案。华盛顿大学的研究验证了该组合在促进CAR-T细胞体内增殖及改善临床疗效方面的优异性。该研究入组28例R/R CD19（+）非霍奇金淋巴瘤患者，CAR-T细胞在体外培养后$CD8^+$与$CD4^+$细胞比例为1∶1。患者在接受去除体内淋巴细胞化疗后48~96小时输注CAR-T细胞。去除淋巴细胞方案为：Cy 60mg/kg +/- VP-16或Cy 60mg/kg + Flu 25mg/m^2 Qd 3~5d（Flu/Cy）。其中12例患者接受Cy为基础（无Flu）预处理方案，50%的患者观察到CAR-T细胞体内扩增及临床疗效，其中1例CR（DLBCL），5例PR（2例FL、2例DLBCL、1例MCL）；

（下转第85页）

氨磷汀对巨核细胞白血病 Dami 细胞系促分化作用的研究

杨　波[1*]　汪海涛[1*]　朱宏丽[1*]　吕　明[2†]　卢学春[1]

1. 解放军总医院南楼血液科 北京 100853
2. 军事医学科学院基础医学研究所 北京 100039

【摘要】 氨磷汀是一种泛细胞保护剂，最初用于核辐射损伤的防治，目前临床上多用于肿瘤患者放、化疗中的脏器保护。临床研究还发现，氨磷汀对血细胞减少性疾病，如骨髓增生异常综合征、免疫性血小板减少症有一定疗效，两种疾病均有巨核细胞的分化成熟障碍，我们推测氨磷汀可能促进了巨核细胞分化，因此我们研究了氨磷汀对人巨核细胞白血病 Dami 细胞系的分化作用，并对其机制做了初步探讨。氨磷汀（1mmol/L）能诱导 Dami 细胞向成熟巨核细胞分化，氨磷汀处理 12 天后，光学显微镜观察到细胞体积增大，直径>20μm 的细胞增加 24.63%；透射电镜发现，Dami 细胞出现血小板分界膜系统；流式细胞仪检测到 Dami 细胞表面 CD41a 表达增加，CD33 表达减少，4N 以上的多倍体细胞增加 27.96%；Western blot 没有检测到巨核细胞分化相关转录因子 aNF-E2、fNF-E2、GATA-1、FLI-1 表达升高，但入核实验证明 NF-E2、GATA-1 转录因子在核内聚集。实验结果说明氨磷汀能诱导 Dami 细胞向成熟巨核细胞分化，并且氨磷汀可能通过增加 NF-E2、GATA-1 等转录因子在细胞核内的活性起作用。

【关键词】 氨磷汀；Dami 细胞；CD41a；DNA 倍体化；转录因子

前言

氨磷汀（amifostine，别名：依硫磷酸，商品名：阿米福汀），化学名：2-（3-氨基丙胺基）-乙硫醇磷酸酯（S-2［3-aminopropylamino］-ethyl-phosphorothioic acid）；分子式：$C_5H_{15}N_2O_3PS$。

氨磷汀于 20 世纪 60 年代由美国 Walter Reed 陆军研究所研发，用于核辐射损伤的防护。1999 年 6 月，被美国食品和药品管理局（FDA）批准为第一个用于减轻肿瘤患者因放疗引起的口干症状的治疗药物。

基金资助：国家自然科学基金（81273597，81302801），解放军总医院科技创新苗圃基金（11KMM24，15KMM21，15KMM28），解放军总医院临床扶持基金（2012FC-TSYS-4010）

作者：杨波，医学博士，副主任医师、讲师，Email：yangsongru312@163.com；汪海涛，医学硕士，医师。

* 杨波、汪海涛、朱宏丽为共同第一作者。

†通信作者：卢学春，医学博士，主任医师、副教授，科室副主任，Email：luxuechun@126.com；吕明为并列通信作者。

氨磷汀能对许多正常组织、器官起保护作用，目前多用于减轻放、化疗过程中肾、骨髓、黏膜、心脏、肺、耳及神经系统的毒性反应[1~4]。重要的是，它在预防肿瘤患者放、化疗的毒性反应时，并不影响对肿瘤细胞的杀伤。而对正常造血祖细胞，氨磷汀可以减少细胞凋亡，增强其集落形成能力，这可能与NF-κB激活有关[5~6]。

对白血病细胞，氨磷汀会引起非P53依赖的细胞凋亡，并能抑制白血病细胞的增殖，将细胞周期阻滞在G_0/G_1期[7,8]。这是因为，氨磷汀是一种前体药物，只有在细胞膜碱性磷酸酶作用下脱去磷酸基，生成游离硫醇（WR-1065）后才有活性[1]，而相对缺氧的肿瘤组织对氨磷汀的摄取能力较正常组织明显低，引起正常组织药物浓度大于肿瘤组织，产生不同的效应[9]。

临床研究还发现[10~14]，氨磷汀对血细胞减少性疾病，如骨髓增生异常综合征（Myelodysplastic Syndrome，MDS）、免疫性血小板减少症（Immune Thrombocytopenia，ITP）有一定疗效，两种疾病均有巨核细胞的病态造血或分化成熟障碍，氨磷汀治疗后患者血小板有不同水平的升高。这种作用并不能用氨磷汀经典的碱性磷酸酶途径解释，我们设想氨磷汀可能促进巨核细胞的分化成熟，从而对MDS、ITP等存在巨核细胞分化障碍的疾病起到治疗作用。

为了验证氨磷汀能否促进巨核细胞分化，本研究用氨磷汀刺激巨核细胞白血病细胞系（Dami）12天，首先找到了氨磷汀促进Dami细胞分化的合适浓度，然后证明其促分化作用和GATA-1、NF-E2等转录因子活性有关。

一、材料与方法

（一）试剂

氨磷汀（依硫磷酸，WR-1065）购于美国Sigma公司，4℃避光保存，每次使用时配制成液体。鼠抗人CD41a-PE抗体及兔抗人NF-E2抗体、Giemsa染料、PI染料购于美国Santa Cruz生物技术公司；兔抗人GATA-1抗体及兔抗人Fli-1抗体购于美国CST公司；鼠抗人Histone H3（1B1B2）一抗购于美国Cell Signaling公司；辣根过氧化物酶标记的羊抗兔/羊抗鼠二抗购于北京中杉金桥有限公司；SYBR® Green Realtime PCR Master Mix购于日本Takara公司；反转录试剂盒购于北京全式金生物技术有限公司；DAPI染料、Mitochondria Isolation Kit购于美国Pierce公司；RIPA buffer购于中国Beyotime公司。

（二）细胞培养及增殖

Dami（人巨核细胞白血病）细胞系购于美国ATCC公司。Dami细胞在含10%加热灭活的胎牛血清、100U/ml双抗的RPMI1640（Hyclone，美国）培养基中呈悬浮生长，在37℃，含5% CO_2饱和湿度条件下培养。本实验Dami细胞在6孔板中培养，细胞浓度为5×10^5个/ml，每2天传代1次，调整培养基中氨磷汀终浓度为1mmol/L，每天上午10：00使用计数板计算Dami细胞的总数，描绘增殖曲线。

（三）病理学分析

1. 光镜观察

在氨磷汀处理的第4、8、12天将Dami细胞浓度调整为1×10^6个/ml，取细胞悬液1ml铺24孔板，光镜观察Dami细胞形态，显微镜拍照记录。并取1×10^6个细胞，PBS洗1遍后重悬，取150μl自动甩片机甩片；Giemsa染液染色20min，纯净水冲洗干净，显微镜下观察。

2. 电镜观察

在氨磷汀处理的第12天取2×10^6个细胞，用含5%戊二醛（Sigma Chemical Co，St Louis，USA）浓度为0.1mol/L的磷酸盐

缓冲液（pH=7.2）固定，洗1遍，四氧化锇固定后溶于环氧树脂胶，切片后进行醋酸铀和枸橼酸铅染色，进行投射电镜观察。

（四）流式细胞仪检测

1. CD41a表达

在氨磷汀处理之前（d0）及处理的第4、8、12天，我们检测了细胞表面CD41a的表达，在d12我们还检测了细胞表面CD33和CD34的表达。收集约 1×10^6 个细胞于EP管，4℃预冷的流式洗液洗1遍，分别加入100μl CD41a或CD33或CD34抗体，枪尖吹匀，37℃避光30min；流式洗液洗3遍，流式细胞仪检测。

2. 倍体化检测

在第0、4、8、12天分别收集 2×10^6 个细胞，用含2.5%胎牛血清、0.5% NaN_3 的-20℃预冷的PBS洗1遍，加入75%乙醇，枪尖轻轻吹匀后，-20℃固定24h以上；PBS洗1遍，加入终浓度为1mg/ml的RNA酶100μl，37℃避光30min，加入终浓度为0.1mg/ml的PI染液100μl，室温避光反应5min，流式细胞仪检测，Cellquest pro软件分析细胞倍体化。

（五）免疫组织化学分析

在氨磷汀处理的第12天，将细胞甩片后，和鼠抗人CD41a-PE抗体室温孵育30min，PBS冲洗3遍；4%多聚甲醛固定15min，PBS冲洗3遍，滴加50μg/ml的DAPI染液，室温避光5min；PBS洗3遍后激光共聚焦显微镜观察，LSM Image Browser软件处理图片。

（六）aNF-E2、fNF-E2、GATA-1、FLI-1表达水平

在氨磷汀处理的第4、8、12天，分别取 1×10^6 个细胞，Trizol提取总RNA，取1μg RNA，并用反转录试剂盒反转录成cDNA，使用iCycler thermocycler（Bio-Rad，CA，USA）平台进行实时定量PCR检测，溶解温度设定在64℃。和管家基因（GAPDH）相比，计算目的基因的相对表达水平，利用Bio-Rad iQ5-standard Edition软件分析结果。

（七）aNF-E2、fNF-E2、GATA-1、FLI-1蛋白表达量

Dami细胞在氨磷汀处理的第0、4、8、12天，分别收集 1×10^6 个细胞，M2 buffer 0℃裂解15min，12 000转/分离心15min，SDS/PAGE跑分离胶（12%），将目的蛋白质转至nitrocellulose膜，分别和兔抗人NF-E2、GATA-1、FLI-1及鼠抗人GAPDH抗体4℃孵育过夜，5%脱脂牛奶室温封闭1h，辣根过氧化物酶标记的羊抗兔/羊抗鼠二抗室温孵育1h，ECL暗室显影（Cell Signaling，MA，USA）。

（八）NF-E2、GATA-1核质蛋白分离实验

收集 2×10^7 个细胞置于2ml EP管，生理盐水重悬，3000转/分离心2min，Mitochondria Isolation Kit提取胞质蛋白，将分离出来的线粒体，加生理盐水12 000转/分离心10min，洗3遍，RIPA buffer裂解细胞核20min，余步骤同western blot。

（九）统计学分析

使用SPSS13.0软件包，计量资料用均数±标准差表示，两组之间均数比较采用 t 检验，氨磷汀处理前后体积>20μm的细胞比例及CD41a、CD33的差异用Wilcoxon检验，组间差异 $P<0.05$ 有统计学意义。

二、结果

（一）氨磷汀诱导Dami细胞分化的最佳浓度的筛选

综合文献[5,8,14]报道的氨磷汀诱导细胞分化的浓度，我们选取0.01、0.1、1、5mmol/L四个浓度处理Dami细胞来确定氨磷汀诱导分化的最佳浓度。在处理的0～12

天分别计数 Dami 细胞的数量，绘制增殖曲线（图 1）。发现氨磷汀浓度在 1mmol/L 以上时，会明显抑制 Dami 细胞的增殖，和对照组相比，差异有统计学意义（$P<0.05$）。值得提出的是，当浓度为 1mmol/L 时，随着处理时间延长，部分 Dami 细胞体积逐渐增大（图 2A），而细胞数量保持平衡，根据报道[15]，Dami 细胞向巨核细胞分化过程中，细胞体积逐渐增大，直径超过 20μm。我们在显微镜下随机选取三个视野，计数细胞直径>20μm 的比例，发现差异有统计学意义（图 2B）。我们推测氨磷汀（1mmol/L）有诱导 Dami 细胞向成熟巨核细胞分化的作用，为了进一步验证此种推测，在氨磷汀处理的第 12 天，我们对细胞进行了病理形态学检测，包括对细胞核染色较清晰的 Gieamsa 染色及观察细胞亚显微结构的透射电镜。光镜下，对照组细胞呈圆形，大小均一，细胞直径在 10～15μm 之间；氨磷汀处理组，少数细胞在处理 3 天后直径开始增大，并超过 20μm。随着时间延长，直径>20μm 的细胞所占比例逐渐升高，甚至出现直径超过 100μm 的巨大细胞（图 2A）。Giemsa 染色显示，处理组细胞核质比明显减小，细胞核个数增加，可见到多倍体细胞，并可发现 32N 的细胞（彩图 3A，见 669 页）。电镜下可见，对照组 Dami 细胞核质比大，核仁较多，达 4～5 个，可见核内常染色质，胞质内核糖体丰富；处理组细胞直径较大，可达 100μm 左右，细胞边缘不规则，呈海绵状，可见血小板分界膜系统（彩图 3B，见 669 页）。

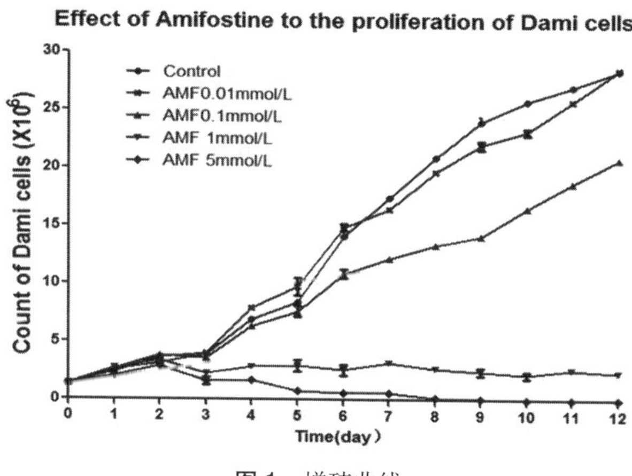

图 1 增殖曲线

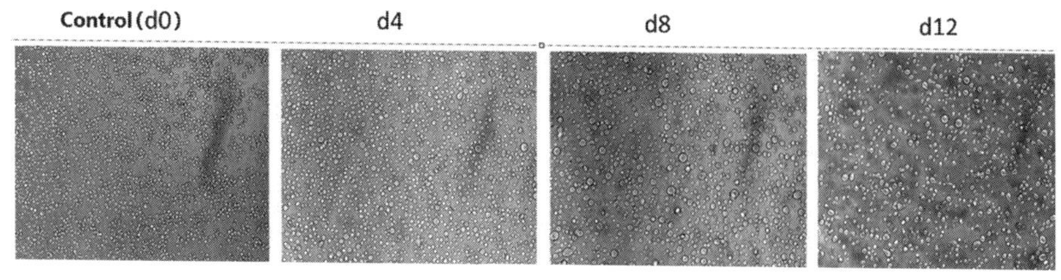

图 2A 光镜下

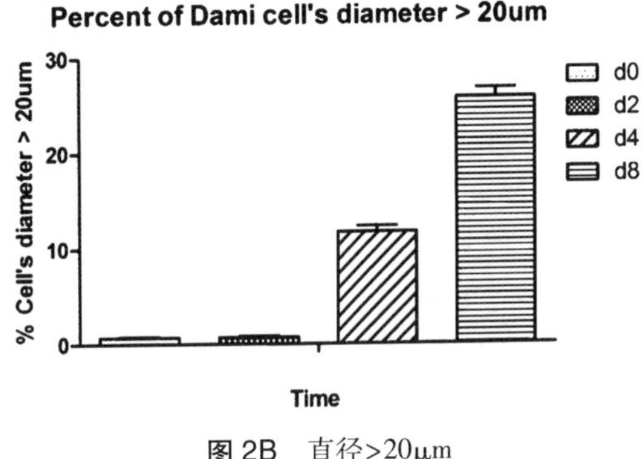

图 2B　直径>20μm

（二）氨磷汀诱导 Dami 细胞分化的表现

Dami 细胞处于原始巨核细胞阶段，细胞表面既表达 CD41a（GpⅡb/Ⅲa 复合体）、CD61a（Ⅰb）等巨核细胞特有的抗原，还表达 CD33 等髓系细胞抗原[16,17]。而巨核细胞在成熟过程中，CD41a 表达逐渐增加，CD33 表达逐渐减少。我们检测了氨磷汀处理后 Dami 细胞表面 CD41a、CD33 和 CD34 的表达，发现 Dami 细胞 CD34 表达非常弱，而随着氨磷汀处理时间延长，CD41a 表达强度增加（彩图 4A，见 669 页），髓系抗原 CD33 表达强度下降。

另外，DNA 倍体化也是巨核细胞分化成熟的重要的标志，随着巨核细胞成熟，倍体化逐渐增加[18]。本研究分别在氨磷汀处理的第 0、4、8、12 天，检测了细胞倍体分布情况，发现对照组以 2N 和 4N 为主，分别占 62.46%、15.63%，而 8N 和 16N 细胞的比例<1%；而氨磷汀处理的第 12 天，8N 细胞比例明显增加，达 8.83%，并出现 16N 的细胞，占 3.43%，和对照组相比，差异具有统计学意义（$P<0.05$）（图 5）。为了更直观地反映氨磷汀对细胞 CD41a 表达及倍体化的影响，我们在处理第 12 天进行了免疫组化染色，显示实验组细胞表面 CD41a 表达增加，细胞倍体化增加（图 4B）。

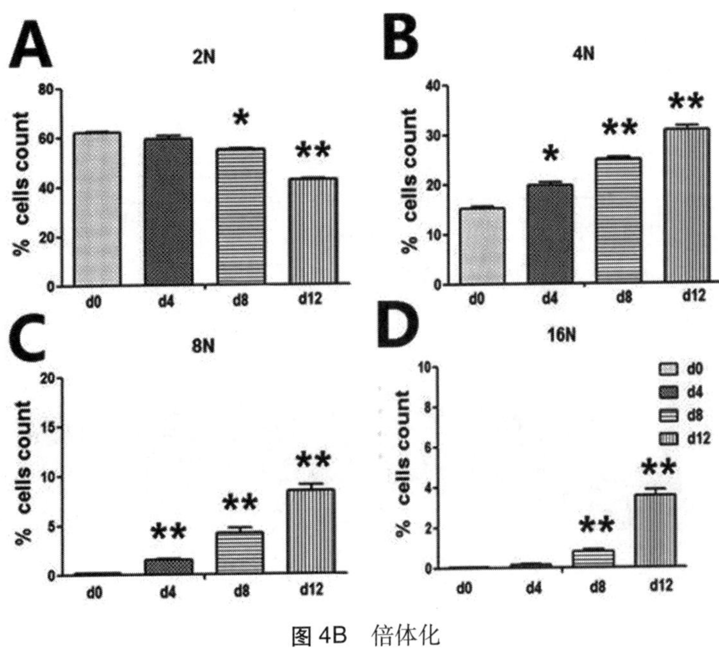

图 4B　倍体化

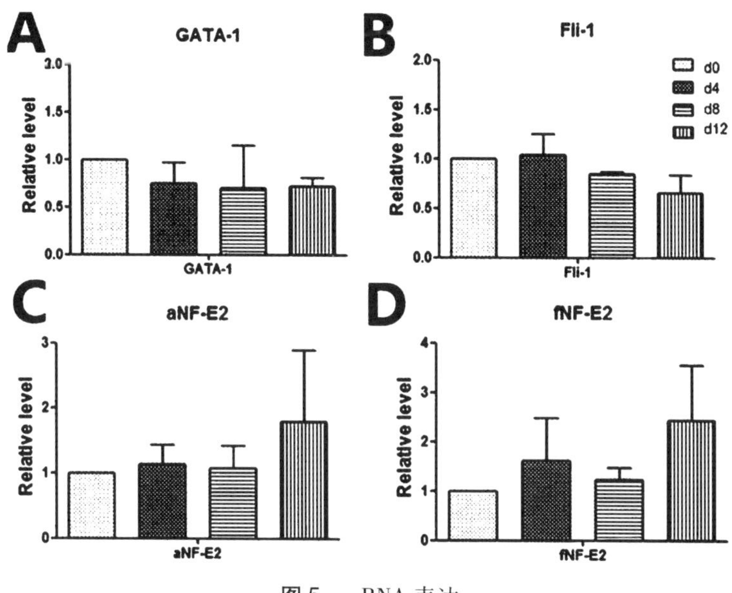

图 5 mRNA 表达

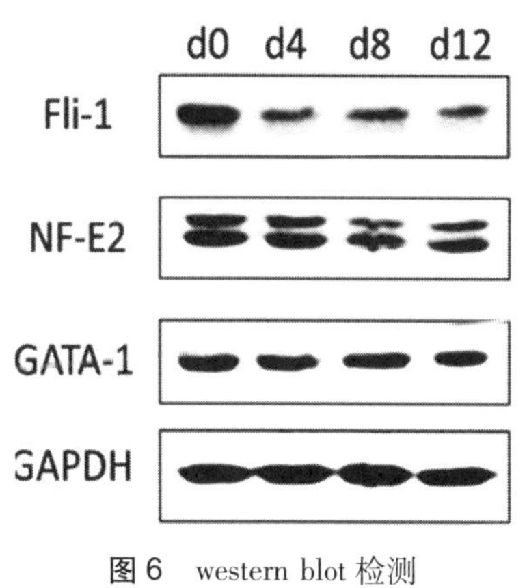

图 6 western blot 检测

（三）氨磷汀处理后 Dami 细胞转录因子的变化

巨核细胞成熟的后期阶段包括有丝分裂、细胞质成熟和前血小板形成，此过程需要各种转录因子协同作用，才能最终成熟并产生血小板。为了验证氨磷汀对转录因子表达的影响，我们通过实时定量 PCR（Q-PCR）检测了 GATA-1、Fli-1、aNF-E2、fNF-E2 等转录因子 mRNA 的水平，令人遗憾的是，和对照组比，处理组细胞三种转录因子 mRNA 水平并没有明显差异（$P>0.05$）（图 5）。我们进一步检测了三种转录因子蛋白质水平随时间的变化，发现 Fli-1 表达量下降，而 GATA-1、NF-E2 表达量无明显变化（图 6）。转录因子在总量不变的情况下，其激活和失活也可以调节基因转录，我们用入核实验验证了 GATA-1、NF-E2 的活性，发现在氨磷汀处理的第 12 天，GATA-1、NF-E2 在受刺激的 Dami 细胞核内聚集（彩图 7A，见 670 页）。进一步的核质蛋白分离实验发现，在氨磷汀处理后细胞核内 GATA-1、NF-E2 蛋白质表达量增加，而细胞质内蛋白质未增加（彩图 7B、7C，见 670 页）。以上结果提示，氨磷汀促进 Dami 细胞分化的作用可能是通过使血小板形成相关转录因子从细胞质进入细胞核而实现的。

三、讨论

有关氨磷汀促进细胞分化作用最早由Kashiwakura[19]等研究，他采用氨磷汀联合血小板生成素（TPO）在体外诱导胎盘及脐带血 $CD34^+$ 细胞向巨核细胞分化，发现和TPO组相比，巨核系祖细胞（CFU-Meg）数量分别增加83倍。由于Kashiwakura实验采用氨磷汀联合TPO，并不能说明氨磷汀对造血干细胞的直接分化作用。我们单独应用氨磷汀诱导Dami细胞向巨核细胞分化，更直接说明了氨磷汀对Dami细胞的分化作用。

成熟巨核细胞由造血干细胞经过巨核/红系祖细胞、巨核系祖细胞、原始巨核细胞、幼巨核细胞、颗粒型巨核细胞等阶段分化而来。巨核细胞的成熟过程伴随着细胞体积及染色体倍体的增加。原始巨核细胞染色体倍体为2N，平均直径在20μm左右，而幼稚巨核细胞开始出现多倍体细胞，最多达8N，细胞直径增大至30μm左右；成熟巨核细胞（颗粒型或产板型）倍体通常在32N以上，细胞体积巨大，直径在40μm以上，并且出现血小板分界膜系统[15,20]。本实验中Dami细胞系细胞直径在10~15μm，处于原始巨核细胞阶段，在氨磷汀处理第4天，开始出现4N的细胞，同时细胞直径增大至20μm以上。在处理第12天，直径>20μm的细胞比例达到24.83%，倍体在4N以上细胞占43.82%，并且透射电镜观察到血小板分界膜系统出现，说明细胞向成熟巨核细胞分化。

此外，巨核细胞在成熟过程中免疫表型也发生变化。人红系和巨核系有着共同的祖细胞——巨/红系祖细胞，表型为 $Lin^- CD34^+ CD33^+ D38^+ IL3R\alpha^- CD45RA^-$[21]，当分化为成熟巨核细胞时，细胞表面CD33、CD34的表达降低，而CD41a、CD42b、CD45、CDw32等表达升高[20,22]。其中，CD41a是巨核细胞分化成熟的特征性分子标记，在巨核细胞分化过程中始终表达，其表达强度和巨核细胞分化成熟程度相关[23]。本实验中Dami细胞随着氨磷汀处理时间延长，流式细胞仪检测到细胞表面CD41a表达强度逐渐增加，而CD33表达强度逐渐降低，符合巨核细胞分化的规律。

有关氨磷汀诱导Dami细胞分化的机制仍不清楚。文献报道[24]氟波酯和TPO在诱导Dami细胞分化过程中，GATA-1、Fli-1、NF-E2等转录因子蛋白表达水平升高。其中Fli-1对巨核细胞有丝分裂及细胞质成熟起作用，NF-E2（包括两个剪切体aNF-E2和fNF-E2）对前血小板形成起作用，而GATA-1对上述三个过程均有重要作用[25~28]。我们推测，氨磷汀可能增加上述转录因子表达来促进Dami细胞分化，但qPCR和western blot未见GATA-1、Fli-1、NF-E2表达水平增高。转录因子的量在一定情况下，其活性增加也可引起转录激活。我们用入核实验检测了转录因子GATA-1和NF-E2的活性，发现氨磷汀能激活GATA-1和NF-E2入核。这说明氨磷汀通过影响转录因子的活性而不是表达量来诱导Dami细胞分化。

总之，我们发现了氨磷汀能诱导Dami细胞分化，并发现氨磷汀诱导Dami细胞的分化作用和转录因子GATA-1和NF-E2的活性相关，但氨磷汀促进巨核细胞的分化作用需要在更多的细胞系及体内研究加以证实。

参考文献

[1] Purdie JW, Inhaber ER, Schneider H, et al. Interaction of cultured mammalian cells with WR-2721 and its thiol, WR-1065: implications for mechanisms of radioprotection. Int J Radiat

Biol Relat Stud Phys Chem Med, 1983 May, 43 (5): 517-527.

[2] Capizzi RL, Scheffler BJ, Schein PS. Amifostine-mediated protection of normal bone marrow from cytotoxic chemotherapy. Cancer, 1993, 72: 3495-3501.

[3] Gurney JG, Bass JK, Onar-Thomas A, et al. Evaluation of amifostine for protection against cisplatin-induced serious hearing loss in children treated for average-risk or high-risk medulloblastoma. Neuro Oncol, 2014 Jun, 16 (6): 848-855.

[4] Kanter M, Topcu-Tarladacalisir Y, Uzal C. Role of amifostine on acute and late radiation nephrotoxicity: a histopathological study. In Vivo, 2011 Jan-Feb, 25 (1): 77-85.

[5] List AF, Heaton R, Gibson BG, et al. Amifostine stimulates formation of multipotent and erythroid bone marrow progenitors. Leukemia, 1998, 12: 1596-1602.

[6] Romano MF, Lamberti A, Bisogni R, et al. Amifostine inhibits hematopoietic progenitor cell apoptosis by activating NF-κB: Rel transcription factors. Blood, 1999, 94: 4060.

[7] Huang XK, Gao XZ, Burke P, et al. The effects of amifostinc on the clonogenic proliferation in vitro of myelodysplastic and acute and chronic myelogenous leukemia cells. ASCO Proceed, 1997, 16: 1848a.

[8] Ribizzi I, Darnowski JW, Goulette FA, et al. Amifostine cytotoxicity and induction of apoptosis in a humanmyelodysplastic cell line. Leuk Res, 2000, 24: 519.

[9] Smoluk GD, Fahey RC, Calabro-Jones PM, et al. Radioprotection of cells in culture by WR-2721 and derivatives: form of the drug responsible for protection. Cancer Res, 1988 Jul, 48 (13): 3641-3647.

[10] Grossi A, Fabbri A, Santini V, et al. Amifostine in the treatment of low-risk myelodysplastic syndromes. Haematologica. 2000 Apr, 85 (4): 367-371.

[11] List AF, Brasfield F, Heaton R, et al. Stimulation of hematopoiesis by amifostine in patients with myelodysplastic syndrome. Blood, 1997 Nov, 90 (9): 3364-3369.

[12] Schanz J, Jung H, Wörmann B, et al. Amifostine has the potential to induce haematologic responses and decelerate disease progression in individual patients with low-and intermediate-1-risk myelodysplastic syndromes. Leuk Res, 2009 Sep, 33 (9): 1183-1188.

[13] Fan H, Zhu HL, Li SX, et al. Efficacy of amifostine in treating patients with idiopathic thrombocytopenia purpura. Cell Biochem Biophys, 2011 Jan, 59 (1): 7-12.

[14] Neumeister P, Jaeger G, Eibl M, et al. Amifostine in combination with erythropoietin and G-CSF promotes multilineage hematopoiesis in patients with myelodysplastic syndrome. Leuk Lymphoma, 2001 Jan, 40 (3~4): 345-349.

[15] Kaushansky K, Lichtman M, Beutler E, et al. Williams Hematology, 8th Edition. Chapter 113. Megakaryopoiesis and Thrombopoiesis: 1721-1722.

[16] Greenberg SM, Rosenthal DS, Greeley TA, et al. Characterization of a new megakaryocytic cell line: The Dami cell. Blood, 1988, 72: 1968-1977.

[17] Mostafa SS, Papoutsakis ET, Miller WM. Oxygen tension modulates the expression of cytokine receptors, transcription factors, and lineage-specific markers in cultured human megakaryocytes. Exp Hematol, 2001, 29 (7): 873-883.

[18] Levine RF, Hazzard KC, Lamberg JD. The significance of megakaryocyte size. Blood, 1982 Nov, 60 (5): 1122-1131.

[19] Kashiwakura I, Murakami M, Inanami O, et al. Effects of amifostine on the proliferation and differentiation of megakaryocytic progenitor cells. Eur J Pharmacol, 2002 Feb, 437 (1~2): 19-25.

[20] Tomer A. Human marrow megakaryocyte differ-

entiation: multiparameter correlative analysis identifies von Willebrand factor as a sensitive and distinctive marker for early (2 N and 4 N) megakaryocytes. Blood, 2004, 104: 2722-2727.

[21] Yu M, Cantor AB. Megakaryopoiesis and thrombopoiesis: an update on cytokines and lineage surface markers. Methods Mol Biol, 2012, 788: 291-303.

[22] Qiao X, Loudovaris M, Unverzagt K, et al. Immunocytochemistry and flow cytometry evaluation of human megakaryocytes in fresh samples and cultures of CD34+ cells. Cytometry, 1996 Mar, 23 (3): 250-259.

[23] Mostafa SS, Papoutsakis ET, Miller WM. Oxygen tension modulates the expression of cytokine receptors, transcription factors, and lineage-specific markers in cultured human megakaryocytes. Exp Hematol, 2001, 29 (7): 873-883.

[24] Lev PR, Goette NP, Glembotsky AC, et al. Production of functional platelet-like particles by the megakaryoblastic DAMI cell line provides a model for platelet biogenesis. Platelets, 2011, 22 (1): 28-38.

[25] Szalai G, LaRue AC, Watson DK. Molecular mechanisms of megakaryopoiesis. Cell Mol Life Sci, 2006, 63 (21): 2460-2476.

[26] Transcription factors in late megakaryopoiesis and related platelet disorders. Journal of Thrombosis and Haemostasis, 11: 593-604.

[27] Muntean AG, Pang L, Poncz M, et al. Cyclin D-Cdk4 is regulated by GATA-1 and required for megakaryocyte growth and polyploidization. Blood, 2007, 109: 5199-5207.

[28] Lecine P, Villeval JL, Vyas P, et al. Mice lacking transcription factor NF-E2 provide in vivo validation of the proplatelet model of thrombocytopoiesis and show a platelet production defect that is intrinsic to megakaryocytes. Blood, 1998, 92: 1608-1616.

(上接第 286 页)

还需要认识到，医生的良知和职业素养应当表现在不只是简单地让患者生存，更要追问这是何种生存；不只是要帮助患者追求生命的长度，还有生命的质量……在生命的长度和质量二者不可兼得的时候，我们没有权力剥夺患者的选择权，应该让患者更好地规划自己最后的时光。

如果一个行将辞世的肿瘤患者，能不留遗憾地对这个世界和他们的亲人说一声："我对自己的一生满意，也对自己的医生满意"，这应该是对医生最大的褒奖。在人类尚未攻克癌症的今天，"帮助患者幸福地活着"应当成为我们在不断的探索和实践中，始终如一的不懈追求。

(原载：《人民日报》，来源：中国生命关怀协会-关爱生命网，2015-02-05)

98例套细胞淋巴瘤临床特点及预后分析

平凌燕　郑　文　王小沛　谢　彦　林宁晶　涂梅峰
应志涛　刘卫平　张　晨　邓丽娟　宋玉琴　朱　军*

北京大学肿瘤医院暨北京市肿瘤防治研究所淋巴肿瘤内科/
恶性肿瘤发病机制及转化研究教育部重点实验室 北京 100142

【摘要】 目的：探讨套细胞淋巴瘤（Mantle cell lymphoma，MCL）患者的临床特点、不同治疗方案的疗效及预后分析。**方法：**回顾性分析2005年1月~2013年12月收治的98例MCL患者资料，结合临床特征和治疗方案进行相关预后分析。**结果：**98例患者中位发病年龄61岁，男女比例2.9∶1，Ann Arbor分期Ⅲ~Ⅳ期患者85例，占86.8%。骨髓累及者46例（46.9%）。消化道为最常见的结外侵犯器官，共25例患者（25.5%）出现消化道侵犯。53例患者接受R-CHOP方案一线治疗，预期3年生存率为61.4%；14例患者接受自体造血干细胞移植（ASCT）治疗，预期5年预期生存率为92.3%，其总生存期显著高于使用R-CHOP方案治疗的患者（分别为75.5个月 *vs* 43.6个月，$P=0.039$）。年龄>60岁、红细胞沉降率快于正常、LDH高于正常、存在B症状、Ki-67≥25%、病理存在母细胞或大B细胞转化均提示预后不佳（$P<0.05$）。**结论：**MCL以晚期多见，常伴有骨髓及结外病变，单纯R-CHOP方案不能获得满意疗效，ASCT治疗MCL的疗效好于常规化疗，且安全性较高。年轻患者应该选择作为一线巩固治疗。

【关键词】 套细胞淋巴瘤；R-CHOP；自体造血干细胞移植；预后

套细胞淋巴瘤（MCL）是起源于淋巴结滤泡套区内的中等或小B细胞非霍奇金淋巴瘤（NHL）。恶性程度高、病理组织学形态多样，占NHL的5%~10%[1]。本病好发于中老年男性，中位发病年龄60~65岁。多数患者确诊时为Ⅲ~Ⅳ期，多存在广泛的结外侵犯。目前MCL尚无标准的治疗方案，难以治愈[2]。我们将2005年1月~2013年12月我科收治的98例MCL患者临床资料进行了总结，分析MCL患者的临床特点、治疗方案等对患者预后的影响。

一、病例和方法

（一）临床资料

2005年1月~2013年12月收治的初治MCL患者98例，均经病理活检诊断为MCL，具备MCL典型免疫组化特征，符合世界卫生组织（WHO）2008年淋巴瘤分类标准[1]。所有患者均进行影像学检查及骨髓检查，按Ann Arbor标准进行分期。

* 通信作者：朱军，E-mail：zhujun@csco.org.cn

（二）化疗方案

（1）CHOP 方案：环磷酰胺 750mg/m^2 d1，长春新碱 1.4mg/m^2 d1，多柔比星 50 mg/m^2 d1，泼尼松 100mg d1～5。

（2）COP 方案：环磷酰胺 650mg/m^2 d1、8，长春新碱 1.4mg/m^2 d1、8，泼尼松 60mg d1～5、8～12。

（3）FC 方案：氟达拉滨 25mg/m^2 d1～3，环磷酰胺 250mg/m^2 d1～3。利妥昔单抗 375mg/m^2，在化疗前一天给予。

（三）疗效判断

采用 1999 年版 Cheson 标准（评效方法不包括 PET/CT）判断疗效，分为完全缓解（CR）、不确定完全缓解（Cru）、部分缓解（PR）、疾病进展（PD）和复发（达 CR/CRu 者）。

（四）统计学分析

总生存期（Overall survival，OS）从患者诊断之日开始，以患者死亡或末次随访日为终点。应用 SPSS16.0 统计软件进行数据处理分析，采用卡方（Chi-Square，χ^2）检验分析分类变量之间的相关性，如四格表中计数不满足条件，则选择 Fisher 检验方法。用 Kaplan-Meier 模型进行单因素及多因素生存分析，$P<0.05$ 定义为有统计学意义。

二、结果

（一）临床特征

98 例患者中，男性 73 例，女性 25 例。中位年龄 61 岁（30～83 岁）。以淋巴结肿大或局部肿物起病多见，共 53 例（54.1%）；晚期患者多见，Ⅲ～Ⅳ期患者共 85 例（86.8%）。60 例（61.2%）患者有结外器官受侵，25 例患者存在消化道侵犯，其中最常见的部位为结直肠，为 18 例，2 例患者存在全消化道侵犯（见表 1）。

表 1　患者基本临床特征

临床特征	病例数（例）（%）	临床特征	病例数（例）（%）
年龄（中位年龄，范围）	61（30～83）	ESR 加快	49（55.1%）
性别		LDH 增高（>240IU/L）	23（23.5%）
男	73（74.5%）	骨髓侵犯　是	46（46.9%）
女	25（25.5%）	否	48（49.0%）
临床分期		Ki-67	
Ⅰ～Ⅱ期	13（13.2%）	<25%	53（54.1%）
Ⅲ～Ⅳ期	85（86.8%）	25%～49%	34（34.7%）
ECOG		50%～74%	8（8.1%）
0～1 级	91（92.8%）	≥75%	3（3.1%）
2～4 级	7（7.2%）	MIPI 评分	
合并 B 症状		0～3 分（低危）	55（55.6%）
发热	7（7.2%）	4～5 分（中危）	11（11.1%）
盗汗	20（20.4%）	6～11 分（高危）	33（33.3%）

续 表

临床特征	病例数（例）（%）	临床特征	病例数（例）（%）
消瘦	20（20.4%）	IPI 评分	
病理类型		0~1（低危）	30（30.3%）
母细胞转化	5（5.1%）	2（中低危）	40（40.4%）
大 B 细胞转化	3（3.1%）	3（中高危）	22（22.2%）
$β_2$-MG 增高	48（49%）	4~5（高危）	7（7.1%）

说明：MIPI：MCL 国际预后指数，按照白细胞计数、美国东部肿瘤协作组（ECOG）评分，乳酸脱氢酶（LDH）及年龄四个指标分组（分别为低危、中危、高危组），各组患者的生存均有显著性差异。IPI 评分：国际预后指数。ESR：红细胞沉降率。$β_2$-MG：$β_2$ 微球蛋白。

（二）治疗选择

98 例患者全部进行了全身化疗，其中 73 例患者选择 CHOP 作为一线治疗方案，9 例患者选择硼替佐米联合 CHP 作为一线治疗方案，9 例患者选择了含有氟达拉滨或其他类型的化疗作为一线治疗，仅 1 例患者复发后选择 hyperCVAD/MA 方案。使用利妥昔单抗的患者共 81 例，3 例患者进行单药利妥昔单抗维持治疗。8 例患者进行了手术，9 例患者进行了局部放疗。14 例患者选择了 ASCT 治疗，其中 2 例患者进行了两次 ASCT。

（三）治疗反应

92 例可评价疗效的患者中，44 例（47.8%）患者在治疗后达到 CR/CRu，19 例患者（20.7%）PR，总有效率（ORR）为 68.5%，一线治疗后 PD 的患者为 15 例（16.3%）。选择 R-CHOP 方案作为一线治疗的患者共 53 例，51 例患者可进行疗效评价，26 例（51.0%）治疗后达到 CR/CRu，6 例患者（11.8%）PR，ORR 为 62.8%，8 例患者（15.7%）出现 PD。

（四）随访

随访至 2014 年 2 月 1 日，中位随访时间为 21.8 个月（1.0~91.0 个月）。至随访截止时间，死亡患者 34 例（34.7%），存活患者 64 例（65.3%）。53 例使用 R-CHOP 方案作为一线治疗的患者，死亡 19 例，存活 34 例（64.2%），预期总生存期为 51.0 个月。进行 ASCT 的患者死亡 1 例，存活 13 例，预期总生存期为 75.5 个月。

（五）临床特征生存分析

本组患者中，性别、β2-MG 是否高于正常、骨髓侵犯、消化道侵犯、大包块均未显示出预后意义；年龄>60 岁、红细胞沉降率快于正常、LDH 高于正常、存在 B 症状、Ki-67≥25%、病理存在母细胞或大 B 细胞转化均提示预后不佳，IPI 评分低危、中低危、高中危及高危患者之间生存期存在统计学差异（分别为 69.6、50.3、27.7、22.7，P=0.000）（见表 2）。

（六）预后模型生存分析

根据 MIPI 评分将患者而进行分组，低危组（0~3 分）患者 54 例，总生存期 59.7 个月（95%CI：51.5~68.0 个月）；中危组（4~5 分）患者 33 例，总生存期 49.4 个月（95%CI：35.9~63.0 个月）；高危组患者（≥6 分）11 例，总生存期 23.4 个月（95%CI：10.6~36.2 个月）。三组患者生存期差距存在统计学意义（P=0.000）（见图 1）。

表 2　患者临床特征和预后之间相关性分析

临床特征	总生存期（月）	*P* 值	临床特征	总生存期（月）	*P* 值
年龄　≤60 岁	58. 5	0. 039	ESR　正常	60. 2	0. 007
>60 岁	45. 9		加快	41. 6	
β_2-MG　正常	55. 7	0. 228	消化道侵犯		
高于正常	48. 8		否	52. 1	0. 651
性别　男	53. 5	0. 678	是	49. 9	
女	46. 1		大包块　否	52. 8	0. 482
分期　Ⅰ～Ⅱ期	54. 8	0. 901	是	50. 4	
Ⅲ～Ⅳ期	50. 6		骨髓侵犯　是	57. 8	0. 321
ECOG　0～1 级	55. 3	0. 001	否	48. 9	
2～4 级	19. 6		Ki-67　<25%	59. 8	0. 029
B 症状　无	58. 6	0. 010	≥25%	40. 8	
有	35. 2		病理类型		
LDH　正常	60. 7	0. 000	无	55. 8	0. 000
高于正常	20. 6		母细胞或大 B 细胞转化	20. 0	

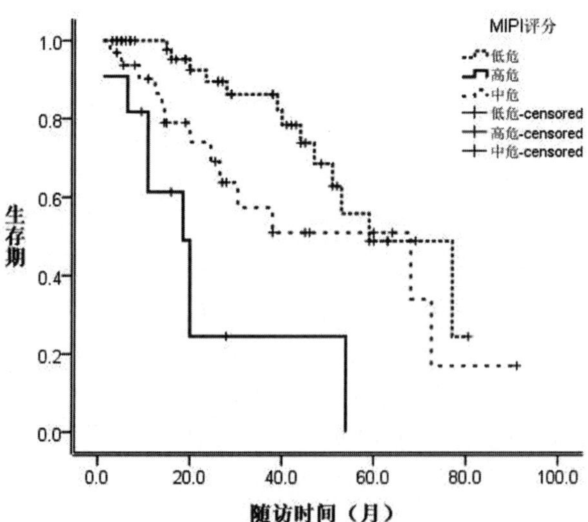

图 1　MIPI 评分不同患者生存曲线

（七）按照是否 ASCT 进行生存分析

ASCT 共 14 例，1 例患者一线治疗方案选择 CHOP，其他 13 例患者均选择 R-CHOP 方案作为一线治疗。目前国内进行 ASCT 的年龄基本定在≤65 岁患者，因此仅选择使用 R-CHOP 方案作为一线治疗、且年龄≤65 岁的患者进行此项生存分析，共 43 例患者，其中未进行 ASCT 的患者为 29 例。14 例 ASCT 患者总生存期为 75.5 个月（95%CI：66.2~84.9 个月），29 例未进行 ASCT 的患者总生存期为 43.6 个月（95%CI：34.5~52.8 个月），两组患者生存期之间存在显著差异（$P=0.039$）（见图 2）。

三、讨论

MCL 因其肿瘤细胞在淋巴结中呈套区生长模式及伴有染色体 t（11；14）（q13；q32）异常，被“世界卫生组织造血与淋巴组织分类”归为一种独立的类型。这种易位是 MCL 的特征性改变及发病基础[3]，具有独特的生物学行为，兼有惰性淋巴瘤和侵袭性淋巴瘤的特征。

MCL 以老年男性多见，80%~90%的 MCL 患者确诊时疾病已处于Ⅲ~Ⅳ期，骨髓浸润可达 60%~70%，结外病变多见，15%~40%可见消化道侵犯。本组患者的临床特征与文献报道相符[4]。

MCL 对联合化疗有较高的反应率，但多数患者在短期内出现进展或复发。CHOP 方案治疗 MCL 的中位生存期不足 3 年。利妥昔单抗联合化疗能提高治疗有效率及延长中位生存时间，3 年总生存率为 82%，但是依然无法治愈[5,6]。含大剂量阿糖胞苷的方案可进一步提高有效率及生存期，Merli 等[7,8]报道，63 例 MCL 患者接受 R-Hyper CVAD 方案化疗，中位随访 31 个月，预计 5 年 OS 率、PFS 率和 FFS 率分别为 71%、63%和 49%。但该方案治疗的骨髓毒性明显，3~4 级中性粒细胞减少发生率高达 87%，感染发生率为 14%。在 SWOG2013 研究中，49 例初治 MCL 患者接

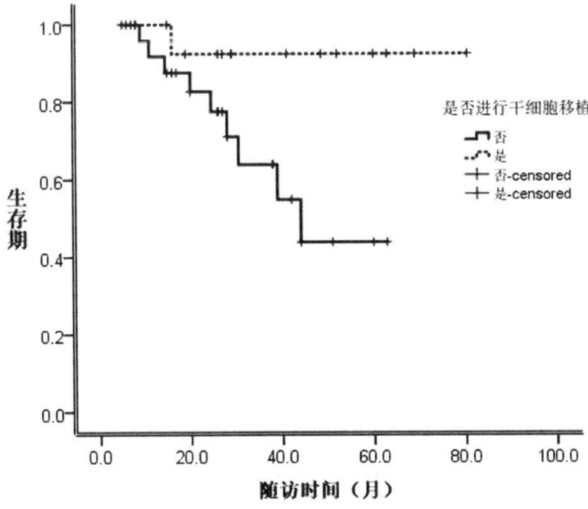

图 2　自体干细胞移植患者和未移植患者的生存曲线

受 R-HyperCVAD/MA 作为一线治疗，中位 OS 达到 6.8 年，但因治疗相关毒性，有 39%的患者未能完成治疗计划，并出现 1 例治疗相关死亡患者。

目前 MCL 的最佳一线治疗方案仍未达成共识，但 ASCT 进行一线巩固治疗优于常规化疗[9]。近期一项 500 例 MCL 临床研究结果[10]表明，接受一线 ASCT 治疗后患者 3 年 PFS 率和 OS 率分别为 63.5% 和 79.5%。Delarue R 等[11]报道了 6 个疗程 R-CHOP 后行 ASCT（A 组）与 3 个疗程 R-CHOP+3 个疗程 R-DHAP 后进行 ASCT（B 组），中位随访 51 个月时，两组移植后 CR 率相似，但 B 组的缓解持续时间（remission duration，RD）和 OS 均较 A 组长（分别为 84 个月与 49 个月；未达到与 82 个月）。因此对于年龄≤65 岁、无严重合并症的患者，推荐选择含阿糖胞苷的一线化疗方案，达到缓解的患者建议一线行 ASCT。

MCL 多见于老年人，基于骨髓毒性及其他化疗相关毒性，大多数年龄>65 岁的患者不能耐受密集化疗联合 ASCT。对于这部分患者，目前推荐苯达莫司汀联合利妥昔单抗（RB）治疗方案[12,13]，疗效不低于 R-CHOP 方案，且耐受性良好。或推荐 R-CHOP 方案后进行利妥昔单抗维持治疗[14]，和单纯 R-CHOP 相比，可以减少治疗后的复发或死亡风险。

一些新药正在逐渐应用于临床中。蛋白酶体抑制剂硼替佐米对 MCL 有效[15~17]。R-CHOP 联合硼替佐米治疗 36 例初治 MCL 患者显示总有效率达 91%，2 年 OS 率为 86%[18]。来那度胺是一种免疫调节药物，单药来那度胺治疗复发或硼替佐米耐药 MCL 的客观缓解率（ORR）为 28%，中位 OS 为 19 个月。该研究表明，复发难治或硼替佐米耐药的 MCL 患者使用单药来那度胺仍有望获得较好疗效[19]。

Bruton 酪氨酸激酶（Bruton's tyrosine kinase，BTK）抑制剂 Ibrutinib（依鲁替尼），可诱导 B 肿瘤细胞凋亡、抑制细胞迁移黏附等。研究表明，该药物在复发难治 MCL 中有相当良好的疗效及耐受性[20]。目前已开始 Ibrutinib 联合 RB 方案用于治疗初治 MCL（≥65 岁）患者的临床研究。

有多个预后因素影响着 MCL 的治疗反应和预后。Hoster E 等[21]根据患者白细胞计数、体能状态评分（ECOG）、LDH 水平及年龄 4 个危险因素进行评估，在国际预后指数（IPI）、滤泡淋巴瘤国际预后指数（FLIPI）的基础上制定出 MCL 国际预后指数（MIPI）。445 例 MCL 患者依据 MIPI 评分分为低危（占 44%，中位 OS 未能确定）、中危（占 35%，中位 OS 51 个月）和高危（占 21%，中位 OS 29 个月）三组，三组患者之间生存期存在明显差异。目前 MIPI 已成为应用较为广泛的 MCL 预后模型[22]。Ki-67 是标记细胞增殖状态的抗原，很多研究发现，Ki-67 指数高低也与 MCL 的预后相关[22~24]。

在本研究中，71 例患者选择 CHOP 方案为一线化疗方案，仅 1 例患者在治疗期间曾使用阿糖胞苷。53 例患者使用 R-CHOP 方案作为一线治疗方案，ORR 仅为 62.8%，3 年预期生存率为 61.4%，较文献报道水平低。选择 ASCT 的患者 5 年预期生存率为 92.3%，明显高于仅使用 R-CHOP 方案治疗的患者，和文献报道一致。有 9 例患者使用了硼替佐米联合 CHP（环磷酰胺、多柔比星、泼尼松）联合利妥昔单抗作为一线治疗，因病例数较少，未进行生存分析。从预后因素来看，不管是应用 IPI 评分，还是 MIPI 评分，在本组患者均显示出预后统计学差异。Ki-67 低于 25%的患者预后明显高于 Ki-67 更高的患者。

总之，MCL 治疗仍然是 NHL 治疗领域中的难题，虽然目前尝试很多新的方案及新的药物，尚未能解决 MCL 根治的问题。ASCT 应该作为年轻初治患者的首选。多项临床研究显示，阿糖胞苷在 MCL 有良好疗效，但因为化疗毒性大，在国内应用并不十分广泛，对阿[illegible]苷的用[illegible]或剂量强度进[illegible]获得适合国人的临[illegible]床治疗方案、在保证疗效的同时提高治疗[illegible]全性，是我们努力的方向，尤其需要开[illegible]多中心研究。

参 考 文 献

[1] Swerblow SH, Campo E, [illegible]arris NL, et al. WHO classification of tumoours [illegible] haematopoietic and lymphoid tissues (ed [illegible]th). Lyon: IARC, 2008.

[2] Barista I, Romaguera JE, Cabanillas F[illegible] Mantle cell lymphoma. Lancet Oncol. 2001 M[illegible] 2 (3) : 141-148.

[3] Cheson BD, Horning SJ, Coiffier B, et [illegible] Report of an international workshop t[illegible] standardize response criteria for non-Hodgkin[illegible] lymphomas. NCI sponsored Inter-nationtional Working Group. J Clin Oncol, 1999, 17 : 1244-1253.

[4] Matutea E, Parry-Jone N, Brito-Babapulle V, et al. The leukemic presentation of mantle-cell lymphoma disease feastures and prognostic factors in 58 patients. Leuk lymphoma, 2004, 45 (10) : 2000-2015.

[5] S[illegible] [illegible]blius JF, Trelle S, et al. Immunochemotherapy wi[illegible] [illegible]vival in patients with indolent or mantle cell lymphoma: a systematic review and meta-analysis. J Natl Cancer Inst, 2007, 99 : 706-714.

[6] Lenz G, Dreyling M, Hoster E, et al. Immunochemotherapy with rituximab and cyclophosphamide, doxorubicin, vincristine, and prednisone significantly improves response and time to treatment failure, but notlong-term outcme in patients with previously untreated mantle cell lymphoma: results of a prospective randomized trial of the German Low Grade Lymphoma Study Group (GLSG). J Clin Oncol, 2005, 23 (9) : 1984-1992.

[7] Romaguera JE, Fayad L, Rodriguez MA, et al. High rate of durable remissions after treatment of newly diagnosed aggressive mantle cell lymphoma with rituximab plus hyper CVAD alternationg with rituximab plus high dose methotrexate and cytarabine. J Clin Oncol, 2005, 23 : 7013-7023.

[8] Merli F, Luminari S, Llariuvvi F, et al. Rituximab plus hyperCVAD alternating with high dose methotrexate and cytarabine for patients with newly diagnosed mantle cell lymphoma. A multi-center trial from GISL. Ann Oncol, 2011, 22 Suppl 4: iv162.

[9] Herrmann A, Hoster E, Zwingers T, et al. Improvement of overall survival in advanced stage mantle cell lymphoma. J Clin Oncol, 2009 Feb, 27 (4) : 511-518.

[10] Touzeau C, Leux C, Bouabdallah R, et al. Autologous stem cell transplantation in mantle cell lymphoma: a report from the SFGM-TC. Ann Hematol, 2014, 93 (2) : 233-242.

[[illegible]1] Delarue R, Haioun C, Ribrag V, et al. CHOP and DHAP plus rituximab followed by autologous [illegible] cell transplantation in mantle cell lym[illegible]oma: a phase 2 study from the Groupe d´ [illegible]de des Lymphomes de l´Adulte. Blood, 2013, 121 (1) : 48-53.

[12] Flinn IW, Van der Jaqt R, Kahl BS, et al. Open-label, randomized, noninferiority study of bendamustine-rituximab or R-CHOP/R-CVP in first-line treatment of advanced indolent NHL or MCL: the BRIGHT study. Blood, 2014 Mar 3. [Epub ahead of print].

[13] Rummel MJ, Niederle N, Maschmeyer G, et al. Bendamustine plus rituximab versus CHOP plus rituximab as first-line treatment for patients with indolent and mantle-cell lymphomas: an

open-label, multicentre, randomised, phase 3 non-inferiority trial. Lancet, 2013, 381 : 1203–1210.

[14] Kluin-Nelemans HC, Hoster E, Hermine O, et al. Treatment of older patients with mantle-cell lymphoma. N Engl J Med, 2012, 367 : 520–531.

[15] Pham LV, Tamayo AT, Yoshimura LC, et al. Inhibition of constitutive NF-kappa B activation in mantle cell lymphoma B cells leads to induction of cell cycle arrest and apoptosis. J Immunol, 2003, 171 : 88–95.

[16] O'Connor OA, Wright J, Moskowitz C, et al. Phase Ⅱ clinical experience with the novel proteasome inhibitor bortezomib in patients with indolent non-Hodgkin's lymphoma and mantle cell lymphoma. J Clin Oncol, 2005 Feb, 23 (4) : 676–684.

[17] Goy A, Younes A, McLaughlin P, et al. Phase Ⅱ study of proteasome inhibitor bortezomib in relapsed or refractory B-cell non-Hodgkin's lymphoma. J Clin Oncol, 2005 Feb, (4) : 667–675.

[18] Ruan J, Martin P, Furman RR, et al. Bortezomib plus CHOP-rituximab for previously untreated diffuse large B-cell lymphoma and mantle cell lymphoma. J Clin Oncol, 2011 Feb, 29 (6) : 690–697.

[19] Goy A, Sinha R, Williams ME, et al. Single-agent lenalidomide in patients with mantle-cell lymphoma who relapsed or progressed after or were refractory to bortezomib: phase Ⅱ MCL-001 (EMERGE) study. J Clin Oncol, 2013 Oct, 31 (29) : 3688–3695.

[20] Wang ML, Rule S, Martin P, et al. Targeting BTK with ibrutinib in relapsed or refractory mantle-cell lymphoma. N Engl J Med, 2013 Aug, 369 (6) : 507–516.

[21] Hoster E, Dreyling M, Klapper W, et a1. A new prognostic index (MIPI) for patients with advanced-stage mantle cell lymphoma. Blood, 2008 Jan, 111 (2) : 558–565.

[22] Salek D, Vesela P, Boudova L, et al. Retrospective analysis of 235 unselected patients with mantle cell lymphoma confirms prognostic relevance of Mantle Cell Lymphoma International Prognostic Index and Ki-67 in the era of rituximab: long-term data from the Czech Lymphoma Project Database. Leuk Lymphoma, 2014 Apr, 55 (4) : 802–810.

[23] He X, Chen Z, Fu T, et al. Ki-67 is a valuable prognostic predictor of lymphoma but its utility varies in lymphoma subtypes: evidence from a systematic meta-analysis. BMC Cancer, 2014 Mar, 14 (1) : 153.

[24] Chakhachiro ZL, Saliba RM, Okoroji GJ, et al. Cytarabine, Ki-67, and SOX11 in patients with mantle cell lymphoma receiving rituximab-containing autologous stem cell transplantation during first remission. Cancer, 2013 Sep, 119 (18) : 3318–3325.

（本文荣获2015年“中国老年学学会老年肿瘤专业委员会年会暨第九届中国老年肿瘤学大会”优秀论文二等奖）

Bcl-2、C-myc 蛋白在复发弥漫大 B 细胞淋巴瘤中的表达及其对预后的影响

曲晓娜 张 弦 徐丽叶 丁晓蕾 孙秀华*

大连医科大学附属第二医院肿瘤4科 大连 116027

【摘要】 **背景与目的**：双重打击淋巴瘤（Double-hit lymphoma，DHL）为同时存在MYC基因重排和一个额外基因（Bcl-2、Bcl-6或CCND1）易位的一类B细胞淋巴瘤，近些年研究表明，DHL患者的预后极差，其最常见的基因易位类型为MYC/Bcl-2。采用免疫组化方法检测出Bcl-2及C-myc蛋白阳性表达的淋巴瘤称为Bcl-2/MYC蛋白共表达淋巴瘤。本实验探讨Bcl-2、C-myc蛋白在复发弥漫大B细胞淋巴瘤（DLBCL）患者中的表达情况及其对预后的影响，为诊治DLBCL的临床实践提供参考。**方法**：应用免疫组化SP法检测C-myc、Bcl-2蛋白在DLBCL患者初诊时病理组织中的表达，使用χ^2检验行单因素分析，用Kaplan-Meier法作生存分析。**结果**：（1）30例DLBCL中Bcl-2蛋白阳性21例（70%），Bcl-2蛋白阴性9例（30%）；C-myc蛋白阳性24例（80%），C-myc蛋白阴性6例（20%）。Bcl-2/C-myc共表达患者18例（60%），非Bcl-2/C-myc共表达患者12例（40%）。（2）统计学分析显示：Bcl-2、C-myc蛋白的表达与患者的发病年龄、性别、Ann Arbor分期、血乳酸脱氢酶水平、有无B症状、IPI评分、原发部位、免疫表型（GCB、non-GCB）、有无结外受侵均无关（$P>0.05$）。且Bcl-2蛋白的表达与C-myc蛋白的表达无相关性（$P=0.329$）。（3）生存分析显示：Bcl-2阴性组和阳性组的中位无进展生存时间（PFS）分别为22个月、7个月，差异有统计学意义（$P=0.031$）；Bcl-2阴性组和阳性组的中位总生存时间（OS）分别为49个月、28个月，差异无统计学意义（$P=0.122$）。C-myc阴性组与C-myc阳性组的中位PFS分别为18个月、13个月；C-myc阴性组和阳性组的中位OS分别为44个月、35个月，差别无统计学意义（$P=0.191$，$P=0.180$）。Bcl-2/C-myc共表达组、非共表达组的中位PFS分别为7个月、21个月，差异有统计学意义（$P=0.031$）；Bcl-2/C-myc共表达组、Bcl-2/C-myc非共表达组的中位OS分别为24个月、49个月，差异无统计学意义（$P=0.071$）。**结论**：（1）Bcl-2蛋白、C-myc蛋白的表达与患者的发病年龄、性别、Ann Arbor分期、血乳酸脱氢酶水平、有无B症状、IPI评分、原发部位、有无结外受侵均无关。（2）Bcl-2阴性组DFS优于Bcl-2阳性组。C-myc阳性对生存无明显影响。（3）Bcl-2蛋白的表达与C-myc蛋白的表达无相关性。（4）Bcl-2/C-myc共表达组PFS劣于Bcl-2/C-myc非共表达组，OS无差异。

【关键词】 DLBCL；Bcl-2；C-myc；预后

* 通信作者：孙秀华，E-mail:3038668@vip.sina.com

前　言

弥漫大 B 细胞淋巴瘤（DLBCL）是最常见的一类非霍奇金淋巴瘤（NHL）[1]，目前，临床上预测治疗疗效及复发的指标是国际预后指数（International Prognostic Index，IPI）[2]，但仅靠 IPI 一个临床指标不足以全面评价 DLBCL 患者预后。研究表明，双重打击淋巴瘤（Double-hit lymphomas，DHL）为一类预后极差的淋巴瘤类型，DHL 指同时存在 MYC 基因重排和一个额外基因 Bcl-2、Bcl-6 或 CCND1 易位的一类具有高度侵袭性的 B 细胞淋巴瘤[3]，其中最常见的易位类型为 MYC/Bcl-2 DHL。近年的研究已经将该定义扩展为包括 MYC/BCL2 蛋白共表达的淋巴瘤。目前采用免疫组化方法检测 MYC 和 Bcl-2 蛋白表达阳性被称为 MYC/Bcl-2 蛋白共表达，本实验研究 Bcl-2、C-myc 蛋白表达与 DLBCL 临床特征及预后的相关性。

一、材料和方法

（一）临床资料

从大连医科大学附属第二医院 2004 年 1 月~2014 年 10 月收治的 322 例 DLBCL 患者中，收集临床资料完整的复发 DLBCL 患者 53 例，剔除病理组织较少的病例，共 30 例。全部患者均经病理组织学或细胞学证实为 DLBCL。

（二）主要试剂

鼠抗人 C-myc（K422）多克隆抗体；鼠抗人 Bcl-2（P65）多单克隆抗体；浓缩型 DAB 试剂盒；生物素-链霉卵白素免疫组化检测试剂盒。

（三）实验步骤

按照免疫组化 SP 法步骤操作（具体流程：略）。

（四）结果判定

1. 免疫组化结果判定

Bcl-2 和 C-myc 的结果判定标准：Bcl-2 阳性主要表达为细胞质着色，C-myc 阳性主要表达为细胞核着色，少量为细胞质（彩图 1~4，见 671 页）。

免疫组化反应评分标准[8]：

（1）根据着色计分：细胞质或细胞核无着色、细胞质或细胞核染成浅黄、细胞质或细胞核染成黄色、细胞质或细胞核染成深黄色，依次计 0~3 分。

（2）400 倍高倍镜下细胞染色个数≤10%、染色个数 11%~25%、染色个数 26%~50%、染色个数>50%，分别为 0~3 分。

将二者相乘得分分为以下几级着色计分与细胞染色个数计分相乘：0 分→（-）、1~3 分→（+）、4~6 分→（++）、7~9 分→（+++），其中（-）为阴性，（+）~（+++）为阳性。

2. 免疫表型及 IPI 指数判断标准

（1）参照 Hans[9]法免疫表型标准：

CD10（+）→GCB

CD10（-）/Bcl-6（-）→Non-GCB

CD10（-）/Bcl-6（+）/MUM1（-）→GCB

CD10（-）/Bcl-6（+）/MUM1（+）→Non-GCB

（2）IPI 评分标准：

项目	0 分	1 分
年龄（岁）	≤60	>60
ECOG 评分	0 或 1 级	2~4 级
临床分期	Ⅰ或Ⅱ	Ⅲ或Ⅳ
结外受侵部位数目	<2	≥2
LDH	正常	升高

（3）B症状包括：排除其他原因的体温连续3天≥38℃、盗汗、6个月内无其他原因能够解释的体重下降>10%。

（4）无进展生存期（PFS）：指从初次诊断开始到患者复发或患者因为所患疾病引起死亡的时间。

总生存期（Overall survival，OS）：指从初次诊断开始到患者死亡的时间。

（五）随访及统计学方法

采用住院病历、电话随访等方法，末次随访时间：2014年10月。应用SPSS 17.0分析软件进行数据分析，使用χ^2检验行单因素分析，用Kaplan-Meier法作生存分析，绘制生存曲线，均以$P<0.05$为有统计学意义。

二、结果

（一）患者临床特征分析

30例DLBCL患者中，男性14例，占46.7%；女性16例，占53.3%。发病年龄为31～80岁，中位年龄61岁，其中年龄≤60岁12例，占40%，年龄>60岁18例，占60%。30例DLBCL中初治时Ann Arbor分期为Ⅰ期3例、Ⅱ期5例、Ⅲ期16例、Ⅳ期6例；其中Ⅰ～Ⅱ期共8例，占26.7%，Ⅲ～Ⅳ期共22例，占73.3%。初治时血清乳酸脱氢酶水平正常10例，占33.3%，乳酸脱氢酶水平升高20例，占66.7%。初治时有B症状16例，占53.3%，无B症状14例，占46.7%。初治时IPI评分为0～1分12例，占40%，IPI≥2分18例，占60%。原发灶位于淋巴结内14例，占46.7%，原发于结外16例，占53.3%。免疫表型为生发中心来源13例，占43.3%，非生发中心来源17例，占56.7%。有结外受侵12例，占40%，无结外受侵18例，占60%。

（二）Bcl-2蛋白表达与DLBCL临床因素的关系

见表1及图5、图6。

（三）C-myc蛋白表达与DLBCL临床因素的关系

见表2及图7、图8。

（四）Bcl-2/C-myc蛋白共表达与预后关系

见表3及图9、图10。

表1　Bcl-2蛋白表达与DLBCL临床特征的关系

临床特征		例数（%）	Bcl-2蛋白表达		*P*值
			阳性	阴性	
年龄	≤60岁	12（40%）	10	2	0.249
	>60岁	18（60%）	11	7	
性别	男	14（46.7%）	9	5	0.694
	女	16（53.3%）	12	4	
Ann Arbor分期	Ⅰ/Ⅱ期	8（26.7%）	4	4	0.195
	Ⅲ～Ⅳ期	22（73.3%）	17	5	
血LDH水平	正常	10（33.3%）	6	4	0.431
	升高	20（66.7%）	15	5	
B症状	有	16（53.3%）	9	7	0.118
	无	14（46.7%）	12	2	
IPI评分	0～1分	12（40%）	7	5	0.418
	≥2分	18（60%）	14	4	

续　表

临床特征		例数（%）	Bcl-2 蛋白表达		P 值
			阳性	阴性	
原发部位	淋巴结内	14（46.7%）	12	2	0.118
	淋巴结外	16（53.3%）	9	7	
免疫表型	Non-GCB	17（56.7%）	14	3	0.123
	GCB	13（43.3%）	7	6	
结外受侵	有	12（40%）	7	5	0.418
	无	18（60%）	14	4	

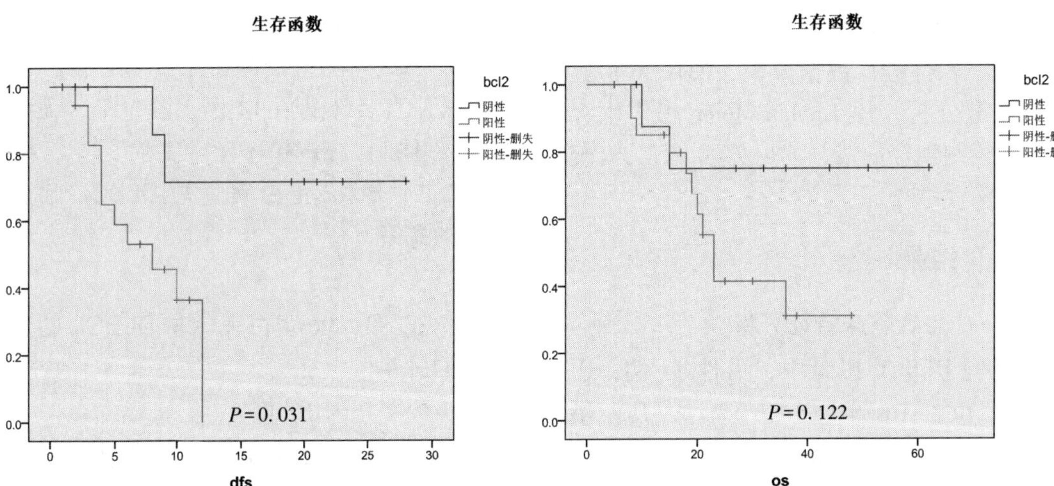

图 5　Bcl-2 阳性和阴性 PFS 生存曲线

图 6　Bcl-2 阳性和阴性组 OS 生存曲线

表 2　C-myc 蛋白表达与 DLBCL 临床特征的关系

临床特征		例数（%）	C-myc 蛋白表达		P 值
			阳性	阴性	
年龄	≤60 岁	12（40%）	9	3	0.660
	>60 岁	18（60%）	15	3	
性别	男	14（46.7%）	10	4	0.378
	女	16（53.3%）	14	2	
Ann Arbor 分期	Ⅰ/Ⅱ期	8（26.7%）	7	1	1.000
	Ⅲ~Ⅳ期	22（73.3%）	17	5	
血 LDH 水平	正常	10（33.3%）	7	3	0.372
	升高	20（66.7%）	17	3	
B 症状	有	16（53.3%）	13	3	1.000
	无	14（46.7%）	11	3	

续 表

临床特征		例数（%）	C-myc 蛋白表达		P值
			阳性	阴性	
IPI 评分	0~1 分	12（40%）	9	3	0.660
	≥2 分	18（60%）	15	3	
原发部位	淋巴结内	14（46.7%）	12	2	0.657
	淋巴结外	16（53.3%）	12	4	
免疫表型	Non-GCB	17（56.7%）	14	3	1.000
	GCB	13（43.3%）	10	3	
结外受侵	有	12（40%）	10	2	1.000
	无	18（60%）	14	4	

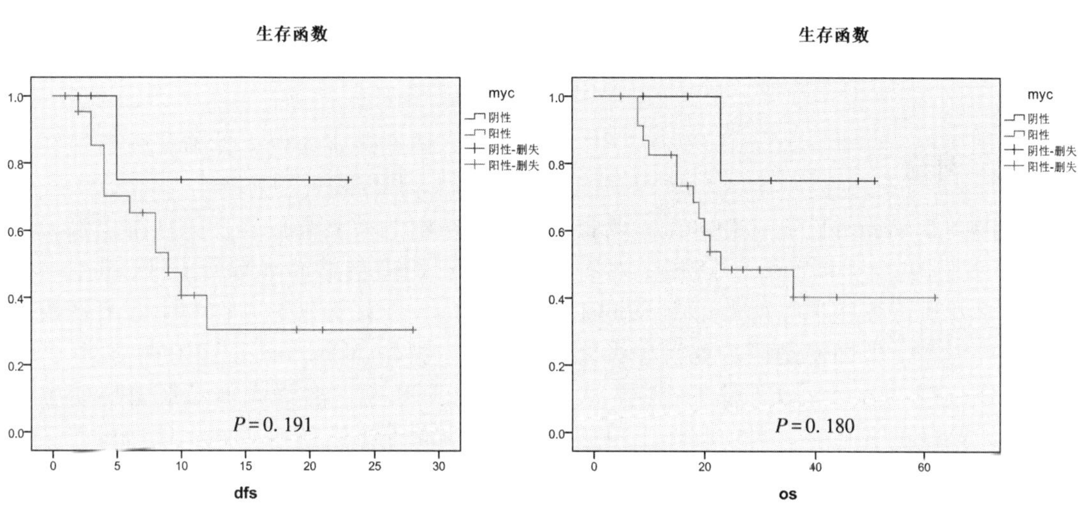

图 7 C-myc 阳性、阴性组 DFS 生存曲线

图 8 C-myc 阳性、阴性组 OS 生存曲线

表 3 Bcl-2 与 C-myc 蛋白表达相关性

		总例数	C-myc 蛋白表达		P值
			阳性	阴性	
Bcl-2	阳性	21（70%）	18	3	0.329
	阴性	9（30%）	6	6	
合计			24（80%）	9（20%）	

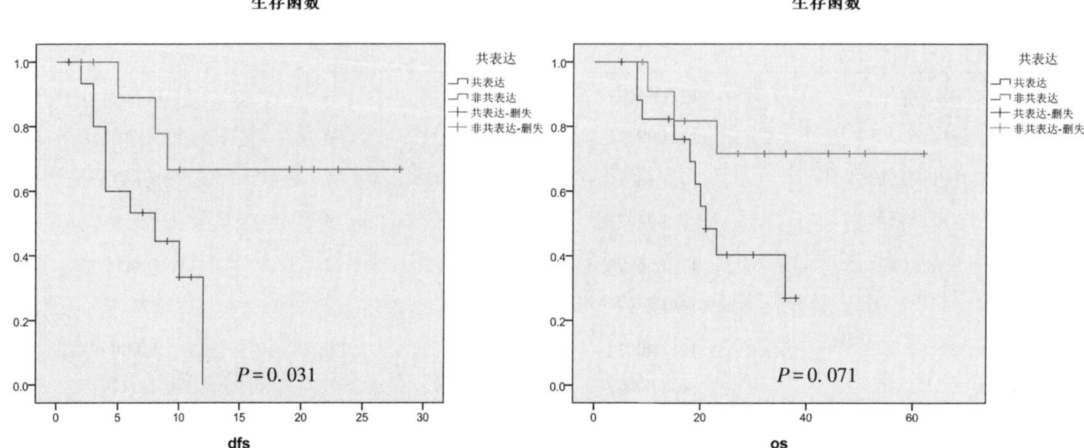

图 9　Bcl-2/C-myc 共表达、非共表达 PFS　　**图 10**　Bcl-2/C-myc 共表达、非共表达 OS

三、讨论

弥漫大 B 细胞淋巴瘤（DLBCL）为最常见的一类非霍奇金淋巴瘤（NHL），根据其形态学及遗传细胞学等特点可将 DLBCL 分为不同亚型，但即使是同一亚型患者之间的临床表现、治疗疗效等都不相同，表明其具有高度的异质性。目前临床上可依据患者的 IPI 评分、Ann Arbor 分期、有无 B 症状等临床指标来判断预后，但仅靠这些指标来指导患者的治疗尚不理想。随着分子遗传学的进步，使 DLBCL 患者的形态学、免疫学分型及临床特点等得到明确的了解，并且对染色体及蛋白质异常在淋巴瘤中的作用逐渐明确。

Double hit lymphomas（DHL）为一类预后极差的淋巴瘤类型，DHL 最常见的基因易位类型为 MYC/Bcl-2。Aukema SM 等[4]对 689 例 MYC 淋巴瘤患者的研究，结果显示，DHL 患者占总人数的 47%，其中 Bcl-2/MYC DHL 患者占 62%，Bcl-6/MYC DHL 患者仅占 8%。多数 MYC/BCL-2 DHL 患者出现在恶性肿瘤的晚期，同时合并 B 症状、结外器官受侵、骨髓及中枢神经系统浸润等临床表现。

DHL 为一类高侵袭性恶性淋巴瘤，近些年来 DHL 的诊断率有所上升，Barrans S 等[5]的一项关于 303 例 DLBCL 患者的研究显示，其中 MYC/Bcl-2 DHL 的发生率为 11%。DHL 对于弥漫大 B 细胞淋巴瘤患者的标准化疗方案效果不佳，预后极差。临床上常采用高剂量诱导化疗方案，但效果仍不理想。在 MDACC（M. D. Anderson Cancer Center）的研究中[6]，共 129 名患者接受不同方案的诱导化疗，仅有 40%（23/58）的患者达到完全缓解（CR），2 年 EFS 率及 OS 率分别为 25%、41%。Green TM 等[7]的一项关于 193 例 DLBCL 患者的研究，MYC 基因重排的发生率为 11%，Bcl-2 基因重排的发生率 25%，诊断为 MYC/Bcl-2 DHL 的患者为 6%（11 例），这些患者均采用 R-CHOP 方案化疗，试验结果显示，DHL 对比非 DHL 患者的中位生存期明显缩短（13 个月 *vs* 95 个月）。

目前 DHL 的确诊主要依靠荧光染色体原位杂交（FISH）技术，但由于技术和费用的限制，FISH 技术到目前为止还没有作为门诊或住院患者的常规检查项目，由于检查的不及时，从而延误临床医生制订最佳治疗方案，影响患者的治疗效果及预后。近些年来的研究着重于采用免疫组化方法检测 Bcl-2、MYC 蛋白的表达。研究显示，MYC/Bcl-2 蛋白共表达患者的预后明显差于非 MYC/Bcl-2 蛋白共表达患者。本实验采用免疫组化 SP 法检测患者 Bcl-2 及 MYC 蛋白表达，分析患者临床特征，随访收集生存资料，应用统计学方法分析其相关性。

（一）Bcl-2 蛋白与 DLBCL 临床特征之间的关系

本实验采用免疫组化 SP 法检测 Bcl-2 蛋白表达情况，30 例患者中 Bcl-2 阳性 21 例，占全部 DLBCL 的 70%，Bcl-2 阴性 9 例，占全部 DLBCL 的 30%，这与文献报导的阳性率 60%～70%[8] 相近。本研究还显示，患者的年龄、性别、Ann Arbor 分期、血乳酸脱氢酶水平、有无 B 症状、IPI 评分、原发部位、有无结外受侵与 Bcl-2 蛋白的表达均无相关性。但 Bcl-2 阴性组 DFS 优于 Bcl-2 阳性组，这与文献报导相符合。故 Bcl-2 蛋白表达的检测可作为判断 DLBCL 患者的预后指标。

（二）C-myc 蛋白与 DLBCL 临床特征之间的关系

在某些 DLBCL 中 C-myc 基因的易位及 C-myc 蛋白的过表达常与不良预后相关[9]。本实验采用免疫组化 SP 法检测 C-myc 蛋白表达情况，其中 C-myc 蛋白阳性 24 例，占全部 DLBCL 患者的 80%，C-myc 蛋白阴性 6 例，占 20%，但研究显示，C-myc 阳性对生存无明显影响。因为本研究选择的均是复发的患者，如果做前瞻性研究，对某一阶段的所有患者进行分析，可能会得出阳性结论。本研究显示，C-myc 蛋白的表达与患者的发病年龄、性别、Ann Arbor 分期、血乳酸脱氢酶水平、有无 B 症状、IPI 评分、原发部位、有无结外受侵均无关，提示 C-myc 蛋白的表达可能是独立于临床因素之外的分子事件，需要扩大样本进行前瞻性研究来进一步证实。

（三）Bcl-2/C-myc 共表达对 DLBCL 预后影响

DHL 指同时存在 MYC 基因重排和一个额外基因 Bcl-2、Bcl-6 或 CCND1 易位的一类具有高度侵袭性的 B 细胞淋巴瘤，其中最常见的易位类型为 MYC/Bcl-2 DHL。最新的研究已经将该定义扩展为包括 MYC/Bcl-2 蛋白共表达的淋巴瘤。C-myc 蛋白能够促使细胞的增殖，Bcl-2 蛋白能够抑制细胞凋亡，其二者的共同作用使 DHL 患者对治疗的反应差，生存期缩短。故 DHL 预后差考虑为 MYC 和 Bcl-2 共同作用所致。临床上主要使用免疫组化方法检测 Bcl-2、C-myc 蛋白的表达。目前认为，MYC/Bcl-2 蛋白共表达的 DLBCL 患者预后明显差于非 MYC/Bcl-2 蛋白共表达的患者。Hu 等[10]的一项研究分析了 466 例 DLBCL 患者，发现 MYC/Bcl-2 共表达的发生率为 34%，并且具有多项预后不良因素，包括高龄、分期晚、PS 评分差以及多个结外病变。MYC/Bcl-2 共表达患者的 5 年生存率显著低于非 MYC/Bcl-2 蛋白共表达的患者。本试验研究显示，Bcl-2/C-myc 共表达患者 18 例，占全部 DLBCL 患者的 60%，非 Bcl-2/C-myc 共表达患者 12 例，占 40%。Bcl-2/MYC 共表达组的 DFS 劣于非 Bcl-2/MYC 共表达组，Bcl-2/MYC 共表达组、非共表达组的 OS 差异无统计学意义，结果差异可能与样本量小及实验误差相关。当患者同时出现 Bcl-2 及 C-myc 蛋白阳性表达时，临床医生在制订治疗方案时，应该选择更强的诱导化疗方案，以改善患者预后。

综上所述，Bcl-2/C-myc 蛋白共表达患者的预后较非 Bcl-2/C-myc 蛋白共表达患者的预后差，DHL 患者的诊断和治疗上仍是一个具有挑战性的问题，故在临床工作中，临床医生应动员患者在治疗前行免疫组化检测，具有高危患者必要时行 FISH 基因检测，这对制订治疗方案、评价患者预后有重要意义。

参 考 文 献

[1] Rossi D, Gaidano G. Molecular heterogeneity of diffuse large B cell lymphoma: implications for disease management and prognosis. Hematology, 2002, 7 (4): 239-252.

[2] The International Non-Hodgikincs Lymphoma Prognostic Factors Project. A predictive model for aggressive non-hodgikincs lymphoma. N Engl J Med, 1993, 329: 987-994.

[3] Tomita N. BCL-2 and MYC dual-hit lymphoma/leukemia. J Clin Exp Hematop, 2011, 51 (1): 7-12.

[4] Aukema SM, Siebert R, Schuuring E, et al. Double-hit B-cell lymphomas. Blood, 2011, 117 (8): 2319-2331.

[5] Barrans S, Crouch S, Smith A, et al. Rearrangement of MYC is associated with poor prognosis in patients with diffuse large B-cell lymphoma treated in the era of rituximab. J Clin Oncol, 2010, 28 (20): 3360-3365.

[6] Oki Y, Noorani M, Lin P, et al. Double hit lymphoma: the MD Anderson Cancer Center clinical experience. Br J Haematol, 2014, 166 (6): 891-901.

[7] Green TM, Viscoc, et al. Immunohistochemical double-hit score is a strong predictor of outcome in patients with diffuse large B-cell lymphoma treated with rituximab plus cyclophosphamide, doxorubicin, vincristine, and prednison. J Clin Oncol, 2012, 30 (28): 3460-3467.

[8] Kramer MHH, Hermans J, Wijburg E, et al. Clinical Relevance of BCL-2, BCL-6, and MYC Rearrangements in Diffuse Large B-Cell Lymphoma. Blood, 1998, 92 (9): 3152-3162.

[9] Cheah CY, Oki Y, Westein JR, et al. A clinician's guide to double hit lymphomas. Br J Haematol, 2015, 168 (6): 784-795.

[10] Hu S, Xu-monette ZY, Tzankov A, et al. MYC/Bcl-2 protein coexpression contributes to the inferior survival of activated B-cell subtype of diffuse large B-cell lymphoma and demonstrates high-risk gene expression signatures: a report from The International DLBCL Rituximab-CHOP Consortium Program. Blood, 2013, 121 (20): 4021-4031.

（来源：中国老年学学会老年肿瘤专业委员会年会暨第九届中国老年肿瘤学大会《论文集》，2015）

65 例外周 T 细胞淋巴瘤患者预后相关因素分析

程 晔 张 弦 徐丽叶 丁晓蕾 孙秀华*

大连医科大学附属第二医院肿瘤 4 科 大连 116027

【摘要】 **目的**：从临床角度分析外周 T 细胞淋巴瘤（PTCL）的相关因素对预后的影响，为临床病情监测及预后评估提供参考。**方法**：收集 2005 年 1 月~2014 年 12 月入住大连医科大学附属第二医院的 76 例 PTCL 患者的临床资料，其中 65 例资料完整，11 例病例失访。采用 Kaplan-Meier 法进行生存分析。对年龄、性别、临床分期、淋巴瘤国际预后指数（IPI）、B 症状、血红蛋白（Hb）、血清 β_2 微球蛋白（β_2-MG）、乳酸脱氢酶（LDH）、血清白蛋白（ALB）水平，以及治疗方法、病理分型、首发部位、预后指数 PIT、骨髓是否受侵等因素进行单因素分析，并进一步采用 Cox 回归风险模型对单因素分析中有统计学意义的参数进行多因素分析。**结果**：65 例 PTCL 病例中包括非特异型（PTCL-U）25 例，结外自然杀伤细胞（NK）/鼻型 T 细胞淋巴瘤（TCL）10 例，血管免疫母细胞性 T 细胞淋巴瘤（AITL）9 例，间变性大细胞淋巴瘤（ALCL）9 例。单因素分析表明，年龄≤60 岁的患者比>60 岁的患者预后好（$P=0.008$）；Ⅰ/Ⅱ期患者比Ⅲ/Ⅳ期患者的 5 年生存率高（74.4% *vs* 19.0%，$P=0.011$）；IPI 指数低危、中低危、中高危、高危组的 5 年生存率分别为 85.7%、52.5%、0 和 0（$P=0.004$）；初诊时 LDH 升高的患者预后比 LDH 正常或降低的患者差（$P=0.048$）；初诊时 ALB 降低的患者比 ALB 正常者预后差（$P=0.008$）；首发部位为结外的患者比首发部位在淋巴结的患者预后较好（$P=0.002$）。将 PIT 指数分为 0、1、2 和≥3 组，5 年生存率分别为 92.3%、85.7%、17.4%和 0（$P=0.002$）。多因素分析显示，PIT 评分指数为 PTCL 的独立预后危险因素（$P=0.002$）。**结论**：年龄、临床分期、IPI 指数、LDH、ALB、病理分型、首发部位及 PIT 为预后影响因素，PIT 为 PTCL 的独立预后影响因素。

【关键词】 外周 T 细胞淋巴瘤；预后

外周 T 细胞淋巴瘤（peripheral T-cell lymphoma，PTCL）的恶性程度高、侵袭性强，发生部位不局限于淋巴结内，经常侵及肝、脾、骨髓、皮肤等结外器官，病程进展快、预后差[1~3]。已有国际预后指数（international prognostic index，IPI）、PTCL-非特异型（unspecified，PTCL-U）的预后指数（PIT）等多种指标作为治疗决策

* 通信作者：孙秀华，E-mail:3038668@vip.sina.com

和预后的参考。本研究对大连医科大学附属第二医院近10年来的65例完整的PTCL病例进行了回顾性分析，从临床角度分析各种因素对预后的影响。

一、对象与方法

（一）研究对象

回顾性分析2005年1月～2014年12月期间入住我院的65例PTCL患者，男性41例，女性24例，中位年龄为56岁，≤60岁37例，>60岁28例。按照WHO非霍奇金淋巴瘤（NHL）分类（2008年版）T细胞淋巴瘤分类，其中PTCL-U患者25例，血管免疫母细胞性T细胞淋巴瘤（angioimmunoblastic T-cell lymphoma，AITL）9例，结外自然杀伤（natural killer，NK）细胞/鼻型T细胞淋巴瘤（TCL）10例，间变性大细胞淋巴瘤（anaplasticlarge cell lymphoma，ALCL）9例，［间变性淋巴瘤激酶（anaplastic lymphoma kinase，ALK）阳性5例、阴性2例、未检测2例］，原发皮肤PTCL者2例，T淋巴母细胞瘤2例，毒性TCL 1例，不确定为AITL或PTCL-U 1例，未给出具体病理亚型的TCL共6例。根据Ann Arbor分期，Ⅰ/Ⅱ期29例，Ⅲ/Ⅳ期36例。其中，有B症状者38例。首发部位及症状：无痛性淋巴结肿大40例，鼻塞9例，扁桃体、腭部肿物5例，皮肤肿物、丘疹4例，胃肠道症状、腹部肿物5例，腰痛、脊椎肿物1例，脑部肿物1例。治疗前乳酸脱氢酶（LDH）升高38例，血红蛋白（Hb）降低24例，血清白蛋白（ALB）降低29例。血清β_2微球蛋白（β_2-MG）升高17例，正常或略降低30例，18例未检测。IPI低危组21例、低中危组10例、中高危组20例、高危组14例。PIT评分为0分、1分、2分及≥3分者，分别有13例、10例、23例及12例，有7名患者未测骨髓，故未进行评分。仅接受化疗者37例，仅接受放疗者3例，接受放疗联合化疗者15例，接受综合治疗（手术治疗联合放疗和化疗）者10例。

（二）随访

随访始于2005年1月，截止于2014年12月，共10年。总生存时间指确诊日期至死亡、最后随诊日期或截止观察日期。

（三）统计学处理

应用SPSS 20.0统计学软件进行统计学处理。采用Kaplan-Meier法绘制生存曲线，计算生存率，进行生存分析。用log-rank对单因素进行分析；用Cox回归对多因素进行分析。组间比较采用χ^2检验。$P<0.05$为差异有统计学意义。

二、结果

（一）单因素分析

在随访过程中死亡25例，后期失访10例，到截止日期仍存活30例。中位随访时间57个月。单因素分析表明：年龄、临床分期、IPI评分、LDH、ALB、首发部位与预后有关（$P<0.05$），而性别，B症状，Hb、β_2-MG水平，骨髓是否受侵与PTCL预后无关（$P>0.05$）（见表1）。

表 1　各因素与预后的关系

	病例数	1 年生存率（%）	3 年生存率（%）	5 年生存率（%）	*P* 值
性别					
男	41	76.6	55.7	41.7	
女	24	57.8	36.8	25.0	0.254
年龄					
>60 岁	28	50.3	34.9	34.9	
≤60 岁	37	81.2	70.1	58.4	0.008
临床分期					
Ⅰ/Ⅱ期	29	80.1	74.4	74.4	
Ⅲ/Ⅳ期	36	57.2	37.9	19.0	0.011
IPI 指数					
低危组	21	85.7	85.7	85.7	
中低危组	10	65.6	52.5	52.5	0.004
中高危组	20	84.2	50.7	0	
高危组	14	35.6	13.4	0	
B 症状					
有	38	64.1	54.5	27.3	
无	27	72.2	54.7	54.7	0.405
Hb 水平					
正常	41	79.7	54.0	47.2	
降低	24	61.9	54.1	54.1	0.694
LDH 水平					
正常	27	74.8	74.8	64.1	
升高	38	65.9	36.8	36.8	0.048
ALB 水平					
正常	36	81.9	69.5	60.9	
降低	29	53.9	30.3	30.3	0.008
β_2-MG 水平					
正常	30	70.8	59.7	47.8	
升高	17	62.4	18.7	18.7	0.086
骨髓受侵					
未受侵	51	70.4	52.2	52.2	
受侵	7	71.4	33.3	0	0.622
首发部位					
结内	41	74.7	36.5	24.3	
结外	24	87.1	87.1	87.1	0.002

（二）治疗方式与预后

化疗 37 例，1、3、5 年生存率分别为 71.7%、35.9%、35.9%。放疗 3 例，1、3、5 年生存率均为 100.0%。联合放化疗 15 例，1、3、5 年生存率分别为 85.6%、73.3%、55.0%。手术治疗联合放化疗 10 例，1、3、5 年生存率均为 78.8%。不同的治疗方法对 PTCL 预后的影响，差异无统计学意义（$P>0.05$）。

（三）病理类型与预后

PTCL-U 患者 25 例，1、3、5 年生存率分别为 58.1%、31.8%、31.8%；AITL 患者 9 例，1、3、5 年生存率分别为 55.6%、37.3%、37.3%；结外鼻型 TCL 患者 10 例，1、3、5 年生存率均为 90.0%；ALCL 患者 9 例，1、3、5 年生存率均为 87.5%。未给出具体病理亚型的 PTCL 共 12 例，其 1、3、5 年生存率分别为 90.9%、72.7%、36.4%。不同的病理分型对 PTCL 预后的影响，差异具有统计学意义（$P=0.039$）。

（四）PIT 评分与预后

PIT 评分 0 分组 13 例，1、3、5 年生存率均为 92.3%，1 分组 10 例，1、3、5 年生存率均为 85.7%，2 分组 23 例，1、3、5 年生存率分别为 61.8%、34.8%、17.4%，≥3 分组 12 例，1、3、5 年生存率分别为 38.1%、28.6%、0。不同 PIT 评分对 PTCL 预后的影响，差异具有统计学意义（$P=0.002$）。

（五）多因素预后分析

在单因素基础上，对年龄、性别、Ann Arbor 分期、IPI 评分、B 症状、LDH 水平、ALB 水平、首发部位、病理类型、PIT 评分等预后因素进行 Cox 回归多因素预后分析。结果显示：PIT 评分为 PTCL 的独立预后因素（Wald $\chi^2=11.340$，$P=0.011$）（见图 1）。

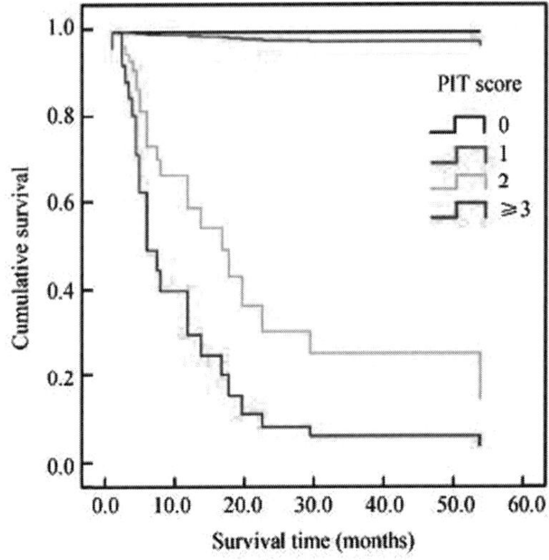

图1　Cox回归因素分析曲线

Figure 1　Cox regression factor analysis curve

PIT: prognostic index of peripheral T-cell lymphoma-unspecified

三、讨论

国际 T 细胞淋巴瘤项目（International T-cell Lymphoma Project，ITLP）将 1153 例 PTCL 和 NK/TCL 患者按照组织类型进行分类，其中最常见的类型是 PTCL-U（25.9%）、AITL（18.5%）、NK/TCL（10.4%）及成人 TCL 白血病（9.6%）。根据 5 年生存率，预后较好的类型为 ALCL 及鼻型 NK/TCL，预后较差的为 PTCL-U、AITL 和肠病型 TCL 等[4]。

在本研究中，最常见的是 PTCL-U（38.5%），结外 NK/TCL 占 15.4%，AITL 占 13.8%，ALCL 占 13.8%，其他类型少见，与 ITLP 报道略有差别。本研究结果显示，根据 5 年生存率，NK/TCL 及 ALCL 预后明显好于 PTCL-U 及 AITL，与 ITLP 报道相一致。PI 是 NHL 十分重要并且常用的预后因素。研究者将年龄≥60 岁，Ann Arbor 分期为Ⅲ/Ⅳ期、PS 评分≥2 分、结外受累部位多位于一处、血清 LDH 水平升高这 5 项组成 IPI 评分。虽然 IPI 评分对预后关系密切，但会出现与 PTCL 的预后不一致的情况[5]。一些研究显示，在肠病型 TCL 和结外鼻型 NK/TCL 等亚型中，虽然 IPI 评分较低，但是预后还是比较差。在本研究中发现，IPI 评分越高，预后越差，这提示 IPI 评分对于判断预后仍然具有一定的意义。

Gallamini A 等[6]通过分析 385 例 PTCL-U 制定了 PIT 评分，根据 4 个风险因素（年龄、LDH、是否有骨髓侵犯及行为状态评分）分成 0、1、2、≥3 分 4 组，其 5 年生存率分别为 62%、53%、33% 和 18%，并且考虑是独立的预后不良因素，建议利用 PIT 评分对预后进行评估。在本研究中，根据 PIT 评分将患者分成 4 组，相对应的中位生存期分别为 98.0、83.0、32.7 和 16.5 个月（$P<0.05$）。并且在 Cox 多因素分析中显示 PIT 评分是独立预后因素。均可以证实 PIT 评分可以较好地提示患者的预后，也希望有越来越多的临床分析对 PIT 评分进行评价。

血清 LDH 值可反映 NHL 的肿瘤负荷和免疫监视系统识别肿瘤的能力，其高低往往反映了肿瘤的增殖活性[7]，所以在临床中 LDH 值对肿瘤的诊断及预后有重要的价值。Yang L 等[8]发现 LDH 与有无 B 症状、分期早晚以及有无骨髓侵犯有关。在本研究中 LDH 水平升高的患者预后明显比正常的患者差，与大部分研究结果一致。

有研究表明[9]，白蛋白降低与 PTCL-U 患者的生存率相关。其机制尚不明确，有文献指出[10]，ALB 降低可能是由于细胞因子 IL-6，它能调节肝细胞产生 ALB；大量肿瘤细胞增殖与宿主竞争营养物质，导致 ALB 下降。ALB 被认为是营养状态的指标，可受肿瘤患者异常代谢状态的影响，也可能由于机体对抗肿瘤引起的全身炎症反应，而在疾病晚期时营养不良和炎症会抑制 ALB 合成。在本研究中也证明 ALB 低下的患者预后差，监测 ALB 水平对于判断预后有一定的意义。

在 2014 年美国国家综合癌症网络（NCCN）指南中，很多 PTCL 患者推荐参与临床试验进行积极治疗，在缺少合适的临床试验情况下，多数 PTCL 亚型推荐Ⅰ/Ⅱ期低危患者行多药联合化疗加上局部辅助放疗，Ⅰ/Ⅱ期高危患者和Ⅲ/Ⅳ期患者行多药联合化疗加或不加放疗，多药联合化疗方案包括 CHOEP（依托泊苷+环磷酰胺+多柔比星+长春新碱+泼尼松）、CHOP（环磷酰胺+多柔比星+长春新碱+泼尼松）、EPOCH（依托泊苷+泼尼松+长春新碱+环磷酰胺+多柔比星）联合利妥昔单抗（DA-EPOCH-R）或 hyper-CVAD（大剂量环磷酰胺+长春新碱+地塞米松+多柔比星）。针对 NK/TCL，含培门冬酶的方案，如 SMILE（大剂量泼尼松+培门冬酶+异环磷酰胺+依托泊苷+甲氨蝶呤）、P-Gemox（培门冬酶+吉西他滨+奥沙利铂）对其有独特的疗效。在一项Ⅱ期研究中发现[11]，ⅠE/ⅡE 患者在放疗后序贯 P-Gemox 方案治疗，总有效率（ORR）为 96%，2 年总生存（OS）率和无进展生存（PFS）率均为 86%。一些研究表明，沙利度胺抗 CD52 单抗、喷司他丁等在药物临床上也取得一定疗效[12~14]。近年越来越多的研究证实[15]，自体干细胞移植（autologous stem cell transplantation，ASCT）可以改善 PTCL 患者的完全缓解及预后，而移植前完全缓解的时间是一个重要的预后因素。对化疗不敏感及复发的 TCL，ACST 是一种重要的治疗方式。

本研究为回顾性单中心研究，病例数少，且患者分布在不同的时期。10 年期间，很多因素会影响研究结果，如临床理化检查、治疗手段等。随着科技的进步及临床诊疗水平的不断提高，在不同的时间段患者的临床资料会有很大差别。所以，仍需要进一步扩大病例数、缩短研究时间跨度等行进一步研究。因本研究尚有局限性，数据仅供参考。

参 考 文 献

[1] Armitage JO, Vose JM, Linder J, et al. Clinical significance of immunophenotype in diffuse aggressive non-Hodgkins lymphoma. J Clin Oncol, 1989, 7 (12): 1783-1790.

[2] Grogan TM, Fielder K, Rangel C, et al. Peripheral T-cell lymphoma: aggressive disease with heterogeneous immunotypes. Am J Clin Pathol, 1985, 83 (3): 279-288.

[3] Coiffier B, Brousse N, Peuchmaur M, et al. Peripheral T-cell lymphomas have a worse prognosis than B-cell lymphomas: a prospective study of 361 immunophenotyped patients treated with the LNH-84 regimen. Ann Oncol, 1990, 1 (1): 45-50.

[4] International T-Cell Lymphoma Project. International Peripheral T-Cell and Natural Killer/T-Cell Lymphoma Study: pathology findings and clinical outcomes. Am J Clin Oncol, 2008, 26 (25): 4124-4130.

[5] Demierre MF, Kim YH, Zackheim HS. Prognosis, clinical outcomes and quality of life issues in cutaneous T-cell lymphoma. Hematol Oncol Clin North Am, 2003, 17 (6): 1485.

[6] Gallamini A, Stelitano C, Calvi R, et al. Peripheral T-cell lymphoma unspecified (PTCL-U): a new prognostic model from a retrospective multicentric clinical study. Blood, 2004, 103: 2474-2479.

[7] Benbobker L, Valat C, Linassier C, et al. A new serologic index for low-grade non-Hodgkin's lymphoma based on initial CA125 and LDH serum levels. Ann Oncol, 2000, 11 (11): 1485.

[8] Yang L, Xu XH, Peng CL, et al. Prognostic values of serum LDH and β_2-MG in patients with non-Hodgkin's lymphoma. Chin-German J Clin Oncol, 2009, 8 (6): 353-355.

[9] Chihara D, Oki Y, Ine S, et al. Analysis of prognostic factors in peripheral T-cell lymphoma: prognostic value of serum albumin and mediastinal lymphadcnopathy. Leuk Lymphoma, 2009, 50 (12): 1999-2004.

[10] Gupta D, Lis CG. Pretreatment serum albumin as a predictor of cancer survival: a systematic review of the epidemiological literature. Chin J Cancer, 2010, 29 (8): 735-740.

[11] Wang L, Wang ZH, Chen XQ, et al. First-line combination of gemcitabine, oxaliplatin, and L-asparaginase (GELOX) followed by involved-field radiation therapy for patients with stage ⅠE/ⅡE extranodal natural killer/T-cell lymphoma. Cancer, 2013, 119: 348-355.

[12] Ramasamy K, Lim Z, Pagliuca A, et al. Successful treatment of refractory angioimmunoblastic T-cell lymphoma with thalidomide and dexamethasone. Haematologica, 2006, 91 (8 Suppl): ECR44.

[13] Enblad G, Hagberg H, Erlanson M, et al. A pilot study of alemtuzumab (anti-CD52 monoclonal antibody) therapy for patients with relapsed or chemotherapy refractory peripheral T-cell lymphomas. Blood, 2004, 103 (8): 2920-2924.

[14] Dang NH, Hagemeister FB, Duvic M, et al. Pentostatin in T non-Hodgkin's lymphomas: efficacy and effect on $CD26^+$ T lymphocytes. Oncol Rep, 2003, 10 (5): 1513-1518.

[15] Corradini P, Tarella C, Zallio F, et al. Long-term follow-up of patients with peripheral T-cell lymphomas treated up-front with high-dose chemotherapy followed by autologous stem cell transplantation. Leukemia, 2006, 20 (9): 1533-1538.

（来源：中国老年学学会老年肿瘤专业委员会年会暨第九届中国老年肿瘤学大会《论文集》，2015）

❖ 乳腺肿瘤 ❖

国际乳腺癌筛查指南的争议引发的思考

张保宁

中国医学科学院肿瘤医院乳腺外科 北京 100021

【摘要】 2015 年和 2016 年陆续公布的世界卫生组织国际癌症研究机构（WHO-IARC）专家组对全球乳腺癌筛查提出的指导性意见，美国癌症学会（ACS）乳腺癌筛查指南更新版及美国预防服务工作组（USPSTF）最新的乳腺癌筛查指南；对乳房 X 线筛查的认识和建议存在较大差异。现就国际权威机构在乳房 X 线筛查指南及推荐上的主要分歧进行了梳理，并分析了出现意见分歧的潜在原因；继而概括介绍了中国女性乳腺癌群体筛查的历史和现状；并进一步结合欧美国家乳房 X 线筛查的热点问题，对中国开展乳腺癌筛查的重点问题，如接受筛查人群的起止年龄、筛查中采用的主要手段及筛查的间隔时间等逐一进行了解析。最终建议中国乳腺癌群体筛查方法可按地域、医疗资源、受试者年龄进行相应调整，并提出中国乳腺癌筛查项目实施的建设性意见。

【关键词】 乳腺癌；筛查；乳房彩超；乳房 X 线摄影；乳房体检

一、国际权威机构对乳房 X 线筛查的建议及存在的分歧

乳腺癌群体筛查是 WHO 推荐的一项二级预防措施，旨在“健康”人群中，在乳腺癌临床发病前早期发现，以便早期诊断、早期治疗，从而提高生存率、保乳率。2014 年 11 月，WHO-IARC 专家组会议对全球乳腺癌筛查方法进行了系统的梳理和评估，并提出了指导性意见[1]。2015 年，《美国医学会杂志》（JAMA）刊登了 ACS 乳腺癌筛查指南更新版[2]。2016 年 1 月，USPSTF 公布了最新的乳腺癌筛查指南，对在之前推出的指南实施中发现的问题进行了修订[3]。但 WHO-IARC、ACS、USPSTF 这些国际医学界权威机构对存在乳腺癌患病风险女性开展乳房 X 线群体筛查的认识持不同观点，主要分歧为乳房 X 线筛查的年龄段和接受筛查的间隔时间。

（1）在年龄上：WHO-IARC 认为，乳房 X 线筛查可明显降低 50~69 岁女性乳腺癌死亡率，对 70~74 岁乳腺癌死亡率也有下降，对 40~49 岁乳腺癌死亡率的降低证据有限。ACS 乳腺癌筛查指南更新版主张，常规乳房 X 线筛查从 45 岁开始，有筛查条件的女性可提前到 40~44 岁年龄段；筛查截止时间未定，只要身体状况良好、且预期寿命在 10 年以上者，均可继续接受筛查。USPSTF 则推荐接受乳房 X 线筛查女性的年龄在 50~74 岁，而 40~49 岁是否进行筛查，需权衡筛查方式的利弊做个体化考量，75 岁以上接受筛查尚缺乏证据。

（2）在筛查的间隔时间方面：ACS 更新版指南推荐 45~54 岁每年 1 次，55 岁以

上每两年 1 次，40～44 岁有条件接受筛查的女性也可为每年 1 次；而 USPSTF 则推荐乳房 X 线筛查每两年 1 次。

对于女性乳腺癌筛查的意见分歧由来已久。早在 2009 年 11 月，USPSTF 就推出了《乳腺癌筛查指南》[4]，建议：40～49 岁女性无需接受乳房 X 线筛查，50～74 岁女性只需每两年筛查 1 次，≥75 岁女性筛查尚无定论，当时被美国《时代周刊》评为 2009 年“十大医学突破”之一。一时引起医学界广泛争议，美国癌症学会、美国医学会、美国国立综合癌症网络（NCCN）、加拿大预防保健工作组等纷纷提出质疑，但仍建议 40 岁以上女性每年进行 1 次乳房 X 线筛查。时隔 6 年，争议仍在继续，但可以看出意见分歧已有缩小的趋势。欧美国家的权威机构对开展乳腺癌筛查持不同认识的潜在原因有：

（1）乳腺癌筛查分析所纳入的数据不同；

（2）乳房 X 线筛查评估的侧重点不同，包括乳腺癌患者的受益，筛查方式的潜在风险，卫生经济学评估及健康保险计划等因素。

中国女性在乳腺结构、性激素水平、饮食习惯、生活环境等诸多方面与欧美国家女性存在差异。因此，学习和借鉴欧美国家乳腺癌筛查指南和推荐，应结合我国女性乳腺癌流行病学特征及国情，制订符合中国妇女的切实可行的乳腺癌筛查方案。

二、中国乳腺癌筛查的历史和现状

2009 年，由中央财政资金拨款，原卫生部（国家卫生计生委）、全国妇联共同组织实施的农村妇女“两癌”筛查项目启动。2009～2011 年，免费为 35～59 岁农村妇女进行乳腺癌筛查，主要采用临床乳房体检（视诊+触诊）。项目覆盖 200 个县（区），计划 3 年筛查 120 万例，实查 146 万例，完成率 121.6%。2012～2014 年，乳腺癌筛查人群扩大为 35～64 岁农村妇女，筛查方法为乳房体检+彩超，项目覆盖 766 个县（区），计划每年筛查 120 万例，3 年实查 467 万例，完成率 129.7%。近年农村妇女“两癌”筛查仍在继续，并扩大了覆盖地区和人群，年龄仍为 35～64 岁；采用乳房体检、彩超检查，并根据乳腺影像报告与数据系统（BI-RADS）分级，4 级、5 级需活检；0 级、3 级需进一步行乳房 X 线摄影；1 级、2 级为正常或良性。国家农村妇女“两癌”筛查项目计划 3 年为 1 个周期。目前，农村妇女“两癌”筛查已成为促进公共卫生服务均等化的重要民生项目；项目实施还起到了明显的示范作用，引起全社会对妇女健康的广泛关注，诸多省、市地方财政主动增加投入，将目标人群扩大到城乡所有适龄妇女，使更多的妇女受益。如北京市政府、北京市卫生计生委（原卫生局）自 2008 年以来，为北京户籍的 40～60 岁妇女免费进行乳腺癌筛查，2011 年扩大为 35～64 岁妇女，每两年 1 次，乳房体检+彩超，针对性采用 X 线摄影。2011 年起，新型农村合作医疗将“两癌”救治纳入重大疾病保障范围，全国妇联还设立了“贫困母亲‘两癌’救助专项基金”，使贫困的“两癌”患者得到了及时救治。

三、中国乳腺癌筛查方案的制订和方法选择

（一）筛查方案的制订

对于乳腺癌筛查方案，中国与欧美国家可以不同，方案的制订需结合本地区乳腺癌的流行病学特征、乳腺癌的高发人群、检测的设备和技术，以及国家和社会的财政支持力度等因素来考量，要切实可行，

并且还要有完善的运行机制和相应的质控措施。中国确定的乳腺癌筛查起始年龄为35岁，早于欧美国家权威机构推荐的40岁或50岁，理由是：中国女性乳腺癌的高发年龄明显早于欧美国家[5]。根据2012年全球肿瘤流行病统计数据（GLOBOCAN 2012）公布的女性乳腺癌年龄别发病率，美国最高年龄组为70~74岁，加拿大为75岁及以上，英国75岁及以上，法国65~69岁，德国65~69岁，意大利75岁及以上，而中国最高年龄组为55~59岁。欧美国家50%的乳腺癌患者年龄在65岁以上，而中国大多数为绝经前患者。据2012年全国肿瘤登记数据显示（图1），女性乳腺癌年龄别发病率35~39岁组为31.27/10万；55~59岁组最高，为95.65/10万；60~64岁组为86.49/10万。由此决定了中国女性乳腺癌筛查的起始年龄早于欧美国家。至于筛查结束年龄，不仅要考虑年龄别发病率，还要参考身体状况、预期寿命、政府及社会投入的资金等因素，近年来中国乳腺癌筛查截止年龄已由59岁延至64岁。

（二）筛查方法

1. 影像学检查

欧美国家乳腺癌筛查采用的影像学方法主要是乳房X线摄影，适合腺体密度低的绝经后女性，能清晰显示乳腺各层组织结构及微小钙化灶，可以发现临床触诊阴性的乳腺癌，但对绝经前高密度乳腺的病灶显像较差。中国女性乳腺大多体积小而致密，一半以上的乳腺癌发生在绝经前，适合行超声检查。并且乳房彩超对人体无放射性损伤，携带方便，价格相对低廉。

在美国，无论公立、私立，大、小型医院的医疗设备都比较先进，现代化的X线检查设备均已普及；而我国，尤其是在筛查项目启动初期，边远地区的诸多县级医院尚不具备X线检查设备，近几年一些医院才陆续添置了彩超机。鉴于上述现状，考虑到无放射性损伤、方便、经济、可行性高等诸多因素，中国农村妇女乳腺癌筛查主要采取彩超检查[6]，但这并非否定了乳房X线摄影的应用价值而不予采用。乳房彩超与X线摄影均有各自的优势，二者应结合使用，取长补短。至于乳腺癌筛查的间隔时间，只因中国“两癌”筛查起步较晚，地域广阔、人口众多、医疗资源尚不均衡，故目前尚不能保证每两年筛查1次。

2. 乳房体检

乳房体检（视诊+触诊）是否作为乳腺癌群体筛查的方法，中国与欧美国家的意见不同。国际权威机构在乳腺癌筛查指南中明确提出：不采用乳房体检作为筛查

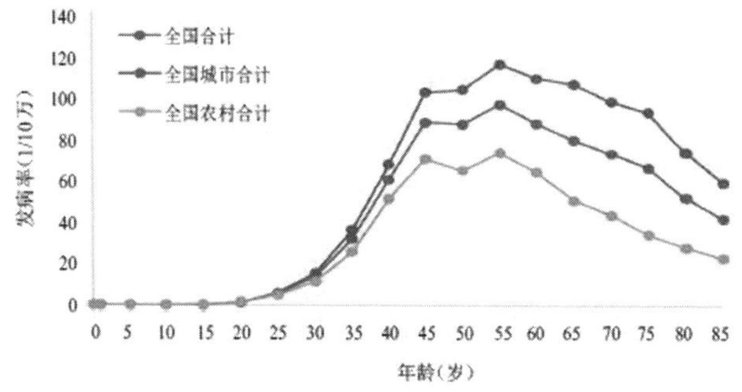

图1 全国肿瘤登记地区女性乳腺癌年龄别发病率（2012年）

手段。乳房体检确实有主观性较强的缺点，其准确性与筛查医师的技术水平密切相关，经验不足的医师容易出现漏诊或误诊，即便有经验的医师对几毫米的小肿块或触诊阴性乳腺癌也无法做出早期诊断。但是由于：

（1）中国女性乳房体积明显小于欧美女性，相对而言利于临床体检；

（2）贫困地区、边远山区医疗资源匮乏，大多数被筛查者几乎未曾接受过乳房体检，甚至没有去过医院；

（3）乳房超声、X 线摄影（摄片、阅片）也有不同程度的人为因素，在筛查现场，乳房体检医师可以和超声医师沟通，针对被筛查者乳腺可疑部位还可进行会诊，从而避免人为因素所造成的漏诊或误诊，起到互补作用；

（4）在汇总评估时也可对 3 种手段的检查结果进行综合分析，以提高筛查结果的准确性。

目前，鉴于乳房体检的自身和协同作用，仍作为中国乳腺癌筛查的手段之一。

（三）筛查方法的选择与方案优化

考虑到中国的国情，中国乳腺癌的筛查方法可按地域、医疗资源、受试者年龄进行相应调整。对于边远地区的农村妇女，考虑到X线检查设备数量有限、不易携带等实际困难，可选择乳房体检+彩超；在城市开展的乳腺癌筛查，尤其是大城市，乳房体检、彩超、X 线摄影可联合应用。参考国际权威机构的推荐，可将乳房 X 线筛查的年龄设定为≥45 岁或≥50 岁。笔者曾推荐北京市科委组织多家三甲医院开展一项回顾性研究，以确定乳房彩超与 X 线检查诊断乳腺癌的最佳适用范围。入组条件为：1 个月内接受过乳房彩超、X 线摄影，并且进行了活检的病例，以病理结果确定乳房彩超、X 线诊断乳腺癌的灵敏度、特异度，以及年龄、乳腺密度、乳房体检是否触及、乳腺微小钙化灶等相关因素的影响，数据将用于优化筛查方案。

四、小结与展望

中国乳腺癌筛查方案是由国家卫生计生委、中国疾病预防控制中心妇幼保健中心，组织多学科专家反复论证，再经广泛征求意见后制定，并经多次的修改和完善。省、市、地区的乳腺癌筛查方案也是经过专家根据当地实际情况和投入的经费，经反复讨论后确定。建立完善的筛查方案，技术流程、诊断标准固然重要；但能否获得预期效果，还要注重对筛查实施人员的培训和准入。筛查开展的好坏与进行乳房体检、彩超及 X 线检查医师的技术和责任心密切相关，这好比足球赛场上的临门一脚。筛查项目中心应全面掌控现场的筛查情况（包括第一手资料的填写和登记），加强全面的技术质控，对现场出现的问题及时处理。结合欧美国家的经验：筛查的广覆盖（筛查点争取达到适龄妇女的 70%），后续的正确诊断和有效治疗，随访及医疗保险的跟进等，环环相扣，组成一个整体的系统工程。中国幅员辽阔，人口众多，女性乳腺癌群体筛查任重而道远。

参考文献

[1] Lauby-Secretan B, Scoccianti C, Loomis D, et al. Breast cancer screening-viewpoint of the IARC Working Group. New Engl J Med, 2015, 372 (24): 2353-2358.

[2] Qeffinger KC, Fontham ET, Etzioni R, et al. Breast Cancer Screening for Women at Average Risk 2015 Guideline Update From the American Cancer Society. JAMA, 2015, 314 (15): 1599-1614.

（下转第 164 页）

❖ 肿瘤中医治疗 ❖

我与中医肿瘤学结缘
——四十余年肿瘤临床回顾与展望

周岱翰

广州中医药大学 广州 510006

恶性肿瘤是严重危害人类健康的常见病和多发病。中医治疗肿瘤有着悠久历史和丰富经验，早在殷墟出土的甲骨文上就有“瘤”的病名，从《黄帝内经》到《伤寒杂病论》逐渐规范对肿瘤本病和兼症的论治，宋元以后已有嵒、岩（癌）、瘤的辨治，泛指“肿块硬实如岩石、溃破翻花难收口、外在病灶根五脏”的恶疮毒瘤。中医治癌的学术优势在近代获得巨大的发展。当前，中医肿瘤学成为我国肿瘤防治事业的中坚力量，这与新中国成立后一大批独具慧眼的临床学家，坚韧不拔的献身精神分不开的。

一、在临床中体会中医治疗肿瘤的特色

20 世纪 60 年代，我大学毕业后分配到一家地处农村的专科医院工作，当地民风质朴，农友们信仰中医；乡间悬壶，日诊病家数十，常为外感小恙，不乏发热大症，亦每见肿瘤病症，其时信息闭塞，知识来源匮乏，好在医院距母校路途不遥，常可请教师长，或到图书馆查阅少量的杂志和“医学信息交流”（“文革”时出版），期间曾治疗 1 例慢性淋巴细胞白血病急性发作、严重贫血、脾巨大的农村小孩，家长因无钱住院输血，诚恳地对我说：“交您治疗，生死无怨。”我以大剂量鲜旱莲草、鲜马蹄、红糖捣烂取汁内服，控制高热并弥散性血管内凝血，后用生鲜草药与中药辨证论治，贫血好转，脾逐渐缩小，获临床缓解。本例初试锋芒，因家长信赖和临床疗效深感欣慰，坚定我投身中医肿瘤学的兴趣和决心。

二、探索与完善中医肿瘤基础理论

中医治癌的丰富经验和特色疗法分别散载于浩如烟海的古代医著和历代草药郎中的临证实践中，作为临床学科必须对基础理论进行整理归纳。20 世纪 80 年代后，李岩著《肿瘤临证备要》、郁红存著《中医肿瘤学》，起到了承前启后的作用，周岱翰著《常用抗肿瘤中草药》《癌症的中医饮食调养》《肿瘤治验集要》《临床中医肿瘤学》《中医肿瘤食疗学》等，进一步诠释了中医肿瘤学的学术内涵和学科基础理论，中医肿瘤学的渊源本于《内经》《难经》《神农本草经》，至汉代《伤寒杂病论》对于疾病的致病原因、发病机制、病变规律、理法方药的科学论述，奠定了中医对肿瘤的认病辨证的施治原则，即以脏腑经络学说为核心，多种证候乃不同脏腑病理变化的反应，强调临床应“观其脉证，知犯何逆，随证治之”。历代医家从理论和临证中不断充实、完善，并吸取民间医生

的治癌特技，使中医肿瘤学从中医内科、外科、妇科、杂病等学科脱颖而出，成为中医临床学中的崭新分科，研究内容涉及病因病机、舌脉诊法、治则治法、中医临床、中西医结合、抗癌中药制剂、康复与抗复发、中医抗癌机制、古籍与医案研究等。中医药学的生命力在于继承创新，中医肿瘤学对自然科学的成果兼收并蓄，既接受现代医学的影像技术和病理诊断等“辨病”之长，又充分发挥自身的“辨证”优势，根据“平脉辨证”，突出理法方药，形成有鲜明中医特色的学术体系。

现代肿瘤学治疗肿瘤的三大支柱为手术、化疗及放射治疗，而放射治疗的毒副反应和后遗症（特别是颈项部癌），使患者痛苦不堪，我根据中医理论、症状分析、治后转归、实验研究等，对放射线的中医药属性进行辨证，首先提出放射线属“火邪”“热毒”论，归属温病范畴。放射线对组织损害可以修复的为放射反应，出现不可修复的组织损害则为放射损害，此类反应统称之为“放射病”，可有全身及局部症状表现，均有热象偏重、化燥伤阴的病理特点，归属于阳邪，具有温热性质的特点，且邪热从外感受，起病急、变化快，因此，辨证属“温病”。治疗上首推养阴清热，祛邪消瘤。养阴清热法不仅具有减轻放疗的毒副作用，还有增效、祛邪抑瘤的作用。实践也证明养阴药物具有提高免疫功能及抑制肿瘤细胞成长与转移的作用。运用养阴清热法，具有标本同治作用，临床上还须根据夹瘀、夹痰、气虚、阳虚的情况，综合辨证，以求“阴平阳秘”。

肿瘤临证中约 2/3 为中、晚期癌症患者，仅少部分可望获得根治性治疗，多数宜采用综合措施的姑息性治疗，而既往追求“无瘤生存”的目标根深蒂固，临床常见过度治疗，甚至出现“生命不息，化疗不止，死而后已”的悲剧。古代医家强调恶性肿瘤是一种局部属实、整体属虚的慢性疾病，癌瘤的病机是“毒发五脏，毒根深藏”。对于中、晚期癌症过于强调根治是不切实际的，治疗的目的不应只是消灭癌瘤，而应着眼于整体治疗，与癌“相互共存”。基于此认识，20 世纪 90 年代，我于《肿瘤治验集要》中提出“带瘤生存”的概念。这不仅满足于一般的临床疗效，同时注重中医治癌机制研究，探讨中药治疗诱导癌细胞向正常细胞分化。经过长期思考与实践，较全面地为“带瘤生存”下了“定义”：中晚期癌症患者在治疗的漫长过程中，当邪正对峙、邪难压正的情况下，可以出现“带瘤生存”的特殊阶段。此时治疗目的在于通过辨证论治改善症状，提高生存质量，延长生存期，这是中医治疗肿瘤的特点和优势之所在。2006 年，世界卫生组织（WHO）将肿瘤论述为可控性疾病，肿瘤是一种慢性病的观念逐渐被人们广泛接受。从“绝症”到“可根治”到“慢性病”，现代癌症观念出现了重要转变，这种慢性病的观念与中医“带瘤生存”理念不谋而合，殊途同归。当前，临床中能获早期诊断的恶性肿瘤仍占少数，大多数癌症患者发现时已属中、晚期，“带瘤生存”的观点提高了中医药的治疗参与率，有助于提高中、晚期癌症的临床疗效，从观念上摒弃肿瘤的“过度治疗”，可使无法治愈的肿瘤患者保持良好的生活质量而较长期“带瘤生存”。

中医养生学是研究摄生与防病的专门学问，强调饮食是机体赖以生存的物质基础，同时，饮食和营养因素对癌症的发病、患癌后的临床治疗和康复治疗皆有重要的影响。中医饮食疗法是研究饮食调养以利于防病治病的科学。我们的祖先在为生存而寻找食物的过程中发现了药物，某些食物兼有药物的功效而称为“食物本草”，故有“医食同源”的说法。癌症患者常伴随有进行性消耗的全身疾病，患者或因食欲欠佳、吸收不良而加重病情，或由顾忌戒口、不敢多食而影响体质，笔者有感于病者的困惑彷徨和无所适从，出版了针对癌症患者辨证施食的食疗专书《癌症的中医饮食调养》《中医肿瘤食疗学》，充实和完善了中医肿瘤学科建设。

三、开展中医肿瘤临床研究

临床疗效是中医肿瘤学的核心所在，笔者在40余年的临床研究中体会到，中医药对肿瘤本病、急症和兼症、康复和抗复发、中西医结合综合治疗等，皆有较好的疗效。既往中医学术提高和传承在于临床经验的积累，医生的学术交流多为个案报告或低级别非随机研究，对于疗效好的报道，就会有西医医生怀疑诊断的真实性或疗效的可靠性，而客观上中医接诊早期、初诊患者少，多为晚期或西医治后复发病例，中医在评价疗效时借用WHO实体瘤疗效标准无法反映中医药改善生活质量、延长生存时间的优势。我在1990年担任中华中医药学会肿瘤分会第一届主任委员期间，就提出开展全国协作、制订证候和疗效评价标准，规范中医临床治疗，提高中医肿瘤学的整体学术水平。我与我的团队（广州中医药大学第一附属医院肿瘤科）身体力行，始终坚持突出中医特色的重大临床项目，参与国家“八五”科技攻关课题“中医药对非小细胞肺癌防治及抗复发的临床与试验研究”，主持“十五”国家科技部重大攻关课题“提高肺癌中位生存期的治疗方案研究”，开展中医药治疗肺癌的大样本、多中心、随机对照临床研究，证实中医药治疗Ⅲ、Ⅳ期肺癌与单纯化疗的西医组比较，具有更长的中位生存时间；在“十五”取得成果的基础上，再次主持“十一五”国家科技支撑计划研究项目“老年非小细胞肺癌中医综合治疗方案的研究”，并已顺利通过成果鉴定。获得2009年广东“科学技术进步二等奖”和国家教育部“高等学校科学研究优秀成果奖（科学技术）科学技术一等奖”，并拟定“实体瘤中医肿瘤疗效评定（草案）”发布于拙作《临床中医肿瘤学》中。

四、中医肿瘤学的大学教育与传承研究

中医肿瘤学作为一门年轻的学科在学科内涵、学术内容和学科教育建设等各方面亟待完善、发展。十年树木，百年树人。数千年来，中医学术就靠薪火相传得以传承光大。中医肿瘤学的发展史、病因病机、治则治法、方药制剂、“辨病辨证”皆有自身的特色，迥异于中医的其他临床专科。因此，开设中医肿瘤学的专科教育乃至大学本科课程，是关系学科发展和提高学术水平的头等大事。我在20世纪80年代开始，先后编写广东省中医肿瘤专科班教材和大学选修课——《中医肿瘤学》讲义，80年代初开始举办广东省消化系统癌瘤专科班，此后，长期举办全国中医内科肿瘤高研班和粤港澳学术交流会议，为全省、乃至全国基层医疗单位培养了一大批中医治癌高级专科人才。2005年，在全国中医药院校率先开办中医肿瘤本科教育，开创了大学本科中医肿瘤教育的先河，从而形成了从本科到研究生教育，乃至博士后培养的多层次的“科班”。主编出版第一部本科教材《中医肿瘤学》，培育了一批硕士、博士以至博士后科研人员；2002年及2008年我被遴选为第三批、第四批全国名老中医药专家学术经验继承工作指导老师。通过学术经验继承工作，规范和完善了“师

带徒”传承形式，并与广东省优秀中医临床人才培养制度以及国家科技支撑计划项目紧密结合，以“名老中医药专家工作室”为研究基地，充分利用现代科技方法，形成了多层次、多形式、全方位的学术思想研究和学术传承模式体系，培育了一批中医肿瘤学术流派传承与创新队伍，形成在全国具有一定影响的岭南中医肿瘤学术流派。

五、学术传播与国际交流

中医肿瘤学是中医药宝库的瑰宝，在我国肿瘤防治事业中做出了重大的贡献，开展学术传播和国际交流，让世人检验和共享成果，亦将促进学术创新和学术发展。1979 年，我应香港新华中医中药促进会和香港中文大学中药研究中心的邀请，访问香港并作中医治癌专题报告，成为首批赴香港讲学的内地学者之一。尔后多次出国弘扬岐黄医术，足迹遍及东南亚、欧美、加拿大等 20 余国，以及中国港澳台地区。每年皆有大量的外宾、华侨前来求学和就诊。2002 年，我作为中华中医药学会肿瘤分会主任委员与美国健康卫生大学及夏威夷大学合作，在夏威夷举办“中西医治疗肿瘤协同作用国际研讨会”。2003 年，由我任大会主席的“第一届粤港澳肿瘤大会”在香港医管局演讲大厅举行，是第一次内地中医师与香港诸医院教授同台进行学术交流的盛举。2006 年，我邀请美国国立癌症研究所（NCI）补充和替代医学办公室主任怀特博士访问广州中医药大学，并了解国内中医治癌状况，再由怀特博士邀请我及国内诸学者访问 NCI，这是国内中医师第一次走上 NCI 学术讲坛。

今天，我们回顾中医肿瘤学科发展的历程百感交集，既有欣慰和兴奋，更有责任和使命感，癌症是一组可影响身体任何部位的一百多种疾病的总称，当前的发病形势仍然非常严峻，全国肿瘤登记中心发布的《2012 中国肿瘤登记年报》显示，我国肿瘤登记地区恶性肿瘤发病率为 285.91/10 万，据此推算，我国每年新发病例将达 380 多万例，明显高于以往的统计数字。中医肿瘤学在新中国成立后获得了巨大的成果和发展，但疗效的提高似乎已达瓶颈，在这欣逢国家强大、民族兴旺、现代科技和信息高速发展的时代，同行贤达须齐心协力、肩负重担，加强中医肿瘤循证医学和标准化建设，发扬个体化特色研究，迎接中医肿瘤学满园硕果的到来。

钱伯文学术思想

钱伯文

中医肿瘤专家、上海中医药大学终身教授

钱教授临证70载，致力于中医药治疗肿瘤50余年。他既勤求于历代典籍，又重视临床实践相结合，用中医药治疗各种肿瘤，逐渐形成了自己独特的思路。现将钱教授治疗肿瘤的主要学术思想总结如下。

一、主张辨证与辨病有机结合

辨证论治是中医学认识和治疗疾病的主要方法，是中医诊断学、治疗学的精髓。钱教授认为，治疗肿瘤亦必须遵循中医理论，根据不同病因、病机和不同体质，进行辨证论治，并结合现代科学的最新科研成果，将辨病与辨证有机结合，使诊断与治疗切合病机，从而获得良好的疗效。

（一）审证求因，辨证论治

钱教授运用辨证论治治疗肿瘤，强调“治病必求其本”，审证求因，既要看到肿瘤对机体损害的表现，又要认识到肿瘤形成的原因及其病理变化，重视内因的主导作用。从肿瘤的病因方面讲，外因为邪气、邪毒内侵，内因为五脏六腑的蓄毒、气血运行的失常、七情刺激、正气的虚弱等，是机体阴阳失调，脏腑、经络、气血功能障碍，从而导致机体的病理变化。但每个病例各不相同，或气滞，或血瘀，或痰凝，或毒蕴，或湿聚，或正气虚弱。由于累及的脏腑、经络各有所异，气血、阴阳盛衰千差万别，尤其是晚期患者更是如此，因此，准确地掌握及运用辨证论治这一中医传统方法，是治疗肿瘤获得疗效的关键。

从肿瘤的病机和发展方面讲，由于肿瘤的病理损害、正气的盛衰、个体的差异等种种不同，患者可出现不同的证候。以鼻咽癌为例，其临床症状或为头痛，或为鼻衄，或为复视，或为眼口㖞斜，或为颈淋巴结肿大等。就其病机方面讲，表现有阳亢，有阴虚，有热毒炽盛，有气滞血瘀，有脾胃虚弱。病同症异，错综复杂，这些不同证候，都是由于患者的个体差异和病理损害程度不同而产生的。在治疗时就必须分别采用活血化瘀、疏肝理气、化痰软坚、清热解毒、健脾益气等治法进行处理。此外，部位不同的肿瘤有其不同的病机。如妇科的肿瘤常与瘀血凝滞关系密切；乳腺癌的发病多偏于肝郁、气滞；颈部、咽喉部肿瘤多与痰湿凝滞有关；肝、胰等部位的肿瘤则多与热毒内蕴、郁火炽盛有关。

钱教授认为，寻找安全有效的抗癌药物固然重要，但更应重视调动机体的内在因素。因为肿瘤的发生、发展是整个机体防御机能衰退的结果，若能调动机体的免疫机能，则能使机体更好地发挥抗癌、抑癌作用。辨证论治看起来只是为了改善症状，而实际上常常是调整或恢复病体功能的第一步，不少患者由此而获得长期或短期的病情缓解。

中医辨证论治与调节免疫功能二者的关系如何？钱教授认为，这个问题有很大的研究价值。由他指导的临床研究表明，健脾益气中药可显著升高肿瘤患者的免疫细胞数，提高IL-2诱生能力和LAK细胞的杀伤活性，从而改善患者的免疫功能，降低免疫抑制因素的影响，对预防术后转移和复发有重要意义。由此可见，中医辨证论治在肿瘤防治领域不仅有其临床基础，同时也有科学依据。

（二）首重阴阳，兼顾其他

对肿瘤患者的辨证论治，钱教授指出，应首先辨阴阳和所属经脉，在此基础上处理好局部与整体、扶正与祛邪的关系。

1. *辨阴阳*

从某种意义上来说，就是首先辨清肿瘤的证候与属性。一般来说，恶性肿瘤大多数起病无痛无痒，根脚漫肿，按之肿块坚硬，往往难消、难溃，久则溃烂翻花而不易收口，属阴疽恶疮之类。如瘤形高肿，红肿热痛，出现热象，则为阳证。

2. *辨部位和所属经脉*

对肿瘤病灶来说，在脏腑、经络和波及的其他脏腑、经络的失调，都必须辨别清楚。也就是说，除了辨清肿瘤病灶所在部位外，还需依据经络学说辨清其所属及累及的经络。如乳腺癌属肝、胃二经，耳及颈部肿瘤属肝、胆二经，脑瘤属肾经等，这些可供治疗时参考。

3. *辨舌苔和脉象的虚实*

钱教授说："舌象是观察机体内部病理变化的'镜子'，对肿瘤的辨证有重要意义。临床观察舌象，可帮助判断脏腑、气血的盛衰，分辨病邪的性质，了解病位的深浅，掌握病变的范围，以辨寒热、痰湿、瘀血，分析肿瘤的病机所在，并可判断正邪消长及病势的进退。"若临证见舌苔薄属气血两虚，苔红中裂属阴虚火旺，舌质暗红或红绛为内有热毒，舌质有瘀斑、斑点为瘀血内阻。苔薄白为寒，苔黄为热，苔腻为湿浊不化，黑苔质干为阴虚燥热，黑苔滋润为阳虚之候。

钱教授又谓："癌症患者的脉象多见弦、滑、数、细、弱等几种。弦、滑、数脉反映了气血瘀滞，痰热炽盛，或癌性疼痛等，为病情发展之象；细、弱脉多属气血两亏，脏腑虚损。如体虚而脉盛，是热毒炽盛；体虚而脉弱，则为正气不足。治疗时必须四诊合参，以判虚实而定攻补。"

4. *辨整体与局部的病变*

中医学受到我国古代自发的辩证法思想的深刻影响，因此具有一种朴素的整体观。它认为人体内部是一个整体，而这个整体是可合可分的。人体的各种生理活动，就是人体内部对立统一的矛盾运动，如果某些条件使这种生理性的矛盾运动遭到破坏，即引起疾病。因此，掌握整体与局部的对立统一关系，是治疗肿瘤不可忽视的重要环节。如整体情况较好，当侧重于局部肿块的攻伐；如晚期肿瘤病情恶化，全身衰竭，则必须侧重整体功能的维护，特别是调整脾胃、补养气血，以保后天之本，增强患者的抗癌能力，延长生命。

（三）辨证辨病，有机结合

辨证是以中医学"四诊八纲"为主要手段，综合临床各种证候表现，来研究疾病的病因、病机及发生、发展的规律，认识和辨别疾病的部位、寒热、虚实及转归等，然后确定治疗方法。而辨病，是运用现代科学的理论和工具，通过物理、生化等各方面的检查，做出相对准确的诊断，并从病因学的角度确定治疗原则，以消除致病因素，促进机体修复。

钱教授善于接受新事物和吸收现代科学知识，主张应用辨证和辨病有机结合的方法诊治肿瘤。他认为，随着科技发展而产生的许多检查方法，都可以作为四诊的延续和深化来看待，应用得当将有利于疾病的诊断和治疗。患者通过西医学的有关检查，如CT、磁共振、内镜、B超等，可以更明确病灶的部位和形态；通过病理切片，可以清楚癌细胞的分化程度；通过有关实验室检查，如CEA（癌胚抗原）、AFP（甲胎蛋白），可以预测病势的进退，并了解是否有复发/转移等。这样可以收集到单凭四诊不能得到的资料，更能细致地观察到用药后的疾病变化情况。

一般来讲，证是由病产生的。因病对人体造成功能性甚或器质性的改变，使人体出现抗病反应亢进或减退的现象，这即是证。证是有严格的阶段性的，不同阶段出现不同的证，有时仅反映人体患某病之后的某一方面的异常变化。而肿瘤是复杂的病变，既反应其发生、发展以至结束的全过程，又反应病体各方面的异常变化。钱教授治疗肿瘤，既审证求因，又主张在辨证论治的基础上，选用具有抗癌活性的清热解毒药和活血化瘀药，或加用其研制的抗肿瘤中成药复方。这样，辨证与辨病有机结合，以求良效。

钱教授善用具有抗癌活性的清热解毒药和活血化瘀药。他认为，热毒和瘀血是肿瘤的主要病埋。恶性肿瘤常有邪热、瘀毒蕴结体内，炎症和感染往往是促使肿瘤发展和病情恶化的重要原因，故清热解毒和活血化瘀是治疗恶性肿瘤的重要法则。现代科学研究也提示，清热解毒药不仅有直接抗癌作用，而且还具有消炎与提高机体免疫功能等多种作用。清热解毒药能控制和消除肿块周围的炎症和感染，或减轻其症状，在恶性肿瘤的某一阶段起到一定程度的控制肿瘤发展的作用。实验结果亦表明，癌症患者的血液大多呈高凝状态，癌细胞周围有大量纤维蛋白堆积和血小板凝集，而活血祛瘀之品可以阻止凝集作用，使癌细胞暴露，从而易受免疫系统与化疗药物的攻击。故钱教授力主辨证与辨病相结合，重用具有抗癌活性的清热解毒与活血化瘀药物，并研制了以白花蛇舌草与莪术等为主要成分的抗癌Ⅰ号方，并对其抗癌作用及机制进行探讨。实验显示，该药使肿瘤细胞在S期堆积、阻止由S期向M期的转化，对LAK细胞活性有比较明显的提高作用，巨噬细胞与B淋巴细胞功能也呈上升趋势，对免疫系统无损害作用。总的实验结果验证了该药治疗肿瘤的临床疗效，为该学术观点提供了科学依据，并表明钱教授自拟抗癌Ⅰ号方安全、有效，适合临床应用。

根据肿瘤的不同部位及细胞特性，选择一些对其治疗作用较强的药物。如对胃癌痰气凝滞者，治以燥湿化痰、软坚散结，用香砂六君子汤；对瘀毒内阻者，治以清热解毒、活血化瘀，用普济消毒饮、四生丸、消痈汤；对脑肿瘤痰湿内阻者，治以化痰开郁、消肿软坚，用温胆汤、涤胆汤、指迷茯苓丸；对肝肾阴虚者，治以滋补肝肾，用杞菊地黄丸、一贯煎；对气血瘀滞者，治以活血化瘀，用血府逐瘀汤、补阳还五汤。在上述辨证论治的基础上，临床常配合钱教授研制的抗肿瘤成药，如“777”“消瘤净”“抗癌Ⅰ号”“抗癌Ⅲ号”“抗瘤Ⅳ号”等。

二、力倡扶正祛邪的治疗法则

钱教授认为，肿瘤是全身性疾病在局部的表现，是邪气、邪毒等外因侵袭，以及自身正气虚弱、心理失常、气血运行不畅、五脏六腑及经络功能障碍所致的气滞、血瘀、痰凝、湿聚、热毒蕴结等诸病理变化，内因与外因互为因果，兼夹为患，最终形成肿瘤。中医治疗肿瘤立足于整体观，分辨相应脏腑的阴阳、气血、虚实、寒热，在中医辨证论治原则与用药理论指导下，根据临床经验，选择合理方药，扶助正气，祛除病邪。

中医学治疗疾病的法则有汗、吐、下、和、温、清、消、补等八法，钱教授将此概括为扶正与祛邪两大类。他认为，扶正与祛邪的辨证运用，是治疗肿瘤取效的关键。因疾病的发生与正气的虚弱有着极其密切的关系，如《灵枢·百病始生》谓："风雨寒热，不得虚邪，不能独伤人。"中医学认为，致病之因虽多，但主要是决定于机体正气的强弱。当邪气侵入人体，正气必定与之抵抗，此所谓"正邪相争"；疾病的发生与转归，即是正与邪在相争过程中相互消长的反映，肿瘤疾病也不例外。因此，钱教授力倡运用扶正与祛邪法则防治肿瘤，指出祛邪不能离开扶正，因为扶正能调动机体的积极因素，调整机体的阴阳平衡，提高机体的抗病能力，而扶正亦不能忽视祛邪，因为祛邪能消除致病因素。对肿瘤的治疗，一般认为早期以攻邪为主，中期攻补兼施，晚期以扶正为主。但钱教授并不拘泥于这一常规，认为早期也宜补，晚期也宜攻，全赖病情的标本虚实、轻重缓急而兼顾攻补。他认为局部肿瘤与整体有着密切关系，因此，治疗肿瘤必须注意辨别阴阳气血的盛衰，脏腑经络的虚实，以及邪正双方力量的对比，从而确定攻补方案。扶正是为祛邪创造必要的条件，祛邪是为达到保存正气的目的。临床上必须权衡扶正与祛邪的主次、轻重与缓急。盲目重用有毒的、峻猛攻逐的药物企图一下子消除肿瘤，势必损伤正气，影响患者的抗病机能；一味只用扶正药补益，而不用攻药去缩小和消除肿瘤，难免姑息养奸，使肿瘤得以生长。因此，钱教授反复强调，扶正与祛邪是为了一个共同目的，两者不可偏废，应根据病证，或补中有泻，或攻中寓补，或攻补兼施，应因人因时而异。

（一）补中有泻，补而不滞

《素问·刺法论》曰："正气存内，邪不可干。"清·刘恒瑞《经历杂论·疼痛辨》说："善用兵者，必先屯粮，善治邪者，必先养正。"钱教授依古人之训，临证时非常重视补益剂的运用，对肿瘤患者见本虚标实之候者，主张采用以补为主、补中有泻的方法治疗，对晚期患者尤其如此。因补而不通可使气壅留邪，又使药力难达病所，则病邪更盛，正气亦竭，故不可拘泥晚期而一味求补，尚需补中有泻。如胃癌晚期，治宜健脾益气、和胃利湿，选用黄芪、白术、茯苓、白扁豆等健脾益气、和胃化湿双功效俱备之药，大剂量使用，屡见效验。患者服药后症状改善，脾醒纳增，脾胃气机得以通降，面浮足肿者则小便转利，肿势消退。

（二）攻中寓补，攻而不伐

钱教授认为，肿瘤为有积之物，非攻难消。其宗"坚者削之……结者散之，留者攻之"（《素问·至真要大论》）之旨，临床酌情选用清热解毒、活血化瘀、化痰祛湿、软坚散结等法。然肿瘤患者多兼正气虚亏，故"攻击宜详审，正气须保护"（《格致余论》），根据病情，攻中寓补，才能攻而中的，补而应手。钱教授临证常取以扶正为基础、攻坚为主导的治疗方法，注意到攻坚之品有耗伤正气之弊，常以益气健脾、益气扶正药佐之。如他选用苦参、白花蛇舌草、蒲公英等药物时，常配以黄芪、党参等益气扶正。这样攻中寓补，攻而不伐。如果一味妄攻，无视病机所在，往往导致治疗失败。

三、尤其重视对脾胃肾的补益

肾藏精，内育真阴真阳，乃人体先天之本；脾主运化，为气血生化之源，乃人后天之本。脾之健运须借助肾阳的温煦，肾中精气亦有赖于水谷精微的培育和充养，才能不断充盈和成熟。脾和肾相互促进、相互滋养、相互补充，对维持人体正常的生理功能、防止疾病的发生具有十分重要的作用。正如李中梓所言："水为万物之元，土为万物之母，二脏安和，一身皆治，百疾不生。"若由于某种原因导致脾或肾的功能失调，则不仅可见脾阳虚、脾气虚、肾阳虚、脾肾两虚等脾或肾本脏的疾病，而且可以影响其他脏腑，导致其他脏腑功能的失调。反之，其他脏腑功能失调日久不复，亦可影响到脾的运化功能和肾的滋养温煦功能，从而形成恶性循环，最终导致一系列病证的发生。可见，作为"先天之本"的肾和作为"后天之本"的脾，对人体发病与否及疾病的转归等均具有十分关键的作用。诚如李东恒《脾胃论·脾胃虚实传变论》中所说："元气之充足，皆由脾胃之气既伤，而元气亦不能充，而诸病之所由生也。"钱教授认为，肿瘤的发病是一个渐进的过程，是由于各种致癌因素反复作用于人体，损伤人体正气，最终导致"正不胜邪"而形成的。而肿瘤形成后，又反过来作用于人体，影响各脏腑的生理功能，日久多累及脾、肾。因此，补益脾肾是防治肿瘤的常用而有效的治法之一。此亦符合"损者温之""治积者，当先养正则积自除"之古训。因此，钱教授在肿瘤治疗中非常重视补益脾肾法的运用，对肿瘤患者兼有脾肾不足之症状者，除必须的对症治疗外，每用健脾益肾之剂，认为健脾益肾，不仅能够扶助人体正气，提高机体的抗邪能力，有利于虚弱状态的改善，而且可以对抗或减轻放疗、化疗的毒副作用，帮助患者顺利接受放、化疗，从而提高整体疗效。

（一）培补后天，益脾养胃

脾胃居于中州，脾主运化水谷，胃主受纳腐熟，脾升胃降，共同完成饮食的消化、吸收与输布，为气血生化之源，后天之本。若脾胃虚弱，气滞血瘀，脾虚湿阻，湿凝成痰，久则成积。当肿瘤发生、发展后，可进一步耗伤脾胃之气，故脾胃虚弱是贯穿于肿瘤整个发病过程的一个重要原因。所以，首先应重视补益脾胃，脾胃之气得充，后天之本得固，方能渐缓得效。脾为湿土，赖阳以运，胃为燥土，得阴则安。脾为多气少血之脏，恶湿喜燥，如劳倦伤脾，脾阳受损，常以温运之法治之；胃为多气多血之腑，恶湿喜润，若胃气受损，胃阴不足，以养阴法治之。钱教授临证既重视脾气，又重视胃阴，常将补益脾气与滋养胃阴相结合。补脾气多选用异功散、六君子汤、参苓白术散等方，善用人参、茯苓、白术、米仁、山药、白扁豆等甘味之品，以守中土，药力平稳和缓，随证酌情参合运用，调补脾胃，补益脾气，获效甚佳。同时，常将补脾气与滋养胃阴结合起来，做到补脾气不伤胃阴，养胃阴不碍脾气。滋养胃阴常以沙参麦冬汤、麦门冬汤等加减，善用石斛、沙参、麦冬等，其性甘润不腻，补养而不碍脾胃，均为养胃佳品。其中，石斛益胃生津作用显著，体外实验对肿瘤细胞有抑制作用；麦冬清心养胃，动物实验证实其能调动机体的免疫功能，增加网状内皮系统的吞噬功能，抑制癌瘤生长。若见胃阴耗损甚而舌红干裂或舌绛光剥之象，则常选天花粉清热生津，酌情拟定剂量，常用量20~40g。药理实验显示，天花粉粗提取物对葡萄胎和恶性葡萄胎有很好的疗效，经体外筛选，对肿瘤的生长有抑制作用。

（二）重视先天，温阳补肾

钱教授指出，治疗肿瘤必须抓住"根本"。本有先天、后天之分，先天之本在肾，后天之本在脾。治先天之本，又有水火之分、阴阳之别。钱教授临证常常温补肾阳与温煦中土兼顾，滋养肾阴与养胃生津并举。遇肿瘤患者兼有肾阳虚者，常取附桂八味丸长期服用，以奏温阳补肾之效，并配伍补脾健胃、温煦中土之剂，此乃兼顾先、后之意。对肾阴不足的肿瘤患者，常取六味地黄丸服用。若肾水亏而生火，则脾胃亦必枯燥，特别是中、晚期肿瘤患者，因病变过程消耗，营养摄入不足，或因放疗、化疗的毒副作用，往往可致胃阴亏耗，出现口干咽燥、胃脘嘈杂、饥不欲食、干呕呃逆、便秘、舌红干裂、少苔或无苔、脉细数等症状，除予服用六味地黄丸养肾阴之外，还常配伍养胃生津之石斛、沙参、麦冬、玉竹等，共奏滋阴补肾、益胃生津之功。钱教授谓："此补先天后天之辨，学者宜切究之。"

四、强调组方合理与配伍恰当

钱教授临床治疗各种肿瘤，强调辨证、立法、定方、用药必须从整体出发。再正确辨证的前提下，处方遣药，注重配伍，讲究剂量，区别炮制，严格煎煮。他说："药有个性之特长，方有合群之妙用。"要达到用药精当，恰到好处，不能不细心体察药物之间极为精微的分合异同。钱教授对重要的研究，既勤求于历代典籍，更重视实践，并善于在实践的基础上，从理论方面进行深究。数十年来，他积累了丰富的防治肿瘤的用药经验，尤其在药物配伍应用方面，每多独到之处。对先贤既定者，力求探奥索隐；对前无先例者，勤于增补创新。

（一）师用其法，不泥于方

钱教授认为，肿瘤是一种复杂的整体性疾病，临床必须以中医基础理论为指导，并结合西医学的最新研究成果，理论与临床结合，方能取得较好的疗效。首先，根据临床表现，通过辨证求因，审证论治，拟定治法，再确定运用成方或创新方。历代医学家创制了许多卓有成效的方剂，但务必"师其法而不泥其方"，因为临床告诉我们，"有成方而无成病"。即使是同一种肿瘤，由于患者体质、年龄、生活环境不同，或疾病的早晚、病势的缓急、病程的长短等有别，其病情亦不同，所以应该根据病情，对成方进行加减运用，而其加减变化必须以治法为理论依据。如胃癌患者常有面色无华、四肢无力、语音低微、脘腹胀满、胸闷不舒、不思饮食、大便溏薄、舌淡苔白、脉虚弱无力等脾胃之虚、气滞不畅的征象，治当益气健脾、佐以理气。钱教授喜选异功散治之，但亦根据病情选用益气健脾和胃之品，如黄芪、白扁豆、山药、米仁、大枣、佛手、枳壳等，这样酌情组方配伍，虽已不仅是异功散，但仍不出益气健脾和胃之范畴，完全符合所拟治法，且更切中病机，能提高疗效。

（二）组方立法，相辅相成

钱教授认为，肿瘤一病，因病期早晚的不同和患者体质的差别，其临床表现颇为不一致，这就要求对各种纷杂的症状作出准确地判断，并进一步分析、综合、完成辨证的过程。同时，肿瘤是本虚标实的复杂疾病，病情兼夹，往往呈现脾胃虚损、痰瘀互结、气虚血瘀、热毒内壅、寒热错杂等病变，故需酌情联合立法，并按照一定的组方法度，将各类药物合理地、有机地组合在一起，使之相辅相成，以解决病情上和用药上的矛盾，进而达到提高疗效的目的。如根据病情，钱教授常采用补益脾气与温补肾阳配伍，益气健脾与消积化滞合用，化痰软坚与活血化瘀并用，活血化瘀佐以益气，清热解毒与祛瘀活血并进等组合立法。

痰瘀互结是肿瘤的常见病理因素之一，治当痰瘀同治。张仲景治疗癥瘕积聚之证，均以扶正祛瘀为法，痰瘀同治组方，其多用的大黄蟅虫丸等均为治瘀之剂。钱教授对此甚为称道，并在研究前人经验的基础上，加以拓展运用。他对肿瘤的治疗，常以《外科正宗》之海藻玉壶汤合《宣明论方》之三棱汤加减。海藻玉壶汤主治肉瘿、石瘿，方中海藻、昆布化痰软坚，为治瘿瘤要药；三棱汤由三棱、莪术、白术、当归、槟榔、木香组成，主治癥瘕痃癖，积聚不散，腹胀痞满，饮食不下。钱教授以两方化裁，攻痰常以海藻、昆布、茯苓、半夏等相配，逐瘀常以三棱、莪术、乳香、没药等为伍。又如化瘀益气并举的组合立法，亦常为钱教授所选用，他认为，气为血之帅，血为气之母，气血不和，百病变化而生。气不足则血不行，血不行则瘀难化。肿瘤患者正气已很虚，加入的化瘀之品又多耗气之峻剂，故化瘀宜佐以益气。《素问·阴阳应象大论》说："血实宜决之。"钱教授在应用化瘀峻剂时，常加入人参、黄芪、白术之类以顾护正气、增强疗效。再如肿瘤患者见脾虚兼有积滞之证，则补益脾气与消导积滞合用，又称消补兼施。钱教授喜用枳术丸（《脾胃论》中古方），原方以白术为主，健脾祛湿，助脾运化，辅以枳实下气行滞，消痞除满。钱教授灵活运用，如见脾虚重于积滞，则白术为主，枳实为辅；若积滞重于脾虚，则枳实为主，白术为辅。又因肿瘤多见于脾虚体弱较甚之体质者，故常配伍党参、茯苓，以增强补气健脾之功效；对食积较重者，则加焦山楂、焦六曲、谷芽、炒鸡内金以助消食化积之效。其他如温通与滋阴合用，取党参、白术、炙甘草、大枣益脾气、运脾阳，配石斛、麦冬、天花粉等滋胃阴、和胃气，治脾胃阳虚兼胃阴亏耗之肿瘤患者。另有升清与降浊组合立法，治疗肿瘤患者见脾虚湿盛、清阳下陷、纳呆呕恶、泄泻无度者，常用升麻、柴胡升清阳，茯苓、泽泻除脾湿，麦芽、六曲消导积滞，半夏、生姜温中降浊。若病证寒热错杂，患者心下痞满不舒，干呕或呕吐，肠鸣下利，舌苔薄黄而腻，则以苦寒辛温并用，常选黄芩、黄连性寒苦降以泄热，干姜、半夏辛开散结而除满，四药辛开苦降，寒热同用。阴阳并调。

（三）巧配药对，相得益彰

钱教授指出，临证必须根据不同肿瘤的病理特点，恰当配伍，才能获得预期的效果。治疗肿瘤的组方，具有一定的原则，方中药与药之间的配伍，既要遵循原则，又要掌握其相对的灵活性，通过各种配伍变化来适应肿瘤复杂的病情需要。具体运用中，有以药性、功效相似的相互加强，相辅相成，相得益彰的；有以药性、功效相反的药彼此相配合，相反相成，提高疗效的。

钱教授临床治疗肿瘤，喜选用药对。他认为中药的配伍应用，最基本、最有意义的形式是两味药合用。药对以中医基础理论为原则，治法为前提，侧重结合中药本身的性能和功用，并针对一定的症状特点，所以，其是两味中药的有机组合。一味中药的多种功效，为配伍提供了先决条件。药对的主治与功用，虽与其中每味药物的性能、功效息息相关，但也不完全是，甚至不是简单的两者之和，它介于药与方之间，起桥梁作用。钱教授指出，研究药对的配伍机制及进行临床观察，除了要找出具有普遍指导意义的一般性规律外，还必须深入研究药对治疗肿瘤的特点和临床意义，以利切实提高肿瘤治疗的临床疗效。他在这方面积累了丰富的经验，试述如下：

1. 黄芪与党参配对

两药均属补气药，经组合配对，相须为用，则药力大增。黄芪性甘微温，可补气升阳，益气固表，托毒生肌，利水消肿。《珍珠囊》谓：黄芪“补诸虚不足，益元气，补脾胃”；《名医别录》谓：“逐五脏间恶血”；《日华子本草》谓：“破癥瘕，治瘰疬、瘿赘”。党参性味甘平，有补中益气之功。《本草正义》曰：其“补益脾胃，健运中气……鼓动诸阳”。其补气作用与人参基本相似，且健运而不燥，鼓舞阳气，振动中气而无刚燥之弊。黄芪与党参相合，是补益中焦，促进化源，鼓舞气血生长的药对，其功效独擅，为钱教授所喜用。

实验研究显示：两药对肿瘤均有抑制作用，而两药配合，可提高网状内皮系统的吞噬功能，有利于抑制癌细胞的生长。钱教授于临床常取黄芪、党参作为抗癌扶正药对，应用于各种癌症的气虚型，以及治疗由放疗或化疗所致的毒副反应，以减轻症状，有助于全程治疗。

2. 莪术与三棱配对

莪术配三棱亦为常用药对。莪术破血祛瘀，消积止痛。《本草图经》谓：“治积聚诸气，为最要之药”；《本草经疏》谓：“疗血气结积”。其性峻善削，能大破气中之血。因行血、破血、散结之功较强，临床常用于血瘀气结的胃肠道及子宫、卵巢等肿瘤，对改善症状有一定的作用。三棱破血祛瘀，行气止痛。《开宝本草》曰：其“主老癖癥瘕结块，积聚结块”。药理研究表明，两药对癌细胞有抑制作用。三棱莪术注射液（30%）对小白鼠S_{180}肉瘤有明显抑制作用。钱教授说，两者均为行气破血、攻坚消积之品，故气血阻滞，有形坚积者，两药常相须为用。如莪术以行气为优，三棱以破血为胜，配伍合用，药性峻猛，非体弱、气虚者所宜，用之不当，反损正气，气血不足者用之，为祸不浅，一般与党参、黄芪同用，攻补兼施比较相宜，体虚无瘀滞及瘀证出血，则不宜应用。

3. 白花蛇舌草与蒲公英配对

两药性味均苦、寒，配对用于热毒较盛之肿瘤。其中白花蛇舌草清热解毒、散瘀利湿，常用于热毒壅盛、痰湿交阻的胃肠道肿瘤。药理研究显示，其对癌细胞有抑制作用，并能增强机体免疫力，表现为内皮系统显著增生，网状细胞增生肥大，胞质丰富，吞噬活跃，淋巴结、脾、肝等组织中嗜银物质致密改变（恶性肿瘤之癌巢若有嗜银物质包裹，则其浸润、转移均较困难，甚至不可能）。但单味应用，尚嫌力薄，故常与蒲公英配伍应用。《医林纂要》中记载：蒲公英治“噎膈”，具有清热解毒、消痈散结之效，不但能消肿核、散滞气，治热盛血滞之证，还兼有养阴凉血的作用，所以热盛而伤阴者，亦其所宜，并无苦寒伤阴之弊。动物实验证实，蒲公英有广谱杀菌作用，并能改善恶性肿瘤患者的免疫状态。两药配伍，可起协同增效作用。

4. 白术与天花粉配对

钱教授认为，脾属湿土，喜燥恶湿；胃为燥土，喜润恶燥。二者性异而喜恶相左，故在对消化道肿瘤进行治疗的过程中，一定要考虑此生理特点，既重视脾气，又兼顾胃阴。若见脘腹痞满、恶心、泄泻、口干咽燥、舌红绛、苔腻而质干中裂等症状，辨证属脾阳虚衰兼胃阴亏耗，钱教授常将白术与天花粉配入方中。其中白术味苦而甘，性温而燥，其味甘浓，气不香窜，《药性论》曰：其“主心腹胀痛，破消宿食……治水肿胀满，止呕逆，腹内冷痛，吐泻不住，及胃气虚冷痢”，为一味补脾阳的药物。脾主运化，得阳始运，当脾阳不振，运化失司，里湿不化，水湿停聚而出现痞满、泄泻、苔腻等症状时，则常用白术治之。

（下转第 178 页）

于尔辛学术思想

于尔辛

上海市名中医、复旦大学附属肿瘤医院终身荣誉教授

肿瘤是我国发病率和病死率均高的恶性疾病之一，于尔辛教授在其50年的肿瘤临床实践和探索研究中积累了丰富的经验，结合前人和文献的描述而论治，形成了自己独特的治疗思想，取得了不少成果。其主要学术观点大部分体现在中西医结合肿瘤的诊治方面。

一、辨证论治，随机适宜

于教授认为，中医治疗疾病，尤其是肿瘤，辨证论治是关键。辨证论治能全面、深刻、正确地了解疾病性质，从而确定相应的治疗；这是中医学认识疾病和治疗疾病的基本原则，是中医学对疾病的一种特殊的研究和处理方法，是中医学的基本特色之一。其不同于头痛医头、脚痛医脚的普通施治方法，而是“治病并求其本”的大法。依据中医理论，“天人合一”“人体是一个有机整体”，是中医研究肿瘤病因、病机、诊断、治疗、调养的基础。按照肿瘤患者所表现出的不同症状、脉象、舌象和其他体征，以及一些细小的症状，进行辨证归纳分析，使之形成一个“证”的结果，然后寻求“病因”，再根据每个患者的具体情况加以综合治疗，是中医在恶性疾患和疑难杂症诊治中多具备的优势。肿瘤和中医的“证”同时存在于同一患者体内，必定有其内在联系，不会无缘无故地出现一个所谓的“证”和肿瘤。有时肿瘤先出现，在宿主体内引起一系列生理病理改变，成为证；也有时宿主体内先起某些变化，有了证，再在此基础上逐渐发展成肿瘤；再或者，某些因子同时促成肿瘤和证。无论怎样，每一个患者在“证”和肿瘤形成的过程中，人体整体统一性的和谐关系开始有所变化，天平就会有所倾斜，通过仔细的辨证论治，可发现其具有可遵循的规律。

诚然，极早期的少数患者可能会无症状，无脉象、舌象方面的异常，如同常人，即我们所谓的“无证可辨”，但这并不说明其没有肿瘤，而是其病期早、病因病机隐藏深，或有其他的因素掩盖了我们的分析和判断，但绝大部分患者，我们还是可以通过辨证来诊断的。大多数患者，特别是晚期患者，往往会出现众多的错综复杂的症状，而不是想象中的一个症状或一个“证”，这就要靠我们抓住主证和主要环节，即主要矛盾和矛盾的主要方面，予以辨证，确立病机，然后论治。不能墨守某一个“秘方”或抗癌中草药，希冀能立竿见影、起死回生。以肝癌为例，中医可有不同的辨证分型：如脾虚可表现为乏力、面色萎黄、便溏、舌淡、脉濡；气滞则腹胀、纳呆；湿热有目黄、尿赤、舌红苔黄腻、脉滑数；血瘀见肝区疼痛、舌暗带瘀斑；阴虚则舌绛而干苔剥、脉细数等。在晚期肿瘤患者中，这些证候会虚实夹杂，掺和在

一起出现，给我们的诊断和治疗带来难度。这就要求为医者要如剥茧抽丝，仔细并且灵活，去粗存细、去伪存真地解决患者的主要痛苦和不适。此外，不同的肝癌患者，或者同一肝癌患者在不同时期，会出现不同症状，治疗各不相同。如脾虚予香砂六君子汤加减；气滞用枳实消痞汤加减；湿热予茵陈蒿汤加减；血瘀用失笑散加减；阴虚予一贯煎加减等。再如，同一肿瘤的贫血症状，轻者治以补气益气，用黄芪、枸杞子；介于轻重者之间者治以补脾健脾，用党参、山药；重者治以补肾养肾，用龟板、鹿角霜。因为轻者补气即能生血，较重者光靠补气不行，补脾则生化气血精微，再重则病及肾，骨髓造血不畅，肾主骨，非补肾不足以生血，这与疾病的发展规律也是吻合的。同样，不同的滞，通常予柴胡疏肝散、金铃子散等调畅气机则会有效。这种同病异治和异病同治的方法是辨证论治的精神实质，是临床中医医生应该掌握的基本素质。在肿瘤治疗中辨证和辨病互参，是辨证论治在临床实际应用中灵活使用的具体体现。掌握了这样的基本技能，我们就不会面对肿瘤疾病中时常出现的疑难现象而束手无策，我们就能透过不同肿瘤的症状现象，看到其内在的本质，很多问题就会迎刃而解。

另外，首诊辨证论治的正确与否，直接影响到患者的治疗效果。一方面，其可为今后的辨证打下基础，观察到病程变化的确切病机，合理地进行方药加减化裁，尽可能早地解除患者的痛苦。另一方面，如果第一次的辨证就出现了偏差，或者没有抓住主要矛盾和矛盾的主要方面，造成未能及时改善患者的症状和不适，会影响患者对医生的信任程度和配合力度，不利于今后循序渐进的治疗。故而，对于每个症状、脉象、舌象、气味等细节都要细察，不放过任何一点，寻本求源，力求精到。

二、重视脾胃，用药简捷

历代文献对癌肿的认识不尽相同，医家们的理法方药各式各样，即使在现代，肿瘤的中医药治疗中也有清热解毒、活血化瘀、扶益正气、养阴润燥、软坚散结等治法，且各具优势。于教授在临床实践中，十分注重“后天之本”，注重调养脾胃、扶正抗癌的观点，认为“谷入于胃，洒陈六腑而气至，和调于五脏而血生，而人资以为生者”，“百病皆由脾胃衰而生也”，“元气之充足，皆由脾胃之气无所伤，而后能滋养元气。若胃气之本弱，饮食自倍，则脾胃之气既伤，而元气亦不能充，而诸病之所由生也。”重视脾胃是对肿瘤治疗的行之有效的方法，尤其是许多消化系统的肿瘤，包括肝癌“见肝之病……当先实脾”的理念，可以明显地改善患者的生活质量，提高生存率，改善其他治疗所带来的毒副反应。可见，于教授的理论受脾胃派影响颇大。

《素问 · 经脉别论》曰：“饮入于胃，游溢精气，上输于脾，脾气散精，上归于肺，通调水道，下输膀胱。水精四布，五经并行。”脾胃为后天之本，气血生化之源。胃主受纳，脾主运化，无论是饮食还是药物，都要经过胃的受纳腐熟和脾的运化吸收及输布精微，从而滋濡全身，发挥功效。而且肿瘤的发生有一部分尚是脾胃虚弱造成的。“凡脾胃虚弱，或饮食过常，或生冷多度，不能克化，致成积聚积块”，更何况肿瘤治疗中，手术、化疗、放疗都影响到机体的功能，患者常有消瘦、乏力、腹胀、食欲缺乏、恶心、便溏、腹水、苔腻、脉细软等脾胃虚弱之象。因此，“积之既成，又当调营养胃，扶胃健脾，使之气旺，间进祛病之剂，从容调理，俾其自化，夫然后病去人亦不伤”。其中，张洁古（张元素）的话最值得借鉴：“壮人无积，唯虚人则有之。皆由脾胃怯弱，气血两衰，四气有感，皆能成积……善治者，当先补虚，使血气壮，积自消也。不问何脏，先调其中，使能饮食，是其本也。”于教授时常告诫临床医生，肿瘤虽然是局部的病变，但归根结底是全身性的疾病，治疗要从整体出发，通过调理脾胃、健脾理气来缓解患者的症状，减少西医治疗手段所带来的毒副反应，使患者能更好地完成治疗疗程。同时，通过脾胃的调理，改善机体整体的免疫功能，对抗肿瘤和防止肿瘤的转移、复发有明显的效果。如果脾胃都调理不好，那么连服药的机会都会减少，哪里还谈得上进一步的治疗和康复。

于教授在补益脾胃时有其特点。第一是开胃消导为先，助脾胃之运化，让胃经过消滞导积后能接受水谷药物，习惯用山楂、神曲、谷芽、麦芽、蔻仁、砂仁、焦山栀、陈皮、半夏等。

第二是佐以调理气机，使气机调达通畅，脾气才能把精微输布到全身，同时改善肿瘤患者常见的气滞现象，习惯用木香、乌药、大腹皮、枳实、枳壳、橘叶、佛手、八月札、平地木，且多“忌刚用柔”，理气而不伤阴。经过消导理气后才兼用一些抗肿瘤的中药，既使得患者的身体能够接受药物，又使药物能有效发挥作用，还不影响平时的饮食。

第三是补脾分别阴阳，温阳利湿常用党参、黄芪、茯苓、山药、白术、干姜，滋阴生津常用石斛、枸杞子、女贞子、知母、生石膏、沙参。于教授认为，每一个脏腑都有阴阳，要根据其阴阳的平衡而调节药物的使用，虽然在临床上脾之阳虚的人较容易辨别，但仔细辨别就会发现，脾之阴虚的患者也不在少数。唐容川有言：“脾阳不足，水谷固不化，脾阴不足，水谷仍不化，譬如釜底无火米不熟，釜中无水也不熟。”

第四是防滞避腻，常用扁豆、生熟米仁、茯苓、白术、秫米等，很少用熟地、首乌、当归及一些“血肉有情之品”，因为用之不当可能有碍机体消化、吸收，不利于康复。

于教授用药，简捷明了，君臣佐使，往往十味上下，屡建奇功。于教授认为，肿瘤患者往往体质羸弱，不耐攻伐，加之很多患者还在接受西医治疗，所以用药不在于量多力猛，而在于对症效专。很多患者本来已难以摄入饮食，加上药物味浓气重，滋腻厚实，造成食之不下，妨碍正常饮食消化，勉强食下之后反伤脾胃。一些重头药并不一定对患者有利，故用药宜轻，循序渐进，随证加减，细水长流，同时还能减轻患者的经济负担，缓解国家药物资源紧张的状况。

饮食调养也是重视脾胃的一部分。“人以水谷为本”，无论是《黄帝内经》《伤寒杂病论》，还是《脾胃论》，对患者饮食、服药的宜忌都有详尽论述。对于肿瘤患者，“谨和五味”既能改善其营养状况、增强体力、保证接受治疗，又能通过饮食辅助治疗提高自身的免疫功能。药补不如食补，历代的上工都是用“无毒”的饮食来治疗疾病，况且肿瘤患者在日常生活中也十分关注自己的饮食调理和饮食宜忌，因此，这些都要向患者交代清楚，为他们提供康复指导，这样有利于疾病的恢复。

三、中西结合，和谐扶正

于教授一贯的观点是，肿瘤的治疗是综合治疗医学，不是单靠哪一种治疗就可以完全解决问题的。早期的肿瘤，手术、放射治疗常有较好且肯定的疗效；中期的肿瘤化学治疗优势较大，并且随着药物技术的提高，一部分患者可以治愈或带瘤生存；晚期的肿瘤，中医中药对改善全身状况和生存质量，减轻痛苦症状是有益的。中医和西医的结合是吸取各自的特长，共同发挥作用，且能弥补双方的不足，偏于哪一方对肿瘤的治疗都是无益的。比如，手术和中医药结合有利于体质的复原，可以接受下一步治疗或控制复发/转移，提高生存率；化疗、放疗与中医药结合，有利于减轻这些治疗的一些毒副反应，改善生活质量，有些尚能增加远期生存率。有的晚期肿瘤通过中西医结合治疗可以取得不错的效果。就拿肝癌来说，按照中医整体调治的思路来治疗局部的肝癌，采用健脾理气等扶正治疗，能使患者的耐受性增强，并且肝癌细胞对放射治疗的敏感性也会有所提高，这种有机结合的疗效就体现了 1+1>2 的效果，是中西医结合治疗肿瘤的成功典范。另外，有些肿瘤的治疗方法是世界上公认的好方法，如乳腺癌手术、鼻咽癌放疗、淋巴瘤化疗等，若单纯以中药治疗是舍本求末，除非这些肿瘤患者已呈晚期状态。中医药的好处是能改善绝大部分患者的生存质量，间接增强免疫功能，减少手术、放疗、化疗的毒副反应和复发及远处转移，提高患者的远期疗效和生存率。

从形式和性质分析，西医的治疗是针对肿瘤本身，是局部治疗，来得较直接；中医的治疗是考虑到患者全身状况，从整体出发的辨证施治，来得比较间接。可理解为局部治疗实为驱邪治疗，整体治疗乃为扶正治疗。扶正和驱邪正是肿瘤治疗的最基本原则。既然西医有驱邪的有效手段，故在中医治疗上应尽可能以扶正为主，这样两者能有效配合发挥作用。“积之成者，正气不足，而后邪气踞之”，通过补充患者正气，以调动机体内阴阳、气血，使脏腑功能平衡，结合西医的手术、放疗、化疗等“驱邪方法”，最终让患者得到效价比最优化的治疗。于教授说：“中医、西医，扶正、驱邪，各取所长，各得其所。驱邪之正为扶正，扶正亦正为驱邪。即使晚期癌肿西医不能简单奏效，中医仍能辨证运用，病至后期，体虚更不可伐，伐则更易伤正，补益正气尤显得重要。待其神气壮，少辅祛邪之品，可使生命延长。”这正是临床较少见到于教授运用大剂量清热解毒、活血化瘀药物，用也是谨慎从事的缘故。对于康复期的患者，他也是尽可能以扶益正气为主，灵活佐加一些软坚散结的抗肿瘤药物，使之与身体和谐抗癌。

肿瘤治疗中扶正的另一层含义还包含精神摄养、饮食调养、适当的形体锻炼，通过这些手段增强体质，增加与肿瘤抗争的物质基础，是肿瘤治疗的一个颇为重要的环节，也是中医整体治疗的一种体现。所以，于教授在查房和门诊时，总是保持着用平和的心态与患者进行交流，放松他们的紧张情绪，引导他们乐观向上，指导其饮食方面的宜忌，生活习惯的改良，鼓励能够活动的患者积极适当地进行体育锻炼、功能恢复，全方位地与肿瘤抗争，以达到理想康复。

于尔辛教授认为，现代医学的发展，包括缜密筛查的流行病学、科学的检查手段、先进的医疗仪器和药物。这些已经可以较早地发现肿瘤、并有可能治愈部分患者。再加上细胞学、基因学的实验基础，我们可以探索许多关于肿瘤的实验研究，把中医的整体思想和辨证论治同现代医学的理论精华结合在一起，建立一个更科学完善的中西医辨证体系，探讨肿瘤中西医治疗的规律。

（下转第 190 页）

邱佳信学术思想

邱佳信

中医肿瘤专家、上海中医药大学附属龙华医院肿瘤科教授

"恶性肿瘤"是一个西医学的疾病概念，迄今为止，仍是一个只能从病理学上来体现的疾病，其病因仍未阐明，其诊断、治疗应遵循特有的原则。自从《黄帝内经》始，两千余年来，中医学著作对各种恶性肿瘤的类似病证，如"反胃""伏粱""噎膈""锁肛痔""肠覃""膨胀""黄疸""肥气""癖黄""息贲""肺积""乳岩""积聚"等都有详细描述，对其病因病机、辨证论治、预后转归等方面也有较为丰富的探讨和论述，并且早已认识到"噎膈"等为脾胃病的重症。但在传统中医学文献中，尚未将"恶性肿瘤"与一般的良性疾病相区分，也不可能遇到诸如手术、化疗等治疗手段的介入，对恶性症候变化和病程有所影响等种种更为复杂多变的临床情况。从中医经典理论及临床实际出发，在传统望、闻、问、切四诊所得到信息的基础上，将病理、细胞、分子生物学等概念和手段融入对恶性肿瘤病因病机的探讨和辨证论治实践中，在恶性肿瘤发生、发展，直至晚期的整个演变过程中，抓住其"病本"和疾病的基本症候与主要症候，形成肿瘤特有的辨证和治疗体系，是邱佳信教授治疗恶性肿瘤学术思想的一个特色。其主要体现在以下几个方面。

一、治病求本，构建恶性肿瘤中医诊疗、研究体系

（一）发现、归纳恶性肿瘤的病因病机特点，探索中医健脾治疗的机制

"本"的原意是指阴阳的变化规律。邱教授所倡导的治病求本，指的是在恶性肿瘤的诊治中，探求疾病的根本原因，采取针对疾病根本原因的治本方法。邱教授认为，恶性肿瘤是全身性疾病在脏腑中的局部表现，因此，即使在局部肿瘤已经完全控制的情况下，仍然要坚持对造成恶性肿瘤的根本病因进行治疗，以最终防止肿瘤的复发/转移，以及二重癌症的发生等，只有这样才能在控制癌症的斗争中真正取得胜利。治病求本主要包含了以下内容：

（1）努力探求癌症的根本病因病机；

（2）要在恶性肿瘤错综复杂的临床表现中，针对疾病基本病因确定正确的治本方法。

在临床上，许多晚期恶性肿瘤患者，特别是消化道恶性肿瘤患者常有一些共同的症状，如疲乏无力、面色少华、脘腹不舒且隐隐作痛、腹胀、便溏或泄泻等，若严格根据中医辨证都可辨为脾虚。李东垣说："推其百病之源，皆因饮食劳倦，而胃气元气散解，不能滋荣百脉，灌溉脏腑，卫护周身之所致也。"按照辨证论治、异病

同治的原则，健脾法常被采用。在临床上，尽管胰腺癌、贲门癌、肝癌等属于西医概念中不同的疾病，但采用同一法则——健脾法治疗，常常会取得不同程度的疗效，从“审证求因”和“以药测治”的角度均提示，“脾虚”等虚证状态可能是恶性肿瘤，特别是消化道恶性肿瘤的主要病因病机之一。

一般认为，健脾补气等扶正的方法是通过改善机体的防御功能来控制和消灭肿瘤的，邱教授采用兼有健脾补气两大作用的四君子汤，对该方对肿瘤细胞（胃癌细胞）和正常细胞的影响进行系统实验研究，发现以四君子汤为代表的某些健脾类中药具有“抑癌”和“扶正”的双重作用，提示“扶正祛邪”等中医学理论将为防治恶性肿瘤提供独特的思路。从中医发病角度来看恶性肿瘤发生、发展中“正虚”与“邪实”在深层次的内涵究竟是什么？作为中医理论与临床疾病治疗之间的直接媒介物质——不同功效类别的单味中药和不同方剂的不同配伍，在恶性肿瘤的防治中究竟具有怎样的影响作用？面对“恶性肿瘤”这一难治性疾病，邱教授常告诉我们，传统中医理论不但不能放弃，而且要促使它在原有基础上发展，使之成为指导肿瘤防治工作、提高临床疗效的先进理论。

（二）系统研究中药对肿瘤形成中起始和启动的影响，深化对“恶性肿瘤虚证”的认识

在各种晚期恶性肿瘤患者的临床表现中发现归纳出“脾虚”等虚证状态在肿瘤的早期，甚至再往前追溯，在肿瘤形成前、形成后的过程中是否存在？它具有什么样的特点？“脾虚”等虚证状态在恶性肿瘤形成的关键阶段具有怎样的作用？通过研究各种不同功效，包括健脾类中药对肿瘤形成过程中关键的起始（initiation）和启动（promotion）的影响作用，邱教授进一步阐述了对“恶性肿瘤虚证”的认识。

20 世纪 80 年代，肿瘤成因多阶段学说［起始、启动、演进（progression）］是大多数学者公认的癌变过程假说。邱教授以此作为中医药理论和现代医学的结合点，开创了应用国际通用的动物模型、细胞模型对中医药防治恶性肿瘤的机制进行研究，并探讨肿瘤病因病机的新思路和方法。系统研究具有健脾、补肾、清热解毒等八大类功效的百余种单味药和由健脾类药组成的小复方 10 个、补肾类药物组成的小复方 11 个、其他类药物组成的小复方 14 个，对 N-甲基-N'-硝基-N-亚硝基胍（MNNG）致 V_{79}细胞突变，对细胞介导 V_{79}细胞突变，以及酒石酸和 12-o-十四烷酰佛波醋酸酯-13（12-o-tetradecanaylphorbol-13-acetate，TPA）作为启动子，以“代谢合作”（metabolic coopration）作为模型对启动阶段的影响作用。结果发现，上述中药中健脾补气类的白术、黄芪等，补肾类药仙灵脾、仙茅、肉苁蓉等，活血化瘀类的地鳖虫、穿山甲等，清热和清热解毒类的红藤、菝葜、野葡萄藤，理气类的绿萼梅等，养肺止咳、化痰利湿类药北沙参、生南星等，以及四君子汤、太四君汤等健脾补肾类小复方，具有明确的阻断肿瘤形成过程中关键的起始和启动的作用。

除了采用细胞模型对中药单味和复方阻断肿瘤形成作用进行系统的研究、筛选外，邱教授还在二乙基亚硝胺致大鼠肝癌、MNNG 致大鼠胃黏膜上皮不典型增生等动物模型中对中药复方的作用进行研究，发现一些由健脾益气、清热解毒、软坚化痰中药组成的复方对二乙基亚硝胺致大鼠肝癌，对 MNNG 致大鼠胃黏膜上皮不典型增生有预防作用。通过对中药反突变、反启动作用，以及对肿瘤演进阶段抑制作用的研究，邱教授提出了这样的假设，即恶性肿瘤患者所表现出的虚证与其他疾病患者的虚证有本质上的不同。这种特殊性表现在患恶性肿瘤的早期，可以毫无一般说法的虚象，而只是对各种致变（致癌）剂处于一种敏感状态，亦即较常人更容易受到它们的侵害，因而造成邪毒内蕴，形成癥块。由于恶性肿瘤的形成，更使患者虚证的程度加剧，故单用祛邪之法切除肿瘤或用放、化疗攻击，都不能纠正虚证。同时，即使按一般疾病规律，用通常的补法，一般的补益药物也只能改善通常的某些虚象，而肿瘤患者特有的虚证本质不能解决，也不能阻止肿瘤的复发/转移，达到真正扶正祛邪的目的。只有通过具有反突变、反启动作用的药物的应用，才有可能彻底治疗肿瘤患者的虚证，从而使邪毒无立足之地，并使复发、转移等问题都相应而解，从而取得较为满意的效果。

（三）再论消化道恶性肿瘤病因病机的特点，形成胃癌等消化道恶性肿瘤中医防治的有效方案

恶性肿瘤发生的最基本因素是人体阴阳平衡的失调。恶性肿瘤在其发生、发展过程中，尽管有千变万化的临床表现，但总不外乎邪正斗争的形式，即“邪正相搏”。恶性肿瘤的发病和发展为正虚和邪实共同作用形成。正虚是恶性肿瘤形成的基础，邪实是必不可少的条件。正气不足即正虚，指人体的机能活动和抗病能力不足。正虚从患者整体来分，可有阴虚、阳虚、气虚、血虚，从每个脏腑来讲，可表现为脾虚、肺虚、肾虚等。“邪气盛则实”，邪气则包括了各种能引起肿瘤发生的致病因素，可分为内因、外因和不内外因。根据致病因素的性质和特点，与肿瘤相关的邪气有：热毒、瘀血、痰湿、气滞等。由于恶性肿瘤的疾病特征不仅体现在整体组织器官水平的浸润、转移，也体现在细胞分子水平的无限增值、多基因分子网络调控的异常，而各种致变（致癌）剂的作用靶点也往往是细胞和分子层面的，因此，恶性肿瘤病因病机的关键因子——“正虚”和“邪实”，不仅是符合传统中医理论的概念，也意味着细胞和分子层面的改变。如上面提到的各种致变（致癌）剂等，均可根据其不同的病理属性归纳在中医各种“邪”的范畴，而肿瘤的“虚证”也就意味着不同分子层面的异常。

以胃癌类的病症“噎膈”“反胃”“积聚”为例，《素问·阴阳别论》中言：“三阳结谓之隔”，《灵枢·百病始生》中言：“积之始生，得寒乃生……胫寒则血脉凝涩，血脉凝涩则寒气上入于肠胃，入于肠胃则䐜胀，䐜胀则肠外之汁沫迫聚不得散，日以成积。”初步提出胃癌类病症的病因病机为感受寒邪、内伤忧怒、饮食不节、起居失常、劳力过度等引起的血脉凝涩，凝聚不得散。张仲景提出，忧恚气结等情志因素与其发病有着密切的关系。宋金元时期，张从正明确提出“燥热”论。朱丹溪在《局方发挥》中进一步指出积热夹痰、瘀血凝滞、津血枯槁是其病机。明清时期，张景岳提出噎膈属阴结。赵献可认为，噎膈、反胃和肾关系密切。李中梓认为，积证的病机为起居不时，忧恚过度，饮食不节、脾胃亏损、邪正相搏，结于腹中，“大要不出痰与食积死血而已”。叶天士、沈金鳌等医家总结胃癌类病症的病机是脾气两虚，痰凝成块，血液俱耗。张锡纯在《医学衷中参西录·论胃病噎膈治法及反胃治法》中明确指出，胃病噎膈即胃癌。历代各家从气血、脏腑等传统中医理论的各个方面对胃癌的病因病机进行了论述，但尚未出现理论的突破。邱教授在此基础上，结合系统的实验研究结果指出：“如果我们摆脱长期临床习惯所带给我们的对脾虚的局限看法，把这个古老的中医概念推广到细胞和分子水平，DNA 在空间构型的变化，或者更进一步的结构方面的改变，则是它深刻的内在原因之一。那么，就有理由推测，在肿瘤形成的过程中，脾虚至少是关键之一。正是由于这个细胞与分子水平的脾虚存在，所以才会发生细胞被起始与被启动。”在 20 世纪 90 年代初提出的上述论断，把中医关于恶性肿瘤脾虚证的病机理论引向了细胞和分子更为广泛和深入的层面，丰富了中医、中西医结合防治恶性肿瘤的理论。同时，也确立了以健脾法为主，结合清热解毒、软坚化痰、活血化瘀、益气养阴、补肾培本等治法防治胃癌等消化道恶性肿瘤的中医防治方案。邱教授创制了健脾理气、清热解毒、软坚化痰为主的系列中药复方，在治疗胃癌、大肠癌、肝癌、胰腺癌等消化道恶性肿瘤方面取得了显著的疗效。

二、辨证论治，倡导恶性肿瘤的个体化治疗

辨证论治是中医学理论体系中最具特征的思想，“气有高下，病有远近，证有中外，治有轻重”。辨证论治的核心就是指根据每个患者的不同病情给予不同的处理。对于恶性肿瘤来说，这一点很重要。邱教授强调在遵循恶性肿瘤共性的基础上，对恶性肿瘤的治疗应该根据每个患者的不同情况予以个性化的辨证论治，才是高质量的治疗。恶性肿瘤是一种高度异质变性的病例，即使是细胞病理类型，临床病理分期等因素完全相同，疾病的转归、预后也截然不同，这种现象在临床上是屡见不鲜的。

邱教授指出，要实施辨证论治，首先要全面充分收集、动态及时掌握患者的所有资料，进行准确的辨证。在临床上要仔细进行中医四诊信息的收集，做到及时、准确、全面地反映患者在中医症型上的细微变化。人体是由脏腑、经络、气血、官窍等组织器官组成的，是一个有机的整体，它们之间相互联系、不可分割。这种整体的联系或影响，是以心为主宰，五脏为中心，通过经络系统，把六腑、五体、五官、九窍、四肢百骸等全身组织器官联系成有机的整体，并通过精、气、血、津液的作用，完成机体统一的技能活动，维持生理上的平衡或产生病理上的相互影响。“视其外应，以知其内脏，则知所病矣”，四诊是医者获取患者病情信息的最常用的方法。仔细对患者进行望、闻、问、切，尤其要注意对有关的症状、舌象、脉象进行动态的比较，才能准确判断评估病情，辨析病机。事实上，“四诊”有着非常大的范围和很深的含义，不能将其局限在依靠医者感官直接观察接受到的患者信息这个狭小的范围内。此外，在现代诊断技术在肿瘤诊断方面越来越敏感和精细的现实面前，中医传统的诊察手段并非已经丧失了其特有的优势。在对肿瘤患者的病情掌握方面，无论是中医的还是西医的，科学的东西应该共享，要把中、西医的检查技术手段有机结合，才能真正做到对患者病情的准确把握。尽可能利用先进的检查手段了解每个个体和肿瘤的特性，如利用 HRCT、PET-CT，超声内镜、共聚焦显微内镜等，可更准确地评估患者和肿瘤临床情况；利用各种临床病理学的检测技术，更深入地了解患者自身的分子病理学特点和所患肿瘤的遗传学特性。这些也可以为个体化的治疗方案制订提供更深层次的依据。

根据所掌握的患者病情的各种材料，制订一个正确的个体化治疗方案，则是实现辨证论治的关键步骤。其原则是：

（1）尊重现有的中医和西医肿瘤治疗规范，但不是简单套用和机械相加。

（2）充分考虑患者个体差异，包括依据中医辨证和所获取的肿瘤遗传学特性，甚至要注意到个体间性格和心理状态差异等不同信息，进行综合考虑和判断，才有可能制订正确的治疗方案。

总之，在肿瘤诊治中，提倡辨证论治的个体化诊治思路，有助于我们透过患者各种复杂的信息，抓住关键，为每一个患者找到最合适的药物和治疗方案。

三、扶正祛邪，防治结合，提高肿瘤治愈率

（一）合理扶正与必要祛邪

恶性肿瘤是正虚和邪实共同作用的结果。邱教授认为，单纯的虚证未必一定形成恶性肿瘤。虚证是造成恶性肿瘤的条件，但并不一定造成肿瘤这一必然结果。在恶性肿瘤的形成原因中，正虚是内因，是发病基础，而邪实是必不可少的条件，既是恶性肿瘤形成的外因，同时又是疾病表现形式和影响改变正虚状态的主要障碍之一。如果邪气强盛，正不胜邪，即便正气不虚，仍可导致恶性肿瘤的发生。如《素问·痹论》曰："饮食自倍，肠胃乃伤"，清代何梦瑶《医碥·反胃噎膈》曰："酒客多患噎膈，饮热酒者尤多。"同时，邪生病久也可导致正虚。如果不能控制肿瘤，则扶正不能完全奏效，而控制了肿瘤的发展，才能使补法完全发挥作用，即所谓"攻中有补"。因此，在恶性肿瘤的治疗中，驱邪是最基本的原则。在肿瘤治疗的任何阶段，在不伤正气的前提下，一定要想尽一切办法，包括采用各种中西医的驱邪治疗手段（包括去除肿瘤病灶和可能导致肿瘤发生的各种因子）进行驱邪，并提倡"宿邪缓攻"的策略。同时，邱教授也十分强调扶正治疗应贯穿肿瘤治疗的始终，但需在辨别病情的基础上合理应用。扶正的方法包括了中医药辨证论治及西医的支持治疗、免疫调节治疗等内容，并将"不伤正气"作为在中西医结合治疗恶性肿瘤过程中任何阶段都必须遵循的前提和基础，以及判断治疗方案合理性和可行性的重要条件。贯彻合理扶正原则是在治疗恶性肿瘤中取得显著临床疗效的重要原因之一。

（二）寓防于治之中，防治结合提高肿瘤治愈率

从事恶性肿瘤防治工作的医护人员都会有这样一种深刻的体会，晚期恶性肿瘤的诊治过程是最让人揪心的。这部分肿瘤患者，有的是才发病就已存在转移病灶，有的是在治疗过程中逐渐出现复发或转移，有的则是在病情稳定多年后由于某种因素的影响而出现转移或复发……这些晚期肿瘤患者均已失去根治性治疗的机会，现有的各种治疗方法，包括姑息性手术、化疗、放疗、靶向治疗、中医药治疗等均无法彻底清除病灶，即便是实施最有效的方案，也只是暂时缩小肿瘤，抑制肿瘤的恶性增殖，一旦产生耐药或无法耐受治疗，肿瘤即会再次进入疯狂的增殖，来之不易的成效便很快毁于一旦，常常让人为之叹息。邱教授认为，真正有效的恶性肿瘤治疗应该是主动的、引导的、始终以根治肿瘤为目标的治疗，"中医治未病"理论有非常重要的借鉴意义。在肿瘤的治疗过程中，"治未病"的概念应该始终贯穿于治疗过程中。"防"与"治"是完全统一的。通过进行治疗癌前疾病、防治癌前病变、防治恶性肿瘤的复发和转移、防止肿瘤治疗后的二重癌的发生等方面的工作，达到降低肿瘤发病率、提高肿瘤治愈率的目的。《素问·四气调神大论》说："圣人不治已病治未病，不治已乱治未乱……夫病已成而后药

之，乱已成而后治之，譬犹渴而穿井，斗而铸锥，不亦晚乎。”《素问 · 刺热篇》说：“病虽未发，见赤色者刺之，名曰治未病。”指出不但要治病，更重要的是防病，而且这种预防的理念不仅要体现疾病发生之前的预防方面，还要贯穿在治病的过程中，即既病防变和先安未受邪之地，注意阻挡病变发展的趋势，在病情变化之前就准备好相应的处理措施，“寓防于治疗之中”，这样才能掌握、控制疾病的主动权，达到“治病十全”的“上工之术”。

正常情况下，细胞按照各自的生长周期进行新陈代谢，不断更新换代，周而复始地维持着人体的正常机能。在这个过程中，由于外部环境和机体本身的影响，部分细胞出现了变异，出现了去分化的状态，其增值速度特别快，凋亡受到抑制，以致产生“癌前细胞”。之后，大约1/3的“癌前细胞”在各种促癌因素的作用下会发展成恶性肿瘤。不过，这一演变不会一蹴而就，其间通常有10~30年。许多研究表明，这一过程是可以预防的。例如，肠型胃癌是胃癌中最常见的类型，是多因素、多步骤的过程。在肠型胃癌和癌前病变中常见的包括突变、杂合度缺少、微卫星不稳定和高度甲基化。肠型胃癌好发于胃窦部，与幽门螺杆菌引起的慢性胃窦炎及肠化生有关，常遵循Correa提出的癌变顺序：慢性浅表性胃炎（chronic superficial gastritis）→慢性萎缩性胃炎（chronic atrophic gastritis）→小肠型肠上皮化生（intestinal metaplasia of small intestinal type）→大肠型肠上皮化生（intestinal metaplasia of large intestinal type）→异型性增生（dysplasia）→癌变。采用中医中药对这些癌前疾病和病理改变进行干预治疗，阻断癌变的进程，最终可降低胃癌的发生率。另一方面，放疗及有些化疗药物本身具有致癌作用，可以运用中药预防肿瘤发生；有些恶性肿瘤患者虽已手术去除局部肿瘤，但发生肿瘤的病理状态还未得到纠正，中药的运用可能纠正这些病理状态，防治二重癌的发生，做到未病先防。抗致癌剂诱导V_{79}细胞突变实验、正常细胞和肿瘤细胞介导突变实验，以及反启动的研究很好地证明了这些中药单味和小复方具有阻断癌变的作用。

而在已经明确诊断为肿瘤疾病的前提下，既病防变具有重要的意义。具体表现在：

（1）尽早准确判断病情的变化情况：所谓“见微知著，弥患于未萌，是为上工。”（《医学心语》）即使转移性肿瘤，也要争取及早诊断和治疗。

（2）防止传变：传变，亦称转化，是指脏腑组织病变的转移变化。“善意者，知病势之盛而必传也，预为之防，无使结聚，无使泛滥，无使并合，此上工治未病之说也。”（《医学源流论 · 表里上下论》）恶性肿瘤中的某些病理类型，如结肠癌中的某些病理模型（如管状腺癌），肺癌中的腺癌、肺小细胞癌等，极易发生转移，因此，不论手术或化疗，均要进行仔细的临床辨证，进行有针对性的治疗，以防止其转移。

（3）先安未受邪之地：由于人体“五脏相通，移皆有次，五脏有病，则各传其所胜。”（《素问 · 玉机真脏论》）因而，主张根据其传变规律，实施预见性治疗，以控制其病理传变。如《金匮要略》中所说：“见肝之病，知肝传脾，当先实脾。”例如，溃疡型胃癌在采用DCF方案化疗时，为预防多西他赛的过敏反应，要应用较大剂量的激素，因而很容易引起出血，在未出血之前即给予西药止血是没有道理的，但如辨证给予健脾养血止血之中药，则对预防溃疡出血会很有意义。

又如，从中医角度来看，何种情况下

女性胃癌病例会出现卵巢转移？如何来防治？邱教授认为，女性胃癌病例如出现以下几种情况要高度警惕卵巢转移：

（1）气虚：一般来讲，胃癌患者气虚常表现为脾气虚，病情较重时可出现肾气虚。脾主运化，为气血生化之源，脾主生血统血，“脾统血，脾虚则不能摄血，脾化血，脾虚则不能运化，是皆血无所主，因而脱陷妄行。”（《金匮翼·卷二》）胃癌的形成与脾虚密切相关，同样，胃癌的转移也与之有关，当术后患者有较重的气虚表现时，要注意是否有转移存在。

（2）血瘀：有瘀证者常有转移。

（3）“热象”的产生：胃癌术后的表现以虚证为主，但如果辨证发现有“热象”产生时，要警惕转移的存在，当然，“热象”并非只指“实热”，可以是“虚热”。

（4）与“肾”有关：一般胃癌患者首先为脾虚的表现，如果女性患者出现肾虚的表现，则提示较易发生卵巢转移。

因此，在预防方面要做到：对女性胃癌患者要防气虚的发展，积极开展健脾治疗，要防止长期脾虚及肾造成脾肾两虚；如发现肾虚的发展，要在健脾的基础上加用补肾治疗；对有血瘀的患者要适度的活血化瘀，同时要严密防止因气虚造成的血瘀；要正确辨别实热与虚热状态，要正确、及时选用清热解毒的药物。

对已有卵巢转移的患者的治疗：

（1）强调脾肾双补，某些情况下以补肾为主，要鉴别肾阴虚、肾阳虚或阴阳两虚，并要处理好健脾、脾肾双补药物的配伍。

（2）在辨证的基础上选用较有效的清热解毒药物，同时不能忘记本病的基本状态是胃癌转移，所以治疗胃癌常用的清热解毒药物与治疗卵巢的清热解毒药物要综合使用。

（3）处理“癥瘕积聚”的原则均适用于该种病例。

（4）不能忘记“治痰”的原则。

邱教授的防止女性胃癌病例发生卵巢转移的诊治思路，可以帮助我们更好地理解“寓防于治之中，防治结合提高肿瘤治疗率”的深刻含义。

（上接第296页）

行为4：与患者及家人陷入辩论，企图说服他们接受濒死事实

社工评估关于死亡的价值观、文化理念和宗教禁忌对患者及家人接受濒死事实的影响，了解在不同时期“希望”的涵义，帮助患者及家人维持精神力量，以及协助团队卸下压力。

行为5：用“是/否”的提问方式，讨论受主观价值影响的医疗决定

社工可以帮助患者和家人表述其内在挣扎，缓解顾虑“我的选择是否正确?”帮助他们做出符合自己信念的决定；通过共同制订决策，协助团队分担道德压力。

（李嘉诚基金会全国宁养医疗服务计划　刘晓芳　整理）

（稿源：《医师报》，2015-07-24）

经方治肿瘤

邵梦扬

河南省肿瘤医院内科主任、主任医师

一、学术思想——三观指导下全方位综合治疗策略

邵梦扬教授通过50余年中西医理论研究，深知其理，扬长避短，集精择优，汲取精髓。同时又经长期临床医疗、教学和科研实践，验证了理论的纯真和不足，不断领悟、总结和提高。他认为宇宙是一个极其复杂的有机整体，而且在动态、平衡相对稳态中周而复始。他的整体观、动态观、平衡观应运而生，人也是一个复杂的有机整体，在宇宙中动态、平衡的生存，复杂多变的内、外界环境致病邪气（因子）有可能令人发病。任何疾病的发生、发展、康复或消灭，都是复杂的多因素、多环节、多机制、多个分化相关基因相互作用的动态变化过程之结果，系典型的多基因分子网络异常性疾病。实质上是机体内环境平衡稳定状态之失调，或外环境各种致病邪气（风、寒、暑、湿、燥、火、疫疠、邪毒、精神、污染……）导致内环境的失衡所致。致病因子能否在人体发病不仅要看病邪的强度和毒性、时间、地点和条件，而更重要的是看机体整体功能状态，能否发病，决定于人，能否治愈同样决定于人。据理可知，疾病既可发生亦可消灭。在此观点基础上，采用以中医药为主，中西医药优势互补之整合，创建了一个既治标又治本的新理念。在医疗活动中，必须把心疗、食疗、动疗作为基本治疗，一项都不能少，任何一项在整体治疗中均起着至关重要的作用，因为医生治疗的对象是一个复杂多变、动而不停的有机整体“人”，而不单单是一个局部的“病灶”，任何局部疾病皆可影响整体，即所谓“牵一发而动全身”。任何一个局部变化都牵动着整体变化，同样全身性疾病也可影响局部。不同的人患同一种病，或同一个人患不同的病，他（她）的病因、病理、发病机制、病理类型、细胞分化、基因分化类型、神经、心理、体质、睡眠、营养、家庭、婚姻、社会、人际关系、经济状况等不同，自然治疗相异，疗效不同，因此，医疗行为，就必须根据望、闻、问、切，中西医必要的物理学和生物化学实验室检查以及不可缺少的特殊检查的资料，遵照循证医学，综合分析，归纳分类，辨证施治，首先调治整体令其阴阳平衡，气血畅达，五脏六腑协调，经脉通畅，调整心态，建立良性心理循环，科学合理的膳食，适时、适度、适体的科学运动（如气功、太极拳、走步、保健操、健身术……），在扶正固本的基础上进行能承受的中西医药规范化治疗。以人为本的人性化理念及心理治疗的红线都必须贯穿在全方位综合治疗的始终。特别强调的是健脾、益肾、疏肝、调志，健后天之脾胃、固先天之肾精、疏肝解郁、调节情志的核心治疗，必须铭记，只有这样

才能保证治疗的成功。这种新型的治疗思维模式，通过长期临床实践，已经证明了它的实用性和优越性。

全方位综合治疗是一个系统工程，也是一个中西医整合的复杂治疗过程，临床较难掌握和实施。要求首诊医生必须有多学科、多专业的知识和丰富的临床经验，对首诊患者必须全方位、整体性、程序性、合理安排、有机结合、规范化治疗，以期达到疗效好、生活质量高、生存时间长、无复发和转移的临床目标。

二、临证经验

（一）理中汤治肿瘤体验

理中汤源自《伤寒论》，由人参、干姜、炙甘草、白术组成，主治气虚阳微、脾胃虚寒、证见面色皖白、精神疲倦、形寒气短、腹胀、面浮足肿、胃脘隐痛、喜温喜按、神疲肢冷者。方中干姜辛热、温中焦脾胃而祛里寒，为君药；人参大补元气，助运化而正升降，为臣药；白术健脾燥湿，炙甘草和中，共为佐使之用。四药配合，寒得辛热而去，虚得甘温而复，清阳升而浊阴降，运化健而中焦治，故曰“理中”。正如程应旄曰：“理中者，实以燮理之功，予中焦之阳也。”

《伤寒论》第 386 条：“霍乱，头痛、发热、身疼痛，热多欲饮水者，五苓散主之；寒多不用水者，理中丸主之。”因理中丸具有温运中阳，调理中焦的治疗作用，故取名“理中”。《伤寒论》第 159 条所谓“理中者，理中焦”正是此意。理中丸为一方二法，即可制成丸剂，亦可煎汤服用。病情缓而需久服者，可用丸；病势急而服丸效差者，当用汤剂。服药后，由冷而转有热感者有效。为增强疗效，温养中气，可温服，并在服药约一顿饭的时间后喝热粥以取暖。若其人寒多而口不渴的，表明邪在阴分，中焦虚寒，寒湿内盛，腹中冷痛是其必见证，当治以理中丸，温中散寒，燮理阴阳，复其升降。沈明宗说：“不欲饮水者，寒多无热，胃肠气虚，当以理中丸温中散寒为主。此以表里寒热治疗也。”

《金匮要略·胸痹心痛短气篇》第 5 条：“胸痹心中痞，留气结在胸，胸满，胁下逆抢心，枳实薤白桂枝汤主之；人参汤亦主之。”此人参汤即理中汤。胸痹偏于虚可见四肢不温，倦怠少气，语气低微，大便溏，舌质淡，脉弱而迟等，为中焦阳气衰减，用理中汤振奋阳气则阴寒自消，是为“塞因塞用”之法，故《心典》所谓“养阳之虚，即以逐阴”。《伤寒论·辨阴阳易差后劳复病脉证并治》第 396 条：“大病瘥后，喜唾，久不了了，胸上有寒，当以丸药温之，宜理中丸。”一般认为理中丸（汤）只具有温补中焦脾胃的效能，其实不然，从其主要药物为人参、干姜来看，不仅能温补足太阴，亦能温补手太阴。脾肺得温则阳气得伸，津液敷布，胸上之寒自能解除，而喜唾病证亦随之而愈。方有执说：“唾，口液也。寒以饮言。”周禹载说：“理中者，理中焦，利在下焦，已为非治。今寒在胃上，何宜理中乎？不知痰积膈上者，总胃虚不能健运也。设复以逐饮破滞之药与之，痰即出矣，独不虞今日之痰虽去，而明日之痰复积乎？惟温补其胃，自使阳气得以展布，而积者去，去者不复积也。”

综上所述，理中汤证属里证、阴证，属太阴病范畴，其病机为邪犯太阴，脾阳受损，运化失职。

中医学对肿瘤的认识不但强调外因，而且更重视内因，特别是精神因素、饮食嗜好、先天不足及脏腑功能失调等。《内经》云：“正气内存，邪不可干”，“邪之所凑，其气必虚”。《医宗必读》云：“积之成也，正气不足而后邪气踞之。”《外科医案》更明确指出：“正气虚则成岩。”肿瘤的发生与发展是一个邪正相争的过程，患者整体多表现为正虚，而病灶局部多表现为邪实。同时，患者在接受手术、放疗、化疗、介入等治疗过程中常出现耗气伤阴、脾胃虚寒、寒饮内停等，临床表现为面色皖白，精神疲惫、形寒气短、面浮足肿、腹胀不舒等气虚阳微症状，或胃脘隐痛或胀满、喜温喜按、时呕清水或朝食暮吐、面色无华、神疲肢冷、便溏浮肿、舌淡体胖等脾胃虚寒症状，此时宜以温中益气、健脾和胃为治则。

邵老在临证中灵活运用理中汤治疗肿瘤，谨守病机，灵活加减，在改善症状、提高患者生活质量和延长生存期方面取得了较好的效果。常用药物有：人参 10g、干姜 6g、炙甘草 10g、焦白术 9g、砂仁 12g、木香 10g、生熟薏苡仁各 30g、茯苓 20g、焦三仙各 20g。加减方法：气虚重者，重用人参，加黄芪 10g；阳虚重者，加肉桂 9g、鹿茸 6g；呕吐者，加姜半夏 10g、丁香 9g；面浮足肿者，加泽泻 10g、车前子 12g；吐清水痰涎者，加吴茱萸 6g、半夏 10g、陈皮 12g；神疲乏力甚者加黄芪 10g、怀山药 15g。

张某，女，69 岁，农民，2003 年 5 月 6 日初诊。主诉：吞咽不畅 5 个月余。患者于 2002 年 12 月无明显诱因出现吞咽受阻、饮食不下、泛吐涎液、腹胀。2003 年 1 月 6 日在上海某医院行胃镜检查，见食管下段有一隆起肿物，质硬，镜身不能通过，病理诊断为：食管下段鳞癌。1 月 8 日住院行食管癌根治术，术后病理诊断为：食管下段鳞癌，周围淋巴结转移 12/13。术后 2 个月开始化疗，方案为 LFED，1 个周期后因消化道反应大而停止，遂来我院门诊治疗。症见：吞咽不畅、精神疲惫、时吐黏液，形寒气短、腹胀、面浮足肿，舌淡，苔薄白，脉细弱。西医诊断：食管下段鳞癌术后，化疗后。中医诊断：噎膈，证属气虚阳微，治则：补气温阳，健脾和胃，处方：理中汤加减。药用人参 10g、干姜 6g、炙甘草 10g、焦白术 9g、砂仁 12g、木香 10g、生熟薏苡仁各 30g、茯苓 20g、焦三仙各 20g、怀山药 30g。6 剂，水煎服，日 2 次。患者服上方 6 剂后吞咽不畅、形寒肢冷、腹胀等均减轻。继用上方加减巩固治疗，病情稳定。2006 年 12 月 2 日复查胃镜、CT，均未发现复发和转移征象。

近年来，理中汤加减用于肿瘤治疗方面的报道日益增多，其适应证主要集中在胃癌、大肠癌等消化道肿瘤，后学可实践验证。

（二）大柴胡汤治肿瘤体验

《伤寒论》第 7 条：“病有发热恶寒者，发于阳也；无热恶寒者，发于阴也。发于阳，七日愈；发于阴，六日愈。以阳数七、阴数六故也。”其中的辨证思想在中医理论和临床上都具有深刻的内涵和非凡的实用价值，值得探析。

“发热恶寒发于阳，无热恶寒发于阴”是根据疾病初期有无发热来分辨不同的病症类型。感受外邪，发热与恶寒并见，为正气能与邪争，称病发于阳；若邪气侵入人体，患者只恶寒而未发热，为阳气尚未与邪相争，为病发于阴。本句经文指出了太阳病分辨不同阴阳证型的要点，也是根据患者临床表现进行辨证的一般原则。“发于阳，七日愈；发于阴，六日愈”，是对疾病预后的一种预测，其方法由伏羲氏的河图“水火成数”推演而来，所以仲景自注曰，这是阳成数为七，阴成数为六的缘故。

方有执说：“凡在太阳，皆恶寒也。发热恶寒者，中风既发热，以太阳中风言也……风为阳，卫中之，卫亦阳，其病是起于阳也。无热恶寒者，伤寒或未发热，以太阳伤寒言也……寒为阴，营伤之，营亦为阴，其病是起于阴也。”《医宗金鉴》说：“病谓中风伤寒也，有初病即发热而恶寒者，是谓之病发于卫阳者也；有初病不发热而恶寒者，是谓伤寒之病，发于营阴者也。”《外台秘要》说：“病发热而恶寒，发于阳；无热恶寒者，发于阴。发于阳者可攻其外，发于阴者可温其内，发表以桂枝汤，温里宜四逆汤。”

就肿瘤患者发热恶寒而言，突然发热兼有怕风恶寒，用手扪之，手背热甚于手心热者，是外感所引起；高热、不恶风寒，欲去衣被，午后热甚，是里实热证；午后发低热，手心热甚于手背，心中烦热，多由阴虚血亏所引起；不发热，但畏寒，形寒肢冷，胃脘喜暖喜按，多为气虚阳微或脾胃虚寒。

中医学认为，人体是一个统一的整体，肿瘤发生的原因多为阴阳失衡、脏腑失调、气血失和、正气虚弱，因此我们不能只看到肿瘤的局部而忽视患者的全身状况。临床对发于阳和发于阴的病证均需从整体出发，四诊合参，辨证与辨病相结合，其治疗应用调补阴阳、行气和血、健脾和胃、益气温阳、补气养血等方法。

赵某，男，70 岁，农民。患者素有“胆结石”16 年。2004 年 6 月，无明显诱因出现右上腹持续性疼痛。于当地医院作 B 超，结果示：胆囊占位、胆结石。CT 示：胆囊癌（肿块大小约 5cm×6cm）、胆囊结石。2004 年 6 月 26 日在郑州某医院行全麻下胆囊癌根治术，术后病理：胆囊腺癌，淋巴结转移 6/9。术后 1 个月余给予 MFD 方案，2 个周期。2004 年 10 月 9 日因右上腹疼痛、寒热往来，在某医院给予桂枝汤、小承气汤等皆不效，遂请邵老诊治。症见：右上腹疼痛、寒热往来、口苦咽干、胸胁苦满、恶心呕吐、郁郁微烦、大便秘结、舌苔黄、脉弦有力，辨证属于少阳阳明合病，治以和解少阳、内泻热结。方予大柴胡汤原方：柴胡 15g、黄芩 12g、芍药 15g、半夏 10g、枳实 12g、大黄 10g、生姜 6 片、大枣 6 枚。6 剂，水煎服，服用上方 4 剂后，寒热往来、右上腹疼痛等症基本消失。复查 B 超、CT，均未发现复发和转移。患者病情稳定。

[按] 发热可出现在三阳病中，根据患者的症状与体征可辨别其属于太阳、阳明或是少阳。本案有口干苦、咽痛、胸胁苦满、寒热往来是少阳病，同时又有呕不止、郁郁微烦、大便秘结的阳明病症状，故此为少阳阳明合病。《伤寒论》第 103 条：“太阳病，过经十余日，反二、三下之，后四、五日，柴胡证仍在者，先与小柴胡汤；呕不止、心下急、郁郁微烦者，为未解也，与大柴胡汤下之则愈。”太阳病传入少阳而太阳表症已罢，谓之“过经”。病入少阳，治法当以和解为主，不得妄用攻下。今医者反二三下之，所幸患者正气尚旺，未因误下而造成变证。后四五日柴胡证仍在，故先与小柴胡汤以和解少阳。若服小柴胡汤后证见呕不止、心下急、郁郁微烦者，是因屡下后病邪兼入阳明、化燥成实之故。少阳病不解不当用下，兼阳明里实，又不得不下，故用大柴胡汤，即和解与通下并行之法。此患者乃误治后出现少阳、阳明合病，故用大柴胡汤疗效显著。

（三）益肾生白饮治疗放、化疗致白细胞减少症

［处方］淫羊藿 30g、补骨脂 15g、制附子 10g、山萸肉 30g、桑椹 30g、枸杞子 30g、当归 15g、黄芪 30g、鸡血藤 30g、茜草 30g、麦冬 15g、芦根 30g、甘草 15g、大枣 6 枚。

［功能］温肾填精、益气健脾、养血

生血。

［主治］神疲乏力、气少懒言、畏寒肢冷、纳差便溏、腰膝酸软、头晕耳鸣等脾肾两虚证。用于放、化疗及其他原因引起的白细胞减少症。

［用法］每日 3 次，每次 40ml，饭后服。

［病机与治则］癌症患者放、化疗后引起的白细胞减少症，按中医辨证大致可分为两型：

（1）脾肾两虚型：证见：神疲乏力、少气懒言、畏寒肢冷、纳差便溏、腰膝酸软、头晕耳鸣，苔薄白、脉沉细。

（2）气阴两亏型：证见：面色少华、倦怠无力、头晕目眩、五心烦热，舌淡红、脉细弱。

两型均属于中医虚劳范畴，恶性肿瘤本身属慢性消耗性疾病，又加放疗、化疗严重损伤人体正气。邵老认为肾为先天之本，脾为后天之本，所谓“脾非先天之气不能化，肾非后天之气不能生”，脾肾二脏受损，肾不藏精，精不生髓，则血不化生，脾不运化，后天失养，气血俱虚，五脏失调，百节失养，而成本症。故关键在脾肾，治当求本，采用“虚者补之、损者益之”的治疗原则。

［方解］方中淫羊藿为君药，其辛甘气温，为补肾阳之圣药。正如《本草纲目》所说：“淫羊藿，性温而不寒，能益精气，真阳不足者宜之。”故重用此药为君，取温补肾阳之功，以益命门之火。臣药为补骨脂、制附子、山萸肉、桑椹、枸杞子、黄芪。补骨脂辛苦温，入脾肾两经，能补肾助阳，“振阳以化阴，补肾而固脱，益命门真火以温运脾阳。”附子辛甘大热，有回阳救逆、补火助阳之功，方中用附子，一则辅助淫羊藿、补骨脂之温补脾肾，二则为引经之药。桑椹、山萸肉入肝、肾经，补益肝肾之阴。枸杞子甘平，补肝肾益阳精，方中重用此药，滋补肾阴，使阴生阳长。黄芪甘温，入脾肺经，其性升而不降，为补气之要药，取其补气生血、温中健脾之功。方中当归、鸡血藤、茜草、麦冬、芦根为佐药。当归、鸡血藤、茜草三药具入血分，功能养阴、清热、生津，制方中温热诸药之燥。以甘草、大枣为使药，补脾益气，调和诸药，全方君臣佐使，相辅相成，共奏温肾填精、益气健脾、养气生血之功。

［临床应用］本方适用于脾肾两虚、以肾虚为主的癌症放、化疗后白细胞减少症及其他原因引起的白细胞减少症、贫血、阳痿等。症见面色不华、萎黄或皖白、唇甲色淡、腰膝酸软、头晕目眩、心慌气短、神疲乏力、食少瘦弱、脉细弱或虚大无力，舌淡、苔薄。本方对白细胞减少症疗效确切，特别对癌症放、化疗后白细胞减少患者有效。经数千例临床应用，生白作用迅速，3 天有效率达 57%，6 天达 79%，9 天达 90%。并可增强免疫功能，抑制肿瘤细胞增长，减少放、化疗毒副反应，与放、化疗合用有增效作用。若有口干、舌红、心烦等阴虚内热表现者加生地、何首乌、杭白芍、天花粉；若肢冷畏寒、面白、阴虚明显者加肉桂、巴戟天、淡大云；若食少恶心、腹满等脾胃不运明显者加砂仁、木香、川朴花；若有出血倾向者加三七粉、白芨、茜草根；若面黑、舌暗、舌下静脉瘀滞等瘀血较重者加丹参、三棱、莪术；若心慌、失眠、多梦等血不养心或心肾不交者加酸枣仁、柏子仁、夜交藤，或加少量肉桂等。

［方源］邵教授经过几十年临床、教学、科研实践及中医药理论的深入领悟，反复临床验证，取精去糟，制得本方。祖国医学认为，肾主骨生髓藏精，原阴原阳

寓于其中，为人体形质之基，温煦气化之源，乃先天之本；脾主运化水谷，为气血生化之源，气为升降之枢，乃后天之本；脾肾健旺则相互资生，化源无穷，生机焕发。化疗、放疗耗伤正气，致脾虚肾亏，精血生化不足，气机升降不利，故诸症生焉。根据患者临床表现，虽为脾肾两虚，但其本在肾，故以补肾为主，兼以益气健脾。正所谓“脾非先天之气不能化，肾非后天之气不能生”，“善补脾肾者，当勿失其相互资生之理也”。

（四）验案举隅

1. 肝癌

赵某，女，68岁，干部。2006年2月1日初诊。

主诉：原发性肝癌术后6个月。

患者于2005年7月无明显诱因出现右胁部不适、食欲缺乏、恶心、无发热，在当地医院查乙肝三系：HBsAg（+），HBcAb（+），HBeAg（+）。AFP 300μg/L。B超示：肝右叶癌（肿块大小约4cm×5cm），遂就诊于上海某医院。2005年10月20日全麻下行原发性肝癌根治术，术后病理示：肝细胞性肝癌，肝门淋巴结转移6/10。术后给予FAD方案化疗1个周期，因毒副反应重，拒绝再化疗，遂来我院行中医治疗。症见：精神疲惫、高热（T39.3℃）、面赤、烦渴引饮，汗出恶热，食欲缺乏，小便调，大便干，舌质红、苔黄，脉洪大有力。

西医诊断：原发性肝细胞癌术后，肝门淋巴结转移。

中医诊断：肝积、证属气分热盛证。

治则：清热生津，兼以润肠通便。

处方：白虎汤加减。药用石膏30g、知母15g、甘草6g、粳米10g、玉竹10g、火麻仁12g、焦三仙各20g。7剂，每日1剂，水煎服。

2006年2月8日二诊：发热（T38.3℃），饮食增加，精神较前好转，口燥渴、心烦，小便调、大便不干，舌质红、苔黄，脉大。上方去玉竹、火麻仁，减石膏、知母用量，加人参、麦冬。处方：石膏20g、知母10g、甘草6g、粳米10g、焦三仙各20g、人参12g、麦冬15g。7剂，每日1剂，水煎服。

2006年2月15日三诊：发热（T37.5℃），近几天出现失眠，但体力开始恢复，饮食明显增加，仍心烦，二便调，舌质红、苔黄，脉大。上方去知母，加竹叶15g、炙远志10g、炒枣仁30g、茯神10g。7剂，每日1剂，水煎服。

2006年2月22日四诊：发热症状消失，心烦、失眠等诸症均较前明显好转。舌质红、苔薄黄，脉大无力。上方去石膏。处方：人参12g、麦冬15g、竹叶15g、炙远志10g、炒枣仁30g、茯神10g、甘草6g、粳米10g。7剂，每日1剂，水煎服。

2006年3月2日五诊：患者四肢无力，大便稍溏，全身无明显不适，饮食可，睡眠正常，舌质红、苔薄黄，脉弱。处方：太子参12g、生白术10g、茯苓15g、甘草6g、神曲15g、山楂15g、麦芽15g、生熟薏苡仁各20g、山豆根12g、炮山甲10g、夏枯草12g。7剂，每日1剂，水煎服。

六诊：患者病情稳定，辨证予四君子汤加清热解毒、活血散结药，处方：太子参15g、生白术15g、茯苓20g、生熟薏苡仁各30g、炮山甲10g、虎杖15g、三白草30g、白花蛇舌草30g、珍珠菜30g、浙贝母15g、水蛭10g、焦三仙各10g、甘草6g。

随诊至撰稿时，仍坚持服药，一般状况可，复查超声、CT均未见异常。

［按］ 本例为一原发性肝细胞癌患者，初诊时症见精神疲惫、高热面赤、烦渴引饮、汗出恶热、食欲缺乏、小便调、大便

干、舌质红、苔黄、脉洪大有力，中医辨证属气分热盛。邪从内传，里热正盛，故见壮热不恶寒；热灼伤津，乃见烦渴引饮；热蒸外越，故热汗自出；脉大有力，为热盛于经所致。治以清热生津，方用白虎汤加减。方中石膏辛甘大寒，为君，制气分内盛之热；知母苦寒质润，为臣，一助石膏清肺胃之热，一借苦寒润燥以滋阴；用甘草、粳米共为佐使，既益胃护津，又可防止大寒伤中。四药共用清热生津，热清烦除，津生渴止，由邪热内盛诸症顿除。《医宗金鉴·删补名医方论》说："阳明邪从热化，故不恶寒而恶热；热蒸外越，故热汗自出；热烁胃中，故渴欲饮水；邪盛而实，故脉滑，然犹在经，故兼浮也。盖阳明属胃，外主肌肉，虽有大热而未成实，终非苦寒之味所能治也。石膏辛寒，辛能解肌热，寒能胜胃火，寒性沉降，辛能走外，两擅内外之能，故以为君；知母苦润，苦以泻火，润以滋燥，故以得臣；用甘草、粳米调和于中宫，且能土中泻火，作甘稼穑，寒剂得之缓其寒，苦药得之平其苦，使沉降之性，皆得留连于味也，得二味为佐，庶大寒之品无伤损脾胃之虑也。煮汤入胃，输脾归肺，水精四布，大烦大渴可除矣。"玉竹、火麻仁以润肠通便，焦三仙健脾和胃，以顾护后天之本。全方共凑清热生津，兼以润肠通便之效。

二诊时患者发热明显好转（T38.3℃），故前方减少石膏、知母的用量；大便不干，前方去玉竹、火麻仁；口燥渴、心烦是津气两伤的表现，故加人参益元气、生津液，麦冬以养阴生津。钱天来说："若渴欲饮水，则知邪热已入阳明之里，胃之津液枯燥矣。然犹必审其无表证者，方以白虎汤解其烦热又加人参以救其津液也。"

三诊时发热等症较前好转，仍心烦，且又出现失眠症状，故在前方的基础上去知母，加淡竹叶以清热除烦，正如《医宗金鉴》说："以大寒之剂，易为清补之方"，另加炙远志、炒枣仁、茯神安神以改善失眠。

四诊发热症状消失，心烦、失眠等诸症较前明显好转，故去石膏。

五诊四肢乏力、大便稍溏乃气血生化之源不足，故以四君子汤合益气健脾和胃、清热解毒、活瘀散结之品。气血生化之源充足，则后天之本得到顾护，邪毒得到遏制。

2. 胃癌

王某，男，68岁，干部。2004年6月2日初诊。

主诉：胃癌术后6个月余。

患者于2003年12月无明显诱因出现胃脘部隐痛，食欲缺乏，纳物锐减，时有恶心。于2003年12月6日在郑州某医院行上消化道钡餐造影示：胃窦癌。上腹部CT示：胃窦胃壁增厚，考虑胃窦部肿瘤。胃镜检查示：胃窦癌。活检病理示：胃窦黏液性腺癌。于2003年12月10日于全麻下行胃窦癌根治术，术后病理示：胃窦黏液性腺癌，腹膜后淋巴结转移8/12。术后1个月给予LFOD方案化疗2个周期，继而中医治疗。症见：胃脘隐痛、喜按喜温、脘腹胀满、时呕清水、朝食暮吐、面色无华、神疲肢冷、便溏浮肿、舌淡体胖、苔白滑润、脉沉缓。

西医诊断：胃窦黏液腺癌术后，化疗后。

中医诊断：反胃，证属脾胃虚寒。

治则：温中祛寒，健脾和胃。

方药：理中汤加减，人参15g、干姜10g、炙甘草6g、焦白术10g、茯苓15g、生熟薏苡仁各30g、黄芪10g、怀山药12g、金钱草20g。10剂，每日1剂，水煎服。

2004年6月12日二诊：胃脘隐痛、脘

腹胀满、神疲肢冷、便溏浮肿等较前好转，但呕吐频繁，舌淡体胖、苔白滑，脉沉缓。治则：温中祛寒，健脾止呕，上方去白术，加生姜。药用：人参15g、干姜10g、炙甘草6g、茯苓15g、生熟薏苡仁各30g、黄芪10g、怀山药12g、金钱草20g、生姜10片。10剂，每日1剂，水煎服。

2004年6月22日三诊：呕吐缓解，便溏浮肿、神疲肢冷基本消失，胃脘隐痛，偶有胀满，但近两天出现渴欲饮水，二便调，舌淡体胖、苔白，脉沉缓。治则：温中健脾益气。前方去黄芪、怀山药、金钱草，加白术。药用：人参15g、干姜10g、炙甘草6g、生熟薏苡仁各30g、白术20g、生姜10片。10剂，每日1剂，水煎服。

2004年7月3日四诊：患者精神好，面色淡红，胃脘部偶有胀满，食欲增加，睡眠差，二便调，舌质淡、苔白，脉缓。治则：健脾益气，养血安神。上方去干姜，加炒枣仁、茯神、大枣。药用：人参15g、炙甘草6g、白术20g、茯苓15g、生熟薏苡仁各30g、生姜10片、炒枣仁30g、茯神20g、大枣10枚。10剂，每日1剂，水煎服。

2004年7月13日五诊：患者精神好，胃脘部偶有胀满，余无特殊不适，食欲好转，睡眠可，二便调，舌淡苔白，脉缓，治则：健脾益气和胃。方药：香砂六君子汤加减，太子参10g、生白术10g、茯苓15g、半夏9g、砂仁12g、炮山甲10g、白芍12g、生姜5片、大枣6枚、焦三仙各15g、无花果30g、藤梨根30g、半边莲10g。10剂，每日1剂，水煎服。

［**按**］胃癌属中医学“胃胀”“痞满”“胃脘痛”，以及“胃反”（反胃、翻胃）等范畴。本例患者化疗后及素体虚弱致脾胃虚寒，中焦失于温养，故胃脘隐痛，喜按喜暖；中焦运化无力，枢机之痞塞，故脘腹胀满；水运失调，寒饮内停中焦，故时呕清水；脾失健运，胃失和降，不能腐熟运化水谷，故朝食暮吐；脾胃虚弱，水谷精微不得运化，气血乏源，营卫俱虚，故面色无华、神疲肢冷；脾阳不足，水湿运化失常，故便溏浮肿；舌淡体胖、苔白滑润，脉沉缓等均为脾虚胃寒之征。今中虚有寒，升降失职，治当温中祛寒、补气健脾，方用理中汤加减，更以茯苓、生熟薏苡仁健脾祛湿，黄芪、山药健脾益气，金钱草利水消肿，全方共奏温中祛寒、补气健脾之效。

二诊时胃脘隐痛、腹胀满、神疲肢冷、便溏、浮肿等较前好转，说明前方辨证用药精准。患者呕吐频繁，提示胃寒而气逆，因白术补脾而使气壅，故减去不用，加生姜温胃散饮，下气止呕。

三诊胃脘隐痛偶有胀满，渴欲饮水属脾不散精，水津不布，故去黄芪、怀山药、金钱草，加白术健脾气，助运化以行津液。

四诊睡眠差，考虑为脾胃虚弱，气血生化乏源，血虚不养心神所致。由于脾胃虚寒症状消失，故去干姜，加炒枣仁、茯神、大枣，以养血安神。

五诊脾虚胃寒症状消失，胃脘部偶有胀满是由于脾胃虚弱所致，故治以香砂六君子汤健脾益气和胃，以巩固治疗。

非小细胞肺癌患者中医体质学分类与吉非替尼治疗后无进展生存期相关性研究

孟　博　李　杰*　林洪生　花宝金

中国中医科学院广安门医院肿瘤科 北京 100053

【摘要】　目的： 探讨晚期非小细胞肺癌（NSCLC）患者的中医体质特征对应用吉非替尼后的无进展生存期（PFS）的影响。**方法：** 对 2013 年 10 月～2015 年 3 月期间在中国中医科学院广安门医院肿瘤科门诊就诊及病房住院采用吉非替尼治疗的 111 例 NSCLC 患者进行回顾性分析。**结果：** 在所有患者样本分析中，患者总体的 PFS 为 10.0（2.0～22.0）个月，其中阳虚质 14.0（8.0～22.0）个月与平和质 11.5（7.0～22.0）个月的 PFS 相较其他体质类型表现出显著优势（$P<0.01$），但该两组间并无显著差异；气虚质 11.0（4.0～17.0）个月的 PFS 稍逊于前两种体质，但相较其余多数体质类型也表现出显著优势（$P<0.05$）；在其余 PFS 较短的体质当中，阴虚质 7.0（3.0～14.0）个月的 PFS 虽相比其余体质未表现出显著差异，但其样本量较其他体质大，可信度更高。在各个亚组分析中也基本呈现与总体相同的趋势。**结论：** 阳虚质、平和质及气虚质的 NSCLC 患者可能是采用吉非替尼治疗的优势人群，而阴虚质可能是吉非替尼治疗的不利因素。

【关键词】　非小细胞肺癌；中医体质学；吉非替尼；无进展生存期

原发性支气管肺癌是最常见的恶性肿瘤之一。世界卫生组织国际癌症研究署（IARC）于 2010 年发布的 GLOBOCAN2008 癌症报告[1~2]显示：2008 年，全球肺癌新发病例约为 161 万例，死亡约 138 万例，分别占恶性肿瘤新发病例及死亡病例的 13%和 18%，两者均居所有恶性肿瘤第一位，其中非小细胞肺癌（NSCLC）所占比例超过 80%。由于大部分 NSCLC 患者确诊时已发生远处转移，不能采取手术治疗，以铂类为基础的双药标准联合化疗方案，对晚期 NSCLC 患者有一定的疗效，但是中位生存期只有 8～10 个月，1 年和 2 年的生存率分别为 30%～40%和 10%～15%[3]，疗效并不十分令人满意。

近年来，随着对肿瘤发病机制的研究日渐深入至分子及基因水平，国内外专家认识到某些信号转导通路可以促进肿瘤细胞生长，其中表皮生长因子受体（EGFR）被证实对于各种实体瘤的增长和存活有着重要的作用[4]，很多实体瘤中被发现存在 EGFR 的过量表达，而存在过量表达的患者预后较差、生存期缩短、肿瘤转移的可能性增大，因此 EGFR 成为 NSCLC 治疗中重要的靶点。吉非替尼（Gefitinib）是选择性表皮生长因子受体酪氨酸激酶抑制剂

* 通信作者：李杰，E-mail：drjieli2007@gmail.com

（EGFR-TKI）当中的代表药物，用于治疗既往接受过化疗或不适合化疗的局部晚期或转移性 NSCLC，对以铂类联合方案治疗失败的晚期非小细胞肺癌使用可取得10%~37.5%的有效率[4]，已成为我国晚期 NSCLC 二线标准治疗方案[3]。目前研究证实，女性、非吸烟者、腺癌、亚裔 NSCLC 患者是吉非替尼疗效较好的优势人群[5]。

中医体质学说是以中医理论为主导，研究人类各种体质特征、体质类型的生理、病理特点，并以此分析疾病的反应状态、病变的性质及发展趋向，从而指导疾病预防和治疗的一门学说[6]。体质是人体在先天禀赋和后天调养基础上表现出来的功能（包括心理气质）和形态结构上相对稳定的固有特性，这类特性在生理状态下表现为对外界刺激的反应和适应上的某些差异性、发病过程中对某些致病因素的易感性以及病理过程中病理发展的倾向性[7]。那么，NSCLC 患者的中医体质特点与吉非替尼的疗效间是否存在联系？本文对 2013 年 10 月~2015 年 3 月期间就诊于中国中医科学院广安门医院肿瘤科的 111 例使用吉非替尼治疗的 NSCLC 患者进行了相关调查研究，旨在探讨两者间的相关性。

一、资料与方法

（一）纳入标准

（1）年龄在 18~85 岁之间，有自主判别能力，自愿接受调查，生活质量 Karnofsky 评分在 60 分以上者。

（2）开始使用吉非替尼时有原发肿瘤病理学或细胞学检查证实为Ⅳ期 NSCLC 患者，有或无检测结果证实存在 EGFR 突变。

（3）至少接受过超过 30 天规范的吉非替尼治疗（250mg，po qd），并能根据 RECIST1.1 标准进行疗效评估。

（4）在使用吉非替尼治疗后至本次调查随访结束期间内疗效评估出现病情进展。

（二）排除标准

（1）严重意识障碍、神志不清、言语不能及丧失自主判断能力的患者。

（2）未按规范服药或疗效评估不明确或因各种原因不配合调查者。

（3）年龄在 18 周岁以下或 85 岁以上者。

（4）调查期间因与肿瘤无关原因死亡的患者。

（三）调查方法

调查对象均为 2013 年 10 月~2015 年 3 月期间在广安门医院肿瘤科门诊就诊及病房住院的使用吉非替尼治疗的 NSCLC 患者。在知情同意的前提下，对于有一定文化程度的被调查对象，可让其自己填写；对于初中以下文化程度或对问卷理解能力差者由调查员逐条询问后协助填写。调查内容包括：患者的性别、年龄、吸烟史，NSCLC 的病理类型及 EGFR 基因检测结果，既往关于 NSCLC 的手术、化疗史，无进展生存期（PFS）及中医体质偏颇情况。

（四）评价方法

PFS 定义为自吉非替尼治疗开始至出现有客观证据证明疾病进展或治疗过程中因疾病出现死亡的时间（单位为月）。根据 RECIST 1.1 标准，对无进展的患者进行 CT 复查及随访至出现病情进展。对既往已出现病情进展的患者，出现进展的时间以三级以上医疗机构出具的最早的诊断报告时间为准。中医体质偏颇情况采用北京中医药大学王琦教授编制的《中医 9 种基本体质分类量表》及《中医体质分类判定标准》进行判定。

（五）统计方法

应用 SPSS20.0 统计软件进行统计学处理。收集调查所得临床资料并建立数据库，计算总体样本及每类中医体质特征患者的

PFS，并依照性别、年龄（以 65 岁为界限）、吸烟史、基因检测结果、手术史、化疗史为标准进行亚组分析，采用非参数检验及 t 检验进行组间比较。

二、结果

（一）一般资料

研究共收录符合条件的患者 111 例，中位 PFS 为 10.0（2.0~22.0）个月，按性别、病理类型、年龄、EGFR 突变、吸烟史、手术史、化疗史分亚组，并统计分析各组中位 PFS。结果显示，女性 PFS 显著优于男性、不吸烟组显著优于吸烟组、腺癌组显著优于鳞癌组、曾行手术组显著优于未手术组；年龄、EGFR 突变情况、化疗史对 PFS 无显著影响（见表 1）。

表 1　111 例患者总体与各亚组的一般特征及中位 PFS 对比

特征	亚组	数量	比例	中位 PFS（月）	*P*
总体		111	100%	10.0（2.0~22.0）	
病理类型	腺癌	104	93.7%	10.0（2.0~22.0）	
	鳞癌	7	6.3%	7.0（4.0~9.0）	0.004
性别	男	48	43.2%	8.0（2.0~18.0）	
	女	63	56.8%	10.0（3.0~22.0）	0.030
年龄	≥65	59	53.2%	10.0（3.0~22.0）	
	<65	52	46.8%	10.0（2.0~22.0）	0.550
EGFR 突变	确定	88	79.3%	10.0（2.0~22.0）	
	未知	23	20.7%	9.0（4.0~20.0）	0.968
吸烟史	有	32	28.9%	8.0（3.0~14.0）	
	无	79	71.1%	11.0（2.0~22.0）	0.003
手术史	有	37	33.3%	12.0（4.0~22.0）	
	无	74	66.7%	9.0（2.0~22.0）	0.006
化疗史	有	77	69.4%	10.0（2.0~22.0）	
	无	34	30.6%	10.0（3.0~21.0）	0.837

（二）总体的体质分布情况与 PFS

收录的所有患者体质分布与中位 PFS 见图 1、图 2，总体的分析结果显示：阳虚质与平和质的 PFS 显著优于其他 6 种体质（$P<0.01$），但该两者间 PFS 对比无显著差异（$P=0.726$）；在剩余的 6 种体质中，气虚质的 PFS 与除了血瘀质以外的 4 种体质相比有显著优势（$P<0.05$），而气虚质的 PFS 对比血瘀质有一定优势，但统计结果无显著差异（$P=0.096$）。其他各体质间 PFS 对比均无显著差异。

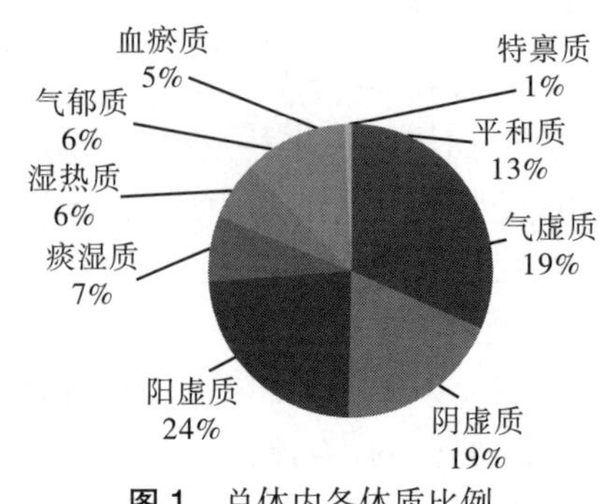

图 1　总体内各体质比例

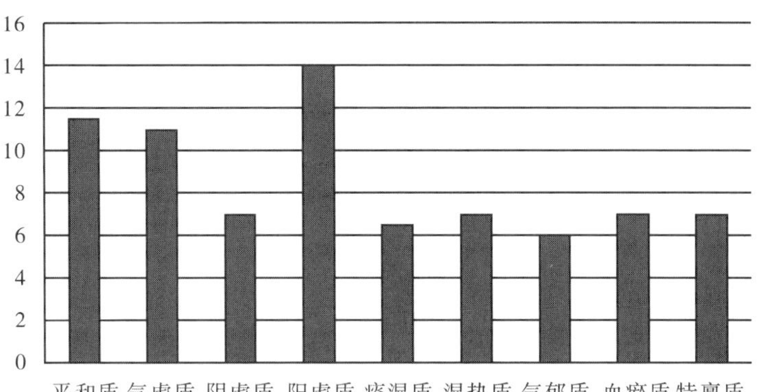

图2 总体内各体质中位 PFS（月）

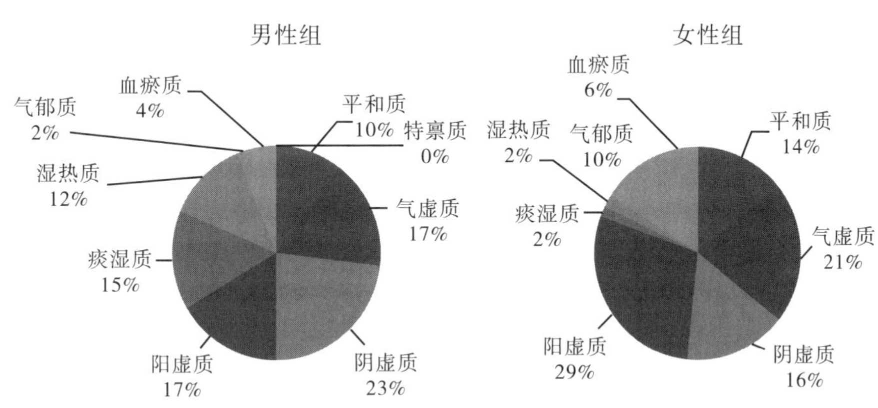

图3 不同性别各体质比例

（三）各亚组中体质分布情况与 PFS

1. 性别亚组

性别亚组两组内各体质分布及中位 PFS 见图 3、图 4。

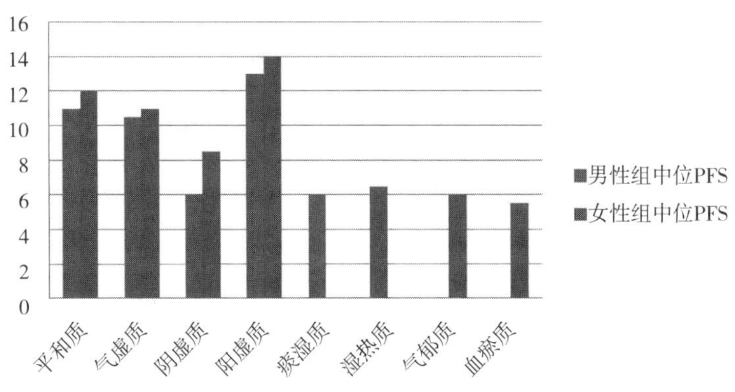

图4 不同性别各体质中位 PFS（月）

男性组分析结果显示：阳虚质 PFS 与平和质相比无显著差异（$P=0.448$），而显著优于其他 4 种体质（$P<0.05$）；平和质与气虚质间 PFS 无显著差异（$P=0.258$），但显著优于其他 3 种体质（$P<0.05$）；气虚质较阴虚质 PFS 有显著差异（$P<0.05$），与湿热质、痰湿质间则无显著差异（$P>0.05$）；湿热质、痰湿质、阴虚质三组间 PFS 无显著差异。

女性组分析结果显示：阳虚质与平和质的 PFS 显著优于其他 4 种体质（$P<0.05$），但两者间 PFS 对比无显著差异（$P=0.891$）；气虚质的 PFS 优于气郁质（$P<0.05$）；其余体质间 PFS 无显著差异。

2. 年龄亚组

年龄亚组两组内各体质分布及中位 PFS 见图 5、图 6。

高龄组分析结果显示：阳虚质与平和质间 PFS 相比无显著差异（$P=0.075$），但显著优于其他 5 种体质（$P<0.05$）；平和质与气虚质、湿热质相比 PFS 无显著差异（$P>0.05$），但显著优于其余 3 种体质；气虚质 PFS 显著优于其他 4 种体质（$P<0.05$）；痰湿质、血瘀质、阴虚质、湿热质间 PFS 无显著差异（$P>0.05$）。

低龄组分析结果显示：阳虚质与平和质的 PFS 显著优于其他 5 种体质（$P<0.05$），但两者间 PFS 对比无显著差异（$P=0.351$），其余 5 种体质间 PFS 无显著差异（$P>0.05$）。

3. EGFR 突变亚组

EGFR 突变亚组两组内各体质分布及中位 PFS 见图 7、图 8。

阳性组（检测证实存在明确的 EGFR 突变）分析结果显示：阳虚质与平和质间 PFS 相比无显著差异（$P=0.828$），而显著优于其他 6 种体质（$P<0.05$）；平和质与气虚质间 PFS 相比无显著差异（$P=0.078$），而显著优于其他 5 种体质（$P<0.05$）；气虚质与血瘀质（$P=0.060$）、气郁质（$P=0.058$）间 PFS 相比无显著差异，而显著优于其余 3 种体质；其他 5 种体质间 PFS 无显著差异（$P>0.05$）。

阴性组（无明确的检测结果证实存在 EGFR 突变）分析结果显示：阳虚质组 PFS 优于气虚质与阴虚质组（$P<0.01$），气虚质与阴虚质间 PFS 无显著差异（$P=0.669$）。

4. 吸烟史亚组

吸烟史亚组两组内各体质分布及中位 PFS 见图 9、图 10。

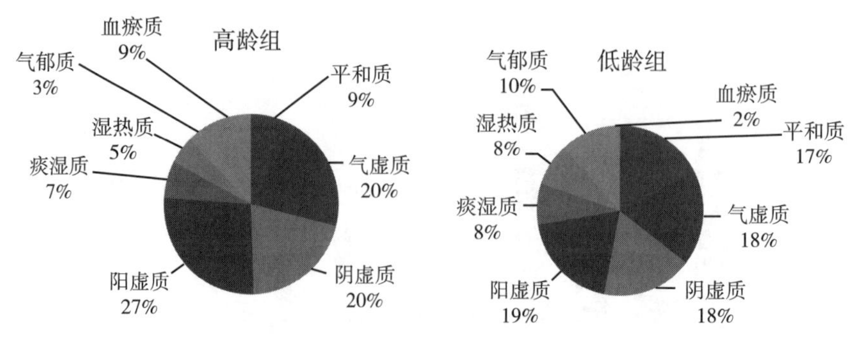

图 5　高、低年龄组各体质比例

吸烟组分析结果显示：阳虚质 PFS 优于湿热质与阴虚质（$P<0.05$）；其他各体质间 PFS 对比无明显差异（$P>0.05$）。

非吸烟组分析结果显示：平和质与阳虚质间 PFS 相比无显著差异（$P=0.618$），但两组均显著优于其他 6 种体质（$P<0.01$）；气虚质与湿热质间 PFS 对比无显著差异（$P=0.069$），但显著优于其他 4 种体质；其余体质之间 PFS 无显著差异（$P>0.05$）。

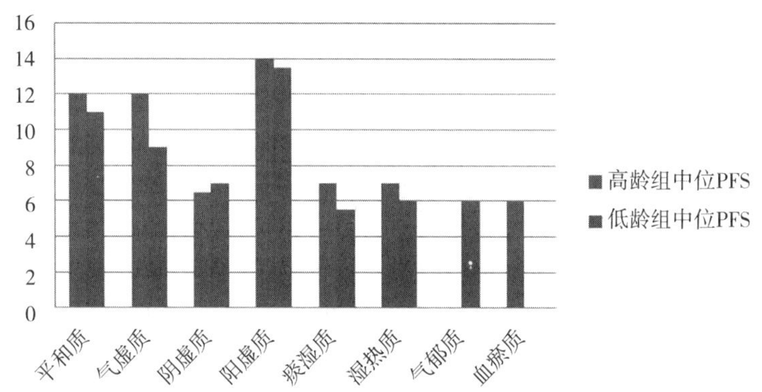

图 6 年龄亚组各体质中位 PFS（月）

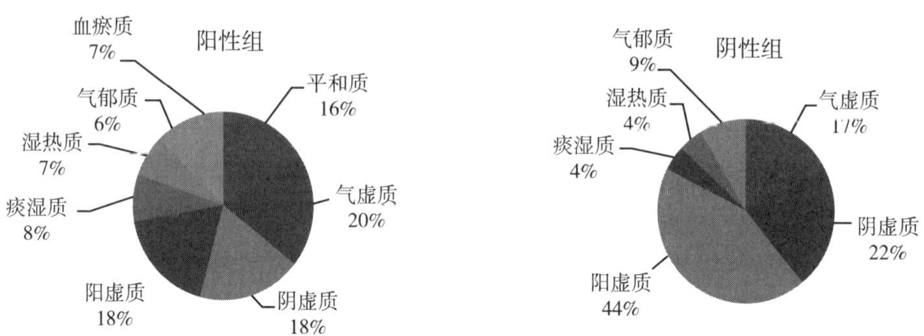

图 7 EGFR 突变阳性与阴性各体质比例

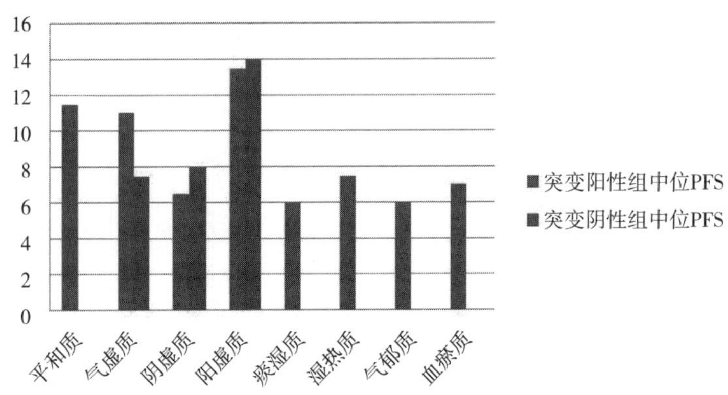

图 8 EGFR 突变亚组各体质中位 PFS（月）

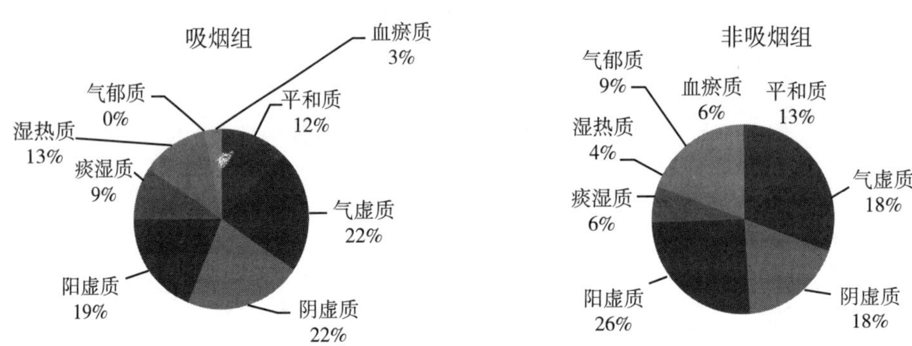

图 9 吸烟史亚组各体质比例

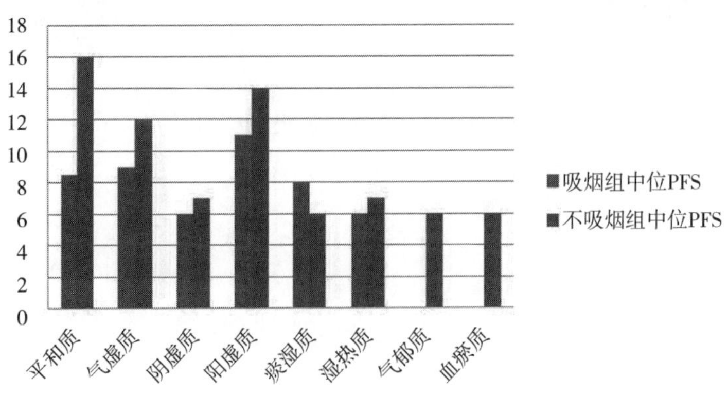

图 10 吸烟史亚组各体质中位 PFS（月）

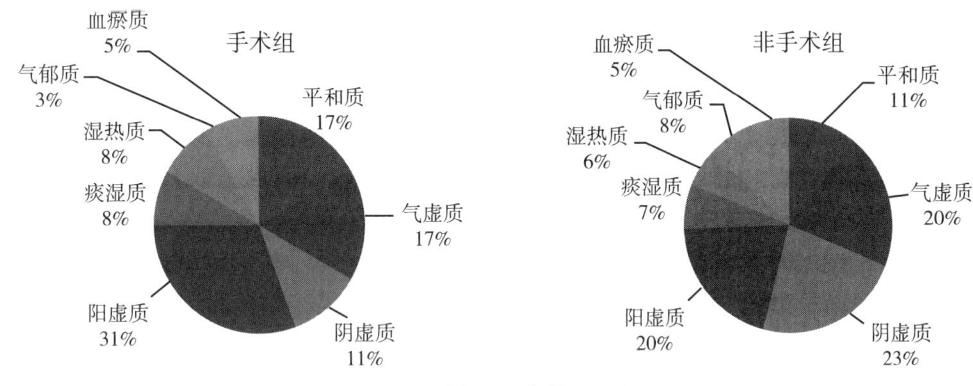

图 11 手术亚组各体质比例

5. 手术亚组

手术亚组两组内各体质分布及中位PFS见图 11、图 12。

手术组分析结果显示：平和质与阳虚质间 PFS 相比无显著差异（$P=0.244$），但显著优于其他 4 种体质（$P<0.05$）；阳虚质 PFS 较气虚质相比无显著差异（$P=0.192$），但显著优于其他 3 种体质（$P<0.05$）；气虚质 PFS 较痰湿质相比无显著差异（$P=0.280$），但显著优于湿热质与阴虚质（$P<0.05$）；湿热质、阴虚质、痰湿质间 PFS 相比均无显著差异（$P>0.05$）。

非手术组分析结果显示：阳虚质与平和质间 PFS 相比无显著差异（$P=0.118$），但显著优于其他 6 种体质（$P<0.01$）；平和质 PFS 与气虚质（$P=0.411$）、气郁质（$P=0.057$）相比无显著差异，但显著优于其他 4 种体质（$P<0.05$）；气虚质的 PFS 与痰湿质、血瘀质相比存在显著优势

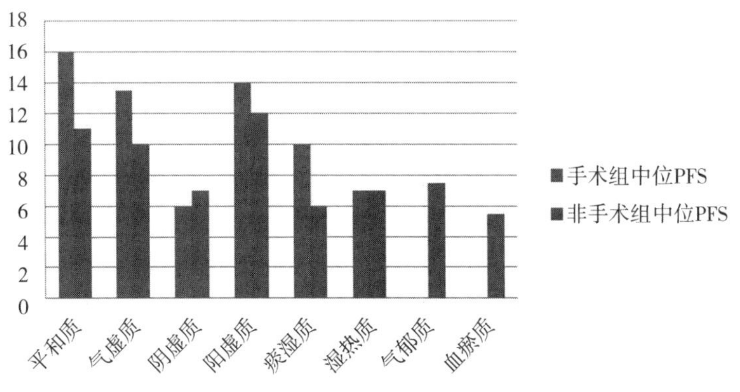

图 12 手术亚组各体质中位 PFS（月）

（$P<0.05$），与湿热质、阴虚质、气郁质相比无显著差异（$P>0.05$）；其余体质间PFS无显著差异（$P>0.05$）。

6. 化疗亚组

化疗亚组两组内各体质分布及中位PFS见图13、图14。

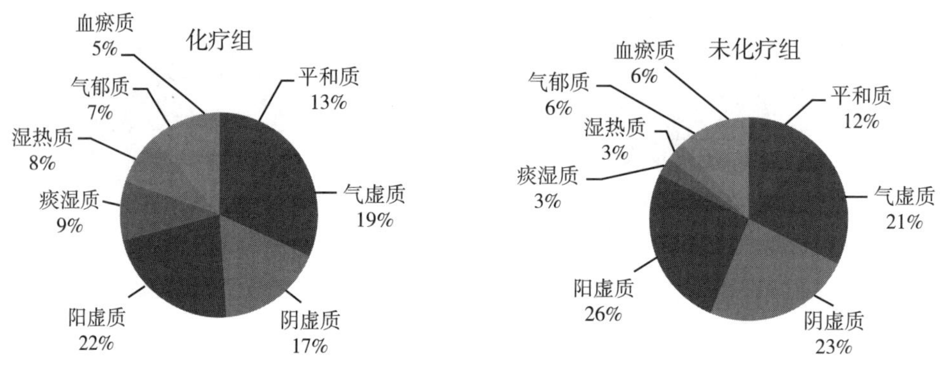

图13　化疗亚组各体质比例

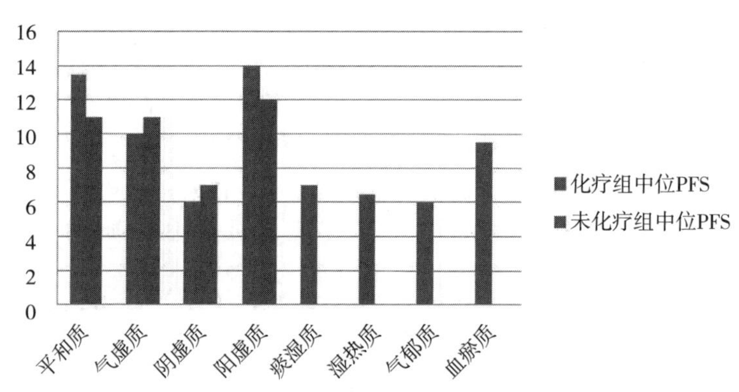

图14　化疗亚组各体质中位PFS（月）

化疗组分析结果显示：阳虚质与气虚质的PFS相比其他6种体质有显著优势（$P<0.05$），但两组间则无显著差异（$P=0.760$）；气虚质的PFS优于湿热质与阴虚质（$P<0.05$），但与血瘀质、气郁质、痰湿质间无显著差异（$P>0.05$）；其余体质间PFS无显著差异（$P>0.05$）。

非化疗组分析结果显示：阴虚质的PFS显著低于阳虚质及平和质（$P<0.05$）；其余体质间PFS则无显著差异（$P>0.05$）。

三、结论与探讨

在所有患者样本分析中，患者总体的PFS为10.0（2.0~22.0）个月，其中阳虚质与平和质的PFS相较其他体质类型表现出显著优势（$P<0.01$），但两组间无显著

差异；气虚质的 PFS 稍逊于前两种体质，但相较其余多数体质类型也表现出显著优势（$P<0.05$）；在其余 PFS 较短的体质当中，阴虚质的 PFS 虽相比其余体质未表现出显著差异，但其样本量较其他体质大，可信度更高。

目前较为公认的吉非替尼治疗的优势人群包括女性、非吸烟者、腺癌、亚裔等[8]。在本研究的亚组分析中的性别亚组与吸烟史亚组佐证了这一点。在本研究的各个亚组中，患者体质特征对 PFS 的影响结果基本一致，即阳虚质、平和质的 PFS 显著优于其他体质类型，而气虚质稍逊于两者，但对其他体质类型也显示出优势。而样本量较大的阴虚质可能是其余 PFS 较短的体质类型中较为可信的不利因素。因此在一定程度上可以认为体质因素是影响吉非替尼疗效的一个独立因素。

目前有研究认为，从中医药性来看吉非替尼属于燥热药物[9]；另有部分临床研究显示，经吉非替尼治疗后的患者中医证候多呈现阴虚或气阴两虚[10,11]也佐证了这一观点。根据中医“形色既殊，脏腑亦异，外证虽同，治法迥别”的辨体质治疗思想[12]，药性偏热的吉非替尼对阳虚质的疗效较好是有据可循的；另有部分临床调查认为，好的体力状况（PS）评分的人群使用吉非替尼治疗优势更大[13]，而中医体质学定义的平和质为强健壮实的体质状态[6]，即患者的整体状况较好，以此推论平和质的疗效较好也有一定依据。本研究中其他体质分析结果颇为微妙，气虚质较阳虚者和平和质的效果明显不如，但大体上又优于其他几种体质类型，而其余体质类型间则未表现出明显差异。分析原因可能是因为湿热质、痰湿质、血瘀质、气郁质的样本数量过少造成的统计结果偏差，而样本量较大的阴虚质根据以上阳虚质的推论，可能本身是吉非替尼疗效的不利因素导致。

由于受实验条件所限，本研究存在一些不尽如人意之处，如总体样本及部分体质类型亚组的样本过少，特别是特禀质仅 1 人，不能参与各类体质的对比当中，其余如痰湿质、湿热质等体质样本也较少，不利于评价对于疗效的不利因素；再如依照不同条件所分亚组的样本数不均衡，部分亚组中某型体质完全无样本，导致亚组内分析的结果不全面；且疗效评价标准仅以 PFS 作参照未免不够详实，但本研究已部分显示出中医体质在吉非替尼疗效预测中的作用，期待日后能有更大、更全面的样本分析，以进一步明确中医体质学因素对吉非替尼疗效的影响。

参考文献

[1] Jemal A, Bray F, Center MM, et al. Global cancer statistics. CA Cancer J Clin, 2011, 61 (2): 69-90.

[2] Ferlay J, Shin HR, Bray F, et al. Estimates of worldwide burden of cancer in 2008: GLOBOCAN 2008. Int J Cancer, 2010, 127 (12): 2893-2917.

[3] NCCN clinical practice guidelines inoncology Non-small cell lung cancer. 2014, http: www. nccn org.

[4] De Luca A, Carotenuto A, Rachiglio A, et al. The role of the EGFR signaling in tumor microenvironment. J Cell Physiol, 2008, 214 (3): 559.

[5] Ho C, Murray N, Laskin J, et al. Asian ethnicity and adenocarcinomahistology continues to predict response to gefitinibin patients treated for advanced non-small cell carcinomaof the lung in North America. Lung Cancer, 2005, 49 (2): 225.

[6] 王琦. 中医体质学. 北京：中国医药科技出版社，1995：70-78.

[7] 孙广仁. 中医基础理论. 北京：科学出版社，1994.

[8] Ho C, Murray N, Laskin J, et al. Asian ethnicity and adenocarcinoma histology continues

to predict response to gefitinibin patients treated for advanced non-small cell carcinoma of the lung in North America. Lung Cancer, 2005, 49 (2): 225.
[9] 黄金昶，李颖辉，张代钊. 化疗及靶向药物寒热燥湿分类将有助于提高肿瘤的治疗效果. 2009年首届全国中西医肿瘤博士及中青年医师论坛：175-177.
[10] 孙建立，刘嘉湘. 中医辨证结合吉非替尼治疗晚期非小细胞肺癌临床疗效及证候变化分析. 四川中医，2009，27（11）：64-66.
[11] 胡鑫. 吉非替尼治疗48例NSCLC患者的中医证候特点和不良反应的临床观察. 沈阳：辽宁中医药大学，2012.
[12] 蔚振宇，潘馨莹. 简析朱丹溪对中医体质学说的运用特色. 中医杂志，2013，14：1252-1253.
[13] Satouchi M, Negoro S, Funada Y, et al. Predictive factors associated with prolonged survival in patients with advanced nonsmall-cell lung cancer (NSCLC) treated with gefitinib. Br J Cancer, 2007, 96 (8): 1191-1196.

（来源：中国老年学学会老年肿瘤专业委员会年会暨第九届中国老年肿瘤学大会《论文集》，2015）

（上接第280页）

[9] 林奕堂. 中医药配合分子靶向药物治疗非小细胞肺癌的临床研究. 中医临床研究，2013，5（10）：94-95.
[10] 刘浩，侯炜，王辉，等. 参一胶囊联合吉非替尼治疗晚期非小细胞肺癌50例临床研究. 中医杂志，2012，53（11）：933-935.
[11] 李凤珍，崔廷宝. 对中医药治疗肿瘤靶向药物不良反应的研究与分析. 辽宁中医药大学学报，2012，14（6）：185-186.
[12] 刘浩. 林洪生主任治疗肿瘤学术思想与临症经验. 中医杂志，2012，53（20）：1724-1726.

（本文荣获2015年“中国老年学学会老年肿瘤专业委员会年会暨第九届中国老年肿瘤学大会”优秀论文三等奖）

基于无尺度网络分析中医药配合肺癌靶向治疗用药与处方规律

刘 浩 李 杰 林洪生

中国中医科学院广安门医院肿瘤科 北京 100053

【摘要】 **目的：** 基于无尺度网络方法对中医药配合肺癌靶向药物治疗规律进行研究。**方法：** 将120张中医药配合肺癌靶向治疗处方录入临床诊疗信息采集系统进行无尺度网络分析，归纳药物使用频次以及配伍的关联度，并与林洪生主任交流分析结果，总结中医药配合肺癌靶向治疗规律。**结果：** 根据数据挖掘结果结合林洪生主任临床经验，总结出配合吉非替尼肺癌靶向治疗的20种常用中药，以及位于网络中央的核心处方：党参、黄芪、金荞麦、沙参、麦冬、龙葵、白英、甘草、黄精、红景天。中医配合靶向药物的治疗思路体现了扶正解毒的基本法则，在治疗过程中特别重视从整体出发，调补肺、脾、肾三脏，灵活运用"培土生金""金水相生"之法。此外研究还显示：针对靶向治疗毒副作用，采用地肤子、白鲜皮、当归、赤芍治疗吉非替尼引起的皮疹；白豆蔻、芡实、诃子肉、葛根治疗吉非替尼引起的腹泻。**结论：** 运用无尺度网络方法进行中医药配合肺癌靶向治疗规律研究，结果直观、准确，较为深入地反映了中医药能增强肺癌靶向药物治疗效果，减轻其毒副作用，对临床有一定指导意义。

【关键词】 无尺度网络；数据挖掘；中医药；治疗规律；靶向治疗；吉非替尼

原发性肺癌在老年肿瘤中发病率和死亡率高居榜首[1]。分子靶向治疗是肺癌研究的新领域，吉非替尼是应用最广泛、最具代表性的肺癌靶向治疗药物，与传统化疗药物比较，因其较小的毒副作用更适于EGFR基因19~21外显子突变阳性的老年非小细胞肺癌患者[2]，其作用机制是通过竞争性结合肿瘤细胞膜上的表皮生长因子受体、阻断细胞增殖的信号传导途径抑制肿瘤生长，然而在老年肺癌患者应用吉非替尼治疗过程中也会出现皮疹、腹泻等毒副作用，而且经过3~6个月后多数患者会出现获得性耐药，从而导致肿瘤进展，治疗失败[3~5]。如何改善吉非替尼获得性耐药，对肺癌的控制率、延长疾病无进展生存期，以及减轻其毒副作用是肺癌靶向治疗的关键和难点。

一、资料与方法

（一）资料

1. 研究对象

本研究处方资料来源于2011年9月~2014年9月中国中医科学院广安门医院肿瘤科林洪生主任应用中医药配合肺癌靶向治疗有效患者，要求患者服用吉非替尼超过6个月、且病情稳定，共120张处方。每份处方包括病历患者基本信息、主诉、现病史、诊断、处方用药、剂量、服用方法以及既往史、病理学及影像学检查、肿瘤标志物等变化情况，经核对无差错者作为采集合格处方。

2. 病例纳入标准

（1）依据《新编常见恶性肿瘤诊治规范》[6]经病理学或细胞学诊断为非小细胞肺癌（非鳞癌）；

（2）依据美国国立综合癌症网络《非小细胞肺癌临床实践践指南》（NCCN，2010 年中国版）中的肺癌应用靶向治疗标准，患者 EGFR 基因检测 19～21 外显子突变；

（3）患者服用吉非替尼超过 6 个月，经影像学检查疗效判定为临床获益（缓解或稳定）；

（4）患者血象、心脏及肝、肾功能正常。

3. 病例排除标准

（1）经疗效判定为肺癌靶向治疗后进展；

（2）中药处方书写不完整或不明确；

（3）病历书写不完整，缺失诊疗重要信息。

4. 疗效判定方法

（1）近期疗效：按照 RECIST 实体瘤疗效评价标准判定；

（2）远期疗效：观察无进展生存期（PFS），其定义为从患者治疗开始至肿瘤进展或末次检查时间；

（3）毒副作用评价标准参照 WHO 抗癌药物常见毒副反应分级标准。

（二）研究方法

1. 处方资料的录入与质量控制

本研究依托于北京市科技项目“名老中医临床诊疗信息采集及经验挖掘系统”，应用统一标准的数据信息采集方法[7,8]，形成临床诊疗信息数据库并通过无尺度网络方法对采集的 120 份中医药配合肺癌靶向治疗处方，对其常用药物、核心处方及配伍关系进行数据挖掘。在操作过程中将录入系统的处方逐一对照，确认所有与诊疗有关的信息全部正确录入数据库，并导入数据仓库。根据统一的规则将结构化信息进一步规范，形成用于分析和展示的数据。

2. 数据分析方法

（1）采用 Oracle Data Miner，OLAP 联机分析处理系统、Scale-free network。处方资料采用 Crystal report 频数统计分析，药物配伍采用 Scale-free network 分析，以每一味中药作为网络结点，基于处方使用频次建立的无尺度网络图通过计算机分析和处理将反复出现的药对关系连成网络结构；

（2）以初步获得的常用药物，核心处方、随证加减，配伍关系与林洪生主任交流，对其进行完善，从而完整、真实、深入地阐释数据挖掘结果，总结中医药配合肺癌靶向治疗临证思路与方法。

二、结果

（一）应用中医药配合肺癌靶向治疗处方药物频次统计

如表 1 所示，通过对应用中医药配合肺癌靶向治疗处方无尺度网络分析，结果提示：党参、黄芪、金荞麦、沙参、麦冬、龙葵、白英、甘草、黄精、红景天、枇杷叶、浙贝母、枳壳、杏仁、桔梗、鸡内金、生麦芽、焦神曲、肉苁蓉、火麻仁等 20 味药物在 120 张处方中使用频次在 30 次以上，是配合肺癌靶向治疗的常用药物，特别是其中前 10 味出现频次在 60 次以上，经与林洪生主任交流，确认为中医药配合肺癌靶向治疗的核心处方。

表 1　中医药配合肺癌靶向治疗处方药物使用频次

中药名称	使用频次	中药名称	使用频次
党参	118	枇杷叶	45
黄芪	112	浙贝母	43
金荞麦	105	枳壳	41
沙参	92	杏仁	40
麦冬	91	桔梗	39
龙葵	89	鸡内金	38
白英	83	生麦芽	34
甘草	82	焦神曲	33
黄精	65	肉苁蓉	32
红景天	61	火麻仁	31

注：表中仅列出使用频次在 30 次以上，即出现频率>25%以上者。

（二）无尺度网络分析中医药配合靶向治疗核心处方

如图 1 所示，中医药配合靶向治疗核心处方由党参、黄芪、金荞麦、沙参、麦冬、龙葵、白英、甘草、黄精、红景天组成，其中党参、黄芪、金荞麦位于网络最核心，配伍频次最多、关联度最强；沙参、麦冬与党参、黄芪关联度次之；龙葵、白英、甘草与金荞麦配伍的关联度也较高；黄精、红景天与其他药物配伍在核心处方中关联度较低。

（三）无尺度网络分析中医药治疗肺癌靶向药物毒副反应用药

如图 2 所示，针对肺癌靶向药物最常见的皮疹、腹泻等毒副反应，无尺度网络分析显示处方中地肤子、白鲜皮、当归、赤芍在治疗药物性皮疹中频次出现较高、并呈现一定关联性；白豆蔻、芡实、诃子肉、葛根在治疗药物性腹泻中频次出现较高、并呈现一定关联性，上述虽然未成为配合肺癌靶向治疗的常用药物，但作为减轻肺癌靶向药物毒副反应治疗的核心配伍，在处方分析中体现了规律性特征。

三、讨论

中医药配合肺癌靶向治疗是肿瘤研究的新领域。如何减轻靶向治疗毒副反应，特别是改善靶向药物获得性耐药，延长患者疾病无进展生存期是临床遇到的瓶颈与关键[9~11]。通过对林洪生主任应用中医药配合肺癌靶向治疗 120 张处方无尺度网络分析，应用党参、黄芪益气固表，金荞麦止咳散结、且是治疗肺癌的专药，三药配伍体现了扶正解毒控制肿瘤的治疗思想，同时采用沙参、麦冬滋阴润肺；配合党参、黄芪益气养阴；龙葵、白英、甘草配合金

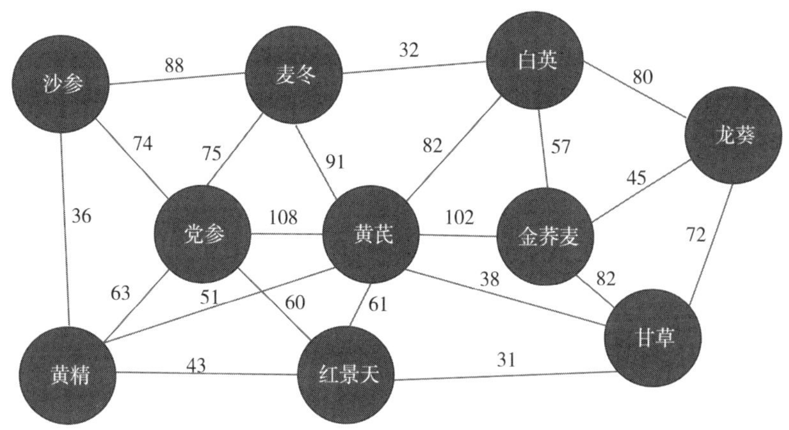

图 1　中医药配合肺癌靶向治疗核心处方无尺度网络分析图

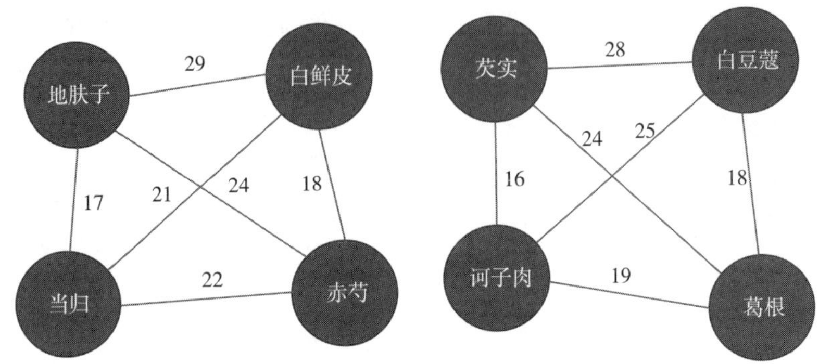

图 2　中医药治疗肺癌靶向药物相关性皮疹及腹泻核心配伍

荞麦增强解毒抗癌功效，黄精补肺益肾；红景天益气活血；以上 10 味构成了用药网络的第一层次，即中医药配合肺癌靶向治疗的核心处方。在此基础上还常用枇杷叶、浙贝母、枳壳、杏仁、桔梗理气化痰；鸡内金、生麦芽、焦神曲消食化积；肉苁蓉、火麻仁润肠通便，这些位于用药网络的第二层次，是对症治疗的常用药物。

无尺度网络分析显示：扶正解毒是中医药配合肺癌靶向治疗的基本法则。在中医治疗中重视从整体出发，调补肺、脾、肾三脏，灵活运用"培土生金""金水相生"之法是处方主要特点。此外，针对肺癌靶向药物毒副作用采用地肤子、白鲜皮、当归、赤芍治疗相关性皮疹；白豆蔻、芡实、诃子肉、葛根治疗相关性腹泻，也呈现一定规律性特征。

正气亏虚、余毒内蕴是导致吉非替尼耐药，肿瘤重新快速发展的基本病机，整体为虚、局部属实是其病性特点，因此应攻补兼施，扶正与祛邪并举以抑制肿瘤、控制复发/转移[12]。通过中医药调控肿瘤患者机体内环境，促进机体环境平衡稳定，能够与靶向药物发挥协同作用。将中医药的整体调节与吉非替尼的靶向治疗结合起来，具有宏观和微观的互补效应，患者生活质量得到改善，安全性高，优势明显，有可能成为肺癌治疗的创新模式，但目前相关研究尚处于探索阶段，需要进一步深入挖掘诊治规律，不断提高治疗水平。

参 考 文 献

[1] 孙燕，石远凯. 临床肿瘤内科手册. 第 5 版. 北京：人民卫生出版社，2009：388-389.

[2] 顾爱琴，王慧敏，施春雷，等. 吉非替尼治疗 125 例晚期非小细胞肺癌患者的临床观察. 中华肿瘤杂志，2010，32（1）：71-74.

[3] 张婷，许海柱，孙建立. 吉非替尼在非小细胞肺癌治疗中耐药机制的进展. 中国肿瘤临床与康复，2013，20（2）：137-139.

[4] 黄河，张阳，赵洪云，等. 吉非替尼记名供药计划治疗晚期复发非小细胞肺癌的疗效和预后因素分析. 中华肿瘤杂志，2009，31（2）：148-151.

[5] 吉泽，范理宏. 非小细胞肺癌治疗中吉非替尼继发耐药的机制研究进展. 肿瘤，2011，31（5）：460-464.

[6] 中国抗癌协会. 新编常见恶性肿瘤诊治规范第九分册. 北京：中国协和医科大学出版社，1997：737-781.

[7] 刘保延，李平. 立足科技前沿构建现代化的中医临床研究技术平台. 亚太传统医药，2005，1（1）：33-35.

[8] 王树鹏，刘书宇. 数据挖掘技术在中医药领域中的应用研究. 中华中医药学刊，2011，29（1）：36-38.

（下转第 276 页）

健脾消积汤对老年晚期胃癌患者生活质量的影响

黄智芬[1] 陈强松[2] 陆群英[3] 卢旭全[4]
袁 颖[1] 黎汉忠[1] 张丽娜[4]

1. 广西医科大学附属肿瘤医院中医科 广西南宁 530021
2. 广西合浦县人民医院肿瘤科 广西合浦 536100
3. 广西崇左市宁明县人民医院肿瘤科 广西宁明 532500
4. 广西中医药大学附属瑞康医院 广西南宁 530011

【摘要】 **目的**：观察健脾消积汤对老年晚期胃癌患者生活质量的影响。**方法**：将62例患者随机分为治疗组32例与对照组30例，2组患者均采用相同的FOLFOX4方案化疗，14天为1周期，4个周期评价疗效。治疗组在化疗前2日加用健脾消积汤治疗，28天为1疗程，2个疗程评价疗效。观察2组治疗前后中医临床证候变化、生活质量及不良反应变化。**结果**：2组中医证候变化比较，治疗组与对照组改善率分别为81.2%和60.0%（$P<0.05$）；2组生活质量情况比较，食量增加：治疗组与对照组分别为87.5%和66.7%（$P<0.05$）；睡眠改善：治疗组与对照组分别为81.3%和60.0%（$P<0.05$）；2组患者体重和卡氏评分（PKS）情况比较，治疗组治疗前后体重（kg）和卡氏评分（分）分别为54.28±7.12与57.10±6.80和65.46±10.52与76.21±11.46；对照组治疗前后体重（kg）和卡氏评分（分）分别为53.36±5.28与54.48±4.69和64.58±12.43与66.38±13.62。2组间比较，差异有统计学意义（$P<0.05$）。不良反应比较，治疗组低于对照组（$P<0.05$）。**结论**：健脾消积汤具有提高机体免疫功能，改善中医临床症状，减轻不良反应，提高生活质量，延长生存期。

【关键词】 老年晚期胃癌；中西医结合疗法；健脾消积汤；生活质量

胃癌是世界上最常见的恶性肿瘤之一，全球超过40%的胃癌病例发生在中国，死亡率在恶性肿瘤中居第2位[1]。部分胃癌患者初诊时即为晚期，其5年生存率仅2%。即使是早期胃癌，5年生存率也仅20%~30%[2]。目前，胃癌传统化疗疗效并不理想。65岁以上老年人由于其生理机能的特殊性，对传统的常规化疗通常药物耐受性较差。寻求有效控制和改善老年晚期胃癌生活质量的方法是当前医疗研究的热点。2013年2月~2015年4月，我们采用健脾消积汤配合化疗治疗老年晚期胃癌32

作者简介：黄智芬（1952~），大学本科，广西首届名中医，硕士研究生导师，主任医师，从事中西医结合治疗恶性肿瘤临床与研究。E-mail:hzf52612@126.com,Tel:13807809136。

例，并与单纯使用化疗治疗 30 例作对照比较观察。现报道如下。

一、资料与方法

（一）临床资料

本组 62 例均为 2013 年 2 月~2015 年 4 月在广西医科大学附属肿瘤医院中医科、广西中医药大学附属瑞康医院肿瘤科住院的老年晚期胃癌患者。诊断参照中华人民共和国卫生部医政司编写的《中国常见恶性肿瘤诊治规范》[3]（合订本）中第 4、9 分册的诊断标准。按国际抗癌联盟（UICC）的 TNM 分期标准[3]分期。选择经病理或细胞学诊断为Ⅲ~Ⅳ期的老年晚期胃癌患者。年龄≥65 岁；按美国东部肿瘤协作组制定的体力状况评分（Eastern cooperative oncology Group Perform-ance staus，EcoG ps）标准评为 0~2 分，预计生存期在 3 个月以上；心、肝、肾功能基本正常者；愿意接受本方案治疗，并签署知情同意书；并在治疗期间不再接受其他治疗者；近 1 个月内未做过其他抗肿瘤治疗者。

排除不符合纳入标准者：中枢神经系统转移者；对本研究药物过敏者；年龄<65 岁者；发生骨髓转移者；严重感染者。

62 例患者按数字表法随机分成治疗组 32 例和对照组 30 例。治疗组 32 例，男 28 例，女 4 例；平均年龄（70.90±4.50）岁；病程 1~6 个月，平均（2.9±0.8）个月。组织学分类：腺癌 24 例，印戒细胞癌 6 例，未分化癌 2 例；临床分期[3]：ⅢB 期 15 例，Ⅳ期 17 例。

对照组 30 例，男 27 例，女 3 例；平均年龄（70.33±3.62）岁；病程 1~5 个月，平均（2.8±0.7）个月。组织学分类：腺癌 22 例，印戒细胞癌 5 例，未分化癌 3 例；临床分期：ⅢB 期 16 例，Ⅳ期 14 例。

2 组患者年龄、性别、病程等一般资料比较，差异无统计学意义（$P>0.05$），具有可比性。

（二）治疗方法

2 组患者均采用相同的 FOLFOX4 方案化疗，化疗药物：注射用奥沙利铂（草酸铂，L-OHP）85mg/m^2，静脉滴注，d1；亚叶酸钙注射液（CF）200mg/m^2，静脉滴注 2h，d1~d2；氟尿嘧啶注射液（5-FU）400mg/m^2，快速静脉滴注，d1~d2；后续 5-FU 600mg/m^{2}持续静脉泵入 22h，d1~d2。14 天为 1 周期，4 个周期评价疗效。

同时给予常规对症支持疗法，每次化疗前 15min 常规使用 5-羟色胺 3（5-HT3）受体拮抗剂及地塞米松等预防性止吐治疗。出现 2 级以上白细胞减少者，使用集落细胞刺激因子（G-CSF）至血常规恢复正常。每周检查 2 次血常规。

治疗组于化疗前 2 天给予健脾消积汤治疗。药物组成：党参 18g，黄芪 30g，白术 12g，茯苓 12g，青皮 6g，薏苡仁 30g，郁金 12g，麦芽 15g，枳壳 12g，莪术 10g，白花蛇舌草 20g，甘草 6g。随证加减：呕吐加半夏 12g，竹茹 6g；口干加石斛 15g，天花粉 12g；腹痛加延胡索 12g，白芍 12g；大便干结加大黄 6g；小便黄短加白茅根 15g，车前子 12g；大便溏烂加葛根 20g，芡实 12g。每日 1 剂，清水煎至 200ml，分早晚 2 次口服。28 天为 1 疗程，2 个疗程评价疗效。根据病情可连续服用到出院。

（三）观察指标

（1）观察 2 组患者治疗前后中医临床证候疗效[4]变化：根据其治疗前后积分值变化情况评定，以单项症状评分的总积分为中医证候积分，其中积分值下降≥2/3 为显著改善，积分值下降≥1/3 为部分改善，积分值无变化为无改善。

（2）生活质量情况：卡氏评分（PKS）、体重变化、食欲、睡眠的改善

（食量较平时增加50%，睡眠基本不受干扰为改善）。

（3）不良反应评定按WHO抗癌药物毒性分度（0~Ⅳ度）为评价标准[3]。

（4）2组在治疗前后检查心、肝、肾功能，B超、CT等变化。每周查2次血常规。

（四）统计学方法

采用SPSS1.50统计学软件进行处理，结果以均数±标准差（X±S）表示，计量资料治疗前后比较用自身配对t检验，2组间比较采用独自样本t检验，分类变量资料采用χ^2检验等。$P<0.05$为差异有统计学意义。

二、结果

（一）2组中医临床证候疗效比较

2组中医临床证候疗效显著改善率及总改善率比较差异有统计学意义（$P<0.05$）；治疗组优于对照组（见表1）。

（二）2组生活质量情况比较

食量增加：治疗组28例（87.5%），对照组20例（66.2%）；睡眠改善：治疗组26例（81.3%），对照组18例（60.0%）；2组间比较，差异均有统计学意义（$P<0.05$），治疗组优于对照组（见表2）。

（三）2组体重和卡氏评分情况比较

2组患者体重和卡氏评分（PKS）情况比较，治疗组均优于对照组，差异有统计学意义（$P<0.05$）（见表3）。

（四）2组不良反应比较

治疗组白细胞减少：Ⅰ级6例，Ⅱ级4例，发生率31.2%；恶心、呕吐：Ⅰ级8例，Ⅱ级6例，Ⅲ级1例，发生率46.9%；腹泻：Ⅰ级3例，Ⅱ级1例，发生率12.5%；周围神经感觉异常：Ⅰ级5例，Ⅱ级3例，发生率25.0%。

对照组白细胞减少：Ⅰ级7例，Ⅱ级5例，Ⅲ级3例，发生率50.0%；恶心、呕吐：Ⅰ级9例，Ⅱ级7例，Ⅲ级5例，发生率70.0%；腹泻：Ⅰ级6例，Ⅱ级5例，Ⅲ级1例，发生率40.0%；周围神经感觉异常：Ⅰ级8例，Ⅱ级5例，Ⅲ级2例，发生率50.0%。2组间比较，差异有统计学意义（$P<0.05$）（见表4）。

表1 2组中医临床证候疗效变化［例（%）］

组别	例数	显著改善	部分改善	无改善	总改善率（%）
治疗组	32	10（31.2）	16（50.0）	6（18.8）	81.2※
对照组	30	5（16.7）	13（43.3）	12（40.0）	60.0

注：与对照组比较，※$P<0.05$。

表2 2组生活质量情况比较（%）

组别	例数	食量增加（%）	睡眠改善（%）
治疗组	32	28（87.5）※	26（81.3）※
对照组	30	20（66.7）	18（60.0）

注：与对照组比较，※$P<0.05$。

表 3　2 组患者体重和卡氏评分（PKS）情况比较（X±S）

组别	例数		体重（kg）	卡氏评分（分）
治疗组	32	治疗前	54. 28±7. 12	65. 46±10. 52
		治疗后	57. 10±6. 80※	76. 21±11. 46※
对照组	30	治疗前	53. 36±5. 28	64. 58±12. 43
		治疗后	54. 48±4. 69	66. 38±13. 62

注：与对照组比较，※$P<0.05$。

表 4　2 组不良反应比较（%）

	治疗组（n=32）						对照组（n=30）					
	0	Ⅰ	Ⅱ	Ⅲ	Ⅳ	发生率	0	Ⅰ	Ⅱ	Ⅲ	Ⅳ	发生率
白细胞计数下降	22	6	4	0	0	31. 2※	15	7	5	3	0	50. 0
恶心呕吐	17	8	6	1	0	46. 9※	9	9	7	5	0	70. 0
腹泻	28	3	1	0	0	12. 5※	18	6	5	1	0	40. 0
周围神经感觉异常	24	5	3	0	0	25. 0※	15	8	5	2	0	50. 0

注：与对照组比较，※$P<0.05$。

三、讨论

随着我国人口老龄化加剧，老年恶性肿瘤的发病率逐年上升，一方面老年人特殊的生理机能，易合并多种内科疾病，体质较其他年龄段患者差，影响老年恶性肿瘤的疗效及患者的生活质量。因此，延长患者生存期、提高生活质量成了现阶段老年恶性肿瘤治疗的主要目标。随着 WHO 健康新概念的提出和医学模式的转变，生活质量的研究在肿瘤学领域越来越受到重视。生活质量研究已成为老年恶性肿瘤综合治疗领域日渐引人关注的研究方向，尤其是针对老年晚期恶性肿瘤的评价。

胃癌的产生是由于六淫入侵（环境恶变）、饮食失宜（致癌物质）、七情内伤（精神抑郁）造成的气机阻滞（细胞信号传导异常），进而津液停滞（细胞代谢紊乱），郁而化浊，痰浊内蕴（肿瘤循环代谢物质表达异常），淫浸细胞，最终造成细胞突变，产生肿瘤。其中六淫入侵、饮食失宜、七情内伤均为胃癌的致病因素。而痰浊内蕴是胃癌发生、发展的关键物质基础，是导致胃癌发生、发展的根本病因病机[5]。

因此，扶助正气，健脾益气，祛湿化浊是老年恶性肿瘤治疗的重要原则。健脾消积汤方中党参、黄芪、白术、茯苓、甘草益气健脾、燥湿和中；陈皮、青皮、枳壳、麦芽行气消积，和胃止痛；白花蛇舌草清热解毒，消肿散结；薏苡仁健脾益胃，祛湿消肿；郁金、莪术活血化瘀，散结止痛。诸药合用，共奏健脾益气，行气消积功效。既扶正祛邪，邪去则正气不伤。现代药理研究证实，党参、黄芪具有补中益气、升阳固表、生津养血的功效；党参有增加红细胞、血红蛋白和白细胞以及网状内皮细胞吞噬功能，而黄芪具有促进 T 淋巴系统转化，增强自然杀伤细胞的细胞毒活性，二者配合使用可增强机体的免疫力[6]。四君子汤（党参、白术、茯苓、甘草）有健脾益气、和胃补中之效，对中晚期恶性肿瘤具有调节胃肠机能，提高机体免疫力、抗肿瘤、抗应激等广泛的药理活性[7]。薏苡仁抗肿瘤的机制可能有：（1）抑制内皮分裂和迁移，使DNA合成比例减少；（2）抑制肿瘤细胞释放血管生成正向调控因子；（3）以抗体的形成阻断血管生成正向调控因子或其他的受体；（4）干扰内皮细胞分裂分化成毛细血管，防止新血管与宿主血管吻合[8]。白花蛇舌草具有增强免疫及抗菌消炎作用[9]。健脾理气中药能提高机体免疫力，能抑制肿瘤细胞生长，同时能提高机体生理功能，缓和其他化疗药物带来一系列的毒副反应，提高生存质量，因而有着不可忽视的作用[10]。

本研究结果表明，2组中医证候变化比较，治疗组与对照组改善率分别为81.2%和60.0%（$P<0.05$）；2组生活质量情况比较，治疗组比对照组，食量增加、睡眠改善，差异均有统计学意义。2组患者体重和卡氏评分（PKS）情况比较，治疗组治疗前后体重和卡氏评分均明显增加，增加的幅度均大于对照组，差异均有统计学意义。2组不良反应比较，治疗组低于对照组（$P<0.05$）。由此可见，中医药治疗恶性肿瘤的疗效特点在改善临床症状，稳定病灶，对远期生存有一定优势，同时能改善患者生活质量，中医综合方案维持治疗恶性肿瘤较单纯化疗明显改善患者生活质量[11]。中医药的优势在于多环节、多部位效应、多靶点发挥作用，中药在肿瘤治疗中的多靶点效应正在得到广泛的认可。

本研究结果提示，中医药治疗在改善老年晚期胃癌患者的生活质量，缓解老年晚期胃癌化疗患者的化疗不良反应具有一定疗效。健脾消积汤配合化疗治疗老年晚期胃癌可改善中医临床症状，保护骨髓功能，提高机体免疫功能，减轻不良反应；提高生活质量，延长生存期。

参考文献

[1] Jemal A, Bray F, Center MM, et al. Global eancer statistics. CA cancer J clin, 2011, 61 (2): 69-90.

[2] 邱萍，邱峰. MicroRNAs与胃癌治疗. 临床肿瘤学杂志，2014，19（1）：90-93.

[3] 中华人民共和国卫生部医政司. 中国常见恶性肿瘤诊治规范（合订本）. 第4、9分册. 第2版. 北京：北京医科大学中国协和医科大学联合出版社，1991：54-55，5-10.

[4] 中华人民共和国卫生部. 中药新药临床研究指导原则（第3辑）. 北京：人民卫生出版社，1997：3-36.

[5] 魏品康，赵颖. 从痰论治胃癌的理论与实践. 中国中西医结合杂志，2009，29（5）：477-480.

[6] 王建芳. 参芪扶正注射液联合放化疗治疗局部晚期胃癌的临床观察. 中国中医药科技，2010，17（6）：537-538.

[7] 甘雨良，焦丹，刘文峰. 四君子汤联合化疗治疗胃肠道恶性肿瘤多耐药基因阳性病例. 中国实验方剂学杂志，2010，16（6）：253-255.

[8] 胡少华，肖小年，易醒，等. 薏苡仁的研究新进展. 时珍国药，2009，20（5）：1059-1060.

[9] 崔健，施松善，王顺春，等. 白花蛇舌草的化学成分及药理作用研究进展. 上海中医药杂志，2005，39（7）：57-59.

[10] 黄智芬，韦劲松，黎汉忠，等. 健脾扶正汤择时用药联合时辰化疗对晚期胃癌患者生活质量及免疫功能的影响. 世界中西医结合杂志，2012，7（7）：590-593.

[11] 黄智芬，韦劲松，袁颖，等. 健脾消积汤治疗癌因性疲乏对患者生活质量的影响. 世界中医药，2012，7（6）：481-483.

（来源：中国老年学学会老年肿瘤专业委员会年会暨第九届中国老年肿瘤学大会《论文集》，2015）

❖ 癌症康复与姑息医学 ❖

抗癌治疗也需人文关怀

刘端祺

中国抗癌协会副秘书长、北京军区总医院肿瘤科主任医师

当前，技术进步和机制改革尚不能带领我们彻底走出抗癌治疗的窘境，解决之道是人文价值的回归和重塑

2月4日，在第十六个世界癌症日，重新检视癌症治疗，尤显必要。

癌症被称为“众病之王”，是因为迄今为止，它在早期发现、早期诊断和有效治疗等方面，比糖尿病、心脑血管疾病等其他病种对人类更具威胁性。罹患癌症，是个人的不幸，也是医疗应该攻克的难关。然而，机体内外环境的复杂性、癌基因的多样性、肿瘤病理形态的异质性、治疗手段的局限性、医生观念的片面性等，都在一定程度上使得目前的抗癌治疗显得无定力、无层次，造成医生患者片面追求“生命不息，抗癌治疗不止”，最后双方都不得不面对“受尽折腾，人财两空”的无奈结局。尽管珍惜生命的抗癌精神和积极治疗值得倡导，但过度医疗不仅伤害了患者，对医生的职业尊严和本应得到的社会尊重与信任也造成了伤害，甚至使患者对医疗行为产生“恐惧感”。

“永远不要在患者身上做得太多。”古希腊名医希波克拉底留下的这句话，包含着浓厚的人文关怀。在医学越来越向商业妥协的今天，更有警世恒言的效用。我国卫生主管部门曾指出，过度治疗极大地增加了全民医疗支出，普遍存在着“人生最后一年甚至一个月，花掉一生80%医药费”的状况。同样的情况也存在于美国，达特茅斯学院肿瘤教授盖博·维奇就曾指出，“过度医疗要挑战它太难，支持它又太容易。”

20世纪50年代初，面对科学技术的突飞猛进，爱因斯坦曾指出这是一个“手段日臻完善，但目标日趋紊乱的时代”。这句话再贴切不过地描述了当前肿瘤治疗的窘境。在视病为魔、凡癌必抗的时代，我们搭建了庞大的技术医疗架构，以至于世界卫生组织的一个调查小组指出，“我们正在建立的是一个人类无法承受的医疗体系”。人类终将攻克癌症的难关，但在当前条件下，技术进步和机制改革尚不能带领我们彻底走出窘境，解决之道是人文价值的回归和重塑。

在天人和谐的价值观下，我们应该思考医疗行为的边界，树立“知止”的观念，懂得适可而止。在推行适度医疗的同时，关注癌症预防和晚期照护，通过治理环境污染、倡导健康生活方式等举措预防疾病，通过发展姑息治疗、整体医疗让患者在尊严与爱的包围中与病魔抗争乃至“共处”。这才是符合人性的医学模式。

肿瘤医生应该认识到两件事，一个是医疗行业的神圣性。

（下转第208页）

迈向中国肿瘤姑息治疗的未来

王杰军

中国抗癌协会癌症康复与姑息治疗专业委员会

现代姑息治疗是一个非常年轻的学科，从20世纪70年代开始探索起步，到90年代快速发展，2000年以后进入拓展和完善阶段。

中国的姑息治疗赶上了好机遇

1990年，WHO第一次在中国举行三阶梯止痛培训班，这一事件极大推动了中国姑息治疗的发展。

1994年，中国抗癌协会癌症康复与姑息治疗专业委员会（CRPC）在李同度教授等前辈近十年的带动和推动下正式成立。各界委员会的同道们做出了非常多的努力工作，我非常荣幸接过刘淑俊教授、于世英教授的接力棒，站在巨人的肩膀上和大家一起来做点实实在在的事。

姑息治疗目前在全国各个地方方兴未艾，活动也很多，有专业、有科普，有医生、有护士，大家都非常踊跃地参加各种活动。在大家的共同努力下，2014年，CRPC获得中国抗癌协会“先进专业委员会”的称号。在这里我非常感谢各位，是你们的努力，让我们有了这个荣誉。这个荣誉也是一个新的起点，鼓励我们未来更好地工作。

也是在各位前辈的努力下，2007年国家卫生部发布的《医疗机构诊疗科目名录》中增加一级诊疗项目“疼痛科”，在于世英教授等专家的倡导下，2012年，吗啡进入了《中国国家基本药物目录》。由此，姑息治疗在我国前进了一大步。

2011年，卫生部办公厅宣布开展“癌痛规范化治疗示范病房”创建活动。第一批有全国67家医院在“癌痛规范化治疗示范病房项目经验交流会”上获得国家级的荣誉。让我们的癌痛治疗更加规范，更加有效，让患者获益。

知足，知不足；携手向未来！

面对成绩，我们更多的还要看到自己的不足。2014年，世界姑息医学联盟（WPCA）做了一项调查，将全球不同国家和地区的姑息治疗水平分为4级，我们很高兴地看到中国被划分在Leveal 4a，处在世界的较前列，即已经开始进入国家基本医疗。

但同时，这样的结果也标志着，我国的姑息治疗才刚刚开始。下面这张图表示的是每百万人口中可以提供的姑息治疗的机构或专业人员数量水平排行，同样分为4个等级，我们很不幸，在水平最低的第一档。

再来看一个来自国际的调查，以PMI为标准，1999年文献报告的镇痛不足占治疗人数的40%，2006年则为48%。这反映出，临床医生早已认识到癌痛未治疗或治疗不足是普遍存在的现实，但这一现象一直没有改善。

2014年，我们进行了全国肿瘤贫血示范病房项目调查，医务人员打分都很高，

Services/providers to base population (per 1M population) --Data from WPCA, 2014　　CRPC 2015

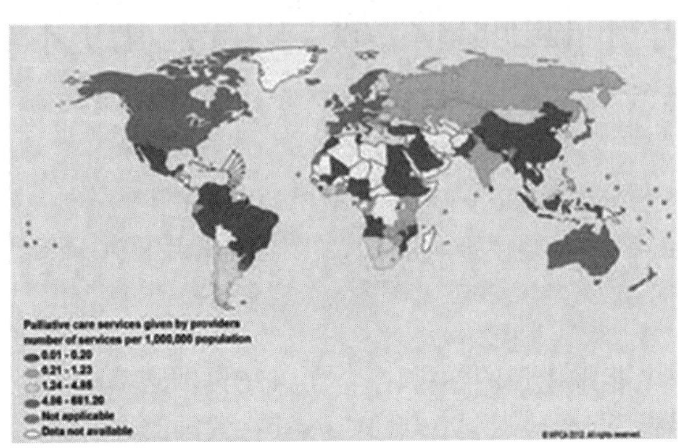

结果反映出很多临床医务人员对姑息治疗的认识仍在理念上，而实践上缺少行动。

再看看姑息治疗的临床研究情况，我们在网站（ClinicalTrials. gov）上进行检索，发现有200多项关于姑息治疗的临床研究正在进行，但是当输入表示研究阶段的关键词以后，研究的数量骤减至9项。说明我们在临床研究方面还有很长的路要走。

刚才提到，《医疗机构诊疗科目名录》中已经有了“疼痛科”，但至今尚无“肿瘤姑息治疗科”的科目，所谓“名不正则言不顺”，没有这个学科，意味着我们很难有一大批的学科专业人才专注来做姑息治疗的事业，也没有系统的专科教育体系。因此，现阶段，我们有许多医务人员接受到的关于姑息治疗的知识都是片段化、碎片化的，缺少系统培训。希望本届CRPC专业委员会能首先本专业的建科目标，并且探讨出未来适合中国的肿瘤姑息治疗架构的模式，甚至给政府和有关部门提出建议。

CRPC近一年来开展的几项大的工作

（一）中国肿瘤姑息治疗培训学院（CPAI，2015）

学院将做带领中国明日之星成长为未来肿瘤姑息领域的学术领袖（leader），成为中国未来肿瘤姑息领域学术领袖成长之路上最重要的伙伴（partner），未来领域内最前沿的肿瘤知识、最实用的临床技能、最领先的科研知识的提供者（provider）。

（二）门诊患者疼痛筛查和评估项目（2015）

建立门诊患者疼痛筛查和评估，扩大疼痛患者诊疗范围，帮助医生综合评估患者的疼痛情况，提高医生癌痛诊疗水平，建立规范化的门诊评估和治疗，强化患者的全程管理，建立门诊和住院患者的双向衔接，提高患者的依从性，改善患者的生活质量，推动疼痛规范化治疗的普及和宣传，进一步完善规范化疼痛治疗。已经在全国一百余家医院启动了门诊筛查的项目，取得了满意的效果。

（三）GPM好病例比赛（2014，2015）

由中国抗癌协会癌症康复与姑息治疗专业委员会主办的GPM好病例演讲赛，旨在通过临床癌痛管理病例的征集与分享，促进临床的学术经验分享与交流，挖掘更多抗癌痛精英，为肿瘤癌痛规范化管理学科的进步与发展储备力量，自2014年开展以来，获得了临床医生的广泛好评。

（四）SMILE 全国姑息治疗高级培训班（2014，2015）

内容主要集中在“阿片类药物镇痛治疗方案的思考”“癌症相关性精神症状的诊治策略”和“癌症相关性疲乏的诊治展望”三大专题，邀请讲者通过主题演讲和访谈式病例讨论的形式进行培训。2014 年已成功举办 4 场，2015 年计划举办 4 场。

（五）基层医师培训计划

已正式启动，计划覆盖全国百家医院，2000 名基层医师。

（六）“CRPC 中国行”计划

全国巡讲，2015 年下半年全面召开，将通过 30 场巡讲覆盖全国 30 个城市，覆盖 3000 名肿瘤治疗相关医生。

（七）BICP 高峰论坛暨 CPAI 毕业典礼

2015 年底召开姑息治疗高峰论坛，这将是一场国内顶尖的姑息治疗高端会议，同时也是 2015 年 CPAI 学员的毕业典礼。

（八）CRPC 官方传媒

微信服务号“中国癌症康复与姑息治疗”已推出，目前会员数超 6000 人，CRPC 官方网站（www.crpc.org.cn）即将上线。

结束语

套用《JCO》杂志的一篇社论标题：“Palliative Care: If It Makes a Difference, Why Wait?”如果姑息治疗可以为患者和家庭照顾者带来不同，如果姑息治疗的介入越早获益越大，那我们还在等什么呢？所以，大家一起行动起来吧！

这是一张骆驼队在沙漠中前行的图片，我想，中国的姑息治疗经过几代人艰苦卓绝的努力已经有了很大的进步，但前方依然有很长的路要走。CRPC 当仁不让会成为这支驼队的领头人，将带领中国的姑息治疗不断向前发展，迈过姑息治疗在中国推广和践行的“沙漠”。

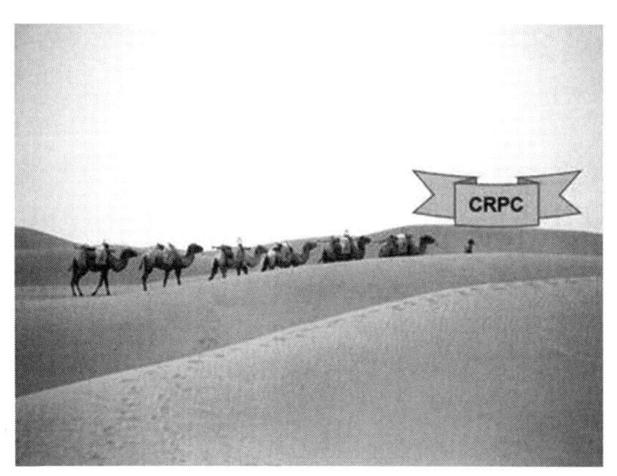

（本文转载自医脉通，由医脉通整理自中国抗癌协会癌症康复与姑息治疗专业委员会主任委员、上海长征医院王杰军教授 7 月 4 日在第十一届全国癌症康复与姑息治疗医学大会上的报告。发布时间：2015-7-15）

2015 年全国癌症康复与姑息医学大会高端访谈

一、中国抗癌协会癌症康复与姑息治疗专业委员会主任委员　王杰军

姑息治疗让肿瘤治疗更加完美

《医师报》记者　李玉梅

肿瘤诊疗相关医生是不是治疗肿瘤的?中国抗癌协会癌症康复与姑息治疗专业委员会（CRPC）主任委员王杰军教授给出的答案是："肿瘤科医生治疗的不是肿瘤，而是携带肿瘤的患者。让患者活得好、活得长，是我们的最终目标。"

姑息治疗作为肿瘤综合治疗的重要组成部分，不仅治疗疾病本身，更关注患者本人。在王教授看来，"姑息治疗是让肿瘤治疗更加完美的一种方法。"

姑息治疗需多学科协作

医师报：如何理解"加强多学科间合作，促进临床医学转化"这一大会主题?

王杰军：推行姑息治疗，加强合作是重要途径，促进转化是临床目标。

目前，姑息治疗在世界范围内已成为肿瘤防控体系中一个不可或缺的重要环节。姑息治疗本身不单纯靠一种药物、一台手术或一次放疗等完成，而是需要多学科的医务工作者合作参与。王教授解释：缓解疼痛、厌食、便秘、乏力等影响生活质量的症状，提高舒适度、改善营养状况、重视精神心理问题和心理照护等都属于姑息治疗范畴。事实上，姑息治疗靠一个医生、一个学科是无法完成的，即使是一个症状的控制，都可能需多学科合作。

姑息治疗同其他学科一样，也需将基础研究与解决患者实际问题结合起来，将基础研究的成果"转化"为临床上疾病的预防、诊断和治疗及预后评估，即开展转化研究，实现从实验室与临床研究的双向转化。王教授举例：肿瘤动物模型研究发现，某一非特异的抗炎药物可使其贫血发生时间减慢、程度变轻，生活状态改善；而在动物实验基础上进行临床研究，结果发现，在化疗的同时加入特异性抗炎药物可让患者的生活质量有所好转。可见，必须促进临床医学转化，才能更好地惠及患者。来自国外的最新结果提示，精确医疗在姑息治疗领域有着光明的前景。

建立学科、培养业务骨干是肿瘤姑息医学的需要

医师报：如何更好地推行和实施姑息治疗?

王杰军：建立姑息治疗科目、培养专业人才。

"一方面，需从国家层面促成肿瘤姑息治疗学科的建立。"王教授指出，目前，我国政府颁布的《医疗机构诊疗科目名录》中尚无肿瘤姑息治疗科这样一个科目，严重的限制了这一学科的发展，CRPC 正在呼吁并积极地促进政府相关部门尽早设立该诊疗科目。在今年 3 月的全国人大会议上，

已提出在中国建立姑息治疗诊疗科目的提案。最近，CRPC 与其他协会已联合向国家相关部门提交报告，建议在中国尽快成立肿瘤姑息治疗科，希望更多的人员加入姑息治疗领域，让更多患者真正享受到姑息治疗服务和理念。

“另一方面，需要培养一批专业的姑息治疗领军人才。”王教授表示，目前业内还没有一个正规、系统的姑息治疗教育和培训体系用于医务人员的培训，目前不少肿瘤姑息治疗工作者都是在实践中摸索出来的经验和体会，有些往往是片段性的。藉此，CRPC 致力于培养一批热爱姑息治疗事业、且有志在这个领域做一番事业的专家，这是临床所需，也是中国肿瘤姑息治疗发展所需。

落实教育和政策，让姑息治疗真正看得见

医师报：制约姑息治疗发展的因素有哪些？

王杰军：患者、公众、医生的教育和观念，以及政策。

“姑息治疗 = 放弃”“姑息治疗 = 临终关怀”……这可能是多数患者和公众对姑息治疗的认识，甚至有相当数量的医务人员也是这么认为。应通过教育，让患者和公众转变观念，理解姑息治疗的本质，姑息治疗≠放弃，姑息治疗≠临终关怀，而是在肿瘤治疗全程发挥积极作用、全方位的专业性积极支持治疗。

在医务人员中，多数在学校未学过姑息治疗知识、未受过系统的姑息治疗教育，工作后仅接受过一些简单培训，对姑息治疗的认识有待深入。王教授举例：在国际上有共识，慢性疼痛是一种病，消除疼痛是患者的基本人权，但我们临床上对疼痛的认识尚未提升到这样的高度。

在政府政策方面，目前医院还没有建立姑息治疗科，没有专人去做。“希望尽快成立姑息治疗科目，建设专业团队，做好姑息治疗事业，让姑息治疗在中国真正能看得见、摸得着！”王教授吐露心声。

我们的姑息治疗工作已被国际同行认可

医师报：近年 CRPC 开展了哪些富有成效的工作？

王杰军：制定行业规范、建立临床学院等。

人们对姑息治疗的理解，与这个学科发展是分不开的。CRPC 已成立了二十多年了，其发展非常之快，从疼痛治疗等的推广中，人们对姑息治疗的认识和态度有了显著改观。“目前在国际上，中国姑息治疗的排名已经在向前移动，被认为是初步具有了姑息治疗的体系，说明我们的姑息治疗工作得到了国际同道的认可，尽管不能和发达国家比，但这是一个进步。”王教授表示。

近年，为规范临床实践，CRPC 联合其他机构制定了许多指南和共识，涉及贫血、骨健康、肠梗阻、恶病质、化疗相关恶性呕吐等，为临床医生提供了很好的临床实践指导。

CRPC 参与了原卫生部医政司发起的全国癌痛示范病房活动。为了更好地推动我国癌痛管理的水平，2015 年，CRPC 开设了一条癌痛的热线，已经为几千人次患者解决了问题，得到了很好的社会反响；同时，在全国 100 余家医院开展了癌痛门诊筛查工作，让癌痛的治疗向前推进了一大步。

“未来，我们还会做更多的医生培训、公众宣教工作。我们会进一步与政府沟通，希望能够尽快成立姑息治疗科目。”王教授

介绍，今年，CRPC 成立了中国肿瘤姑息治疗临床学院，包括营养学院、疼痛学院和骨健康学院；每期学员都是国内的青年精英，希望通过连续一年时间的培训，让他们成为我国姑息治疗领域的新星和意见领袖，为我国姑息治疗的发展奠定基础。

此外，CRPC 注重加强与国际学术机构的合作，与欧洲多国姑息治疗联盟、亚太姑息联盟有着密切联系。

时间是跟着心跑的

医师报：对于更好地做临床、做科研，您有何建议？

王杰军：用心最为重要。

诚然，“干一行，爱一行”是尊重职业、坚守事业的表现。在王杰军看来，既然选择了做肿瘤事业，就要热爱这一行，认真、用心去做。

面对繁忙临床工作，年轻的医生常觉得没时间去学习和提高临床、科研水平。对此，王教授常教导身边的学生和年轻医生说：“时间是跟着心跑的，你心在哪里，时间就会在哪里。你如果用心做科研、做临床，用心关注患者，科研和临床能力就会得到提升。”

王教授强调，除了临床工作以外，医务人员还需掌握更加全面的知识，不仅要学习医学知识，还要学习人文知识，这样才能成为能满足患者需求的真正专家。

寄语：CRPC 年会已初具规模，本届大会参会代表已达 3000 余名。希望大家能够在这个平台上充分展示和交流临床医学成果、治疗观念。古今中外，在强调医者“术业”之精的同时，也十分注重医者的德行修养，倡导人道主义精神。姑息治疗关注“人”，而不仅仅是“病”。临床实践中，应贯彻姑息治疗理念，将姑息治疗贯穿肿瘤治疗全程。

二、中国临床肿瘤学会副理事长、CRPC 候任主任委员　秦叔逵

重视肿瘤姑息治疗，推动学科大发展

《医师报》记者　李欣瑶

“近些年来，肿瘤学界对于肿瘤姑息治疗的观念已逐渐进步。姑息治疗只是在晚期肿瘤‘无计可施’时的对症处理的错误认识已经彻底改变。康复与姑息治疗已成为肿瘤综合治疗的重要组成部分；姑息治疗应该贯穿于整个疾病的治疗过程，需要多学科合作和全程管理，而积极开展转化性研究，推动学科发展十分必要。因此，本届大会的主题是由王杰军主任委员确定的，就是‘加强多学科间合作，促进临床医学转化’，充分体现了与时俱进”。秦叔逵教授满怀信心的说。

1994 年，中国抗癌协会癌症康复与姑息治疗专业委员会（CRPC）在安徽黄山市宣布成立，至今已经 21 载，多年来在李同度教授、孙燕院士等老一辈专家的引领下，三代人共同努力，学会不断扩展壮大，学术活动日益活跃，引起广泛关注和重视，已经成为中国肿瘤学界的重要力量。

“姑息治疗”≠“姑息养奸”

医师报：姑息治疗理念真的已深入人心吗，您对此如何评价？

秦叔逵：姑息治疗并不只是简单地作为减轻患者症状的权宜之计，而是肿瘤综合治疗的重要组成部分；“姑息”是相对于“根治”而言，贯穿于疾病治疗的全过程。

秦叔逵教授指出：什么是姑息治疗？

坦率地说，当年将英文“Palliative treatment”这个词语翻译成“姑息治疗”，并且用来进行学术推广并不合适。众所周知，讲到“姑息”往往使人联想到常用的贬义词“姑息养奸”“姑息纵容”，即苟且求安，无原则地宽恕坏人坏事，纵容包庇，可能后患无穷。我国港、澳和台湾学者，就又不同看法，而译成了“舒缓治疗”。由于多年过去，已经是“约定俗成”的术语了，也不主张再改变。在对肿瘤诊疗过程中，常常需要支持对症处理，缓解患者的疾苦，比如疼痛控制，防治恶心呕吐、恶性肠梗阻和骨转移等，这些的确属于姑息治疗的范畴，但是绝非唯一。其实过程即全程管理的重要理念。目前认为，“姑息治疗”是相对于“根治治疗”而言的，应该包括所有的减轻症状，提高生存质量和延长生存的治疗手段和药物，因此，拓展到姑息手术、姑息化疗、姑息放疗、姑息靶性向治疗和其他方法等，我们自己要改变观念，不能目光短浅、画地为牢。

多学科合作、多平台协作交流、老中青共同支持

医师报：今年CRPC年会会议安排的亮点或特色在何处？

秦叔逵：多学科合作，转化性研究，多话题的学术讨论，经典案例的分享，新理念的传播，多平台协作交流，“老中青”的共同支持与积极参与。

“多学科合作与转化性研究无疑是本次大会主题的两大亮点。”秦教授毫不犹豫地说道。在采访中，秦教授多次提到了多学科协作诊治团队（MDT）的概念。“由不同科室、不同专业的医护人员组成的团队，针对某一疾病，通过联合会诊等形式，充分讨论提出适合某一患者的最佳治疗方案，并且召开定期会议和开展其他学术活动互相提高专业水平。在欧美等发达国家，癌症患者大都通过MDT模式进行综合诊疗。在我国，MDT模式已经引起重视，方兴未艾，肿瘤姑息治疗同样需要多学科积极参与、精诚合作。而转化性医学紧密结合临床实践，可以为诊疗服务，推动学科进步，完全符合当今提倡个体化医学或精准医学的大趋势。”

“本次年会上，我们不仅邀请了国内、外著名专家学者进行大会主题报告，宣传推广新进展、新知识和新观念，还广泛征文，鼓励与会代表积极交流各自的研究成果和临床经验；同时，针对热点和难点举办了一系列专题论坛，深入研讨，解答问题。既有典型病例的分享点评，又有穿插在会中的知识竞赛，还特别设立了护理专场。围绕大会主题，内容丰富先进，形式多种多样，搭建了氛围浓厚的学术交流平台。大会的另一特点便是邀请多方多种形式的媒体的参与，如包括传统媒体、微信平台和现场互动，广泛传播于会场内外，将为大会增色添彩。”

专业队伍不断扩大，薄弱环节仍需努力

医师报：请您简要谈谈中国癌症康复与姑息治疗的现状和不足之处？

秦叔逵：21年来，大家共同努力，专业队伍逐年扩大，形势越来越好，但是还存在许多薄弱环节，需要不懈努力。

CRPC专委会成立已经21年了，在李同度教授、孙燕院士等老一辈专家的引领下，历经四届委员会和全体会员的共同努力，真正开创了具有我国特色的肿瘤姑息治疗的大好局面，治疗理念深入人心，专业队伍不断扩大，今非昔比；但是与先进国家地区相比，仍然存在许多差距和薄弱之处。比如姑息治疗如何早期介入、全程

管理观念的落实，诊疗规范化问题，多中心临床协作研究等都远远不够。应该说，“革命尚未成功，同志仍需努力”，我们的工作任重而道远。

医护人员水平再高，患者不理解不配合也无计可施

医师报：CRPC今后拟着手开展哪些工作，即未来发展方向如何？

秦叔逵：要重视临床诊疗规范化水平的提升，积极推动多学科合作，开展多中心临床研究和紧密结合临床的转化性研究，注意基层医院医师和专科护士的培训教育，特别是大力开展患者教育和科普宣传。

关于CRPC未来开展的工作，秦叔逵教授表示，王杰军主任委员带领的委员会已经有了明确的想法，未来工作重点主要是要大力气制订和完善有关专家共识和实践指南，提高临床诊疗规范化的水平，积极推动多学科合作，开展多中心临床研究和紧密结合临床的转化性研究。另外，对基层医院医师和专科护士的知识技能培训亦需重视。过去，学会工作都是围绕医护人员展开的。可是，我们现在认识到，临床诊疗和研究的进步是与患者的理解、配合密不可分的。医师与护士的专业技术再精湛再高明，如果患者不配合、不接受，也无计可施、无济于事。因此，需要大力开展患者教育和科普宣传。如何与患者及其家属良好沟通，普及姑息治疗的新理念，传播系统、正确的抗癌知识，远离某些商业行为的误导，让他们理解医护人员的初衷，主动配合、接受科学手段和药物，对于提高患者的生活质量和延长生存时间极其重要，由此，癌症康复与姑息治疗的效果才能持续而凸显。

寄语：希望全国临床肿瘤学工作者都能够高度重视肿瘤姑息治疗及其理念更新，积极学习吸取国、内外的先进经验，重视多学科合作与转化性研究，提高规范化诊疗水平，提倡早期介入、全程管理，推动学科大发展。要以患者为本，让患者活得更好，活得更长。

（稿源：《医师报》2015-07-21）

（上接第304页）

分会刚刚建立，会有不少困难，需要大家多支持，多出主意，多想办法。学会是共同平台，兴旺发达靠大家，靠创新、靠服务、靠专业精神。

最后，祝愿中国老年学和老年医学学会肿瘤康复分会在杨宇飞主任委员的领导下，兴旺发达成为创新的学会、有生机和活力的学会，为中国肿瘤康复医学的繁荣和发展做出卓越贡献！

（根据2015年11月7日赵宝华副会长在“中国老年学和老年医学学会肿瘤康复分会”成立大会上的讲话整理）

2015年全国癌症康复与姑息医学大会热点报告

迈向中国肿瘤姑息治疗的未来

上海长征医院
王杰军

经风历雨，初见彩虹

2014年，在CRPC第十届学术年会召开之际，也正值CRPC成立20周年之时，大会上专家们共同题写的一段话真实地反映了中国肿瘤姑息治疗的艰辛历程，“风华廿载漫征途，而今迈步从头越”。现代肿瘤姑息医学经历了从20世纪70年代的探索起步，90年代的快速发展，直至21世纪的拓展完善的三个阶段。我国的肿瘤姑息治疗起步晚、底子薄，缺乏完整的体系，在这么困难的条件下，经过几代人的共同努力，癌症姑息治疗理念在中国已经深入人心，其在肿瘤诊疗中的地位也发生了根本的改变，正在从幕后走向台前。当今姑息治疗整合到肿瘤治疗之中，是肿瘤治疗不可或缺的一个方面已经成为世界的共识；中国的姑息治疗也在迎头赶上，从政府的卫生行政管理部门到专家，肿瘤姑息治疗得到了前所未有关注。2007年，在《医疗机构诊疗科目名录》中增加一级诊疗项目“疼痛科”，在我国二级以上医院开展“疼痛科”诊疗服务；2015年，中国肿瘤姑息治疗培训学院（CPAI）的建立，都标志着中国肿瘤姑息治疗的快速发展和进步。

知足，知不足；携手向未来！

来自国内外的数据都可以看到，即使在发达国家，临床实践中对姑息治疗的关注仍然是不足的，在发展中国家中尤为突出。在我国的《医疗机构诊疗科目名录》中没有肿瘤姑息治疗科的科目；更缺乏系统的姑息治疗医护人员的培训体系；两年前，全国肿瘤贫血示范病房项目调查结果显示，医务人员绝大多数都认为癌性贫血需要治疗，但真正在临床实践中进行有效治疗却只有很少的人，反映出很多临床医务人员对姑息治疗的认识仍然是停留在理念上，而实践上缺少行动。对癌痛控制的不足也说明了这样一个情况。CPAI的成立将为解决这一难题提供一个很好的解决方案；更加深入的解析和推广各类共识和指南将会更好的指引临床的实践。

与国际相关学术机构的合作是提高我们水平和让世界了解我们的重要环节，CRPC与亚太的姑息组织、欧洲的多国姑息联盟建立了良好的合作关系，对中国姑息治疗的发展将会有着深远的影响。

今年，CRPC开展的门诊患者疼痛筛查和评估项目，以及疼痛患者咨询热线的成功开设，都是很有效的推广姑息治疗理念的活动，为改善中国癌痛现状发挥了重要的作用。

培训教育是推广的有效手段，今年一项覆盖近2000名基层医院医生培训项目即将开始。由CRPC主办的Smile全国姑息治疗高级培训班目前已成功举办4期，未来会不断深入。

通过多渠道、深入细致的各项工作，我国肿瘤姑息治疗的工作一定会稳步迈向未来！

社会工作：肿瘤患者及家人的社、心、灵照顾

美国纽约大学 Silver 社会工作学院
Susan Gerbino

姑息医学的先驱 Dr. Cicely Saunders 兼具医疗及人文的跨学科背景，她早年曾担任过护士，以及具有专业资格的社会工作者（简称“社工”）。

早在 20 世纪 40~50 年代，美国社工开始关注末期患者及其家庭的需要。经过临床社工、社工院校及公益机构的共同努力，建立全国性专业协会，推动立法，举办各类培训项目及研讨会，奠定了社工在姑息治疗团队中核心成员的角色与地位。

在美国，社工是为接受姑息治疗的患者及家人提供社会心理照顾的最大精神健康专业团队。1995 年进行的一项全国性调查显示，在国家癌症研究所指定癌症中心为患者提供的心理支持服务中，75% 是由社工提供的。

社工必备哪些能力？

社工应该熟悉医疗、社会服务两个系统，具备一定的专业知识技能。

☆评估患者及家人的生理-心理-社会-灵性需求；

☆团队合作，协助团队与患者及家人间建立信任；

☆介入技能：

（1）个别及团体辅导；

（2）认知行为技巧；

（3）家庭系统工作；

（4）协助疼痛及症状控制；

（5）哀伤辅导；

（6）协助设立预先指示，开展照顾目标的讨论；

（7）评估并协助处理伦理困境；

（8）倡导和充权；

（9）团队支持与维系；

（10）实证为本的介入。

在姑息治疗领域，很多社工具有硕士、博士学位。纽约大学的姑息治疗硕士后（Post-Masters）社工资格培训项目提供有关理论、临床实践、疼痛与症状控制、伦理和领导力的培训。

社工给团队带来哪些帮助？

在跨学科团队中，社工发挥的一项重要功能是协助开展关于照顾目标的讨论。例如，Weiner & Roth（2006）在文章“临终阶段讨论照顾目标时避免对患者及家人的医源性伤害”中指出，对于医疗团队常见的 5 种可能会妨碍与患者及家人沟通“照顾目标”并造成伤害的非故意行为，社工所受的专业训练有助避免这些行为。

行为 1：在讨论照顾计划前，未评估患者及家人是否准备好讨论死亡与濒死

社工定期评估患者及家人对于疾病/预后的认知、心愿、希望、世界观、患者和家庭过去/现在的功能、先前疾病经验、并存压力源、精神信念以及对疾病和健康的解释模式等，为团队提供充分信息。

行为 2：无意识地将要求患者及家人接受濒死与缓解痛苦联系起来

社工技巧性地运用语言，将讨论治疗选择的重点从预后/死亡转换至关怀/照顾，使患者及家人感觉到不是被“抛弃”和没有丧失希望。

行为 3：将患者及家人正常的哀伤与冲突，误认为是为对医疗现实的“否认”

“我不能相信”或“这不可能”是对坏消息的正常反应。社工协助患者及家人处理哀伤与失落，面对和解决危机。

（下转第 257 页）

2015年全国癌症康复与姑息医学大会热点话题

一、北京大学肿瘤医院消化内科 沈 琳

我国多学科合作诊疗时代或将至

《医师报》记者 李玉梅

"在欧美国家，多学科诊疗（MDT）模式已成常态。有的国家（如英国）甚至已立法，每位癌症患者都需经MDT综合治疗。在我国，MDT模式正在推广，一些医院已开始施行。"北京大学肿瘤医院沈琳教授深谙MDT是可为患者提供切实利益的一种诊疗模式，在中国肿瘤治疗中的"流行"势在必行。

沈教授强调，MDT诊疗模式以患者为中心，可让患者从治疗中受益最大化；充分按照循证医学证据，合理、科学、有计划地实施个体化治疗，可避免过度治疗和随意治疗，减少误诊误治；有助于医疗资源合理共享，节省不必要的医疗支出。

现实意义：多学科合作让医患同获益

问及姑息治疗中多学科合作的重要性，沈教授说："这是患者的需求，也是医生的需求，可让医患共获益。"

姑息治疗涉及多个学科和机构，团队成员包括姑息治疗医师、心理治疗师、药师、营养师、护理人员、社会工作者和志愿者等。姑息治疗通过跨学科、跨机构合作团队全方位为患者提供服务：提高患者在治疗中的身体舒适度，满足患者心理、社会、精神的需求，满足照顾者的需求。

此外，多学科交流可促进所有参与者转变理念、深入认识疾病等，即多学科模式会反馈给每个参与者；从多学科合作可发现很多问题，其或可作为今后研究的目标，包括转化研究，换言之，从临床上发现一些问题，然后去探索，包括进行临床观察研究、个体化需求的"精准医学"研究，从而能更好地解决临床难题。

瓶颈：缺乏政策和行业规范支持

MDT在临床实践中面临着一些挑战或难题，沈教授指出，能否从医院管理和国家政策、行业规范方面提供一些指导性建议和管理办法，这是今后需解决的一个问题。

另外一个有待解决的问题是，应让做转化研究的科学家、研究者参与到MDT团队中。沈教授解释，对于研究者来讲，从发现问题、做研究，到转化成可用的、指导临床实践的成果，需经过数年或更长时间，这导致其参与MDT当中的兴趣较小。如何解决这一问题？国际上尚无可借鉴的方法。沈教授认为，他们或可不定期参与MDT讨论，了解临床实践中遇到的重要问题，分析其研究对临床诊疗可能有何作用，并把观点带到多学科团队中，这样有助"实验室到病床（bench to bedside）"更快双向转化。

期许：多方共推MDT发展

如何更好地推进 MDT 模式？这需要患者、医生、政府和行业协会共同努力。沈教授解释，首先，医生应有多学科合作的意识。肿瘤诊治复杂，涉及的可能不止一个学科；目前肿瘤医学发展得非常快，一个人不可能在短时间内了解多个学科的知识，只有多学科合作才可能减少误诊、误治。其次，为避免患者及家属辗转多个科室而耽误病情，应让其了解 MDT 模式。再次，在行政管理和国家制度建设方面，为让所有患者的治疗取得更佳效果，应从医院层面、学科发展层面，促进、支持和提供多学科合作平台，推进 MDT 模式。最后，还需要一些行业协会的倡导和推广该诊疗模式。

二、中国人民解放军总医院肿瘤内科　焦顺昌

姑息理念：由“被动”升级到“主动”

《医师报》记者　李欣瑶

重视理念　明确目标

当我们把“姑息”变为主动，才能更重视

“近年来，我们对姑息治疗的重视程度逐渐上升，即使如此，我认为，重视程度还远远不够，仍未达到在专业医疗工作者中应有的地位。我们重视的往往是从得病之初到可治疗的阶段，在肿瘤学中，即体现在对肿瘤本身的治疗。这好比是‘抓中间，忽略两头’。在对疾病的预防阶段与治疗后期则不够重视。”焦顺昌教授语重心长地说。

“现今姑息治疗往往应用在患者病重后的维持治疗阶段，‘维持’或可说是一种‘被动’的理念，当我们把‘姑息’变成主动的时候，才能对其真正意义上的重视起来。我期待这样的理念深入人心，不仅是专业人员，患者、患者家属和全社会都应支持参与其中。我们针对的患者往往是其处于人生最后的阶段，最痛苦也是较重要的阶段，可以说是‘收官阶段’，如何完美收官？是我们应该重视的，消除他们一生辉煌被最终抹杀的遗憾是我们需要做的。”焦顺昌教授表示。

改善患者生命质量，是我们应明确的目标

在重视的基础上，焦教授提出，我们应明确姑息治疗的目标。改善生命质量才是最终目标。身心健康与人文关怀是不可缺少的因素，最大限度减少患者身体上的痛苦才是第一位，延长生存是第二位。人文关怀中，满足患者的需求与愿望，与患者、患者家属详细沟通。“知足者常乐，若无法满足患者愿望，就尽力去降低他的愿望。”让患者减轻心灵的痛苦与负担，想办法让其平静的面对或接受现状，才是我们需要做的。

多学科合作为何十分必要?

何为多学科合作?“在我看在，患者心里承受煎熬，处于十分艰难的境况时，我们应考虑其需求，重视其社会属性。这必然需要社会多种行业人员共同配合才能完成。目前，这些人员的构成可以分成医学类与非医学类。医学类人员顾名思义为医疗工作者，患者身体多器官受累时，疾病状况复杂时，必然需要多学科治疗共同参与。非医学人员即社会工作者，我国社工严重缺乏，姑息治疗单位应有一定比例的社工、志愿者、康复人员及愿意帮助别人的社会成员与专业管理人员，长期或短期为患者进行服务。如何更好地配合？松散工作，需要时集中不失为一种好的工作制

度。”焦顺昌教授表示。

规范管理　多方位培训

将理念深入人心以后，技术与能力水平的提高亦不可或缺。“然而，我们目前的培训机构是缺乏的。”焦教授说，“规范化、标准化、伦理、技术与法律相关方面的培训都十分必要。更多更专业培训机构的建立迫在眉睫。理念与技术的共同支撑才能推动学科发展，真正益于患者。”

将“被动”升级到“主动”转化医学即为主动之象

“当患者身心发生变化时，就会不断产生新的需求，我们常常会根据变化评估进而治疗，‘需求什么，满足什么’，这或是被动的体现。评估后，我们对可预见问题做预见性的解决才是主动的表现。转化医学便是超前一步做可预见的改变，是医学人员主动多学科合作的体现。

目前，新理念、新医药新技术的引入，开展转化医学方面的课题、研究相关技术项目，是我们需做的。围绕目标去做，我们能做的有许多。”焦顺昌教授充满希望地说。

三、北京大学肿瘤医院姑息治疗中心　刘　巍

姑息治疗：“温暖人心”的多学科综合治疗模式

《医师报》记者　李玉梅

“大道至简，知易行难。”北京大学肿瘤医院姑息治疗中心刘巍教授表示，很多肿瘤临床医生可能都明白姑息治疗的内涵和意义，但从实操执行层面上还有很多疑问与需要进步和规范的地方。肿瘤的姑息治疗不是“简单的嘘寒问暖或单纯的症状管理”，姑息治疗具有完整的体系和流程，要按权威指南、诊疗规范、标准操作流程来实施，包括原发病处理、症状控制、心理精神问题的管理，对社会层面如不同文化、种族、宗教信仰的关注，临终关怀及居丧服务等内容，姑息治疗应贯穿肿瘤治疗的全过程。

如何更好地实施姑息治疗？刘教授认为，姑息治疗必须由专业的姑息治疗团队施行，涉及姑息治疗医师、心理治疗师、药师、营养师、护理人员、社会工作者和志愿者等。团队应在肿瘤治疗的第一时间介入，与抗肿瘤治疗相结合，积极处理躯体症状、心理问题、营养问题，解决社会问题如患病后社会角色的缺失等，使得治疗流程系统化、规范化、立体化，对患者实现全人、全程、全家、全队的照护。

“专业姑息治疗的施行是临床肿瘤治疗又一次升华。”刘教授指出，姑息医学是一门浩瀚的医学，需要多学科参与和支持，更需要专科的深化和拓展。正如心理社会肿瘤学的缔造者吉米·霍兰教授所讲：医学不仅仅是装在瓶子里的药！不仅仅关注“人的疾病”，更要关注“生病的人”。由专业的肿瘤姑息治疗团队进行的全程姑息支持治疗，将更大程度地提高患者的生活质量，会做得更广泛、专业、深入，真正体现以人为本的医学理念。

四、中国医学科学院肿瘤医院内科　徐兵河

姑息治疗中靶向药物应用可显著延长患者生存期

《医师报》记者　李欣瑶

目前，从广义层面讲，对于晚期癌症或已发生转移患者的姑息治疗，常为内科治疗与对症处理，内科治疗体现在化疗、

内分泌治疗与靶向治疗；对症处理体现在对疼痛、病理性骨折、恶心、呕吐、食欲下降及并发症的处理。其中，靶向药物用于晚期癌症患者的治疗，可延长患者的生存期、改善患者的生活质量。另外，对晚期癌症患者躯体病痛与心理困苦的对症处理也是我们需要认真思考的。

关于靶向治疗，徐兵河教授表示，“根据肿瘤发生、发展的分子生物学特性，利用肿瘤细胞和正常细胞分子生物学上的差异，开发针对细胞受体、关键基因和调控分子的相应靶向抗肿瘤治疗药物，对有合适靶点的癌症患者进行靶向治疗，可明显延长患者的生存期。例如对晚期非小细胞肺癌患者，化疗通常只能延长患者的生存期 1~2 个月，中位生存期 10~12 个月。如果是不吸烟的亚洲女性肺腺癌患者，并且有 EGFR 基因突变，则合适的靶向治疗可使患者生存期延长至 2~3 年；同样，对 HER-2 阳性晚期乳腺癌患者，与单用化疗相比，化疗联合靶向药物曲妥珠单抗能使患者的中位无进展生存期延长 10 个月左右。其他一些对化疗极不敏感的肿瘤，如胃肠间质瘤、肾癌、恶性黑色素瘤，应用相应的靶向治疗药物均能显著延长患者的生存期，并使患者的生活质量大大改善。”

五、中国医学科学院肿瘤医院徐　波

莫让姑息护理成为“寂寥的空壳”

《医师报》记者　李欣瑶

目前，人们在观念上，对姑息治疗的认识已有很大转变，从误认为姑息治疗仅用于晚期癌症患者，针对患者恶心、呕吐、便秘、疲乏、疼痛、睡眠不佳的积极干预，以缓解其症状，确保其生活质量。现今已逐渐被认识到姑息治疗应始终贯穿肿瘤治疗全过程。

护士是接触患者最多的人

护士是与患者接触最多的群体，往往最先知晓患者与其家属诸多方面，如生理、心理与社会需求。“我认为，护士有能力提供姑息照顾的资源与对患者需求的支持。临床中许多护士态度非常积极，却由于知识与教育的匮乏，使得他们‘有心无力’，这也阻碍了姑息护理在临床的实施。所以，仅有爱心远远不够，还需专业度与技术能力的提升，对护士姑息护理相关知识的培训显得尤为重要。”徐波教授表示。

姑息护理深化教育势在必行

“广泛、系统、规范化的深度培训与教育在专业学生与职业护士中的开展十分必要。”徐波教授语重心长地说。与欧美地区相比较，国内姑息护理教育方面，大学中的课程少之又少，临床中的培训也相对缺乏，更多人了解到的也仅仅是临终关怀。我们可从多层面对护士进行培训教育，如学会层面的姑息护理系统培训，学院层面做相关课程的安排，医疗机构方面，引进更多项目纳入肿瘤科护士岗位规范培训中，医院对肿瘤科护士姑息护理项目继续教育的开展也必不可少。核心的课程讲义，大型肿瘤专科医院姑息护理理论的培训教材也应尽早高质量、多数量的出炉。定期到有条件的临床基地参观学习，亦是进步必不可少的方式。

六、北京大学肿瘤医院中西医结合科 李萍萍

关注患者的心理苦楚

《医师报》记者 李玉梅

“癌症疾病本身往往会引起患者的焦虑和担心。当患者没有感觉到任何痛苦时，他心里不会感到害怕。而痛苦症状的出现，如疼痛、恶心、不能进食等，会使患者心理上的恐惧、焦虑明显加重。”北京大学肿瘤医院中西医结合科李萍萍教授指出，作为姑息治疗医生，应帮助患者解决躯体和心理的痛苦，同时给予患者及家属心理支持。

在姑息治疗中，心理支持不可或缺。李教授认为，姑息医生应具备处理患者一般心理问题的能力，并掌握鉴别精神症状的知识，以便及时请专科心理医生会诊。李教授举例：患者因为害怕肿瘤复发而焦虑，“他的焦虑可以理解，但往往是盲目的，因为缺乏医学知识”，此时姑息治疗医生应根据患者的情况告知疾病复发的有关知识、定期复查及时发现，并帮助患者调整情绪积极面对。当患者了解了这些信息时，焦虑情绪就可能缓解。

“对于晚期肿瘤，虽然目前的医疗手段不能达到治愈，但是缓解患者的痛苦和给予心理支持，是医生能够做到的。姑息治疗医牛一定要关注患者的心理问题。”李教授强调。

指南解读

中国 CINV 管理现状及 CINV 最新指南解析

游良琨 潘宏铭

化疗引起的恶心、呕吐是化疗药物最常见的不良反应之一，也是影响化疗患者依从性的主要原因，严重的化疗相关性恶心呕吐（CINV）可导致患者的代谢紊乱、机体功能受损、营养不良、生活质量下降，并可影响高剂量强度化疗药物及高中度致吐风险化疗药物的应用，进而影响化疗疗效。2014 年，中国抗癌协会癌症康复与姑息治疗专业委员会发布了《肿瘤治疗相关呕吐防治指南》，进一步规范了 CINV 的治疗，值得推广。但国内对于 CINV 的全程管理仍存在问题：如对于迟发型 CINV 控制不佳，NK1 抑制剂应用不足，以及 5-HT3 拮抗剂和类固醇类使用不够规范等。近年来不断有新的流行病学及临床研究，如新型 NK1 抑制剂的国际多中心临床研究，尤其是包括中国的研究数据也陆续问世。然而关于中国临床实践中 CINV 的研究和流行病学数据仍十分缺乏，亟待开展更多临床研究。因此，对于 CINV 的规范管理及最新进展的学习对于肿瘤治疗相关的临床医师尤为重要。

（稿源：《医师报》，2015-07-30）

❖ 老年肿瘤康复 ❖

发展中国老年肿瘤康复事业必将大有作为——对中国老年学和老年医学学会肿瘤康复分会成立的希冀

赵宝华

中国老年学和老年医学学会常务副会长

【摘要】 30 年前，中国老年学和老年医学学会成立；10 年前，成立了二级学会——老年肿瘤专业委员会。随着老年肿瘤患者经治疗后的康复、养老等问题的日益突显，2015 年，总会正式批准成立肿瘤康复分会。积极发展肿瘤康复医学，是中国医疗模式转型的客观需求，具有客观而深远的意义，必将大有作为。分会应将科研与学术放在首要位置，在此基础上建立相关行业规范与指南，成立肿瘤康复基地，积极推广老年肿瘤康复服务，推动肿瘤康复行业培训，开展国际合作与交流。希望分会高举“学术研究”和“智力服务”两面旗帜，严格按照学会章程和分会管理办法办事，实行“公益组织，市场运作”，建设一个坚强的领导班子和精英型创新型的专家团队，为中国肿瘤康复医学的繁荣和发展做出卓越贡献。

中国老年学和老年医学学会（China Association of Gerontology and Geriatrics，CAGG）于 1986 年 4 月 9 日正式成立（原名中国老年学学会），2015 年，正式更名为中国老年学和老年医学学会，是从事老年学和老年医学研究、咨询服务的全国性群众学术团体，到 2016 年即将走过 30 年历程。多年来，学会举办了多项具有全国性影响的活动，如中国“长寿之乡”评选活动、中国“十大寿星”评选活动和 2010 年开始的“老年宜居宜游城市”评选活动等，目前已成立了 24 个二级分支专业机构，涉及老年学、老龄产业、养老、护理、老年疾病、长寿、金融、环境、心理、教学、康复等多个领域，在国内乃至国际老年学和老年医学领域具有重要的影响力和地位。中国老年学学会老年肿瘤专业委员会（Chinese Geriatric Oncology Society，CGOS）是 2006 年在京成立的二级学会，是由已故中国医学科学院肿瘤医院内科首席科学家、享誉国内外的肿瘤专家储大同教授创办和发起的，历经了 10 年的发展与壮大，目前已在国内外老年肿瘤领域具有很高的学术影响力和号召力。随着老年肿瘤的诊疗水平不断提高，人均寿命不断延长，老年肿瘤患者经过治疗之后的康复问题成为我国社会当前的迫切需求，因此肿瘤康复分会应运而生。经过总会研究批准，中国老年学和老年医学学会肿瘤康复分会（Chinese Society of Geriatric Oncology and Rehabilitation，CSGOR）于 2015 年 11 月在京正式成立。积极发展肿瘤康复医学，具有客观而深远的意义，必将大有作为。

一、发展肿瘤康复医学是中国医疗模式转型的客观需求

进入21世纪后，我国的疾病模式发生了重大改变，慢病模式取代了过去的传染病模式而处于主导地位。这一客观情况要求改变长期存在的“重医疗轻预防、轻康复”的医疗模式，向既重治疗，更要重预防、重康复的方向发展。肿瘤在我国慢病中占有很大比例，对人的生命和生活质量构成了严重的威胁。近20年来，我国癌症发病率呈逐年上升趋势，致癌因素主要包括慢性感染、不健康的生活方式、环境污染和职业暴露等，目前我国癌症发病率为235/10万，死亡率为144.3/10万，防治形式十分严峻。

世界卫生组织《全球癌症报告2014》中指出，中国新增癌症病例数量位居世界第一，每分钟就有6人被诊断为癌症，5人死于癌症，其中老年肿瘤患病率已占到肿瘤患病率的50%以上，而且呈现了“中国特色发病模式”，即“穷癌”患者不减，“富癌”患者却逐年增加，癌症已成为我国面临的重大公共卫生问题之一。

肿瘤患者往往在手术或放、化疗1~2周后出院，出院后的后续随访与康复问题是目前的薄弱环节，也是广大肿瘤患者的热切需求。当前我国老龄化发展迅速，2亿多老年人中的95%是居家养老，离开医院的患病老人同样需要专业化的康复服务，实际上以健康干预为主，以提高生存和生活质量。老年肿瘤患者的康复和养老是具有广阔的市场需求与市场前景的产业。例如在台湾，医院附近一定有一个配套的康复医院，而且可以纳入医保。这样既能减少医院压力，还能促进养老和康复产业发展，同时满足广大患者的需求。然而我国内地康复医院很少，社区的康复服务就更加短缺。可以预言，中国未来的康复医学，将会有迅速发展。

2015年，中国老年人口将达到2.21亿，约占人口总数的16%，如何根据老年人的生理与疾病特点，合理制订肿瘤康复治疗方案，达到延长老年肿瘤患者生存期、改善生活质量的目的，是老年肿瘤康复工作者一个重要课题。

在上述背景下，肿瘤康复分会杨宇飞主任委员团结一批专家，经过近一年时间的辛勤筹备，成立肿瘤康复分会，以实际行动改变中国的医疗模式，以专业化服务满足老年肿瘤患者的康复需求，不仅体现了强烈的社会责任感，而且彰显了医学专家的职业精神。肿瘤康复分会的成立还有一个主要看点，就是中医医院和肿瘤专科医院（北京大学肿瘤医院）的联合与合作，已经引起社会各界的广泛关注，具有重大现实意义和开拓意义。

二、肿瘤康复分会应将科研、规范、合作与培训作为重点规划

1. 分会应把肿瘤康复科学研究放在第一位，以学术平台吸引团结全国各地从事肿瘤康复的医师、护士，形成有强大号召力的专家队伍，力求占领肿瘤康复科学的制高点，以实际成果形成权威学术地位，进而实现国内外影响力。

2. 在科学、严谨、实事求是的科研基础上，应利用研究成果编写各类肿瘤康复科学的《专家共识》和针对患者的各类《肿瘤康复指南》，为全国肿瘤康复医师和患病老年人提供专业指导和服务。

3. 在搭建肿瘤康复服务体系的基础上，应选择一些城市有条件的社区合作，依托康复机构建立肿瘤康复试验基地，把第一流的专业服务送到社区去，送到患者

家庭去。此外，依托肿瘤康复基地验证和推广肿瘤康复服务体系，并鼓励科研创新，形成良性循环。

4. 积极开展肿瘤康复新理论和新技术的专业培训，开展针对老年肿瘤患者的康复医学讲座和科普教育，建立培训体系，编写相关专业教材，发展专业评定、评级办法。

5. 开展老年肿瘤康复科学的国际论坛和国际合作，创建有影响力的国际学术交流平台，积极学习发达国家肿瘤康复理念及相关专业技术。同时，还应将我国中医药特色的康复服务模式及方法推广到国外，实现中医药在康复领域的全球化。

总之，分会可以以学术智慧为健康老龄化服务，为政府服务，为企业服务，为社区服务，为老年人服务，推进老年肿瘤康复科学的发展，可以大有作为。

三、对肿瘤康复分会的希望

1. 高举“学术研究”和“智力服务”两面旗帜

学会是学术性社团，必须坚持“学术为本”，学术研究是第一要务；智力服务，就是要运用研究成果为政府、企业、社区、老年人服务；高举这两面旗帜，就是强调理论联系实际。

2. 严格按照学会章程和分会管理办法办事

最基本的是学术为本，民主办会，集思广益，运行规矩，接受监督等，体现分会的公益性、学术性、服务性和规范性；只有这样，分会才能走得远、飞得高。

3. 实行“公益组织，市场运作”

在市场经济条件下，学会和分会如何生存？这是一个我们上下都必须解决的问题，首先要体现公益性，不能使分会成为个人谋利的工具，另一方面，学会和分会都没有政府拨款，生存和发展的办法是“经营学会”，实行“公益组织，市场运作”。所谓经营学会，就是充分发挥学会的人才优势和网络优势，以企业的激励机制和管理方法来保证学会目标的实现，这是市场经济条件下学会生存和发展的现实选择。

学会是非营利性的公益组织，是说不以营利为目的，但并不是说不可以营利、不可以市场化，学会和企业都可以营利，企业营利归企业家，学会营利属于社会，只能用于章程规定的业务活动，而不能揣入少数人腰包，并要接受社会监督和审计。这里我提出两点建议，一是注意吸纳和培养懂业务、懂经营的策划人才和管理人才；二是实行项目制，搞好项目创意、项目设计，力求吸引政府、涉老企业、社区、专家和服务对象，在项目制基础上同康复医疗机构或重要企业合作开展研发工作，还可以选择其中条件成熟的建立肿瘤康复研究基地，使分会成为整合资源、合作共赢的高端平台。

4. 建设一个坚强的领导班子和精英型创新型的专家团队

领导班子非常重要，决定工作局面，杨宇飞主任是著名中医肿瘤专家，有丰富的临床经验和专业智慧，又有很强烈的社会责任感和事业心，理事会在她的主持下一定能成为坚强的领导核心。此外，专家团队很重要，智力服务要靠人才，人才是学会最重要的资源，是学会的生命力和竞争力，要解放思想，以海纳百川的胸怀吸纳全国各地肿瘤专业精英和中医精英，让他们在学会这个舞台上发挥作用，创造业绩，体现价值。

（下转第 294 页）

浅谈中国老年肿瘤康复问题

赵 平

中国老年学和老年医学学会肿瘤专业委员会
中国医学科学院肿瘤医院 北京 100021

【摘要】 随着我国改革开放和经济发展，人民生活水平大幅提高的同时，也带来了癌症发病率的快速增长，现已成为威胁我国人民健康的头号杀手。目前我国癌症标化发病率已达到全球平均水平，死亡率已超过全球水平。我国老年癌症患者总数占总发病人数的60%以上，中国老龄化进程仍在不断提速。老年肿瘤问题是恶性肿瘤的主要问题，也是能否战胜癌症的核心问题。老年肿瘤具有合并症多、体能下降等特点，且老年肿瘤患者的居家养老和医养结合模式也同样是重点需要解决的问题。同时，还应注重老年肿瘤患者的心理问题、身体功能锻炼、预防癌症复发和集体养老等方面的专业医护规范的建立。建议考虑为癌症患者建立更多的医养结合的机构，或者通过医联体的模式推进肿瘤病人的管理。

中国的改革开放使经济发展创造了中国式的奇迹。正当国民享受着经济飞跃带来的生活舒适与富足之际，癌症的幽灵在人们的周围徘徊。进入21世纪以来，无论在中国还是在全世界，癌症都已经成为威胁生命和健康的头号杀手（图1）。

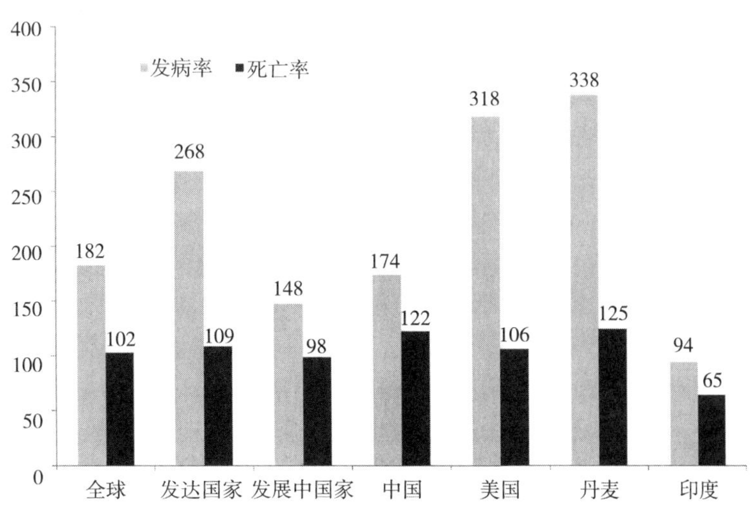

图1 2012年全球癌症发病率与死亡率（标化）态势

E-mail:dr_ zhaoping@ 263.net

世界卫生组织国际癌症研究机构（IARC）2014 年发布的世界癌症报告显示，中国癌症发病率（标化）目前处于全球平均水平，标化死亡率高于全球的平均水平。

中国癌症发病率仍在呈持续上升的趋势，其原因首先可以归因于人口的老龄化（图 2）。2008 年，全国肿瘤登记地区恶性肿瘤发病率为 299.12/10 万。30 岁群体发病率为 48/10 万；40 岁群体发病率为 160/10 万；50 岁群体发病率为 395/10 万；60 岁群体发病率为 695/10 万；70 岁群体发病率达到 1266/10 万；80 岁群体发病率高达 1603/10 万。

截至 2014 年年底，中国 60 岁及 60 岁以上的老年人已经达到 2.12 亿，占全国总人口的 14.3%。老年癌症患者总数却占总发病人数的 60%以上。

中国人口的老龄化从 21 世纪初开始提速。图 3 显示中国 60 岁及 60 岁以上的老年人从占比 11%（世界卫生组织人口老龄化的标准）提高到 14.3%仅用了 10 年时间。中国老龄委预测，到 2035 年，中国 60 岁及 60 岁以上的老年人可能达到 4 亿，由此推断中国在未来的 20 年肿瘤发病率仍将呈继续上升的态势。

根据图 4 显示的三次全国死亡原因调查结果比较，我国 60 岁以上人口 2004～2005 年恶性肿瘤死亡率比 20 世纪 70 年代中期第一次调查上升了 54.04%，比 20 世纪 90 年代初第二次调查上升 9.17%。三次调查地区的我国 60 岁以上人口恶性肿瘤死亡占全部人口的比例，由 1973～1975 年的 51.44%，上升到 2004～2005 年的 65.49%，上升了 14.05 个百分点；2004～2005 年比 1990～1992 年第二次调查上升 6.12 个百分点。根据中国癌症死亡率的上升态势，癌症死亡率仍将超过心血管疾病占据全部死因的第一位。

伴随着人口老龄化加速进程，中国老年肿瘤患者的数量正在迅速增加，从某种意义上讲，老年肿瘤问题是恶性肿瘤的主要问题，也是能否战胜癌症的核心问题。具有很大的挑战性，除了难以控制的癌症本身，老年人对于肿瘤的治疗比一般群体

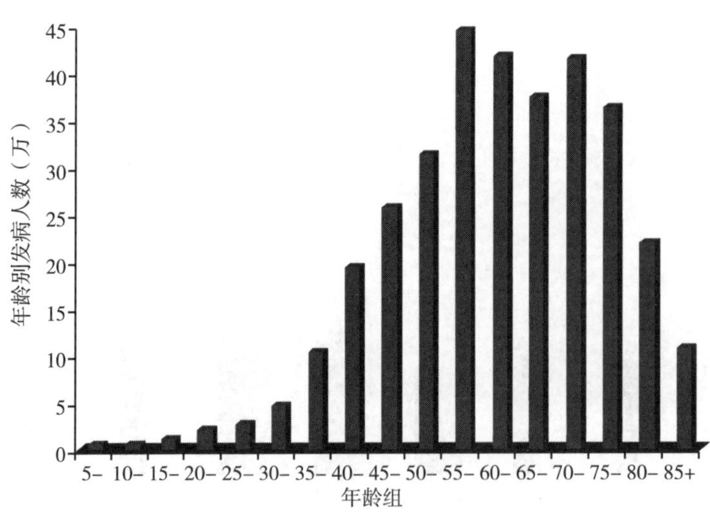

图 2　中国癌症年龄别发病人数

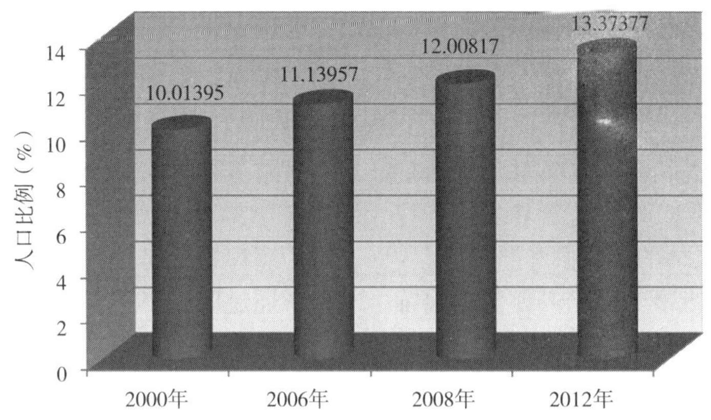

图 3 2000 年以来中国老龄人口上升情况

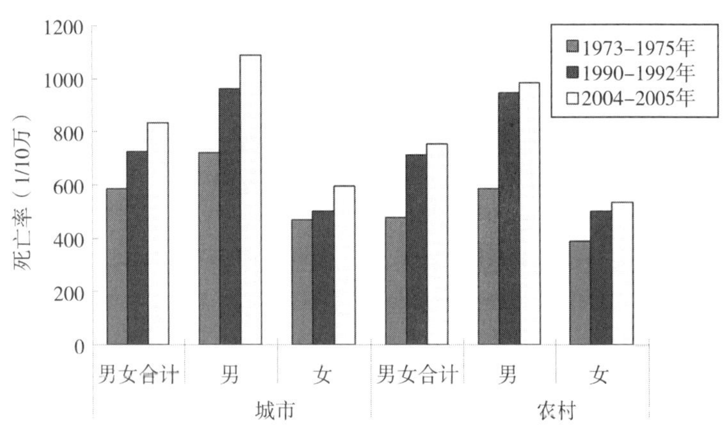

图 4 全国三次死因调查城市与农村 60 岁以上人口恶性肿瘤死亡率比较

有更大的依从难度。这不仅是认知上的偏见，大多数老年肿瘤患者往往伴有各种老年性疾病，确确实实妨碍外科手术、内科化疗以及放射治疗的实施，进而导致老年人癌症的死亡率明显高于非老年人群。除此之外，60 岁以上的老年人已经退休了，他们罹患癌症后，不能长期住在医院，大部分时间不得不留在家里。养老与养病交织在一起，常常产生更复杂的问题，例如中国 4-2-1 的家庭模式，使子女心有余而力不足。老年肿瘤患者在经济上、生活上以及就医方面常常面临窘境。尤其是老年人因癌症的威胁，使原有的孤独更加凄凉和恐怖。老年肿瘤患者的心理问题更加突出。

中国老年肿瘤患者需要特殊的关心。应该把肿瘤康复和养老结合起来，无论是居家养老，还是社区或医疗机构养老，对于罹患肿瘤的老年人，应该更多考虑康复的需求。癌症已经被划归在慢性病行列，老年肿瘤患者住在医院的时间越来越短，如何安排肿瘤患者院外的康复成为迫切需要关注的问题。即使是居家养老的患者，也应该由社区和社区医疗机构把老年肿瘤患者管理起来。

1. 老年肿瘤患者生病后心理障碍严重，需要集体生活的环境和团体抗癌的氛围以及心理的关怀。

2. 与一般老人相比，老年肿瘤患者的生活照顾更加重要，尤其是营养支持和身体锻炼，需要有具体的人关心和照顾。

3. 恶性肿瘤的康复期仍需要警惕癌症的复发，定期的康复辅导以及就医协助，使老年肿瘤患者在医生的指导下按时复查。

在有条件的情况下，罹患肿瘤的老年人应该集体养老，尤其是具有医养双重功能的养老院或老年病院。老年肿瘤患者的集体养老，有助于为他们提供恶性肿瘤康复的条件、提供体育疗法的帮助、提供饮食疗法的供养，更重要的是团体居住有助于缓解老年的孤独和寂寞；患者团体的心理疏导甚至比医生和家人还有效。建议考虑为癌症患者建立更多的医养结合的机构，或者通过医联体的模式推进肿瘤患者的管理。总而言之，关注老年肿瘤患者的康复势在必行。

(上接第 316 页)

势必无法满足当前我国肿瘤患者对中医药的迫切需求程度。在当前互联网+时代，依靠大数据平台，能够有效整合中医药防治肿瘤的复杂信息，通过数据追踪、云计算与智能学习，进而为中医药肿瘤康复数据和疗效提供有力支撑，以肿瘤康复为突破口，实现中医药传承与创新。

希望在全国多学科专家的共同努力下，以大数据为支撑，以中西医结合为方向，加强顶层设计，建立以医患为中心的肿瘤精准康复服务体系，为实现肿瘤患者的精准康复服务事业而努力！

中国老年肿瘤康复的任务和展望

孙凌云　杨宇飞*

中国中医科学院西苑医院肿瘤诊疗中心 北京 100091

【摘要】 随着中国老龄化进程以及癌症发病率的不断攀升，老年肿瘤患者数量日益增长。目前老年肿瘤患者经医院治疗后，后续康复缺位，生活质量不高，预后不佳，老年肿瘤康复问题成为我国公共卫生领域亟待解决的重点任务之一。为深入评估我国老年肿瘤康复需求以及医务工作者的康复服务能力与态度，我们针对北京抗癌乐园肿瘤患者，以及全国多个省市的医师、护士展开问卷调查。调查结果显示，目前我国老年肿瘤患者重点需求的康复内容包括营养、心理以及改善症状等方面。缺乏专业指南以及专业技能是影响医师、护士为肿瘤患者提供肿瘤康复服务的主要障碍，大部分医务工作者愿意通过专业学会了解肿瘤康复专业知识及信息。基于这一需求与现状，中国老年学和老年医学学会肿瘤康复分会于2015年11月正式成立，提出以明确需求、整合资源、精准服务为主要任务，将以人为本、健康康复为宗旨，并提出了老年肿瘤康复当前重点工作项目和规划。

一、中国老年肿瘤康复的现状

《中国老龄事业的发展》白皮书中指出，我国人口年龄构成在20世纪末已进入国际通行标准老龄化阶段。到2015年，我国老年人口已达到2.21亿，占总人口的16%。与此同时，癌症发病率不断攀升，成为威胁老年人口健康的主要疾病。全国肿瘤登记中心公布的2011年监测数据显示，目前我国每分钟就有6.4人患癌，2011年新发癌症病例达337万，60岁以上老年肿瘤患病率已占到肿瘤总患病率的50%以上[1]。随着我国肿瘤医学的快速进展，肿瘤治疗水平的提高，以及癌症早诊早治的推行，癌症幸存人群数量不断增加。截至2011年，我国5年存活的癌症患者共749万，其中40~64岁人群占绝大多数[2]。以我国目前平均寿命75岁计算[3]，这部分人群将在10~20年时间内快速步入老年，成为老年肿瘤幸存者。因此，老年肿瘤患者的康复问题，必将成为未来我国公共卫生领域的重要任务。

目前在老年肿瘤患者的临床治疗方案决策方面，需积极推广老年综合评估，明确治疗目的[4]。老年肿瘤患者围术期相比其他年龄肿瘤患者更易出现合并症[5]，在化疗期间更易出现肝、肾功能损害[6]。这一人群的心理问题容易受到忽视，及时的心理护理能够显著降低术后及康复期老年肿瘤患者出现抑郁症的

基金项目：北京市科学技术委员会项目（No. D131100002213-006）

*通信作者：杨宇飞，主任医师，教授，博士生导师，E-mail:yyf93@ vip.sina.com

可能性[7]。在营养方面，老年肿瘤患者存在能量及多种营养素不足，在治疗过程中应通过临床营养人员的介入，选择合理的营养干预措施[8]。在经医院治疗后，老年肿瘤患者后续的康复治疗缺位，老年肿瘤患者普遍生活质量不高，预后不佳[9]。因此，目前我国肿瘤康复特别是老年肿瘤康复仍处于起步阶段，缺乏公认的评估体系、诊疗标准以及临床指南，肿瘤康复相关人员、场地及服务欠缺，难以充分满足当前以及即将到来的老年肿瘤幸存人群大潮的需求。

二、中国肿瘤康复服务需求和态度问卷调查

为进一步明确我国目前肿瘤康复的现状，我们针对全国多个省市的医生、护士，以及北京抗癌乐园的肿瘤患者展开问卷调查。共发放问卷医生、护士各 500 份，患者 600 份；实际回收有效问卷医生 486 份、护士 413 份、患者 540 份。

此次针对患者的问卷调查对象大部分为女性、50～69 岁之间、退休状态的早中期根治治疗后的乳腺癌及肺癌患者。结果显示，营养康复（72.8%）是最为迫切的康复需求，其次是改善症状（64.7%）和心理康复（54.6%）；患者自己（68.3%）被认为是肿瘤康复中最重要的角色，其次是医生（67.5%）和家人（66.3%）；中医治疗（31.0%）是接受度最高的治疗手段，其次是药物治疗（23.2%）和健康科普宣传（17.1%）；在过去一年中，30%的被调查者接受肿瘤康复治疗占总体医疗的 50%以上，40%表示肿瘤康复花费占总体医疗费用的 50%以上，44%认为每年用于肿瘤康复的费用低于 1 万元较为合适。治疗费用相对便宜、医疗保险能够覆盖（23.6%）、医生建议时（21.0%）最能增加被调查者接受肿瘤康复服务的可能性；担心治疗费用较高且医疗保险不能报销（25.1%）以及就诊程序复杂、排队时间长（23.5%）最易减少上述可能性。抗癌组织（42.1%）和医生科普宣传（29.9%）是最愿意接受的获取肿瘤康复信息的途径，74%愿意从事肿瘤康复志愿服务。

此次参与调查的 486 名医生主要来自三甲医院（69%），其中副主任医师及以上占 53%，男医师 48%，女医师 52%，涉及全国 30 个省（自治区、直辖市）。调查结果显示，临床医师经常或者总是关注的内容为癌痛管理（95%）、营养康复（90%）、躯体功能康复（87%）；认为有必要关注的肿瘤时期依次是根治术后随访期（97.7%）、放化疗期（96.6%）、围术期（94.8%）；泌尿系肿瘤（94.4%）、乳腺癌（94.3%）、妇科肿瘤（94.2%）被临床医生认为最需要康复；21%的临床医师所提供的康复服务占其全年医疗服务的比例约为 50%及以上；39%的医师表明，在过去一年里，有 10%～30%的患者曾主动提出肿瘤康复的需求；健康保健科普指导（90%）、药物治疗（83%）、心理疏导（82.3%）依次是临床医师在肿瘤康复中最愿意运用的手段。

针对护士展开的问卷调查共回收北京、河南 6 所三甲医院 413 份问卷，参与调查的护士平均年龄 30.6±7.7 岁，其中初级护师、护士 75.7%，主管护师及以上 24.3%，本科以上学历 44.9%。癌痛管理在肿瘤康复内容中的关注度最高（90.7%）；根治术后随访期被认为最有必要开展康复护理（95.8%）；相比其他肿瘤，乳腺癌被认为最有必要开展康复护理（99.5%）。具有诊疗规范或指南建议时（89.3%）、护士本人认为必要时（88.0%）以及医嘱要求时（87.8%）最易增加护士为患者提供肿瘤康

复服务可能性；患者或家属不配合（55.1%）、相关治疗指南规范欠缺（48.5%）、肿瘤康复专业知识或技术欠缺（44.3%）最易减少护士为患者提供肿瘤康复服务可能性。75%的护士在过去一年的护理服务中涉及的肿瘤康复方面的护理不足整体护理工作的50%；16%的护士表示，50%以上肿瘤患者曾直接向其提出康复护理需求。

针对医护人员的调查结果还显示，52.2%的医师认为我国肿瘤康复事业仍处于起步阶段，44.5%的医师认为我国肿瘤康复已处于发展阶段；27.9%的护士认为我国肿瘤康复事业仍处于起步阶段，43.7%的护士认为我国肿瘤康复已处于发展阶段。所有接受调查的医师都希望增强自身肿瘤康复相关知识；90.7%的医师希望通过专业学会获取肿瘤康复领域相关知识，89.8%愿意通过APP（手机服务包）获取。77.5%接受调查的护士愿意了解肿瘤康领域的相关知识；获取途径欢迎度由高到低的排列名次依次为：APP手机应用服务包（92.6%）、网络媒体（92.1%）、专业学会（90.5%）。

三、中国老年肿瘤康复的任务与理念

针对上述现状，我们认为当前我国老年肿瘤康复面临的主要任务有以下3方面。

（一）明确需求，建立健全服务体系

通过此次问卷调查我们发现，肿瘤患者对营养、改善症状以及心理康复存在一定的需求，还应进一步深入探索肿瘤康复需求中的细节问题，特别是老年肿瘤患者中可能存在的特征性问题。针对这些需求，进一步形成肿瘤康复评估体系，在全面、综合评估的基础上，完善老年肿瘤康复服务框架，同时融入中西医结合内容，构建具有我国特色的康复服务体系。

（二）以人为本，搭建精准康复平台

在建立健全老年肿瘤康复服务体系的过程中，应坚持以患者为中心，从患者根本需求出发，结合不同人群的特点，实现个性化的精准服务与健康康复。

（三）整合资源，推动多方合作共赢

老年肿瘤康复是一个多学科领域，需将老年学、肿瘤学、康复学、心理学、营养学、疼痛学、中医学、运动学等多学科专家团队整合起来共同促进学科发展。我们通过问卷调查发现，大部分临床医护工作人员希望通过专业学会获取肿瘤康复知识与信息。因此，建立老年肿瘤康复专业学会有助于多学科资源整合，推动老年肿瘤康复事业发展。

在此基础上，我们提出中国老年肿瘤康复的理念以及服务模式。以人为本的生态和谐是人与人、人与自然、人与社会和谐共生、良性循环、全面发展、持续繁荣为基本宗旨的文化伦理形态。人在生态和谐建设中是主导与主人。老年肿瘤康复生态系统是以老年肿瘤患者为中心，围绕老年肿瘤康复需求，政府通过政策支持及创新和优化服务机制的引导，发挥老年肿瘤康复学科带头人的集团优势，以精湛的医术、专业的精神，提升肿瘤康复学科的研究水平；推动相关企业进行科研成果转化，形成老年肿瘤康复产业链；提高保险、基金、物流等第三方社会服务和保障作用；宣传和践行老年肿瘤患者全程康复、全人康复、全家康复的理念，以形成良性循环的老年肿瘤康复生态系统。老年肿瘤康复生态系统是一系统工程，包括患者及家属、医护及科研人员等人群，包括医院、康复、相关企业和产业等单位，包括直面疾病及生死等道德伦理观念。

四、中国老年肿瘤康复工作重点

（一）成立专业学会，搭建交流平台

中国老年学和老年医学学会肿瘤康复分会（Chinese Society of Geriatric Oncology and rehabilitation，CSGOR）于 2015 年 11 月在北京正式成立。学会宗旨将遵循以人为本、大力推进生态文明建设的大政方针，将为老年肿瘤患者服务作为第一要务。团结和动员全国老年肿瘤康复学专家、肿瘤护理学专家、肿瘤患者群体组织和相关企业，加强与国际相关学科的专家和机构的交流和学习，融合中西医肿瘤康复的优势，促进肿瘤康复科学的繁荣和发展，促进肿瘤康复科技人才的成长，促进预防肿瘤复发/转移的新药开发；充分利用互联网信息化技术，促进肿瘤康复知识和技术的普及和推广，为老年肿瘤患者提供高质量、高水准的康复医疗服务；为建设老年肿瘤康复生态系统而努力。

中国老年肿瘤康复应重点以满足老年肿瘤患者康复需求为目标，坚持中西医结合互补的研究方向和方法，坚持引进国外先进技术、模式、理念与输出我国传统医学的有效方法并举，摸索符合我国人群的“老年肿瘤康复规范”，制订老年肿瘤康复及康复训练学科指南；为政府制订相关政策及优化机制建言献策，为推进科研成果转化，形成产学研产业链助力，建立我国老年肿瘤康复生态系统。

（二）学会将积极推进中国老年肿瘤康复事业发展

1. 积极完善老年肿瘤康复服务体系

通过进一步深入明确肿瘤患者的康复需求，建立与完善老年肿瘤康复服务体系，在这一过程中，学会将整合医生、护士、患者多方面资源与需求，形成以患者为中心的个体化肿瘤精准康复服务体系。

2. 发展老年肿瘤康复科研与创新

学会将以学术为核心，通过建立相关机制鼓励老年肿瘤康复相关领域的科研与创新，促进产生更多学术成果，实现学术交流。

3. 逐步建立老年肿瘤康复行业规范

老年肿瘤康复的临床实践与推广需要相关行业规范与指南，学会将通过组织专家、研究人员，基于循证医学依据逐步建立起老年肿瘤康复相关专家共识及行业规范。

4. 促进国际合作与交流

发达国家及地区在肿瘤康复领域具有更为丰富的经验，需要积极学习与借鉴。学会也将作为平台，促进老年肿瘤康复领域的国际合作与交流，引进来、走出去，实现合作共赢。

5. 推动老年肿瘤康复人才培训与基地建设

老年肿瘤康复事业的发展需要源源不断的人才梯队以提供相关服务、促进行业发展。学会将通过建立健全肿瘤康复人才培训机制，建立肿瘤康复实践与研究基地，发展壮大我国老年肿瘤康复队伍。

6. 实现老年肿瘤康复行业“互联网+”建设

老年肿瘤康复需深入到老年肿瘤患者院外干预、长期随访、健康指导等多个环节，通过“互联网+”的形式开展老年肿瘤康复服务，有助于服务的便捷、可及与个性化，同时有助缓解医疗资源紧张的现状，切实提高老年肿瘤患者的康复与生活质量。

参 考 文 献

[1] 陈万青，郑荣寿，曾红梅，等 .2011 年中国恶性肿瘤发病和死亡分析. 中国肿瘤，2015，(1)：1-10.

（下转第 341 页）

肿瘤精准康复服务顶层设计之探讨

周海荣[1] 孙凌云[2]

1. 北京大数据研究院 北京 100080
2. 中国中医科学院西苑医院肿瘤诊疗中心 北京 100091

【摘要】 截至2011年，我国有749万癌症幸存者，预计这一数字目前已达到1000万。然而目前我国肿瘤早防、早诊、早治以及康复方面仍落后于发达国家，发展精准医疗和精准康复技术迫在眉睫，以医患为中心、医疗/康复服务价值驱动的顶层设计是关键。本文阐述了肿瘤康复顶层设计的三大方面，即品质生活模型、精准服务体系、大数据云计算平台。首先倡导建立由心理健康、精神健康、身体健康和社交健康等要素组成的癌症幸存者品质生活模型。其次形成由卫生保健、精准康复、基础设施和坚实经济构成的精准康复服务体系。基于大数据和云计算平台的肿瘤临床服务支持系统有助于实现精准化、个体化的服务，同时创新诊疗路径和服务内容，优化就医体验，有助于中医药的创新和传承发展。

一、中国在癌症早期诊断、治疗和康复方面落后于发达国家

中国国家癌症中心最新发布的数据显示，2011年，我国5年存活的癌症幸存人群数量为749万，每年癌症新发病人数为310万，约占全球癌症发病人数的1/5，以此发病率推算，当前我国癌症幸存者人群预测已达到1000万。与此同时，我国每年癌症死亡人数为200万，约占全球癌症死亡人数的1/4。对比来看，中国癌症患者5年存活率仅为25%，而美国癌症患者5年存活率达到85%。在20世纪70年代，美国等西方国家就已在癌症持续管控轨迹中明确定义癌症幸存者（cancer survivors，CS）和肿瘤康复的概念和规范指南等，至今已取得长足进展。然而在我国，如此众多的肿瘤患者在手术和放、化疗后，仍然缺少规范的康复方案和系统化的健康管理，致使许多癌症幸存者生活质量较差或康复不当而死亡。同时，中国的癌谱“穷、富”并进呈包抄之势，除医疗服务因素外，人们预防意识缺乏，癌症的早期预防、早期诊断、早期治疗的推广尚不及发达国家，往往一旦发现肿瘤已到晚期，错失治疗良机，康复无据。由此导致医疗成本加大、家庭致贫、社会不安，已成中国公共卫生领域的一大难解之题。因此，提高中国肿瘤早防、早诊和早治，加上正确的个性化治疗和康复是所有肿瘤患者乃至全社会的期盼，发展精准医疗和精准康复技术迫在眉睫。值得指出的是，我国在今年提出了《中国癌症防治三年行动计划（2015-2017）》，其中已经把提高肿瘤患者生活质量、降低死亡率，增加5年生存率作为肿瘤防治领域的主要目标。根据生态系统原理，以医患为中心，医疗/康复服务价值驱动的顶层设计是关键。

二、个性化治疗和康复是发展精准医疗和精准康复的目标

《中国癌症防治三年行动计划（2015-2017）》中提出了以“坚持预防为主、防治结合、中西医并重，加强癌症防治体系建设，提高癌症防治能力，实施癌症综合防治策略和措施”作为总体目标，体现了对肿瘤精准医疗/康复和品质生活的要求。世界卫生组织（WHO）早在1948年就对人类健康做出定义：“健康是身体上、精神上和社会适应上的完好状态，而不仅仅是没有疾病或者不虚弱。”因此，要构建以癌症幸存者（CS）为中心，医生、护师、家人、社团乃至全社会的幸存者康复服务的生命共同体，首先我们要倡导幸存者品质生活模型（QoL）。该模型由心理健康、精神健康、身体健康和社交健康等要素组成，这四方面要素不仅是癌症幸存者的基本权利，也是追求品质生活的基本组成要素和精准康复的目标。身体健康方面主要包括积极预防癌症复发/转移、定期监测和复查、改善症状、提高功能活动、增强体力、改善睡眠质量、生育功能、疼痛管理等。心理健康方面包括改善认知情况、提高注意力、改善焦虑或抑郁，缓解忧愁情绪，加强喜悦和休闲，减少恐惧（尤其是对癌症和死亡的恐惧），以及悲痛诊断和治疗管控。精神健康方面，首先要了解癌症患者在疾病发生、发展过程中的5个精神层次上的变化：

（1）惊：在刚诊断出癌症时受到强烈的精神打击，甚至难以相信和接受这个事实；

（2）恐：担心和恐慌癌症可能带来的后果；

（3）疑：怀疑和忧虑癌症是否能治愈；

（4）淡：慢慢接受事实，淡定主动地积极配合和接受治疗；

（5）动：用实际行动改变生活方式，做自己的主人。

有国外专家曾经通过研究发现，对于一些人来说，癌症反而是一个使其重新认识自己、面对人生的机会。因此对癌症幸存者而言，最重要的是树立起足够的信心，不要过分紧张和害怕。做到对自己内心平静，对外界尊敬、感恩，阴阳平衡并积极用自己的经验帮助同样病情的人走出困扰，改变生活方式，实现中医强调的“天人合一”的境界。

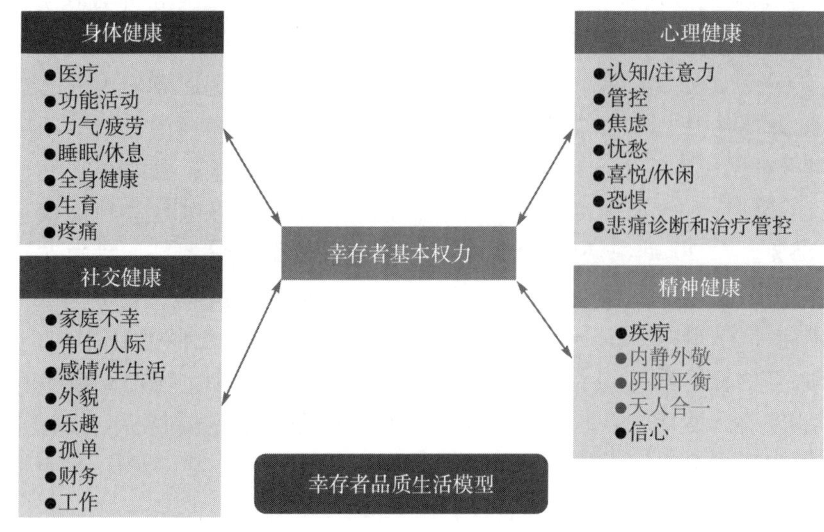

三、精准康复服务是全社会、多学科、多机制的惠民系统工程

在品质生活的模型（Quality of Life，QoL）和目标基础之上，应以精准康复服务满足品质生活的全面需求。精准康复的服务体系，应当以癌症幸存者为中心，以改善生活质量，降低社会成本，提高5年生存率为顶层设计的根本目标和依据。精准康复服务体系的建设是全社会、多体制、多机制的惠民系统工程，该工程由卫生保健、精准康复、基础设施和坚实经济为保障的四大要素组成，要素关系分明。首先，基于专业的、个性化的治疗与康复方法才能提供精准康复服务，包括西医、中医药、心理、营养、运动等多方面的专业知识与技能。卫生保健支持来自于广大医务工作者、第三方服务、网络服务以及专业服务包，只有依托于卫生保健中的“人”和“服务体系”，才能有机整合和灵活运用、实现精准服务。同时，卫生保健要有基础设施支持，包括医院、社区卫生服务站、健康小屋、云计算平台等。以上3方面都具备后，还需政府、社会等各方面资金支持。以上4个方面相互支撑、形成生态的良性循环才能持续发展。总体来说，任重而道远。

四、大数据是践行精准康复服务的重要引擎

2015年，国务院办公厅印发的《全国医疗卫生服务体系规划纲要（2015~2020年）》中明确指出，减少百姓医疗费用负担、大力扶持中医药事业发展是我国目前医疗卫生发展的重要方向。云计算、大数据、物联网、移动互联网等信息化技术的快速发展，为优化医疗卫生业务流程、提高服务效率提供了条件，必将推动医疗卫生服务模式和管理模式的深刻转变。在信息化技术飞速发展的当下，生物及医学研究已成为数据密集型科学，整合数据成为该领域当下所面临的机遇。我国大数据领域的发展，使得大规模存储并分析基因数据的能力已经具备，其提高疾病诊断和治

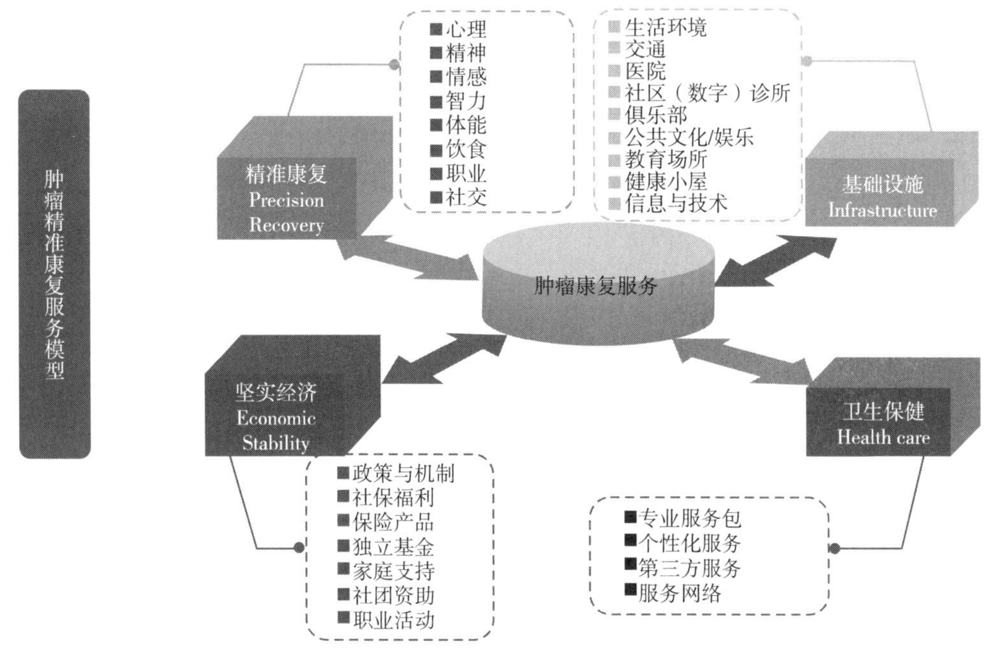

疗的成功率不断提高。基于大数据和云计算平台的肿瘤临床服务支持系统和机器人，有助于实现精准化、个体化的服务，同时创新诊疗路径和服务内容，优化了就医体验，有助于中医药的创新和传承发展。精准康复是多个角色组成的生命共同体，患者要从心理、精神、体能、社会等角度主动康复、融入社会；家人要关心、监督、融入；医生要规范治疗、心理、社交等指南；护士来个性执行医嘱的医疗和康复关爱服务，从而产生相应的价值和形成生命共同体。以上不同角色的个性化需求和精准服务，从医疗、康复、生活的品质来看，均可通过大数据分析来实现。在此基础之上，肿瘤幸存者的诊疗方法、康复方法从康复和服务模式上都会产生深刻变革。针对肿瘤，预防为主、防治结合、中西并重是国策。精准是相对的，个性化是绝对渐进追求的方向，多学科、多数据、重分析、重疗效和重品质正是大数据的用武之地。

五、基于大数据的中医药创新、传承有助实现肿瘤精准康复服务

中医药是我国医疗卫生体系中的独特而又重要的组成部分，在肿瘤防治与康复中起到不可忽视的作用。在我国，很多癌症患者会在肿瘤常规治疗之后或期间寻求中医药治疗，其主要目的是减少肿瘤及治疗引起的症状、改善生活质量。中医药体系从某种程度上帮助实现了肿瘤患者长期的健康管理、随访与康复，同时中医的辨证论治思想为肿瘤患者提供了更加个体化的精准服务。然而长期以来，由于中医药信息和数据过于庞杂与个性化，从而未能充分实现标准化以及信息整合、共享。传统口传心授的传承方式导致中医药从业人员技术水平参差不齐，医疗资源分配不均，

（下转第 308 页）

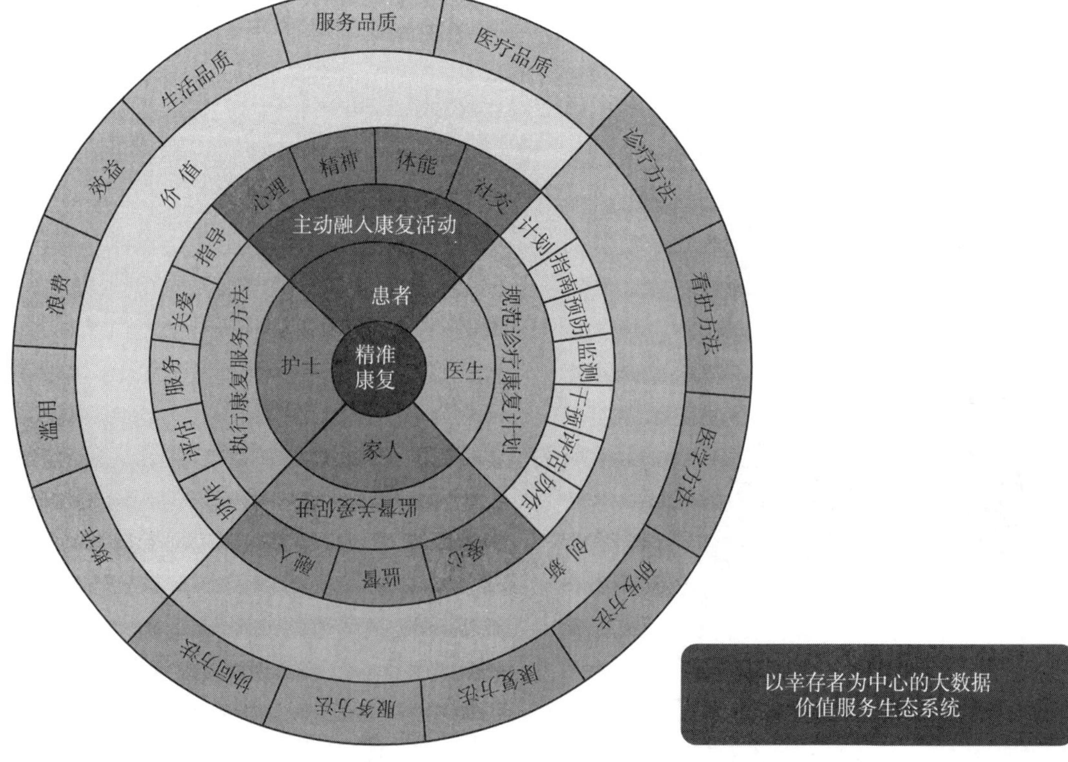

以幸存者为中心的大数据价值服务生态系统

肿瘤康复的研究进展

王 霞 杨宇飞*

中国中医科学院西苑医院肿瘤科 北京 100091

【摘要】 肿瘤发病率逐年增长，其治疗手段也日益丰富，肿瘤幸存者不断增多，在经过各种治疗手段之后，这些幸存者的生理功能、心理功能及社会功能等受到不同程度的影响，加之康复医学的发展，共同促进了肿瘤康复的发展，本文从康复医学及其发展、肿瘤康复的发展入手，分析肿瘤康复的目的、内容、方法，以及不同肿瘤的临床康复现状。以期明确我国肿瘤康复的发展阶段及任务。

【关键词】 肿瘤；康复；内容；方法；发展

近年来，世界范围内恶性肿瘤的治疗已取得显著进步，肿瘤病死率降幅达到15%，2/3患者的生存期长于5年[1]，大多数的肿瘤幸存者存在心理功能、躯体功能等障碍，这些人群的康复需求和医疗技术的进步促进了肿瘤康复学的发展，近几年肿瘤康复学的发展取得了卓越的进步，现综述如下。

一、康复医学及其发展

（一）康复医学及其发展的基础

随着社会的进步，医学模式由生物学模式逐渐向生物-心理-社会模式转变，医学观念由简单的治病-救命向治病-救命-改善功能方向发展，健康的定义不再是指疾病或虚弱状态的消除，而是指身体、精神和社会生活上的完美状态。康复是旨在通过综合、协调地运用各种措施，消除或减轻病、伤、残者身心、社会功能障碍，达到和保持生理、感官、智力精神和（或）社会功能上的最佳水平，从而使其借助某种手段，改变生活，增强自立能力，使病、伤、残者能重返社会，提高生存质量[2]。

康复与康复医学是相对较年轻的学科，其发展是人们在医学观念上的一个进步，发展的基础主要有：

（1）社会和患者迫切的需要；

（2）经济发展的必然结果；

（3）应付巨大自然灾害和战争；

（4）医学愈进步康复需求愈大；

（5）慢性疾病的增加。

（二）康复医学发展现状

现代康复医学是一门相对较年轻的学科，起源于20世纪20年代，发展壮大于20世纪80年代。世界各地区康复医学的发展呈现不平衡的特征，美国最为发达，欧

国家国际合作专项项目：扶正法（健脾益肾法）减少Ⅱ、Ⅲ期结直肠癌术后转移复发的队列研究。基金立项部门：国家中医药管理部门；基金编号：2013DFE33050；基金负责人：杨宇飞。

通信作者：杨宇飞，主任医师、教授、博士生导师，主要研究方向：中西医结合防治肿瘤。

洲和日本次之，中国则较为滞后，但具有“中国特色”。美国康复医学研究重视临床医学与心理学等多学科的结合，并且对不同群体有着针对性的研究。美国学者研究表明，在脑瘫儿童的康复中，动机刺激作用对康复起到明显促进作用[3]。Gilchrist LS 等[4]制定了肿瘤康复的评定框架，指出要从躯体功能、身体功能和心理状态 3 方面，还应结合环境因素和个人自身身体特点进行康复评定，并且提出了适合各系统肿瘤适用的评定量表，将肿瘤康复的理论和实践更向前推进一步。欧洲康复医学发展的宗旨则是“临床康复”，有欧洲学者研究表明，通过分析康复目标实现的程度，并根据分析结果制订完整的康复计划，可提高康复疗效[5]，逐渐达到临床康复。中国古代已有针灸、推拿、导引、气功等治疗方式，形成了中国康复医学的雏形及特色，而中国现代康复医学的起步较晚，20 世纪 80 年代才引进到中国，但已得到政府和社会的重视。目前，中国二级以上医院均建立了康复科、且逐渐成立了一大批独立的康复医院。

近年来，现代康复医学的发展出现了以下新变化：

（1）研究领域逐渐扩大，出现专科化趋势，由较单一的神经系统及骨关节疾病的康复逐渐扩展至心血管疾病、慢性肺疾病、烧伤、骨质疏松、糖尿病、肿瘤等慢性疾病的康复。

（2）康复医学在教育体系方面的发展进步显著，中国许多医科大学开设康复医学课程，逐步确立了康复专科医师的培养与考核制度，为康复医学的进一步发展奠定了人才基础。

（3）康复医学的发展越来越体现了多学科、多体系、多层次综合的特点，康复医学的发展已涉及社会学、心理学、营养学及临床各专科，其工作范围及工作人员涉及范围越来越广泛。

二、肿瘤康复的概念、目的及发展

（一）肿瘤康复的概念及目的

肿瘤康复尚无明确的公认概念，结合康复概念，可将肿瘤康复概括为综合运用各种康复技术、改善肿瘤患者的生活各方面，诸如心理、躯体功能、各器官功能、癌痛等方面，提高肿瘤患者的生活质量，延长患者生存期。根据肿瘤的不同时期、不同情况，肿瘤康复的目的也不同：

（1）预防性康复：广泛普及防癌、致癌的知识，采取积极措施预防肿瘤的发生，对肿瘤患者应尽早明确诊断，尽早治疗，预防或减轻身心功能障碍的发生。

（2）恢复性康复：患者的肿瘤得到治疗或控制，进入恢复期时，要使疾病对患者身心功能的损伤尽快减轻到最低程度或得到代偿，使其自理生活，参加力所能及的工作，回归社会，提高生存质量。

（3）支持性康复：治疗后患者的肿瘤没有得到控制而带瘤生存或病情继续进展时，应尽量减缓肿瘤的发展，预防或减轻并发症，延长存活期，改善健康和心理状况，减轻功能障碍。

（4）姑息性康复：肿瘤患者进入晚期，应尽可能减轻症状，预防和减轻并发症，使其精神得到安慰和支持，直至临终[2]。

（二）肿瘤康复的发展

目前，中国每年新发肿瘤患者超过 340 万例，恶性肿瘤已成为中国人口死亡的首要因素，具有发病率高、病死率高、致残率高的特点。据统计，目前有 40%左右的肿瘤可以治愈，在余下 60%不可治愈的患者中又有 60%可存活 15 年之久，这些患者在 15 年中，或有沉重的思想负担，或因肿瘤进展而不能重新恢复原来的工作，或因肿瘤遗留的慢性疼痛或器官功能衰减而饱受折磨，所有这些都需要一些积极的康复措施来解决。加之现代诊疗技术的发展，使得肿瘤患者的治愈率提高，生存期延长，必然使得人们对肿瘤康复倍加关注。

三、肿瘤康复的内容

（一）心理康复

情绪是影响健康的首要因素，良好的情绪和心态可以提高机体免疫系统对癌细胞的杀伤力，是药物所不能替代的。据统计，恶性肿瘤患者中约有90%存在心理病变，如忽略心理引导和治疗，就容易出现恐惧、焦虑、抑郁等不良情绪。姚晚侠等[6]报道，肿瘤患者情绪障碍发病率为89.19%；黄丽芳等[7]采用统一编制的调查表对调查对象进行问卷调查，以了解恶性肿瘤患者治疗康复期间的心理状态、营养状态。结果表明，恶性肿瘤患者焦虑、抑郁的发生率较高，分别为76.6%、63.07%，心理状态对肿瘤康复的影响权重为0.37（营养状态、疾病治疗及护理分别为0.34、0.29）。因此，应对心理康复应予以足够的重视。心理治疗的方法主要有：

（1）支持性心理疗法：包括倾听患者的诉述、观察其表现、帮助分析、予以安慰和鼓励。

（2）行为疗法：针对患者的病态心理、异常行为，通过强化良好行为、抑制不良行为，建立正确行为。

（3）其他康复治疗：对有躯体功能障碍、癌痛及形象缺陷者进行针对性康复，减轻痛苦，改善躯体功能和外观形象，可使患者的心理得到新的适应与平衡。

（二）癌痛的康复

肿瘤生长压迫神经、血管、内脏，或肿瘤浸润周围组织，手术、放疗、化疗引起神经等组织损伤，均可引起疼痛，其可以是躯体内脏或器官神经病理性的，甚至可以是心理的[8]。据统计，约有1/4新诊断的肿瘤患者、1/3正在治疗的肿瘤患者、3/4晚期肿瘤患者都存在不同程度的疼痛[9]，疼痛常伴有焦虑、恐惧等不良情绪反应，癌痛的康复尤为重要。目前，癌痛的康复方法主要有：

（1）药物疗法：最常用的镇痛措施，根据WHO三阶梯治疗方案，采用非阿片类镇痛剂、弱阿片类镇痛剂与强阿片类镇痛剂，并辅以非甾体类消炎镇痛剂、三环类抗抑郁剂、抗组胺剂、抗痉挛剂、肌肉松弛剂，以及破坏神经的药物和激素药物，联合用药可增强镇痛效果，减少麻醉性镇痛剂的级别和剂量。

（2）放射疗法：对癌症尤其是骨转移的癌痛有较好的止痛效果，可在数日内缓解疼痛，同时还有控制癌肿发展的作用。

（3）物理疗法：高频电热、毫米波、冰袋冷敷、经皮神经电刺激、制动固定等对癌痛有一定的效果。

（4）中医疗法：针刺远隔相关穴位有一定的镇痛效果。

（5）介入疗法及手术疗法：采用神经阻滞，或进行病灶切除术、神经松解术、神经阻断术等可缓解癌痛。

（6）心理疗法：对患者进行引导，解除忧虑，可降低痛阈和疼痛敏感性，生物反馈疗法、催眠疗法等均有效，对极端疼痛者要备至关怀，给予充分精神支持。

（三）躯体功能的康复

肿瘤患者在患病后及手术、放疗、化疗后身体健康损耗，全身各系统器官功能衰减，需要适时进行躯体功能康复。对于躯体功能的康复，目前的措施主要有：

（1）康复护理：对于长期卧床的患者，需要定期翻身，保持适当体位，防止皮肤受压，做好皮肤卫生。

（2）运动疗法：应进行适于患者全身情况的运动，体质较弱的卧床患者可进行床上呼吸体操、肢体躯干活动，防止坠积性肺炎、肌肉萎缩等并发症。

（3）造血功能的康复：放疗、化疗后骨髓造血功能受抑制，白细胞计数下降者，可行营养疗法。药物疗法的同时进行针刺大椎、血海、膈俞等穴位刺激或口服中药，促进造血功能的恢复。

（4）职业康复：对于处于就业年龄、癌症病情稳定、全身情况良好的患者，可根据其功能状况和劳动能力进行职业技能训练，恢复原来工作或更换新的工作。

（5）形象康复：癌症治疗后因组织器官缺损或形象受损而形成心理障碍者，应及时安装假体或整形、整容，尽可能补偿，以利其心理与功能的康复，回归社会。

（四）营养康复

肿瘤患者的营养消耗大于正常人，良好的营养支持可提高和巩固疗效，营养不良在肿瘤患者的发生率比其他任何疾病都高[9]，严重情形下，由于恶性肿瘤引起的体重减轻可导致恶病质综合征（一般表现为食欲减退、骨骼肌肉萎缩、组织消耗及器官功能衰退等）。黄丽芳等[7]采用统一编制的调查表对1121例肿瘤患者进行问卷调查，并用线性回归模型分析心理因素和营养因素对康复的影响，结果表明，营养状态对恶性肿瘤患者康复的影响权重为0.34，可见肿瘤患者营养康复的重要性。营养因素在肿瘤的发展及康复过程中同样起着重要作用，中医学强调药食同源，从防癌角度出发，在选择食物时，优先选择具有防癌、抗癌的食品。研究发现，与防治癌症有关的食物如灵芝、香菇、黑木耳等，以及含有多糖类物质的蘑菇等均可提高免疫功能，并有抑制肿瘤生长的作用；一些蔬菜，如胡萝卜、芦笋等含有人体必需的营养成分、维生素和微量元素，它们可提高网状系统及白细胞的吞噬功能，从而提高机体的免疫功能；此外，洋葱、大蒜等所含的挥发油能有效抑制致癌物质亚硝胺的生成[10]。

四、肿瘤不同阶段的康复

（一）诊断期的康复

肿瘤诊断期的康复应以心理康复和健康教育为主。肿瘤是一种与心理、生理、社会因素密切相关的疾病，一旦被确诊为肿瘤，患者将不可避免地产生抑郁、悲观、绝望、焦虑等心理障碍。胡君莉等[11]采用美国国立综合癌症网络（National Comprehensive Cancer Network，NCCN）推荐的心理痛苦温度计（Distress Thermometer，DT）作为筛查工具，对155例肿瘤患者进行问卷调查，以单因素方差分析和直线相关分析作为统计方法，对患者心理痛苦及其相关因素进行调查分析。结果显示，在心理痛苦相关问题中，有情绪问题者高达60.6%，主要为担忧、抑郁和紧张。因此，应该针对患者对肿瘤的错误认识开展分析引导、安慰等基本心理康复，使其能正确地认识和对待肿瘤，达到稳定的心理状态，快速进入心理适应期。通过健康教育，让患者和家属充分了解肿瘤的基本知识，例如肿瘤的一般症状、体征、常规检查、主要的治疗方法及治疗过程，同时动员患者家属积极配合医务人员。此外，还应对患者和家属给予饮食指导、生活方式指导和运动指导。

（二）围术期的康复

手术是肿瘤主要治疗方法之一，手术造成的障碍主要有局部功能障碍、外形损毁、术后疼痛及较为严重的心理刺激，直接影响手术的成功和术后康复。围术期的康复主要围绕心理康复、躯体功能康复和术后疼痛进行。冉春芳[12]采用同期对照观察术前访视对恶性肿瘤患者情绪状态及术后康复的影响，将120例患者随机分为对照组、试验组各60例，对试验组患者进行术前访视，稳定患者情绪，采用SAS和SDS量表测量患者入出院时的焦虑和抑郁水平，结果显示，试验组患者焦虑和抑郁水平的改善程度明显优于对照组（$P<0.05$）。因此，通过术前访视等心理康复手段可明显缓解患者的焦虑、抑郁状态，利于术后恢复。针对术后不同的功能障碍，采取不同的躯体功能康复，主要包括经胃肠道或肠外的营养康复、根据全身状况进行适合的运动疗法、对日常生活能力进行训练的作业疗法、针对手术后因组织器官缺损或外形变化的心理障碍予以安装假肢、义乳、整容等形象康复。

（三）放、化疗期的康复

放、化疗期间的常见不良反应主要有恶心、呕吐、腹泻等消化道反应以及骨髓抑制、脱发、神经毒性等，应采取对症支持治疗和营养康复。远期不良反应主要包括皮肤色素沉着、重要器官损伤、生长发育迟缓、对性腺的损害及第二原发肿瘤[13]，在治疗前应向患者告知可能发生的长期毒副反应，尤其是儿童和青年人，性腺的损害可能引起患者生长迟缓、不育不孕及畸形，应取得患者的知情同意，并予以积极预防，当出现这些毒副反应时应积极处理，或采用补充疗法、替代疗法。

（四）终末期的康复

终末期肿瘤的定义是指不再接受积极抗肿瘤治疗（手术、放疗、化疗、内分泌治疗以及靶向治疗），预期生命在6个月以内的晚期肿瘤[14]。绝大多数的肿瘤患者经过诊断、治疗、复发、再治疗，最终进入终末阶段，而部分患者初诊时即为晚期甚或终末阶段，此期患者各系统功能明显衰减，或出现恶病质状态，并伴随各种并发症。刘勇等[15]采用埃德蒙顿症状评估量表（Edmonton Symptom Assessment System，ESAS）对163例终末期肿瘤住院患者进行调查，并分析终末期癌症患者的症状特点及对生存期的影响。结果显示，发病率最高的3个症状依次为疼痛（90.2%）、食欲下降（88.3%）和自我感觉差（87.7%），此期的康复应以癌痛康复、营养康复及心理康复为主。梁玲等[16]在采用问卷调查形式研究癌痛知识对终末期癌痛疗效的影响时指出，此期疼痛的治疗除了相应的医疗措施外，还应对患者和家属进行镇痛知识的正确宣教和妥当的心理疏导护理。终末期患者多出现严重营养不良等恶病质状态，主要表现为蛋白质、热能营养不良，营养康复的目的主要为纠正患者食欲缺乏、供给营养素（经肠或静脉）以及纠正代谢紊乱[17]。郑小凤等[18]对21例终末期恶性肿瘤患者进行问卷调查和现场访问，了解其对治疗价值的不同态度和存在的争议，调查结果表明，100%的患者希望减轻痛苦、舒服体面地离开人世，33.3%的患者对治疗充满希望，85.7%的患者表示不希望增加家属的经济及精神负担。因此，这个时期的心理康复应有针对性地进行，对能正确认识疾病与生命的患者要给予最大的帮助和支持；对于悲观绝望的患者要安排合理舒适的环境，给予细致的护理和安慰。此外，还应针对患者家属因肿瘤治疗造成的经济负担及因患者逝世造成的心理负担予以关怀、安慰和疏导。

五、常见肿瘤的康复

（一）乳腺癌根治术后康复

乳腺癌是女性最常见的恶性肿瘤，占每年确诊肿瘤的26%，目前多采用手术治疗。根治术后会切除胸部、腋窝大量组织，早期将影响患者呼吸、咳嗽，并可致肩部活动不利、上肢淋巴性水肿，局部外观的改变可造成患者心理障碍。术后康复应围绕心理康复、呼吸功能康复、肩关节活动功能康复、淋巴性水肿康复、形体康复等进行。袁永熙等[19]对上海市1466名乳腺癌术后女性患者进行问卷调查，以了解乳腺癌患者整体康复情况。结果显示，乳腺癌与婚姻状况有关占8.9%，其中部分地区术后离婚率占7.1%，术后有正常性生活者仅占7%，99.7%的患者不愿做乳房再造术，不注重外形康复，术后恢复工作时间较长（平均1年9个月），表明中国乳腺癌术后康复工作较落后，仍有许多工作需要完成。肢体康复训练对肩关节及上肢活动功能的康复具有明显的促进作用，全身康复运动可明显提高患者心肺功能和身体耐力，二者都可缓解放、化疗引起疲乏症状，明显提高患者生活质量[20]。乳腺癌术后心理康复应进行双向心理干预，即对患者及家属都进行心理指导，告知患者家属应给予患者更多的关爱和体贴，这种双向的心理干预不仅可以增强患者战胜疾病的信心，还可以提高患者及家属的生活质量，提高患者生存率[21]。针对乳腺癌患者术后生活质量的评估与康复，Winters ZE 等[22]在QLQ-BR量表的基础上对197例乳腺癌保乳患者手术前后分别进行问卷调查，制定了用于评估乳腺癌保乳患者生活质量的测定量表EORTC QLQ-BRR26，为乳腺癌患者的康复提供指引。

（二）肺癌术后康复

肺癌是发病率最高的内脏恶性肿瘤，约占所有肿瘤死亡的1/3，目前，肺癌的治疗手段主要有手术、放疗、化疗、生物疗法等，由于肺癌的早期筛查和诊断技术的进步，使越来越多的患者获得了手术机会，肺癌患者术后由于伤口疼痛、肺功能减弱、身体虚弱等易出现咳嗽、排痰障碍，呼吸受限等，康复的重点包括：

（1）术前提高患者运动耐力；

（2）心理康复，向患者说明术后呼吸训练的必要性，关注患者情绪变化；

（3）术前进行正确的呼吸形式、咳嗽咳痰动作等呼吸训练；

（4）术后尽早进行下肢活动。

近几年，肺康复训练越来越多地运用于肺癌患者术后的康复，并取得了显著效果。沈春辉等[23]指出，肺癌术后介入肺康复训练可改善患者运动能力，提高生活质量，减少术后并发症；孔轻轻[24]对100例肺癌术后患者进行前瞻性研究，结果表明，肺康复训练可明显改善患者肺功能及运动耐量，提高患者生活质量，改善癌性疲乏。

（三）喉癌全切术后的康复

喉癌在头颈部癌中占第二位，目前以手术治疗为主，切除全喉，颈前部做气管造口，术后多出现发声和吞咽障碍。术后护理一般围绕心理康复、气管造口护理、吞咽功能康复、言语功能康复及肩关节活动功能康复进行。范小中等[25]对61例喉癌术后患者进行自身前后对照试验，观察构音训练对喉癌术后患者构音障碍的改善，使用Frenchay评定法评估患者训练前后构音障碍程度，并对患者训练前后的生活质量进行比较。结果显示，训练后患者的构音障碍改善明显，且在生活质量、精神压力和社会关系领域等方面都有显著进步。李月玲[26]研究表明，通过肢体表达、图片表达、写字板表达等非言语表达技巧的训练，可明显提高患者的沟通能力。席美玲等[27]采用随机对照试验观察吞咽功能康复训练对喉癌术后患者进食的影响，对照组（30例）按常规进行护理，试验组（30例）患者在此基础上进行吞咽功能训练，1

周后观察两组患者拔出胃管后的进食情况，经卡方检验，实验组患者拔除胃管后当天进食顺畅，明显优于对照组（$P<0.01$），说明术后早期进行吞咽功能训练可明显改善患者进食情况及生活质量，促进术后恢复。

（四）鼻咽癌放疗后康复

鼻咽癌是常见的面颈部肿瘤，多采用放射治疗，对放疗非常敏感，放疗可引起局部口腔和鼻咽黏膜的损伤、颞颌关节炎及周围软组织的损伤，这些都影响张口功能、进食和吞咽动作。放疗后及放疗期应做好口鼻咽局部黏膜护理，加强局部卫生护理，多次漱口，并可口服养阴生津中药，如石斛（铁皮枫斗）等；通过调整饮食等改善吞咽功能。张大权等[28]设计随机对照试验探讨鼻咽癌放疗患者的康复治疗方法，试验组患者（60 例）从接受放射治疗第一天开始，进行早期康复训练，主要包括张口训练、颞合关节处及周围局部轻柔自我按摩、练习鼓腮、微笑及屏气、发声运动，对照组（58 例）未接受早期康复训练，放疗前、后以及随访半年，分别测量门齿间距。结果表明，早期康复训练有助于防治患者放射性张口困难。胡碧云等[29]研究表明，鼻咽癌放疗后患者进行早期康复训练可明显改善患者营养状况，提高睡眠质量，增强自信心，有助于患者治疗后恢复，最终提高患者的生存质量。

（五）结直肠癌根治、造瘘术后康复

结直肠癌占胃肠道肿瘤的 1/4，根治术成为主要的治疗手段，根治术后部分患者需做腹部造口，改变排便途径，可造成患者自尊受损等心理障碍，同时造口及粪袋的护理可能会给患者家庭带来一定的经济负担。应针对这些问题进行康复治疗：

（1）向患者及家属说明手术的必要性，进行健康教育指导，例如穿宽松服饰、进行适当体育锻炼、正常饮食及社交活动等。

（2）排便功能康复，术后可定时灌肠，恢复过去的排便规律，注意调整饮食，保持足够饮水量，防止大便干燥。

（3）粪袋及造口护理，保持造口处皮肤清洁，教会患者使用粪袋，正确地扩张造口[30]。

六、总结与展望

任何学科的发展都是技术的进步和人们的需要共同促进的结果。近年来，由于肿瘤早期诊断技术的发展及治疗手段的丰富，使肿瘤患者的生存率有了很大程度的提高，出现了越来越多的肿瘤幸存者。然而，这些患者在经过各种方法治疗后，都会产生不同程度的躯体功能或心理障碍。肿瘤康复是指在肿瘤疾病和治疗导致的损害范畴中，最大限度地恢复患者生理、心理、社会适应、工作、娱乐和经济能力[31]。肿瘤康复学起源于肿瘤学的发展，近几年，中国肿瘤康复学有了较大的发展，主要体现在：

（1）提出了肿瘤康复的初步概念，成立了不同性质、不同规模的肿瘤康复组织；

（2）全面开展了心理、营养、躯体功能等康复技术在肿瘤幸存者康复中的运用；

（3）肿瘤康复理念及康复教育逐渐普及；

（4）开始关注肿瘤康复对提高肿瘤幸存者生存质量的意义。

然而，中国肿瘤康复学的发展仍相对薄弱，有许多工作仍需要完善、改进，比如：

（1）中国目前的肿瘤康复的临床及研究工作大多数是由康复医师或护理医师完成的，由于肿瘤学科的特殊性，针对这一问题，应鼓励越来越多的肿瘤科医师加入肿瘤康复工作，可成立以肿瘤内科医师领导的，包括康复理疗医师、肿瘤科护师、社会学家、心理学家、营养学家、社会工作者等跨学科综合性的肿瘤康复组织，为肿瘤幸存者制订贯穿肿瘤治疗全程的个体化康复计划；

（2）结合中国目前的医疗现状，临床医师工作负荷较大，而越来越多的肿瘤幸存者对康复的需求日益递增，为解决这一问题，应结合当前先进的信息技术，可由康复组织建立肿瘤康复的网络平台，加强肿瘤康复的管理，促使患者自我康复与自我管理；

（3）目前肿瘤康复的研究及工作重点多为晚期肿瘤，忽视早期肿瘤及诊断期肿瘤的康复，应将肿瘤康复的理念贯穿在肿瘤诊断及治疗的全程；

（4）对于临床一些康复措施有效性的评估时，缺乏大样本、多中心、高质量的研究；

（5）关于肿瘤幸存者生存质量的评定，目前多采用 WHOQOL-100 量表、SF-36、QWB 等国际通用量表，中国学者也设计了针对乳腺癌、宫颈癌等疾病的专用量表，但仍存在病种不全、运用欠方便等不足，需要进一步完善；

（6）近年来，中医药在肿瘤治疗中发挥了重要的作用，将针刺、艾灸、推拿、气功、导引等在内的综合疗法运用于肿瘤康复的研究，在改善症状方面具有独特优势。

总之，肿瘤康复是一门多学科、综合性、需要社会各层次配合的系统工程，目前只处于起步阶段，今后还有大量工作需要完成。

参 考 文 献

［1］Dennis A，Casciato，Mary C，Territo. 主编，刘云鹏译. 临床肿瘤学手册. 第 6 版. 天津：天津科技翻译出版公司，2003：1-2.

［2］南登崑，黄晓琳. 实用康复医学. 北京：人民卫生出版社，2009：12-13.

［3］Tatla SK，Sauve K，Virji-Babul N，et al. Evidence for outcomes of motivational rehabilitation interventions for children and adolescents with cerebral palsy：an American Academy for Cerebral Palsy and Developmental Medicine systematic review. Dev Med Child Neurol，2013，55（7）：593-601.

［4］Gilchrist LS，Galantino ML，Wampler M，et al. A framework for assessment in oncology rehabilitation. Phys Ther，2009，89（3）：286-306.

［5］Krasny-Pacini A，Hiebel J，Pauly F，et al. Goal attainment scaling in rehabilitation：a literature-based update. Ann Phys Rehabil Med，2013，56（3）：212-230.

［6］姚晚侠，李明众，刘孜，等. 肿瘤患者的情绪障碍及生活事件调查. 中国康复理论与实践，2007，5（13）：482-483.

［7］黄丽芳. 心理和营养因素对恶性肿瘤治疗及康复影响的研究. 福州：福建医科大学硕士学位论文，2007.

［8］南登崑，黄晓琳. 实用康复医学. 北京：人民卫生出版社，2009：64-65.

［9］August DA. Nutrition and cancer：where are we going? Topics in Clinical Nutrition，2003，18（4）：268-279.

［10］孙桂芝. 癌症患者的中医心理康复和饮食康复治疗. 中国康复理论与实践，2002，8（6）：321-323.

［11］胡君莉，王兆霞，李娟. 癌症住院患者心理痛苦及其相关因素调查. 实用医药杂志，2012，29（10）：943-946.

［12］冉春芳. 术前访视对恶性肿瘤患者情绪状态及术后康复的影响. 齐鲁护理杂志，2007，13（24）：9.

［13］McKee AL Jr，Schover LR. Sexuality rehabilitation. Cancer，2001，92（Suppl 4）：1008-1012.

［14］Quest TE，Marco CA，Derse AR. Hospice and palliative medicine：new subspecialty，new opportunities. Ann Emerg Med，2009，54

(1)：94-102.

[15] 刘勇，孙三元，席青松，等. 终末期癌症患者的症状特点及对生存期的影响//中国抗癌协会癌症康复与姑息治疗专业委员会. 第七届全国癌症康复与姑息医学大会大会论文集. 天津：中国抗癌协会癌症康复与姑息治疗专业委员会，2011：9.

[16] 梁玲，廖玉英. 癌痛知识对终末期癌痛疗效的影响//中国抗癌协会、中华医学会肿瘤学分会. 第五届中国肿瘤学术大会暨第七届海峡两岸肿瘤学术会议、国际肿瘤细胞与基因治疗学会会议、第二届中日肿瘤介入治疗学术会议论文集. 天津、北京：中国抗癌协会、中华医学会肿瘤学分会，2008：2.

[17] 顾景范. 癌症恶病质的营养生物化学基础//中国营养学会. 中国营养学会营养与肿瘤学术会议论文摘要汇编. 北京：中国营养学会，1990：5.

[18] 郑小凤，李会英，王琼丽. 终末期癌症患者治疗有关的法律影响因素及护理对策. 中国医药指南，2010，8（7）：12-14.

[19] 袁永熙，袁正平，施浩，等. 乳腺癌患者整体康复情况调查. 中国肿瘤临床与康复，2005，12（5）：473-476.

[20] 胡雁，顾沛，张晓菊. 乳腺癌术后患者功能康复训练效果的系统评价. 中国循证医学杂志，2009，9（1）：41-54.

[21] Johannsen M，Farver I，Beck N，et al. The efficacy of psychosocial intervention for pain in breast cancer patients and survivors：a systematic review and meta-analysis. Breast Cancer Res Treat，2013，138（3）：675-690.

[22] Winters ZE，Balta V，Thomson HJ，et al. Phase Ⅲ development of the European Organization for Research and Treatment of Cancer Quality of Life Questionnaire module for women undergoing breast reconstruction. Br J Surg，2014，101（4）：371-382.

[23] 沈春辉，车国卫. 肺康复在肺癌围手术期应用现状与进展. 中国康复医学杂志，2011，26（7）：686-689.

[24] 孔轻轻. 肺康复训练对肺癌术后化疗患者生活质量及癌因性疲乏的影响. 天津：天津医科大学硕士学位论文，2014.

[25] 范小中，张振新，徐华丽. 喉癌术后构音训练6个月患者构音障碍改善程度和生活质量的变化. 中国临床康复，2005，9（36）：18-20.

[26] 李月玲. 非语言交流在喉癌术后患者康复中的应用价值分析. 当代医学，2014，20（21）：123-124.

[27] 席美玲，魏清风，张巧蓉. 吞咽功能康复训练对喉癌术后患者进食的影响. 实用中西医结合临床，2008，8（6）：81.

[28] 张大权，黄继林，白玉举. 鼻咽癌放疗患者的康复治疗. 遵义医学院学报，2004，27（6）：572-573.

[29] 胡碧云，谢惠清，钟慧萍. 早期康复训练对鼻咽癌放疗患者张口困难及生活质量的影响. 护理学杂志，2006，21（9）：60-61.

[30] 程瑞. 肠道造瘘术后的康复及功能锻炼//河南省护理学会 .2013年河南省外科现代护理理论与循证实践新进展学习班——外科护理分会场论文集. 郑州：河南省护理学会，2013：4.

[31] 洪若熙，罗健. 癌症康复医学原则（摘要）//中国抗癌协会癌症康复与姑息治疗专业委员会. 第八届全国癌症康复与姑息医学大会论文汇编. 天津：中国抗癌协会癌症康复与姑息治疗专业委员会，2012：6.

恶性肿瘤中医康复的研究进展*

郝　洁　杨宇飞*

中国中医科学院西苑医院肿瘤科 北京 100091

【摘要】 恶性肿瘤是严重影响人类生存时间和生活质量的一种难治性疾病。随着医疗体系的不断完善，恶性肿瘤的诊疗已发展成为多学科一体化的综合诊疗模式。恶性肿瘤康复医学是新近发展起来的康复医学和肿瘤学的一个分支。探讨中医药在恶性肿瘤康复学中的应用方法与模式，对于充分发挥祖国医学在恶性肿瘤康复治疗中的优越性有着重要的意义。

【关键词】 恶性肿瘤；康复；中医药；研究进展

世界卫生组织（WHO）曾对康复定义做出如下说明：康复是旨在使患者的身体机能、感官系统、智力水平、心理素质及社会功能达到最佳水平的一项重大工程[1]。该定义对康复的目的做了明确说明。中国康复医学起源于1982年，发展至今已形成了一个初具规模的体系。卓大宏[2]认为，中国康复医学是以临床康复为主要模式，运用机构康复、社区康复两种服务方式，通过临床康复学派、中医康复治疗学派、中西医结合康复学派的不断发展壮大。从而形成的多领域多学科一体化模式。

随着医疗技术的发展，恶性肿瘤的治疗手段日益增多，治愈率有了很大的提高。然而，无论是内科治疗、放疗，还是外科手术的治疗，对患者身心都有一定程度的损伤。恶性肿瘤康复医学是近年发展起来的康复医学和肿瘤学的一个分支。“癌症康复”的概念，最早由美国在1971年公布的国家癌症计划中提出，并自此展开相关研究。1972年，美国国立癌症研究院将癌症康复明确划分为：社会心理支持、体能优化、职业辅导（帮助患者恢复职业技能）、社会功能优化4个方面[3]。

恶性肿瘤中医康复是中国肿瘤康复的特色部分，虽尚无明确定义，但已经在肿瘤康复领域发挥着重要作用。肿瘤中医康复是应用各种中医特色康复治疗手段，并将其有机地与现代医学方法相结合，促使患者的生理功能、心理状态尽可能地恢复到正常水平，从而使患者回归到正常的社会生活、工作中去。

一、癌症康复适应证

Stubblefield MD等[4]认为，近年来，癌症康复在欧美国家逐渐兴起并不断发展，很大原因在于癌症幸存者数量的增加。

* 基金项目：北京市科学技术委员会“首都临床特色应用研究”专项（No. Z131107002213101），课题名称：祛邪胶囊治疗晚期结直肠癌的人群优势与特色研究；课题负责人：杨宇飞。

通信作者：杨宇飞，博士生导师，主要研究方向：中西医结合肿瘤临床。

Baili P 等[1]将癌症幸存者的定义概括为“所有被诊断为患有癌症的人群”。因此，关于癌症康复适应证，有学者认为，癌症康复应贯穿于患者的诊断期、治疗期、治疗后的全过程，包含癌症患者或其家人的心理障碍、身体残疾、功能欠缺、职业失常、经济灾难等多方面。杨平等[5]认为，癌症康复甚至应包含癌症发生之前的预防性康复，他认为应普及防治恶性肿瘤的知识，积极预防恶性肿瘤的发生。综上所述，癌症康复适应证应包括患者的预防期、诊断前后期、治疗前后期、姑息期等各个阶段。

二、癌症中医康复模式

（一）中医心理康复

中医学理论体系中，情志致病是对肿瘤病因认识的一个重要方面。《素问·举痛论》中记载：“百病生于气也。怒则气上，喜则气缓，悲则气消，恐则气下，寒则气收，炅则气泄，惊则气乱，劳则气耗，思则气结，……”七情过度，导致脏腑功能失调，肝郁气不得舒，脾虚水湿难化，经络瘀滞，血脉壅遏，痰湿郁阻，留而不行，渐积成块，形成岩瘤。多项研究证实，情绪因素对于癌症的发生与预后有着密切的关系。鄢薇等[6]对 60 例恶性肿瘤患者及 60 名体检正常者进行统一量表的问卷调查，结果发现，虽然肿瘤患者的职业、年龄、文化水平、家庭背景不同，但都会产生抑郁、焦虑、悲观、绝望的心理障碍，并且癌症患者具有高于正常人的高度敏感性的心理应激状态，出现了严重的抑郁表现及心理焦虑。相关统计资料显示，在食管癌患者中，有抑郁、急躁、暴怒史者占 56.5%~69.0%，患病前有过强烈精神刺激和重大不幸者占 52.4%[7]。另有研究发现，肿瘤的死亡率与抑郁情绪有着密切的关系，高抑郁者死于肿瘤的人数是其他人群的 2 倍，说明抑郁情绪可导致或加速肿瘤的发展[8]。

癌症的中医心理康复模式，根据各医家的不同临床经验，可总结归纳为以下几种：

（1）中医“以情胜情”模式：根据中医七情相胜的理论指导，如《素问》中记载“喜胜忧”（《阴阳应象大论》《五运行大论》）、“喜则气和志达，荣卫通利”（《举痛论》），意为欣喜欢快之情可以使人体血脉得以通利、气血调和，而使悲哀忧愁的病态得以平复。路艳星等[9]根据此条原理，定期展开“欢笑瑜伽”户外活动，让患者在大笑中忘记病痛。观察发现，此种疗法可明显提高乳腺癌患者的生存质量。

（2）康复讲座模式：由医务工作者与患者进行康复交流，以大量的成功治疗病例对患者进行启发诱导，增强患者战胜疾病的信心。

（3）群体康复模式：王雅丽等[10]等认为，群体抗癌是将来癌症康复的一大趋势，建立恶性肿瘤患者精神疗养院，使肿瘤患者之间可相互倾诉，彼此鼓励，以宣泄负面情绪。

（4）中草药物应用模式：应用疏肝理气解郁等中药药物，疏通畅达人体气机，使药物辅助患者情绪安定

（5）营造良好环境模式：良好的周边环境包括良好的医患关系、融洽的亲属关系及和谐的社会关系。贾梅等[11]认为，社会支持与心身健康呈正相关，拥有较多社会支持的患者，有着较高的身心健康水平，反之，则心身健康水平较差。

（二）中药食疗康复

中医学养生体系下的食疗对肿瘤的康复治疗有许多值得借鉴的地方。美国癌症协会在肿瘤饮食与运动指南中指出：饮食

对肿瘤治疗后患者的病情进展，复发风险及总生存期有影响，合理的膳食结构有利于肿瘤康复[12]。WHO 明确指出："根治癌症最有希望的国家在中国，食疗药膳大有潜力。"另有相关报道显示，30%的肿瘤病因可归于不良饮食和营养，并且癌症患者的营养消耗大于正常人[13]。

中医学理论体系中，饮食康复的理念早已根深蒂固。《素问·脏气法时论》指出，"毒药攻邪，五谷为养，五果为助，五畜为益，五菜为充，气味和而服之，以补精益气。"中医讲究药食同源，食物和药物一样具有四气、五味。戴小军等[14]指出，肿瘤中医食疗康复应重视食物的四气、五味及配伍禁忌，辨证论治地给予患者合理的食疗康复方案。

癌症的中医食疗康复内容，应根据患者的个体差异不同分别而论：

（1）因人而异：根据患者的具体临床症状不同，辨证采取不同的食疗方案。罗洁[15]认为，辨证为脾虚湿阻证，忌食油腻、肥甘厚味、生冷海鲜之品，此时宜清淡饮食。若辨证为肝胃不和证，则忌食辛辣之物，忌食葡萄、甘蔗、草莓等。若辨证为脾胃虚寒证，则忌食梨、西瓜、甲鱼等寒凉之品。

（2）因时而异：因四时季节而异，以及因疾病所处不同时间节点而异。罗洁[15]结合中医天人相应观点，认为春季应护肝，宜服姜、枣、花生等富含维生素 E 的食物；夏季应清心补脾，宜服冬瓜、丝瓜、西瓜、绿豆汤等食物；秋季应清肺润燥，宜服百合、苹果、蘑菇等食物；冬季应养阴，宜服银耳、冬瓜、鸭、梨等食物。中药食疗康复作用还表现在肿瘤的预防、治疗及康复等不同时间节点的全过程。

研究发现，一些食物具有防癌的作用，如灵芝、香菇、黑木耳、蘑菇等，这些食物可以提高机体免疫力，具有抑制肿瘤生长的作用；一些蔬菜如胡萝卜、蕨菜、莴笋等富含人体必需的维生素及微量元素，可提高网状系统及白细胞的吞噬功能，从而提高机体免疫力；洋葱、大蒜等所含的挥发油能有效抑制致癌物质亚硝胺的生成，从而达到防癌抗癌的作用。

（三）中医针灸康复

针灸疗法作为传统的中医治疗方法之一，在肿瘤康复领域有着广泛的应用。不少研究证实，针灸对于肿瘤的康复治疗，如在减轻放、化疗毒副反应和提高患者生活质量等方面较单纯西医治疗有着明显的优势。英国著名医学杂志《柳叶刀》曾发表文章说："对针刺术的兴趣，部分反映了西方有很多病人仍然要求非正常医学（指不属于西医的常规疗法）去治疗西方医学无能为力的疾病[16]。"

魏海等[17]研究认为，针灸能有效改善肿瘤患者的生存质量，如针灸能有效减轻淋巴结清除术后患者的疼痛感，提高痛阈，提高肢体运动功能。针对不同的毒副反应应使用不同的针灸疗法。彭桂原等[18]总结俞云教授的切脉针灸疗法，并将其应用在鼻咽癌放、化疗后的康复过程中，观察得出切脉针灸对于减轻放、化疗导致的骨髓抑制反应、口腔黏膜炎、消化道反应、中耳炎及抑制鼻咽癌复发及远处转移等方面具有重要意义。O'Regen D 等[19]指出，针灸治疗能改善癌症患者症状，例如针灸治疗在恢复神经损伤、改善疲劳和失眠症状、调节患者焦虑及沮丧情绪等方面均具有一定治疗作用。关于中医针灸康复的模式，临床应用中主要包括以下几个方面。

1. 减轻放、化疗毒副反应

（1）减轻消化道反应：在中医理论体系中，消化道多归属于脾胃、肝胆等脏腑。中医认为肝升肺降，脾升胃降，若正常的气机升降被打乱，则会出现恶心、呕吐等消化道反应。通过针刺相应的穴位，如胃经的足三里、上巨虚，胆经的阳陵泉、背部俞穴（如肝俞、胆俞、脾俞、胃俞）等穴位，可调节经气运行，缓解消化道不良反应。

（2）改善骨髓抑制：中医认为“肾主骨，生髓”“脾胃为后天之本，气血生化之源”“肝藏血”等，通过针刺肾经的三阴交、太溪等穴位，达到养肾阴、填精髓的目的，从而减轻骨髓抑制。

（3）减轻皮肤黏膜反应：经放射治疗后的患者会出现红斑、色素沉着、蜕皮、坏死等皮肤黏膜反应，这是由体内激素分泌紊乱导致的。不少专家认为，针灸可作为血管收缩性潮红症状的代替治疗手段。Walker EM 等[20]认为，针灸是一种安全、有效、持久的治疗继发于乳腺癌患者长期抗雌激素治疗而引起的血管收缩症状的传统中医方法。

2. 缓解癌症患者临床症状

（1）癌性疼痛：王盛春等[21]的研究发现，针刺和穴位注射合用，与口服硫酸吗啡控释片相比，两者均可缓解胃癌晚期中重度疼痛，而前者具有镇痛起效快、并可避免吗啡类药物的毒副反应等优点。

（2）食管癌所致的吞咽困难：郑敏芝等[16]认为，对食管癌患者进行穴位针刺，如膻中、合谷、天突、巨阙等穴位，可改善患者的吞咽困难症状；X 线钡餐透视结果显示“食管增宽”，给针刺效果提供了影像学证据。

3. 扶正抗癌方面

不少研究证实，针灸可提高患者的免疫功能，从而增强扶正抗邪的能力。叶芳等[22]对 28 例各型恶性肿瘤患者化疗后免疫功能低下进行治疗，电针足三里、三阴交、中脘、内关等穴位，结果显示，T 细胞亚群、CD3、CD4、CD8 和 NK 细胞治疗前后均有不同程度的改善（$P<0.05$）。

（四）中医音疗康复

中医音疗康复首推五行音乐。五行音乐是将中医基本理论中的阴阳五行与音乐相结合而成。五音，即五声音阶上的“宫、商、角、徵、羽”，相当于现代简谱的音调 1-哆、2-唻、3-咪、5-嗦、6-啦；分别与中医五行（土、金、木、火、水）、中医五脏（脾、肺、肝、心、肾）相对应。中医理论认为，五音通五脏，可直接或间接影响人的情绪和脏腑功能，从而影响人体气机的运行。清代吴师机在《理论骈文》中记载：“七情之病也，看花解闷，听曲消愁，有胜于服药者矣。”古人认为，音乐可以“通神明”，可以“动荡血脉、流通精神”，可以“使人喜，使人悲”以调畅情志。

目前，不少医院都在应用中医五行音乐疗法对肿瘤患者采取干预，如中国中医科学院西苑医院肿瘤科、广东省中医院肿瘤科、上海龙华医院肿瘤科等都在应用此种非药物疗法。不少临床试验证实，中医五行音乐对恶性肿瘤患者的康复预后有着积极的作用。廖娟等[23]对 67 例晚期肠癌患者进行随机化设计，按照 2∶2∶1 比例将患者随机分配到 3 组（中医五行音乐组、西洋乐组、对照组），其中中医五行音乐组、西洋乐组患者每接受 5 天音乐治疗休息 2 天，对照组不接受任何音乐治疗，治疗前后观察患者的生活质量评分、KPS 评分。3 组患者两两比较，结果显示，中医五行音乐组与西洋乐组和对照组相比，差异具有统计学意义（$P<0.05$）。

关于五行音乐康复模式，临床上常见的有以下几种：

（1）李晶等[24]认为，五音用于临床治疗，应根据辨证而选调：肝气郁结选角调，心气不足选徵调，思虑伤脾选宫调，悲忧伤肺选商调，肾不纳气选羽调。

（2）西苑医院肿瘤科将五行相克理论应用于五音疗法，创制出具有西苑医院知识产权的中医五行音乐，辨证按照五行相克理论选调治疗：怒伤肝，悲胜怒，而选商调；喜伤心，恐胜喜，而选羽调；思伤脾，怒胜思，而选角调；忧伤肺，喜胜忧，而选徵调；恐伤肾，思胜恐，而选宫调。

（五）中医气功康复

Rosalind R 等[25]认为，有氧运动及抵抗力训练具有改善癌症患者生活质量、提高免疫功能及血红蛋白含量、提高患者身体机能水平等诸多良性作用。中医的气功导引作为特色运动疗法，在《素问・奇病论》中已有记载："积为导引服药，药不能独治也"，明确提出了导引在肿瘤康复中的应用。气功是一种以呼吸的调整、身体活动的调整和意识的调整（调息、调形、调心）为手段，以强身健体、防病治病为目的的一种身心锻炼方法。蔡坛[26]认为，导引从 3 个方面作用于人体：①意念—导意令行，"意到气到"；②呼吸—导气令和，"气行血行"；③肢体—导体令柔，"畅通经脉"。气功导引在帮助患者解除恐惧、焦虑、烦躁等方面有独到的效果。气功强调心静，心静则神定，神定则息调，息调则气平，气平则血和，从而有利于癌症的康复。

中医的运动导引康复包括很多内容：如郭林气功、五禽戏、站桩、太极拳、八段锦等都是具有中医特色的运动康复方法，其相同点是动静相兼，需要依靠患者自己的主观努力来主动进行锻炼，相比于其他的被动疗法来说，中医运动疗法更能调动患者自身的主观能动性，通过动静结合的方法调节气息运动，进而激发经气，疏通经络，和谐气血，增强功能，调节体质，提高抗病能力。

不同的气功具有不同的康复功效。五禽戏可用于癌症康复期四肢部位功能的锻炼，有助于肢体活动能力的康复，如乳腺癌术后上肢抬举、外展困难者；站桩可用于癌症术后体力恢复较慢者、放化疗期间出现消化道等不良反应者；太极拳的适应范围较宽，男女老少均可练习，对体力较差的癌症患者更为适宜。

目前癌症的康复锻炼方法有很多，在选择康复方法时，应考虑肿瘤的部位、患者的病情、体质、兴趣、爱好等进行辨证练功，以免劳力太过、损伤人体正气。对于病情较重的患者，可采取"坐式"或"卧式"的放松功，也可采取以排除杂念为主的"数息功"；病情较重的患者，可视情况选择太极气功、五禽戏、八段锦、保健功等。

三、结论

恶性肿瘤中医康复是肿瘤康复领域的重要组成部分。目前，中国恶性肿瘤的中医康复尚处于起步阶段，其发展面临众多问题，恶性肿瘤的康复需实现多学科一体化模式，需要临床医生、心理专家、食疗营养家、运动专家、社会志愿者等多方面人员的共同参与。中医的精髓在于辨证论治，中医的心理康复、食疗康复、针灸康复、音疗康复及导引康复等模式都是根据中医基本理论，结合患者的临床症状，辨证论治而制定出的个体化康复模式。目前，恶性肿瘤中医康复研究面临着机遇与挑战，为恶性肿瘤中医康复提供科学化的循证理论支持，制定规范化的指南路径，并将其推广、应用到临床康复中去，需要各领域人员的共同努力。

参 考 文 献

[1] Baili P, Hoekstra-Weebers J, Van Hoof E, et al. Cancer rehabilitation indicators for Europe.

Eur J Cancer, 2013, 49 (6): 1356-1364.

[2] 卓大宏. 中国当代康复医学发展的大趋势. 中国康复医学杂志, 2011, 26 (1): 1-3.

[3] 董倩, 林洪生. 从国外癌症康复现状论中医药在癌症康复中的应用与挑战. 世界中医药, 2014, 9 (7): 857-863.

[4] Stubblefield MD, Hubbard G, Cheville A, et al. Current Perspectives and emerging issues on cancer rehabilitation. Cancer, 2013, 11: 2170-2178.

[5] 杨平, 刘端祺. 恶性肿瘤的康复与姑息治疗. 人民军医, 2009, 52 (9): 620-621.

[6] 鄢薇, 卢宏达, 王纯. 恶性肿瘤患者的心理状态与康复对策. 中国老年学杂志, 2013, 33 (7): 1649-1650.

[7] 孙桂芝. 癌症患者的中医心理康复和饮食康复治疗. 中国康复理论与实践, 2002, 8 (6): 321-323.

[8] 糜迅, 陈建斌, 邵银进. 癌症康复的研究进展. 中国伤残医学, 2012, 20 (10): 154-156.

[9] 路艳星. 中医情志疗法对肝郁型乳腺癌生存质量的影响. 广州: 广东中医药大学硕士学位论文, 2011.

[10] 王雅丽, 李亚玲, 王文霞, 等. 肿瘤患者的康复治疗与保健. 临床合理用药, 2011, 4 (11A): 142-143.

[11] 贾玫, 陈信义. 肿瘤患者社区康复重在心理干预. 北京中医药大学学报 (中医临床版), 2008, 15 (3): 9-10.

[12] Rock CL, Doyle C, Demark-Wahnefried W, et al. Nutrition and physical activity guidelines for cancer survivors. CA Cancer J Clin, 2012, 62 (4): 243-274.

[13] 孙晓生, 陈鸿霓, 林龙. 初探中医食疗在恶性肿瘤康复中的运用. 中国医药指南, 2012, 10 (28): 240-241.

[14] 戴小军, 丁健, 张晓春, 等. 肿瘤中医康复治疗优势特色探讨. 中国肿瘤, 2014, 23 (6): 514-517.

[15] 罗洁. 中医食疗在肿瘤病中的临床应用研究. 中国医药指南, 2013, 11 (34): 215-216.

[16] 郑敏芝, 柴晓阁. 针灸疗法在肿瘤临床治疗及康复中的应用前景. 光明中医, 2012, 27 (2): 305-306.

[17] 魏海, 吴焕淦, 裴建. 肿瘤康复与针灸治疗. 中国临床康复, 2002, 6 (23): 3599-3600.

[18] 彭桂原, 杨朝杰, 杨黎, 等. 切脉针灸在鼻咽癌放化疗后康复治疗中应用体会. 新中医, 2014, 46 (6): 255-256.

[19] O'Regan D, Filshie J. Acupuncture and cancer. Auton Neurosci, 2010, 157 (1~2): 96-100.

[20] Walker EM, Rodriguez AI, Kohn B, et al. Acupuncture versus venlafaxine for the management of vasomotor symptoms in patients with hormone receptor-positive breast cancer: a randomized controlled trial. J Clin Oncol, 2010, 28, (4): 634-640.

[21] 王盛春, 尹红博, 李卫峰. 针刺配合穴位注射复方当归注射液治疗胃癌晚期疼痛的初步观察. 中华肿瘤防治杂志, 2010, 17 (18): 1487-1488, 1490.

[22] 叶芳, 陈少宗, 刘伟明. 电针疗法对28例化疗患者免疫功能的影响. 山东中医杂志, 2001, 20 (4): 221-222.

[23] 廖娟, 杨宇飞, 吴煜, 等. 五行音疗对晚期癌症患者生存质量影响. 现代仪器与医疗, 2013, 19 (5): 80-82.

[24] 李晶. 中医与肿瘤康复. 中国中医药现代远程教育, 2010, 8 (17): 276-277.

[25] Spence RR, Heesch KC, Brown WJ. Exercise and cancer rehabilitation: a systematic review. Cancer Treat Rev, 2010, 36 (2): 185-194.

[26] 蔡坛. 导引养生功在肿瘤防治中的康复医疗作用. 按摩与导引, 1987, (5): 14-15.

❖ 肿瘤流行病学 ❖

中国肿瘤随访登记项目工作报告 2015（节选）

国家癌症中心 卫生计生委疾病预防控制局

一、背景

中国人口之众使得国人的数据对全球癌症防控意义重大，几乎 22%的全球新发癌症病例出现在中国，27%的癌症死亡病例在中国。国家癌症中心/全国肿瘤登记中心最新研究分析结果显示，2015 年中国估计约 429.2 万例新发肿瘤病例和 281.4 万例死亡病例。男性肿瘤发病率 2000 年至 2011 年相对稳定（年增长 0.2%），女性增长显著（年增长 2.2%），而男性和女性癌症死亡率从 2006 年以来出现显著下降（分别为年降低 1.4%和 1.1%）。虽然有这种好的趋势，但由于人口老龄化和人口基数的增长，癌症死亡例数从 2000 年到 2011 年还是增长较为显著。我国农村地区居民癌症发病率为 213.6/10 万，死亡率为 149.0/10 万，显著高于城市居民的癌症发病率（191.5/10 万）和死亡率（109.5/10 万）。我国居民常见癌谱与西方发达国家相差甚大，中国四种最常见恶性肿瘤分别为肺癌、胃癌、肝癌和食管癌，这四种癌占全国癌症病例的 57%；而在美国，这四种癌占所有癌的比例仅为 18%，美国最常见恶性肿瘤分别为肺癌、乳腺癌、前列腺癌和大肠癌。我国居民常见癌症一般预后较差，生存期较短，美国除了肺癌，主要癌症都预后较好，前列腺癌和乳腺癌的高发病率也很大程度上是早诊和筛查带来的结果，正是这种癌谱分布的差异，使得中国总体癌症死亡率显著高于美国等西方国家。

肿瘤登记报告是一项按一定的组织系统，经常性地搜集、储存、整理、统计分析和评价肿瘤发病、死亡及生存资料的统计机制。肿瘤随访是肿瘤登记工作中的重要内容之一。自 2008 年，原卫生部设立肿瘤登记项目，在全国 31 个省（自治区、直辖市）逐步开展人群为基础的癌症发病、死亡和生存的信息收集工作。目前，肿瘤登记处数量逐年增加，数据质量也在逐步提高，肿瘤登记年报数据已逐渐成为制定癌症防治策略、开展癌症研究的重要基础信息。以上研究分析结果均来源于长期肿瘤登记数据。

二、2015 年项目进展情况

（一）《肿瘤登记管理办法》发布

为了进一步规范和完善肿瘤随访登记工作管理，获得及时、统一、准确的肿瘤发病、死亡和生存信息，规范全国肿瘤随访登记工作，全国肿瘤登记中心完成了“肿瘤登记管理办法”的编写工作。国家卫生计生委、国家中医药管理局于 2015 年 1 月 19 日印发了《肿瘤登记管理办法》，这是我国第一个正式发布的关于肿瘤登记工作的法规性文件，对我国肿瘤登记工作具有里程碑式的意义，肿瘤登记工作有了法规保障，对今后肿瘤登记工作的开展将起到重大作用。《肿瘤登记管理办法》全文共分 6 章 20 条，6 章分别是：总则、组织机构和职责、登记内容和工作流程、质量控制和考核评价、保障措施及附则。

（二）2015年肿瘤登记项目点建设情况

自2008年12月财政部、卫生部将肿瘤随访登记项目纳入到卫生部“医改重大项目”以来，对全面的、连续的、动态的掌握恶性肿瘤的发病、死亡、生存基础信息，为在我国建立起有代表性、统一规范的肿瘤登记报告方法与制度，动态收集我国恶性肿瘤的相关信息，打下了良好的基础。我国肿瘤登记工作从此有了飞速发展，登记点逐年增加，到2015年底登记处总数达308个，覆盖全国所有31个省、自治区、直辖市，以及新疆生产建设兵团。登记覆盖人口3.0亿左右，登记覆盖人口约占全国人口的20%。

2015年国家财政没有新增拨款，国家级登记处保持在308个，但提交2015年肿瘤登记数据的登记处已经达到416个，覆盖人口3.40亿人。

（三）经费情况（略）

（四）完成2015年全国肿瘤登记项目数据收集，撰写工作报告

2016年1月19日，全国肿瘤防治研究办公室/全国肿瘤登记中心要求上报2015年度恶性肿瘤登记数据，截至2016年2月28日，按项目要求应上报数据的登记处为308个，实际按时上报的登记处共计416个，全部31个省份的登记处均完整上报了发病、死亡和人口资料。其中地级以上城市150个，县和县级市266个。覆盖人口340 033 077人，其中男性173 260 225人，女性166 772 852人。全国肿瘤登记中心对2015年肿瘤登记工作进行了总结，并编写了《中国肿瘤随访登记项目工作报告2015》。

（五）编辑撰写《2015中国肿瘤登记年报》

2015年5月5日，全国肿瘤防治研究办公室/全国肿瘤登记中心要求全国各登记处上报2012年度恶性肿瘤登记数据。截至2015年6月1日，绝大部分省（区、市）按要求提交了数据。按照项目要求，对上报的全国各登记处数据进行审核、分析与反馈，对不合格数据要求修改后再次上报，经过多次审核与反馈，于2015年10月底前完成了全部登记处数据的整理、汇总与分析工作。

全国261个肿瘤登记地区提交了2012年肿瘤登记资料，其中221个登记地区为国家肿瘤随访登记项目点，20个为淮河流域癌症早诊早治项目点，20个为省级项目点。提交数据的肿瘤登记地区2012年登记覆盖人口238 870 879人，其中城市地区为121 092 97人，农村地区为117 777 900人，约占全国人口17.64%。2012年共计报告癌症新发病例数男女合计637 623例，报告癌症死亡病例男女合计386 370例。全国肿瘤登记中心肿瘤登记专家组和中国肿瘤登记年报编委会，根据年报的数据入选标准，对登记地区进行质量评价。收录了193个肿瘤登记地区数据入选年报，并完成相关论文报告撰写。

（六）收集《五大洲癌症发病率》第Ⅺ卷及《中国癌症发病与死亡2008～2012》肿瘤登记资料

2015年7月27日，为做好《中国癌症发病与死亡2008～2012》数据集的收集工作，以及向国际癌症研究中心（IARC）/国际癌症登记协会（IACR）提交《五大洲癌症发病率》第Ⅺ卷数据做准备，全国肿瘤登记中心要求于2015年9月1日以前，完成2008～2012年（至少连续3年）登记资料的整理，并上报至国家癌症中心/全国肿瘤登记中心。全国共有 165 个登记处提交了数据，全国 瘤登记中心及专家经过认真审核，最终向 IARC/IACR《五大洲癌症发病率》提交了 99 个登记处的数据。

（七）肿瘤登记网报系统开发

为健全我国肿瘤登记信息系统，掌握我国恶性肿瘤的流行状况与疾病负担，建立统一的国家级肿瘤数据库，提高数据的有效利用率，全国肿瘤登记中心与国家卫生计生委科学技术研究所合作，共同开发“肿瘤登记网报系统”，目前已经基本完成，将进入最后试用调试阶段，争取尽早上线。

（八）重新修订《中国肿瘤登记工作指导手册》

我国肿瘤登记工作近 20 多年来取得了长足的发展，特别是自 2008 年肿瘤随访登记项目列入医改重大专项后，登记处数据不断增加，肿瘤登记数据质量不断提高。原卫生部疾病预防控制局于 2009 年印发的“肿瘤随访登记技术方案”［卫疾控慢病便函〔2009〕28 号］，以及全国肿瘤防治研究办公室于 2004 年编辑出版的《中国肿瘤登记工作指导手册》已经不能适应目前工作需求。经研究，全国 瘤登记中心将组织有关专家对“肿瘤登记技术方案”和《中国肿瘤登记工作指导手册》进行重新修订。目前已完成全部章节的撰写工作，已提交出版社编辑出版。

（九）肿瘤登记培训班

2015 年 7 月 21 日~22 日，国家卫生和计划生育委员会疾病预防控制局在北京举办肿瘤登记培训班。本次培训班由国家癌症中心/全国肿瘤登记中心承办。来自全国 31 个省（自治区、直辖市）和新疆生产建设兵团的省级肿瘤登记中心、部分肿瘤登记处和有关专家及相关人员共计 103 人参加会议。利用 2 天时间进行了 8 个讲座和 5 个交流。全国肿瘤登记中心就肿瘤登记管理办法、随访方案进行了介绍，2015 年数据上报情况及初步结果、我国登记处提交 CI5 数据历史及常见问题进行了讲解，IARC/IACR——《五大洲癌症发病率》第Ⅹ卷数据评价指标与流程，IARC《数据上报问卷》的填写，《肿瘤登记专题报告》和《五大洲癌症发病率》数据上报要求与审核流程，随访及生存分析方法和肿瘤登记编码与实践进行了讲解。浙江省嘉善县、上海市、河北省磁县、北京市、山西省阳城县分别对上报 IARC/IACR《CI5》经验进行了交流。

（十）2015 年中国肿瘤随访登记专家研讨会

本次会议安排在肿瘤登记工作开展较好的浙江省嘉善县举办，参加此次研讨会的有全国肿瘤登记专家委员会成员等 11 人。会议议题主要有 6 个方面：

（1）讨论《2015 中国瘤登记年报》、2008~2012 年数据集，CI5-Ⅺ数据审核、选点，以及相关编写工作；

（2）讨论《中国癌症发病与死亡 2008~2012》数据收集和《五大洲癌症发病率》第Ⅺ卷数据工作；

（3）商讨《中国肿瘤登记工作指导手册》的重新编写、分工与计划安排等相关事宜；

（4）讨论科技部项目《中国癌症地图》编制进展等相关问题；

（5）讨论国家卫生计生委统计信息中心委托课题“癌症疾病与经济负担”相关研究内容和方法；

（6）讨论国家卫生计生委疾控局委托课题“甲状腺癌病因学研究”相关内容与方法。

（十一）《五大洲癌症发病》第Ⅺ卷肿瘤登记资料质量审核专家会

为贯彻落实《中国癌症防治三年行动

计划（2015-2017 年）》，全面提高肿瘤登记资料的质量，达到国际癌症登记协会（IACR）《五大洲癌症发病率》的上报要求，全国肿瘤登记中心于 2015 年 10 月 19 日，在北京举办提交《五大洲癌症发病率》第Ⅺ卷及《中国癌症发病与死亡 2008～2012》肿瘤登记资料质量审核专家会，由北京市肿瘤登记处承办。会上对提交数据的共 148 个登记处的数据逐个进行了审核，并提出了提交 CI5 的建议。

（十二）完成 2015 年中国恶性肿瘤发病和死亡估计及我国人群肿瘤患病率分析

发表于国际顶级期刊《CA-A Cancer Journal for Clinicians》的“2015 年中国癌症统计”一文，利用全国肿瘤登记中心 72 个地区的以人口为基础的癌症登记数据，通过反映我国总人口数的 6.5%，来估算在 2015 年中的新发肿瘤病例和死亡病例。以 22 个登记处的数据用于生成 2000 年到 2011 年的趋势分析。影响因子 144.8。

发表于国际著名癌症专业期刊《癌症通讯》（Cancer Letters）上的“2011 年全国癌症患病率估计”一文，首次发布我国居民癌症现患数据。结果显示，我国 5 年内诊断为癌症、且仍存活的病例数约为 749 万（其中男性患者 368 万人，女性患者 381 万人），总体 5 年癌症患病率为 556/10 万。与发病率相比，5 年患病率更能从整体上反映疾病负担。影响因子 5.62。

三、2015 年数据上报情况

2016 年 1 月 19 日，全国肿瘤防治研究办公室/全国肿瘤登记中心发文要求上报 2015 年度恶性肿瘤登记数据，截至 2016 年 2 月 28 日，按项目要求应上报数据的登记处为 308 个，实际上报登记处共计 416 个，全部 31 个省份的登记处均完整上报发病、死亡和人口资料，其中地级以上城市 150 个，县和县级市 266 个。

表 2、表 3　上报 2015 年数据的肿瘤登记点（416 个）（略）

四、2015 年数据上报结果

肿瘤登记工作存在一定的时效性，需要在 2～3 年内不断收集、补充数据。一般情况下，年初收集到上一年度的病例报告占全部病例的 60%～70%，如漏报过多，则需进一步加强漏报调查和补漏工作。本报告目的旨在对肿瘤登记项目进展情况进行总结，不再对质量控制指标进行分析和报告。

（一）2015 年肿瘤登记数据总体情况

1. 登记覆盖人口

上报 2015 年恶性肿瘤登记数据的登记点共计 416 个，覆盖人口 340 033 077 人，其中男性 173 260 225 人，女性 166 772 852 人；地级以上城市登记点覆盖人口 164 373 939人（男性 82 697 347 人，女性 81 676 592人）；县和县级市登记点覆盖人口175 659 138人（男性 90 562 878 人，女性85 096 260人）。本次统计对非项目经费支持但上报数据的登记处的数据也同样纳入。

2. 总体发病与死亡

2015 年上报新发病例 773 566 例，其中男性 427 238 例，女性 346 328 例，粗发病率 227.50/10 万，世调率 152.45/10 万；2015 年上报死亡病例 441 758 例，其中男性 281 133 例，女性 160 625 例，粗死亡率 129.92/10 万，世调率 82.33/10 万（见表 4、表 5）。

表 4　全国肿瘤登记地区全部恶性肿瘤（ICD10：C00～C96）发病主要指标

地区	性别	发病数	发病率 (1/10⁵)	中标率 (1/10⁵)	世标率 (1/10⁵)	累积率 (0～74 岁)(%)
全国	合计	773566	227.50	155.34	152.45	17.70
	男性	427238	246.59	169.53	168.91	20.15
	女性	346328	207.66	142.65	137.45	15.31
城市	合计	415053	252.51	167.19	163.53	18.84
	男性	221586	267.95	178.08	177.19	21.01
	女性	193467	236.87	158.56	152.13	16.85
农村	合计	358513	204.10	143.43	141.35	16.59
	男性	205652	227.08	161.08	160.74	19.35
	女性	152861	179.63	126.41	122.49	13.76

注：中标率所用标准人口为中国 2000 年人口构成；世标率所用标准人口为 Segi's 人口构成（下同）

表 5　全国肿瘤登记地区全部恶性肿瘤（ICD10：C00～C96）死亡主要指标

地区	性别	死亡数	死亡率 (1/10⁵)	中标率 (1/10⁵)	世标率 (1/10⁵)	累积率 (0～74 岁)(%)
全国	合计	441758	129.92	82.84	82.33	9.34
	男性	281133	162.26	107.94	107.68	12.32
	女性	160625	96.31	58.76	58.04	6.37
城市	合计	211598	128.73	78.12	77.73	8.65
	男性	133492	161.42	102.53	102.53	11.55
	女性	78106	95.63	55.46	54.73	5.87
农村	合计	230160	131.03	87.41	86.77	10.01
	男性	147641	163.03	112.99	112.43	13.05
	女性	82519	96.97	62.05	61.34	6.87

（二）全国肿瘤登记地区前 10 位恶性肿瘤

1. 前 10 位恶性肿瘤发病情况

全国肿瘤登记地区恶性肿瘤男性发病居第 1 位的是肺癌，其次为胃癌、肝癌、结直肠癌和食管癌；男性前 10 位恶性肿瘤占全部恶性肿瘤发病的 82.76%。女性发病第 1 位的恶性肿瘤为乳腺癌，其次为肺癌、结直肠癌、甲状腺和胃癌；女性前 10 位恶性肿瘤占全部恶性肿瘤发病的 79.40%（见表 6）。

2. 前 10 位恶性肿瘤死亡情况

全国肿瘤登记地区恶性肿瘤男性死亡居第 1 位的是肺癌，其次为肝癌、胃癌、食管癌和结直肠癌，男性前 10 位恶性肿瘤占全部恶性肿瘤死亡的 88.51%。女性死亡第 1 位的恶性肿瘤为肺癌，其次为肝癌、胃癌、结直肠癌和乳腺癌，女性前 10 位恶性肿瘤占全部恶性肿瘤死亡的 82.08%（见表 7）。

（三）全国城市肿瘤登记地区前 10 位恶性肿瘤

1. 城市地区前 10 位恶性肿瘤发病情况

全国城市肿瘤登记地区恶性肿瘤男性发病居第 1 位的是肺癌，其次为胃癌、结直肠癌、肝癌和食管癌；男性前 10 位恶性肿瘤占全部恶性肿瘤发病的 81.12%。女性发病第 1 位为乳腺癌，其次为肺癌、结直肠癌、甲状腺癌和子宫颈癌；女性 前10 位恶性肿瘤占全部恶性肿瘤发病的 79.20%（见表 8）。

2. 城市地区前 10 位恶性肿瘤死亡情况

全国城市肿瘤登记地区恶性肿瘤男性死亡居第 1 位的是肺癌，其次为肝癌、胃癌、结直肠癌和食管癌；男性前 10 位恶性肿瘤占全部恶性肿瘤死亡的 87.00%。女性死亡第 1 位的恶性肿瘤为肺癌，其次为结直肠癌、胃癌、肝癌和乳腺癌；女性前 10 位恶性肿瘤占全部恶性肿瘤死亡的 80.46%（见表 9）。

（四）全国农村肿瘤登记地区前 10 位恶性肿瘤

1. 农村地区前 10 位恶性肿瘤发病情况

全国农村肿瘤登记地区恶性肿瘤男性发病居第 1 位的是肺癌，其次为胃癌、肝癌、食管癌和结直肠癌；男性前 10 位恶性肿瘤占全部恶性肿瘤发病的 85.63%。农村地区女性发病第 1 位的恶性肿瘤为肺癌，其次为乳腺癌、结直肠癌、胃癌和子宫颈癌；女性前 10 位恶性肿瘤占全部恶性肿瘤发病的 80.70%（见表 10）。

2. 农村地区前 10 位恶性肿瘤死亡情况

全国农村肿瘤登记地区恶性肿瘤男性死亡居第 1 位的是肺癌，其次为肝癌、胃癌、食管癌和结直肠癌；男性前 10 位恶性肿瘤占全部恶性肿瘤死亡的 89.98%。女性

表 6　全国肿瘤登记地区前 10 位恶性肿瘤发病

位次	男性				女性			
	部位	发病率 ($1/10^5$)	构成 (%)	中标率 ($1/10^5$)	部位	发病率 ($1/10^5$)	构成 (%)	中标率 ($1/10^5$)
1	气管，支气管，肺	59.75	24.23	39.73	乳腺	35.31	17.00	25.85
2	胃	33.61	13.63	22.56	气管，支气管，肺	30.40	14.64	18.80
3	肝	31.17	12.64	21.72	结直肠	19.26	9.27	12.19
4	结直肠	25.85	10.49	17.52	甲状腺	15.81	7.61	13.22
5	食管	22.72	9.21	15.07	胃	14.52	6.99	9.20
6	前列腺	7.38	2.99	4.68	子宫颈	14.47	6.97	10.80
7	膀胱	7.25	2.94	4.79	肝	11.27	5.43	7.09
8	胰腺	5.77	2.34	3.85	食管	9.14	4.40	5.48
9	淋巴瘤	5.38	2.18	3.96	子宫体及子宫部位不明	8.32	4.01	5.87
10	脑，神经系统	5.19	2.10	4.04	脑，神经系统	6.38	3.07	4.63
前 10 位合计		204.07	82.76	137.92	前 10 位合计	164.89	79.40	113.13

恶性瘤死亡居第 1 位的是肺癌，其次为肝癌、胃癌、食管癌和结直肠癌；女性前 10 位恶性肿瘤占全部恶性肿瘤死亡的 83.99%（见表 11）。

表 7 全国肿瘤登记地区前 10 位恶性肿瘤死亡

位次	男性				女性			
	部位	死亡率 (1/10^5)	构成 (%)	中标率 (1/10^5)	部位	死亡率 (1/10^5)	构成 (%)	中标率 (1/10^5)
1	气管，支气管，肺	49.56	30.54	32.42	气管，支气管，肺	23.45	24.35	13.72
2	肝	27.37	16.87	18.86	肝	10.50	10.90	6.40
3	胃	22.23	13.70	14.59	胃	10.46	10.86	6.17
4	食管	16.01	9.87	10.42	结直肠	8.19	8.50	4.73
5	结直肠	11.10	6.84	7.22	乳腺	6.97	7.24	4.66
6	胰腺	5.05	3.11	3.32	食管	6.45	6.70	3.62
7	脑，神经系统	3.34	2.06	2.46	子宫颈	3.93	4.08	2.68
8	白血病	3.08	1.90	2.39	胰腺	3.90	4.05	2.28
9	淋巴瘤	2.98	1.84	2.07	脑，神经系统	2.78	2.88	1.93
10	前列腺	2.88	1.78	1.71	卵巢	2.44	2.53	1.61
前 10 位合计		143.62	88.51	95.47	前 10 位合计	79.06	82.08	47.80

表 8 全国城市肿瘤登记地区前 10 位恶性肿瘤发病

位次	男性				女性			
	部位	发病率 (1/10^5)	构成 (%)	中标率 (1/10^5)	部位	发病率 (1/10^5)	构成 (%)	中标率 (1/10^5)
1	气管，支气管，肺	63.98	23.88	40.95	乳腺	44.60	18.83	31.45
2	胃	32.78	12.23	21.24	气管，支气管，肺	33.03	13.94	19.60
3	结直肠	32.51	12.13	21.16	结直肠	23.51	9.92	14.22
4	肝	29.41	10.97	19.66	甲状腺	23.10	9.75	18.93
5	食管	17.34	6.47	11.09	子宫颈	14.88	6.28	10.91
6	前列腺	10.63	3.97	6.49	胃	13.98	5.90	8.58
7	膀胱	9.22	3.44	5.84	肝	10.17	4.29	6.10
8	甲状腺	7.47	2.79	6.39	子宫体及子宫部位不明	9.62	4.06	6.53
9	肾及泌尿系统	7.05	2.63	4.76	卵巢	7.59	3.21	5.42
10	淋巴瘤	6.96	2.60	4.99	脑，神经系统	7.12	3.01	5.02
前 10 位合计		217.36	81.12	142.57	前 10 位合计	187.60	79.20	126.77

表 9 全国城市肿瘤登记地区前 10 位恶性肿瘤死亡

位次	男性				女性			
	部位	死亡率 (1/10^5)	构成 (%)	中标率 (1/10^5)	部位	死亡率 (1/10^5)	构成 (%)	中标率 (1/10^5)
1	气管，支气管，肺	51.39	31.83	32.15	气管，支气管，肺	23.71	24.79	13.07
2	肝	24.63	15.26	16.22	结直肠	9.34	9.77	5.06
3	胃	19.66	12.18	12.35	胃	9.13	9.55	5.16
4	结直肠	13.19	8.17	8.14	肝	9.13	9.55	5.25
5	食管	11.98	7.42	7.49	乳腺	7.93	8.29	5.02
6	胰腺	6.01	3.73	3.80	胰腺	4.66	4.87	2.58
7	前列腺	3.76	2.33	2.09	食管	3.86	4.04	2.03
8	淋巴瘤	3.37	2.09	2.24	子宫颈	3.57	3.73	2.38
9	白血病	3.35	2.08	2.48	卵巢	3.00	3.14	1.90
10	脑，神经系统	3.08	1.91	2.20	脑，神经系统	2.61	2.73	1.77
前 10 位合计		140.43	87.00	89.15	前 10 位合计	76.94	80.46	44.23

表 10 全国农村肿瘤登记地区前 10 位恶性肿瘤发病

位次	男性				女性			
	部位	发病率 (1/10^5)	构成 (%)	中标率 (1/10^5)	部位	发病率 (1/10^5)	构成 (%)	中标率 (1/10^5)
1	气管，支气管，肺	55.89	24.61	38.52	气管，支气管，肺	27.88	15.52	17.97
2	胃	34.36	15.13	23.82	乳腺	26.39	14.69	20.16
3	肝	32.78	14.43	23.70	结直肠	15.18	8.45	10.09
4	食管	27.63	12.17	18.90	胃	15.04	8.37	9.83
5	结直肠	19.77	8.71	13.97	子宫颈	14.08	7.84	10.69
6	膀胱	5.46	2.40	3.76	食管	12.50	6.96	7.82
7	胰腺	4.95	2.18	3.43	肝	12.32	6.86	8.08
8	脑，神经系统	4.94	2.18	3.97	甲状腺	8.81	4.91	7.39
9	前列腺	4.40	1.94	2.91	子宫体及子宫部位不明	7.08	3.94	5.19
10	白血病	4.27	1.88	3.64	脑，神经系统	5.67	3.16	4.23
前 10 位合计		194.45	85.63	136.63	前 10 位合计	144.97	80.70	101.46

表 11　全国农村肿瘤登记地区前 10 位恶性肿瘤死亡

位次	男性				女性			
	部位	死亡率 (1/10⁵)	构成 (%)	中标率 (1/10⁵)	部位	死亡率 (1/10⁵)	构成 (%)	中标率 (1/10⁵)
1	气管，支气管，肺	47.88	29.37	32.63	气管，支气管，肺	23.20	23.92	14.36
2	肝	29.88	18.33	21.40	肝	11.81	12.18	7.57
3	胃	24.58	15.08	16.75	胃	11.74	12.11	7.20
4	食管	19.70	12.08	13.26	食管	8.93	9.21	5.26
5	结直肠	9.20	5.64	6.30	结直肠	7.08	7.30	4.38
6	胰腺	4.18	2.56	2.86	乳腺	6.05	6.24	4.28
7	脑，神经系统	3.57	2.19	2.72	子宫颈	4.28	4.41	2.98
8	白血病	2.83	1.73	2.30	胰腺	3.17	3.27	1.96
9	淋巴瘤	2.63	1.61	1.90	脑，神经系统	2.94	3.03	2.10
10	膀胱	2.24	1.37	1.46	白血病	2.25	2.32	1.77
前 10 位合计		146.69	89.98	101.57	前 10 位合计	81.44	83.99	51.85

五、存在的问题和建议

2015 年，我国肿瘤登记工作在国家卫生计生委和地方卫生部门的重视与支持下，经费投入继续增加。全国肿瘤登记中心继续加强了对登记工作的培训和管理，上报数据数量和质量较之前有了很大的提高。

目前肿瘤登记工作存在以下问题：

1. 缺乏部门间有效的协调机制

肿瘤登记工作除卫生部门外，还涉及公安、民政、人社、统计等部门，需要部门间相互配合，但目前许多登记点缺乏政府牵头，未建立合作机制。

2. 登记人员不足和队伍不稳定

大部分肿瘤登记处没有配备专职人员，很多登记处仅 1 名兼职人员在做肿瘤登记工作，不能全身心投入，并且人员流动性大，经常变动。

3. 能力建设尚需加强

肿瘤登记工作涉及医学的多个领域，如临床、病理、编码、生物统计，专业人员需要多学科的系统培训。每年举办的全国师资培训和省级培训还有限，许多基层人员不能得到系统的培训，影响了登记的数据质量。

4. 数据的应用不足

肿瘤登记数据尚未发挥其在肿瘤防治中的作用。

日益加重的癌症问题被越来越多地得到社会各界的重视，卫生计生委对此项工作的投入逐渐加大，《肿瘤登记管理办法》已经在 2015 年 2 月 4 日发布，对推进我国肿瘤登记工作将会发挥很大的作用。

六、小结

由于肿瘤登记数据收集、整理、病例核查、死亡补发病需要时间，数据上报有一定的时间滞后性。肿瘤登记资料在一段时间内还将继续进行补充和更新，各登记点目前上报数据存在一定程度的漏报和重复报告，导致和实际数据存在偏差。但就现有数据和 2015 年工作报告的数据比较，略有上升，反映出登记数据的可靠性逐步增强。肿瘤登记是一项长期持久的工作，对既往数据的补充和更新将持续进行，部分登记点漏报严重，需要重点加强，全国肿瘤登记中心也将在年报中发布更新数据。

在今后的工作中，要进一步加强各级领导对肿瘤登记工作的重视程度，加强基础建设和能力建设，提高登记数据质量，逐步完善我国的肿瘤登记系统，为我国的肿瘤防治研究和卫生策略的制订提供真实、可靠的数据。

（上接第 312 页）

[2] Zheng RS, Zeng HM, Zhang SW, et al. National estimates of cancer prevalence in China. Cancer Letters, 2011, 370（1）：33-38.

[3] 世界卫生组织. 世界卫生统计报告 2015 年版.

[4] 杨永学，汪子琪. 老年综合评估研究进展. 中国老年学杂志，2015，（16）：4732-4735.

[5] 王义胜. 老年肿瘤患者的围手术期临床分析. 中国社区医师，2015，（11）：37-39.

[6] 周艳萍，管梅，陈书长，等. 合并症对晚期老年肿瘤患者一线化疗疗效和预后的影响. 北京医学，2014，（5）：362-366.

[7] 夏婷. 心理护理干预对老年肿瘤术后患者抑郁影响的临床研究. 中国社区医师，2015，（6）：145-147.

[8] 张晓峰，苏宁，贾若苹，等. 老年肿瘤患者的膳食调查和营养状况评价. 中国食物与营养，2014，（5）：81-83.

[9] 王丽英. 院外指导对老年肿瘤康复期患者的应用效果分析. 中国肿瘤临床与康复，2015，（6）：724-726.

我国首次发布癌症患病率数据

全国肿瘤防治研究办公室、国家肿瘤登记中心副主任陈万青教授带领其团队开展了一项我国癌症患病率的研究，首次发布了我国居民癌症现患数据，其结果在线发表在《Cancer Letters》杂志（IF 5.6）[1]，系我国首次发布我国居民癌症患病数据。结果显示，我国5年内诊断的癌症患者目前尚存活的人数估计约为749万，其中男性患者368万，女性患者381万。男性患者5年癌症患病率为532/10万，女性患者为580/10万。总体5年癌症患病率为556/10万。城市中每10万人中就有666个人在5年内诊断为癌症、且目前仍生存，这个数字在农村是440人/10万。女性乳腺癌患者最多，达102万，其次是结直肠癌、肺癌、胃癌和食管癌，这5个常见癌症占总数的56.1%。

表1　2011年中国癌症5年患病情况

地区	性别	发病（万）	发病率（1/10^5）	患病（万）			5年患病率（1/10^5）	P：I*
				1年	3年	5年		
全国合计	合计	337.22	250.3	232.36	525.79	749.08	556.0	2.22
	男性	191.85	277.8	124.36	266.75	367.72	532.4	1.92
	女性	145.36	221.4	108.01	259.04	381.36	580.7	2.62
城市	合计	180.56	261.4	125.10	309.84	460.26	666.3	2.55
	男性	99.37	281.8	63.63	149.19	214.74	609.0	2.16
	女性	81.19	240.1	61.47	160.65	245.52	726.0	3.02
农村	合计	156.66	238.6	107.26	215.95	288.81	439.9	1.84
	男性	92.49	273.6	60.72	117.56	152.97	452.5	1.65
	女性	64.17	201.5	46.54	98.40	135.84	426.5	2.12

*5年患病发病比=5年患病率/发病率

[1] 郑荣寿，曾红梅，张思维，T. Chen，陈万青. National estimates of cancer prevalence in China, 2011. Cancer Lett, 2015. URL：http://www.sciencedirect.com/science/article/pii/S0304383515006205

（来源：中国医学科学院肿瘤医院网站，发布时间：2016-01-18）

基金支持：科技基础专项：2014FY121100
协和青年基金：3332015087

相关报道

国家癌症中心首次发布我国癌症流行数据（摘录）

2015年10月9日，国家癌症中心陈万青教授带领团队在国际著名癌症专业期刊《癌症通讯》（Cancer Letters）上首次发布我国居民癌症现患数据。结果显示，我国5年内诊断为癌症且仍存活的病例数约为749万（其中男性患者368万人，女性患者381万人），总体5年癌症患病率为556/10万。与发病率相比，5年患病率更能从整体上反映疾病负担。

这749万癌症患者都分别罹患什么癌症？主要分布在哪个年龄段呢？（图1）

R.Zheng et al./Cancer Letters（2015）

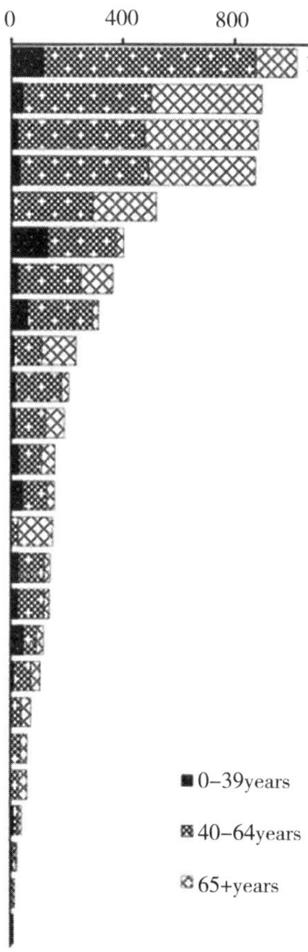

癌症	人数（千人）	0–39 y（%）	40–64 y（%）	65+ y（%）
乳腺癌	1024.6	11.1	74.4	14.5
结直肠癌	897.8	4.3	51.4	44.2
肺癌	884.1	2.5	51.8	45.7
胃癌	873.1	3.1	53.4	43.5
食管癌	520.6	0.9	55.3	43.9
甲状腺癌	403.4	32.1	61.5	6.5
肝癌	364.4	6.1	62.3	31.6
宫颈癌	313.7	18.4	74.7	6.9
膀胱癌	233.7	3.9	42.7	53.4
子宫体癌	207.3	7.1	79.8	13.0
肾癌	191.9	7.5	56.7	35.8
淋巴瘤	157.6	16.2	52.5	31.3
脑及神经系统肿瘤	155.8	25.7	56.1	18.2
前列腺癌	149.4	0.1	17.6	82.3
卵巢癌	141.0	18.5	66.3	15.2
鼻咽癌	138.5	16.9	69.7	13.4
白血病	117.3	37.9	41.1	21.0
唇/口腔/咽癌	106.8	10.2	58.5	31.3
胰腺癌	73.2	3.5	47.9	48.6
喉癌	60.3	1.3	58.7	40.0
胆囊癌	60.1	3.1	46.1	50.8
骨癌	39.0	24.8	46.9	28.2
其他胸腔肿瘤	23.7	17.2	60.2	22.6
黑色素瘤	16.7	9.5	48.9	41.5
睾丸癌	11.9	50.3	40.7	9.1

0　400　800　1200

■0–39years　▩40–64years　▨65+years

图1　中国5年内患不同癌症且仍存活人数（千人）及年龄段构成比（2011年）

这 749 万癌症患者中男女各占多少？（表 1）

表 1　中国 5 年内患不同癌症且存活人数及患癌率男女比较（2011 年）

癌症类型	患癌人数（千人）		患癌率（1/10 万）	
	男	女	男	女
所有癌症	3677.2	3813.6	532.4	580.7
胃癌	621.3	251.8	90	38.3
肺癌	584.4	299.6	84.6	45.6
结直肠癌	515.1	382.7	74.6	58.3
食管癌	360.1	160.5	52.1	24.4
肝癌	268.2	96.1	38.8	14.6
膀胱癌	184.1	49.6	26.7	7.5
前列腺癌	149.4		21.6	
肾癌	123.8	68.1	17.9	10.4
鼻咽癌	96.5	42	14	6.4
甲状腺癌	94.2	309.2	13.6	47.1
淋巴瘤	89.1	68.5	12.9	10.4
脑及中枢神经系统肿瘤	72.6	83.2	10.5	12.7
唇/口腔/咽癌	66.2	40.6	9.6	6.2
白血病	64.7	52.6	9.4	8
喉癌	55	5.2	8	0.8
胰腺癌	28.4	31.7	4.1	4.8
胆囊癌	40.9	32.3	5.9	4.9
骨癌	22.9	16.1	3.3	2.4
其他胸腔肿瘤	12.2	11.5	1.8	1.7
睾丸癌	11.9		1.7	
黑色素瘤	7.9	8.7	1.2	1.3
女性乳腺癌		1024.6		156
宫颈癌		313.7		47.8
子宫体癌		207.3		31.6
卵巢癌		141		21.5

数据显示，女性的癌症发病率低于男性，但女性的 5 年患癌率反而高于男性。这可能是因为，男性患者中 5 大常见肿瘤分别是胃癌、肺癌、结直肠癌、食管癌和肝癌，这些癌症的 5 年相对生存率相对较低。而女性的高发癌症分别是乳腺癌、结直肠癌、宫颈癌、甲状腺癌、肺癌，其中甲状腺癌、乳腺癌的生存率都很高。

调查显示，我国城市中每 10 万人就有 666 人 5 年中诊断为癌症且仍存活，在乡村是440人。我国城乡地区不同类型癌症的患者人数及患癌率见表2。

表2 中国5年内患不同癌症且存活人数及患癌率城乡比较（2011年）

癌症类型	患癌人数（千人）		患癌率（1/10万）	
	城市	乡村	城市	乡村
所有癌症	4602.6	2888.1	666.3	439.9
女性乳腺癌	692.1	332.5	100.2	50.6
结直肠癌	594.7	303.1	86.1	46.2
肺癌	517.4	366.7	74.9	55.9
胃癌	410.6	462.4	59.4	70.4
甲状腺癌	301.1	102.3	43.6	15.6
肝癌	210	154.4	30.4	23.5
宫颈癌	183.4	130.4	26.5	19.9
膀胱癌	159.5	74.2	23.1	11.3
肾癌	152.4	39.5	22.1	6
食管癌	139	381.5	20.1	58.1
子宫体癌	127.5	79.8	18.5	12.1
前列腺癌	118.6	30.7	17.2	4.7
淋巴瘤	110.1	47.6	15.9	7.2
脑及中枢神经系统肿瘤	91.1	64.7	13.2	9.9
卵巢癌	89.3	51.7	12.9	7.9
鼻咽癌	80.4	58.2	11.6	8.9
白血病	74.9	42.4	10.8	6.5
唇/口腔/咽癌	68.7	38.1	10	5.8
胰腺癌	45.7	27.4	6.6	4.2
喉癌	40.8	19.5	5.9	3
胆囊癌	37.8	22.2	5.5	3.4
骨癌	21.1	17.8	3.1	2.7
其他胸腔肿瘤	15.3	8.4	2.2	1.3
黑色素瘤	11.4	5.3	1.6	0.8
睾丸癌	7.1	4.7	1	0.7

数据显示，城市地区的5年患癌率明显高于乡村，这可能与城市地区癌症发病率高、医疗条件好、生存期长及乡村地区的病死率高、生存率低相关。

尽管发病率也能反映癌症负担，但是其关注的重点在新发病例。而癌症作为一种慢性病，大部分患者有着较长的生存期，因此癌症患者的生存状况也应成为关注的重点。

（下转第347页）

我国首次发布大型人群癌症相对生存率数据

人群为基础的癌症相对生存率能够反映一个国家或地区关于癌症诊断、治疗的整体水平，从而为制订相关卫生政策提供参考、评价癌症相关诊疗水平进展提供基础数据支持。全国肿瘤防治研究办公室首次在我国部分肿瘤登记地区开展全人群肿瘤随访工作，覆盖人群合计 2614 万，以获得中国部分肿瘤登记地区的主要癌症生存率数据。该研究已发表在《International Journal of Cancer》上（IF：5.008）。研究工作主要成果如下：

我国 17 个肿瘤登记地区合计所有癌症患者的相对生存率为 30.9%，其中男性为 26.6%，女性为 36.6%。六大主要癌症中，肝癌相对生存率最低，为 10.1%，女性乳腺癌相对生存率最高，为 73.0%。肺癌、胃癌、食管癌和结直肠癌相对生存率分别为 16.1%、27.4%、20.9 和 47.2%。图 1

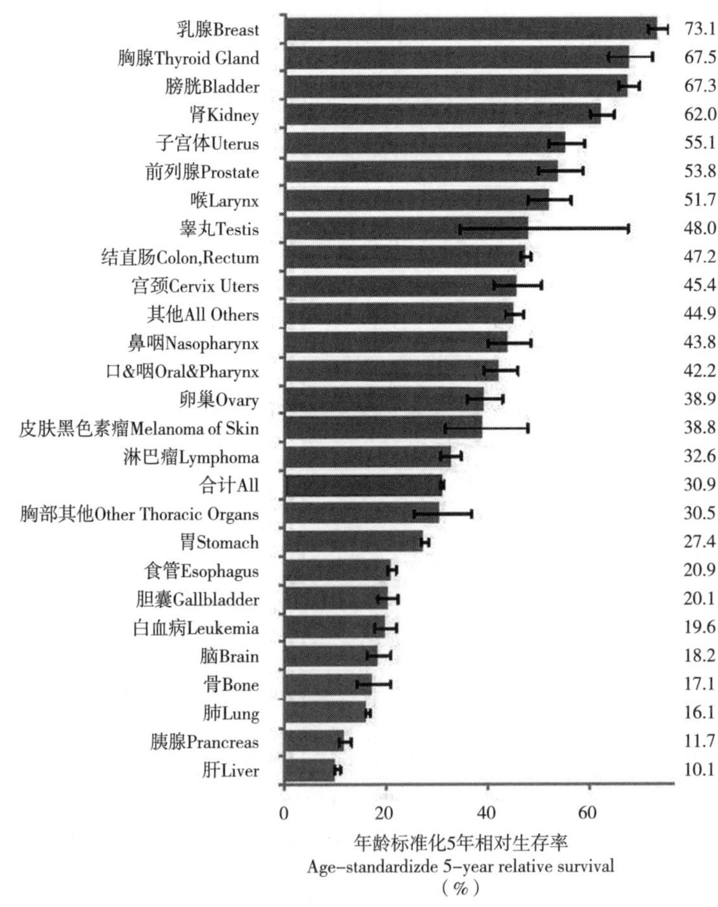

图 1　我国肿瘤登记地区年龄标准化 5 年相对生存率（合计）

显示了所有癌症的标准化5年相对生存率。5年生存率在60%以上的癌种有乳腺癌、甲状腺癌、膀胱癌和肾癌，占所有癌症的12.2%。5年生存率小于30%的癌症有肝癌、胰腺癌、骨癌、脑/中枢神经系统肿瘤、食管癌、白血病、胆囊癌和胃癌，占所有癌种的64.9%。农村地区癌症相对生存率明显低于城市地区。合计所有癌症中，城市地区的5年标准化癌症生存率为39.5%，而农村地区仅为21.8%。

与美国、澳大利亚及欧洲数据相比，本研究发现，我国整体癌症的相对生存率较低。其主要原因为我国主要癌症发病谱与发达国家不一致，即我国常见的癌症类型如肺癌、消化系统癌症等预后相对较差。而西方国家早期发现和诊断癌症病例的能力及整个癌症患者的支持体系也可能是癌症预后高于我国的原因之一。本研究发现，我国主要癌症的相对生存率存在明显的城乡差异。在农村地区、癌症诊断和治疗水平均差于城市地区，人们的教育水平、看病意识及经济能力也差于城市。提示农村地区更应加大癌症防控能力建设和投入。

纳入本研究的肿瘤登记处多位于我国经济水平相对较好的中东部地区。这些登记处历史相对悠久，肿瘤登记体系、经济发展水平及医疗水平相对高于全国平均水平。因此，全国范围内的肿瘤相对生存率应比本文报道的还低。

本研究首次在我国部分肿瘤登记处中，采用统一的随访研究方案、质量控制措施及统计学方法，最终汇集17个肿瘤登记处的数据，系统报道我国部分肿瘤登记地区全人群主要癌症的相对生存率，填补了我国人群肿瘤登记系统缺乏随访信息的空白。并为今后在全国范围内开展更为广泛的随访工作提供了工作模式参考。

该研究得到“北京希望马拉松专项基金”支持，第一作者为全国肿瘤防治研究办公室曾红梅、郑荣寿，通信作者为陈万青。文章标题：“Cancer survival in China, 2003 ~ 2005: a population-based study”, PMID: 25242378，网址：http://onlinelibrary.wiley.com/doi/10.1002/ijc.29227/abstract;jsessionid=AC8015C43A8C9C8CD-8D2268AAB9D9FDA.f03t04

（作者：全国肿瘤防治研究办公室 曾红梅）

（来源：中国医学科学院肿瘤医院网站，发布时间：2015-05-19）

（上接第345页）

据介绍，患病率是指某特定时间内总人口中癌症新旧病例之和所占的比例，5年癌症患病率即5年内诊断为癌症目前仍存活的病例数占目前总人口的比例。此次研究数据来源于我国177个肿瘤登记点，均为2003~2005年诊断为癌症的患者，观察截止时间为2010年12月31日。通过发病数据和生存率数据等，采用数学模型计算得出现患率。

希望这些癌患数据能让公众更加关注、了解，进而认识癌症，有意识地去采取健康的生活方式，做到防癌从我做起。

（来源：爱康国宾，日期：2015-11-05）

2000～2010 年我国儿童期癌症流行病学数据发布

国家癌症中心陈万青教授首次对我国儿童癌症的全国发病率、死亡率、生存率水平及近十年的变化趋势进行研究报道。该研究采用全国 145 个肿瘤登记处的数据，覆盖人口 1.58 亿，按城乡、性别和年龄别分层，结合全国人口数据对我国儿童肿瘤的发病、死亡情况进行估计，并对儿童期癌症的发病和死亡谱进行分析报道。同时，对儿童期的几个主要癌症采用贝叶斯年龄-时期-队列模型预测其到 2015 年的发病和死亡情况。儿童肿瘤的时间趋势变化则采用 22 个有连续数据的登记处数据进行分析，生存率分析纳入 17 个登记处 2003～2005 年的随访数据。

结果显示，我国儿童肿瘤患者每年约 2 万人，其中白血病发病占儿童肿瘤发病的 40%，每年发病约 7764 人，其次是脑瘤、淋巴瘤、骨癌和肾癌，前五位发病约占全部儿童肿瘤发病的 75%。我国儿童每年因癌症死亡约 8000 人，其中白血病是首位死亡原因，约占儿童肿瘤死亡的 41%，其次为脑瘤、淋巴瘤、骨癌和肾癌。近 10 年数据显示，我国儿童肿瘤的发病率总体呈上升趋势，每年约以 2.8% 的速度增加（$P<0.05$），且农村地区的发病率水平增幅比城市高，但儿童死亡率近 10 年来无显著变化，甚至呈现出下降态势，但无统计学意义。预计 2015 年的新发病例将加到约 2.3 万。我国儿童肿瘤的 5 年相对生存率为 71.9%（95% CI：69.4～74.4），骨癌的 5 年相对生存率相对较高，约 80.5%（95% CI：71.3～90.9）。总体而言，我国儿童肿瘤的发病率水平比全球欠发达地区的水平要高，但低于西方发达国家水平，5 年相对生存率也低于发达国家。

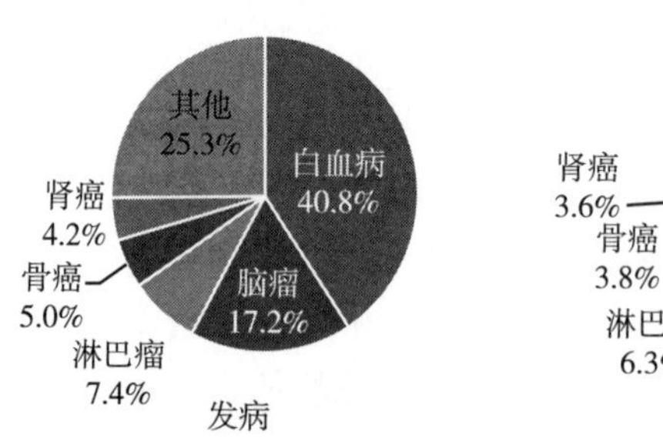

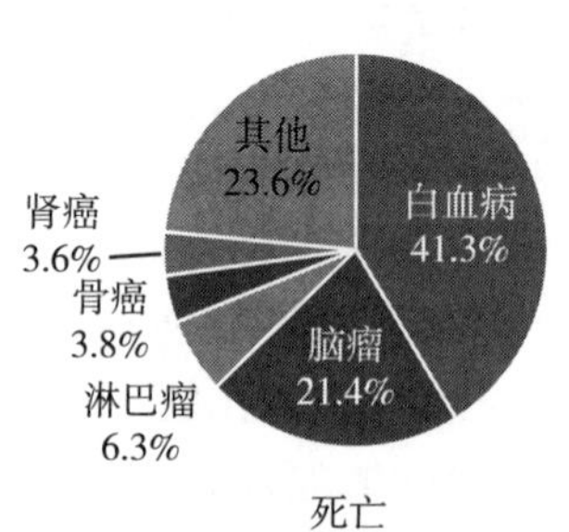

图 1　我国儿童肿瘤发病与死亡主要癌症构成情况

（作者：国家癌症中心 郑容寿）

（来源：中国医学科学院肿瘤医院网站，发布时间：2015-06-11）

高发现场10年随访研究证实
——内镜筛查技术组合预防食管癌效果明显

中国医学科学院肿瘤医院流行病学研究室食管癌早诊早治研究组在食管癌高发区开展的长达10年的前瞻性随访研究，日前在世界顶级肿瘤杂志《临床肿瘤学杂志》发表。这一研究在国际上首次证明了食管癌高发区内镜筛查技术组合可以降低食管癌发病率和死亡率，被国际学界评价为“食管癌预防医学研究的重要里程碑”。

该研究由中国医学科学院肿瘤医院与河北省肿瘤医院、磁县肿瘤医院合作开展。在“十五”“十一五”国家科技支撑计划支持下，研究人员依托我国食管癌高发区河北省磁县建立覆盖超过4.5万人的前瞻性随访队列，采取以人群为基础的前瞻性社区对照设计，以食管癌的发病率和死亡率为主要终点指标，经过10年的长期连续随访，干预组纳入6827人，其中48.62%的人接受了内镜下碘染色筛查，所有病理诊断为重度不典型增生/原位癌和晚期癌的患者都得到了进一步治疗。6200人入组对照组，并随机抽取797位志愿者接受访谈，以了解两组人群危险因素变化是否存在差异。结果显示，内镜筛查技术组合癌症预防效果明显，经过长期随访，内镜筛查后，食管癌累积发病率降低29.47%，发病风险降低39%；累积死亡率降低33.56%，死亡风险降低55%。

食管癌是主要的上消化道恶性肿瘤，GLOBOCAN2012估计，食管癌位于世界恶性肿瘤发病顺位第8位，死亡顺位第6位。2012年，全球约有45.6万食管癌新发病例和40万死亡病例，其中发展中国家的发病和死亡病例均占全球的80%以上。食管癌是我国特有的高发肿瘤。目前每年新发患者约22.3万人，死亡19.7万人，食管癌发病和死亡病例约占全球的50%，占发展中国家的60%。近年来，随着社会发展和生活水平的普遍提高，全国食管癌死亡率有所下降，但其在我国癌症死亡病例中仍占11.19%，位于死亡顺位第4位，尤其是在卫生资源欠缺的农村高发区，食管癌仍是当地居民的主要疾病负担。

食管癌防治的关键在于早发现、早期诊断、早治疗。我国科研工作者根据多年高发现场研究经验，初步形成了内镜下碘染色及指示性活检的食管癌早期筛查方案。从2005年起，食管癌内镜筛查技术以中央财政补助地方卫生专项资金的形式首先在2个高发区试点开展，随后扩展到13个高发现场，近年来筛查点已经覆盖27个省（自治区、直辖市）的130多个县和城市社区，受到各级政府的重视和广大群众的欢迎。这一最新研究结果不仅为我国高发区食管癌早诊早治工作提供了科学依据，而且也为世界上制订食管癌筛查指南提供了循证医学证据，相关结论也可为其他高发区的癌症防治工作提供实践经验。

（作者：流行病学研究室 冯　昊）

（来源：中国医学科学院肿瘤医院网站，发布时间：2015-05-29）

乙肝疫苗接种预防原发性肝癌及其他相关性肝病

近期，中国医学科学院肿瘤医院分子肿瘤学国家重点实验室曲春枫课题组，与江苏启东肝癌防治研究所陈陶阳等，以及耶鲁大学医学院张亚玮合作开展的一项研究显示：新生儿乙肝疫苗的免疫接种可降低肝癌及乙肝病毒（HBV）感染相关性肝病的发病风险。这一研究报告发表在《公共科学图书馆·医学》（PLOS Medicine）上，题目为："Efficacy of Neonatal HBV Vaccination on Liver Cancer and Other Liver Diseases over 30-Year Follow-up of the Qidong Hepatitis B Intervention Study：ACluster Randomized Controlled Trial"。文章的刊出地址为：http://journals.plos.org/plosmedicine/article?id=10.1371/journal.pmed.1001774

一、资金支持情况

该项研究主要受到如下资助："十二五"国家重大传染病专项（课题/子课题负责人：中国医学科学院肿瘤医院曲春枫，启东肝癌防治研究所陈陶阳，编号：2012ZX10002008）；973计划（子课题负责人：曲春枫，项目编号：2013CB910303），及美国国立卫生研究院基金（张亚玮，编号：HD70324）。既往工作受"六五"至"十一五"国家科技攻关计划、支撑计划项目的资助。研究所用疫苗由默克公司捐赠，并由该公司对疫苗进行质量控制。

二、研究背景

目前，全世界已约有180个国家和地区将乙肝疫苗纳入了计划免疫规划中，我国及世界其他国家与地区的工作均已表明，新生儿乙肝疫苗能够有效预防HBV感染。但乙肝疫苗接种后对于原发性肝癌和其他HBV感染相关性肝病的保护效果尚未被完全阐明。通过对实施乙肝疫苗计划免疫前与实施计划免疫后不同时期出生的全人群中的肝癌发病率、死亡率的分析，台湾地区的学者报道：在台湾全人群接种乙肝疫苗可有效降低原发性肝癌和爆发型肝炎的发病率和死亡率。来自韩国和中国城市地区的研究也表明，乙肝疫苗纳入计划免疫后，人群中原发性肝癌的发病率有所下降。美国阿拉斯加州的一项研究表明，接种过乙肝疫苗的人群在25岁以内不再发生肝细胞肝癌和急性乙肝感染。目前的这些研究均采用乙肝疫苗接种前出生人群中原发性肝癌的历史发病率与死亡率资料为对照，将疫苗接种后出生人群中肝癌发病率的下降归因于乙肝疫苗接种的作用。然而，由于肝癌发生的多病因性与复杂性，不同时期出生人群的基线特征和危险因素的暴露情况可能不同，很难断言原发性肝癌发病率的下降完全归因于乙肝疫苗接种的效果。因此，要确立慢性HBV感染与肝癌发生，以及乙肝疫苗免疫预防接种对肝癌控制的因果关系，需要尽可能控制混杂因素对结局的影响，开展随机的、具有平行对照的临床研究，可确定疫苗接种后对疾病发生的保护效果。

三、研究方法和研究发现

启东乙肝疫苗干预研究（Qidong Hepatitis B Intervention Study）是一项基于人群的，采用整群随机抽样方法的临床对照研究，队列人群最初由中国医学科学院肿瘤研究所孙宗棠教授所领导的团队，与启东肝癌防治研究所的全体人员共同努力，建立于1983~1990年。其中1983~1984年为研究的预试验阶段，确立了疫苗的安全性、疫苗的接种程序、研究分组等工作；1985~1990年为主要研究阶段。在此期间，共计39 292名启东农村地区出生的新生儿被纳入疫苗组，其中38 366人（97.64%）完成了乙肝疫苗全程免疫；同期出生的34 441名新生儿被纳入对照组，对照组新生儿未进行任何干预，但在2000年接受了乙肝疫苗的补种。在上述研究队列中，已确认对照组23 368人（67.8%）接受了3针乙肝疫苗的补种，疫苗组的28 988人（73.8%）接受了1剂乙肝疫苗加强免疫注射。截至2013年12月，疫苗组和对照组的失访人数（失访率）分别为3895人（10.2%）和3898人（11.3%）。

本研究在1996~2000年（接种人群进入儿童期）和2008~2012年（接种人群成年后）共进行了两次大规模血清学随访，在两次随访中，疫苗组分别有21 770人（57.5%）和17 204人（50.7%）提供了血样，对照组分别有12 184人（36.3%）和17 395人（58.6%）提供了血样。在10~11岁的儿童期及19~28岁的成年期，疫苗组的HBsAg阳性率分别为2.16%和1.83%，明显低于同龄对照组人群（均为$P<0.0001$），对照组人群中的HBsAg阳性率分别为9.03%和6.73%。新生儿期接种乙肝疫苗对儿童期和成年时HBsAg携带率的保护效率分别为78%（95% CI：75%~80%）和72%（95% CI：68%~75%）。

在10~14岁接受乙肝疫苗补种的人群中，成年时HBsAg阳性率为6.26%，显著低于未接受疫苗补种者（HBsAg阳性率为7.76%），$P=0.0002$，然而，疫苗补种对成年HBsAg携带的保护效率仅为21%（95%CI：10%~30%），与新生儿乙肝疫苗接种相比，疫苗补种对HBsAg携带的保护效果显著降低。

根据世界卫生组织统一制定的疾病编码，我们从居民病伤死亡登记数据库中获得了对队列人群因爆发型肝炎（ICD-9：570）、慢性肝病（ICD-9：571）死亡者相关数据；从肿瘤登记数据库中获得原发性肝癌（ICD-10：C220、C221）及脑肿瘤（ICD-10：C710~C719）的发病、死亡情况。通过调阅病案或家庭随访对上述病例进行核实。其疾病信息和生存情况在队列成员年满16周岁办理身份证时进行了更新，此后每年更新一次。截至2013年12月31日，共发现原发性肝癌17例，其中肝母细胞瘤3例，在排除肝母细胞瘤（其发生与HBV感染无关）的病例后，疫苗组共发现2例肝细胞肝癌，对照组共发现12例肝细胞肝癌，其中11例死亡。通过COX比例风险模型分析，发现对照组和疫苗组发生原发性肝癌的风险比为0.16（95%CI：0.03~0.77），新生儿期接种乙肝疫苗对于30岁以下人群中原发性肝癌的保护效率为84%（95% CI：23%~97%）。此外，疫苗组3人、对照组6人因慢性肝功能衰竭而死亡。疫苗组人群的肝病（包括原发性肝癌和慢性肝功能衰竭）死亡率显著低于对照组，风险比为0.30（95% CI：0.11~0.85），新生儿期接种乙肝疫苗对慢性肝病的保护效率为70%（95%CI：15%~89%）。目前，尚未发现疫苗补种对慢性肝病的保护效果。

通过对出生于不同HBV感染状态母亲成年后HBsAg携带率的分析发现，出生于

HBsAg（+）母亲者，疫苗接种人群的HBsAg阳性率仍高达11.5%，显著高于出生于HBsAg（-）母亲的疫苗接种者（HBsAg阳性率为0.8%），出生于HBsAg（+）母亲的疫苗接种者，在成年后发生慢性HBV感染的风险是出生于HBsAg（-）母亲者的16倍。然而，出生于HBsAg（+）母亲的新生儿乙肝疫苗接种者，在10～14岁时接受一剂疫苗加强免疫的人群中，成年时HBsAg的阳性率为10.72%，明显低于未接受疫苗加强者（14.78%），差异具有统计学意义（OR = 0.66，95% CI：0.46～0.95）。出生于HBsAg（-）母亲的新生儿乙肝疫苗接种者，10～14岁时接受1剂疫苗加强免疫对成年后HBsAg携带率没有影响。

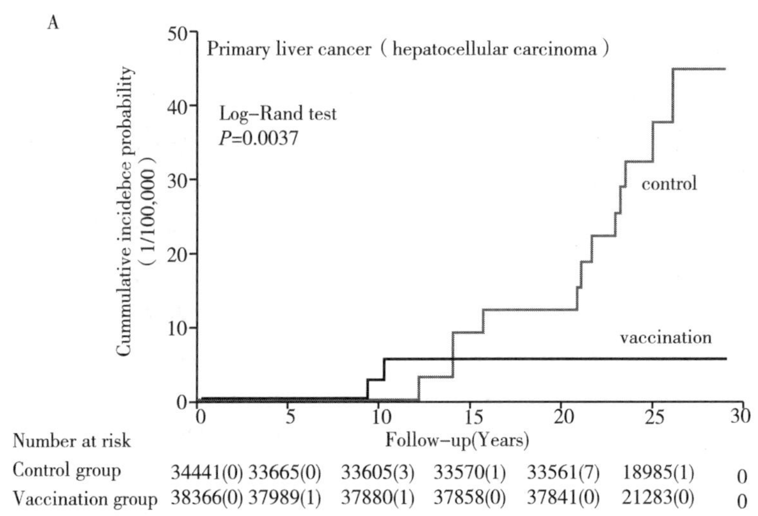

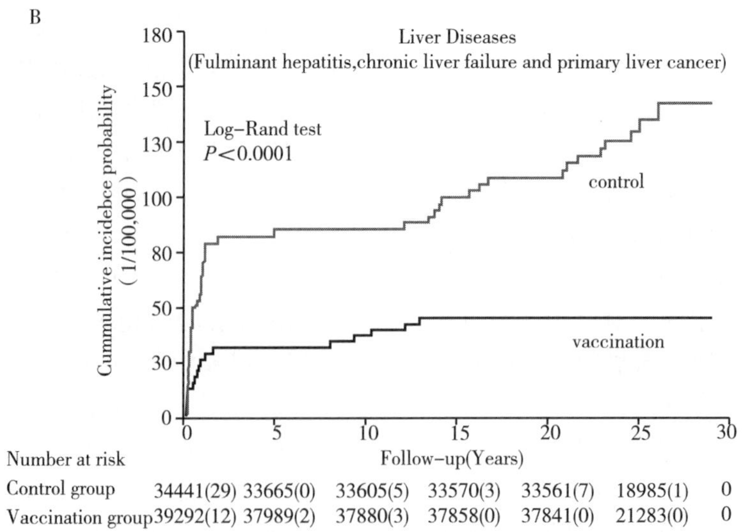

图片说明：新生儿期完成了乙肝疫苗免疫接种的人群在30岁以前的肝癌累积发病概率（图A）和HBV感染相关性肝病的累积死亡概率（图B）明显低于未接种疫苗的人群。

四、结论

新生儿期接种乙肝疫苗可以有效降低儿童期和成年期人群中的HBsAg阳性率，进而降低了30岁以下人群中原发性肝癌和其他HBV感染相关性肝病的发病风险。新生儿期进行疫苗接种对于预防肝癌及HBV感染相关性肝病非常关键，10～14岁期间进行疫苗补种的效果远不及新生儿期接种。另外，出生于HBsAg（+）母亲者，在新生儿期完成疫苗免疫程序后，建议在10～14岁时进行1剂乙肝疫苗的加强免疫。

五、局限性

本研究存在以下几个方面的局限性：原发性肝癌的发病人数较少，两组人群中均约有10%的人失访，在两次随访中有50%左右人群提供了血样。这些因素可能会对研究结果的准确性产生影响。

六、研究发现的意义

新生儿期接种乙肝疫苗可有效降低儿童期和成年时人群中的HBsAg（HBV感染的指标）阳性率，进而降低30岁以下人群中原发性肝癌和其他HBV感染相关性肝病的发病风险。由此可见，新生儿期接种乙肝疫苗至关重要。此外，若出生于HBsAg（+）母亲者，在新生儿期完成疫苗免疫程序后，青春期进行一剂加强免疫，有助于降低成年后HBV感染的风险，然而，这一结论还需要通过随机临床试验进一步加以验证。

（作者：分子肿瘤学国家重点实验室 王宇婷）

（来源：中国医学科学院肿瘤医院网站，发布时间：2015-01-30）

❖ 肿瘤相关政策与标准 ❖

关于印发中国癌症防治三年行动计划（2015~2017 年）的通知

中华人民共和国国家卫生和计划生育委员会 2015-09-10

国卫疾控发〔2015〕78 号

各省、自治区、直辖市及新疆生产建设兵团卫生计生委（卫生局）、发展改革委、教育厅（教委、局）、科技厅（委、局）、工业和信息化主管部门、民政厅（局）、财政厅（局）、人力资源社会保障厅（局）、环境保护厅（局）、农业（农牧、农村经济）厅（委、局）、新闻出版广电局、体育局、安全生产监督管理局、食品药品监督管理局、知识产权局、中医药管理局：

为积极做好癌症防治工作，尽快遏制我国癌症上升势头，保护和增进人民群众身体健康，促进经济社会可持续发展，国家卫生计生委等 16 部门联合制定了《中国癌症防治三年行动计划（2015~2017 年）》（以下简称《计划》）。现印发给你们，请结合各地、各部门的工作实际认真组织实施，切实落实各项政策和保障措施，保证《计划》目标如期实现。

附件：中国癌症防治三年行动计划（2015~2017 年）

国家卫生计生委　国家发展改革委
教育部　科技部
工业和信息化部　民政部
财政部　人力资源社会保障部
环境保护部　农业部
新闻出版广电总局　体育总局
安全监管总局　食品药品监管总局
知识产权局　国家中医药管理局
2015 年 9 月 9 日

中国癌症防治三年行动计划（2015~2017 年）

为切实加强癌症防治工作，提高癌症防治水平，维护人民群众健康，制订本行动计划。

一、防治现状

癌症是严重威胁人类健康的一大类疾病。党中央、国务院高度重视癌症防治工作，印发了《卫生事业发展“十二五”规划》和《中国食物与营养发展纲要（2014~2020年）》，签署了《烟草控制框架公约》，大力加强环境保护和职业病防治工作。各地区、各有关部门积极采取措施，推动落实《中国慢性病防治工作规划（2012~2015年）》和《国家环境与健康行动计划（2007~2015年）》，逐步建立癌症防治体系。在全国范围开展死因调查和肿瘤登记工作，基本掌握我国癌症的发病和死亡情况。在癌症高发区开展病因学研究和防治适宜技术探索，形成了食管癌、妇女“两癌”综合防治等具有我国特色的防控模式。在部分重点地区实施癌症综合干预、筛查和早诊早治工作，食管癌、胃癌发病率已呈现下降趋势。乙肝疫苗接种普及已大大降低年轻人群肝癌发病风险。

但是，我国癌症防治形势仍十分严峻，每年新发癌症病例约310万，死亡约200万。近20年来，我国癌症发病率呈逐年上升趋势，致癌因素主要包括慢性感染、不健康的生活方式、环境污染和职业暴露等。目前我国癌谱兼具发展中国家与发达国家癌谱特征，一段时期内以肝癌、胃癌、食管癌、宫颈癌为主的发展中国家癌谱和以肺癌、乳腺癌、结直肠癌为主的发达国家癌谱将在我国并存。随着老龄化进程的加快，我国癌症发病、死亡率还将不断上升，对国家、社会和个人造成沉重的经济负担。

二、目标

坚持预防为主、防治结合、中西医并重，加强癌症防治体系建设，提高癌症防治能力，实施癌症综合防治策略和措施，为遏制癌症增长、降低癌症疾病负担奠定基础。到2017年，达到以下具体目标：

（一）建立国家和省级癌症防治工作领导协调机制，落实部门职责，控制主要可防可控致癌因素增长水平。

（二）完善国家癌症中心机构能力建设并充分发挥其技术指导作用，基本建立以医院、疾控机构为主体和基层医疗机构上下联动的癌症综合防治网络。依托现有资源加快提升区域癌症综合防治服务管理水平。

（三）进一步规范肿瘤登记制度，肿瘤登记覆盖全国30%以上人口，掌握全国和各省（区、市）癌症发病和死亡情况，绘制全国癌症地图。

（四）癌症防治核心知识知晓率达到60%，成人吸烟率下降3%。

（五）以肺癌、肝癌、胃癌、食管癌、大肠癌、乳腺癌、宫颈癌、鼻咽癌为重点，扩大癌症筛查和早诊早治覆盖面，重点地区、重点癌症早诊率达到50%。

（六）完善重点癌症的诊疗规范，推广癌症机会性筛查和规范化诊疗，逐步提高重点癌症5年生存率，降低病死率。

三、主要措施

（一）履行部门职责，落实综合措施

卫生计生部门负责制订癌症防治规划、规范、技术标准，做好癌症防治工作的组织协调、技术指导、健康教育、预防诊治和监测评估；发展改革部门将癌症等慢性病防治相关内容纳入国民经济和社会发展规划，加强癌症医疗救治服务能力建设，促进防治药物研发和产业化；教育部门将癌症等慢性病预防相关知识纳入中小学健康教育内容；科技部门牵

头通过国家和地方相关科技计划（专项、基金等）对癌症防治研究进行支持；工业和信息化部门加强控烟履约协调工作，推进抗肿瘤药的仿制创新和相关成果的产业化；民政部门进一步完善贫困癌症患者及家庭的医疗救助政策，加大救助力度；财政部门安排有关经费，加强资金管理和监督；人力资源社会保障和卫生计生部门积极完善医疗保险政策，落实包括癌症患者在内参保人员的保障待遇；环境保护部门加强环境监测和污染治理，优先整治易于导致人群健康损害的环境污染；农业部门引导农业产业结构调整和农产品品质改善；新闻出版广电部门组织广播、电视等主要媒体科学传播癌症防治知识；体育部门推广全民健身运动，加强群众性体育活动的科学指导；安全监管部门监督用人单位对可能导致职业性肿瘤的危害因素进行辨识，加强对相关作业场所和个人防护情况的监督检查；食品药品监管部门加强抗肿瘤药品生产流通的监管，加快专利即将到期抗肿瘤药物仿制创新的审批；知识产权部门负责抗肿瘤药品专利审批和保护；中医药管理部门指导医疗机构开展癌症中医药防治工作，推广应用中医药防治癌症的技术和方法。

（二）加强体系建设，提高服务能力

加快推进国家癌症中心机构能力建设，充分发挥国家癌症中心在全国癌症防治工作中的技术支撑和技术指导作用。建立全国癌症防治协作网络，依托条件较好、能力较强的省级肿瘤医院，承担区域癌症防治技术指导职能，提高区域癌症防治服务能力。加强各级疾病预防控制机构在人群癌症危险因素监测干预、流行病学调查、信息管理等方面的能力建设。结合公立医院综合改革进程，提高各级医疗机构、妇幼保健机构、健康教育机构和基层医疗卫生机构在癌症筛查、综合干预、宣传教育和患者管理等方面的能力，进一步完善癌症综合防治网络。

（三）加强肿瘤信息收集工作

健全肿瘤登记报告制度，实施《肿瘤登记管理办法》。将肿瘤登记纳入全民健康保障信息化工程建设。逐年扩大肿瘤登记覆盖面，切实提高肿瘤登记工作质量，加强全国癌症信息资源整合收集，定期发布癌症相关信息，系统整理肿瘤登记、死因监测、地理信息等相关数据，建立数学预测模型，编绘全国癌症地图。建立医院肿瘤病例信息监测体系，收集癌症临床诊治及预后信息，科学指导癌症规范化诊疗。对个案肿瘤病例信息采取管理和技术上的安全措施，保护患者隐私和信息安全。

（四）推进癌症危险因素综合防控

积极推动各地控烟立法进程，促进国家控烟规划的实施；大力宣传吸烟及二手烟危害，严格实施室内工作场所、公共场所、公共交通工具全面禁烟。广泛禁止所有的烟草广告促销赞助，强化卷烟包装标识健康危害警示，向公众警示烟草危害。推动提高烟草制品价格，大力推广戒烟服务。加强乙肝疫苗接种工作，落实新生儿接种乙肝疫苗计划。积极推进人乳头瘤病毒疫苗研发与应用。加强环境保护力度，针对当前影响人体健康的突出环境污染问题，开展综合整治，减少污染物排放。加强职业性肿瘤相关标准的制定、修订工作，改善作业环境，强调个人防护和轮岗作业，降低职业致癌物、电离辐射等暴露风险。

（五）推广癌症筛查及早诊早治策略

对发病率高、筛查手段成熟的食管癌、宫颈癌等重点癌症，逐步扩大早诊早治项目覆盖面，对筛查手段尚不成熟的重点癌症，优化筛查适宜技术。建设省级技术培训中心，加大培训力度。继续发挥癌症早诊早治项目试点地区的示范带动作用，探索建立癌症筛查和早诊早治的长效机制。加强防癌体检的规范化管理。在条件成熟的地区探索建立政府指导、医疗机构实施、健康管理机构参与的防癌体检运行机制。增强医务人员癌症早诊早治的意识和能力，推广癌症机会性筛查，提高医院就诊患者早诊率。

（六）提高癌症诊疗水平

通过加强医疗卫生机构癌症诊疗能力建设，规范化治疗肿瘤，提高患者生存率和生活质量。将癌症诊疗规范纳入住院医师规范化培训内容，完善相关常见癌症诊疗规范，加强筛查、诊疗等新技术的推广以及个体化规范治疗方案的应用，开展质量控制与评价。开展癌症康复、姑息治疗和临终关怀机构建设，建立与肿瘤专科机构的双向转诊、急慢分治制度。加强癌症患者的康复指导、疼痛管理和心理支持，对晚期患者开展姑息治疗和临终关怀。

（七）推动抗肿瘤药研制生产

建立和完善新药创制体系，加强药品知识产权保护，支持研制开发一批具有我国自主知识产权的创新药。做好专利到期药物的生产和上市准备，促进药品价格下降，提高药品的可及性。探索通过利用专利实施强制许可制度提高药物可及性的可行性，国内尚不能仿制的，通过建立谈判机制，降低采购价格，加快国内相关药品上市速度。

（八）加大中医药防治癌症工作力度

充分发挥中医药在肿瘤防治中的优势和作用，强化肿瘤中医临床防治能力建设，加强国家中医临床研究基地、国家和区域中医专科专病诊疗中心、中医肿瘤重点专科建设，优化中医临床路径和诊疗方案，创新中医药与现代技术相结合的中医肿瘤诊疗模式，提高中医药肿瘤诊疗水平和服务能力。通过对口支援、人员培训等措施，推进县级中医医院肿瘤科建设，提升基层服务能力。大力推广中医适宜技术，将成熟的中医药技术、方法纳入基本公共卫生服务中，运用中医治未病的理念，开展肿瘤预防及防复发服务。鼓励支持中药抗肿瘤药物的研发与生产。

（九）加强科学研究和国际合作

加强癌症防治研究，加强国家恶性肿瘤临床医学研究中心和协同研究网络建设，加强环境致癌因素、癌前病变诊疗、早期筛查检测技术等研究，鼓励多中心、前瞻性临床研究，支持癌症早期诊断试剂、预防性疫苗等创新品种研发。加强中医防治常见肿瘤的系统化研究和关键领域的中医药精细化研究。在信息共享、能力建设和技术研发等方面加强国际交流与合作。

（十）加强科普宣传，提高全民防癌意识

充分发挥广播、电视等传统媒体和互联网、微博、微信等新媒体的作用，广泛宣传癌症防治知识核心信息，普及戒烟限酒、合理膳食、适量运动和心理平衡等健康生活方式，提高群众自我防控意识和能力。制作播放防癌公益广告、专题节目、影视文艺作品、科普图书等，充分利用卫生相关节日纪念日开展宣传教育活动。鼓励社会组织和癌症防治机构共同行动，建立抗癌健康教育专家库，编制抗癌知识手册，深入城乡开展义诊咨询活动，设立咨询热线，为公民提供针对性的科学防癌知识。

四、保障措施

（一）加强组织领导，完善工作机制

建立国家和省级癌症防治工作领导协调机制，加强对防治工作领导，协调解决防治工作中的重大问题，制定并发布癌症等慢性病防治中长期规划。完善政府领导、部门协作、动员社会、全民参与的防治工作机制，将防治工作纳入各级政府工作重要内容，明确工作目标，落实工作任务。

（二）加强保障力度，拓宽筹资渠道

根据经济社会发展水平和癌症流行程度，不断加大公共卫生投入，并将财政补助资金与癌症防治任务完成情况和绩效考核结果挂钩。逐步扩大癌症等重大疾病基本医保保障范围，增加基本医保相关目录中治疗癌症等重大疾病的药品种类，加快实施城乡居民大病保险制度，加强基本医保与医疗救助工作的衔接。建立多元资金筹措机制，鼓励社会资本投入，为癌症防治提供公益性支持。

（三）加强人才储备，强化队伍建设

根据区域卫生规划，在依托现有资源基础上，加强肿瘤外科、肿瘤内科、放射治疗、中医肿瘤等专科医师规范化培训和以肿瘤防控为重点的公共卫生医师培训，在全科医师、住院医师和公共卫生医师规范化培训及继续医学教育中，强化癌症防治内容，提高防治技能。通过重点专科建设、城乡医院对口支援等，提高中西部地区及基层能力。

（四）加强督导检查，开展效果评估

各地要根据本行动计划要求，将工作目标和任务层层分解到具体部门，落实工作责任。各地卫生计生部门会同有关部门对本地区防治工作年度情况进行检查，发现问题及时解决，督促各项目标和任务完成。国家卫生计生委会同有关部门针对癌症防治行动计划落实情况，组织开展考核评估，综合评价政策措施效果。

相关链接

《中国癌症防治三年行动计划（2015~2017年）》解读

中华人民共和国国家卫生和计划生育委员会 2015-09-10

近日，国家卫生计生委、发展改革委等16个部门联合印发了《中国癌症防治三年行动计划（2015~2017年）》（以下简称《行动计划》）。现对有关要点解读如下：

一、背景情况

癌症是严重威胁人类健康的一大类疾病，疾病负担沉重，防治难度大，是导致我国居民预期寿命受损、因病致贫、因病返贫的主要疾病。目前我国的癌症病情具有发病死亡人数多、影响因素复杂、发展趋势不乐观等特点。近年来，随着我国老龄化进程的加快和环境污染、个人不健康生活方式等因素的持续影响，我国癌症总体发病率和死亡率呈现上升趋势。根据2013年全国肿瘤登记结果，目前我国癌症发病率为235/10万，死亡率为144.3/10万，防治形势十分严峻。癌症已成为我国面临的重大公共卫生问题之一。

为积极做好癌症防治工作，尽快遏制我国癌症上升势头，保护和增进人民群众身体健康，促进经济社会可持续发展，国家卫生计生委、发展改革委等16部门组织有关专家，在广泛征求各方面意见的基础上，制定了《行动计划》。

二、主要内容

《行动计划》针对癌症防治工作中迫切需要解决的实际问题，提出了近三年内的工作目标、主要措施和保障措施。

（一）行动目标

《行动计划》提出“坚持预防为主、防治结合、中西医并重，加强癌症防治体系建设，提高癌症防治能力，实施癌症综合防治策略和措施”的总目标，并在充分考虑当前工作基础和需要重点突破的工作领域基础上，确定了到2017年要实现的6项具体目标，内容包括建立防治工作领导协调机制、完善癌症综合防治网络、规范肿瘤登记制度、加强癌症防治科普宣传、扩大重点癌症筛查和早诊早治覆盖面以及推广癌症机会性筛查和规范化诊疗，逐步提高重点癌症5年生存率，降低病死率，提出了肿瘤登记覆盖全国30%以上人口、癌症防治核心知识知晓率达到60%、成人吸烟率下降3%、重点地区、重点癌症早诊率达到50%等4项定量指标。

（二）主要措施

针对2017年要实现的行动目标，《行动计划》提出10项主要措施。一是履行部门职责，落实综合措施，对卫生计生、发展改革等16个部门的职责分工进行了明确；二是加强体系建设，重点推进国家癌症中心和全国癌症防治协作网络建设，提高区域癌症防治服务能力，加强基层人员培训；三是加强肿瘤信息收集工作，扩大肿瘤登记覆盖面，编绘全国癌症地图；四是推进癌症危险因素综合防控，加强控烟、免疫接种、环境整治、职业防护等工作；五是推广癌症筛查及早诊早治策略，优化筛查适宜技术，扩大早诊早治项目覆盖面，探索建立防癌体检运行机制；六是提高癌症诊疗水平，完善诊疗规范，开展癌症康复、姑息治疗和临终关怀；七是推动抗肿瘤药研制生产，通过自行创新研制、仿制药生产等手段，促进药品价格下降，提高药品可及性；八是加大中医药防治癌症工作力度，强化肿瘤中医临床防治能力建设；九是加强科学研究和国际合作，重点关注环境致癌因素、癌前病变诊疗、早期筛查检测技术等；十是加强科普宣传，提高全民防癌意识，充分发挥传统媒体和新媒体作用，普及健康生活方式。

（三）保障措施

为保障各项措施顺利实施并取得成效，《行动计划》从4个方面提出了相关要求。一是加强组织领导，建立国家和省级癌症防治工作领导协调机制，完善政府领导、部门协作、动员社会、全民参与的防治工作机制；二是加强保障力度，加大公共卫生投入和医保保障水平，拓宽筹资渠道，鼓励社会资本投入；三是加强人才储备，强化队伍建设，加强肿瘤专科医师和公共卫生医师培训，提高防治技能；四是加强督导检查，开展效果评估，要求各地明确各部门职责，落实工作责任，并认真组织开展考核评估。

关于印发肿瘤登记管理办法的通知

中华人民共和国国家卫生和计划生育委员会

国卫疾控发〔2015〕6号

各省、自治区、直辖市卫生计生委、中医药管理局，新疆生产建设兵团卫生局，中国疾控中心、国家癌症中心：

为建立完善全国肿瘤登记制度，动态掌握我国癌症流行状况和发展趋势，国家卫生计生委和国家中医药管理局制定了《肿瘤登记管理办法》（可从国家卫生计生委网站 www.nhfpc.gov.cn 下载）。现印发给你们，请遵照执行。

国家卫生计生委 国家中医药管理局

2015年1月27日

肿瘤登记管理办法

第一章 总则

第一条 为建立肿瘤登记报告制度，加强肿瘤登记工作规范化管理，健全我国肿瘤登记信息系统，掌握我国恶性肿瘤的流行状况与疾病负担，制定本办法。

第二条 本办法适用于卫生计生行政部门、中医药管理部门、医疗卫生机构开展的肿瘤登记管理工作。

第三条 肿瘤登记是经常性地收集人群癌症数据的系统工作，收集的信息包括癌症患者个人信息、诊断信息、治疗和随访信息。

第四条 肿瘤登记的目的是监测人群癌症负担以及发展趋势，为病因学研究提供原始资料，有效评价癌症防治措施的效果，为制定癌症防控策略提供依据。

第五条 按照“统一领导、分工协作、分级负责、共同参与”的工作原则，各级卫生计生行政部门、中医药管理部门应当加强肿瘤登记工作的组织和监督管理；各级各类医疗卫生机构要认真组织落实，做好肿瘤登记工作。

第二章 组织机构和职责

第六条 国家卫生计生委、国家中医药管理局负责指导全国肿瘤登记体系建设，组织协调和监督管理全国肿瘤登记工作，指定国家癌症中心承担全国肿瘤登记具体工作。

各省、自治区、直辖市卫生计生行政部门、中医药管理部门负责建立健全本辖区肿瘤登记体系，组织协调和监督管理本辖区肿瘤登记工作，指定省级癌症中心（肿瘤防治研究办公室）或疾控中心，作为省级肿瘤登记中心，承担全省（区、市）肿瘤登记具体工作。

设区的市级、县级卫生计生行政部门、中医药管理部门组织协调和监督管理本辖区肿瘤登记工作，可根据当地肿瘤流行情况指定当地医疗保健机构或疾控中心设立肿瘤登记处。

第七条 国家癌症中心负责制定全国肿瘤登记工作计划、实施方案、质量控制和评价标准；建立全国肿瘤登记信息系统和跨区域肿瘤登记病例数据交换制度，组织开展技术培训，督导检查，考核评估；负责肿瘤登记信息的数据收集、质量控制和统计分析。

省级肿瘤登记中心负责实施全省（区、市）肿瘤登记工作，制定实施方案，建立肿瘤登记数据库，开展技术指导、人员培训、质量控制和考核评价工作。

肿瘤登记处负责开展病例收集、核实、反馈、随访和上报工作，建立肿瘤登记数据库。

第八条 各级各类医疗卫生机构履行肿瘤登记报告职责，疾病预防控制中心负责提供居民死亡原因监测数据。

第三章 肿瘤登记内容和工作流程

第九条 肿瘤登记病例的报告范围是全部恶性肿瘤和中枢神经系统良性肿瘤，所有发病和死亡个案均为登记报告对象。

第十条 肿瘤登记处所在辖区内所有医疗机构对诊治的肿瘤病例，通过医院信息系统提取肿瘤病例信息，未建医院信息系统的，由医务人员填写肿瘤登记报告卡，按季度统一报送至辖区肿瘤登记处。

第十一条 肿瘤登记处对所在辖区工作进行指导、检查及培训，及时收集辖区内肿瘤新发病例、死亡病例、生存状态和相关人口资料。对数据进行建档、编码、补漏、剔重、核对、分析，定期开展病例随访，按时将数据和工作总结逐级上报省级肿瘤登记中心。

第十二条 省级肿瘤登记中心开展全省（区、市）肿瘤登记报告资料的收集汇总、质量控制和统计分析，按时将数据和工作总结上报国家癌症中心。

第十三条 国家癌症中心定期汇总和分析登记资料、编制各种报表，形成年度肿瘤登记报告，当年年底上报国家卫生计生委审核后发布。

第四章 质量控制与考核评价

第十四条 国家癌症中心建立全国肿瘤登记评价机制，制订实施监测指标体系。建立实施进度、效果考核评价和监测通报制度，加强质量控制和监督检查。

第十五条 国家卫生计生委、国家中医药管理局组织开展督导检查和考核评价。

省级卫生计生行政部门、中医药管理部门每年对本省（区、市）的肿瘤登记工作进行全面考核。

设区的市级、县级卫生计生行政部门、中医药管理部门对辖区内的责任报告单位进行工作考核。

第五章 保障措施

第十六条 各级卫生计生行政部门、中医药管理部门加强组织领导，建立目标责任制，实行绩效管理，提供政策、人员和经费保障，全面推进肿瘤登记工作实施。

第十七条 各级卫生计生行政部门、中医药管理部门负责协调公安、民政、统计等相关部门，核实相关信息，并提供人口等相关资料。

第十八条 加强专业人才培训，提高工作能力，建设一支肿瘤登记人才队伍。

第十九条 各肿瘤报告单位及有关研究机构在利用肿瘤登记报告信息时，应当遵从国家法律法规和有关规定、伦理学准则、知识产权准则和保密原则，对个案肿瘤病例信息采取管理和技术上的安全措施，保护患者隐私和信息安全。

第六章 附则

第二十条 本办法自印发之日起施行。

相关链接

《肿瘤登记管理办法》的解读

中华人民共和国国家卫生和计划生育委员会

近日，国家卫生计生委和国家中医药管理局联合印发了《肿瘤登记管理办法》（以下简称《管理办法》）。现对有关要点解读如下：

一、起草背景

肿瘤登记是系统性、经常性收集有关肿瘤及肿瘤病人信息的统计制度，是癌症防治工作的基础。为掌握我国癌症发病、死亡情况，2008 年，中央财政支持开展肿瘤登记项目工作，项目覆盖面和覆盖人群不断扩大，到 2014 年全国肿瘤登记点已达 308 个，覆盖全国约 3 亿人。肿瘤登记项目工作为建立统一、规范的肿瘤登记报告制度与方法，动态收集我国恶性肿瘤的相关信息，奠定了坚实的基础。

随着城镇化、老龄化、工业化、全球化快速发展，癌症等慢性病疾病负担日趋加重，肿瘤登记工作面临一些新情况、新问题。为了进一步加强全国肿瘤登记工作规范化管理，获得及时、统一、准确的肿瘤发病、死亡和生存信息，使肿瘤登记工作满足当前癌症防治工作需要，国家卫生计生委和国家中医药管理局组织有关专家，在广泛征求各方面意见的基础上，制定了《肿瘤登记管理办法》。

二、主要内容

《管理办法》包括总则、组织机构和职责、肿瘤登记内容和工作流程、质量控制与考核评价、保障措施、附则，共六章二十条。主要内容如下：

（一）肿瘤登记的目的和意义以及适用范围

为建立常规报告制度，加强肿瘤随访登记工作规范化管理，健全我国以人群为基础的肿瘤随访登记信息系统，掌握我国城乡居民恶性肿瘤发病、死亡、生存情况及变化趋势，科学评价癌症防控效果，及时调整癌症防治策略，为我国肿瘤防治工作提供必要的信息。本办法适用于卫生计生行政部门、中医药管理部门、医疗卫生机构和疾病预防控制机构开展的肿瘤登记管理工作。

（二）各级组织机构和职责

各级卫生计生行政部门和中医药管理部门负责全国肿瘤登记体系建设、组织协调和监督管理全国肿瘤登记工作。国家癌症中心负责全国肿瘤登记工作的具体工作，包括制定全国肿瘤登记工作计划、实施方案、质量控制和评价标准，建立全国肿瘤登记信息系统和跨区域肿瘤登记病例数据交换制度，组织开展技术培训、督导检查和考核评估，负责肿瘤登记信息的数据收集、质量控制和统计分析等。各省（直辖市、自治区）卫生计生行政部门和中医药管理部门指定相关部门成立省级肿瘤登记中心，实施全省肿瘤登记工作。省会城市、地级市为城市肿瘤登记地区，指定相关部门设立肿瘤登记处，开展市辖区的肿瘤登记报告工作；县级市和县为农村肿瘤登记地区，指定相关部门设立肿瘤登记处，开展辖区内肿瘤登记报告工作。登记处所在的疾病预防控制中心负责提供死因数据。

（三）登记内容和工作流程

肿瘤登记处辖区内所有医疗机构需定期向肿瘤登记处报告所有恶性肿瘤（包括中枢神经系统良性肿瘤）病例的发病和死亡信息。肿瘤登记处对辖区工作进行指导、检查及培训、数据收集和质量控制工作并定期开展病例随访，按时将数据和工作总结上报省级肿瘤登记中心。省级肿瘤登记中心开展全省肿瘤登记报告资料的收集汇总、质量控制和统计分析，按时将数据和工作总结上报国家癌症中心。国家癌症中心定期汇总和分析登记资料、编制各种报表，形成年度肿瘤登记报告，按时上报国家卫生和计划生育委员会审核后发布。

（四）质量控制、考核评价和保障措施

国家癌症中心建立和实施评价机制，制订实施监测指标体系。明确各级登记系统的管理部门组织实施督导检查和考核评价。要求各级卫生计生行政部门和中医药管理部门加强组织领导和协调，建立目标责任制，实行绩效管理，提供政策、人员和经费保障，全面推进肿瘤登记工作实施。与公安、民政、统计等相关部门建立工作联系。加强人才培养，提高工作能力。保障信息安全，遵从国家法律、知识产权和伦理学准则，保证患者隐私。（2015-02-04 发布）

关于发布《前列腺特异性抗原检测前列腺癌临床应用》等4项推荐性卫生行业标准的通告

中华人民共和国国家卫生和计划生育委员会 2015-07-02

国卫通〔2015〕9号

现发布《前列腺特异性抗原检测前列腺癌临床应用》等4项推荐性卫生行业标准，其编号和名称如下：

WS/T 460-2015　前列腺特异性抗原检测前列腺癌临床应用

WS/T 461-2015　糖化血红蛋白检测

WS/T 462-2015　冠状动脉疾病和心力衰竭时心脏标志物检测与临床应用

WS/T 463-2015　血清低密度脂蛋白胆固醇检测

上述标准自2015年12月31日起施行。

特此通告。

国家卫生计生委

2015年6月23日

中华人民共和国卫生行业标准

WS/T 460-2015

前列腺特异性抗原检测前列腺癌临床应用

Clinical practice of PSA test in prostatic cancer

2015-06-23 发布　　2015-12-31 实施

中华人民共和国国家卫生和计划生育委员会　发　布

前　言

本标准根据GB/T 1. 1—2009给出的规则起草。

本标准起草单位：华中科技大学附属协和医院、北京医院、武警湖北总队医院。

本标准主要起草人：吴健民、杨振华、马嵘、张继成、李一荣。

前列腺特异性抗原检测前列腺癌临床应用

1. 范围

本标准规定了 PSA 检测的临床应用和质量管理要求。

本标准适用于临床实验室以及研制和生产 PSA 试剂的单位。

2. 术语和定义

下列术语和定义适用于本文件。

2.1 前列腺特异性抗原 prostate-specific antigen，PSA

前列腺组织中一种主要由前列腺上皮细胞合成的，具有丝氨酸蛋白酶活性的单链糖蛋白，大量存在于精液中，参与精液的液化过程。在血液中的 PSA 是游离态 PSA 与复合态 PSA 的总和，也称为总 PSA（total PSA，tPSA）。

2.2 游离 PSA freePSA，fPSA

血液中以未结合的形式存在的 PSA 为 fPSA，占血液中总 PSA 的 5%~40%。

2.3 游离 PSA 百分比 percentage of freePSA，%fPSA

游离 PSA（fPSA）与总 PSA（tPSA）比值（fPSA/tPSA）的百分数。

2.4 复合 PSA complexed PSA，cPSA

血液中与多种内源性蛋白酶抑制物结合的 PSA 为 cPSA，占血液中总 PSA 的 60%~90%。

2.5 PSA 年龄特异性参考区间 PSA age-specific reference range

正常血清 PSA 的浓度与年龄有一定的相关性，随着年龄的增长，前列腺体积随腺体增生而增大，所分泌的 PSA 也相应增多，参考区间也将随之变化。将年龄因素和血清 PSA 浓度综合考虑，以期提高早期发现前列腺癌的敏感度和特异度。

2.6 密度 PSA PSA density，PSAD

血清 PSA 浓度（μg/L）与单位体积前列腺（cm^3）的关系，以血清 PSA 值与前列腺体积的比值表示。

前列腺体积的大小经直肠超声检查（TRUS）得出。

2.7 PSA 速率 PSA velocity，PSAV

在一定时间内（至少 2 年）连续观察（至少 3 次）血清 PSA 浓度的变化，计算 PSA 的平均年增长速率［μg/(L·年)］。前列腺癌的 PSA 速率显著高于前列腺增生，以此作为评估发生前列腺癌风险的一种指标。PSAV 计算公式见式（1）。

$$PSAV=[(PSA_2-PSA_1)+(PSA_3-PSA_2)]/2 \quad (1)$$

式中：

PSA_1——第一次检测的 PSA 浓度；

PSA_2——第二次检测的 PSA 浓度；

PSA_3——第三次检测的 PSA 浓度。

3. PSA 检测的临床应用

3.1 PSA 检测的参考区间

血清 PSA 检测的参考区间宜定为<4.0μg/L；暂不宜使用 PSA 年龄特异性参考区间。

3.2 前列腺癌辅助诊断

3.2.1 血清 PSA 浓度≥4.0μg/L 时，应配合做直肠指检（DRE）检查。

3.2.2 血清 PSA 浓度在 4.0μg/L~10.0μg/L 的灰区，若 DRE 阳性，则应进一步做前列腺穿刺活组织检查，以明确诊断。若 DRE 阴性，宜做游离 PSA 百分比（%fPSA）检测，若%fPSA<10%，则应考虑做前列腺穿刺活组织检查，以明确诊断。

3.2.3 血清 PSA 浓度>10.0μg/L，均宜做前列腺穿刺活组织检查，以明确诊断。

3.2.4 血清 PSA 速率加快，以≥0.75μg/(L·年）的速度增长，在排除 PSA 检测的影响因素以后，宜做前列腺穿刺活组织检查。此项检测比较适用于 PSA 值较低的年轻患者。

3.2.5 PSA 密度检测有助于区分前列腺增生和前列腺癌引起的 PSA 升高，若 PSA 密度≥0.15 时，在排除 PSA 检测的影响因素以后，可指导医生决定是否进行前列腺穿刺活组织检查。

3.2.6 复合 PSA（cPSA）检测尚不推荐用于临床，但可用于医学研究。

3.3 前列腺癌筛查

3.3.1 PSA 可作为前列腺癌的个体化筛查指标，筛查以中、老年男性为主，筛查年龄可从 55 岁开始；前列腺癌高危人群，如有前列腺癌家族史的男性，可从 45 岁开始。

3.3.2 前列腺癌筛查应包括 PSA 检测和直肠指检检查。

3.4 前列腺癌分期

血清 PSA 浓度的高低与前列腺癌临床分期相关，但单独 PSA 浓度不是很好的前列腺癌分期指标。血清 PSA 浓度和病理分级（Gleason 评分）再结合临床分期可将前列腺癌分为低危、中危、高危三类：

a）PSA 浓度<10μg/L，Gleason 评分≤6，临床分期≤T_{2a}，为低危级；

b）PSA 浓度 10μg/L~20μg/L，Gleason 评分 7，临床分期 T_{2b}，为中危级；

c）PSA 浓度>20μg/L，Gleason 评分≥8，临床分期≥T_{2c}，为高危级。

3.5 前列腺癌疗效和复发监测

3.5.1 血清 PSA 测定有助于监测前列腺癌患者对治疗的反应。前列腺癌根除手术 4~6 周后，血清 PSA 浓度下降到检出限以下，表示手术有效；若血清 PSA 浓度仅有部分下降，表示手术不彻底，有残留病灶或已有前列腺癌转移病灶。

3.5.2 血清 PSA 测定对监测前列腺癌复发有参考价值。

3.5.3 前列腺癌根除手术后的前 2 年内，宜每 3 个月检测一次血清 PSA，2 年后宜每 6 个月检测一次，5 年后每年检测一次。在监测中，若连续 2 次血清 PSA 浓度升高，提示前列腺癌生化复发。

4. PSA 分析前注意事项

4.1 PSA 检测的影响因素

4.1.1 诊疗因素：如前列腺按摩、前列腺穿刺活检、直肠指检、导尿和膀胱镜检查等可引起血清 PSA 浓度升高。故静脉采血应在各种医学检查前进行，或在前列腺穿刺后 1 个月，前列腺按摩后 1 周，直肠指检、膀胱镜检查、导尿等操作后 48h 进行。

4.1.2 射精：可使血液中 PSA 升高。测定应在射精后 24h 采血。

4.1.3 前列腺炎：会使血液中 PSA 升高。测定应在前列腺炎消退后几周再采血。

4.1.4 药物因素：某些雄激素拮抗药物，可使血液中 PSA 水平下降。

4.2 血液标本的采集和保存

血液标本应在采集后 2~3h 内分离血清并置 2℃~8℃冰箱冷藏，冷藏不超过 24h，特别是游离 PSA（fPSA），因其半衰期短，不够稳定，应及时测定。不能在 24h 内检测的标本，应贮存于-20℃冰箱内，需长期保存的标本应置于-70℃冰箱。

5. PSA 检测的注意事项和质量控制

5.1 PSA 检测的方法很多，包括放射免疫测定法、酶联免疫测定法、化学发光免疫测定法等。采用的检测方法不同、试剂不同，结果会有差异。在 PSA 连续检测、判断疗效或复发时应使用同一检测系统进行，以保证测定结果的可比性。

5.2 PSA 测定使用的仪器和试剂应获得国家食品药品监督管理局（SFDA）的批准。

5.3 PSA 测定应按照制造厂商提供的说明书进行规范化操作。

5.4 PSA 测定的变异系数（CV）宜为：批内 CV<5%，批间 CV<10%。

5.5 为保证 PSA 检测结果的质量，实验室要做好室内质控。室内质控应包括低值和高值质控物，并坚持做室内质控图。

6. PSA 检测后报告的注意事项

6.1 实验室应告知临床医生，单一血清 PSA 浓度升高，不能作为前列腺癌是否存在的证据，而应与其他检查相结合。并告知不同方法、不同试剂，检测结果会有差异，故不同检测方法之间的结果不能互换。

6.2 单次 PSA 检测结果升高不能用于前列腺癌复发的诊断，应在 1 个月内再检测一次。

6.3 PSA 的检测报告应包括以下信息：

a）检测项目和实验室的名称；

b）本实验室 PSA 检测的参考区间；

c）标本类型、标本采集时间；

d）PSA 检测的仪器和方法；

e）若临床需要，应告知本实验室 PSA 的最低检测限。因为 PSA 检测在前列腺癌治疗后复发的监测方面具有重要意义。

参考文献

[1] Babaian R, et al. NCCNP Prostate Cancer Early Detection. Clinic Practice Guidelines in Oncology V. 1. National Comprehensive Cancer Network, 2004.

[2] Fleisher M, Dnistrian AM, Stureong CM, et al. Practice guidelines and recommendations for use tumor markers in the clinic. Washington DC: AACC Press, 2002.

[3] Semjonow A, Albrecht W, Bialk P, et al. Tumor markers in prostate cancer—EGTM recommendations. An-

ticancer Res, 1999, 19 : 2799-2801.

[4] Wang MC, Valenzuela IA, Murhpy GP, et al. Purification of a human prostate specific antigen. Invest Urol, 1979, 17 : 159-163.

[5] Duffy MJ, McGing P, McSweeney J. Guidelines for the Use of Tumor Markers Produced on behalf of the Scientific Committee of the ACBI, Second edition, September, 2000.

[6] Oesterling JE, Jacobsen SJ, Chute CG, et al. Serum prostate-specific antigen in a community-based population of healthy men—Establishment of age-specific reference ranges. JAMA, 1993, 270 : 860-864.

[7] Paul R, Breul J, Hartung R. Prostate-specific antigen density and age-specific prostate-specific antigen values: the solution of prostate cancer screening. Eur Urol, 1995, 27 : 286-291.

[8] Schmid HP: Prostate specific antigen doubling time in diagnosis and follow-up of patients with prostate cancer. Tumour Marker Udate, 1996, 8 : 71-77.

[9] Amico AV, Chen MH, Roehl KA, et al. Preoperative PSA velocity and the risk of death from prostate cancer after radical prostatectomy. N Engl J Med, 2004, 351 (2) : 125-135.

[10] Bangma CH, Kranse R, Blijenberg BG. The value of screening tests in the detection of prostate cancer. Part Ⅱ Retrospective analysis of free/total prostate-specific analysis ratio age-specific reference ranges, and PSA density. Urology, 1995, 46 : 779-784.

[11] Catalona WJ, Smith DS, Wolfert RL, et al. Evaluation of percentage of free serum prostate-specific antigen to improve specificity of prostate cancer screening. JAMA, 1995, 274 : 1214-1220.

[12] Catalona WJ, Partin AW, Slawin KM, et al. Use of the percentage of free prostate-specific antigen to enhance differentiation of prostate cancer from benign prostatic disease. JAMA, 1998, 279 : 1542-1547.

[13] Collins M. Prostate Cancer: Staging of Prostate Cancer, Contemporary Issues in Prostate Cancer: A Nursing Perspective, 2002.

[14] Brawer MK. How to use PSA in the early detection or screening for prostate carcinoma. CA Cancer J Clin, 1995, 45 : 148-164.

[15] Thomas L. Clinical laboratory diagnostics. Frankfurt German: TH-Books Verlagsgesellschaft mbH. 1998.

[16] Sokoll LJ, Bruzek DJ, Dua R, et al. Short-term stability of the molecular forms of prostate-specific antigen and effect on percent complexed prostate-specific antigen and percent free prostate-specific antigen. Urology, 2002, 60 : 24-30.

[17] Paus E, Nilsson O, Bormer OP. Stability of free and total prostate specific antigen in serum from patients with prostate carcinoma and benign hyperplasia. J Urol, 1998, 159 : 1599-1605.

[18] Sturgeon C, Dati F, Duffy MJ, et al. Quality requirements and control—EGTM recommendations. Anticancer Res, 1999, 19 : 2791-2794.

[19] NCCLS. Primary Reference Preparations Used to Standardize Calibration of Immunochemical Assays for Serum Prostate Specific Antigen (PSA); Approved Guideline. NCCLS document I/LA19-A (ISBN 1-56238-323-X). NCCLS, Pennsylvania, 19087, 1997.

[20] Catharine M. Sturgeon and Eleftherios Diamandis. Use of Tumor Markers in Testicular, Prostate, Colorectal, Breast, and Ovarian Cancers. Laboratory Medicine Practice Guidelines. The American Association for Clinical Chemistr, 2009.

[21] 中华医学会泌尿外科学分会. 前列腺癌诊断治疗指南. 中华现代外科学杂志，2006 (22) : 1839-1856.

[22] Carter HB, Albertsen PC, Barry MJ, et al. Early Detection of Prostate Cancer: AUA Guideline. J Urol. 2013 May 6. Pii: S0022-5347 (13) 04308-5.

[23] 那彦群，叶章群，孙颖浩，等. 中国泌尿外科疾病诊断治疗指南（2014 版），北京：人民卫生出版

社，2013：62-64.

相关链接

《前列腺特异性抗原检测前列腺癌临床应用》解读

中华人民共和国国家卫生和计划生育委员会 2015-07-02

一、标准制定的意义

前列腺癌是许多西方国家最常见的男性恶性肿瘤，占恶性肿瘤发病的第二位，在我国老年男性中也有比较高的发病率。前列腺特异性抗原（PSA）是前列腺癌最重要的标志物，具有器官特异性，在临床上得到广泛应用。但 PSA 几乎与所有前列腺疾病相关，在良性前列腺增生（BPH）和前列腺炎中也见升高，因此，它并不是前列腺癌所特异的。尽管 PSA 在临床应用中具有一定的局限性，但它仍是目前前列腺癌辅助诊断和监测疗效的最好指标。

二、标准的适用范围和内容

《前列腺特异性抗原检测前列腺癌临床应用》适用于临床实验室以及研制和生产肿瘤标志物试剂的单位。本标准内容包括：PSA 的定义，PSA 检测的参考区间，前列腺癌辅助诊断价值，前列腺癌筛查，前列腺癌分期，前列腺癌疗效和复发监测，PSA 分析前注意事项。本标准还提出了 PSA 检测的质量管理要求。

三、需要说明的几个问题

1. 血清 PSA 检测阳性就是前列腺癌吗？

回答是否定的。血清 PSA 的参考范围是<4.0μg/L，若血清 PSA 浓度在 4.0μg/L～10.0μg/L 的灰区，直肠指检阴性，就很难判断，宜做游离 PSA 百分比（%fPSA）检测。若%fPSA<10%，则应考虑做前列腺穿刺活组织检查，以明确前列腺癌诊断。故不能单凭 PSA 超过参考范围（正常值）来进行诊断。前列腺癌的明确诊断是前列腺穿刺活组织细胞学检查。

2. PSA 是否可用于中老年男性人群筛查？

肿瘤的筛查有一个原则，即对可能发生肿瘤的高危人群进行筛查，而不是对一般正常人群进行筛查，而且要结合影像学（如 B 超、X 线摄片、CT）、细胞涂片、内镜和体格检查等进行综合筛查。前列腺特异性抗原（PSA）可用于前列腺癌的高危人群筛查。前列腺癌高危人群是中、老年男性，筛查年龄可从 55 岁开始，如有前列腺癌家族史的男性，可从 45 岁开始，筛查应包括 PSA 检测和直肠指检检查，不是单一的 PSA 检测。

3. 为什么不同的医院，PSA 检测结果会有不同？

PSA 检测的方法很多，包括放射免疫测定法、酶联免疫测定法、化学发光免疫测定法等。采用的检测方法不同、试剂不同，结果会有差异。在 PSA 连续检测、判断疗效或复发时应使用同一检测系统进行，以保证测定结果的可比性。PSA 检测的影响因素也很多，如射精、前列腺炎、前列腺按摩、直肠指检、导尿、膀胱镜检查等，这些因素可引起血清 PSA 浓度升高，因此被检者应避免这些影响因素。

❖ 肿瘤诊疗规范与指南 ❖

国家卫生计生委医政医管局关于印发《药物代谢酶和药物作用靶点基因检测技术指南（试行）》和《肿瘤个体化治疗检测技术指南（试行）》的通知

中华人民共和国国家卫生和计划生育委员会 2015-07-31

国卫医医护便函〔2015〕240号

各省、自治区、直辖市卫生计生委医政医管（医政、医管）处（局），新疆生产建设兵团卫生局医政处：

为进一步提高临床实验室开展药物代谢酶和药物靶点基因检测技术，以及肿瘤个体化用药基因检测技术的规范化水平，国家卫生计生委个体化医学检测技术专家委员会，在广泛征求意见的基础上，制订了《药物代谢酶和药物作用靶点基因检测技术指南（试行）》和《肿瘤个体化治疗检测技术指南（试行）》。现将两个指南印发给你们，请参照执行。

附件：1. 药物代谢酶和药物作用靶点基因检测技术指南（试行）

2. 肿瘤个体化治疗检测技术指南（试行）

国家卫生计生委医政医管局

2015年7月29日

相关链接

《药物代谢酶和药物作用靶点基因检测技术指南（试行）》和《肿瘤个体化治疗检测技术指南（试行）》解读

中华人民共和国国家卫生和计划生育委员会 2015-07-31

近年来，随着人类基因组学的发展，药物基因组学领域得到了迅猛发展，越来越多的药物基因组生物标记物及其检测方法相继涌现。药物基因组学已成为指导临床个体化用药、评估严重药物不良反应发生风险、指导新药研发和评价新药的重要工具。同时，肿瘤的个体化治疗基因检测已在临床广泛应用，实现肿瘤个体化用药基因检测标准化和规范化，是一项意义重大的紧迫任务。为进一步提高临床实验室开展药物代谢酶和药物靶点基因检测技术，以及肿瘤个体化用药基因检测技术的规范化水平，国家卫生计生委个体化医学检测技术专家委员会，在广泛征求意见的基础上，制订了《药物代谢酶和药物作用靶点基因检测技术指南（试行）》和《肿瘤个体化治疗检测技术指南（试行）》。

《药物代谢酶和药物作用靶点基因检测技术指南（试行）》主要内容包括药物代谢酶和药物作用靶点基因检测分析前、分析中和分析后的质量保证规范，旨在为临床检验实验室进行药物代谢酶和药物靶点基因检测的质量保证提供全过程动态指导，从而实现个体化用药，提高药物治疗的有效性和安全性，防止严重药物不良反应的发生。

《肿瘤个体化治疗检测技术指南（试行）》主要内容包括肿瘤个体化治疗检测分析前、分析中和分析后质量保证规范，从而使临床医生能够了解所开展检测项目的临床目的、理解检测结果的临床意义及对治疗的作用，并指导临床个体化治疗，提高疗效，减轻不良反应，促进医疗资源的合理利用。

国家卫生计生委医政医管局关于印发《结直肠癌诊疗规范》等3个肿瘤诊疗规范的通知

中华人民共和国国家卫生和计划生育委员会 2015-10-21

各省、自治区、直辖市卫生计生委医政医管（医政、医管）处（局），新疆生产建设兵团卫生局医政处：

为适应肿瘤诊疗技术的发展，进一步规范诊疗行为，保障肿瘤诊疗质量与安全，我们组织专家对2010年发布的结直肠癌、原发性肺癌诊疗规范进行了修订，并新制定了恶性淋巴瘤诊疗规范。现印发给你们（可以在国家卫生计生委网站医政医管局栏目下载），请遵照执行。

附件：1. 结直肠癌诊疗规范（2015年版）

2. 原发性肺癌诊疗规范（2015年版）

3. 恶性淋巴瘤诊疗规范（2015年版）

国家卫生计生委医政医管局

2015年10月20日

相关链接

《中国结直肠癌诊疗规范2015》发布会在北京举行

由国家卫计委医政管理局牵头主导，中华医学会肿瘤学分会组织专家撰写的《中国结直肠癌诊疗规范（2015版）》日前已经修订完成，9月23日在北京举行发布会。《中国结直肠癌诊疗规范》第一版始于2010年，是国内第一个由中国专家自己撰写的结直肠癌诊疗规范，是一部依据国际结直肠癌诊疗指南并适合我国具体情况的诊疗规范。5年来在国家卫计委的大力支持下，中华医学会、中国抗癌协会等学术组织通过各种形式对《规范》进行各地巡讲，极大地提高了我国结直肠癌诊疗水平。

《规范》的首次发布于2010年，5年来随着结直肠癌诊治领域新技术新药物的不断涌现，国际上结直肠癌的治疗指南也在不断更新。因此国家卫计委医政医管局支持由中华医

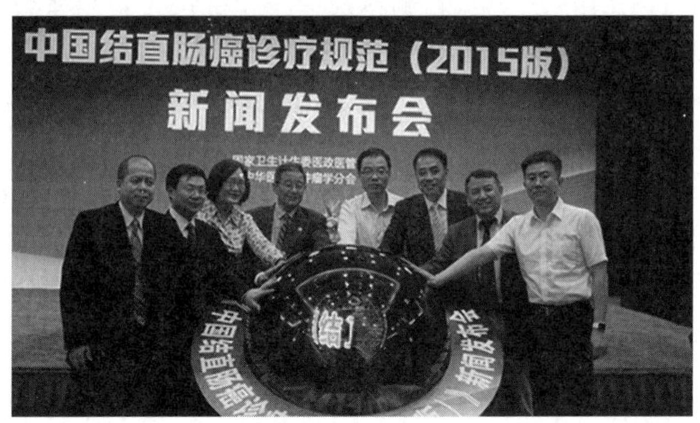

学会肿瘤学分会组织相关专家在原有的第一版《中国结直肠癌诊疗规范（2010）》基础上进行修订。

此次《规范》由北京大学首钢医院院长、北京大学肿瘤医院结直肠肿瘤外科主任医师顾晋教授和广州中山大学第六医院汪建平教授为组长成立修订小组，邀请我国结直肠领域的专家在广泛征求意见的前提下历经多次讨论，三次集体会议，几经易稿。终于完成结直肠癌诊疗规范的修订工作。

国家卫计委医政医管局张宗久局长与《规范》修订组各专业组组长一道出席发布会。会上，张宗久局长代表国家卫计委向出席这次发布会的专家以及所有参与这次《规范》修订工作的专家表示感谢，并对《规范》的实施推广，提出了要求。

顾晋教授代表修订组介绍了这次修订工作的具体情况，来自基层的医生代表，北京市大兴区医院韩磊医生代表基层医生发言。会议还邀请了全国肿瘤防治研究办公室副主任陈万青教授给与会媒体朋友介绍了中国结直肠癌的发病情况。参与《规范》修订的专业组沈琳、蔡三军、李晔雄、梁志勇等与领导一起点亮《规范》启动球，和会场的媒体朋友一起见证了《规范》的发布。

（北京大学首钢医院）

（来源：北京大学医学部新闻网，发布日期：2015-09-28）

【编者注】以上“指南”与“诊疗规范”，囿于本卷《年鉴》篇幅所限，未能收录全文。请读者自行从网上下载，并请相关单位遵照执行。

本《年鉴》将在明年视篇幅情况，或将全文转载上述“指南”和“诊疗规范”。

中国进展期乳腺癌共识指南（CABC 2015）

由中国女医师协会临床肿瘤学专业委员会、中国抗癌协会乳腺癌专业委员会制定的《中国进展期乳腺癌共识指南（CABC 2015）》于 2015 年 5 月 13 日发表在《癌症进展》杂志上。

一、进展期乳腺癌的基本治疗原则

（一）治疗时应该考虑的因素

包括：HR 和 HER-2 状态、既往治疗及其不良反应、无病生存时间或无进展生存时间、肿瘤负荷（即转移的部位及数目）、年龄、体能状态、伴随疾病和患者意愿，尤其要考虑患者对化疗的接受程度等人文关怀方面的理念。

（二）转移灶的活检和病理

原发灶和转移灶生物标志物不一致时，应该根据哪个生物标志物结果进行治疗决策目前尚不确定。因为临床试验难以评价这种情况，所以专家组推荐：在原发灶和转移灶中至少有一个病灶阳性，就可依据这个阳性结果选择内分泌治疗和（或）抗 HER-2 的治疗。但也有专家认为，如果原发灶和转移灶生物标志物不一致，对一线治疗的决策而言，转移灶测得的生物标志物可能更重要。

（三）内分泌治疗选择时应考虑患者是否绝经

虽然目前乳腺癌临床试验对绝经的定义各异，但绝经通常是指月经永久性终止，也被用于描述乳腺癌治疗过程中卵巢合成雌激素的持续性减少。关于绝经，NCCN 指南有几条明确的定义：

（1）双侧卵巢切除术后；

（2）年龄≥60 岁；

（3）年龄<60 岁，停经≥12 个月，没有接受化疗、他莫昔芬、托瑞米芬或抑制卵巢功能的治疗，且卵泡刺激素及雌二醇水平在绝经后的范围内；

（4）年龄<60 岁，正在服他莫昔芬或托瑞米芬，卵泡刺激素及雌二醇水平应在绝经后范围内；

（5）正在接受 LH-RH 激动剂或拮抗剂治疗的患者，无法判定其是否绝经；

（6）正在接受辅助化疗的绝经前女性，停经不能作为判断绝经的依据，因为尽管患者在化疗后会停止排卵或出现停经，但卵巢功能仍可能正常或仍有恢复的可能。

对于化疗引起停经的女性，如果考虑以芳香化酶抑制剂作为内分泌治疗，则需要进行卵巢切除或连续多次监测卵泡刺激素和（或）雌二醇水平，以确保患者处于绝经后状态。化疗导致的闭经不是真正意义上的绝经，芳香化酶抑制剂的应用也要慎重，尤其是对年轻患者，因为年轻患者化疗后月经恢复的可能性要高于年龄大的患者。

医生需根据是否需要快速控制疾病或者症状来选择如何进行治疗，同时还应考虑患者的经济因素、心理因素、目前可采取的治疗措施以及患者本人的意愿。

（四）患者的年龄不应影响有效治疗的实施

年龄通常不是影响治疗的决定因素。考虑到年龄大的患者对化疗的耐受差，其治疗方案应以内分泌治疗和单药化疗为主，但要避免老年患者的治疗不足问题和年轻患者的治疗过度问题。年轻患者被确诊为乳腺癌后，将会面临更加复杂的情况，其治疗决策要考虑身体情况、器官功能、社会、心理、精神、工作、家庭和儿童看护等因素。

（五）要考虑多种治疗模式

患者出现单发转移后，有可能获得完全缓解并能长期生存，可以考虑接受多种模式的治疗。如单发的肝或肺转移，可以考虑给予患者手术切除、放疗、介入治疗等。

（六）初治的Ⅳ期乳腺癌

对于初治Ⅳ期乳腺癌患者，切除原发性肿瘤的价值还不确定。但在全身治疗有效的前提下，如果乳腺局部病灶可以达到切缘阴性，腋窝淋巴结可以分期，就可以接受手术治疗。如果手术能改善患者的生活质量，也可考虑。

二、不同类型乳腺癌的治疗

（一）ER 阳性/HER-2 阴性进展期乳腺癌

目前认为，激素受体阳性乳腺癌是一种慢性疾病，患者的生存时间长、预后好。大部分这类患者对内分泌治疗敏感，治疗获益大，因此，推荐首选内分泌治疗。但是，对于存在内脏危象、症状严重、明确存在内分泌治疗耐药的患者，如果其在内分泌治疗阶段出现疾病进展，可以首选化疗，以便快速减轻或缓解临床症状，控制肿瘤发展，改善生活质量。

也有部分专家认为，即使是激素受体阳性的患者，也可以优先选择化疗，之后序贯内分泌治疗以维持治疗效果，患者也可能会获益。所以，辩证地考虑患者的治疗获益并使其经历更少的不良反应，是临床选择治疗的基本原则。

1. 常用的内分泌治疗药物

选择性雌激素受体调节剂：他莫昔芬、托瑞米芬、氟维司群；芳香化酶抑制剂：依西美坦、来曲唑、阿那曲唑；逆转内分泌耐药或联合内分泌治疗的靶向药物：依维莫司、CDK4/6。

2. 优先化疗还是内分泌治疗

优先内分泌治疗的条件：无病生存时间>2 年，没有内脏危象，无症状或症状很轻。优先化疗的条件：无病生存时间<1 年，内脏危象，症状严重。介于上述两者之间的情况选择个体化治疗。通常建议给予患者更少的化疗，或者更少的化疗周期。

3. 选择内分泌治疗的一般状况

如果没有内分泌耐药的证据或没有快速减轻肿瘤负荷的需要，即使患者存在内脏转移，内分泌治疗也是激素受体阳性进展期乳腺癌患者的首选治疗。根据治疗的反应和患者的情况，可以进行 2~3 线的内分泌治疗。医生在为进展期乳腺癌患者选择内分泌治疗的药物时，一定要考虑患者在辅助内分泌治疗阶段使用的内分泌药物的治疗时间和耐药情况。

4. 化疗联合内分泌治疗

目前尚无报道患者可自此类治疗中获得生存益处，因此，专家组不建议内分泌治疗和化疗的联合应用。

5. 内分泌治疗药物的应用

绝经后的患者，一线内分泌治疗可以选择芳香化酶抑制剂（aromatase inhibitor，AI）、氟维司群、他莫昔芬或托瑞米芬。通常会优先选择芳香化酶抑制剂，存在芳香化酶抑制剂治疗禁忌证、曾行芳香化酶抑制剂辅助内分泌治疗且无病生存时间短、或因经济原因不能接受芳香化酶抑制剂治疗的患者，可考虑给予他莫昔芬或托瑞米芬。

氟维司群是雌激素受体拮抗剂，有两种给药方式，即每 4 周 250mg 和每 4 周 500mg。大剂量氟维司群能显著延长患者的 mPFS（23. 4 个月 *vs* 13. 1 个月），且耐受性良好。因此，大剂量氟维司群（每4周500mg）目前也被推荐用于绝经后患者的一线内分泌治疗。

6. 绝经前患者通常采用他莫昔芬

如果患者辅助阶段应用过他莫昔芬，也可以考虑卵巢功能完全抑制（包括药物性卵巢功能抑制），去势后加用芳香化酶抑制剂。这里要强调的是：对45岁以下、未绝经的患者，在给予药物性卵巢功能抑制加用芳香化酶抑制剂时要慎重，要检测激素水平（雌二醇和卵泡刺激素）；因为如果卵巢功能不能被完全抑制，该疗法的效果不佳。

7. 绝经后芳香化酶抑制剂治疗进展的患者

芳香化酶抑制剂治疗后进展的乳腺癌患者，可以根据患者的实际情况，考虑以下几种治疗：

（1）非甾体类芳香化酶抑制剂（来曲唑、阿那曲唑）治疗失败后，依维莫司联合依西美坦是有效的治疗方式；对内分泌治疗失败的患者，依维莫司也可以联合他莫昔芬、来曲唑和氟维司群。2012年7月20日，美国FDA基于BOLERO-2研究的结果批准了依维莫司联合依西美坦用于非甾体类芳香化酶抑制剂治疗失败的绝经后激素受体阳性、HER-2阴性的晚期乳腺癌患者。使用依维莫司治疗应权衡其疗效和不良反应。患者接受依维莫司治疗的主要不良反应是口腔溃疡和肺间质纤维化；对于口腔溃疡在用药时就要预防，包括口腔淡盐水漱口，及时治疗口腔溃疡等。总之，应根据具体情况进行个体化治疗。

（2）大剂量氟维司群（每4周500mg）。

（3）可以换用另一类芳香化酶抑制剂。如非甾体类芳香化酶抑制剂（来曲唑、阿那曲唑）治疗失败后，可以考虑换为甾体类芳香化酶抑制依西美坦治疗，反之亦然。

（4）使用他莫昔芬或托瑞米芬。

（5）孕激素也可作为一种治疗选择。

8. 维持治疗

进展期乳腺癌患者化疗后的内分泌维持治疗，在临床实践中被广泛应用，是一个合理的选择。

9. 激素受体阳性和HER-2均阳性的患者

此类患者可以接受内分泌治疗联合抗HER-2的治疗（如曲妥珠单抗、拉帕替尼等）。

（二）HER-2阳性进展期乳腺癌

靶向治疗药物的特点是高效、低毒、患者的耐受性好，能选择性地杀死肿瘤细胞，而对正常组织的影响较小。

最早被应用于临床的抗HER-2的靶向治疗药物是曲妥珠单抗。一项转移性乳腺癌一线治疗的Ⅲ期临床研究显示，化疗联合曲妥珠单抗与单纯化疗治疗患者的TTP分别为7.4个月和4.6个月（$P<0.001$），反应的时间分别为9.1个月和6.1个月（$P<0.001$），OS分别为25.1个月和20.3个月（$P<0.01$）；基于该临床研究结果，曲妥珠单抗于1998年被美国FDA批准用于转移性乳腺癌的一线治疗。另一篇文献报道曲妥珠单抗治疗者的mOS被提高到3.5年（3.0~4.4年）。曲妥珠单抗治疗早期乳腺癌可将10年无病生存率从62.2%增加到73.7%；治疗转移性乳腺癌可以提高患者的OS，有些患者可以获得更长的生存时间。

2002年曲妥珠单抗在中国上市，随后针对HER-1和HER-2的小分子酪氨酸激酶抑制剂拉帕替尼也在中国上市，其他的抗HER-2治疗药物还有帕妥珠单抗、T-DM1。这些药物应用的一般原则是：患者尽可能早地接受抗 HER-2 的治疗，除非有禁忌证。

1. ER 阳性/HER-2 阳性的乳腺癌

可以选择内分泌治疗联合抗 HER-2 的治疗，且无论是曲妥珠单抗还是拉帕替尼联合内分泌治疗都能显示出无进展生存时间的获益，特别是无化疗时间的延长。

2. 抗 HER-2 治疗失败后抗 HER-2 药物的选择

因为对 HER-2 通路的持续抑制是有益的，所以抗 HER-2 治疗联合化疗或内分泌治疗失败后，患者通常会继续接受抗 HER-2 的治疗，至于是继续使用同一种抗 HER-2 的治疗，还是选择另一种抗 HER-2 的治疗，要根据之前治疗有效的时间而定。

3. 进展期乳腺癌抗 HER-2 治疗的时间

这种需维持的时限，尤其是对处于缓解阶段的疾病，目前仍不明确。

4. 曲妥珠单抗

因帕妥珠单抗尚未在中国上市，目前的一线治疗方案仍是化疗联合曲妥珠单抗。在辅助治疗和新辅助治疗阶段接受过曲妥珠单抗治疗，不影响复发/转移后曲妥珠单抗的使用。

对曲妥珠单抗治疗进展的患者，医生通常会根据治疗的周期数考虑曲妥珠单抗的继续使用，而仅改变联合用药，如化疗或内分泌治疗；也可以选择 T-DM1、拉帕替尼联合卡培他滨或曲妥珠单抗联合拉帕替尼。

除临床试验外，曲妥珠单抗通常不与蒽环类药物联合应用，因其会增加心脏毒性。

5. 拉帕替尼

该药通常被用于曲妥珠单抗治疗失败的患者，尤其是曲妥珠单抗治疗中出现脑转移的患者，常用方案为曲妥珠单抗联合拉帕替尼。一项国际多中心Ⅲ期临床试验（EGF100151）评价了拉帕替尼联合卡培他滨的疗效，入组曲妥珠单抗治疗失败、既往接受过含蒽环或紫杉类药物治疗的患者，将患者随机分为拉帕替尼/卡培他滨联合治疗组和卡培他滨单药治疗组；结果显示，联合治疗组患者的 mTTP 为 27.1 周，单药治疗组为 18.6 周（$P<0.001$）；提示拉帕替尼联合卡培他滨可以用于曲妥珠单抗治疗失败的 HER-2 阳性乳腺癌。

6. 帕妥珠单抗

HER-2 阳性转移性乳腺癌的一线治疗，可以选择化疗/曲妥珠单抗/帕妥珠单抗联合治疗方案。CLEOPATRA 研究结果显示，一线治疗中，曲妥珠单抗/帕妥珠单抗/多西他赛联合组患者的 mPFS 显著优于曲妥珠单抗/多西他赛组（18.5 个月 *vs* 12.4 个月，$P<0.001$），1 年生存率分别为 23.6%和 17.2%；证实化疗/曲妥珠单抗/帕妥珠单抗联合方案较化疗/曲妥珠单抗方案有明显的生存获益，特别是对于既往未使用曲妥珠单抗的患者。另有研究结果显示，帕妥珠单抗不能单独发挥作用，而需要与曲妥珠单抗联合应用。

7. T-DM1

该药对曲妥珠单抗一线治疗失败的转移性乳腺癌有生存益处。EMILIA 研究比较了 T-DM1 和拉帕替尼/卡培他滨方案在二线治疗中的疗效，证实曲妥珠单抗一线治疗失败的 HER-2 阳性乳腺癌可优先选择 T-DM1。美国 FDA 于 2013 年 2 月正式批准 T-DM1 作为治疗 HER-2 阳性进展期乳腺癌的药物。

综上所述，对于 HER-2 阳性乳腺癌患者，化疗/曲妥珠单抗/帕妥珠单抗的联合是最佳的一线治疗方案。鉴于帕妥珠单抗未在中国上市且费用昂贵，目前推荐的一线治疗方案仍是化疗联合曲妥珠单抗；没有化疗适应证的激素受体阳性患者，也可考虑接受曲妥珠单抗或拉帕替尼联合内分泌治疗。对于曲妥珠单抗治疗失败的 HER-2 阳性乳腺癌，T-DM1 是最佳的治疗选择，但是 T-DM1 也没有在中国上市。因此，可以选择拉帕替尼联合卡培他滨，或继续使用曲妥珠单抗，仅更换化疗或内分泌治疗方案，也可以考虑曲妥珠单抗联合拉帕替尼的双靶向治疗。

（三）三阴性乳腺癌

1. 三阴性乳腺癌特殊性

三阴性乳腺癌复发率高。一项研究总结了 787 例三阴性乳腺癌患者的资料，其中位复发时间为 30.2 个月（4~110 个月），2 年内发生复发的患者占 36.3%，2~3 年内发生复发的患者占 27.8%。辅助治疗阶段曾接受蒽环类和紫杉类药物治疗的三阴性乳腺癌患者，如果不能入组临床试验，可以考虑接受以铂类药物为基础的治疗。国外也有指南推荐，既往未用过蒽环类和紫杉类药物治疗的三阴性局部晚期乳腺癌患者，可以首选蒽环类和紫杉类药物化疗。

2. BRCA1/2 突变与含铂的化疗

BRCA1/2 突变乳腺癌患者仅占全部乳腺癌患者的 3%~5%，因此，很难开展针对 BRCA 突变转移性乳腺癌的大规模临床试验。目前，在新辅助治疗领域，有部分研究探讨铂类药物对 BRCA 突变乳腺癌的作用。结果显示，铂类药物可使 BRCA 突变乳腺癌患者的病理完全缓解率显著提高。一项研究用顺铂新辅助治疗 BRCA1 突变的患者，获得 61% 的 pCR 率。而在 43 例存在 BRCA 突变的患者中，卡铂治疗组患者的客观有效率显著高于多西他赛治疗组（68.0% *vs* 33.3%，$P=0.03$）。该研究提示，在未选择的三阴性乳腺癌中，卡铂并不显著优于多西他赛，但在 BRCA1/2 突变患者中卡铂治疗可能存在优势。

（稿源：医学论坛网 2015-07-03）

《中国肾癌诊治指南（2015 版）》修订会在京召开

《中国肾癌诊治指南（2015 版）》修订会于 2015 年 8 月 15 日在北京召开，会议由中国临床肿瘤学会（CSCO）肾癌专家委员会主任委员郭军教授主持，来自全国 5 大肿瘤专科医院泌尿肿瘤专家以及北京大学第一医院、上海交通大学医学院附属仁济医院、中国人民解放军第八一医院等国内共计二十余家医院顶尖泌尿外科专家以及肿瘤内科和病理科等相关学科专家汇聚一堂，就目前肾癌的治疗现状、临床规范进行了充分讨论，结合近两年来国内外肾癌的新进展提出了《中国肾癌诊治指南 2015 版》的修改意见。

一、背景

肾癌是我国泌尿系统常见的恶性肿瘤，发病率近年来呈逐年上升趋势。近年来，晚期肾癌治疗领域发展迅速，改变了该疾病的治疗模式与预后。为了分享学科发展成果、推动和实施规范化的肾癌多学科综合治疗（MDT）以及临床协作研究，2013 年，CSCO 委托 CSCO 肾癌专家委员会制定了《中国肾癌诊治指南（2013 版）》，由孙燕院士、秦叔逵教授担任编写顾问，郭军教授、马建辉教授担任编写组长，叶定伟、周芳坚和何志嵩教授担任副组长，于当年全国临床肿瘤学大会期间正式发布，并由人民卫生出版社公开出版发行。该指南在美国国立综合癌症网络（NCCN）肾癌指南以及欧洲泌尿学会（EAU）指南的基础上结合了中国临床实践，体现了国内肾癌规范化治疗水平。中华医学会泌尿外科学分会（CUA）编写的《CUA 肾癌指南》侧重外科治疗，而 CSCO 肾癌专家委员会编写的《中国肾癌诊治指南》更侧重于晚期肾癌的综合治疗及 MDT 理念，注重临床实践及其实用性。

近两年来，肾癌研究领域已取得了快速进展，由于肾癌发病率逐年升高，当前中国已有了肾癌单独的流行病学数据，最新发布的 2011 年中国肾癌发病率为 3. 35/10 万，位列所有恶性肿瘤发病率第 15 位；2016 年世界卫生组织（WHO）将推出新版泌尿系统及男性生殖器官肿瘤分类，对于肾细胞癌也将增加一些新亚型。因此，《中国肾癌诊治指南（2015 版）》在这些方面进行了部分内容更新。新版指南将会继续原有指南的宗旨，贴近中国临床实践，引领未来方向，从而指导中国肾癌患者的临床治疗。《中国肾癌诊治指南（2015 版）》将仍由人民卫生出版社出版发行，并将在 2015 年 9 月召开的全国临床肿瘤大会期间正式发布，该指南将进一步规范中国肾癌的临床诊治，造福于广大患者。

二、新版指南亮点

保留肾单位手术在近年来已获得广泛开展，其治疗益处已得到了全面认识，因此新版《指南》对其适应人群、长期预后进行了进一步明确。而对于晚期肾癌的手术治疗、尤其是转移灶的手术价值的确定，更提倡 MDT 以实现患者治疗获益最大化。对于肾癌患者（特别是高危患者）术后的辅助治疗，靶向药物辅助治疗临床研究结果已逐步揭晓，证实不能获益，因此对于肾癌术后患者，密切观察随访仍然是首选的治疗推荐。

在晚期肾癌治疗方面，近两年，依维莫司和阿昔替尼先后在我国获得批准用于晚期肾癌的二线靶向治疗，为中国的晚期肾癌患者提供了更多治疗选择，国内用于晚期肾癌的靶向药物达到 4 种，随着国内用药经验的增多，《指南》内容更加贴近中国的临床实践，不再是国外指南的原文引进，更多是中国特色，如索拉非尼的增量给药等。但单纯靶向药物二线治疗效果仍有限，中位无进展生存（PFS）期仅 4~6 个月，因此仍处于不断探索阶段。最新有研究表明，乐伐替尼联合依维莫司的联合靶向治疗取得了较长的 PFS 时间——近 15 个月，这为靶向治疗提供了新的选择，靶向药物联合方案有可能成为晚期肾癌二、三线治疗选择，国内已经启动类似临床研究。另外，国内也进行了索拉非尼联合贝伐单抗的初步临床研究，成为国内的经验推荐。

以程序性死亡分子 1（PD-1）单抗等免疫检查点抑制剂药物为代表的免疫治疗用于晚期肾癌的Ⅰ期、Ⅱ期临床研究证实了生存获益。近期揭晓的 nivolumab 与依维莫司对照用于晚期肾癌二线治疗的随机Ⅲ期临床研究提前到达研究终点，这说明晚期肾癌的免疫治疗时代即将来临，并将会改变晚期肾癌的治疗模式，从而不再是靶向治疗一统天下的时代。

（来源：CSCO 网站，发布时间：2015-08-31）

《中国常见恶性肿瘤营养治疗临床路径》第一次审稿会召开

人类自从诞生之日起，营养不良便一直是人类健康的头号威胁。营养问题，轻则关乎我们的生活，重则影响患者的生命。即使在今天，营养不良依然是人类重要的死亡原因之一。

由于疾病本身的影响，加上抗肿瘤治疗的干扰。营养不良的肿瘤患者对于抗肿瘤治疗（手术、放疗、化疗等）的耐受力下降，对治疗不敏感，导致生存期缩短。因此，肿瘤患者更加需要营养干预！营养治疗应该成为肿瘤患者的最基本、最必需的治疗措施！

为了对常见恶性肿瘤患者进行合理、有效、规范的营养治疗，中国抗癌协会肿瘤营养与支持专业委员会于 2014 年 11 月开始组织全国专家编写《中国常见恶性肿瘤营养治疗临床路径》建议案，经过数十位专家 4 个月的辛勤劳动，初稿基本完成。为了统一格式、规范流程、纠正偏差、审核内容，2015 年 3 月 22 日，中国抗癌协会肿瘤营养与支持专业委员会联合《肿瘤代谢与营养电子杂志》编辑部组织部分专家在成都召开了《中国常见恶性肿瘤营养治疗临床路径》第一次审稿会。

中国抗癌协会肿瘤营养与支持治疗专业委员会主任委员、中山大学附属第一医院石汉平教授，在会上作了开场致辞，并就“编写过程中应注意的一些问题”进行了说明，对“临床路径名词统一”提出了要求。中国抗癌协会肿瘤营养与支持治疗专业委员会副主任委员、上海交通大学瑞金医院曹伟新教授，主持了上半场专家审稿讨论。中国抗癌协会肿瘤营养与支持治疗专业委员会副主任委员、吉林大学附属第一医院李薇教授，主持了下半场专家审稿讨论。

来自全国各地的 20 位肿瘤外科、肿瘤内科、营养学专家积极参与了本次专家审稿，并就“肿瘤营养治疗疗效评价与随访”“免疫营养临床路径”“终末期患者营养治疗临床路径”“肿瘤厌食诊断治疗临床路径”“胃癌的营养治疗路径”“食管癌围术期营养路径”“腹膜后肿瘤”“恶心呕吐的治疗临床路径”等 12 个临床路径建议案进行了热烈的讨论。与会专家一致表示：经过不同学科专家的交流与讨论，碰撞与沟通，受益匪浅、达成了共识，学到了知识，提高了水平。并希望学会以后多多组织这样的讨论会。

（中国抗癌协会肿瘤营养与支持专业委员会）

（稿源：中国抗癌协会网站，2015-03-31）

❖ 肿瘤科研新动态 ❖

曹雪涛团队发现免疫细胞活化调控新机制

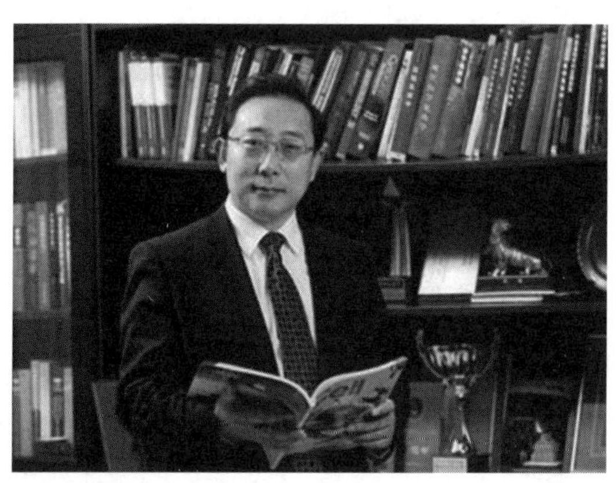

中国工程院院士、中国医学科学院院长曹雪涛团队发现，E3 泛素连接酶分子 Nrdp1 在 T 细胞抗感染、抗肿瘤功能的活化中起重要调控作用，为研究如何增强机体抗感染、抗肿瘤适应性免疫（特异性免疫）功能，同时抑制自身免疫病发生、发展提出了新的分子机制与干预方法。相关研究论文发表于 2015 年 9 月 21 日的《自然-免疫学》杂志。

杀伤性 T 细胞在抗胞内菌及病毒感染、抗肿瘤，以及导致、促进自身免疫性疾病发生、发展中起重要的作用，如果其功能不能有效活化，机体将不能有效抵御感染和肿瘤；但其功能如果活化过度，将损伤机体自身组织，导致和加重自身免疫性疾病发生、发展。因此，杀伤性 T 细胞功能的及时活化与适时终止对于机体健康与稳定极为重要，寻找能够控制杀伤性 T 细胞功能的分子具有重要科学意义与临床应用价值。

在“973”计划与国家自然科学基金重点项目的资助下，曹雪涛与中国医学科学院医学分子生物学国家重点实验室博士后杨明金及第二军医大学医学免疫学国家重点实验室教授陈涛涌等，在前期发现 Nrdp1 并证明参与调控天然免疫反应的基础上，通过淋巴细胞亚群基因表达谱分析，进一步发现 Nrdp1 在 T 细胞中优势表达，然后通过 Nrdp1 基因缺陷小鼠及细菌感染与肿瘤小鼠模型等，发现 Nrdp1 能够在 T 细胞活化早期与活化信号分子 Zap70 结合，并介导 Zap70 发生新型多聚泛素化修饰，降低 Zap70 的磷酸化水平，从而对于 T 细胞受体信号通路发挥负向调控作用，进而抑制 T 细胞功能。

该研究揭示了泛素化修饰与磷酸化修饰这两种重要蛋白质修饰形式之间的交叉调控，丰富了 T 细胞信号通路负向调节机制，并为研究特异性免疫应答调控提供了新的思路，对于感染性疾病和肿瘤的治疗具有潜在应用价值。同时，也为通过调控 T 细胞功能以治疗自身免疫性疾病提出新的潜在靶点。

（来源：《中国科学报》/柯讯 2015-09-22）（自：生物谷 Bioon. com 下载）

尹玉新课题组研究发现PTEN调控DNA复制

北京大学基础医学院尹玉新课题组最近研究取得突破，发现并证实抗癌基因PTEN参与调控DNA复制过程，研究成果于9月25日作为封面文章发表在《Cell Research》（IF 12.4），论文题目为“PTEN regulates RPA1 and protects DNA replication forks”。2008级基础医学八年制博士生王光熙与2015级博士研究生李扬为该论文的共同第一作者。

PTEN是重要的抗癌基因，参与调控多项细胞活动。尹玉新课题组前期工作证明PTEN是维持染色体功能和结构的柱石，失去PTEN会导致染色体分裂异常和紊乱，从而导致肿瘤发生。他们最新发现PTEN对DNA复制叉的保护发挥关键作用。研究表明，PTEN的缺失会造成DNA复制刺激下复制叉的坍塌，进而导致染色体的不稳定。利用STORM及iPOND等高端先进技术，他们观察到PTEN准确定位于DNA复制点，并直接结合复制蛋白RPA1，促进其在复制叉上的聚集从而发挥保护复制叉的作用。同时PTEN也可以招募去泛素化蛋白OTUB1去泛素化修饰RPA1，维持其蛋白质稳定性。RPA1缺失的细胞显示出与PTEN相近的表型，同时两者在结肠癌中的表达有很好的相关性。为了确定RPA1的重要性，该课题组首次建立了RPA1敲除小鼠模型，观察显示杂合丢失RPA1的小鼠更易诱发结直肠癌。通过以上研究，他们发现PTEN是保护DNA复制叉的重要蛋白质，而RPA1是其行使该功能的下游分子。PTEN通过调控DNA复制维护基因组的稳定性。

该文揭示了PTEN在核内调控DNA复制的新功能，首次发现PTEN通过全新机制调控下游分子RPA1的表达和功能。为今后进一步加深PTEN在核内功能的认识开辟了新的路径，也为作者于2007年在《Cell》撰文首创“PTEN是基因组守护者”的理念提供了全新、明确的证据，为癌症的诊断与治疗提供了新的理论基础。

尹玉新教授的研究项目依托系统生物医学研究所，得到科技部重大基础研究项目（973计划）、国家自然科学基金、北京大学-清华大学生命联合中心的支持。

（基础医学院）（来源：北京大学医学部新闻网，发布日期：2015-09-25）

尹玉新团队在《Nature Immunology》发表研究成果

北京大学系统生物医学研究所尹玉新教授课题组最新研究首次发现了自身免疫系统调控开关——磷酸酶DUSP2（PAC1），可以调控自身免疫反应，影响自身免疫疾病的发生发展。相关研究论文“The phosphatase DUSP2 controls the activity of the transcription activator STAT3 and regulates TH17 differentiation”于2015年10月19日在线发表于《Nature Immunology》（影响因子20）。基础医学院吕丹博士和2009级基础医学八年制博士研究生刘亮为该论文的共同第一作者。该项研究得到科技部重大基础研究项目（973计划）、国家自然科学基金和北京大学-清华大学生命联合中心的支持。

自身免疫疾病是严重威胁人类健康的一类重要疾病。近年报道，辅助性 T 细胞 TH17 的调节异常和许多自身免疫疾病密切相关，而 TH17 细胞的分化发育主要通过 IL-6/STAT3 信号通路介导。迄今为止人们已经发现许多激酶可以调控 STAT3 的磷酸化从而影响其转录活性，但是关于磷酸酶在 IL-6/STAT3 信号通路中的作用，目前研究甚少。

尹玉新课题组在前期研究中证明磷酸酶 DUSP2（PAC1）作为抗癌基因 p53 下游靶点，参与细胞对氧化应激的反应，诱导细胞凋亡，该成果发表于《Nature》杂志。在此基础上，他们进一步探究 DUSP2 的功能，最新研究发现，在免疫系统中特异性表达的 DUSP2 能够通过去磷酸化抑制 STAT3，负向调控 TH17 细胞分化，从而维持机体免疫稳态。研究表明，DUSP2 能够在 T 细胞活化后表达上调，并且在体外诱导 T 细胞分化过程中抑制 TH17 细胞的分化。随后，他们建立了小鼠肠炎模型，证明 DUSP2 基因敲除小鼠表现出更加严重的炎症反应，同时伴随着 TH17 细胞分化的增强和 STAT3 转录活性的增高。在分子机制探究中，他们发现 DUSP2 能够调控 TH17 分化的关键转录因子 STAT3 直接结合，并且去磷酸化修饰 STAT3，从而抑制 STAT3 的转录活性，因此，DUSP2 是 STAT3 的磷酸酶和抑制因子。此外，他们还在溃疡性结肠炎患者的外周血单核细胞中发现，DUSP2 基因启动子区发生甲基化从而表达下调，无法在 T 细胞活化过程中被诱导表达，从而导致溃疡性结肠炎。

尹玉新课题组的发现阐释了一种新的调控 T 细胞分化及抑制自身免疫疾病的机制，加深了人们对自身免疫疾病发病机制的认识，揭示了双重特异性磷酸酶 DUSP 家族在免疫系统中的功能，此项研究为临床诊疗炎症性疾病和自身免疫疾病提供了重要的潜在靶点，也为肿瘤免疫疗法开辟了新的途径。

（基础医学院）（来源：北京大学医学部新闻网，发布日期：2015-10-21）

尹玉新教授主持的国家重大科学研究计划结题验收获评优秀

科技部近期发布了国家重点基础研究发展计划（973 计划）2014 年结题项目验收结果通知。以北京大学基础医学院尹玉新教授为首席科学家的国家重大科学研究计划“基因组稳定性和细胞周期调控相关蛋白质群的功能及作用机制研究”顺利通过验收，被评为优秀。

细胞增殖、分裂是生物体生长发育的基础。在细胞增殖过程中遗传物质的稳定性有赖于细胞周期的系统调节，DNA 的精确复制和 DNA 损伤的修复。蛋白质群在此过程中的相互作用使细胞周期的精密调控成为可能。多种重大疾病特别是肿瘤发生的根本原因是细胞周期调节的失控和基因组稳定性的破坏。因此，对细胞周期调控和基因组稳定性维持相关蛋白质群的研究已经成为揭示肿瘤发生与发展机制、研发创新治疗药物的一个极其重要的领域。

“基因组稳定性和细胞周期调控相关蛋白质群的功能及作用机制研究”项目旨在深入研究并试图阐明细胞增殖过程中基因组稳定性和细胞周期调控相关蛋白质群的生物学功能和作用机制，从而揭示调控细胞生存和凋亡的分子机制以及维持遗传物质稳定性的机制，为阐明癌症等重大疾病的发病机制以及鉴定新药靶标提供理论依据和新的途径。研究团队集结了来自北京大学、中山大学、南开大学的一批优秀科学家，其中包括国家千人计划专家、教育部长江学者、杰出青年基金获得者、中国青年科学家奖获得者，并有多人次担任国内外著名期刊的主编、副主编、编委或审稿人。

五年来，项目组科研人员刻苦攻关，通力合作，全面完成了研究计划，实现了预期目标，在解决重大疾病问题方面取得突破性进展。研究人员在《Cell》及其子刊和《Nature》系列等杂志发表了一系列有重大创新、具有很高理论价值的科研成果，在国际上产生了重要影响。

（基础医学院）（来源：北京大学医学部新闻网，发布日期：2015-10-08）

《细胞》杂志发表乔杰、汤富酬团队关于人类原始生殖细胞的相关研究成果

2015 年 6 月 4 日，国际知名学术期刊《Cell》以封面文章的形式发表了北京大学第三医院乔杰研究组和北京大学生命科学学院汤富酬研究组的合作研究成果——人类原始生殖细胞中基因表达的表观遗传调控相关研究，首次报告了人类原始生殖细胞不同于动物模型小鼠原始生殖细胞的表观遗传的关键特征。

基因组 DNA 甲基化作为一种重要的表观遗传修饰方式，是调控细胞分化过程中基因表达的主要机制之一。它不改变基因序列、但可遗传给后代，易受外界环境的影响而发生改变，在胚胎发育、干细胞分化、癌症的发生等方面发挥重要的作用。研究发现，在哺乳动物胚胎发育过程中有两次大规模的 DNA 甲基化组重编程，分别在受精后的植入前胚胎中以及植入后胚胎的生殖细胞中。既往以小鼠作为模式动物进行的研究，发现了复杂的基因表达调控网络以及大规模的 DNA 甲基化重编程对于早期胚胎以及原始生殖细胞的发育很重要。

2014 年，乔杰、汤富酬研究团队在《Nature》杂志上首先报告了人类植入前胚胎的 DNA 甲基化特征：精卵结合后，父母的表观遗传记忆信息（基因组 DNA 甲基化）被大规模的擦除，而印记基因的甲基化得以精确维持、重复序列元件上也保留了大量 DNA 甲基化，从而传递给子代；胚胎着床后，基因组 DNA 重新甲基化。在正常情况下，一个植入后胚胎大部分组织器官的基因组 DNA 加上甲基化标记后就基本维持稳定，不再擦去，而含有要传递给后代遗传信息的原始生殖细胞则要经历大规模的 DNA 甲基化擦除和重建过程。国际表观遗传学专家 Wolf Reik 和 Gavin Kelsey 在《Nature》杂志同期发表述评，称此项工作“为研究人类胚胎发育的表观遗传调控奠定了基础，有助于评估辅助生殖技术对人类健康的长期影响”。

2015 年 6 月 4 日，《细胞》杂志第二次发表该团队的研究工作，他们在此前的植入前胚胎研究基础上，对人类原始生殖细胞（PGC）DNA 甲基化组重编程过程进行了研究。PGC 产生于胚胎发育的早期，是发育为成熟的精子和卵母细胞的前体细胞。研究发现，与

小鼠原始生殖细胞类似，处于发育早期的人类原始生殖细胞会表达与干细胞多能性相关及与生殖细胞发育相关的基因。而与小鼠不同的是，人类原始生殖细胞并不表达关键的转录因子基因 SOX2，却表达 SOX 家族的另外两个基因 SOX15 和 SOX17；进入减数分裂阶段的人类原始生殖细胞其转录组发生明显改变，且同一个胚胎的不同生殖细胞处于显著不同的发育状态。其次，在人类植入后雌性胚胎中，每个细胞的两条 X 染色体中的一条会随机失活，以保持两性的 X 染色体剂量相同（两性都保持每个细胞中只有一条活跃转录的 X 染色体）。然而，在人类雌性胚胎的原始生殖细胞中失活的那条 X 染色体会被重新激活，此研究发现第 4 周的雌性原始生殖细胞就已经完成 X 染色体重新激活，明显早于小鼠。第三，人类原始生殖细胞在发育过程中会经历大规模的 DNA 甲基化擦除，在胚胎发育到第 10~11 周时，DNA 甲基化水平降至最低点，仅有 7%左右保留下来。这是人类所有已知类型的体内正常细胞中 DNA 甲基化程度最低的细胞类型，说明原始生殖细胞的 DNA 甲基化组具有鲜明的独特性。第四，虽然人类原始生殖细胞基因组中绝大部分区域的 DNA 甲基化被完全擦除，但在一些重复序列元件上仍然残留大量 DNA 甲基化，尤其是微卫星序列 ALR 以及一些进化上比较年轻的元件，为人类隔代遗传现象的表观遗传学分析提供了有用的线索。

该项研究首次为人类提供了一个早期胚胎的原始生殖细胞发育过程中基因表达的表观遗传调控的坐标，加深了人们对人类早期胚胎的发育特征以及表观遗传重编程过程的认识。为人类生殖细胞的表观遗传重编程、早期胚胎全能性的建立、干细胞向精卵定向分化以及 DNA 甲基化的隔代遗传等问题的探究提供了理论基础。对辅助生殖技术的安全性评估、生殖内分泌与代谢性疾病是否会遗传给后代或隔代遗传、反复流产与胚胎停育，以及临床上生殖细胞发育异常相关疾病等的研究具有非常重要的意义。《Cell》杂志同期发表评述“Forget the Parents: Epigenetic Reprogramming in Human Germ Cells”。

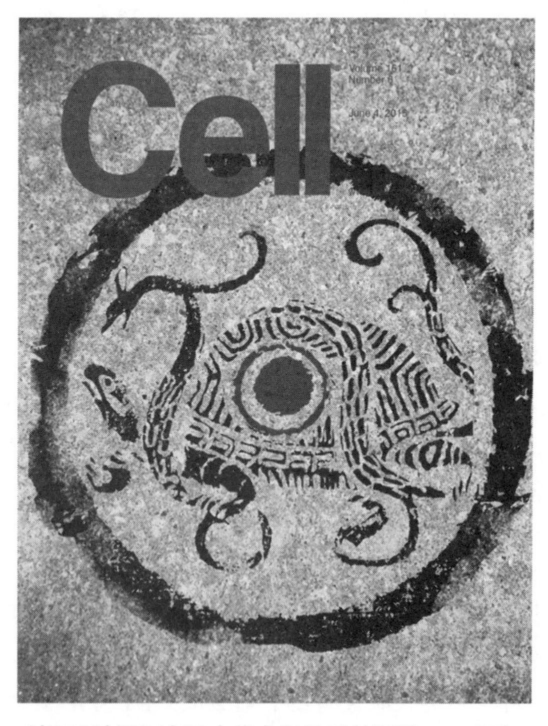

封面设计源于中国古代象征生殖的图腾——玄武，寓意哺乳动物通过有性生殖（蛇与龟）来维持完整的生命周期（圆环），而中心处的生殖细胞则在遗传信息的世代沿袭中起着非常关键的作用。

该项工作由北京大学第三医院联合北京大学生命科学学院生物动态光学成像中心完成，郭帆博士、闫丽盈博士、郭红山和李琳博士研究生是这篇论文的并列第一作者。乔杰教授和汤富酬研究员是该论文的共同通讯作者。该项研究得到了国家自然科学基金、国家重大科学研究计划、北京市科委基金，以及北大清华联合中心基金等支持。

2015 年 6 月 4 日，《Cell》杂志还刊发了美国与台湾的合作研究团队、英国剑桥大学团队关于人类原始生殖细胞发育过程的基因表达及 DNA 甲基化表观遗传特征的研究结果。在同一期同时发表三个来自不同国家的团队独立开展的研究，充分体现了该研究在科学领域的重要性。这三个研究，内容与结果略有不同，但又相互验证，共同为人类认识自身配子发生的特征做出了突出贡献。

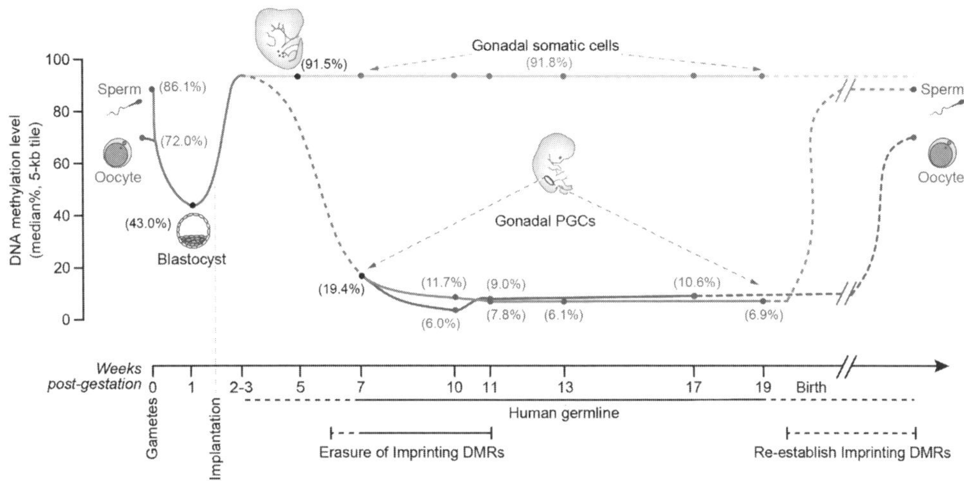

人类生殖细胞（精子、卵母细胞及原始生殖细胞）、植入前胚胎以及着床后胚胎体细胞的 DNA 甲基化水平示意图

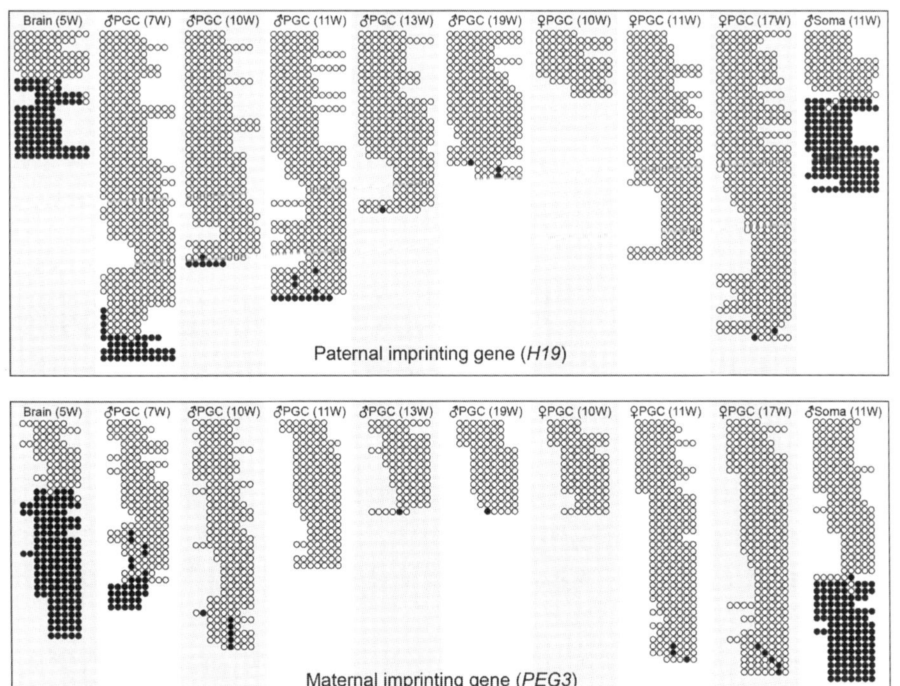

父本印迹基因 H19 和母本印迹基因 PEG3 在各个发育阶段的原始生殖细胞以及体细胞中的 DNA 甲基化。其中每一行连锁的圆圈代表全基因组 DNA 甲基化测序结果中一条读段上的 CpG 位点，白色圆圈代表未甲基化的 CpG 位点，黑色圆圈代表甲基化的 CpG 位点

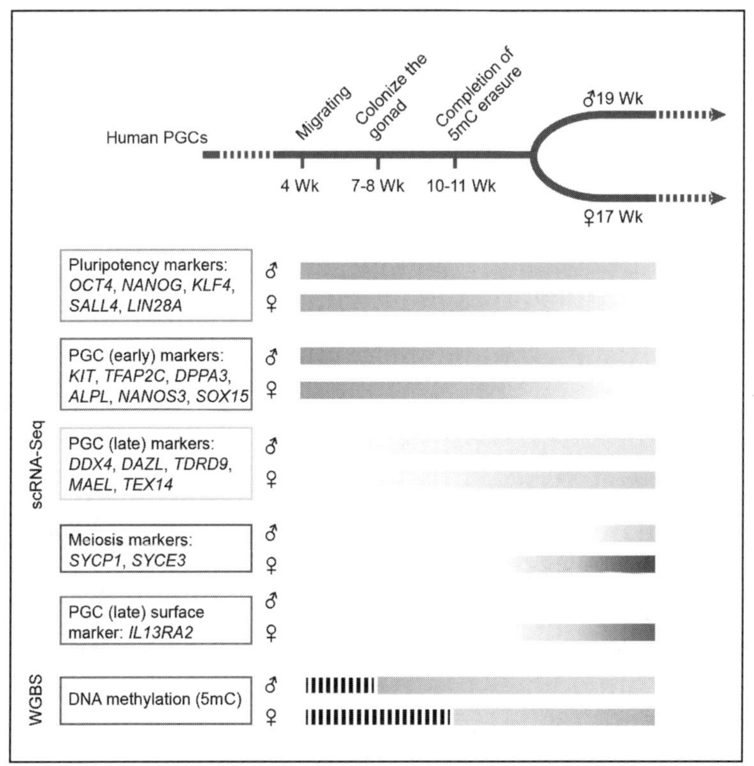

人类原始生殖细胞代表性基因的表达水平随发育时间变化的示意图

（北京大学第三医院）

（来源：北京大学医学部新闻网，发布日期：2015-06-08）

循环肿瘤细胞（CTCs）芯片：癌症早期诊断、干预以及预后监测体系的建立与应用

9 月 17 日，由生物谷主办的“2015 生物标志物研讨会”在上海好望角大饭店隆重开幕。浙江大学转化医学研究院王本副教授参加了此次大会，并发表了题为“循环肿瘤细胞（CTCs）芯片：癌症早期诊断、干预以及预后监测体系的建立与应用”的精彩报告。

王本教授在报告中指出：

1. 循环肿瘤细胞的研究对于肿瘤复发和转移具有重要意义，它的分选富集将为肿瘤转移的生化和分子生物学的研究提供方法学和技术平台，同时为临床上的疾病诊断和个性化治疗提供线索。

2. 借助生物界面工程方法，从细胞界面、材料多级结构与界面，以及生物芯片结构三个角度综合发展 CTCs 分选平台——包括分选设备和配套细胞芯片的一体化研发。重点聚焦于生物芯片的结构和界面，即几何结构和材料化学两方面优化细胞捕获的纯度、效率，以及借助于智能材料的环境响应性实现日标细胞的选择性释放性能，然后，结合生物微机电系统和微流控芯片技术，发展了能够满足临床检测需求的 CTCs 检测系统和芯片。

3. CTCs 芯片为建立癌症早期诊断、干预以及预后检测体系提供了理想的技术平台，并未发展广谱通用的细胞/微生物生物流体分选系统等共性关键技术奠定了科学基础。

（来源：生物谷 Bioon. com，2015-09-23）

单细胞技术应用于癌症患者外周血循环肿瘤细胞研究

9 月 17 日，由生物谷主办的“2015 生物标志物研讨会”在上海好望角大饭店隆重开幕。北京大学生命科学院白凡教授参加了此次大会，并发表了题为“单细胞技术应用于癌症病人外周血循环肿瘤细胞研究”的精彩报告。

白凡教授在报告中指出：

1. 对 CTCs（循环肿瘤细胞）进行基因组分析将有助于更好地了解肿瘤转移的生物学机制，同时，作为一种非侵袭性的检测手段，CTCs 的基因分析可以为个体化疗提供依据。

2. 使用单细胞技术可对来自癌症患者的外周血单个循环肿瘤细胞进行全基因组扩增和深度测序，并用于 CTCs 基因突变检测，这种技术既避免了反复穿刺活检给患者带来的伤害和痛苦，还能及时提供个体化治疗所需的重要信息。

3. 我们发现来自同一个患者的不同 CTCs 之间都具有高度 -致性的全基因组拷贝数变化模式，这和患者的转移位肿瘤组织的拷贝数变化模式完全一致，这种高度一致的拷贝数变异模式挑战了传统上对肿瘤异质性的理解，揭示了特定的拷贝数变异在肿瘤形成及转移中发挥了重要作用。

（来源：生物谷 Bioon. com，2015-09-23）

靶向端粒酶阳性肿瘤细胞的溶瘤单纯疱疹病毒的构建及抗肿瘤作用

溶瘤病毒作为一种新兴的肿瘤治疗手段已越来越广泛地被大众所认知。近日“生物通”报道溶瘤单纯疱疹病毒（Amgen 公司的 T-vec）进行肿瘤免疫治疗大获成功。T-vec 原名 OncoVex-GM-CSF，其临床前研究在英国 BioVex 公司由本课题组刘滨磊研究员及其同事完成［Liu BL，et al. Gene Therapy，2003 Feb，10（4）：292-303］。2011 年，Amgen 公司收购了该产品，并将其名字改为 Talimogene Laherparepvec（简称 T-vec）。

天然或基因改造后的溶瘤病毒可以选择性地在肿瘤细胞中复制，进而裂解肿瘤细胞，通过释放肿瘤相关抗原激活宿主的免疫系统，诱导长效特异的抗肿瘤免疫反应。本课题组通过对溶瘤单纯疱疹病毒进一步的基因改造，从而增强其肿瘤特异性及安全性。体内外实验数据显示：

（1）改造后的病毒可以特异性地靶向端粒酶阳性的肿瘤细胞，并维持其对肿瘤细胞的杀伤能力。

（2）改造后的病毒与母病毒（一种类似 T-vec 的病毒）相比，两者对肿瘤细胞的杀伤能力无差异，而前者的毒性远远低于后者。

因此，我们构建的新型溶瘤单纯疱疹病毒有望成为一种适用于端粒酶阳性肿瘤治疗的安全有效的生物制剂。

本研究发表在近期的《ONCOTARGET》杂志上。本课题受到“973”、国家自然科学基金及协和青年基金的支持。

（作者：免疫学研究室 刘滨磊）

（来源：中国医学科学院肿瘤医院网站，发布日期：2015-06-01）

全自动免疫组化可用于检测多种肿瘤的 BRAF V600E 基因突变状态

中国医学科学院肿瘤医院病理科应用全自动免疫组化（IHC）平台检测 BRAF V600E 基因突变，与临床广泛使用的检测方法比较，包括实时荧光 PCR 法（Real-time PCR）及 Sanger 测序法，总体符合率为 99%，特异性为 99%，敏感性为 100%，提示全自动免疫组化方法可用于检测肿瘤组织中 BRAF V600E 基因突变状态。该研究于 2015 年 3 月 18 日在线发表在《Scientific Reports》上。

BRAF 基因编码一种丝氨酸/苏氨酸特异性激酶，是 MAPK 信号通路的重要转导因子，参与调控细胞生长、分化和凋亡等。BRAF 基因突变在肿瘤患者中首先发现于 2002 年，最常见的突变是第 15 号外显子上的 V600E 突变。BRAF V600E 突变可发生于多种肿瘤，如黑色素瘤、结直肠癌、甲状腺癌、肺癌、乳腺癌、胃癌、卵巢癌等，常见于甲状腺乳头状癌、恶性黑色素瘤、结直肠癌。研究表明，BRAF V600E 突变预示Ⅱ和Ⅲ期结肠癌患者预后不良。NCCN 指南推荐的 Lynch 综合征的检测策略中，推荐在 DNA 错配修复蛋白缺失的病例中进行 BRAF 基因突变检测。BRAF 是甲状腺乳头状癌最为常见的基因突变，BRAF V600E 突变可用于甲状腺乳头状癌的鉴别诊断。BRAF V600E 突变的存在与甲状腺乳头状癌患者死亡率增加相关。NCCN 甲状腺癌指南指出，BRAF 是影响预后的重要因素之一。更重要的是，BRAF 激酶抑制剂威罗菲尼（Vemurafenib）Ⅰ期和Ⅱ期临床试验证明，携带 BRAF V600E 突变的黑色素瘤患者对抑制剂响应率超过 50%，6 个月总体生存率 84%。因此，BRAF 基因突变检测已成为多种肿瘤临床诊治必需的检测项目。

目前，BRAF 基因突变检测平台临床上普遍采用的是直接测序法和 Real-time PCR 法，这两种方法检测准确性较高，但操作比较复杂，检测周期较长。因此选择合适的 BRAF 基因突变检测方法十分重要。本研究中应用全自动免疫组化方法结合 BRAF V600E 突变特异性抗体检测了 779 例肿瘤样木，包括 611 例结直肠癌、127 例甲状腺乳头状癌和 41 例恶性黑色素瘤。在 779 例样本中，150 例 BRAF（V600E）IHC 结果阳性，其中 38 例（38/611，6.2%）结直肠癌，102 例（102/127，80.3%）甲状腺乳头状癌和 10 例（10/41，24.4%）恶性黑色素瘤。与 Sanger 测序和实时荧光 PCR 方法比较，BRAF V600E IHC 的特异性为 99%，敏感性为 100%。该项研究的重要意义在于，将全自动 IHC 检测 BRAF V600E 作为一个简单、经济、快速实用的筛选方法，对于推广作为常规病理检测项目的应用提供了详实的临床试验依据，具有很强的临床实际应用价值。

（作者：病理科 应建明 邱 田）

（来源：中国医学科学院肿瘤医院网站，发布日期：2015-05-29）

中国原创抗癌新药面世
研发过程堪比“走钢丝”

这是一种筚路蓝缕的开拓，14 年的奋斗只为研发原创新药；这是一种苦心孤诣的探索，所有努力只为唤得春回大地归，推动中国原创药产业的发展；这是一种质朴深沉的感情，百折不挠只为回报生他养他的一方土地。

他是鲁先平，深圳微芯生物科技有限责任公司总裁，温文尔雅、彬彬有礼的外表下，是一颗滚烫的心，执着于斯，虽九死而未悔。

中国抗癌原创新药“百死一生”成功“破冰”

2015 年 1 月，微芯生物在深圳召开新闻发布会，对外宣布：中国自主知识产权的原创抗癌新药西达本胺获准全球上市。这意味着中国有了自己原创的抗癌新药，中国药物研发已从仿制、高仿，逐步走入与发达国家同水平甚至超前的独立创新阶段。

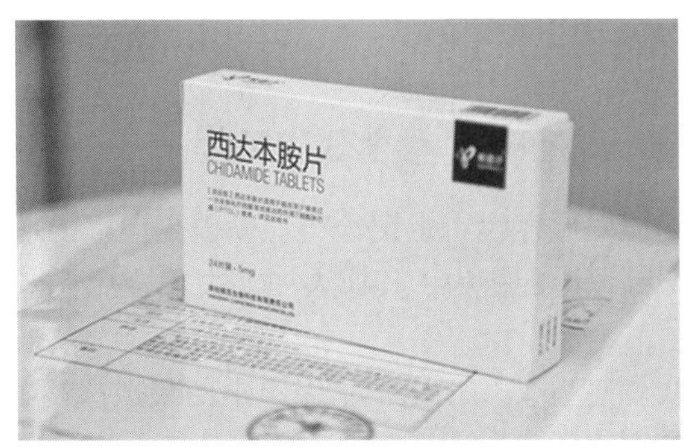

中国自主知识产权的原创抗癌新药西达本胺片

这一消息犹如一颗引爆抗癌药物市场的重磅炸弹，引发广泛关注。世界上生物制药领域有许多顶尖科学家，但一辈子能研制出一种原创药的凤毛麟角。鲁先平是中国协和医科大学分子生物学与肿瘤生物学博士、美国加州大学药理系博士后。2001 年，他和另外 5 位海归创立了微芯生物，从事原创新药的研发。

“我们的想法很简单，就是要改变中国原创药产业的现状。”鲁先平说，中国有世界最多的制药企业，达到 7000 多家，制剂生产能力全球第一，原料药生产能力全球第二，但却鲜有企业研发生产原创药。

在全球制药行业，原创新药研发是一个高投入、高风险、长周期，但高回报的产业。一般来说，从上万个化合物中可能发现一个分子结构进行新药开发，一个新药研发周期长达 10~15 年，需要超过 10 亿美元的研发费用，从这个意义上讲，成功率仅为万分之一。但是由于原创新药受到专利保护，一旦上市可以垄断市场销售，每年将为制药公司带来上亿美元的收入。

西达本胺是鲁先平带领微芯团队经过 12 年研发出来的原创新药，主要对抗淋巴瘤，目前，对于肺癌和乳腺癌的联合治疗也已进入后期临床试验阶段。西达本胺是全球第一个亚型选择性的组蛋白去乙酰化酶抑制剂。正是因为亚型选择性，西达本胺具有非常独特的抗肿瘤机制，比如激活患者抗肿瘤细胞免疫功能。

目前，同类药物全球仅 3 家企业生产，其中两家在美国，每月治疗费用分别为 28 万元人民币和 14 万元人民币。而相比之下，西达本胺每月费用为 2 万多元人民币。在药物使用方式上，西达本胺也采用口服，而非国外使用的静脉注射，更加便利。

国家新药重大创制技术总师、中国工程院院士桑国卫评价西达本胺“填补了我国外周 T 细胞瘤治疗药物的空白，为我国生物医药产业的转型升级起到积极的示范作用。”中国科学院院士陈凯先认为，西达本胺的出现，让中国在这个领域实现与国际先进水平并跑和部分领跑。“这样一种发展模式打破中国经济转型的困局，使得中国医药企业从‘仿制’到‘创制’的梦想得以实现。”

十年磨一剑，微芯生物已经硕果累累。目前，除了治疗淋巴瘤的西达本胺已经生产上市，微芯生物自主研发的治疗Ⅱ型糖尿病的西格列他钠已经进入临床Ⅲ期，治疗癌症实体瘤的西奥罗尼进入临床Ⅰ期，治疗类风湿关节炎的药物正在研发中。微芯生物已经在肿瘤、糖尿病、免疫性疾病等领域建立多个原创新药产品线，并申请 73 项化合物全球发明专利，其中 45 项已获授权。

擅长“走钢丝”的微芯团队：科学驾驭风险

鲁先平将原创新药的研发形容为“走钢丝”，“新疆高空王子阿迪力可以在两座高山之间走钢丝。这是一个超级高风险的行为，其他人一上去就会掉下来，但阿迪力懂得驾驭风险、控制风险。”他说。

微芯生物在成立之初就建立了基于化学基因组学的集成式药物发现及早期评价平台。对于整个研发链条风险最大的环节，微芯生物通过这一核心技术去预测、评判设计的化学结构、寻找的靶点，是否具有成药的可能，然后做出科学选择，是继续开发还是尽早放弃，浪费最少的钱和最少的时间。

“微芯生物是原创新药的冲浪者，因为我们懂得全基因组表达，计算机辅助结构设计、基于信息学的数据挖掘，从而得到强有力的预测性数据。即使我们成功概率只增加50%，那也意味着我们成药的机会就比别人多一倍，花的钱会远远比别人少。”鲁先平说，他们“烧”的钱至今不到10亿元。

即便如此，筛选发现理想的分子化合物仍然困难重重，工作量堪比大海捞针，鲁先平用“天一样大的漏斗”来比喻：2000个化学分子，针对18个靶点，就会形成36000个数据点，每个靶点做几次重复试验，仅仅是为了筛选出一个可靠的数据，就要进行30万个试验点，从一个无限大的口，通过不断试错、不断收紧，从中可选出一两个合适的化合物，很多时候一无所获。

面对如影随形的科研失败风险，鲁先平一如既往地乐观淡定，“选择了做原创药这条路，就意味着每一天都在试错，每一个错都提供一个新的信息，把我们引向新的方向，冲破万难，不断接近漏斗的底端，体会曙光乍现那一瞬间的激动、惊喜，这正是科研的乐趣所在。”

“十几年之前回国创业，中国的各个环节还没有完全做好迎接创新药的准备。我们最开始遭遇到的是当时医药政策和技术规范不成熟的制约。”鲁先平对此有着切肤之痛，常常在各种医药行业论坛中分享经验，呼吁建立更健全的管理体系、更完善的风险投资机制、更充分的专利保护，如今这一状况得到很大的改善。

在鲁先平看来，中国有优秀的科学家、良好的制药基础，但模仿取代了创新，只能通过价格竞争谋取非常少的利润，处于医药产业链低端，只有探索建立新药研发生态的良性循环，才能点燃中国医药行业的创新热情。

来路迢迢，不忘初心。“我的想法很朴素，希望用个人所学回报生我养我的故土，通过科学智慧去治病救人是我最大的成就。”鲁先平说，他更愿意被称作“鲁博士”而非“鲁总”，作为一个科学家，他享受科研和分享的快乐。微芯每一个研发新药的名称前面都以“Chi”为打头，一语双关，寓意China和微芯的英文名chipscreen。

（作者：彭勇 冯璐 白瑜，来源：新华社 2015-05-24）

最值得期待的肺癌新药 Top 20

空气质量对肺的影响较大，吸烟、大气污染（如雾霾、大规模爆炸产生的有毒气体）、室内空气污染等都是引起肺癌的重要因素。

肺癌是中国癌症患者占比最高的癌症类型，而肺癌当中80%～85%为非小细胞肺癌（NSCLC），15%～20%为小细胞肺癌（SCLC），以及其他罕见的肺癌类型。

那么肺癌药物有哪些呢？

表 1　2014 年全球肺癌药物市场销售 Top 10

排名	商品名	通用名	开发公司	销售额（百万美元）
1	Avastin 安维汀	Bevacizumab 贝伐单抗	Roche	7018
2	Alimta 力比泰	Pemetrexed 培美曲塞	Eli Lilly	2792
3	Tarceva 特罗凯	Erlotinib 厄洛替尼	Roche	1413
4	Abraxane 凯素	Paclitaxel 紫杉醇	Celgene	923
5	Iressa 易瑞沙	Gefitinib 吉非替尼	AstraZeneca	623
6	Xalkori 赛可瑞	Crizotinib 克唑替尼	Pfizer	438
7	Taxotere 泰索帝	Docetaxel 多西他赛	Sanofi	353
8	S-1 爱斯万	Gimeracil/Oteracil/Tegafur 吉美嘧啶/奥替拉西/替加氟	Taiho	219
9	Adriamycin 阿霉素	Doxorubicin 多柔比星	Pfizer	199
10	Gemzar 健择	Gemcitabine 吉西他滨	Eli Lilly	153

表 2　全球在研肺癌药物预期上市 Top 10

药品名称	开发公司	预计上市时间	作用机制	国内注册情况
对甲苯磺酰胺注射液	天津红日药业股份有限公司	2015 年	具有对肿瘤细胞特殊染色功能，通过了美国 FDA "特殊靶向性毒性试验"	报生产
Pembrolizumab（MK-3457）	Merck & Co.	PDUFA 日期 2015-10-02	Immune Checkpoint Inhibitors/Anti-PD-1	进口临床待审评
Necitumumab（LY-3012211）	Lilly	2015 年底	Signal Transduction Modulators/Anti-EGFR	进口临床待审评
Osimertinib mesylate（AZD9291）	AstraZeneca	2016 年	EGFR（Thr790Met Mutant）Inhibitors/Signal Transduction Modulators	已批准临床，临床试验进行中，尚未招募
Rociletinib hydrobromide	Clovis Oncology	预计 2016 年第二季度获批	EGFR（Thr790Met Mutant）Inhibitors/Signal Transduction Modulators	未进入中国
Ganetespib（STA-9090）	Synta Pharmaceuticals	2017 年	Apoptosis Inducers/Heat Shock Protein 90（HSP90）Inhibitors/Signal Transduction Modulators	未进入中国
Atezolizumab（MPDL3280A，RG-7446）	Roche	2017 年	Immune Checkpoint Inhibitors/Anti-PD-L1（CD274）	进口临床待审评
Durvalumab（MEDI4736）	MedImmune	2017 年	Immune Checkpoint Inhibitors/Anti-PD-L1	进口临床待审评
Veliparib hydrochloride（ABT888）	AbbVie	2017 年	Poly（ADP-ribose）polymerasee-1（PARP-1；ARTD1）Inhibitors/Poly（ADP-ribose）polymerase-2（PARP-2；ARTD2）Inhibitors/Signal Transduction Modulators	未进入中国
Selumetinib sulfate（司美替尼，AZD6244）	AstraZeneca	2018 年	MEK1 Inhibitors/MEK2 Inhibitors/Extracellular-Regulated Kinase（ERK）Inhibitors/Apoptosis Inducers/Signal Transduction Modulators	未进入中国

表 3 2014 年中国肺癌药物市场销售 Top 10

排名	商品名	通用名	开发公司
1	力扑素	Paclitaxel 紫杉醇	南京绿叶思科药业有限公司
2	艾素	Docetaxel 多西他赛	江苏恒瑞医药股份有限公司
3	康莱特	Coix Seed Oil 薏苡仁油	浙江康莱特药业有限公司
4	艾迪注射液	Ai Di 艾迪注射液	贵州益佰制药股份有限公司
5	维康达	Gimeracil/Oteracil/Tegafur 吉美嘧啶/奥替拉西/替加氟	山东新时代药业有限公司
6	易瑞沙	Gefitinib 吉非替尼	阿斯利康制药有限公司
7	赛珍	Pemetrexed 培美曲塞	山东齐鲁制药有限公司
8	普来乐	Pemetrexed 培美曲塞	江苏豪森药业股份有限公司
9	泰素	Paclitaxel 紫杉醇	百时美施贵宝（中国）投资有限公司
10	健择	Gemcitabine 吉西他滨	礼来苏州制药有限公司

表 4 中国在研肺癌药物预期上市 Top 10

药品名称	申请类型	企业名称	预计上市时间	备注
对甲苯磺酰胺注射液	1［1，1］	天津红日药业股份有限公司	2015 年	报生产审评中（NDA 排队号 173 位）
BIBF 1120 软胶囊（Nintedanib，尼达尼布）	进口	勃林格英格海姆	2016 年	2015 年国外已上市，国际多中心中国区Ⅲ期临床试验正在进行
阿法替尼片	进口	勃林格英格海姆	2016 年	2013 年国外已上市，国际多中心中国区Ⅲ期临床试验正在进行
LDK378 胶囊（色瑞替尼，ceritinib）	进口	诺华	2018 年左右	2014 年国外已上市，国际多中心中国区Ⅲ期临床试验正在进行，国内多家申报 3，1 类
Ramucirumab（雷莫芦单抗）	进口	Eli Lilly	2020 年左右	2014 年国外已上市，2012 年在国内登记Ⅰ期临床试验，2015 年提交临床申请，排队号 233
ipilimumab 注射液（依匹木单抗）	进口	Bristol-Myers Squibb	2020 年左右	预计美国 2018 年上市，国际多中心中国区Ⅲ期临床试验开始于 2013 年，正在进行
Osimertinib mesylate（AZD9291）	进口	AstraZeneca	2020 年左右	预计国外 2016 年上市，国际多中心中国区Ⅲ期临床试验于 2015 年开始
Nivolumab 纳武单抗	进口	Bristol-Myers Squibb	>2020 年	2015 美国批准晚期鳞状非小细胞肺癌
西达本胺片	1［1，1］	深圳微芯	>2020 年	Ⅱ期临床试验于 2015 年已完成
AUY922（Luminespib）	进口	诺华	>2020 年	国际多中心中国区Ⅱ期临床试验 2015 年开始

备注：考虑到很多大品种的癌症辅助药物和补益类中药，适用于多种癌症，在国内已上市品种销售榜单里，仅放上了癌症治疗药物，包括生物药和中药。

（作者：断岚，来源：医药魔方数据，2015-10-10）

老药新用：依鲁替尼用于三大适应证后又发现可用于 EGFR 突变型的非小细胞肺癌

依鲁替尼（Ibrutinib）是今年强生公司从 Pharmacyclics 以近 200 亿美元买入的重点品种，可用于治疗套细胞淋巴瘤、慢性淋巴细胞白血病、小淋巴细胞淋巴瘤。

B 细胞淋巴癌、前列腺癌、结直肠癌、急性白血病、非小细胞肺癌等听起来可怕的疾病，在不久的将来可能会得到有效控制。刘青松研究员带领的科研团队正在加速推进一批抑制剂的问世。

日前，中国科学院强磁场科学中心研究员刘青松课题组、刘静课题组与北京生命科学研究所研究员陈良课题组联合研究发现“老药”依鲁替尼另一新适应证——EGFR 突变型非小细胞肺癌。EGFR 即表皮生长因子受体，主要用于靶向治疗药物的选择，以实现肿瘤患者的个体化治疗。

急重癌症威胁生命

肺癌是导致癌症患者死亡的主要恶性肿瘤之一。来自强磁场科学中心的数据显示，我国每年新发肺癌患者 70 万人，非小细胞肺癌占肺癌 80%～85%。“尽管手术和放、化疗技术不断提高，但非小细胞肺癌患者的生存率仍低于 20%。”刘青松告诉记者。

据刘青松介绍，非小细胞肺癌中约有 20% 的 EGFR 发生突变。近年来，以突变 EGFR 为靶点的靶向治疗已成为非小细胞肺癌一种新的治疗方案，这也是刘青松团队努力突破并取得成绩的一项科研进展。

此外，刘青松团队还推进了急性髓系白血病（AML）的治疗。刘青松、刘静课题组的联合研究成果表明：依鲁替尼可以应用于急性髓系白血病的治疗。

据了解，急性髓系白血病是成年人血液系统常见的恶性肿瘤。该病以骨髓与外周血中原始髓性细胞异常增殖，并抑制正常造血为特征，临床表现为贫血、出血、脏器浸润、代谢异常等。

“多数急性髓系白血病病例病情急重，如果不及时加以治疗，通常在几个月内就会导致死亡。目前临床上还没有特异性的针对此类癌症的靶向药物。”刘青松指出。

科研人员研究发现，人类 FLT3 基因是酪氨酸激酶家族成员的原癌基因，约 30% 的急性白血病患者出现 FLT3 基因内部串联复制。FLT3 基因的内部串联复制在急性髓系白血病的发生、发展中起着十分重要的病理作用。

肺癌和急性髓系白血病看似不相关联的两种疾病，却让刘青松对老药依鲁替尼有了新的发现。

依鲁替尼的新发现

刘青松向记者介绍，依鲁替尼是一个靶向于 BTK 激酶，用于治疗 B 细胞淋巴瘤中的套细胞淋巴瘤、慢性淋巴细胞白血病和淋巴浆细胞淋巴瘤的药物。

美国食品和药品管理局（FDA）分别在 2013 年、2014 年、2015 年授予依鲁替尼“突破性”地位，可用于治疗三种 B 细胞恶性肿瘤：复发或难治性套细胞淋巴瘤、慢性淋巴细胞白血病及华氏巨球蛋白血症。

据悉，依鲁替尼是经美国 FDA 突破性药物通道批准的第二个新药，也是第一个为 FDA 通过的不可逆抑制作用的靶向药物。

刘青松课题组致力于不可逆作用机制药物的研究，所以对依鲁替尼的作用机制、作用模式等产生了浓厚的兴趣。

他们的科研团队构建了一个以激酶为靶点的全细胞高通量筛选库，通过对依鲁替尼的脱靶的靶标的分析，发现此药极有可能对其他的药物靶点有比较明显的作用。

“我们利用自己构建的高通量细胞筛选库和高通量药物筛选的方法，发现了依鲁替尼对 FLT3-ITD 阳性机型白血病和 EGFR 突变的非小细胞肺癌的有效药物作用靶点有比较明显的抑制作用。”

刘青松团队还发现，依鲁替尼对于临床上对 EGFR 激酶一线药物已经产生耐药的 EGFR 突变也有一定的抑制作用。这些新的发现在蛋白质层次、细胞层次以及患者的原代细胞和动物模型上都得到了验证。

“虽然目前这些新的发现还没有在临床上直接应用，需要经过临床试验验证才能正式使用，但由于依鲁替尼目前已经在临床上使用，因此它的毒理、药代学等方面不存在问题，所以推向临床试验相对来说不是大的问题，成功率要比从头开发一个新的药物高得多。”刘青松说。

目前，刘青松研究团队已就此申请了中国专利以及国际专利保护，并且通过专利授权的方式与安徽省新星药业进行老药新用的联合产业化开发。

转化医学呼吁完善产业链

2012 年 7 月，刘青松回国加入强磁场科学中心，并组建了肿瘤药物学研究团队。他于 2013 年入选国家第九批“青年千人计划”。回国前，他在哈佛大学医学院进行博士后研究，主要从事抗肿瘤药物开发和相关肿瘤药物耐药性机制的转化医学研究。

“我回国以后作的研究与在国外研究的方向是一脉相承的。”刘青松告诉记者，如今国内的科研环境正在发生巨大的变化，试验条件不比国外差，甚至某些硬件设施要好于国外。“国内的合作气氛比较好，我们有关非小细胞肺癌的研究就是与北京生命科学研究所的陈良老师共同完成的。”

然而，刘青松也发现自己所在领域的国内外科研差距主要在软件上。“我们的科研耗材等大多依靠进口，国内又没有相关的替代品，耗材的购置成本比较昂贵。国家有限的科研经费，对于转化医学的科研来说，常常是杯水车薪。”

刘青松希望尽快建立转化医学完整的科研产业链，这不仅有利于提升我国在该领域的科研水平，也不会让有限的科研经费被国外公司赚走。他还指出：“因为绝大多数生物研究耗材依赖进口，所以获得这些研究耗材的速度也相对较慢，使得我们在与国外的研究团队竞争中处于劣势，科研效率上明显要低一些。”

（来源：《中国科学报》2015-11-12）

抗 PD-1 药物 pembrolizumab 对晚期肺癌患者疗效显著

2015 年 11 月 7 日，香港专科医护基金在广州举行的新闻发布会上，香港内科肿瘤科专家陆凯祖医生介绍了免疫治疗肺癌的最新进展，抗 PD-1 药物有助于晚期肺癌的治疗。

陆凯祖医生表示，过往接受多西他赛（Taxotere）化疗的肺癌患者的中位总生存期仅为 5. 7 个月，且不良反应较多，影响患者生活质量。2015 年 4 月，在线发表在《新英格兰医学杂志》上的相关研究结果显示，免疫治疗抗 PD-1 药物 pembrolizumab 的中位总生存期为 12 个月，效果理想。

关于患者是否适合使用抗 PD-1 药物 pembrolizumab？陆凯祖医生对此指出：“首先确保患者病情稳定，此药物的毒副作用很小，其他条件无限制。一般 6 个月可看出效果，前 3 个月使用抗 PD-1 药物后，观察病情是否有所改善，如病情平稳且有所进步，接着再进行 3 个月的治疗，6 个月的治疗可见成效。”

据介绍，抗 PD-1 药物 pembrolizumab 是美国 FDA 认证第一个获批免疫治疗鳞状和非鳞状转移性非小细胞肺癌的药物，研究数据表明，近九成的 PD-L1 高表达肺癌患者有肿瘤缩小的情况，而接近六成的 PD-L1 低表达患者也有同样正面反应；此外，抗 PD-1 药物 pembrolizumab 的安全性高，不良事件率低至 1%~2%。同时多个研究显示，抗 PD-1 免疫疗法在治疗多种癌症时可产生正面效果。

抗 PD-1 药物 pembrolizumab 已获美国 FDA 和欧盟 EU 的认证，英国卫生保健优化研究所将其纳入国民健保，但目前受限于进入中国内地的相关法定程序，这一药物进入中国内地仍需一段时间，陆凯祖称，据其掌握的资料，目前已有内地患者到港澳接受相关的治疗。

但值得特别注意的是，这一治疗费用目前非常昂贵，接受这一治疗，需每三周进行一次注射，每次费用 3 万~4 万元人民币，而且需长期用药，一年治疗费用就将高达 50 万~68 万元，对于普通患者来说，将是一笔庞大的费用。

（来源：医谷，2015-11-10）

青蒿素在美试验有重大发现 或改变癌症治疗

中国中医药专家屠呦呦获得了 2015 年度诺贝尔生理学或医学奖，青蒿素在近期成了很热门的一个药品名词。这一继奎宁之后的抗疟疾特效药，每年能挽救上百万患者生命。“其实，青蒿素不仅是一种抗疟疾药物，更是一款能杀癌抗癌的药物。”广州复大肿瘤医院总院长，国内著名消化内科、肿瘤治疗专家，“白求恩”奖章获得者徐克成昨日向记者表示，美国专家甚至预言青蒿素可能使一些癌症的治疗方法产生彻底的改变。

试验表明青蒿素对多种癌细胞有抑制作用

1995年，美国西雅图华盛顿大学的研究人员首次发现青蒿素对乳腺癌、胰腺癌和白血病细胞具有很强的杀伤作用，而对正常组织细胞无毒性作用。在他们的多项试验中，青蒿素能在16个小时内，将试管中与其接触的乳腺癌细胞实际上全部杀灭，而几乎所有与其接触的健康细胞仍然存活。

近年来，主要在中国和美国，大量的体外或动物模型实验显示，青蒿素对多种癌细胞均有抑制作用。在一项研究中，共实验了55个细胞系列，发现青蒿琥酯能抗白血病、结肠、黑色素瘤、乳腺、卵巢、前列腺、中枢神经系统和肾等器官、组织的恶性细胞；半合成衍生物双氢青蒿素对胰腺癌、白血病、骨肉瘤和肺癌有明显抑制作用。实验表明，青蒿素类化合物能有效抑制小鼠和大鼠异种移植瘤的生长。

徐克成说，研究发现，肿瘤细胞膜是青蒿素攻击的主要靶点。青蒿素既可以通过诱导肿瘤细胞发生“凋亡”，也可以使细胞“胀亡”。肿瘤细胞膜遭到破坏后，其通透性就随之发生改变，一方面细胞外大量的钙离子会进入细胞内，诱导细胞程序化死亡，即“凋亡”。另一方面细胞膜通透性的增加导致细胞内的渗透压发生变化，细胞吸收大量水分发生膨胀直至死亡，即“胀亡”。

青蒿素能与其他抗癌药物协同治疗肿瘤

如果提升癌细胞内铁离子，然后引入青蒿素，则可选择性地将癌细胞杀灭。在一项实验中，制作3组乳腺癌细胞和正常乳腺细胞混合物。第一组加入转铁蛋白的化合物，使之转运更多的铁离子进入细胞，增加细胞内铁浓度；第二组加入一种水溶性青蒿素；第三组先加入转铁蛋白，再加入青蒿素。结果发现，第三组的乳腺癌细胞被杀灭最多。8小时后，3/4的癌细胞已被清除；16个小时后，几乎所有的癌细胞已死亡，而大量的正常乳腺细胞没有死亡。

如可以想象的一样，侵袭性强的癌症，细胞分裂最快，含铁量最高。已有实验证实，进展性胰腺癌和急性白血病，因铁浓度较高，青蒿素对其抑制作用最强。在另一项独立的研究中，青蒿素可在8小时之内将试管中的白血病细胞全部清除。

临床用于抗疟疾剂量高于其抗癌活性3倍，因此，作为抗癌药应用，青蒿素类是安全的。青蒿素与其他抗癌药物无交叉耐药性，能协同治疗肿瘤。化疗失败是导致肿瘤转移和复发的重要因素。青蒿素联合其他化疗药物治疗肿瘤可以达到更佳效果。

（来源：新浪博客2015-11-20，网摘：来自老沈阅览《生命》）

YM155诱导食管癌细胞死亡机制研究

食管癌是常见的恶性肿瘤之一，晚期食管癌治疗方案基于放、化疗，其中常用化疗药物为顺铂和氟尿嘧啶，其效果存在一定的局限性。随着小分子化合物药物的发展，食管癌分子靶向治疗也成为研究热点。相关研究表明，Survivin在肿瘤中高表达，靶向survivin的小分子抑制剂YM155在多种肿瘤中具有显著抗肿瘤效应，然而其在食管癌中抗肿瘤的相关机制尚不清楚。中国医学科学院肿瘤医院分子肿瘤学国家重点实验室赵晓航课题组许杨研究员及同事发现，靶向小分子 YM155 可通过诱导食管癌细胞 PARP 超活化介导食管癌细胞死亡的作用机制。研究发现，YM155 可有效抑制食管癌细胞的增殖，导致细胞周期停滞和活性氧生成增多，诱导食管癌细胞死亡；分子机制研究显示，YM155 可触发 PARP-1 高度活化，形成 poly-ADP 聚合物和导致 AIF 由线粒体转位到细胞核，发生 parthanatos 的死亡。通过干扰 PARP-1 和 AIF 表达后显著抑制 YM155 诱导细胞死亡，提示 PARP-1 和 AIF 在食管癌细胞 parthanatos 死亡中发挥重要作用。转录组学研究显示，YM155 处理可诱导食管癌细胞 190 个基因表达升高，230 个基因表达下降，涉及细胞程序化死亡、细胞周期和细胞代谢等多个信号通路改变。小鼠体内移植瘤验证了 YM155 高效的抗肿瘤效应，该研究提示 YM155 可作为一种治疗食管癌的潜在靶向小分子药物。

该研究由国家自然科学基金（编号：81372591、81372385 和 81071811）和国家高技术发展计划项目（863）（编号：22012AA02A503、2012AA020206 和 2012AA020206）资助完成。

原文链接：http://www.ncbi.nlm.nih.gov/pubmed/26090615

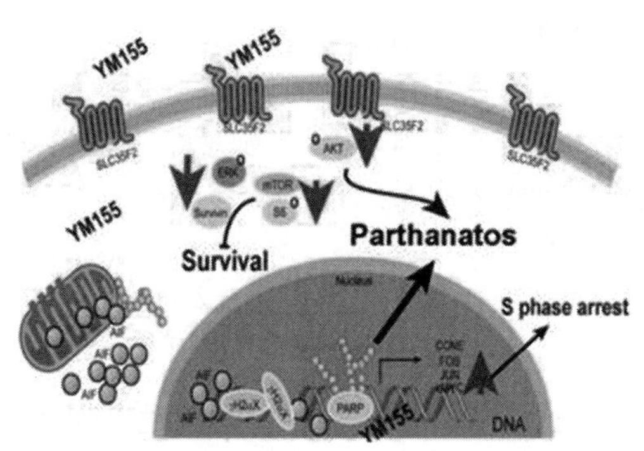

YM155 作用机制模式图

（作者：分子肿瘤学国家重点实验室 许　杨 赵晓航）
（来源：中国医学科学院肿瘤医院网站，发布日期：2015-06-30）

尼妥珠单抗联合替吉奥+顺铂方案对比替吉奥+顺铂方案治疗进展期/晚期胃癌的开放、随机、单中心Ⅱ期临床研究

进展期/晚期胃腺癌预后差，化疗是主要的治疗手段，但传统化疗效果有限，中位

生存时间为 12 个月左右，5 年生存率低于 10%。因此寻求新的治疗靶点是当前研究的重点。体外研究证实，EGFR 信号通路可能同胃癌细胞增殖有关，同时临床病理分析显示，有 20%～30%的胃癌表达 EGFR 受体。既往Ⅱ期临床研究显示，EGFR 单克隆抗体西妥昔单抗联合化疗，较单纯化疗可获得更好的近期疗效，但随后的两项Ⅲ期临床研究未能重现该结果，仅提示化疗基础上加入西妥昔单抗或帕妥珠单抗未能带来有效率的提高或生存获益。

2015 年 6 月 3 日，在线发表在《Medicine》的一项Ⅱ期研究结果显示，在化疗基础上联合尼妥珠单抗不能给无法手术的进展期或晚期胃癌患者带来生存获益。

尼妥珠单抗是一种新型 EGFR 单克隆抗体，同西妥昔单抗和帕妥珠单抗相比，具有半衰期更长，皮疹发生率更低的特点。目前，临床研究已证实，尼妥珠单抗同放疗联合可提高头颈部鳞癌、食管癌治疗效果。本研究旨在探索尼妥珠单抗联合化疗一线用于进展期/晚期胃癌的临床疗效。

2009～2012 年间，本研究共纳入 62 例既往未经化疗的进展期/晚期胃腺癌患者，按照 1∶1 随机分为尼妥珠单抗+顺铂+替吉奥组（N-CS）和顺铂+替吉奥组（CS）。主要研究终点为客观有效率（ORR）。结果显示，两组有效率间无显著差别。（N-CS：54.8% *vs* CS：58.1%）。同时 CS 组中位无进展生存时间（PFS）和总生存时间（OS）均优于 N-CS 组（PFS：7.2 个月 *vs* 4.8 个月，HR = 2.136，P = 0.011；OS：14.3 个月 *vs* 10.2 个月，HR = 1.776，P = 0.062）。探索性分析发现：EGFR 受体阳性亚组中，N-CS 疗效也并不优于 CS 组。两组治疗耐受性较好，不良反应相似并可控。

本研究首次验证尼妥珠单抗联合化疗一线用于进展期/晚期胃腺癌患者疗效，结果提示：同其他 EGFR 单克隆抗体类似，尼妥珠单抗并不能增加化疗疗效。EGFR 可能并不是胃癌的有效治疗靶点。

（作者：内科 依荷芭丽·迟）

（来源：中国医学科学院肿瘤医院网站，发布日期：2015-09-01）

热水“烫死”癌细胞？是真的！

日前，一项由哈佛大学参加，北京 301 医院、天津市肿瘤医院、广州医科大学附属肿瘤医院等国内 15 家医院参与的“胃癌根治手术联合腹腔热灌注治疗的多中心临床研究”向社会招募 600 例胃癌患者的消息引起了业界和众多患者的关注。

恶性肿瘤患者最怕听到的是“转移”二字。而偏偏大部分中、晚期腹腔恶性肿瘤会发生种植性转移。“无以数计的癌细胞散落在腹腔内，好像撒了几把沙子、绿豆在肚子里”。医学上把腹腔种植转移直接称为“腹膜癌”，这层表面光滑的黏膜，一旦被癌细胞侵占，传统的手术、放疗和化疗对此便束手无策，患者也几乎被判了“死刑”。怎么办？肿瘤专家们找到一种热化疗的方法：利用癌细胞怕热的特点，用 43℃恒温热水灌注化疗药物到体腔，“烫”死癌细胞。然而，如何让温度保持在 43℃这条“钢丝线”上，成为关键问题。

种植性转移是世界难题

根据世界卫生组织发布的《全球癌症报告 2014》显示，中国新增胃癌病例为 40.5 万人，占世界新增病例的 42.5%。广州医科大学附属肿瘤医院院长崔书中教授介绍，我国每年约有 45 万人死于胃癌。胃癌的发病率虽然排名第四位，但死亡率却排在第二位。很多中晚期胃癌发现时已经侵犯到了腹膜，即使做了切除手术，50%以上会出现腹腔种植转移，生存时间一般也只有 4~6 个月。

肿瘤的转移主要分为淋巴转移、血行转移和种植转移。所谓种植转移，是肿瘤细胞突破脏器外膜后脱落到腹腔，或转移的淋巴结或血管癌栓破裂后散落到腹腔。腹腔的种植转移又叫腹膜癌，这种转移非常多见。

此外，像卵巢癌，90%会出现腹腔内广泛的种植转移；胆管癌，根治术后 5 年生存率不到 5%，很多就是出现了腹腔转移；"癌中之王"胰腺癌也是如此，有文献资料显示，胰腺癌最终 80%出现腹腔转移；腹膜假性黏液瘤确诊时几乎 100%发生腹腔种植性转移。

"这些游离的癌细胞，无以数计，就像在腹腔内撒了几把沙子、几把绿豆，"手术难以清除，化疗效果不明显，放疗更不合适。而且，出现了种植性转移的患者很容易发生恶性腹水，患者基本上等于被判了"死刑"。

崔书中教授介绍，世界上研究腹膜癌的鼻祖曾发表文章称，化疗对腹膜癌的作用微乎其微。因为腹膜上本身血管非常少，化疗药物很难到达。怎么办？科学家想到用物理疗法——热水恒温浸泡体腔，循环灌注化疗药物的方法。

精准控温是热灌注的关键

用高温"烫死"癌细胞并非天方夜谭。西方早在 2000 年前就发现有患者发热后肿瘤消失的现象。热疗理念在 20 世纪 70 年代已经用于临床。资料显示，1975 年，在美国华盛顿举行的第一届国际肿瘤热疗会议上，已将热疗确定为恶性肿瘤的第五种治疗方法。

崔书中解释说，热疗之所以对肿瘤有"杀伤力"，是因为正常组织在 47℃条件下能耐受 1 小时以上，而恶性肿瘤细胞能耐受的温度仅为 43℃，如果热疗联合化疗一起使用，那么化疗药物在加温条件下，抗肿瘤作用会明显增强。

崔书中介绍，国外的外科医生 30 年前已经开始用热疗对付恶性肿瘤，但当时技术比较简单，就是用恒温水体箱冲洗灌注。"全麻的情况下，腹腔做完手术后，温度只有大约 33℃，热水进入腹腔一搅和，很难达到 43℃的有效温度，只能起到灌洗冲刷作用，热疗的作用并不明显。"

如何能让热疗长时间维持在安全有效的温度？崔书中教授带领的团队 2003 年开始研究热疗的技术，2009 年拿到国家卫生部门颁发的三类医疗器械批文，获准上市。这套完全信息化、技术化、精准化的体腔热灌注治疗方法，摒弃了传统的土方法，让热疗成为一个效果可控的治疗手段。

"精准腹腔热灌注化疗（HIPEC）这一套技术和理论，目前已经可以将温度控制在 43℃±0.5℃范围内，达到国际领先水平。"这一技术也获得 2014 年广州市科技进步一等奖。

南方医科大学南方医院李国新教授对此表示，此前热化疗的难题是精准控温，没有仪器设备可以做到这一点，崔书中院长实现了温度的可控，使得热灌注化疗在治疗肿瘤的腹膜转移上成为一种行之有效的治疗手段。

据介绍，目前全国有150家医院在使用HIPEC技术，至今已经做了5万例治疗，仅广州医科大学附属肿瘤医院就做了3000多例次，证实这项技术安全有效。

“游离癌细胞，看不见、摸不着，用体腔热灌注化疗，可以在术后清扫战场。”崔书中教授表示，热化疗最大的意义在于预防种植转移。其次，出现广泛的种植转移时，热化疗也相当于一个大容量的减瘤手术，可以把5mm内的癌结节都清理掉。再次，恶性的胸腔积液、腹水的治疗，传统办法是抽水，用热化疗方法1周就可以解决，有效率可以达到90%。

破解“癌中之王”或从此突破

热化疗并未止步于技术的精准化。在精准医疗、靶向治疗方面，热化疗还有一系列新的研究方向。

崔书中教授透露，目前正在做一个研究，在热化疗效应的基础上，再加入一种增敏药物，通过热弥散效应，让化疗药物渗透性增强，把疗效进一步提高。初步的细胞实验显示，效果提高了1倍。这是一个令人振奋的消息。

另外一个研究的方向是，做完体腔热灌注化疗后，抽取患者的血清做基因测序，研究热化疗后基因的改变。临床研究发现，胃癌患者做完热化疗后，抗癌基因升高8倍，抗耐药基因也出现明显上升，而癌基因却在下降。

晚期肺癌患者50%会出现恶性胸腔积液，传统的方法是注入粘连剂。临床研究发现，采用精准化体腔热灌注治疗后，可以在胸膜表面形成1~2度烫伤，烫伤之后表面癌细胞被清除，坏死的癌细胞同时可以产生免疫，形成“抗体”，患者的自体免疫系统明显提升。“这类似肿瘤疫苗治疗，也是热化疗研究的一个方向。”

而河南、广州、高州三地医院联合开展的针对400多例非浸润性膀胱癌患者的研究发现，肿瘤在膀胱镜下“电切”后，利用尿管热灌注化疗，5年生存率提高20%。

胰腺癌发病率不算高，却因为极高的病死率被称为“癌中之王”。胰腺癌对放疗和化疗都不敏感，而想要通过手术完全切除，难度又很大。崔书中教授预测，“胰腺癌对热敏感，胰腺癌治疗的重大突破口，可能就在于热化疗。”胰腺癌患者的平均生存时间是半年左右。曾有1名30多岁的男性胰腺癌患者，探查时发现胰腺癌已经腹腔转移，无法做切除手术。做了热灌注2周后，肿瘤标志物从9000多降低到700多，半年后肿瘤标志物进一步下降，这位患者最终存活了33个月，远远超过半年的平均生存期。

不过，崔书中教授也提醒，精准热灌注化疗要起效，一定要按技术标准操作，要规范治疗。据悉，10月24日，由广州医科大学附属肿瘤医院等承办的第三届全国肿瘤体腔热灌注治疗研讨会将在广州举行，届时会议将就这一技术的规范使用订立专家共识，进一步完善标准。

南方医科大学南方医院李国新教授也表示，该院四五年前已经引进精准化热灌注化疗系统，对于进展期（晚期）胃癌患者，术后预防腹膜转移方面，效果显著。“不仅对胃癌患者，对所有会引发腹膜转移的癌症都有效，如卵巢癌、子宫癌、结直肠癌等，胸腔肿瘤也可以，对黏液癌的治疗效果也非常好。”不过，李国新教授也提醒，这种效果显著并非说百分百能救命，仍存在个体差异。

崔书中教授提醒，有几类患者不适宜做热灌注化疗，一是肠梗阻的患者，这类患者胃肠道水肿，吻合口容易漏。二是肾功能、心肺功能不好的患者，也不能做热化疗。三是肠腔、腹腔粘连的患者，空间不够，也不能做。

（来源：《南方日报》 日期：2015-10-20）

黏膜型肥大细胞的活化促进结肠炎相关结肠癌的发展

炎症反应作为一系列炎症产物与免疫细胞之间的相互作用，已成为肿瘤重要特征之一，肿瘤微环境中不同种类及不同类型免疫细胞的参与影响着肿瘤的发展与疾病预后。结直肠癌的发生与慢性炎症反应密切相关，炎症反应中不同的免疫细胞如何影响肿瘤发生、发展，仍是肿瘤免疫学与肿瘤生物学关注的重要问题之一。由于“天然免疫细胞（innate immune cells）”的分布及其对炎症刺激反应的特点，近年来受到很大关注，其中肥大细胞在慢性炎症反应与肿瘤中的作用正受到越来越多重视。临床研究中已发现肥大细胞与肿瘤密切相关，但究竟是何种类型的肥大细胞参与结肠炎相关结肠癌的发生、发展尚未知。中国医学科学院肿瘤医院曲春枫课题组与汪红英课题组的合作研究发现：肠道的黏膜型肥大细胞（mucosal mast cells，MMC）而非结缔组织型肥大细胞（connective tissue mast cells）参与了慢性结肠炎相关结肠癌的发生过程。在非特异性炎症刺激后，肠道组织中的MMC活化，其所释放产生的产物，如肥大细胞蛋白酶-1（mMCP-1）导致外周血CD11b+Gr1+细胞在炎症部位浸润，并同时影响着这些浸润细胞的生物学行为，经过mMCP-1所“教育”的CD11b+Gr1+细胞促进肿瘤细胞生长并抑制T淋巴细胞对同种异体抗原的活化。在发生慢性炎症相关的肠上皮不典型增生后，采用当前临床上使用的“肥大细胞膜稳定剂”（disodium cromoglycate或doxantrazole），可显著抑制结肠组织中CD11b+Gr1+细胞的浸润和肿瘤的生长。该研究提示我们：在慢性结直肠炎相关结直肠癌中，黏膜型肥大细胞（MMC）可能是一个潜在的干预靶点。

该研究由国家重点基础科学研究计划（973）项目（2011CB504205）和国家自然科学基金面上项目（30973387）资助完成，研究工作发表在Cancer Letters，2015 Aug 10，364（2）：173-180.

原文链接：http://www.sciencedirect.com/science/article/pii/S0304383515003420

（作者：分子肿瘤学国家重点实验室 曲春枫 汪红英）

（来源：中国医学科学院肿瘤医院网站，发布日期：2015-06-23）

miRNAs调节细胞凋亡并参与结肠炎相关结肠癌的发生

约1/4的肿瘤发生与慢性炎症相关，但是慢性炎症促进肿瘤发生的分子机制至今还不明了。细胞凋亡是生物体清除体内损伤或突变细胞的内在机制，肿瘤细胞的重要特征之一就是通过阻断细胞凋亡过程，逃避被清除的命运。中国医学科学院肿瘤医院分子肿瘤学国家重点实验室汪红英课题组研究发现：通过调节细胞凋亡，miRNA 在结肠炎相关结肠癌形成过程中发挥重要作（Free Radical Biology Medicine，2015 Apr 23，85：105-113）。该研究为 miRNA 用于监测临床结肠炎向结肠癌转化提供了新的理论依据。

炎症导致微环境中富集高浓度的氧和氮自由基，例如一氧化氮（nitric oxide，NO）。NO 不仅可以促进 DNA 损伤，而且还可以诱导细胞凋亡。汪红英课题组发现：NO 通过 p53 相关的 miRNA 诱导结肠癌细胞凋亡，p53 的缺失不仅能阻断 NO 诱导的结肠癌细胞凋亡，而且能够显著抑制 NO 诱导的 miRNA（包括 miR-34、miR-203 和 miR-1301）的表达水平。在结肠炎相关的结肠癌小鼠模型中，随着慢性炎症向肿瘤的转化，这些 miRNA 的表达水平逐渐升高；但是随着原位癌向浸润性癌发展，p53 突变失活，而 NO 相关的 miRNA 的表达也显著降低。同时临床的结直肠癌样本中的相关性研究也支持 p53 相关的 miRNA 在结肠癌发生中的重要作用。该研究提示我们，在肿瘤发生过程中，包括与肿瘤密切相关的慢性炎症疾病的监控过程中，某些指标的动态变化规律可能更有意义。

该研究由 973 国家重大科学研究计划项目（2012CB967003）和国家自然科学基金（91129717 和 81172034）资助完成。

原文链接：http://www.sciencedirect.com/science/article/pii/S0891584915001793

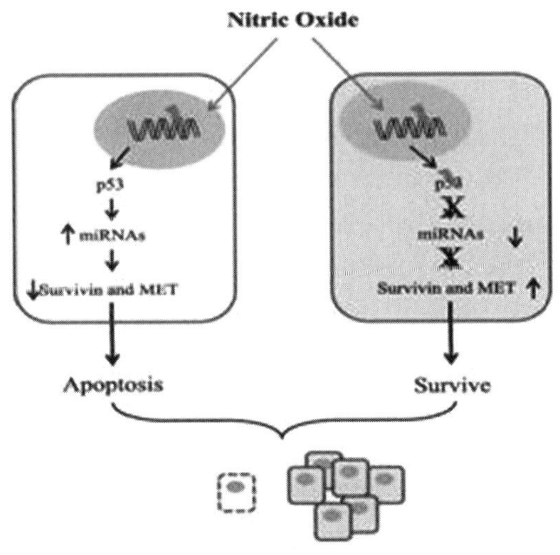

在正常细胞中一氧化氮（Nitric Oxide）能损伤 DNA，诱导 p53 的表达，通过 miRNA 抑制其下游的凋亡抑制基因 survivin 和原癌基因 MET，最终导致细胞凋亡；而在 p53 突变的细胞中，一氧化氮不能诱导细胞凋亡，而使得这些突变的细胞存活下来并累积更多的突变，导致肿瘤的形成。

（作者：分子肿瘤学国家重点实验室 汪红英 李伟伟）

（来源：中国医学科学院肿瘤医院网站，发布日期：2015-06-23）

黄晓军研究组在《Blood》报道单倍体造血干细胞移植多中心临床试验

2015 年 6 月 18 日，由北京大学人民医院黄晓军教授领衔的前瞻、多中心临床试验——“急性髓系白血病第一次缓解期单倍体与同胞全合造血干细胞移植疗效对比”研究成果在国际血液学领域的顶级学术期刊《Blood》（IF = 10.452）正式发表［Blood，2015，125（25）：3956-3962］。该项研究发现，对于第一次缓解期的中高危急性髓系白血病，亲缘单倍体移植与同胞相合移植等同疗效。

异基因造血干细胞移植是治愈恶性血液病的最有效方法之一，多年来仅限于白细胞分化抗原相合同胞（即兄弟姐妹）或骨髓库非血缘供者。同胞供者相合机率为 25%，独生子女国情使找到供者的机率大幅降低；中华骨髓库找到无关供者的机率仅为 11%。供者来源匮乏是造血干细胞移植领域的世界性难题。

近 10 年来，黄晓军研究组发展和完善了国际原创的单倍体移植体系“北京模式”，使得“父母供子女”“子女供父母”等移植模式成为可能。单中心研究显示，单倍体移植达到了与骨髓库非血缘供者移植等同的疗效（Clin Cancer Res，2009），对急性髓系白血病第一次缓解期疗效优于化疗（Blood，2012）。该模式也成为国际公认的模式，得到了全国 50 余家移植中心及意大利、以色列等十余家海外中心应用（Blood，2013），覆盖全球 50%以上单倍体移植病例（Blood，2014，Rupert Handgretinger 教授同期述评）。全国 60 余家主要移植中心的登记显示：2013、2014 年全国单倍体移植病例占全部异基因造血干细胞移植比例达到 40.2%、47.9%，全面超越同胞相合移植（37.6%、34.5%）成为我国排名首位的造血干细胞移植来源。

单倍体移植广泛应用随之带来新的科学问题：对于急性髓系白血病第一次缓解期，单倍体移植是否可作为一线治疗选择？北京大学人民医院牵头的多中心前瞻临床试验（ChiCTR-OCH-10000940）显示：进入临床试验的急性髓系白血病第一次缓解期连续病例，如果患者有同胞相合供者或 HLA 8/10 以上相合非血缘供者，则进行同胞相合或非血缘移植；其他患者则进行亲缘单倍体移植。研究最终入组 231 例单倍体及 219 例同胞相合病例，3 年无病生存率分别达到 74% 和 78%（$P = 0.34$），3 年总生存率达到 79% 和 82%（$P = 0.36$），3 年累积复发率同为 15%（$P = 0.98$），非复发死亡为 13% 和 8%（$P = 0.13$）。据此，单倍体移植获得与同胞相合移植等同的疗效，从而进一步确立了其一线治疗地位，为更大范围地推广应用奠定基础，以彻底解决供者来源匮乏问题。

该论文的第一作者是北京大学人民医院王昱副主任医师和南方医科大学南方医院刘启发教授，通信作者为黄晓军教授和苏州大学第一附属医院吴德沛教授；该研究得到了国家自然科学基金重点项目、北京大学-清华大学生命科学联合中心等多项科研基金的资助。

（北京大学人民医院 北京大学血液病研究所　吕　萌）

（来源：北京大学医学部新闻网 2015-06-23）

中国学者破解儿童急性淋巴细胞白血病复发难题

包括白血病在内的恶性肿瘤是造成中国儿童因病致死的重要原因。而白血病治疗出现耐药和复发则是导致患者死亡的重要原因，素为国际医学界重大研究课题。

上海交通大学医学院与自然出版集团中国办公室（上海）5 月 13 日联合举行新闻发布会披露，上海交大医学院附属上海儿童医学中心携手国家人类基因组南方研究中心等国内外科研人员组成的课题组，在国际上首次发现磷酸核糖焦磷酸合成酶 1（PRPS1）基因突变是儿童急性淋巴细胞白血病治疗出现耐药和复发的重要原因之一。

课题组方面表示，该项研究成果不仅为儿童急性淋巴细胞白血病耐药及复发机制提供新理论依据，也将为疾病复发前进行早期预测、早期干预以及新药开发等精准医学研究奠定了重要研发基础，并有望使中国儿童急性淋巴细胞白血病治愈率得到进一步提升。

据了解，此前，经过中国临床专家和科研人员的共同努力，现阶段中国儿童急性淋巴细胞白血病的治愈率已达到 70%左右，国际上最好水平是约 80%。课题组方面表示，治愈率难以提升的瓶颈在于患者对相关治疗药物的耐药，以及由此引起的复发。如何破解儿童白血病复发机制已成为这一领域的世界医学研究焦点、难题。

2009 年底，在中国知名儿童血液病专家、上海儿童医学中心终身教授顾龙君和国家人类基因组南方研究中心执行主任赵国屏的倡导和支持下，由上海儿童医学中心血液肿瘤科和国家人类基因组南方研究中心组成的研究人员启动实施了临床样本的基因深度测序和突变基因识别工作。

在新闻发布会上，记者了解到，该研究结果同时得到了中国、德国等多国的临床数据验证，同时得到国际相关领域多位顶级专家的高度肯定。2009 年诺贝尔生理学或医学奖获得者、美国科学院院士、基因损伤修复领域专家 Jack Szostack 教授认为，该项研究不仅找到了一项重要的耐药机制，更为研究 PRPS1 与基因损伤应答在复发过程中的作用打下了基础。据知，国际顶尖学术期刊《自然医学》（Nature Medicine）已在线发表该研究成果，不久将正式刊登此研究论文。这也是 1949 年以来，国内儿科界首次以第一作者和通信作者身份在《自然医学》发表学术论著。

上海儿童医学中心院长江忠仪当日还透露，该院在此基础上继续临床转化研究，“耐药复发早期预测诊断技术研发”和“新药研发计划”已开始布局。他说，与此同时，为有效应对白血病复发患者的治疗，医院决定成立“干细胞移植与免疫细胞治疗临床（研究）中心”，医院方面与国际儿童肿瘤权威机构圣树德儿童研究医院合作开展的急性淋巴细胞白血病全基因测序研究工作已得到双方学术委员会批准实施。

（作者：陈　静，来源：中国新闻网 2015-05-14）

结外鼻型 NK/T 细胞淋巴瘤 Nomogram 预后模型研究

中国医学科学院肿瘤医院放射治疗科李晔雄教授领导的 NK/T 细胞淋巴瘤全国多中心协作组开展的结外鼻型 NK/T 细胞淋巴瘤列线图（Nomogram）研究，日前在世界顶级肿瘤杂志《Leukemia》发表（2014 年 IF 10.43）。这一研究在国际上首次提出了结外鼻型 NK/T 细胞淋巴瘤的列线图模型，该模型可对治疗前患者进行疾病风险评分，并预估患者 5 年总生存率。该模型的建立可为后续基于风险分层的治疗决策提供依据。

该研究由中国医学科学院肿瘤医院与中山大学肿瘤防治中心、浙江省肿瘤医院、山西省肿瘤医院、天津市肿瘤医院、福建省肿瘤医院、贵州省肿瘤医院、湖南省肿瘤医院、北京协和医院、安徽省立医院联合开展。收集 2000～2011 年间共 1383 例可供分析病例资料，其中北方病例 708 例作为建模组（primary cohort），南方 675 例作为外部验证组（validation cohort）。在建模组，Ann arbor 分期、IPI 和 KPI 均不能将患者 5 年总生存率（OS 率）很好地区分开（图 1A/C/E），在验证组也同样不能很好地区分（图 1B/D/F）。该研究首先在建模组内采用基于 COX 风险比例回归模型建立 nomogram（列线图，图 2），年龄（Age）、分期（Ann arbor stage）、乳酸脱氢酶（LDH）、一般状况评分（ECOG PS）、原发肿瘤侵犯（PTI，primary tumor invasion）最终纳入该模型；其次采用一致性指数（C-index）和校准曲线（calibration plot）对该模型进行验证，分别进行内部验证和外部验证。经过严格验证显示，建模组和外部验证组 nomogram 模型的 C-index（0.72）均明显高于传统的 Ann arbor 分期、IPI 和 KPI（0.56～0.64）。

结外鼻型 NK/T 细胞淋巴瘤（NKTCL）是我国常见的非霍奇金淋巴瘤（NHL）亚型，主要原发于鼻腔、鼻咽、口咽等上呼吸消化道，以中青年发病多见，初诊时 80%以上为早期（Ⅰ～Ⅱ期），放射治疗是该型淋巴瘤的主要治愈手段。既往报道，该型淋巴瘤生存率差异显著，各个研究单位由于病例数的限制很难进行分层研究，而传统的 Ann arbor 分期、国际预后指数（IPI）和韩国预后指数（KPI）并不能将预后不同患者很好的区分开。本研究提出的 nomogram 模型经过了严格的内部和外部验证，既可以提供个体化的生存率预测，又为后续的治疗决策提供依据，从而使得结外鼻型 NK/T 细胞淋巴瘤的治疗更加精准。

文章第一作者：放射治疗科博士研究生杨勇；通信作者：放射治疗科主任李晔雄教授。

Yang Y，Zhang YJ，Zhu Y，et al. Prognostic nomogram for overall survival in previously untreated patients with extranodal NK/T-cell lymphoma，nasal-type：a multicenter study. Leukemia，2015，29：1571-1577.

原文链接：http://www.ncbi.nlm.nih.gov/pubmed/25697894

（作者：放射治疗科 杨　勇）

（来源：中国医学科学院肿瘤医院网站，发布日期：2015-07-30）

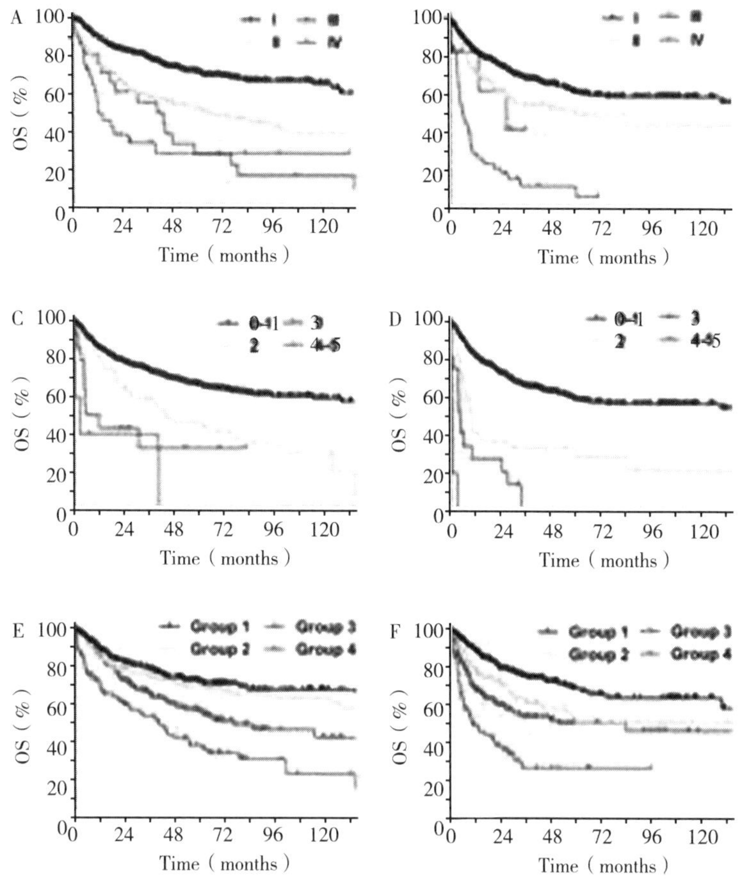

图 1 在既往预后模型生存曲线（图 1A/C/E 分别为建模组 Ann arbor 分期、IPI 和 KPI；图 1B/D/F 为验证 Ann arbor 分期、IPI 和 KPI）

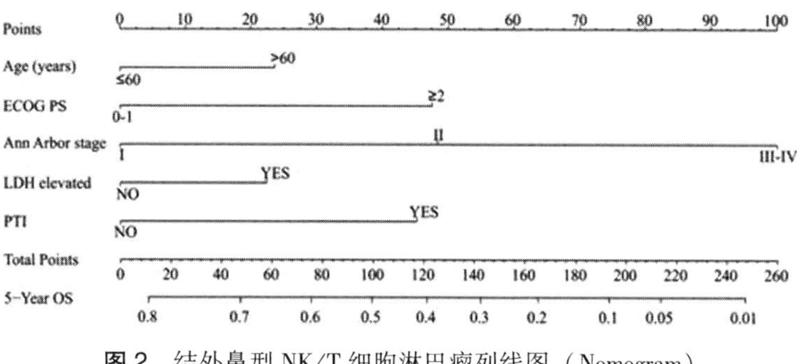

图 2 结外鼻型 NK/T 细胞淋巴瘤列线图（Nomogram）

早期结外鼻型 NK/T 细胞淋巴瘤基于风险分层的治疗决策研究

中国医学科学院肿瘤医院放射治疗科李晔雄教授领导的 NK/T 细胞淋巴瘤全国多中心协作组在结外鼻型 NK/T 细胞淋巴瘤 Nomogram 研究（Prognostic nomogram for overall survival in previously untreated patients with extranodal NK/T-cell lymphoma，nasal-type：a multicenter study. Leukemia，2015，29：1571-1577.）的基础上继续探索早期患者预后因素，并建立了基于风险分层的治疗决策，这部分研究成果已经被国际著名杂志《Blood》（2014 年 IF 10.45）在线发表，并被选为继续医学教育（CME）文章，同时也被 2015 年美国放射肿瘤年会（ASTRO）邀请作口头交流。

结外鼻型 NK/T 细胞淋巴瘤（NKTCL）主要原发于鼻腔、鼻咽、口咽等上呼吸消化道，以中青年发病多见，初诊时 80%以上为早期（Ⅰ~Ⅱ期），放射治疗是该型淋巴瘤的主要治愈手段。虽然化疗在早期患者中的地位一直存在争议，但多数患者仍然接受了诱导或辅助化疗。既往大部分回顾性研究并未明确化疗能够在放疗的基础上提高生存率，其可能的原因如下：（1）病例数少，无法比较单纯放疗和放化综合治疗；（2）各研究单位治疗模式单一，无法与其他治疗模式比较；（3）将诱导化疗+放疗与放疗+巩固化疗统一归为综合治疗，未分析二者区别。另外文献已经证实，早期 NK/T 细胞淋巴瘤的预后与很多临床预后因素相关，那么对于不同预后患者是否都能从化疗中获益这个问题也没有明确答案。

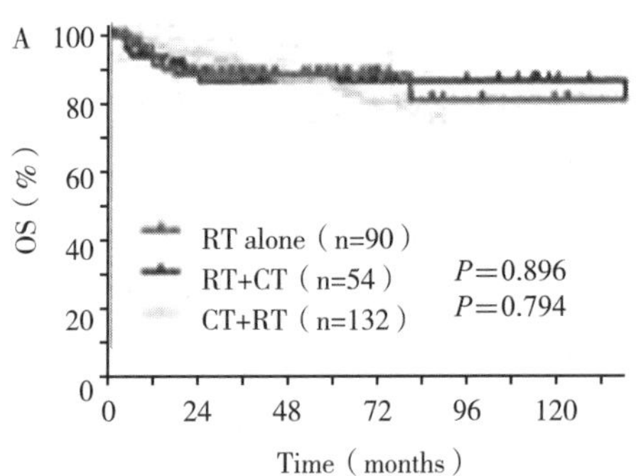

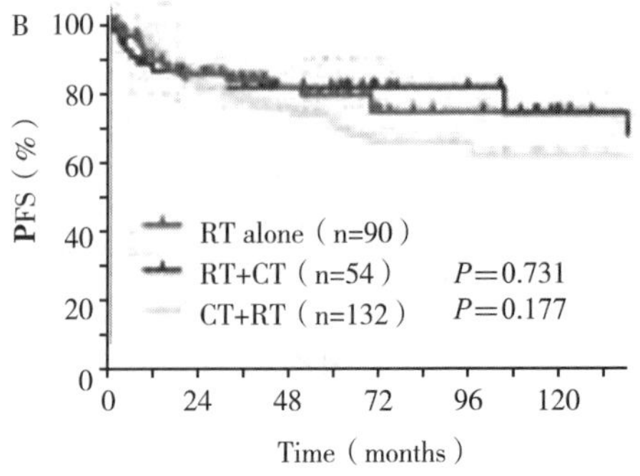

图 1　低危组患者单纯放疗、化疗+放疗与放疗+化疗生存率比较

放疗科主任李晔雄教授领导的研究团队分析了 2000~2011 年全国 10 家肿瘤中心 1273 例早期结外鼻型 NK/T 细胞淋巴瘤病例，其中接受单纯化疗患者 170 例、单纯放疗 253 例、化疗+放疗 641 例、放疗+化疗 209 例。COX 多因素分析显示，年龄（Age）、乳酸脱氢酶（LDH）、一般状况评分（ECOG PS）、分期（Ann arbor stage）和原发肿瘤侵犯（PTI）仍然是早期结外鼻型 NK/T 细胞淋巴瘤的 5 个独立预后因素。将没有不良预后因素的患者归为低危组（low-risk），1 个及以上危险因素患者归为高危组（high-risk），低危组 5 年总生存率

(overall survival，OS 率）和无进展生存率（progression-free survival，PFS 率）明显高于高危组（5 年 OS 率：86. 6% *vs* 56. 9%，5 年 PFS 率：73. 3% *vs* 49. 3%；*P* 值均<0. 001）。单纯放疗以及放疗±化疗患者的 5 年 OS 率和 PFS 率均明显高于单纯化疗患者，再次证实单纯化疗对于早期患者是不合适的。对于低危患者（图 1），单纯放疗的 5 年 OS 率和 PFS 率分别是 88. 8%和 79. 2%，诱导或巩固化疗并未在放疗基础上提高生存率；而对于高危患者（图 2），放疗+化疗的 5 年 OS 率明显优于单纯放疗和化疗+放疗；经过 PSM 平衡组间差异以后放疗+化疗组的 5 年 OS 率仍然明显优于单纯放疗和化疗+放疗。该研究的结论是：对于低危患者单纯放疗就能取得良好的疗效，而对于高危患者放疗加上巩固化疗是目前最优的治疗决策。

该项研究在国际上首次将单纯放疗、放疗+化疗和化疗+放疗同时比较，并且建立了早期 NK/T 细胞淋巴瘤基于风险分层的治疗决策，必定会对早期结外鼻型 NK/T 细胞淋巴瘤的治疗产生积极的推动作用。

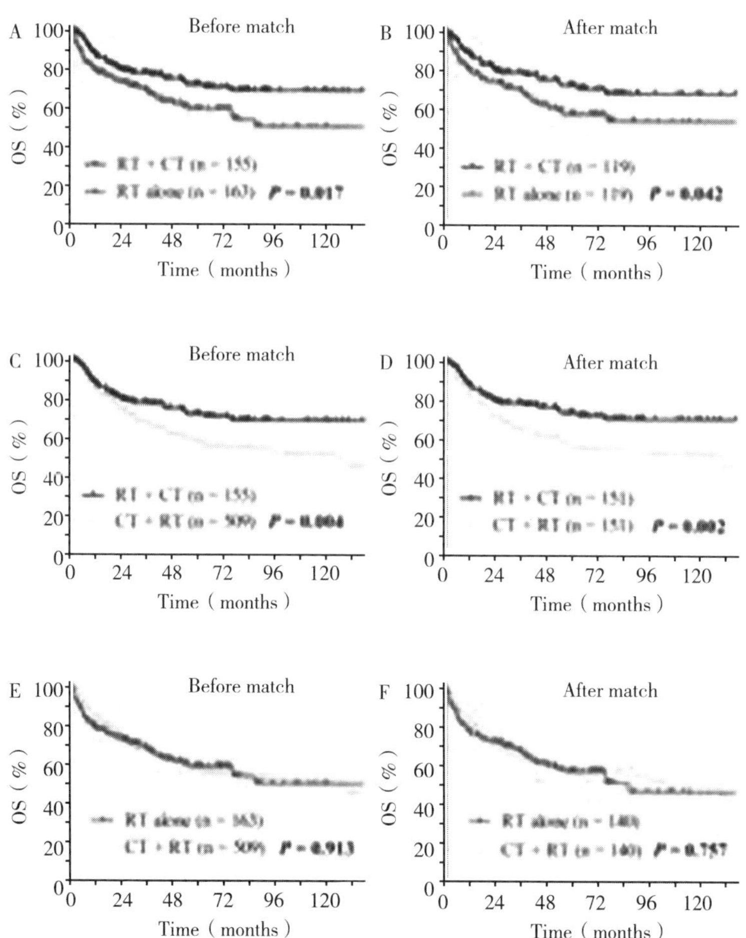

图 2 高危组患者配对前（A/C/E）和配对后（B/D/F）单纯放疗、化疗+放疗与放疗+化疗生存率比较

文章第一作者：放射治疗科博士研究生杨勇，通信作者：放射治疗科主任李晔雄教授。

Yang Y，Zhu Y，Cao JZ，et al. Risk-adapted therapy for early-stage extranodal nasal-type NK/T-cell lymphoma：a comprehensive analysis from a multicenter study. Blood，2015.

原文链接：http://www.ncbi.nlm.nih.gov/pubmed/26109206

（作者：放射治疗科 杨　勇）

（来源：中国医学科学院肿瘤医院网站，发布日期：2015-07-30）

解云涛教授课题组发现乳腺癌新易感基因

近日，由北京大学肿瘤医院乳腺中心解云涛教授领导的团队与协作方中国农业大学楼慧强教授合作，在家族性乳腺癌易感基因的研究方面取得重要进展，发现了新的乳腺癌易感基因 RECQL。相关研究论文“Mutations in RECQL Gene Are Associated with Predisposition to Breast Cancer”已于 5 月 6 日在国际知名遗传学期刊《PLoS Genetics》在线发表［PLoS Genet，2015 May 6，11（5）：e1005228. doi：10. 1371/journal. pgen. 1005228.］

5%~10%的乳腺癌患者存在家族遗传倾向。乳腺癌易感基因 BRCA1/2 的致病突变可以显著增加乳腺癌发病风险；但是，包括 BRCA1/2 在内的已知的乳腺癌易感基因只能解释最多 20%的家族性乳腺癌，因此存在新的易感基因的可能。在国家自然科学基金、国家“973”计划和国家科技支撑计划的支持下，解云涛教授领导的团队通过对无 BRCA1/2 突变的具有高度遗传倾向的早发性家族性乳腺癌患者进行全外显子组测序和分析，筛查出 RECQL 基因，进而在无 BRCA1/2 突变的独立的家族乳腺癌大样本中验证，并结合对照研究和体外功能实验，证实了 RECQL 是一新的乳腺癌易感基因。该基因在无 BRCA1/2 突变的家族性乳腺癌中致病性突变率为 2. 0%。该发现丰富了乳腺癌易感基因，对家族性乳腺癌的早诊有潜在的临床意义。

近十年来，解云涛教授的团队一直致力于家族性乳腺癌易感基因研究。完成了 6200 例乳腺癌患者 BRCA1/2 基因胚系突变的检测。研究表明，在中国家族性乳腺癌 BRCA1/2 的突变率为 14. 3%，在<50 岁的三阴乳腺癌人群 BRCA1 的突变频率为 10. 5%；且 BRCA1 突变的三阴性乳腺癌患者可以从蒽环新辅助化疗中受益，提示在三阴性乳腺癌人群检测 BRCA1 的必要性。相关研究论文近 10 篇，先后发表在《Annals of oncology》《Human Mutation》等国际肿瘤主流期刊上。

乳腺癌易感基因致病突变除可以增加携带者的发病风险，携带突变的患者具有与一般乳腺癌患者不同的临床病理特点和诊疗规范。欧美国家已经普遍开展 BRCA1/2 等基因的检测，并出台了相应的临床处理规范。解云涛教授此次新发现的乳腺癌易感基因，以及前期相关的研究数据和成果，为中国家族性乳腺癌的基因检测和诊疗规范的建立提供了参考。

（北京大学肿瘤医院）

（来源：北京大学医学部新闻网，发布日期：2015-05-26）

经多程化疗失败的转移性乳腺癌患者可从口服依托泊苷治疗中获益

对于已使用蒽环类和紫杉类治疗过或者多程化疗失败的转移性乳腺癌（MBC）患者，目前尚未确立标准化疗方案。早期发表的Ⅱ期小样本临床研究结果显示，口服依托泊苷对于复发或转移性乳腺癌可能有一定疗效，但无确切结论。2015 年 5 月 4 日，在线发表于《Medicine》上的一项多中心Ⅱ期研究结果显示，口服依托泊苷对经多程治疗失败的 MBC 患者疗效确切，不良反应可良好耐受。

该研究是由中国医学科学院肿瘤医院徐兵河教授主持的一项评价口服依托泊苷治疗 MBC 的有效性和安全性的多中心Ⅱ期临床研究。该研究中，75 例 MBC 患者接受中位数为 4 个周期的口服依托泊苷治疗，剂量方案：每天 $60mg/m^2$，连续给药 10 天，每 21 天为 1 个周期，直至疾病进展或无法耐受毒性。主要研究终点是无进展生存期（PFS），次要终点是客观缓解率（ORR）、临床受益率（CBR）和毒性反应。

75 例患者中，7 例（9.3%）患者获得部分缓解（PR），29 例（38.7%）患者疾病稳定（SD），9 例（12.0%）患者 SD≥24 周（LSD），39 例患者疾病进展（PD）（52.0%）。CBR 为 21.3%（16/75）。中位 PFS 为 4.5 个月（1.3~7.7 个月）。在本研究前接受过≥3 个治疗方案的 38 例患者中，2 例（5.3%）获得 PR，14 例（36.8%）获得 SD，3 例（7.9%）获得 LSD，CBR 为 13.2%。同时还发现 Luminal 型患者可获得更高的 CBR

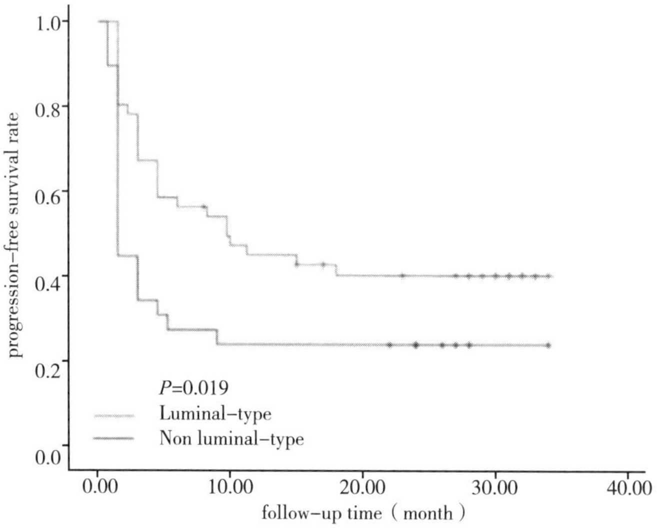

FIGURE 1. Progression-free survival (PFS) for patients with luminal-type breast cancer was significantly longer than those with nonluminal-type breast cancer (median PFS 9.7 *vs* 1.5 months, $P=0.019$).

(25.5%) 及 PFS (9.7 个月 *vs* 1.5 个月, $P=0.019$, Fig 1), 有内脏肿瘤转移的患者预后更差 (3.0 个月 *vs* 6.5 个月, $P=0.007$, Fig 2)。

报道的 3/4 级不良事件包括白细胞降低 (13.3%, 10 例), 中性粒细胞降低 (17.9%, 14 例), 贫血 (2.7%, 2 例), 呕吐 (2.6%, 2 例) 和脱发 (1.3%, 1 例)。

本研究结果表明, 口服依托泊苷疗效确定, 耐受性良好, 对于已使用蒽环类和紫杉类治疗或者多程治疗失败的 MBC 患者提供了一种新的治疗选择。

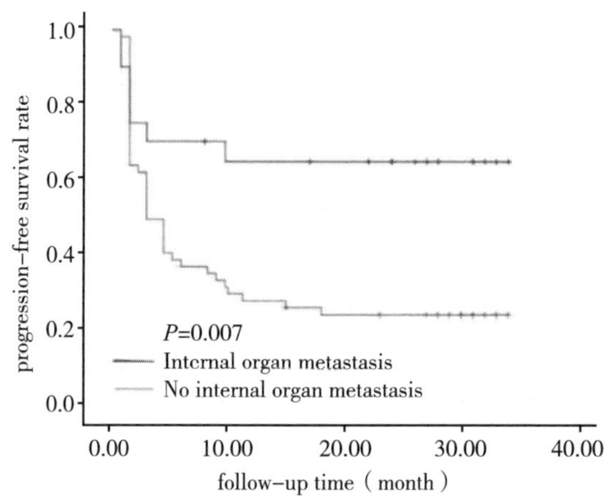

FIGURE 2. Patients who had internal organ metastases had significantly worse prognoses than those who did not (6.5 *vs* 3.0 months, respectively, $P=0.007$).

本文发表在: Medicine, 2015, 94 (17): e774.

原文链接: http://www.ncbi.nlm.nih.gov/pubmed/25929919

(作者: 内科 袁芃)

(来源: 中国医学科学院肿瘤医院网站, 发布日期: 2015-08-21)

戈舍瑞林联合依西美坦治疗绝经前晚期乳腺癌的临床研究

近年来的研究结果提示, 黄体生成素释放激素类似物联合芳香化酶抑制剂可以作为绝经前局部晚期和转移性乳腺癌 (MBC) 的一种有效治疗选择。然而, 迄今为止, 还没有戈舍瑞林联合依西美坦治疗局部晚期和 MBC 疗效及安全性的前瞻性临床研究报道。

2015 年 7 月, 在线发表于《Medicine》上的一项Ⅱ期研究结果显示, 戈舍瑞林联合依西美坦方案对他莫昔芬治疗失败的雌激素受体 (ER) 阳性的绝经前 MBC 患者疗效确切, 不良反应较轻。

该研究是由中国医学科学院肿瘤医院内科徐兵河教授主持的一项评价戈舍瑞林联合依

西美坦治疗 ER 阳性绝经前 MBC 的有效性和安全性的Ⅱ期临床研究。该研究中，44 例患者接受戈舍瑞林 3.6mg 皮下注射，每月一次，及依西美坦 25mg 口服，每日一次治疗，直至疾病进展或毒性无法耐受。主要研究终点是无进展生存期（PFS），次要终点是客观缓解率（ORR）、临床受益率（CBR）和毒性反应。

44 例经 TAM 治疗失败的绝经前 ER 阳性 MBC 患者中位 PFS 为 13 个月（2~42 个月），中位缓解期（DOR）为 8 个月。2 例（4.5%）CR，15 例（34.1%）PR，15 例（34.1%）SD 达 6 个月以上，ORR 为 38.6%，CBR 为 65.9%。研究还发现，有肺转移者较无肺转移者更易从戈舍瑞林联合依西美坦治疗中获益（ORR 分别为 60%和 25%，$P=0.059$），仅有肺转移患者较仅有肝转移患者更易获得缓解（ORR 分别为 73.3%和 27.3%，$P=0.026$）。由于仅有少数患者死亡，总生存期（OS）尚未到达。治疗的不良反应可以耐受，最常见的Ⅲ级不良事件是腹泻（18.2%）、皮疹（6.8%）和肌肉疼痛（4.5%）。没有患者因药物毒性出组。本研究结果提示，戈舍瑞林联合依西美坦可能是治疗激素受体阳性绝经前局部晚期和 MBC 患者非常有效的方案。

Table 1. Effects of goserelin and exemestane on metastases

Status	RR	CBR
Without visceral metastasis	25% (3/12)	58.3% (7/12)
With visceral metastasis	46.9% (15/32)	68.8% (22/32)
	$P=0.121$	$P=0.222$
Without lung metastasis	25% (3/12)	50.0% (6/12)
With lung metastasis	60% (12/20)	80.0% (16/20)
	$P=0.059$	$P=0.085$
Lung metastasis only	27.3% (3/11)	54.5% (6/11)
Liver metastasis only	73.3% (11/15)	80.0% (12/15)
	$P=0.026$	$P=0.169$

RR, objective recovery rate; CBR, clinical benefit rate

Table 2. Effects of prior chemotherapy (CT) or endocrine therapy (ET)

Status	ORR	CBR
No prior adjuvant ET	55.6% (10/18)	83.3% (15/18)
Prior adjuvant ET	30.8% (8/26)	53.8% (14/26)
	$P=0.091$	$P=0.042$
No prior ET for metastasis	57.1% (16/28)	75.0% (21/28)
Prior ET for metastasis	13.3% (2/15)	53.3% (8/15)
	$P=0.004$	$P=0.049$
No prior CT for metastasis	60.0% (12/20)	75.0% (15/20)
Prior CT for metastasis	25.0% (6/24)	58.3% (14/24)
	$P=0.020$	$P=0.120$
0-1 prior CT regimen for metastasis	60.0% (18/30)	76.7% (23/30)
=2 prior CT regimens for metastasis	0% (0/14)	42.9% (6/14)
	$P<0.0001$	$P=0.032$

RR, objective recovery rate; CBR, clinical benefit rate

本文发表在：Medicine，2015，94（26）：e1006.

原文链接：http://www.cicams.ac.cn/Html/News/Articles/1435.html

（作者：内科 王佳玉）

（来源：中国医学科学院肿瘤医院网站，发布日期：2015-08-21）

使用乳腺癌液基细胞学标本检测激素受体和人上皮生长因子受体的探讨

雌激素受体（ER）、孕激素受体（PR）和人上皮生长因子受体-2是乳腺癌的重要预后和预测因子，用手术切除的组织学标本检测已经广泛应用于临床。然而，细针穿刺液基薄片标本的免疫细胞化学和荧光原位杂交检测与组织学比较结果如何？文献报道很少。2015年6月，在线发表于《Medicine》上的一项研究结果显示，细针穿刺液基薄片标本的免疫细胞化学和荧光原位杂交检测与组织学比较结果符合率高，可以进行乳腺癌转移灶标本的检测。

该研究是由中国医学科学院肿瘤医院徐兵河教授主持，张智慧教授和袁芃教授作为共同第一作者完成的一项探讨细针穿刺液基薄片标本免疫细胞化学和荧光原位杂交检测的可行性研究。该研究完成了542例原发乳腺癌FNAC标本的雌激素受体（HR）和人上皮生长因子受体-2的检测。对114例在免疫细胞化学ICC 2+的病例进行FISH检测，并且有相应的组织标本作为对照。该报道发现，TP细胞学标本和相应的组织学标本中ER（Cohen kappa test=0.85，concordance rate=93.3%）、PR（kappa=0.75，concordance rate=88.8%）与HER-2（kappa=0.62，concordance rate=80.2%）均显示有很好的一致性。HER-2的特异性是98.2%，但是敏感性仅为67.1%。在HER-2 FISH基因扩增检测中FNAC和组织样本有很好的一致性（kappa=0.98，concordance rate=99.1%）。

本研究结果表明，在患者肿瘤复发或转移时，如果组织标本不容易获取，FNACTP的ICCHR结果是可靠的，但是HER-2的ICC检测对临床应用并不可靠，FISH检测还是必须的。

本文发表在：Medicine，2015，94（24）：e981.

原文链接：http://www.ncbi.nlm.nih.gov/pubmed/?term=Medicine+94(24)%3Ae981+June+2015

（作者：病理科 张智慧）

（来源：中国医学科学院肿瘤医院网站，发布日期：2015-08-06）

❖ 医者楷模 ❖

纪念国医大师、中国癌症基金会鲜药学术委员会原主任委员朱良春教授专辑

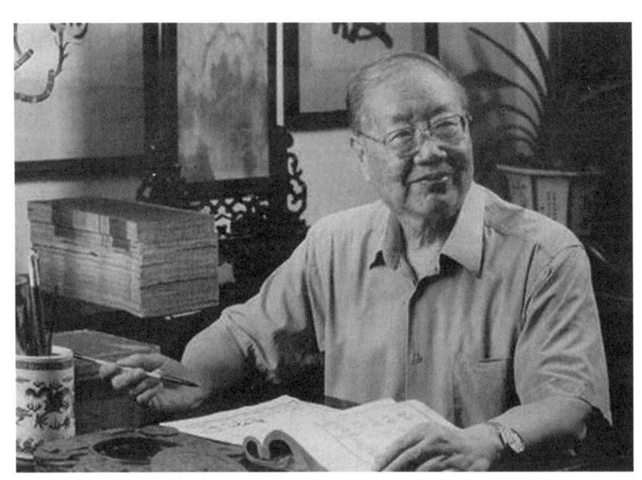

98 岁国医大师朱良春离世

《现代快报》记者 胡 涓 安 莹

他是虫类药学家，以虫入药消灭了很多“肿瘤君”；

他是治学良师，去世前还在给学生论文提建议；

他是医者仁心，从不限号，90 岁还到外地问诊。

2015 年 12 月 14 日凌晨 0 点 06 分，国医大师、中国农工民主党原中央委员、首批全国继承老中医药专家学术经验导师、南通市中医院首任院长、南京中医药大学终身教授朱良春先生在南通去世，享年 98 岁。朱良春女儿朱婉华说：“父亲仙逝前十个小时，还在为他的两位学生的论文签字。”朱良春先生一生呕心沥血，心系患者，从来不限号。90 岁时还出差 5 个小时，为一个重病人问诊，他生前常说：“经验不保守，知识不带走。”今年暑假他带病坚持写完了《朱良春全集》10 卷书稿。

家人说——去世前十小时还在给学生的论文签字

“仙逝前十个小时，他老人家还在给两位学生的论文签字。这是我和父亲最后的一张

合影！爸爸你永远活在我们心中！”昨日早晨 5 时 53 分，国医大师朱良春之女朱婉华发出悲痛悼念。照片中，朱老坐在洁白的病床上，支起一张小桌，随意披上一件薄衫，用颤抖的双手翻阅两名学生的论文，在提出几个意见后，签上自己的名字。

在子女眼中，朱良春既是一名慈祥的长辈，也是治学严谨的良师。生前他常说：“经验不保守，知识不带走。”不管是科班出身，还是对中医感兴趣的门外汉，朱老收徒从来不问门路，只要学生愿意学，他都毫无保留地传授自己的经验。朱老膝下子孙共有 13 人继承衣钵，从事中医药事业，不少子女年过七旬仍奋斗在第一线，在中医领域获得优异成绩，被誉为“朱家军”。二女儿朱建华，退休前任南通大学医学院中医教研室主任、南通大学附属医院中医科主任，从小醉心中医研究，成为首批全国老中医药专家朱良春学术继承人。

朱建华告诉记者，父亲白天诊病再繁忙，都会挤出时间看书写作，“早上早起一点，晚上晚睡一点，把别人看电视、喝茶的时间都用来学习。他坚持‘每日必有一得’，即每天必在看书学习中找心得，有了一得后方能入睡，这是他几十年的习惯。”为了将毕生学术思想、经验留下，朱良春生前带病坚持写出了《朱良春全集》10 卷书稿。朱建华说，今年暑期父亲早上吃过早饭就写作，坚持了近 3 个月，每天工作 6 小时以上，“他的精神，会一直鼓励我们前行。”

学生说——老师一点架子都没有，90 多岁坚持出诊

江苏省中医院肾内科主任孙伟是朱良春先生的关门弟子。他告诉《现代快报》记者，2011 年，他正式拜朱老师为师的时候，老师已经是“90 后”了。“我每隔一段时间就会到南通，跟着朱老上门诊，抄方子，老师总是倾囊相授。”

老师虽然年事已高，但对新学问的追求并未止步，对我们这些‘老学生’也是一点架子都没有，经常和我讨论一些学术上的经验，让我们有一些好的治疗方法介绍给他。”孙伟说。

孙伟回忆，“老师一直坚持替人看病，无论达官显贵还是普通老百姓，他都一视同仁，90 多岁了，依旧坚持出诊，而且不将病人看完了不吃饭。”找朱良春看过病的人都知道，他的号是不限的，因为一限号，患者们就要半夜排队，这样让朱良春心里很不安，“只要条件允许，我都尽量满足病人的要求。”

孙伟说，很多人曾请教朱良春诊治疑难病的诀窍，朱良春总是倾囊相授，老师在问诊的时候特别认真仔细，经常一个患者要看半个多小时。孙伟说，老师常说的一句话是“儿女心长，神仙手眼”，意思就是，对待患者要像父母对待自己的儿女一样上心，但看病的时候要像神仙一样，一眼看穿病灶的关键之处。

病人说——用虫药治病，他让很多“肿瘤君”乖乖滚蛋

朱良春勤于钻研，对虫类药颇有建树，他研制的“益肾蠲痹丸”“复肝丸”“痛风冲剂”等中药制剂蜚声海内外。长期临床实践让他对急性热病、痹证、肝病、肾病等疾病有了独到见解，每张处方寥寥几味药，就能针对主症，击中要害，因为收效好、药费颇廉，患者对他十分信任。

上海14岁男孩小张，2004年4月在沪被诊断为髓母细胞瘤。在接受手术后两个多月，他突发头痛如重压，伴随耳胀、呕吐，症状时轻时重。MRI显示脑瘤术后复发，左侧乳突窦积液。这样的症状，当时让不少医生束手无策。朱良春接诊后，采用扶正祛邪、软坚消瘤法，辅助多种虫类药、补益精血药合用，予以精心调治。2006年、2007年复查多次，小张均未发现异常，已能正常上学。2008年，小张父子等三人专程从上海前往南通向朱良春报喜：复查肿瘤已完全消失。

日本西尾市寺部正雄会长的夫人患有乳腺癌，她瞒着日本医生天天喝朱良春开的汤药，1个月后手术时，原来的癌肿只剩了一小块，癌细胞也萎缩死亡了，日本医生惊呆了。

尽管他的医术蜚声海内外，但朱老始终坚守着一个信条“道无术而不行，行无道而不久”，将医德放在首位。在他眼里，始终把患者看得比荣誉还重。数十年如一日，对患者不论富穷、老幼，都一视同仁。

2007年10月，朱良春不顾疲劳去郑州讲学，偶遇山东武城县一个胰腺癌患者病情危急。病患亲属赶到郑州，恳请朱良春前去问诊。从郑州到武城，要坐5个小时的汽车，这对于一个90岁的老人来说，风险不言而喻。但朱良春不顾亲属、朋友的劝阻，毅然退掉机票，赶赴武城。

一碗“养生粥”喝了70年

90多岁的朱良春每天精神矍铄，思维敏捷，甚至还在带博士生。很多人都好奇老先生的养生秘诀是什么？

孙伟也介绍，先生的养生之道总结起来16个字，即：生活规律，情绪乐观，适量运动，饮食合理。除此之外还有一碗喝了70年的“养生粥”。

据朱良春回忆，在20世纪30年代末，他随老师章次公在上海行医，彼时霍乱横行，师徒日夜操劳，渐觉体力不支，人也逐渐消瘦。“母亲知道后，把绿豆、薏仁、扁豆、莲子、大枣清洗干净，加入黄芪浸泡过的水大火煮开，换小火煮40分钟，再放入枸杞煮10分钟，煮出来的粥不仅味美，而且能抗疲劳、强体力，我记得吃了几个月后，精神开始好转，不再感觉疲劳，这个习惯就保持下来，到现在还坚持每天喝上一碗。”

“养生粥”食材揭秘

所用材料（5天的量）：

1. 绿豆（入心经，清热解毒益肝）50克
2. 薏苡仁（健脾、补肺、清热化痰，入肾经）50克
3. 莲子（清心养心，入肾经）50克
4. 白扁豆（健脾、乌发）50克
5. 大枣（健脾、补血）30克
6. 枸杞（入肝经、肾经）10克
7. 黄芪（补气）250克

一般人用量每天30克即可。

朱良春生平简介

他是朱熹第 29 世孙，18 岁师从清代御医后人

朱良春，字默安，1917 年出生于江苏镇江丹徒县，系朱熹第二十九代世孙。18 岁师从清代御医马培之后人马惠卿习医，后随沪上名医章次公先生临诊，成为当时稀有的科班中医。1938 年，朱良春来到南通，适逢疫病流行，因治愈了大量登革热和霍乱患者而享誉一方。20 世纪 50 年代初，朱良春就在南通组织成立了“中西医联合诊所”；1956 年 4 月，他与同仁无偿地将医院献给国家，由南通市政府接收，成立了南通市中医院，他被任命为首任院长。

有“虫类药学家”“五毒医生”之称

朱良春剑胆琴心，擅用虫类药治疗风湿骨病和肿瘤等疑难病症，有“虫类药学家”“五毒医生”之称。他撰写的《虫类药的应用》，是中医药院校师生、临床医师学习、研究、应用虫类药的范本，也是继明代李时珍《本草纲目》后，系统、详细论述虫类药，并做实物对照的第一人。

朱良春还在南通良春中医医院建立“南通良春虫类药展室”，陈列保存完好的虫类药百余种。

曾荣获抗击“非典”特殊贡献奖

中医界治风湿病素有“南朱北焦”之说，“南朱”即指南通朱良春，他研制的“益肾蠲痹丸”“复肝丸”“痛风冲剂”等中药新药，曾获部、省级科技奖。对急性热病的诊治，他主张打破卫气营血的传变规律，提出“先发制病，发于机先”，采用表里双解或通下泄热，多能缩短疗程，提高疗效。2003 年“非典”期间，朱良春参与广东、香港的远程会诊，取得显效，荣获抗击“非典”特殊贡献奖。朱良春的主要学术著作有《虫类药的应用》《章次公医案》《朱良春用药经验集》等 10 余部，发表学术论文 180 余篇。

（来源：《现代快报》2015-12-15）

江苏南通国医大师朱良春逝世　享年 98 岁

时政新闻澎湃新闻　岳怀让

澎湃新闻（www.thepaper.cn）记者从南通广播电视台主办的江海明珠网获悉，12 月 14 日凌晨 0 点 06 分，名中医朱良春因突发肺栓塞医治无效在南通中医院去世，享年 98 岁。

公开简历显示，朱良春，男，生于 1917 年 8 月，江苏镇江市人，后迁居南通市。

1935 年，朱良春拜孟河御医世家马惠卿先生为师学习医术，后来前往苏州国医专科学校学习。1937 年全面抗战爆发后，朱良春转入上海中国医学院学习，师从名医章次公先生，深得其传。

1945 年，朱良春在南通开办南通中医专科学校，任副校长。1952 年，朱良春参与创办

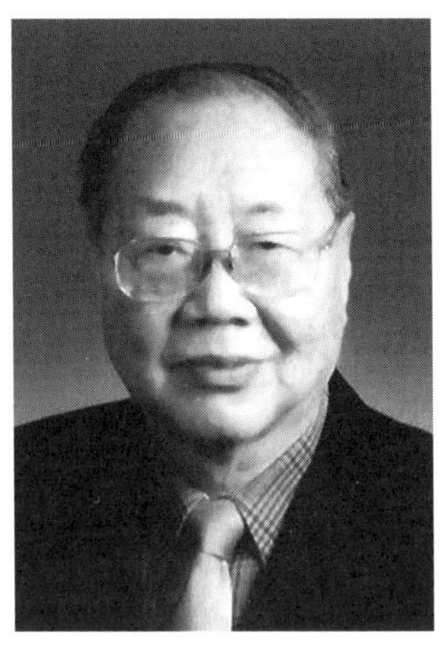

中西医联合会诊所（后改为联合中医院），任院长。1956 年，朱良春无偿将医院全部设备捐给政府，成立南通市中医院，任院长。

2009 年，朱良春被相关机构评为国医大师。

朱良春，汉族，1917 年 8 月出生，南通市中医院主任医师、教授。1939 年 1 月起从事中医临床工作，为全国老中医药专家学术经验继承工作指导老师、江苏省名中医。他使上海淋巴瘤患者拳头大的肿瘤逐渐消失，使几近残疾的骨病患者重获新生；他动员浪迹江湖的“蛇花子”将祖传治蛇毒绝技献给国家，挖掘不识字的民间散医成专家；他 90 岁高龄还四处看病讲学，使中医薪火相传。他常说，世上只有“不知”之症，没有“不治”之症。

活动年表

1917 年 出生，江苏镇江丹徒人，后迁居南通市。

1923 年~1928 年 读私塾 6 年，后转入学校学习。

1935 年 至武进孟河拜御医世家马惠卿先生为师，学习中医。

1936 年 转至苏州国医专科学校学习。

1937 年 因抗战，转入上海中国医学院，跟随章次公先生侍诊实习。1938 年毕业。

1939 年 2 月 至南通设立诊所开业行医。

1945 年~1948 年 除诊病外，并创办南通中医专科学校，任副校长。

1952 年 参与创办中西医联合会诊所，任所长。后改为联合中医院，任院长。

1956 年 无偿将医院全部设备捐给政府，成立市级中医院，任院长。

1987 年 国务院批准他为“杰出高级专家，暂缓退休”。

1990 年 被国家确认为首批全国继承老中医药专家学术经验导师。

2009 年 被国家评为国医大师。

2015 年 12 月 14 日凌晨 0 点 06 分，因突发肺栓塞医治无效在南通中医院去世。

担任职务

历任南通市中医院首任院长，江苏省政协常委暨南通市政协副主席，中国中医药学会第一、二届理事暨江苏省分会副会长，南通市科学技术协会副主席等职。之后任南通市中医院首席技术顾问、主任中医师，中国癌症基金会鲜药学术委员会主任委员，南京中医药大学教授，广州中医药大学第二临床医学院及长春中医学院客座教授，国家中医药管理局中西医结合治疗“非典（甲型 H1N1）”专家组成员，中国中医研究院基础理论研究所技术顾问，沪、港、台当代中医技术中心顾问，中国中医药研究促进会常务理事，新加坡中华医学会专家咨询委员，中医教材顾问委员会委员等职。曾先后应邀赴日本、新加坡、法国、马来西亚等国进行学术演讲。

成就荣誉

1987 年 12 月，国务院批准为“杰出高级专家”，同年卫生部授予“全国卫生文明建设先进工作者”称号。

1990 年，国家确认为首批全国继承老中医药专家学术经验导师。

1991 年 7 月，国务院颁予政府特殊津贴证书。

1993 年 10 月，江苏省人民政府授予“中医药系统先进工作者”称号。

2003 年 7 月，获中华中医药学会“中医药抗击‘非典’特殊贡献奖”。

2003 年 7 月 16 日，被国家中医药管理局中医药继续教育委员会聘为“优秀中医临床人才研修项目”考试委员会专家。

2003 年 9 月，被国家中医药管理局聘为“中西医结合治疗 SARS 临床研究特别专项”专家顾问。

2005 年 4 月，获国家中医药管理局“无偿捐献秘方、支持中医药事业”奖。

2005 年 11 月，作为国家中医药管理局专项“中医药防控‘人禽流感’研究”科研课题 10 人小组成员之一，精心撰写《中医药防控“人禽流感”的认识》一文，相关建议已为国家中医药管理局总方案采纳。

2007 年 10 月，国家中医药管理局授予“全国老中医药专家学术经验继承工作优秀指导老师”称号。

2009 年，获首届“国医大师”称号。

重要贡献

朱老一直关心中医药事业的兴衰，热心学术的继承、弘扬，应邀赴各地讲学，足迹几遍及全国。2005 年又与邓铁涛、任继学、路志正等十多位名老中医发起，由中华中医药学会、南通市人民政府主办，广东省中医院及南通市良春中医药研究所、南通市中医院承办的“2005 年中国——首届著名中医药学家学术传承高层论坛”6 月在南通市举行，少长咸集，盛况空前，卫生部佘靖副部长到会作重要讲话；该论坛以“徒讲师评”的形式进行，并主编《名师与高徒》一书，极大地推动了中医药学术的

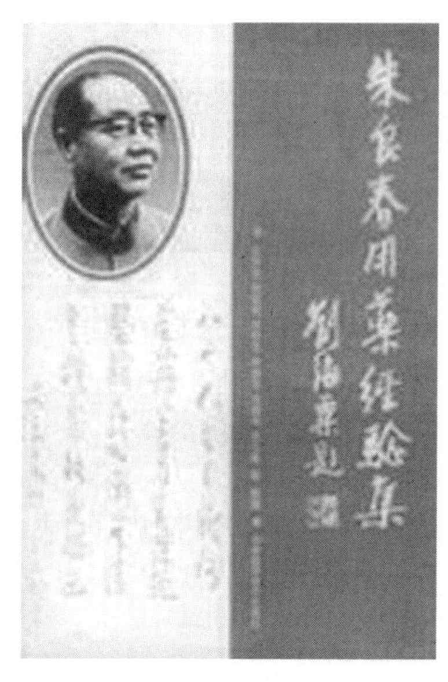

《朱良春用药经验集》

传承与发展，达到“承接岐黄薪火，传承中医衣钵”的目的。

学术著作

朱良春教授是全国著名中医内科学家，治学严谨，医术精湛，对内科杂病的诊治具有丰富的经验，先后研制了“益肾蠲痹丸”“复肝丸”“痛风冲剂”等中药新药，获部、省级科技奖。主要学术著作有《虫类药的应用》《章次公医案》《医学微言》《朱良春用药经验集》《中国百年百名中医临床家丛书·朱良春》《现代中医临床新选》（日文版，合著）等10余部，发表学术论文180余篇。

治疗特色

朱良春创办的南通市良春中医药临床研究所以朱良春等著名老中医的临床经验为诊疗特色，对于内、妇、皮肤等科疾病基本上使用纯中药治疗，对风湿、肿瘤、脾胃、肝、肾、呼吸系统、心脑血管、不孕不育、痤疮、牛皮癣等疑难疾病疗效显著。尤其对风湿病的治疗一直处于全国领先水平。来诊治患者数以十万计。自1992年建所以来，发挥中医特色，治疗疾病130余种。患者遍及包括港澳台在内的全国各地，以及美、欧、日、东南亚等地。

传奇经历

1934年，朱良春因为患肺结核，休学一年，完全用中医药治疗了近一年，终于获得痊愈。

这一年，对于一个勤学上进的17岁青年来说，实在太长了。然而，他并没有被疾病所吓倒，也没有仅仅停留在医治疾病的事情上，而是勤于学习，善于思考，最后决定放弃商业中学的学习，转而学习中医，要“济世活人”。这是一个重要的转折，也是中医历史上经常发生的“久病知医”“久病成医”历史佳话的又一次再现。

假如，朱良春不是遇到一个好的中医，他会相信中医吗？他会自己要求去学习中医吗？由此，我们不难想见，朱良春日后的主张与他切身体会有关。他说：“当前加强中医临床人才培养的工作，已不仅是单纯的学术问题，而是关系到中医事业存亡与发展的根本大计。当然，中医事业是一个系统工程，科研、教学、临床、管理等缺一不可，但它的着眼点，毫无疑问，都是以临床为中心的。所以，抓住了临床医技人才的培养，就是抓住了根本，抓住了要害。唯此，才能保证中医医疗质量的不断提高。”

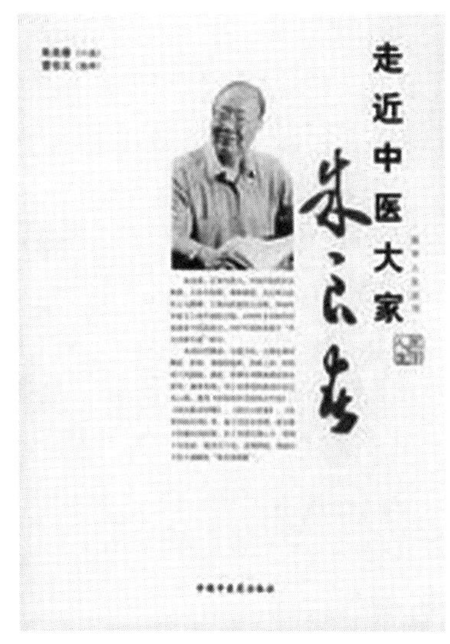

介绍朱良春事迹的书

学中医用中医，追求完美

1936年初，朱良春先生在孟河御医传人马惠卿家抄方一年，登的是大雅之堂，见证了太医家传。按说在那个时代，完全可以靠着这种不平凡的经历“悬壶济世”，两个效益一起抓了。但是，他不满足于“医道已了”的抄方，而是转学苏州，到章太炎任校长的国医专科学校，去接受中医现代专门教育，进行系统知识的学习。

抗战爆发，日机轰炸，学校散伙，很多同学失学，或者自己开业谋出路。而朱良春先生想的是继续求学，在 1937 年 11 月淞沪抗战硝烟还没有散尽的时候，只身来到上海，千难万苦，找到章次公，成为章先生的得意门生。

靠勤奋，也靠虔诚，朱良春先生不仅深得章次公器重，而且还结交了曾国藩的外甥聂云台先生。聂先生留学德国，学的是工程学。但是，他很不幸患有糖尿病，又因为糖尿病足而双下肢截肢。就是这样一位病人，不甘心做一个地地道道的患者、残疾人，而是矢志研究中医学，要做一个有益于社会的人。通过对于医学的追求，他经过反复验证，总结出来两个治疗传染病很有效的方子：表里和解丹、温病三黄丸。他这个没有腿的研究者，把自己的创造传给了朱良春先生。

1939 年，朱良春先生在南通开业之后，赶上了登革热流行，他就用聂先生给他的两个方子，或单行，或配以汤药，表里双解，解救了大批患者，也验证了中医药治疗外感热病的良好效果。

人物轶事

他使上海淋巴瘤患者拳头大的肿瘤逐渐消失，使几近残疾的骨病患者重获新生；他动员浪迹江湖的“蛇花子”季德胜将祖传治蛇毒绝技献给国家，挖掘不识字的民间散医成为专家。

坚持工作

他 90 高龄还四处看病讲学，使中医薪火相传。他常说，世上只有“不知”之症，没有“不治”之症。

偏于一隅而名闻天下者，朱良春也。“朱良春现象”是中医界称道的话题。他的老师章次公先生送他的一方印章“神仙手眼，菩萨心肠”，正是朱良春一生的真实写照。

中医界治风湿病素称“南朱北焦”，即指南通朱良春和北京焦树德。而朱良春经验方“益肾蠲痹丸”是如今唯一能修复骨膜破坏的中药制剂，很多癌症患者在朱良春这里绝处逢生。

朱良春有着骄人的精力和体力，气度儒雅，虽然一脸平和与安然，但其纵贯古今之学识、浩荡之胸怀、仁善之心肠，总让人生出无限敬意。朱良春虽久居南通，却成为一代名医，不以位高职显，而是真正以德服人，以术服人。

用虫药如神——善除肿瘤、骨病顽疾

朱良春善治疑难病这在中医界是公认的，如今广为传诵的是他治好了上海施先生的淋巴瘤，这只是其中的个案。

日本西尾市寺部正雄会长的夫人患有乳腺癌，她瞒着日本医生天天喝朱良春开的汤药，1 个月后手术时，原来的癌肿只剩了一小块，癌细胞也萎缩死亡了，日本医生惊呆了。

上海 14 岁男孩小张，2004 年 4 月在沪诊断为髓母细胞瘤，术后 2 个月余，头痛如重压、耳胀，泛泛欲呕，时轻时重。MRI 示脑瘤术后复发，左侧乳突窦积液。朱良春用扶正祛邪、软坚消瘤法，予多种虫类药、补益精血药合用，精心调治，2006 年、2007 年至今复查多次，均未发现异常，已能正常上学。2008 年小张父子专程从上海来南通向朱良春报喜：复查肿瘤已完全消失。

经验丰足

朱良春积累了治肿瘤的丰富经验，在南通市中医院、良春风湿病专科医院、良春中医门诊部里，很多慕名而来的肿瘤患者，经朱良春及其女儿、学生采用扶正消癥的综合疗法施治，多数患者的病情得到缓解或好转，减轻了痛苦，提高了生活质量。

类风湿关节炎、强直性脊柱炎在骨科界一直被称为“不死的癌症”，因为患者骨节畸形、骨质破坏，失去运动功能、生活不能自理不说，还伴着剧烈的疼痛，患者痛不欲生。

朱良春善治风湿骨病，益肾蠲痹丸是最能体现朱良春多年经验的代表方剂。32 岁的蒋女士患类风湿 16 年，全身大小关节肿痛，活动受限，生活不能自理。经朱良春用益肾壮督、蠲痹通络法治疗 1 年半后，各项指标均正常，能正常工作生活，并生育了孩子。

南通市 3 位慢性肾衰竭、尿毒症患者先后被通知病危，朱良春用中医药使他们转危为安，现正安度着幸福的晚年。

20 世纪足迹

在 20 世纪中叶，朱良春还有一个“五毒医生”的雅号，原因是他善用有毒的虫类药。虫类药为血肉有情之品，生物活性强，但作用峻猛、具有一定的毒性，能搜剔深入精隧骨骱之病邪，没有功底的医生不敢乱用。当年，药店老药工当得知开方子的朱良春只有 20 多岁时，赞叹道：“这个年轻大夫，胆识可真大。”

深邃高远 引领学术 启迪后学

朱良春在学术上，思想深邃而有远见，对后学多有启迪和引领，而且不尚空谈、求真实干。

实干远见

据医史学家马伯英考证，朱良春是为我国最早撰文提出辨证、辨病相结合的学者。朱良春指出，“证”和“病”不可分割，但不能为追求统计学意义，就始终使用一个处方治疗，这样会把中医的辨证论治的“活法”庸俗化、机械化，要防止把辨证与辨病相结合的方法引入歧途。

在危急重病面前，朱良春也颇具高见：对急性热病的诊治，他主张打破卫气营血的传变规律，提出“先发制病，发于机先”，采用表里双解或通下泄热，多能缩短疗程，提高疗效。2003 年“非典”期间，他参与广东、香港的远程会诊，取得显效，荣获抗击“非典”特殊贡献奖，就是例证。

而对于一度迷惘、困惑的中医学子，朱良春不管在学术上还是在信仰上都让人看到希望。

对于中医发展，朱良春一语中的：“一个是保持中医特色，一个是要有信心。”“经典是基础，师传是关键，实践是根本。”

很多人曾请教朱良春诊治疑难病的诀窍，朱良春总是倾囊相授：“怪病多由痰作祟，顽疾必兼痰和瘀”“久病多虚，久病多瘀，久病入络，久必及肾”“上下不一应从下，表里不一当从里。”准确辨证之后，采取相应的扶正、培本、涤痰、化瘀、蠲痹、通络、熄风、定痉等法，再配合虫类药，很多时候都可明显提高疗效，这是朱良春 70 年从医生涯的心得，屡试不爽。

朱良春认为：世上只有“不知”之症，没有“不治”之症。事实上大部分病症还是可辨可治的，关键是找到“证”的本质。如果说不能治，那是我们尚未认识许多确有疗效的“未知方药”的缘故，但总会找到。

这不仅是一个人治病水平的高低反映，也是一个人看待世界的根本观念。朱良春对中医充满了信心，并敢于去攻克疑难重症，这种信念产生出巨大的力量。

启迪

朱良春虫类药的应用对后学也颇多启迪：20 世纪 60 年代，朱良春首创的“复肝丸”以扶正化瘀立法，用红参、紫河车配穿山甲、鸡内金、地鳖虫、三七等，开中医药抗肝纤维化先河。2003 年国家科技进步二等奖内容之一就有“扶正化瘀法在抗肝纤维化的作用”；1963 年，朱良春在杂志上连载“虫类药的临床应用”文章，在水蛭条下曾明确提及，治胸痹心痛，配全蝎、蝉衣、地鳖虫等虫类药，收到常规药难以达到的效果。这对后来以虫类药为主治疗冠心病心绞痛的思路和方药，深有启迪。

山西灵石名医李可先生在一次会议上见到朱良春，热情地跑过来拥抱这位素未谋面的老师，因李可早年吸取了朱良春用虫类药的部分经验，效果很好，心仪已久。朱良春笑道：“不敢当，我现在用药审慎，不如你那样胆大有魄力。”

力倡实用——不尚空谈重实效

朱良春是章次公先生的得意门生，章老倡导的“发皇古义，融会新知”“注重实效”的治学主张，朱良春终身践行。

朱良春从临床干起，明白诊病关乎生死，当然要凭真本事，况患者也是医家的衣食父母，切忌空谈和造势。多年来，朱良春无论是临床、科研、讲学都求真实干，绝不做表面功夫。对于虫类药的应用，朱良春不是妄用峻猛毒烈之品以邀功，而是从实践中摸索出的真经验。

中医界多年来热议的辨病辨证关系等，一直争论不休。如什么是“病”和“证”，关系如何，能不能结合，怎样结合等；从理论、哲学层面上探讨莫衷一是。朱良春从临床着眼，举了一个例子，马上就一目了然，并提出了公允的看法。

辨证论治灵活，体现中医特色，但对疾病的具体机制和明确诊断缺少现代科学依据。这种中西医之间的客观差别，如不经综合参考分析，有可能导致医疗上的严重失误。如直肠癌早期症状易与慢性痢疾或痔疮混淆，如不运用西医学方法早期确诊，中西医结合，及时给予相应的治疗措施，就很有可能贻误病机，致病情恶化，癌肿转移，甚至不治。

朱良春讲学讲的内容也都是人们认为秘而不传的“真货”，故不管是应邀官方讲学，还是单位讲座，很多人都愿意自费从四面八方涌来，因能学到真东西，没有水分。

《朱良春医集》一书出版后短短 8 个月就再版，《朱良春用药经验集》已再版了 14 次，可见受欢迎的程度。

感动人心

尽宏慈善——以菩萨心肠对待患者

朱良春不仅医术高明，其怜悯和尽心也让人相当感动。

朱良春1949年以前在南通行医时，曾经对穷人施诊给药，给患者开了药后，盖上免费给药印章，到指定的瑞成药店抓药，朱良春每年端午、中秋、年终同药店老板结账。

90多岁高龄时，朱良春仍坚持出诊，且不将患者看完了不吃饭。因为有的患者担心吃完饭，他就不回来了，故朱良春一定要坚持看完病再吃饭。

找朱良春看过病的人知道，朱良春的号是限不住的。因为一限号，患者们就要半夜排队，朱良春说："这样子，没病也等出病来，我心里就不安啊。他们的心情我非常理解，所以只要条件允许，我都尽量满足病人的要求。"

以朱良春的名气和医术，要是在北京，诊费应在500元，就是上海，也应该300元。但朱良春的诊费才15元，特需50元。朱良春坦然地说："到了我现在这种年纪，看病肯定不是为了钱，体力可以的话就多看一点。我的诊费涨价感觉有点说不过去。"

2007年10月，朱良春不顾疲劳去郑州讲学，山东武城县一个胰腺癌患者水米难进，病情危急，其亲属赶到郑州恳请朱良春能否亲自去一趟。从郑州到武城，要坐5个小时的汽车，这对于一个带着疲倦的91岁老人意味着怎样的风险。但朱良春不顾亲属、朋友的劝阻，毅然退掉机票，赶赴武城，在场的人无不为之动容。

朱良春常说："中医不仅是一种谋生手段，更是一种仁术。"

海襟江志——大道源自平常心

朱良春从游者甚众，非借位高职显，而是"以诚待人，以德服人"。

朱良春既和邓铁涛、路志正、任继学、颜德馨等名师大家相知很深，也和民间医生、无名晚辈私交甚笃。多年来，朱良春从不以名医、大家自居，对同事、下属、学生、徒弟、平民百姓皆一视同仁，对求教者真正做到了有信必复，有问必答。

季德胜在旧社会曾是流浪江湖的"蛇花子"，陈照和成云龙则是治疗瘰疬、肺脓疡的土医生。已经是南通中医院院长的朱良春多次前去拜访，待之以礼、晓之以义、动之以情，和他们终成莫逆之交，使他们自愿将独门秘术捐献给国家。朱良春与有关同仁还帮助三者申报成果，并手把手地教他们学写签名，可见朱良春的心胸。这段佳话广为流传，以至于前几年挖掘云南少数民族控制生育秘方时还想请朱良春出山。

朱良春早年在南通办过中医学校，20世纪50年代初把合办的联合中医院全部设备无偿捐献给国家。

朱良春的弟子何绍奇因学徒出身报考研究生受到限制，朱良春亲自寄了航空快件给中国中医研究院方药中教授，详细介绍徒弟的水平已达到报考要求，并且"我可以个人人格担保，不会让您收了无用之人的"。

朱良春另一爱徒朱步先当时职称还不高，朱良春大力举荐他作《实用中医内科学》的统稿人。朱步先出色地完成了任务，其才华后来被前来慰问的领导慧眼识中，才有缘奉调入京。

“以诚待人、以德服人”，和朱良春打过交道的人都知道他的大度，老人甚至对“文革”期间严重伤害自己的人都宽容地原谅，能化云为雾，视往事如风。

布道神州 纵行南北 遍洒甘露

朱良春一直没有退休。20 多年前国务院发了一个“杰出高级专家，暂缓退休”的文件，使朱良春一直成为南通市中医院的职工，既然是医院的职工，就要尽义务，所以朱良春每周都到南通市中医院出诊。

朱良春还把大量的心血倾注到良春风湿病专科医院上，该医院采用纯中医药治疗疑难病症，突出中医药特色和优势，救治了不少的顽症痼疾患者，引人注目。中央电视台先后两次来采访拍摄，广为传播。

除了常规的出诊外，朱良春还到海内外讲学研讨，其他时间都用于接待来访、复信和整理文稿。他与邓铁涛和吕玉波等携手合作，倡导并积极参与名师与高徒的学术传承工作，名师与高徒传承的盛会在南通首开纪录，然后定位于广东省中医院，大力促进了中医药学术的弘扬传承。

同时，在北濠河畔，朱良春笑迎八方来访者，他的四层寓所里，来此“取经”的高徒络绎不绝，这里，不仅来过新加坡学员，也曾住过广东的高徒，还有北京、上海优秀中医临床人才培养项目的学员登门来访，就在记者采访期间，两个山东省临沂市的学生跟随朱良春侍诊学习，形影不离。

朱良春的病人遍天下，弟子遍天下，朋友遍天下。

朱良春，一位心似佛而术近仙的中医长者！

人物现象

当代中医界很多人都知道“朱良春现象”，这是卫生部中日友好医院史载祥教授提出来的。他曾经跟随朱良春先生工作多年，目睹朱老不凡的学术成就，深有体会地说：“朱良春先生在中医学术领域中的大家风范，博采百家，自成系统，更难能可贵的是，先生平生所处，偏于东南一隅，当今中医居地区一级，而影响及于全国者，朱老一人而已。超越区位强势，独树一帜，声誉遍及国内外，这一现象值得我们深思。”

既然是现象，就有一定的代表性，可以为中医同道提供参考，也可以深入挖掘形成现象的原因，总结规律，推动中医事业发展。我想，这就是史载祥教授提出“朱良春现象”的良苦用心，而不是要把这种提法当作个人崇拜。

人物评价

时任卫生部部长高强在贺信中高度评价了朱良春先生一手创办的南通良春风湿病医院的成立，称此举对“继承发展祖国中医药事业，满足群众中医药服务需要，提高人民健康水平，具有积极的意义和作用。”认为这对于传承朱良春先生的学术理论、临床经验和医德医风都具有积极的意义和作用。并希望该院“办出特色、办出水平、办出声誉，不断造福人民群众。”

时任卫生部副部长佘靖在题词中写道：“良医悬壶七十载，仁术惠泽万家春。”

朱良春先生一手创办的南通良春风湿病医院的建立，为更好地满足海内外患者的需求，落实时任国务院副总理吴仪提出的“名医、名科、名院”三名工程，提供了一个范例。

受吴阶平医学基金会和中国农工民主党宣传部委托，负责编纂《大国医》的聂文涛认为，发掘朱良春等国医大师的医学贡献和治学精神，对中医的今天和未来都具有重要意义。

人物简介

朱良春，主任中医师，教授，全国500名老中医之一，1987年国务院授予“杰出高级专家”称号，暂缓退休。1938年毕业于上海中国医学院，长期从事中医内科临床工作。1956~1984年任南通市中医院院长，曾任中国中医药学会理事，中国中医药研究促进会常务理事，江苏省中医学会名誉会长，全国暨江苏省痹证专业委员会顾问，省政协医工体委员会副主任，中国农工民主党中央咨监委员等职。长期从事中医内科杂病的临床、教学、科研工作，对痹证、肝病、肾病的研究均有心得，特别对风湿病有独到的见解。他担任学科带头人的南通市中医院痹证专科已成为融临床、教学、科研为一体，在全国有一定影响的痹证研究基地。他承担的《顽痹从肾论治》《朱良春主任医师痹证诊疗软件》科研课题曾获江苏省科技进步奖。《益肾蠲痹丸治疗类风湿性关节炎的临床与实验研究》获国家中医管理局科技进步三等奖、北京国际博览会银牌奖、世界传统医学大会生命力杯金奖，居国内领先水平。先后四次应邀赴日本讲学，为国家中医管理局厦门国际培训中心举办“痹证专题学习班”，并被聘为客座教授。主编专著8部（其中3部为合著），发表论文140余篇。

相关链接

首届国医大师朱良春突发肺栓塞离世

2015年12月14日凌晨0点06分，名中医朱良春因突发肺栓塞医治无效在南通中医院去世，享年98岁。

朱良春，1917年出生，从医70余年，是全国著名中医内科学家，主任中医师，南通市中医院首任院长，南京中医药大学终身教授、博导，擅长用虫类药治疗疑难杂症，有“虫类药学家”之称，被评为首届国医大师。

国医大师善用毒虫当药，益肾壮督

中医界治风湿病素有“南朱北焦”之说，其中的“南朱”就是指首届国医大师——朱良春先生。朱先生的经验方“益肾蠲（音juān）痹丸”能修复骨膜破坏，很多癌症患者都在其治疗下绝处逢生。本报专访朱良春之女、南通良春中医医院院长朱婉华，探寻国医大师朱良春的治风湿思想。

说起风湿病，很多人首先想起风湿性关节炎。朱婉华介绍，其实风湿病不单指一种，而是包含了200多种疾病，较常见的还有强直性脊柱炎、系统性红斑狼疮、干燥综合征、皮肌炎、骨关节炎、痛风、银屑病等。我国风湿病的发病率越来越高，患病率约有14.1%，而且风湿不仅是成年人的“专利”，很多小孩子也会得风湿。

中医认为，风湿多因受了风、寒、湿等邪气侵袭，在关节等部位沉积而来。一般病程长，又容易反复发作。如果出现关节肿痛，周围皮肤发红、发烫；或晨起时关节僵硬，影响翻身、扣衣服、握拳等动作；或出现不明原因的皮疹、晒太阳后皮肤过敏；或出现“雷诺现象”，即遇冷或情绪改变时，四肢变白进而发紫，之后又转为正常颜色等，就应当注意有风湿病的可能了，需要引起重视。

朱婉华治疗风湿的思路继承了父亲国医大师朱良春的学术思想，并发展了“双重诊断，一重治疗”（即中西医诊断，中药治疗）的双向思维。朱良春认为，风湿病具有久痛多瘀、久痛入络、久病多虚、久病及肾的特点。此类患者往往素来肾阳虚弱，风、寒、湿、热之邪才乘虚而入。气血被邪所阻后，就会凝滞。中医讲“湿停为痰，血凝为瘀”，两者互为因果，既可以因痰致瘀，也可由瘀生痰。瘀血与痰湿深入身体各骨关节后，会共同阻滞气血经络，导致肿痛发作。正因抓住了“肾督阳虚”这个致病源头，朱良春通过益肾壮督、提高机体抗病能力的治疗方式，使很多患者正胜邪退，疾病自愈。朱老还提出了风湿病“益肾壮督治其本、蠲痹（止痛）通络治其标”的治疗原则，认为搭配祛风散寒、除湿通络、消痰化瘀等止痛通络之品，可以收到事半功倍的效果。

用药方面，朱老有个“五毒医生”的雅号，原因是他善用有毒的虫类药，主张虫类药与草木药搭配治疗。他认为虫类药血肉有情，性喜攻逐走窜，通经达络，又和人类体质比较接近，容易被吸收和利用。由全蝎、蜈蚣、生地、熟地、乌梢蛇、露蜂房制成的益肾蠲痹丸，具有益肾壮督、止痛通络等作用，成为最能体现朱老多年经验的代表方剂。

朱老认为，风湿病是慢性病，患者治疗时一定不能急于求成，又因风湿多与肾阳虚衰有关，日常生活也应当注意养肾护肾。平时可多做咽津、深呼吸、浴足、按足心等活动，以养护肾气；还可用黄芪、薏苡仁、莲子、枸杞、大枣、白扁豆、绿豆等食材煮粥服，有补气强肾、养五脏的功效。

由于风湿病攻击对象广泛，每个人都要注意预防。无论是否患风湿病，都应避免长时间待在温度较低或潮湿的环境中；也要避免过强的阳光长期直射皮肤；夜间睡觉应适当保暖，防止着凉；季节转换时要预防感冒，避免过度疲劳；饮食上应注意“凉补”，羊肉、瓜子等热性食物要限量。有风湿症状的人或风湿病患者还要减少阴雨天的户外活动，加强膝关节等重点部位的保暖，洗漱最好用温水，减少冷刺激。

（来源：《生命时报》2015 年 12 月 15 日）

医者仁心——追忆国医大师朱良春

中国江苏网记者　陈　可

【中国江苏网 12 月 15 日讯】14 日凌晨，一代大师朱良春溘然长逝。14 日 5 时 53 分，朱良春先生的女儿——南通良春中医医院院长朱婉华在微信中透露，仙逝前十个小时，老人家还在给两位学生的论文签字。

朱老仙逝的消息传开后，他的朋友、后学、曾经治好的病患哀痛之余，纷纷表达悼念之情。有人撰联：

良师驾鹤，俯瞰神州，慈蔼垂顾仍留甘露救世人；

春雨润物，无声做雷，发聩警示还盼中医利苍生。

这也很好地概括了朱老不平凡的一生。

用虫药如神——获“五毒医生”雅号

1917年，朱良春先生诞生于镇江市，早年拜孟河御医世家马惠卿先生为师。继学于苏州国医专科学校，并于1938年毕业于上海中国医学院，师从章次公先生，深得其传。

1938年，21岁的朱良春从上海中国医学院学成毕业，回南通开中医诊所，独立门户，行医治病。当时中医界有一种说法：“非严谨者不能御毒药”，很多中医对药性猛、毒性强的虫药颇为顾忌。因为，虫类药为“血肉有情之品”，生物活性强，但作用峻猛、具有一定的毒性，能搜剔深入精髓骨骱之病邪，没有功底的医生不敢乱用。但朱良春的恩师、一代中医大家章次公先生却认为虫类药里的动物蛋白质有灵性，“当用则用”。朱良春牢记师训，汲取各家所长，大胆实践，不断发掘出很多新的用法。

正是在这种继承和发展的基础上，朱良春开出的虫药用法往往能取得奇效。1940年，南通地区爆发登革热疫情，朱良春先生开出的虫类药方收到奇效。当时西医的治疗一般要一周到十天左右才能缓解，而使用虫药三天就能缓解。当年，药店老药工得知开方子的朱良春只有20多岁时，赞叹道：“这个年轻大夫，胆识可真大。”感佩其用虫药治愈诸多疑难杂症，患者和同行赠其“五毒医生”的雅号。

1963~1964年，他在《中医杂志》连续发表了“虫类药的临床研究”，1978年，又出版了《虫类药的应用》，首次系统总结了历代运用虫类药的经验，并用于恶性肿瘤、血液病、骨关节病、心脑血管病、肝硬化等诸多疑难重症治疗，收到草木药不易取得的效果。如在水蛭条下，他曾明确提及，治胸痹心痛，配全蝎、蝉衣、地鳖虫等虫类药，收到常规药难以达到的效果，这对后来以虫类药为主治疗冠心病心绞痛的思路和方药，深有启迪。同时，他还首创“复肝丸”，以扶正化瘀立法，用红参、紫河车配穿山甲、鸡内金、地鳖虫、三七等，开中医药抗肝纤维化先河，2003年国家科技进步二等奖内容之一就有“扶正化瘀法在抗肝纤维化的作用”。

“发皇古义，融会新知”——促中西合璧

在2015年8月初接受央视《我的座右铭》栏目采访时，朱良春曾说，他的座右铭是：“发皇古义，融会新知”。纵观老人漫长而不凡的一生，这八个字贯穿始终。

在朱良春老人家中会客厅的墙上，挂着这八个字。这是他的恩师章次公先生所赠。“发皇”一词，《文选》所录西汉枚乘所著《七发》中有云：“分决狐疑，发皇耳目。”唐代学者李善为《文选》评注指出：“明者曰皇也。”“发皇古义”意为继承传统精辟的东西，将其充分地弘扬和发挥出来。而“融会新知”则好理解，即指要随着时代前进，接受新知识，吸纳现代好的东西，为我所用。

在朱良春先生早年行医的日子里，虽然他用虫药治好很多疑难杂症，但是在当时的中国，中西医两派争论不休，甚至水火不容，有段时间里中医诊所连体温表都不许使用。但在朱良春看来，中西结合才是医学继续前进的正确道路。

1952年，他联合几位医学同仁，开办了南通第一家中西医联合诊所，在中医诊疗中借助西医设备和手段，提高诊疗水平。开业后，每个大夫每天看几十号患者，比单独中医或

西医诊所都要多。

西医治标，中医治本。但西医立足科学理论，有明确的病理依据，而中医却被一些心术不正的所谓“中医师”用来空谈和造势，重理论轻实践，由此也造成“中医无用论”的出现。朱良春从临床干起，明白诊病关乎生死，当然要凭真本事，况且患者也是医家的衣食父母，切忌空谈和造势。

中医界多年来热议的辨病辨证关系等，一直争论不休。如什么是“病”和“证”，关系如何，能不能结合，怎样结合等，从理论、哲学层面上探讨莫衷一是。朱良春从临床着眼，举了一个例子，马上就一目了然，并提出了公允的看法。

辨证论治灵活，体现中医特色，但对疾病的具体机制和明确诊断缺少现代科学依据。这种中西医之间的客观差别，如不经综合参考分析，有可能导致医疗上的严重失误。如直肠癌早期症状易与慢性痢疾或痔疮混淆，如不运用西医学方法早期确诊，中西医结合，及时给予相应的治疗措施，就很有可能贻误病机，致病情恶化，癌肿转移，甚至不治。

智者目光如炬。如今，中西医结合的医学已经是一门相对发展较成熟的新学科，朱良春也成为这一领域的先行者。

尽宏慈善——以菩萨心肠对待患者

朱良春常说，对患者要做到章次公要求的“菩萨心肠，儿女性情，英雄肝胆，神仙手眼”。他之所以饮誉医坛，蜚声海外，不仅因为高超的医术，还因为他宽广的胸怀和仁慈的心。

朱良春常教诲子女“医乃仁术”，这在朱婉华的心中扎下了根。做医生必须把患者当亲人，患者才会信任医生。她表示，父亲经常告诫子女：“医生必须要具备‘仁心’才会有‘仁术’。”

来良春中医医院就诊的患者多为重患，有痛苦艰难的求医经历，有痛不欲生的病痛折磨，还有对疾病的恐惧，对医院的怀疑，有时患者会烦躁至极。“当看到这些身陷疾病困扰，由病致贫或因贫致病的病人，我们会尽力给予理解、帮助和安抚。”

2003 年，从上海松江来了一对中年夫妇带着在上海复旦大学读书的儿子陈某来看病，孩子因患硬皮病二年余，病情一直进行性加重，形体消瘦，两手指逐渐发展至皮肤僵硬、指腹破溃坏死、指骨显露。就诊时考虑其经济状况，医院给他开了中药汤剂和浓缩益肾蠲痹丸，价格约 900 元。当时天气已渐热，朱婉华考虑到夏季高温易引发感染，如孩子指腹软组织坏死不能愈合而出现继发感染，就必须截指，将会致残。

有鉴于此，朱婉华建议改用起效快、价格较高的药，1 个月约 3000 元的药费，并告知一般 3 个月起效。当时病家同意换价格高的药，但第三个月函诊买药时，患者母亲来信述服药 2 个月未见明显效果，不信任的话语显见字里行间：“我儿子从患病到现在，在上海看的都是知名大医院、大教授，已花掉近 10 万元了，还没有一个医生敢讲这个病能治好，你却敢说大话……”

“看完信后我心里很平静，因为我是真心为患者着想，说的都是真心话，我对疗效有信心，我也能理解患者母亲的心情和境况，我表示愿意先免费提供她儿子 4 个月的药物，希望在服用6个月的药以后再下结论。”患者母亲勉强将药收下。服药第三个月时，患者破溃的指腹开始结痂，第四个月陈某坏死的指腹已恢复如常人。第五个月时，患者母亲来信，感激之情溢于字里行间：“感谢朱医师的大恩大德，一家人永世不忘……”

朱良春诊病非常重视与患者的沟通，尤其是肿瘤患者，并把对患者的心理辅导称为“话疗”。医院也一直贯彻朱老的这种精神，在面诊患者解答疑问时，不忘开导患者并叮嘱生活中注意事项，调整患者的不良情绪。通过良好的沟通，让患者建立起治疗的信心，树立起战胜疾病的意志，配合治疗，以达到最佳治疗效果。

“为医者，一定要有一颗仁慈的心。”朱婉华表示将牢记父亲的叮嘱，永远“遍洒甘露在人间”。

相关链接

朱良春治疗肿瘤大法

【原编者按】国医大师朱良春先生是一位学术建树颇多、理论联系实际、影响深远的中医临床大家。他行医75年，学术经验丰厚，尤其对风湿病和肿瘤等疑难病症疗效卓著，并有众多的独到经验和济世良方，我们特设专栏详细介绍他的学术思想和临床经验。

早在20世纪50年代后期，国医大师朱良春就撰文提出“辨证与辨病相结合”的论点，强调中西医各有所长，辨证论治是中医的根本，结合西医学的辨病，疗效会更加提高。朱良春先生对虫类药悉心研究数十年，研制的新药“益肾蠲痹丸”对类风湿关节炎、强直性脊柱炎、骨关节炎的治疗有突破性的发展；指导学生李建生（北京建生药业公司董事长）研制的鲜动物药“金龙胶囊”治疗肝癌、胰腺癌、食管癌、肺癌、卵巢癌等肿瘤，以及治疗重症风湿病、红斑狼疮、硬皮病、皮肌炎、干燥综合征等都有突破性的进展。今就朱良春先生治疗肿瘤病的丰富经验作一介绍，以飨同道。

扶正祛邪　相互结合

朱良春认为，肿瘤的治疗大法，不外扶正与祛邪两方面。早期祛邪为主，佐以扶正；中期攻补兼施；晚期则以扶正为主，佐以祛邪。由于肿瘤发现时，多为中晚期，必须攻不伤正，时刻注意阴阳气血之调燮，尤应侧重补脾益肾，方可缓解症情，延长生存期。

（一）扶正

在祛邪的同时，必须根据患者阴阳气血的偏虚，予以调补，才能提高机体的免疫力，改善症状，稳定病情。

●温阳益气　由于阳气不足是肿瘤发生的重要原因，加之患病后长期使用清热解毒药，或放疗、化疗后，体气大虚，而出现疲乏困惫，恶寒肢冷，口淡不渴，二便清利，舌白，质淡胖，边有齿痕，脉细弱无力，一派“阳虚气弱”之象，治宜温阳益气，药如黄芪、党参、附子、肉桂、白术、干姜、山萸肉等，可以提高机体免疫力，改善症状，抑制肿瘤发展。

●滋养阴血　肿瘤在中、晚期由于阴血耗损，多见头眩、心悸、口渴咽干、烦热不安，舌边尖红，或舌绛无苔，脉弦细而数的“阴虚内热”之证，治当滋阴养血，药如生地、石斛、天门冬、麦门冬、女贞子、旱莲草、白芍、阿胶、北沙参、西洋参、枸杞子等。如舌质红绛转淡，渐生薄苔，说明症情好转，预后较好。

●补脾健中　长期使用清热解毒，或活血化瘀、攻坚消癥之品，脾胃大伤，脾阳不振，形瘦，纳呆，腹胀便溏，舌质淡胖，脉细软之“脾胃虚馁”之证，治宜补脾健中，药如香砂六君汤加山药、薏苡仁、鸡内金、红枣等，以增强体质，改善症状。

朱良春指出，临证应根据中医辨证论治的整体观念，按照八纲辨证为基本方法，具体分析每一个患者的正邪盛衰、寒热变化，然后依据八法而立方。是以补为主，或以攻为主；寒热药物的搭配，孰多孰少，均依病情而定。对经治疗缓解后的患者应遵照“大积大聚，衰其半而止”的理论，对峻猛攻药应减之或断续用之，以保证正气不衰竭。总之，应遵循“病有千变，医亦千变；病有万变，治亦万变”的原则配方。使治病如同打仗，“知己知彼，百战不殆”。这里“彼”就是疾病，“己”就是药物及其配伍。

（二）祛邪

肿瘤是“内有有形之积”，多有癥瘕癖块存在，癌细胞不断分裂增殖，肿块压迫周围血管、神经而出现疼痛、梗阻，甚则腐烂、坏死，而见发热、出血、昏谵等症象。根据症情，朱良春采用下列三法以祛邪抗癌。

●清泄热毒　凡见发热，局部红、肿、热、痛，口干，便难，苔黄或糙，质红，脉弦数之“热证”者，均宜清泄热毒，常用药为野菊花、蚤休、白花蛇舌草、半枝莲、金银花、地龙、甘中黄、山豆根、山慈菇、生大黄等。如伴见胸脘胀满，泛呕纳呆，乃兼夹湿浊之象，需加藿香、佩兰、川厚朴、郁金、姜半夏等芳香宣化之品。如发热加剧，烦躁不安，或有出血倾向，舌质红绛，脉洪数的“血热证”者，应加犀角、鲜生地、牡丹皮、赤芍、生地榆、鲜石斛等凉血养阴之品。朱良春认为，“血热证”多见于病情加剧或晚期癌症患者，凡见舌红绛无苔，脉弦急的，都是病情恶化的先兆，预后多不良。

●涤痰散结　朱丹溪曰：“凡人身上中下有块者的多是痰”。《类证治裁》：“结核经年，不红不肿，坚而难移，久而肿痛者为痰核，多生耳、项、肘、腋等处。”朱良春根据古人对人体肿块的认识，认为以上古人的论述，符合恶性淋巴瘤的临床所见，认为痰是多数肿瘤的致病因素，因此涤痰散结是治疗肿瘤的大法之一，常用药物为生天南星、生半夏、守宫、僵蚕、蜂房、川贝、海藻、昆布、紫背天葵、白芥子等。

●化瘀软坚　肿瘤质坚，推之不移，高低不平，肿痛，舌质紫暗，脉坚涩呈“瘀积癥癖证”者，皆可用此法，常用药物为三棱、莪术、水蛭、虻虫、蟅虫、桃仁、红花、丹参、赤芍等，可以改善病灶周围的血液循环，促进抗癌药物的渗透，使肿瘤变软，有所缩小，减轻疼痛，缓解症状，控制发展。

辨病辨证 相辅相成

朱良春为中医大家，却从不排斥西医学，而是与时俱进，提倡中西医的结合，体现了中医自古就有的“海纳百川、有容乃大”的胸襟和气魄。他十分推崇中西医汇通派人物张锡纯，认为张氏“中西医结合疗效好，阿司匹林加石膏”的做法虽然囿于时代，有其局限性，但其革新精神开一代新风，难能可贵。在肿瘤治疗方面，朱良春在辨证的基础上常加用莪术、水蛭、蜈蚣、壁虎、蟅虫、干蟾皮、蛇蜕、蜂房、全蝎、半枝莲、白花蛇舌草、茯苓等经现代药理学证明具有抗肿瘤作用的中药，尤其是莪术，朱良春认为可用于多种肿瘤，不仅能直接破坏肿瘤细胞，而且还可增强细胞的免疫活性，从而促进机体对肿瘤的免疫作用。

在骨转移癌治疗上，朱良春认为，治疗上要充分考虑以下原则：祛除病邪一痰毒，瘀血；扶正补虚一通经活络，益气养血，补益肝肾；随证变化。朱良春根据骨转移癌的疾病特点，拟定“骨痛方”如下：制南星、补骨脂、穿山龙、骨碎补、淫羊藿，以及地龙、露蜂房、半夏、川芎、蟅虫等。该方主要功效是化痰散结、温阳通络止痛。主治各类恶性肿瘤的骨转移疼痛，有协助止痛的作用。上药经现代药理学研究证实，均有抗肿瘤作用，其中制南星、补骨脂、骨碎补等有较好的止痛作用，因此经临床应用有较好的协助止痛作用。临床用其治疗骨转移疼痛有效率达70%，配合其他止痛药联合使用可明显减少止痛药的剂量，减轻毒副作用。

善用虫药 良方奇效

朱良春因擅用虫类药物治疗疑难杂症，加之其所著《虫类药的应用》一书，饮誉医坛，蜚声海外，故今人有“虫类药学家”称之者。虫类药有特殊的破积化瘀作用，许多经现代药物实验证明有抑制癌细胞作用。以下为朱良春在临床治疗肿瘤中常用之虫类药物，如：僵蚕、壁虎、地龙、蟅虫、蜈蚣、蝼蛄、凤凰衣、蝉蜕等。

现附上几个朱良春治疗肿瘤的有效经验方，供同道们在辨证论治中参用。

●肝癌验方

蟾龙散（蟾酥5克，蜈蚣、儿茶各25克，参三七、丹参、白英、龙葵、山豆根各250克，共研极细末，每服4克，每日3次）有活血化瘀、散结消瘕、清热解毒之功，并能镇痛。

●食管癌验方

利膈散（守宫、全蝎、僵蚕、蜂房、代赭石各30克，共研细末，每服4克，每日2~3次）有宽膈、消瘤、降逆之功，能缓解梗阻，改善吞咽困难，延长生存期，部分食管狭窄减轻，或癌灶消失。临床用此方治十余例食管肿瘤患者，均获佳效，一般服药2~3天后即明显改善症状。对不宜或不愿手术者尤为适用。

●胃癌验方

胃癌散（蜣螂虫、硇砂、西月石、火硝、蟅虫各30克，守宫30条，绿萼梅15克，冰片5%，共研极细末每服1.5克，1日3次）功能理气止痛，攻毒制癌，破血祛瘀。

●乳腺癌验方

乳癌散（炙蜂房、苦楝子、雄鼠粪各等分，研极细末，每次服9克，水送下，间日服1次）用于治疗乳腺癌初起。临床服本方1个月可使坚核趋向缩小，连服2~3月，轻者即愈，稍重者则需连续服用。

在肿瘤门诊曾遇一乳腺癌患者，术后化疗后复发，胸壁结节数个，色紫暗，无痛，厌食，胸闷不舒，腰软痛，大便黄成型；检查见少量胸腔积液，体质状态差，消瘦，神疲，舌淡红、苔白微腻，脉弦有力。不同意再次化疗。即给予中药健脾补肾之剂（太子参15克，当归5克，生地15克，香附5克，地榆10克，茯苓10克，泽泻10克，山萸肉15克），以扶助正气，同时服用“乳癌散”。此后2个月内，中药处方随证加减，乳癌散装胶囊，每次 3 克，每日 3 次，连服 2 个月。胸壁病灶开始略有缩小，胸闷减轻。检查胸腔积液消失。

●恶性淋巴瘤验方

消瘤丸（全蝎 100 克，蜂房、僵蚕各 200 克，共研极细末，水泛为丸如绿豆大，每服 5 克，每日 3 次）有软坚消瘤、扶正解毒之功，坚持服用 3~6 个月，多能见效。

（来源：中医中药秘方网，发布时间：2013-05-02）

❖ 热点与争鸣 ❖

基层防癌痛点多——记福建上杭革命老区贫困肿瘤患者救助及防癌科普教育活动

【活动背景】 近日，由中国癌症基金会主办、《健康时报》社及绿叶思科专项基金协办的革命老区贫困肿瘤患者救助活动来到福建省上杭县。中国癌症基金会理事长彭玉、副理事长兼秘书长赵平带领团队深入基层，开展包括药品捐赠、义诊查房、科普讲座等公益活动。

重心下沉，分级诊疗，这是今年“两会”中对推进基层卫生工作提出的重点内容。但基层医疗的“碗底”是否切实得到强化，基层群众的就医意识和卫生条件究竟状况几何，在此次革命老区贫困肿瘤患者救助的基层体验中发现，大病诊疗、癌症防治软肋依然在基层。

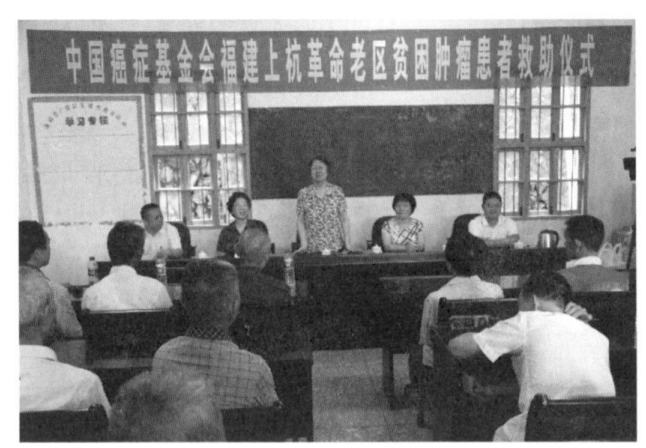

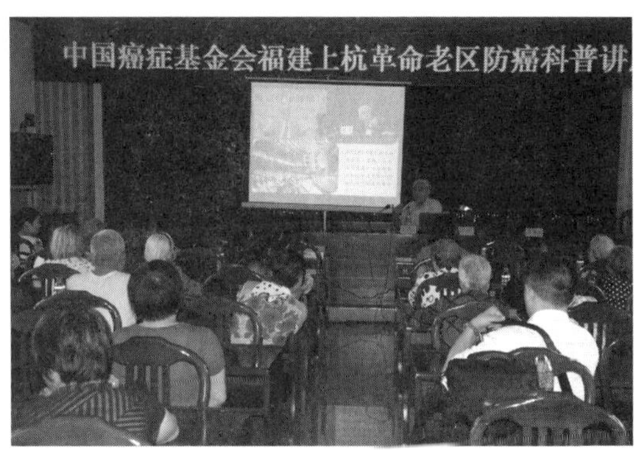

就医难：赶集时顺便瞧病

6月的上杭老区，湿气氤氲。在才溪乡卫生院，当98位低收入癌症患者接到基金会发放的千元现金礼包以及赠药后，很多群众激动难言。对于基层贫困癌症患者，治疗是奢望，用药是能省则省的负担。而这种送到家门口的支援与帮助，让他们甚感温暖。

上杭老区降雨充足、农村条件差，食物极易发霉变质，胃癌、肠癌等消化道肿瘤颇为高发。

“许多癌症患者不仅承担着巨大的经济压力，有些人情况差到连化疗都没法儿做。”在义诊现场，中国医学科学院肿瘤医院妇瘤科主任医师张蓉观察到这一现象。

“大病不去看，小病拖着看”。当地许多人以往的习惯是，到城里赶集的时候才顺便去把病瞧瞧，舍不得把挣的辛苦钱都花在治病上。

一方面是农民就诊检查主动性太差，另一方面，基层医疗配置也令人堪忧。福建上杭地区并非典型个例。

从 2013 年起，中国癌症基金会启动革命老区救助项目，走过众多老区，赵平秘书长感触颇深，“医改的重心在基层，应该让优质医疗资源下沉到基层。但现在基层医疗的诊治水平仍然不高。在镇一级的卫生服务中心，许多的诊断治疗项目无法开展，相应的设备也缺乏，医生留不住，病人难治疗。尤其是地理位置偏远的地方，情况更糟。”因此，近年来中国癌症基金会陆续组织大医院专家深入基层，让老区患者便捷享受到大专家的诊疗服务。

意识差：防病知识不自知

才溪乡是著名的苏区。在乡卫生院的义诊中，一上午，张蓉就接诊了 4 位宫颈癌晚期的患者，手术已无能为力。

“还要定期做妇检?”“那种地方没啥不舒服怎么还要检查?”有些老乡的提问让张蓉深感无奈。宫颈癌是发病最高的妇科肿瘤，城市人群防患意识尚很薄弱，农村的情况更让人触目惊心。

“HPV 感染是子宫颈癌的主要致病因素，日常注意个人卫生，避免 HPV 感染，每年做次宫颈涂片（TCT）检查，就可做到早期预防。”张蓉说。类似这样的提醒与宣教，在大医院中多有涉及，但在基层却少之又少，基层百姓的健康素养普遍不高。

中国癌症基金会项目部副主任李纪宾回忆，2014 年，基金会在山东沂南进行肺癌高危人群筛查，1000 人筛查出 15 名肺癌疑似病例，其中有 9 例为女性。为何发病人群有此特点? 实地调查发现，当地的厨房里没有排烟系统，烧饭时屋内烟熏火燎，妇女长年在如此恶劣的环境中做饭，肺内不知吸入了多少有害烟尘。

也正是看到这些不足，中国癌症基金会一直致力于强化基层癌症预防意识、改善不良生活方式，在本次救助活动中，专门安排了基金会秘书长赵平和健康教育部隋晨光教授为当地中老年人进行了生动的防癌科普讲座。

动力不足：抗癌信心需强化

除了药物治疗，癌友更需信心支持与心灵慰藉。在城市，有很多自发的群众组织，癌友互相交流抗癌心得，让抗癌变得轻松而有动力，但在农村，听到的多是因病致贫的消极信息，使人容易放弃治疗。

福建癌症患者方曦、叶梅和北京抗癌乐园的孙桂兰等人作为志愿者也被邀请参加上杭老区的扶助活动，与现场癌友分享了励志抗癌经历。

41 岁那年，孙桂兰被查出患有乳腺癌并已出现骨转移，医生断言生存期仅半年。一次偶然的机会，她加入了北京抗癌乐园。在“战友们”的鼓励下，一直与癌症顽强地作斗争。如今，孙桂兰已成功抗癌 20 年，不仅积极享受生活，还帮助其他的癌症患者，让他们重拾对生活的信心。

（本《年鉴》编者注：在 2016 年 1 月 19 日召开的北京抗癌乐园第五届会员代表大会暨第五届常务理事会上，孙桂兰女士当选为法人代表兼执行理事长，以她患癌后康复的健康身躯，担起了领导拥有 19 个分园的北京抗癌乐园的重担。）

本次老区之行，分别得到绿叶思科药业、南京中科公司、仙芝楼公司和振华 851 公司等爱心企业大力支持。

链接

贫困肿瘤患者救助活动是中国癌症基金会重点项目之一，近年来，基金会深入内蒙古鄂温克族自治旗、新疆维吾尔自治区、山东沂南革命老区、浙江景宁畲族自治县等老少边穷地区，以癌症筛查、捐赠药品、查房会诊、讲座等形式帮扶基层医疗机构提升服务能力。

（来源：《健康时报》）

抗击癌症，触目惊心的现状！

第三次全国死因回顾抽样调查揭示残酷现实：

- 中国人癌症死亡率在过去 30 年增长八成以上；
- 每 4~5 人就有 1 人死于癌症；
- 肺癌取代肝癌高居中国癌症死亡“排行榜”首位；
- 癌症高发折射环境恶化与烟控不力；
- 城市和农村癌症死因差异凸显城乡差别之痛；
- 过多资源用于中晚期患者治疗而忽视了预防。

癌症在中国城市已成为首位死因，在农村为第二位死因

从中国人群的吸烟流行状况来看，到 2025 年，中国每年新增肺癌病例将超过 100 万例。届时中国将成为世界第一肺癌大国。

农村肝癌、胃癌和食管癌等消化系统癌症死亡率明显高于城市，这实际上是政府为农村公共卫生政策方面的失误埋单。

在中国经济发展的格局中，与公众健康发生激烈冲突的不仅是烟草业，更有造成环境污染等诸多产业力量。

在过去数年中，艾滋病、SARS、禽流感，乃至最新的手足口病等传染性疾病，都对中国公共卫生领域构成巨大挑战。

然而，无论在世界范围内还是在中国，以恶性肿瘤（癌症）、心血管疾病，以及糖尿病等为代表的慢性病（或者说非传染性疾病），却正在成为更主要的长期威胁。世界卫生组织在其公布的报告中就明确指出：非传染性疾病正在成为人类最为致命的“杀手”。其中，癌症位列首位。

2004 年，全球有 740 万人死于癌症。中国的情况则更为严峻。2008 年 4 月底公布的第三次全国死因回顾调查表明，中国城乡居民的癌症死亡率在过去 30 年中增长了八成以上；目前每 4~5 个死亡的中国人中就有 1 个人死于癌症。中国每年死于癌症的总人口，接近 200 万人。

诚然，癌症患者数字的增长，与中国人均期望寿命的提高不无关系，因为衰老经常意味着癌症的高发。但仅仅是年龄结构的变化似乎远不足以解释癌症如此高发。实际上，生活方式改变、生态环境恶化等多种致癌因素，都已经在这场悲剧性大幕背后隐约浮现。

一个可以观察到的现实是，中国作为全球第一大烟草消费国和生产国，与吸烟存在很大关联的肺癌早已取代肝癌，稳居中国癌症死亡“排行榜”的首位；在淮河流域等一些污染严重的地区，“癌症村”星罗棋布，官方最新的调查也证实，从上游、中游到下游，淮河流域地区的消化系统癌症死亡率呈现出“梯度上升趋势”。

目前，彻底攻克癌症在科学上仍遥不可及。从国际经验来看，控制这一疾病肆虐的根本出路在于预防。可惜长期以来，中国有限的癌症控制资源大多被用于中晚期患者的治疗；尤其是农村地区的癌症防治工作，就更为薄弱。

令人稍感欣慰的是，中国的公共卫生政策正在发生一些积极变化。卫生部2003年底颁布的《中国癌症预防与控制规划纲要》（2004年~2010年）中，明确提出坚持“预防为主”和“以农村为重点”的原则。从2005年起，卫生部启动了中央转移支付癌症早诊早治项目；每个省份都将至少拥有一个试点。

此外，国家癌症中心也已得到国务院批准，有望在今后癌症防控中扮演核心角色。

不过，中国的癌症防控力度还无法与美国、日本、韩国等国相比。要彻底扭转癌症增长态势，无论是从体制上还是从国家意志上，中国才刚刚站在新的起点上。

一、癌症大国

人口老龄化、吸烟、环境污染以及城乡差异等多重因素，都是中国不断攀升的癌症死亡率的“贡献者”。

身边的癌症

癌症在中国城市已成为首位死因，在农村为第二位死因。

“今年上半年，我已经参加了三个朋友的葬礼了。两个死于胃癌，一个死于肺癌。年龄最大的只有37岁。”就职于北京市建国门外一家美资企业的刘女士告诉记者。“不是说只有老年人才容易得癌症么?”她感慨叹息。

刘女士所讲述的，折射出一个无比残酷的事实：癌症已经深入了我们的日常生活。

中国卫生部曾经发布了一份关于中国癌症死亡的“红色警报”，可是在当时没有引起人们的足够关注。

2008年4月29日，正值安徽阜阳等地爆发手足口病疫情期间，卫生部在北京举行的一次专题新闻发布会上，披露了以癌症（恶性肿瘤）为重点的第三次全国死因回顾抽样调查主要情况。从这次全国死因调查中，或许可以追寻到这个幽灵肆虐的些许踪迹。

自2006年6月起，卫生部和科技部开始联合组织了第三次全国死因回顾抽样调查。

此前，在20世纪70年代中期和90年代初期，中国曾先后开展过两次以癌症为重点的居民死亡原因调查。通过前两次调查，中国已经基本摸清了当时城乡居民的死亡率水平及主要原因，尤其是癌症的流行规律和分布特征等。但在原卫生部疾病预防控制局局长齐小秋等官员和专家看来，过去十多年里，很多居民的生活方式都发生了沧桑巨变，人们的健康行为和疾病模式也随之而变，启动新的全国性调查已经迫在眉睫。

通过采集全国160个市（县）2004年和2005年的居民死亡数据，调查结果表明，中国居民癌症的死亡率约为136/10万，即平均每10万人中，每年就有约136人死于癌症。相比之下，20世纪70年代中期的第一次死因调查中，这一数据为74人；20世纪90年代初期的第二次死因调查中，这一数据为108人。

根据这一统计，中国城乡居民的癌症死亡率，在过去30年中增长八成以上。在城市，癌症已经占到死亡总数的25%；在农村，这一数字为21%；换句话说，平均每4~5个死亡的中国人中，就有1人死于癌症。

目前，癌症在中国城市已经成为首位死因，在农村为第二位死因（仅次于脑血管病）。此次全国死因调查技术执行组组长、卫生部统计信息中心饶克勤主任在接受《财经》记者采访时警告说，鉴于癌症更难控制，估计今后数年内，癌症也很可能取代脑血管病，同样成为农村居民第一位死因。

肺癌“元凶”

从中国人群的吸烟流行状况来看，到2025年，中国每年新增肺癌病例将超过100万例。届时中国将成为世界第一肺癌大国。

为什么癌症在中国的发病率和死亡率会不断上升？这或许是公众最想知道答案的一个沉甸甸的话题。

癌症的增加，在部分程度上也是人均期望寿命增加带来的一个“副产品”。从医学上来说，这并不难理解——随着人体的衰老，细胞维持正常的新陈代谢的能力会下降，这就为癌变提供了滋生的“温床”。有研究表明，约六成的癌症发生在65岁以上人口中。

2005年，根据国家统计局公布的数据，全国65岁以上的老年人首次突破了1亿人大关，在总人口中所占比例达到了7.6%。而在1982年，老年人口所占比例还不到5%。

不过，依据同一标准的人口年龄构成计算出“标准化死亡率”，就可以消除人口老龄化对癌症发病率带来的影响。经过这样的调整，目前中国居民的标准化死亡率约为91/10万，与30年前相比，仍然增长了两成以上。

这就意味着，“老龄化时代”并不是癌症增长的惟一答案。

这一点，在一些特定癌症上表现得尤为明显。以死亡率增长最为显著的肺癌为例，30年间上升了465%；即使按照标准化死亡率来计算，也上升了261%之多！肺癌早已取代肝癌，稳居中国癌症死亡“排行榜”的首位。

尤其令人忧虑的是，中国肺癌死亡的高峰远远没有到来。原中国疾病预防控制中心副主任杨功焕告诉《财经》记者，从中国人群的吸烟流行状况来看，肺癌的发病率和死亡率肯定还会大幅度增加。

肺癌的发生与烟草消费有直接关联，这一点早在20世纪60年代在欧美等国家的健康界就得到了公认。全球范围内多项流行病学研究表明，吸烟是导致肺癌的首要危险因素，八成以上的肺癌都是由吸烟引起的。世界卫生组织最新的统计数字也显示，所有的吸烟者中，有半数最终都死于与烟草直接有关的肺癌等疾病。

在中国这个全世界第一烟草生产和消费大国，有3.5亿烟民。此外，还有至少5亿人在遭受“瘾君子”吞云吐雾制造的二手烟毒害。更为严重的是，卫生部发布的《2008年中国控制吸烟报告》显示，青少年吸烟现象并未得到有效遏制，全国仅13~18岁的烟民就有约1500万人。加上近4000万尝试吸烟者，这些使得中国的“禁烟运动”格外任重道远。

世界卫生组织下属的国际癌症研究机构（IARC）主任彼得·伯耶尔（Peter Boyle）博士提醒说，中国在吸烟问题上，“正在重走美国40多年前的老路”。

早在1950年，美国男性平均每日吸烟10支，这个吸烟流行高峰一直维持到20世纪70年代。由于烟草侵蚀人体需要长期积累，肺癌等吸烟相关疾病的死亡高峰，通常出现在吸烟流行高峰二三十年之后。因此，1950年，在35~69岁这个年龄段死亡的美国男性中，因烟草导致的约占12%；而到了1990年，这一数字攀升至33%。

中国则在1992年达到成年男性平均每日吸烟10支的量，整个烟草消费高峰期至今仍在延续。而在1990年死亡的35~69岁中国男性中，因烟草导致的比例为12%。如果以美国为镜鉴，不难预计，到2030年这一比例也可能会跃升至33%。

“这意味着，在这个年龄段死亡的每3位中国男性，就会有1位死于吸烟。”伯耶尔在接受《财经》记者采访时说。

这种判断，实际上也已经得到了公共健康界的认同。世界卫生组织就曾预计，到2025年，中国每年新增肺癌病例将超过100万例。届时，中国将成为世界第一肺癌大国。

环境杀手

大气污染、不洁净的饮用水等环境因素，是癌症发生的一个重要诱因。

影响癌症的生活方式，不仅是吸烟。中国癌症基金会理事、中国医学科学院肿瘤医院原院长董志伟教授告诉《财经》记者，饮食不合理是仅次于吸烟的癌症发生诱因。

他举例说，中国居民膳食结构发生了明显的“西方化”趋势，城市和富裕农村中的超重和肥胖，已经成为严重的公共卫生问题。这也是导致结直肠癌和乳腺癌等癌症上升的重要原因之一。

有一些癌症，还与性行为和生育习惯等有关。例如，如今女性的平均初潮年龄大为提前，生育年龄则大为推迟，而大量雌激素的分泌会促使乳腺增生，增加乳腺癌的风险。过去30年中，中国女性的乳腺癌死亡率几乎翻了一倍，其增长速度仅次于肺癌。即使按照标准化死亡率来计算，也增长了三成多。

除了不良生活方式，环境污染更进一步加剧了人们对于癌症的忧虑。2008年3月，在北京举行的中国肿瘤学进展学术峰会上，时任中国医学科学院肿瘤医院院长赵平教授忧心忡忡地表示，“我们的生活水平在提高，生存环境却在进一步恶化。”

以肺癌为例，除了吸烟，其高发态势与中国普遍存在的空气污染不无关系。2007年，世界银行在《中国环境污染损失》（Cost of Pollution in China）报告中明确指出，空气污染，尤其是大城市的空气污染，是导致肺癌等肺部疾病发病率上升的重要原因。

除了肺癌，这份报告还显示，中国农村地区胃癌和肝癌等消化系统癌症的死亡率，都明显高于世界平均水平；医学界的主流看法是，消化系统癌症的诱因与不安全、不清洁的饮用水有关。

近年来，媒体上不时可以见到有关“癌症村”的报道。在地表水以及浅层地下水普遍污染的淮河流域，民间环保组织“淮河卫士”负责人霍岱珊对《财经》记者坦言，从他过去多年的实地考察来看，“‘癌症村’大多都分布在Ⅴ类或者劣Ⅴ类水流行的地区，这应该不是一种巧合。”根据地表水分类标准，水质最好的为Ⅰ类水，最差的为劣Ⅴ类；Ⅴ类或劣Ⅴ类，都是属于污染严重、基本无利用价值的水体。

或许是注意到公众对于这个问题的关注，在第三次全国死因回顾抽样调查中，卫生部特地增加了浙江省杭州市萧山区、江西省乐平市等13个媒体报道过的癌症高发地区作为被调查地区。结果发现，其中的4个地区，即安徽省阜阳市颍东区、河南省浚县、河南省沈丘县和湖北省应城市的癌症死亡率，都高于全国平均水平。

原卫生部疾病预防控制局局长齐小秋在接受《财经》记者采访时承认，在这4个高于全国平均水平的地区，癌症主要集中在食管癌、胃癌、肝癌和结直肠癌等消化系统肿瘤。

当然，并不是这些地区癌症发病整体水平都高，而是某些村落中存在聚集性。“这和一些媒体的报道是相符的。”他表示。

此外，职业环境污染也是可能导致癌症的一个因素。例如，科学家对云南个旧锡矿的多年研究发现，矿井中高浓度的放射性气体氡、氡衰变分解的产物氡子体，以及含砷矿尘等，导致锡矿工人肺癌高发。世界卫生组织也曾发布报告称，全球每年至少有20万人死于与工作环境有关的癌症。

城乡差异之痛

农村肝癌、胃癌和食管癌等消化系统癌症死亡率明显高于城市，这实际上是政府为农村公共卫生政策方面的失误埋单。

在第三次全国死因回顾抽样调查中，城乡“鸿沟”仍然隐约浮现。

在中国城市居民的癌症死因中，肺癌占据了首要位置。农村的情况则有所不同，肝癌是最主要的癌症死因，胃癌、食管癌和子宫颈癌的死亡率也高于城市。

这种区分，或许与城市和农村地区的差异性不无关系。

在城市，空气污染是一个始终无法回避的问题。以北京为例，超过300万辆机动车，使得整个城市的空气质量时刻在经受巨大考验；加上居民普遍有着很强的烟草消费能力，肺癌成为“主角”也就很容易理解。

在农村，肝癌却取而代之。

中国一度拥有上亿的乙肝病毒携带者，这直接影响到乙型肝炎乃至肝癌的发病率。接种乙肝疫苗，是国际上公认的预防乙肝乃至肝癌的有效措施，但遗憾的是，早在20世纪80年代，乙肝疫苗就已经研制成功，中国却用了差不多20年的时间才将其纳入全民免疫计划。

1992年，中国开始推广乙肝疫苗接种。不过，这种接种并不是免费的，需要由单位和家庭支付费用。因此，这一时期中国广大农村地区尤其是中西部农村地区的儿童，接种率仍然比较低。

卫生部2008年4月21日公布的2006年全国人群乙肝血清流行病学调查结果也清晰地显示，就乙肝疫苗接种率而言，城市高于农村，东部高于西部。

在中国医学科学院肿瘤医院/肿瘤研究所流行病室主任乔友林教授看来，农村肝癌的高发，实际上就是政府在为农村公共卫生政策方面的失误埋单。农村免疫的滞后状况，其已经和正在造成的负面影响，正在深刻地影响着中国农村，尤其是相对贫困的西部农村地区。

此外，农村地区的饮用水等环境卫生状况普遍不如城市。在中国，即使保守估计，农村也仍然有约3亿人无法获得安全的饮用水。有些省份，虽然已经在农村推广了自来水，但水处理能力的简陋甚至缺乏，使得水质依旧无法得到保证。这些都使得中国农村地区的肝癌、胃癌和食管癌等消化系统癌症死亡率，明显高于城市地区。

除了上述因素，在很多经济欠发达的农村地区，农民不仅缺乏癌症防控的基本知识，更缺乏足够的支付能力来应对癌症的威胁。一旦发现癌症，动辄数万元高昂的癌症治疗费用，对这些农民家庭来说又几乎是天文数字；一些人干脆选择放弃治疗，在无奈中等待死亡。

“与其选择治疗，把全家都拖死，倒不如干脆听天由命，给整个家一个活路。”这种悲怆、宿命式的所谓“理性选择”，构成了广大农村地区的不少普通人面对癌症时最令人不忍卒视的现实图景。

二、对抗癌症

在抗击癌症的战争中，中国几乎是全面溃败。曙光在哪里？

位于北京东南三环潘家园附近的中国医学科学院肿瘤医院病房，常年住着来自全国各地的癌症患者。

对于很多患者，尤其是那些经济状况不佳的患者，这里寄托着甚至是倾家荡产才换来的生的希望。

其实，即使对整个国家来说，对抗癌症也注定是一场代价高昂的漫长战争。

根据全国政协教科文卫体委员会和中国癌症基金会2006年编写的《癌症的科学与实践》，中国每年癌症患者的医疗费用高达近千亿元，占全国医疗卫生总费用的20%以上，远高于其他慢性病的医疗费用。

但在中国医学科学院肿瘤医院原院长赵平教授看来，这个费用实际上是被低估了。因为这个数字是按照每位患者花费2万元来估算的，而在很多情况下，“2万元是不够的”。

主要原因在于，在中国，绝大多数癌症患者就诊时已经属于晚期。而晚期癌症往往意味着更为高昂的治疗费用、更加苦不堪言的治疗过程，以及难以令人满意的治疗效果。

例如，中国肺癌患者5年生存率平均不到10%，这意味着90%以上的肺癌患者确诊之后活不过5年。

长期以来，中国将本就有限的卫生资源过度集中于晚期癌症的治疗，而忽视癌症的预防，其结果是在抗击癌症的战争中节节败退。

失陷的防控体系

各地肿瘤医院大多收入可观，但癌症防治的人才却流失了。

中国的抗癌“战争”曾经取得过不错的开局。

1957年，卫生部决定建立国际医院，为外交使团人员及其家属服务。时任外交部副部长李克农之女李冰，被调去参与国际医院的筹备工作。李冰后来在《中国肿瘤史料》杂志上撰文回忆说，金显宅、林巧稚等专家找到她，认为癌症的严重性已逐渐突出，而外交使团的人有大病都会回各自国家治疗，不如将国际医院改为肿瘤医院。

于是，1958年，中国第一家肿瘤医院正式开张，李冰担任副院长兼总支书记。1969年，随着第一届全国肿瘤会议在天津召开，由李冰担任主任的全国肿瘤防治研究办公室宣告正式成立。

1973年，全国肿瘤防治研究办公室启动了覆盖全国8亿多人口的第一次死因回顾调查。当时，周恩来总理已经身患癌症。研究人员打着总理的旗帜，成功地争取到各级党政部门的支持，并发动了数以十万计的基层卫生人员和“赤脚医生”参与调查。在这次调查的基础上，1979年，中国第一本《恶性肿瘤地图集》编辑出版。该书后来还被翻译成英文版，在中国乃至世界医学史上都留下浓墨重彩的一笔。

从某种程度上讲，20世纪70年代是中国癌症防控的一个黄金时期。中国医学科学院肿瘤医院/肿瘤研究所流行病学室主任乔友林教授告诉《财经》记者，当时在河南林县（现林州市）、山西襄垣、江苏启东等癌症高发地区，先后建立了60多个癌症防治基地。这个时期，癌症控制的重点也并不在晚期癌症治疗，而是各种预防措施。

然而，这星星之火却未能燎原。相反，计划经济年代建立起来的癌症防控体系，和农村合作医疗一样，在市场经济的冲击下很快摇摇欲坠。

于是，在20世纪70年代那场轰轰烈烈的全国死因回顾调查之后，很多地区没有再进行癌症登记等工作。即使在少数保留了癌症登记的地区，其资料的完整性和准确性也存在问题。

2008年3月29日，在北京举行的全国肿瘤高发现场及肿瘤登记工作学术研讨会上，原卫生部疾病预防控制局副局长孔灵芝坦言，中国各地癌症防治基地的工作受到了强烈冲击，目前维持较好的现场只占1/3，处于半瘫痪的占1/3，还有1/3根本无法维持。

令她感到忧虑的不仅是癌症登记的缺失。很多癌症防治基地所采取的宣传教育、危险因素研究、癌症筛查和早诊早治等综合措施，也早已被单纯的诊疗所取代，失去了原来的属性和特色。那些维持较好的现场，经费来源也不得不主要依靠临床诊疗收费和国际合作研究项目。

在中国医学科学院肿瘤医院——中国肿瘤防控的发源地，肿瘤研究和预防的地位也一落千丈。肿瘤医院另外有一块牌子，叫“肿瘤研究所”。在鼎盛时期，研究所的编制一度达到300多人。但随着医院逐渐走向市场化，而政府又缺乏相应投入，肿瘤研究所不断萎缩，目前只剩下数十人的队伍，而且在经费方面也捉襟见肘。

具有讽刺意味的是，由于癌症患者大量出现，各地肿瘤医院目前大多收入可观，但癌症防治却连人才队伍都流失了。

“如果连队伍都没有了，仅靠一些‘散兵游勇’，怎么去应对外敌（癌症）的入侵?”乔友林教授痛心疾首地对《财经》记者说。

失衡的发展

在中国经济发展的格局中，与公众健康发生激烈冲突的不仅是烟草业，更有造成环境污染等诸多产业力量。

早在20世纪80年代，全国肿瘤防治研究办公室曾经制定过《全国肿瘤防治规划纲要（1986年~2000年）》。但据《财经》记者了解，这个规划基本上属于一纸空文，在不少地方甚至没有正式下发。

在很多专家看来，当时中国各地都正忙于追求GDP增长速度，基本上无暇分神制订癌症防控等公共卫生政策。在这种情况下，生命和健康常常让位于经济发展。

中国的控烟力量与反控烟力量的对抗，就是一个很好的例证。国家控烟办公室主任、中国疾病预防控制中心副主任杨功焕教授，首都医科大学肺癌诊疗中心主任支修益教授等少数专家，多年来一直为控烟奔走呼吁，依然无力阻止中国烟草行业的蒸蒸日上。

2007年，中国烟草行业产销卷烟4200万箱，同比增长5%；实现工商税利3880亿元，同比增长25%。至此，中国烟草行业实现了连续5年工商税利平均年增长20%的奇迹。

支修益教授曾经对《财经》记者自嘲说："靠我们这一小拨人，很难与烟草行业抗衡。"

在日本、韩国等多个国家，则将推行控烟等措施作为控制癌症的重要策略。2008年3月底，在北京举行的中国肿瘤学进展学术峰会上，韩国国立癌症中心主任、教授柳槿永（Yoo Keun-Young）介绍说，韩国不仅推行了烟草加税措施，并利用烟草加税所得成立了健康促进基金，用于癌症等疾病的防控。

或许是借力于奥运会即将在北京举行，2008年，中国控烟运动终于取得了有限进步。北京市实行了在医疗机构室内区域、体育场馆等公共场所禁烟。

不过，中国烟草业发展的强大内在动力并没有被削弱。国家烟草专卖局和中国烟草总公司的"官商一体化"，仍然固若金汤。杨功焕等专家一直呼吁，国家烟草专卖局应更名为国家烟草监督管理局，并将中国烟草总公司剥离，以切实履行《烟草控制框架公约》。

据悉，2008年年初，时任全国人大常委会副委员长韩启德已经将专家们的建议汇总上报，并得到了最高层领导的批示。但人们仍未见到官商分离成为现实。

至于烟草加税这一国际上通行的控烟措施，尽管不少专家和非政府组织都极力推进，但现阶段仍无法实现。不仅如此，国家烟草专卖局还在2007年推出针对低价烟的补贴措施，美其名曰"让农民兄弟抽得起烟"。

在杨功焕看来，正因为相对于城市人群，农民对烟草危害的健康认识不足，烟草业才会不惜提供补贴、拓展市场。这一举措，完全与中国政府已经签署的《烟草控制框架公约》的原则背道而驰。

在中国经济发展格局中，与公众健康发生激烈冲突的不仅是烟草业，更有造成环境污染等诸多产业力量。一场战争中，敌我双方的力量往往是此消彼长；当癌症防控的力量不断削弱时，引发癌症的各种危险因素就会以惊人的速度肆虐。

扭转败局的机会

美国癌症死亡率持续下降，首先归功于控烟等预防措施的推行，其次是癌症的早期发现，然后才是治疗技术的进步等因素。此经验和教训可供中国借鉴。

尽管中国在抗癌战争中处于被动，扭转局面的机会仍然存在。

在大洋彼岸的美国，癌症死亡率于20世纪90年代初出现拐点，此后逐年下降。中国医学科学院肿瘤医院原院长董志伟教授对《财经》记者说，美国癌症死亡率持续下降，首先归功于控烟等预防措施的推行，其次是癌症的早期发现，然后才是治疗技术的进步等因素。而美国在走上这条正确道路之前，也曾将控癌希望主要寄托于治疗，为此浪费了数十年的时间，以及数以千亿计的美元。

美国的经验和教训，可供中国借鉴。实际上，世界卫生组织指出，1/3以上甚至一半以上的癌症都是可以预防的。而癌症预防的成本，远远低于癌症治疗。

除了控烟，养成健康的饮食习惯、增加体力活动，减少职业危害和环境污染等措施，同样至关重要。而对于肝癌、胃癌、子宫颈癌等与感染因素有关的癌症，减少感染也是非常有效的预防途径。

实际上，通过给儿童接种疫苗、阻断乙肝病毒感染的效果已经开始体现。根据卫生部的调查，中国的乙肝病毒携带者从1992年的约1.3亿人，下降到2006年的9300万人。

杨功焕教授对《财经》记者表示，今后一二十年内，随着乙肝疫苗接种的进一步推行，乙肝病毒携带者的人数还会减少，肝癌死亡率上升的速度估计会逐渐减缓，甚至开始下降。

此外，世界上第一种直接针对癌症的疫苗——子宫颈癌疫苗，已经在多个国家和地区上市。而在中国内地，这种疫苗上市尚需时日，且价格高达数百美元，但世界卫生组织生殖健康与研究部娜塔丽·布鲁特（Natalie Broutet）博士告诉《财经》记者，对发展中国家来说，仍可以为今后的子宫颈癌控制提供技术选择。

早诊早治，也是控制癌症的一个重要措施。如果能够早期发现癌症，则可以使治疗更加有效，并且减少癌症的死亡。

国内外的临床研究表明，癌症患者5年生存率的改善主要归功于早诊早治。现有的技术方法应用得当，可以使至少1/3的癌症发现于早期阶段，并得到根治。

实际上，在河南林州、山西襄垣等地区，多年来通过改用安全的饮用水、改变不良生活习惯、改善营养和早诊早治等措施，子宫颈癌和食管癌等癌症的发病率和死亡率已经显著下降。在2008年4月29日的第三次全国死因回顾调查记者会上，时任卫生部疾病预防控制局局长齐小秋也重申“这说明癌症是可防可治的”。

早诊早治试点

《中国癌症预防与控制规划纲要》明确提出“政府主导、预防为主、以农村为重点”的原则，并将早诊早治作为主要策略之一。

2003年底，卫生部颁布《中国癌症预防与控制规划纲要》（2004年~2010年）。这份由卫生部疾病预防控制局委托中国癌症基金会组织专家起草的规划纲要，明确提出“政府主导、预防为主、以农村为重点”的原则，并将早诊早治作为主要策略之一。

2005年，卫生部将子宫颈癌和食管癌早诊早治纳入中央财政转移支付项目，最早开展试点的包括山西襄垣、河南林州等几个地区。其中，襄垣属于子宫颈癌的高发地区，从20世纪70年代开始成为癌症高发的防治基地之一。

1997年，从美国约翰斯·霍普金斯大学获得环境医学博士学位的乔友林，加入中国医科院肿瘤医院/肿瘤研究所。十几年来，他与国内外同行一道，在襄垣等地开展了得到国际认可的子宫颈癌流行病学调查与筛查方法等人群防治研究，并着手对各种防治方案进行卫生经济学评价。

乔友林对《财经》记者解释说：“在寻找最佳的癌症防控方案时，价格因素非常重要；广大的农村地区医疗资源匮乏，农民收入很低，根本承受不了高昂的检查和治疗费用。”

乔友林及其合作者的初步分析表明，对于简单的醋酸染色和碘染色肉眼观察（VIA/VILI），自身成本不到10元；加上宣传动员、技术开展等各种成本，平均每位妇女所需的筛查费用为35元。而大多数农村妇女愿意为子宫颈癌筛查支付25元，如果地方政府能够匹配10元，就可以满足筛查的资金需求。

不过，肉眼观察方案的假阳性比较高，精确度并不高。因此，在比尔·盖茨基金会支持下，中国和印度的研究人员参与开发了一种适合发展中国家和地区的子宫颈癌快速筛查方法（CareHPV）。据介绍，这种快速筛查方法操作简便，效果也比较接近发达国家普遍使用的第二代杂交捕获（HC-2）技术；而其自身成本不会超过5美元（约合32元人民币），几乎是HC-2技术的1/10。

一旦发现早期子宫颈癌，治疗也不算复杂。襄垣县妇幼保健院副院长马俊飞告诉《财经》记者，早期患者在该院进行手术，平均费用只需2000元。

目前，在所有癌症中，子宫颈癌的发病原因研究得最为清楚——与人乳头瘤病毒（HPV）感染有关，早期发现和早期治疗的技术也比较成熟。而且，其预防也较少依赖社会资源的充足程度。

董志伟教授认为："从技术条件和卫生经济学评价来看，目前真正能够在中国大面积推行早诊早治的癌症，恐怕只有子宫颈癌。子宫颈癌并不是负担最大的癌症，但如果在子宫颈癌防治上取得成功，对于其他癌症的防治具有示范意义。"

2008年，中央财政转移支付的相关项目经费已经达到4000多万元。这些项目得到实施后，将覆盖肝癌、乳腺癌、食管癌和子宫颈癌等8种重点癌症，涉及全国31个省（自治区、直辖市）的118个县，预计筛查人数将超过50万。

除了中央财政，在一些经济状况较好的地区，地方财政也开始对癌症早诊早治有所投入。例如，北京市2008年开始在朝阳、西城、怀柔三个区对户籍适龄妇女开展子宫颈癌和乳腺癌的自愿免费筛查试点工作；2009年之后，这两种女性癌症的免费筛查在该市全面推广。

当然，董志伟教授也提醒说，早诊早治并不是癌症防控的全部，癌症防控的首要问题"应该是促成各级政府将其纳入工作计划，让政府成为行为主体"。

期待癌症中心

国家癌症中心挂牌之后，估计各个省也会成立癌症中心，"有时候，中央政府一个小的动作，都能带动整个癌症防控的工作"。

除了癌症早诊早治项目等措施的推行，另一件将对中国癌症控制产生深远影响的事情是，国家癌症中心即将成立。

据《财经》记者了解，依托于中国医学科学院肿瘤医院（肿瘤研究所）的国家癌症中心已经得到国务院批准，即将挂牌成立。

早在1937年，美国总统罗斯福当政时，美国成立了国立癌症研究所（NCI）。作为美国癌症研究和资助的主要机构，NCI年度预算由国会直接批准，每年的经费预算往往高达数十亿美元。

日本也在1962年组建了国家癌症中心。目前，该中心的研究人员已达1300多人，另有两家兼顾癌症诊疗与临床研究的医院。

韩国也不甘落后，在1996年颁布第一个癌症控制的十年规划，并于2001年成立国家癌症中心。据韩国国家癌症中心主任柳槿永介绍，韩国在2003年颁布了《癌管理法》，并于2006年进行修订。根据修订后的法案，韩国各地方政府也必须在5年之内建立癌症中心。

显然，从国际经验来看，国立癌症研究所或国家癌症中心将在一个国家的癌症控制中发挥引领作用。

原中国医学科学院肿瘤医院院长赵平教授向《财经》记者透露，即将成立的中国国家癌症中心的工作重点，将兼顾癌症研究、预防和治疗。

无论如何，中国的癌症防控力度，短期内还无法与美国，甚至是日本、韩国这样的邻国相比。

据《财经》记者了解，即将挂牌的中国国家癌症中心，也只能解决人员编制和“人头费”问题。要想像美国的 NCI 那样掌握大量的癌症科研和防治经费，还是一件极其遥远的事情。

不过，无论如何，乔友林教授认为，这仍然是一个好的开端。因为在国家癌症中心挂牌之后，估计各个省也会成立癌症中心，“有时候，中央政府一个小的动作，都能带动整个癌症防控的工作。”

在国内的一些会议上，有人希望中国也像韩国等国家那样，设定降低全部癌症死亡率的规划目标。但董志伟教授认为，考虑到中国癌症严峻的流行态势和薄弱的防控体系，短期内这根本就是一个不可能完成的任务；当务之急，仍然是建立良性的癌症防控机制。

毕竟，中国的癌症防控刚刚起步。

三、认识癌症

癌症，又名恶性肿瘤。癌症的英文为 CANCER，与星座中“巨蟹座”的英文名称一样。

二者之间也确有相似之处：癌细胞通常会像螃蟹那样四处蔓延、横行无阻。

癌的基本单位是癌细胞。在正常情况下，人体细胞的生长、分化和死亡有条不紊地进行。但如果受到各种致癌因素影响，细胞无法再维持其正常的生理功能，就会产生癌细胞。

癌症发生是一个长期的、渐进的过程，从正常细胞到形成肿瘤，通常需要一二十年甚至更长的时间。这是因为，人体本身的防御体系可以发挥一定作用，惟有当机体受损严重、细胞内基因突变积累到一定程度，才会生成癌细胞。

正因为此，当研究人员试图弄清某个致癌因素（如饮水污染）与某个地区癌症高发的具体关联时，就需要持续多年的科学数据。

癌细胞比正常细胞分裂得更快。其实，癌就是一组不正常地“过度增生”的细胞。随着癌细胞的不断增生，逐渐形成被称为肿瘤的组织。这些癌细胞在人体内生命力极其强大，它们会与正常细胞争夺营养、破坏体内的新陈代谢系统、免疫系统及正常组织。

对于人体而言，癌不是一种单一疾病，不同种类的癌症危险性往往有着很大差别。例如，皮肤癌一般可以用简单手术根治而很少复发，而肝癌、肺癌等癌症则较难医治。

治疗癌症的传统方法有三种。一是手术治疗，即切除肿瘤及其周围有可能被癌细胞侵占的组织；二是放射治疗，以高能量 X 线等放射线照射患病部位；三是化学治疗，即口服或注射抗癌药物来杀死癌细胞。

但这些方法都有局限性，如手术可能无法彻底清除癌细胞，放射治疗和化学治疗则会误伤正常细胞。因此，到目前为止，彻底治愈癌症，在很大程度上仍然是医学界的一个梦想。

不过，在癌症的不同发展阶段，治疗难度也不相同。通常，早期癌症的治疗效果明显优于中、晚期癌症。

许多因素都可导致癌症生成。这些致病因素可以是个人内在的原因，如性别、年龄或基因；但大部分是外在原因，如吸烟、不健康饮食、体力活动少、肥胖、感染、职业暴露、环境污染等。统计显示，通过改变这些外在致癌因素，可以预防 1/3 以上的癌症。

由于癌症的形成和发展过程极为复杂，也很难针对某种癌症开发出有效的疫苗来预防癌症。其中，乙肝疫苗是通过减少乙肝的发病，间接地控制肝癌。目前，世界上只有一种直接针对癌症的疫苗——子宫颈癌疫苗。这主要是因为子宫颈癌发病的原因相对简单，都与人乳头瘤病毒（HPV）感染有关。

四、聚焦淮河下游“癌症村”

新桥村和淮河流域其他一些村庄的癌症问题，仅仅是中国经济发展负面影响的一个缩影。

新桥村之殇

江苏省金湖县地处淮河流域下游。相当一部分淮河水经过该县境内的三河，最后汇入长江。

金湖县环境监测站一位工作人员告诉《财经》记者，淮河流域中上游的污染，对金湖县影响非常大。每当洪泽湖泄洪时，三河水质就会变得很差。当地人戏称此地为“聚污盆”。

在三河河畔，有一个村庄名为陈桥镇新桥村。50 岁的董振兰是该村村民。她的生活虽不宽裕，却也平静而恬淡。

女儿出嫁后，她和丈夫万松廷守着家里的三亩田地，每亩地每年大概挣上几百元钱。丈夫有时出去打打零工，一天可以挣上 40 元。

然而，两年前，突如其来的癌症彻底打乱了他们平静的生活。董振兰在治疗阑尾炎的过程中，不幸被检查出患有直肠癌。

董振兰告诉《财经》记者，她至今还刻骨铭心地记得拿到诊断通知时一刹那的惶恐。丈夫失声痛哭，她也不由得落泪，同时哽咽着安慰丈夫：“我们有多少钱治多少病，我不会怨你的。”

病痛的剧烈折磨，是健康人无法想象的。她回忆说，病情严重的时候，她往往疼得在床上翻来覆去，难以入睡。

让她更加难以入睡的，是沉重的医疗开支。

一次手术，加上三次化疗，就花掉了夫妻俩 3 万多元。虽然董振兰参加了新型农村合作医疗，但由于覆盖项目和报销比例有限，只报销了 4500 多元，夫妇俩至今仍欠着 2 万多元的债务。

对于这个已经陷入困顿的家庭而言，这笔债务已经是一个天文数字。现在董振兰基本上干不了什么活，需要丈夫来照顾她，因此丈夫也不得不放弃一些打零工的机会。

当医生建议董振兰再做两次化疗的时候，她拒绝了。董振兰说：“我们已经借了这么多钱，不好意思再找亲友借钱了。”

目前，在整个新桥村，除了董振兰，还有25位癌症患者。在这个并不富裕的村庄，他们的命运轨迹也大抵相似。

这还不包括已经被癌症夺走生命的。仅2007一年，在2000多人口的新桥村，共有15位村民去世，其中竟然有10人死于癌症——其中食管癌3人，肝癌2人，胃癌、贲门癌、肺癌、脑癌、子宫颈癌各1人；年龄最小的只有49岁。

癌症高发与环境污染关联

对于癌症阴影，已经在该地行医近30年的新桥卫生服务站的李书丛也有着亲身的体会。在他的印象中，村民中死于癌症的，一年比一年多，而且发病的年龄也越来越年轻。

直到最近几年，村里才开展了死亡登记工作。登记资料显示，过去6年中，新桥村先后有97人去世，其中死于癌症的多达54人，超过了一半。而在整个中国农村地区，癌症死亡占总死亡的比例约为1/5。

由于新桥村紧靠着三河，村民长期以来饮用的浅层井水早已污染。直到今年，村民才有望从正在施工的农村改水工程中受益，喝上自来水。

2002年，金湖县陈桥镇新农中学的语文教师刘奎曾经组织约100名初中一年级的学生，开展过“水资源与癌症”的社会实践活动。

刘奎对《财经》记者解释说，他发现自己生活的地方癌症病人逐渐多了起来，怀疑与水污染存在关联，就希望孩子们都来关注身边的环境健康问题。

当然，师生们这种简单的实践活动，根本无法解开笼罩在癌症与水污染之间的复杂关系，也难以引起社会和政府层面的关注。

2004年，媒体集中报道了淮河流域的一些“癌症村”之后，时任国务院总理作出批示，要求“对淮河流域肿瘤高发问题开展深入调查研究”。

那么，新桥村一带是否真的存在癌症高发？从科学研究上来讲，这需要时间。通常需要对数以万计的人口进行持续多年的观察，才能确认某个地区是否属于癌症高发。

或许，新桥村两千多人的样本数量偏少。但研究人员在淮河流域进行的初步调查，已经证实了部分“癌症村”的存在。

卫生部统计信息中心主任饶克勤对《财经》记者透露，位于淮河流域上中游的河南省沈丘县、安徽省阜阳市颍东区等地区，其癌症死亡率已经高出全国平均水平。

不仅如此，从淮河流域的上游、中游到下游，消化系统肿瘤的死亡率呈现出梯度上升趋势，下游一些地区又比上中游地区“高出很大一截”。

这不能不让人怀疑，在淮河流域的一些地区，环境污染可能加剧了癌症发病的增长势头。

当然，癌症发病与多种因素有关，要想厘清淮河流域局部地区癌症高发与环境污染之间的具体关联，并不是一件容易的事情。而长期以来卫生部门和环保部门的各自为战，以及系统监测数据的缺失，更是增加了解析的难度。

2008年，卫生部和环境保护部联合开展的淮河流域癌症综合防治项目，已经进入第二阶段，将对包括金湖县在内的重点地区的环境和癌症状况进行长期的系统监测。

项目负责人之一、中国疾病预防控制中心副主任杨功焕教授对《财经》记者表示，希望到明年，可以先拿出一些比较明确的结论。

由于人体受环境影响后发生恶性肿瘤的病程较长，通常需要一二十年以上的时间，而出生缺陷发生的时间相对较短，且更为敏感，因此，项目还同时启动了出生缺陷监测。

金湖县妇幼保健所所长何艾芹告诉《财经》记者，该县过去只是简单地汇总上报的出生缺陷数据；今年启动监测以后，将保证无遗漏，并登记详细的个案信息。

从某种程度上讲，新桥村和淮河流域其他一些村庄的癌症问题，仅仅是中国经济发展负面影响的一个缩影。

林州抗癌样本

在“红旗渠之乡”，食管癌防治的战争仍在继续。

位于河南省安阳市林州市姚村镇的林州市食管癌医院，前身不过是一家乡镇卫生院——姚村卫生院。但它像一块巨大的磁铁，吸引着全国各地的食管癌患者。

几个月前，河南省濮阳市台前县农民李如刚就在这家医院接受了食管癌治疗，全部花费为 1 万元出头。如今，他再次来到姚村，接受复查。

“这是我们老百姓自己的医院。”李如刚对《财经》记者说，“如果去北京的大医院，估计起码得花四五万。”

即使在很多同行眼中，这家乡镇卫生院也颇值得信赖。如今，医院每年要给约 1500 名食管癌患者施行手术，同时给一些患者施行放疗和化疗。这些患者中，90%以上都是外地人。其中，仅业务院长焦广根一个人，每年就要给 600 多位食管癌患者做手术。这是一个惊人的数字，在中国医学科学院肿瘤医院，每年的食管癌手术也不过数百例。

治疗费用的高低，是患者、尤其是农村患者选择医院的一个主要因素。在中国医学科学院肿瘤医院等大医院，癌症手术之后通常使用一次性吻合器，患者需要为此额外支付数千元。焦广根及其同事，在手术时基本上都采用成本极低的手工缝合。

在焦广根看来，手工缝合不仅给患者降低了治疗费用，还可大大减少吻合口狭窄、反流性食管炎等并发症，其效果优于一次性吻合器。他对《财经》记者说：“就算是不花钱，我也不想用一次性吻合器。很多手术的基本功还是需要的，如果只会操作机器，还算是大夫吗?”

这家乡镇卫生院的食管癌治疗水平，与国内很多大医院相比大概也并不逊色，其名声甚至远播海外。伊朗德黑兰大学国家肿瘤治疗中心就曾派出两批医生到姚村学习；焦广根和同事宋金祥还于 2006 年前往伊朗，在这个肿瘤中心开展了示范手术。

当然，来到林州的食管癌患者，在姚村之外还有两个同样不错的选择：位于市区的林州市肿瘤医院和林州市人民医院。

林州市肿瘤医院副院长刘志才告诉《财经》记者，这三家医院收治的食管癌患者人数相差不多，加起来每年约有 5000 人。

“不走的医疗队”

林州的食管癌治疗之所以形成今天的局面，首先得感谢北京医疗队。

1957 年，林县（林州的原称）县委书记杨贵在全国山区生产座谈会上说，林县“三不通”：水不通，路不通，食管不通——食管癌特别多。杨贵的发言被会议简报收录，引起了时任总理周恩来的注意。正是这位杨贵，后来带领林县群众开凿了著名的“红旗渠”，解决了“水不通”的问题。

次年，中国医学科学院日坛医院（肿瘤医院前身）刚成立，书记李冰就接到周恩来交待的一个任务：到林县了解当地的食管癌情况。

林县的见闻，让北京的专家们感到极度震撼。在病情严重的村庄，几乎家家都有人患上被称为“吃不下病”的食管癌；有时竟会碰到一个村庄有几户人家在同一天出殡，而且都是死于食管癌的悲惨景象。

“文革”开始后，一群科学家和医务工作者被下放到条件艰苦的林县，他们在林县自发地开展食管癌的流行病学调查。不仅如此，中国医学科学院肿瘤医院等机构的专家——他们被称为“北京医疗队”，还多次来到林县，研究林县食管癌高发的原因。

随着饮水和食物中的亚硝酸盐等因素，被怀疑与食管癌发病有关，预防食管癌的各种措施也相继开展。例如，林县通过统一供应水库水和机井水，统一消毒，逐步取代以前的旱井水、池水和红旗渠水，使许多村庄喝上了清洁的饮用水。

在“北京医疗队”的帮助下，林县建立起县、乡、村三级防癌网络，形成了政府主导、专家引路和群众参与的局面。

“北京医疗队”还为当地培养了一批技术队伍。林州市肿瘤医院副院长刘志才告诉《财经》记者，他就从长期蹲点林州的中国医学科学院肿瘤医院王国清教授等专家那里，学到了很多东西。

而1985年毕业于洛阳医学专科学校的焦广根，也从“北京医疗队”那里获益良多。目前在林州市食管癌医院（姚村卫生院）广泛应用的手工缝合术，即来源于焦广根与王国清的合作。

如今，“北京医疗队”不可能再像当年那样长期驻守林州，但他们已经在当地留下了一支“不走的医疗队”。

新的探索

和国内其他地方一样，林州的食管癌防控工作，也在20世纪80~90年代陷入低谷。地方政府不仅中断了对于食管癌防控的支持，甚至一度担心食管癌防控会影响招商引资和经济发展。

在这个阶段，中国医学科学院肿瘤研究所通过与美国国立癌症研究所（NCI）开展合作，靠着国际合作经费，才勉强维系了在林县农村进行的食管癌研究。

无论如何，多年的努力已经开始显现成效。

2008年4月29日，在第三次全国死因回顾调查记者会上，时任卫生部疾病预防控制局局长齐小秋特意提到，林州的食管癌死亡率由20世纪70年代中期的150/10万下降到目前的40/10万。

不过，与15/10万的全国平均水平相比，林州的食管癌死亡率仍然偏高，防治任务依然艰巨。早诊早治，则是林州重新拾回的“法宝”之一。

实际上，早在20世纪60年代，河南医科大学沈琼教授就发明了一种简单的食管癌诊断技术。这种被称为“拉网”的技术，是把一个表面缠有棉线的气球囊放进食管，充气后再拉出来，通过其粗糙表面带出的食管细胞，来检查是否发生癌变。

借助细胞“拉网”，当时食管癌筛查曾在林县全面展开。如今已经86岁的郭玉庭老人，就是在 30 多年前被查出早期食管癌，并接受了中国医学科学院肿瘤医院王国清教授施行的手术。

如今，林州又开始恢复食管癌的筛查工作。当然，主要的筛查设备已经升级成了胃镜。

2005 年 9 月的一天，林州市合涧镇辛安村 67 岁的村民杨双科参加了林州市肿瘤医院组织的免费筛查；检查出早期食管癌以后，杨双科很快接受手术。三年过去了，老人看上去仍非常硬朗。

2008 年 6 月 23 日，林州市河顺镇河顺村 64 岁的妇女李便的也被查出早期食管癌。两天后，她就住进了林州市肿瘤医院。

李便的看上去不太紧张。她告诉《财经》记者，由于发现得早，心理压力小得多；此外，根据林州市卫生局的规定，当地食管癌手术治疗费用不能超过 8000 元，而新型农村合作医疗可以报销 4500 元。加上其他一些优惠措施，李便的自己需要支付的费用，估计不到 2000 元。

林州是卫生部癌症早诊早治中央财政转移支付项目最早的试点地区之一，具体执行项目的林州市肿瘤医院副院长刘志才对《财经》记者表示，过去三年来，已经筛查了 6000 多名 40~69 岁的正常人，发现约 100 例患者，其中大部分是早期。

他解释说，对于中晚期食管癌患者，5 年生存率仅为 30%多；而对于早期食管癌患者，则可以达到 80%以上。

然而，让刘志才心情沉重的是，由于之前早诊早治的长期缺位，像杨双科和李便的这样的早期患者，目前只占很少一部分；林州市这几家医院收治的食管癌患者中，约 95%都属于晚期。因此，今后政府应该加大投入，以便在适龄的全人群中开展早诊早治。

林州市食管癌医院业务院长焦广根甚至告诉《财经》记者，就算没有政府经费支持，其所在的食管癌医院也想在邻近一些村子进行免费筛查。

“这样的话，早期病人可以花更少的钱，得到更为有效的治疗；而病人活得更久，对医院也是一种广告。”他对《财经》记者解释说。

在这个“红旗渠之乡”，食管癌防治的战争仍在继续。而无论成败如何，对于中国对抗癌症的道路选择，都将是一笔难得的遗产。

（原标题：抗击癌症，几乎全面溃败，触目惊心的现状！）

（来源：学佛网，发布日期：2015-05-30，本刊略有删节）

中国癌情凶险　现“癌症旅馆”

这是一组触目惊心的数字：世界癌症报告估计，2012 年中国癌症发病人数为 306. 5 万，约占全球发病的 1/5；癌症死亡人数为 220. 5 万，约占全球癌症死亡人数的 1/4。

记者去年以来在北京、上海、甘肃、浙江等地走访大量肿瘤防治专家和临床医生了解到，伴随着老龄化加剧、生态环境遭受破坏、不健康生活方式及食品安全问题凸现，我国肿瘤发病率多年持续上升，已成为一个必须高度重视的公共卫生问题乃至社会问题，中国亟须向肿瘤宣战。

发病率、死亡率双升

在农村人眼里，癌症就是绝症。记者走进河南、浙江等在网络上被称为“癌症村”的几个村庄，村民熟悉而又害怕听到“癌症”二字。其中一个村的医务人员表示，村民患癌有年轻化趋势，四五十岁年龄段的人数在增多。

患者增多，知名肿瘤医院一床难求。北京、上海、浙江、甘肃、河南这些地区的肿瘤医院“专家号一号难求”，患者往往需要排队等手术。在中国医学科学院肿瘤医院，因为床位原因，每周有700人等待入院……

从全国肿瘤防治研究办公室及东、中、西部医疗专家了解到的情况和部分临床统计看，由于人口老龄化等原因，当前我国癌症发病率、死亡率呈持续增长趋势。更为严峻的是，这种势头并未得到有效遏制。国家癌症中心肿瘤流行病学研究员代敏介绍，今后20年，我国癌症的发病数和死亡数还将持续上升：根据国际癌症研究署预测，如不采取有效措施，我国癌症发病数和死亡数到2020年将上升至400万人和300万人；2030年将上升至500万人和350万人。

我国癌症发病率接近世界水平，但死亡率高于世界水平。肿瘤防治专家认为，癌症死亡率居高不下，一个重要原因在于我国癌症发现较多处于中晚期。苏州大学转化医学研究院院长时玉舫说，我国对肿瘤缺乏快速、特异早诊手段。目前癌症的诊断主要通过实验室免疫学酶学检测、影像学检测等，有些检查费用昂贵，在一般健康体检过程中无法普及。

“穷癌”“富癌”并存

生活条件改善了，为何癌症发病不减反增？全国肿瘤防治研究办公室副主任陈万青说，与国外比，我国现在属于癌谱的转型期，发展中国家的“穷癌”依然高发，但逐渐往发达国家的“富癌”谱转变。“我国出现发展中国家癌谱和发达国家癌谱并存的局面。”

所谓“穷癌”，是过去一些贫穷地区的居民由于饮食、生活条件差等原因诱发的癌症，而现在由于高脂蛋白饮食、缺少运动等原因诱发的癌症被称为“富癌”。第三次全国居民死亡原因调查结果显示，我国城乡居民的肿瘤死亡构成正在发生变化，与环境、生活方式有关的肺癌、肝癌、结直肠癌、乳腺癌、膀胱癌死亡率呈明显上升趋势。

国家癌症中心发布的《2012中国肿瘤登记年报》显示，全国肿瘤登记地区恶性肿瘤发病第一位的是肺癌，其次为胃癌、结直肠癌、肝癌和食管癌；死亡第一位的是肺癌，其次为肝癌、胃癌、食管癌和结直肠癌。

癌症高发，增加的不仅是患者的伤痛，还给家庭、社会带来沉重的经济负担。相关资料估计，每年全国因肿瘤造成的门诊和住院花费数百亿元，远高于其他慢性病的医疗费用，是卫生总费用上涨的重要因素之一。

肺癌：被“气”出来的病

2006年我国第三次居民死亡原因抽样调查结果显示，30年来，乳腺癌死亡率上升了96%，而肺癌死亡率更是狂飙465%。目前肺癌占全部癌症死亡的22.7%，已成为我国癌症死亡第一杀手。中国抗癌协会科普宣传部部长、北京宣武医院胸外科主任支修益非常注重肺癌的健康知识宣传。他形象地比喻肺癌为被烟气、大气、油气、生气等“气”出来的病。

40多年前美国向癌症宣战。1971年，时任美国总统尼克松签署《国家癌症法》，医疗界认为是吹响了向癌症宣战的号角。当前，美国癌症的发生率和死亡率开始下降。

北京大学肿瘤医院院长季加孚说，我国对癌宣战的时刻到了。

“中国正面临一场应对癌症的战争。”谈及我国癌症现状，全国人大常委会副委员长、中科院院士陈竺不久前表示。

专家建议，癌症防治工作国家应下定决心、加大力度、集中各方面力量，共同开展工作。需要树立“大卫生”观念，群策群力推行癌症综合防控策略。各级政府应建立政府领导、卫生部门主导、多部门协作和社会广泛参与的癌症预防控制工作体制。

■京沪“癌症旅馆”见闻

能省一元是一元

每天，在北京、上海的知名肿瘤医院，都有不少背着重重行囊的癌症患者和家属冲着优质的医疗资源蜂拥而来。被病痛和焦虑折磨的群体中，有许多人出于经济贫困、疗程漫长等种种原因，只能选择蜗居在医院周边居民住宅中一个个被分割出来的狭小空间内……这些聚集着癌症患者的简易民居，被人们称为“癌症旅馆”。

不得不来——“在这里能更好活命”

千里迢迢、辗转求医，对许多肿瘤患者来说，由于医疗资源不均衡，北京、上海的大医院是他们最后的希望，他们不得不来，加剧并亲身感受着“看病难”。

记者跟随在中国医学科学院肿瘤医院做完检查的患者孙雨（化名）夫妇，来到他们住宿的旅馆。这里是一个杂乱的院子，一幢5层灰色旧楼房，房子都被隔成约10平方米的屋子。孙雨夫妇的房间没有窗户，衣服在一个塑料袋里装着，放在床上；桌上是早晨吃剩的一个馒头，再没有别的家具。这样的一个房间每天40元。

复旦大学附属肿瘤医院一墙之隔的东安路某小区内，一幢居民楼的3层被改造成9个格子间，每间每天在80元到100元不等。在其中的一个房间内，来自江西的鼻咽癌患者颜先生躺在床上，他和妻子已经在这里住了月余：“看病还得找大城市、大医院，在这里能更好活命。”

能省就省——“再借也不好借了”

异地就医，往往意味着更多的花费，更低的医保报销，对于住在癌症旅馆的患者而言，原本不宽裕的家境雪上加霜。

“来北京有个便宜的住得起的地方真不错。”张清湘夫妇每趟来北京都是带着煎饼，来北京三天，每天就是山东煎饼、炒胡萝卜。正在烧饭的李鑫鑫是张清湘的丈夫，他说，看电视养生节目说吃胡萝卜能防癌，“反正就是什么节省吃什么。”

孙雨的丈夫孙先生拿着检查结果说，妻子的癌症又复发了，“还得接着看，到哪里借钱呢？花了20多万，说起来是报销60%，实际上报销30%，因为看病的大部分项目不在报销的范围内，报销了6万吧。借了亲戚朋友8万多元了，能借的人都借了，再借也不好借了。”

记者见到，桌子上扣着一口铁锅，用可乐瓶里装着食用油、酱油和盐等。两个人一天花 50 元，40 元是住宿费，饭费两个人一天 10 元。早饭就是馒头就着水，每天吃的都是 8 毛钱一斤的白菜。

孙雨说："我感到安慰的是，老家医生当时说我只能活一两年了，和我一起看病的，都走了好几个了，我还活着。"

【编后语】面对白血病、癌症等大病大灾，仅仅依靠家庭力量往往力不从心；对这些因病致贫、因病返贫的弱势群体来说，"希望的稻草"不仅在于现有的以政府为主导的社会保障体系、大病救助机制，也在于多渠道的社会救济网络。从这个角度讲，"抗癌公社"是一种社会支持手段，运用聚沙成塔、众人拾柴的方式对特殊人群进行民间帮扶。

（来源：天圆网 www.ncnews.com.cn，2015-04-11）

肉香，切莫伤断肠

赵　平　陈玉恒

中华预防医学会肿瘤预防与控制专业委员会

吃肉致癌！这是 2015 年令全球人震惊的恐怖新闻。几千年来，全球大多数人都在吃肉，或者盼着能够吃上肉。以肉类为主的欧美国家民众更是担忧，不能吃肉了，怎么活下去？吃肉也能致癌，一石激起千层浪，牧业、肉类行业及相关产业人士怒不可遏。吃肉真能致癌吗？

红肉和加工肉类

什么是红肉？"红肉"名称源于在烹饪前的生肉颜色呈现红色。哺乳动物的肌肉是红色的，例如牛肉、猪肉、羊肉、马肉、驴肉、狗肉等都是红肉。相比之下，鸡、鸭、鹅的肉是白色的，不属于红肉。兔子的肉也不是红色的。红肉富含铁、锌等微量元素及蛋白质、维生素 B_2等，对人体的营养与健康非常重要，是人体生存与生长的保护性因素。因此，肉食对于人类来说是必需食品，世界大多数人的日常饮食离不开红肉。

什么属于加工的肉类食品？在人类进化的过程中，畜牧业的发展为社会提供了大量的肉类食品。然而，如果屠宰的牲畜不能在短时间内吃完，就会变质，甚至变成有毒的肉。于是，人们发明了用盐腌、腌渍、发酵、烟熏等方式处理新鲜肉类，这不仅可以长时间保存肉制品，还可以提高肉食品的口味。加工肉类一般取自猪肉或牛肉，有时也采用其他红肉及动物内脏或血液，鸡、鸭、鹅等禽类肉也可以制成肉类产品。加工肉制品包括热狗（法兰克福香肠）、火腿、香肠、腌牛肉、牛肉干、罐头肉和以肉制成的调味汁、调味剂等。在中国，腊肉、咸肉也应归入此类。

红肉何以致癌?

人们对“红肉致癌”多有怀疑。是谁得出如此耸人听闻的结论?“追查”的结果证实,是来自世界卫生组织的国际癌症研究所(IARC)2015 年 10 月发布《对食用红肉和加工肉制品的评价结果》的报告。报告郑重宣布“食用红肉**很可能**对人类致癌(2A 类),尤其是加工肉类制品更明确地**确定**为致癌食物(1A 类)”。IARC 解释,这份报告是 10 个国家的 22 位专家的研究结果。在对饮食各异的众多国家和人群食用红肉或加工肉类与十余种癌症之间的关联的 800 多项研究进行全面回顾后,得出了红肉及加工肉食品可能对人类致癌的结论。根据 IARC 的报告,每天食用 50 克加工肉制品可使罹患结直肠癌的风险增加 18%。食用红肉及加工肉类还会增加乳腺癌、前列腺癌、胰腺癌的发病风险。全球结直肠癌发病率排在前五位的是澳大利亚/新西兰、西欧、南欧、北欧及中欧,这些地区经济发达,以红肉为主要食物。

中国目前结直肠癌发病率(14.2/10 万)低于世界平均水平(全球为 17.2/10 万)。但是,中国 5 亿城市人群的结直肠癌发病人数占全国总发病人数的 81.8%,而 8 亿农村人口占比小于 20%。农村居民的食肉数量明显低于城市。中国结直肠癌的高发地区是厦门市、丹东市、广州市、本溪市和铜陵市。城市人比农村人更易患结直肠癌的现象令人深思。

如何解释吃肉为什么致癌?目前有两个说法。第一,红肉摄入量过多或摄入频率过高将增加患结直肠癌的风险;第二,与红肉及加工肉类的加工工艺有关,如肉类高温加热分解产生杂环胺类和多环芳烃是致癌物,食物腌制过程中产生的亚硝酸盐等属于致癌物。

加工肉类与吸烟归为一类?

加工肉类与石棉、吸烟、三氧化二砷等被列为致癌物 1 类(group1),但这并不意味着加工肉类与吸烟一样可怕。因为 IARC 致癌物的等级划分是根据致癌的证据强度(可信程度),基于既往的科学文献及研究结论的汇总及加工,而不是基于风险程度所划分的,不是用来说明因果关联。换言之,吸烟是世界卫生组织认定的十大致癌因素之首;但是,许多吸烟者抗辩说,大多数吸烟的人并没有患上肺癌。同样道理,吃肉并不意味着就会罹患癌症。IARC 的报告只是对于“加工肉类确定致癌”及“红肉很可能致癌”这个结论的确定程度。我们不能忽视证据的存在。但是致癌物对人体的危害取决于致癌物的作用强度、作用时间,以及个体的基因和对致癌物的反应等多种因素的交互作用。

英国伦敦大学国王学院营养与饮食学教授汤姆·桑德斯说,不管怎么样,吃肉不能与吸烟等同,烟草有害健康,我们可以控制吸烟,但是如果控制吃肉,对于人类生存也会产生巨大影响。

因此,我们面对吃肉与否这个令人困惑的问题给点建议:希望大家记住“严、限”原则,“严”:严格控制对肉类食品的过度加工;“限”:限制红肉的摄入总量,减少或限制加工肉类的食用量。根据《中国居民膳食指南》建议,健康成年人平均每天畜禽类摄入量总和不要超过 75 克,如果我们不想罹患结直肠癌,那么少吃一点肉,尤其是加工肉类食品,不失为明智之举。

(原载:《中国政协·委员健康》杂志 2016 年 3 月刊)

相关链接

国际癌症研究机构报告：加工肉制品列入致癌物

2015 年 10 月 26 日，世界卫生组织分支部门、位于法国的国际癌症研究机构（IARC）发布调查报告，将红肉和加工肉制品列为致癌食品。以下是 IARC 对媒体发布的消息内容：

红肉与加工肉制品被列为致癌物

IARC 在报告中称，该机构评估了红肉和加工肉制品的致癌性，将红肉列为 2A 类“非常可能的致癌物（probably carcinogenic to humans）”。来自 10 个国家的 22 名专家对红肉的研究证明，基于有限的证据，食用红肉可导致癌症，并有足够的理论证据表明，红肉具有致癌性。报告称红肉主要可导致结肠癌，也可能引起胰腺癌和前列腺癌。

报告中还将加工肉制品列为 1 类致癌物（carcinogenic to humans）。报告称，基于足够的证据，食用加工肉制品可导致大肠癌。

肉类消费及其影响

世界各国的肉类消费差别很大，有些国家几乎 100%食用红肉，有些国家则只有少数人。食用加工肉制品的比例相对较低。

专家发现，一天之内每食用 50 克加工肉制品，患大肠癌的概率就将提高 18%。

IARC 项目组组长 Kurt Straif 博士称，“对每个人来说，因食用肉类而患上大肠癌的风险仍然是小概率事件，但随着肉类摄入量的增加，这一风险也随之加大。对全世界食用加工肉制品的大规模人群而言，全球癌症发病率就是相当重要的公共卫生事件了。”

IARC 项目组进行了超过 800 项研究，在全球多个国家、多种不同人口膳食偏好的范围内，调查了十几种癌症与红肉或加工肉制品之间的关联。最具影响力的证据来源于在过去 20 年内持续进行的大型前瞻性队列研究。

公共卫生

IARC 主席 Christopher Wild 博士称，“这些研究成果进一步支持了目前对公共卫生提出的建议：限制肉类的摄入。但与此同时，红肉也确实具备营养价值。因此，这些研究成果有助于政府机构和国际监管部门进行进一步的风险评估，来平衡食用红肉和加工肉制品导致的患癌风险和它们带来的好处，从而制订最为理想的膳食建议。”

IARC 在这份公告中特别解释，“红肉”指的是所有哺乳动物的肌肉，包括牛肉、小牛肉、猪肉、羊肉、山羊肉和马肉。而“加工肉制品”指经过盐腌、风干、发酵、烟熏或其他处理、用以提升口感或延长保存时间的任何肉类。大部分加工肉制品含有猪肉或牛肉，但也可能包括其他红肉、禽类，以及动物内脏或血液等肉类副产品，比如热狗、火腿、香肠、牛肉干、肉罐头、肉类冷盘和酱汁等。

（来源：中国青年网 2015-10-27）

相关评论 1

专家：理性看待加工肉制品列为“致癌物”

刘 欢 胡 浩 方 列 史林静

【新华网北京 10 月 27 日电】世界卫生组织下属国际癌症研究机构（IARC）日前宣布火腿、香肠等加工肉制品为“致癌物”，引发中国不少民众担心。专家表示，加工肉制品的致癌程度不可能像砒霜、香烟那样高，且与摄入量存在极大关联。对于 IARC 的这份报告应当科学解读、理性看待。

国际癌症研究机构将致癌物的风险分为“致癌、致癌可能性较高、可能致癌、致癌程度不确定和可能不致癌”五个级别。IARC 日前把加工肉制品列为“致癌物”，并把生鲜红肉列为“致癌可能性较高”的食物。

“刚看到这个消息的时候惶恐不安了好久，因为我从小就是吃腌制火腿长大的。”浙江金华市市民小云说，火腿是金华传统名产之一，“火腿家家必备，虽然清楚腌制物不能多吃，但很难克制口腹之欲。”

不少接受采访的专家认为，对于这个消息民众无需过分担心。“致癌物”代表的是该物质与癌症的关联，与致癌能力大小无关。不过，既然机构已明确提示加工肉制品会致癌，以后就应尽量少吃。

据食品安全博士钟凯介绍，IARC 的致癌物分类依据并不是谁致癌的能力更强，而是科学证据的确凿程度。越是致癌证据明确的，级别越高，而致癌的能力则与分级没有必然联系。

比如研究人员估计，同是一类致癌物，摄入过多的加工肉类每年造成全球约 3.4 万人死亡，但相比而言，全球每年有 100 万人死于吸烟，60 万人死于饮酒。

“其实加工肉类列入致癌物名单并不意外，因为加工肉类往往要经过腌渍、烟熏、烘烤等处理。这样的加工方式常常会产生苯并芘、杂环胺、亚硝胺等致癌物。”钟凯指出，尽管被列为一类致癌物，但这并不意味着加工肉类真的成为“和砒霜并列”的毒物。

“致癌物也有‘量’的概念”。钟凯强调，谁都知道喝酒伤身，长期酗酒则会大增患肝癌风险，但这不妨碍很多人偶尔喝喝。加工肉类和红肉也是同样道理。

英国癌症研究会评论说：“长期大量进食肉类对一个人的身体健康不会有益处，但是每周吃几次牛排、培根三明治或许并不是需要担心的事。总的来说，这方面的风险比起其他癌症相关因素来说要低很多，比如说吸烟。”

中国农业大学食品科学与营养工程学院教授罗云波也认为，加工肉制品中含有致癌物质，并不代表吃了这种食物一定会患癌。如果摄入量不多，身体的代谢机能会把相关的有害物质代谢掉，所以并不会因为吃些加工肉制品就会得癌症。如果是长期大量地食用，则患病概率可能会增加。

浙江省金华市是中国著名的火腿产地。当地火腿行业协会会长马小钟告诉记者，虽然目前有不少消费者和销售商前来咨询，但还没有发生取消或减少订单的情况。

中国生产火腿已有 2000 多年的历史，腌制肉类已是许多中国人的常用食品。马小钟认为，腌制食品多吃不利健康的观点已为大众熟知，IARC 的报告并不代表这些东西不能吃，而是提醒人们长期大量食用这类食品可能造成的健康风险。

金华市市场监督管理局副局长王晓云说，致癌物对健康造成危害的前提是，长期大量摄入。中国对肉类加工产品的质量标准十分严格，以亚硝酸盐标准为例，规定每千克火腿中残留量不得超过 30mg，标准远远高于美国规定的 70mg/kg。

双汇集团是中国最大的肉类加工企业。双汇品牌顾问刘金涛接受记者采访时表示，气、水、粮食、肉菜，是人类发展之必需品，不应专门放大某种物品的副作用。

在浙江省杭州市几家农贸市场，加工肉类的摊点还是有不少顾客，火腿、咸肉等产品销量也没有明显下降。“吃了这么多年，也知道腌肉可能会对健康有影响，但我感觉只要适量吃，应该不会有什么大问题。”市民小孙表示，今后会控制肉类特别是腌制肉类的摄取量。

钟凯建议说，人们应养成科学健康的饮食习惯，做到平衡膳食；控制红肉和加工肉类的摄入量，同时和鸡鸭肉、鱼肉混搭；在有条件的时候，还是优先吃新鲜肉。

（来源：新华网 2015 年 10 月 27 日）

相关评论 2

果蔬搭配适量食用　加工肉制品没那么可怕

京华时报记者　钱宇阳

针对“火腿、培根等致癌”的消息，世界卫生组织下属国际癌症研究机构（IARC）日前发布报告，确认将加工肉制品列为致癌物，并称红肉类也有致癌可能。报告一出，顿成焦点。

食品安全博士钟凯表示，肉类的加工方式中常常产生致癌物，因此加工肉进入 IARC 的致癌物名单只是迟早的事。同时他也指出，肉类带来的健康风险与健康收益需要取得一个平衡，人们可按照合理的摄入量科学食用加工肉类。

寻因——肉类为何致癌

国际癌症研究机构在报告中，把热狗、火腿、香肠、培根和牛肉干等肉类制品列为 1A 级“一类致癌物”，同在“一类致癌物”列表的还有烟草、砒霜、乙醇（酒精）、石棉和柴油发动机尾气等。牛肉、羊肉和猪肉等红肉类被归类为“疑似致癌物 2A 级”，和其在同一列表中的有草甘膦等。2A 级物质意味着可能对人体有致癌性，而 1A 级物质代表与癌症有明确关联。

WHO 的报告特别解释，“红肉”指的是所有哺乳动物的肌肉。而“加工肉制品”指经过盐腌、风干、发酵、烟熏或其他处理方式、用以提升口感或延长保存时间的任何肉类。

钟凯指出，其实加工肉类列入致癌物名单并不那么意外，因为“腌制、熏制、风干等肉类加工方式常常会产生苯并（a）芘、杂环胺、亚硝胺等致癌物，因此加工肉类进入 IARC 的致癌物名单也许只是迟早的事。”

不过钟凯也指出，尽管加工肉制品被列入“1 类致癌物”的行列，并不表示它真的成为了“和砒霜并列”的毒物。“IARC 将致癌物分为四类，加工肉类和砒霜确实同属于 1 类，不过致癌物分类的依据并不是谁致癌的能力更强，而是科学证据的确凿程度。越是致癌证据明确的，级别越高，而致癌的能力则与分级没有必然联系。”

对于红肉致癌的风险，相关研究也表明，红肉所含的“血红素”会在人肠道内被分解，形成一系列 N-亚硝基化合物，它们会损坏肠道的一些细胞，其他肠道细胞就需要进行更多的复制来修补损伤。这些额外的复制会增加细胞 DNA 出错的概率，这也是通往癌症道路上的第一步。

释疑——适量食用无需担心

其实很多人都知道，火腿、培根、香肠等加工肉制品吃多了不健康，但很多人在听闻该消息后惊呼："列为致癌物是不是太严重了？今后还能愉快地吃肉吗？"

钟凯解释，食物致癌与一般食物中毒有很大差别，接触致癌物的量与癌症发生概率的增长常常并不是直接对应的，很难给出一个准确的安全剂量。加工肉制品如适量摄入，其有害物质可被身体正常地代谢掉。但是，如果是长期大量食用，患病的概率或将增加。

北京大学肿瘤医院营养科主任方玉在接受采访时也表示，肉制品被列为致癌物，红肉被列为非常可能的致癌物，并不意味着这些食品就不能吃了。"离开摄入量谈食品的致癌风险是没有意义的。大多数肿瘤是多种因素造成的，而不是单一的因素，致癌物只是有致癌的潜在风险，并不能简单地画等号。"

饮食——果蔬搭配减少有害物吸收

日常我们该怎么吃红肉及加工肉制品呢？

钟凯表示，"万物皆有毒，关键在剂量"，即使是 1 类致癌物，导致癌症也是一个漫长的积累过程。加工肉类和红肉也是同样的道理，比如研究发现，每天吃 300～400g 红肉的人 DNA 损伤有增加的迹象，但事实上，很少人每天会吃这么多肉。

而肉类带来的健康风险与健康收益需要取得一个平衡。红肉和加工肉类能提供丰富的蛋白质和铁、锌等微量元素，虽然很难准确地计算出风险与收益的平衡点，但几乎可以肯定的是少吃无妨，否则世界各国早就把它踢出膳食指南了。此外，致癌物并非一定导致癌症，而是存在一个概率。

钟凯建议，大家要控制红肉和加工肉类合理的摄入量，同时和鸡鸭肉、鱼肉混搭。成年人每天畜禽肉的推荐量是 50～75g。另一方面，既然烟熏、腌渍的加工工艺本身就不健康，在有条件吃新鲜肉的时候还是优先吃新鲜肉。

中国农业大学食品学院营养与食品安全系副教授范志红也建议，红肉类只要限制总量就好。火腿、培根、香肠之类，为健康考虑，建议只是"偶尔食用"，比如每个月吃两三次或周末、假日、年节时享用一下。同时要多吃果蔬，因蔬菜、水果里面的纤维素可以减少肉类分解后有害物质的产生和吸收，而且可以保持大便通畅，促进有害物质的排除。

（来源：《京华时报》，发布时间：2015-11-03）

相关评论 3

遭遇致癌风波，加工肉制品及红肉还能不能吃？

世界卫生组织下属国际癌症研究机构（IARC）日前发布报告称，火腿、香肠、肉干等加工肉制品为"致癌物"，并把生鲜红肉，即牛、羊、猪等哺乳动物的肉，列为仅次于加工肉制品的"致癌可能性较高"的食物。此结论一出，很多人不禁心中问号连连：吃肉究竟有多危险？摄入多少会致癌？

10 月 30 日，世界卫生组织驻华代表处在北京举办媒体吹风会，世界卫生组织驻日内瓦总部营养健康和发展司司长弗朗西斯科 · 布兰卡表示，此次报告将加工肉制品列为 1 类致癌物，将红肉列为可能致癌物，是基于对超过 800 项关于食用加工肉制品及红肉与人类患癌关系研究成果进行审查后得出的结论，也是对世界卫生组织 2002 年发布的《饮食、营养和慢性病预防》报告中相关建议的确认。

弗朗西斯科 · 布兰卡说，当危险因素和癌症产生存在确定关系时，就会被列为 1 类致癌物。虽然加工肉制品和烟草都被列为 1 类致癌物，但是两者产生的影响和风险完全不同。吸烟致癌的风险极高，因此世界卫生组织对吸烟的建议是完全禁止，但是食用加工肉制品的风险没那么高。

我国国家食品安全风险评估中心副研究员、食品安全博士钟凯也指出，尽管被列为 1 类致癌物，但并不意味着加工肉类真的成为与砒霜并列的毒物。据介绍，IARC 将致癌物分为 4 类，加工肉类和砒霜确实同属于 1 类，不过致癌物分类的依据并不是谁致癌的能力更强，而是科学证据的确凿程度。越是致癌证据明确的，级别越高，而致癌的能力则与分级没有必然联系。

“这项报告的本意并不是让人们完全停止食用这些肉类，而是减少食用会降低患癌风险。对于红肉与致癌的关系，由于目前掌握的证据有限，如果现在食用红肉量不是很多的话，我们只是建议不要增加。”弗朗西斯科 · 布兰卡说，对于加工肉制品和红肉的安全食用标准，还需要进一步风险评估后才能回答。

法国心脏病专家、营养学家弗雷德里克 · 萨尔德曼对当地媒体说，吃红肉和加工肉制品引发癌症风险与摄入量、吃肉频率、烹饪方法及配菜等多种因素都有关系，人们仍然可以继续吃红肉和加工肉制品，但要注意不要频繁、过量，并在合理摄入肉类的同时佐以大量蔬菜，借助蔬菜中的有益成分促进食物种类均衡。

针对加工肉制品及红肉致癌所引发的担忧，世界卫生组织发言人克里斯蒂安 · 林德梅尔在接受新华社记者采访时表示，如果以平衡适量的方式摄取不会对健康产生问题，国际癌症研究机构报告也推荐平衡正常地摄取肉类。

（综合新华社、《人民日报》报道）

（来源：《中国环境报》，2015-11-03）

《英国医学杂志》在线发表论文《辣食摄入与死亡风险》

2015 年 8 月 4 日，国际权威医学杂志《英国医学杂志（BMJ）》在线发表了由北京大学、哈佛大学、中国医学科学院和牛津大学学者共同完成的一项最新研究结果，即利用中国慢性病前瞻性研究（China Kadoorie Biobank，CKB）项目发现常吃辣食与降低的死亡风险存在关联。该研究结果引起研究者和媒体的广泛关注，包括《纽约时报》《时代周刊》《英国独立报》、加拿大新闻网，以及澳大利亚、新西兰等国家的媒体都在论文上线当天给予了第一时间的报道。

CKB 项目是中国医学科学院（项目 I 期为中国疾病预防控制中心）与英国牛津大学合作建立和维持的一项前瞻性队列研究。中方项目负责人为李立明教授，英方负责人为 Richard Peto 爵士和陈铮鸣教授。该项目是迄今全球少有的几项建立有生物样本库的大型前瞻性队列研究之一。项目目标为长期随访至少 20 年，观察主要慢性病的发病和死亡，探讨环境、个体生活方式、体格和生化指标、遗传等众多因素对复杂慢性病发生、发展的影响。

CKB 项目覆盖中国的 5 个农村和 5 个城市地区。2004 年至 2008 年开展基线调查，最终共募集 512 891 名 30~79 岁基线信息完整的研究对象。项目对所有研究对象的死亡和各种健康结局开展长期随访。

在本次研究中，剔除了基线调查时自报患有心脏病、脑卒中和肿瘤的个体后，共纳入 487 375 人进行分析。该研究人群中，每周吃辣者最常使用的辣物原料为新鲜辣椒和干辣椒。截至 2013 年 12 月底，平均随访 7. 2 年，累积 350 万人年，在随访期间共发生死亡事件 20 224 例。研究发现，在调整了可能的混杂因素后，与不常吃辣食的个体（<1 天/周）相比，常吃辣食者（6~7 天/周）的总死亡风险降低了 14%（95%可信区间：10%~18%）。研究同时发现，常吃辣食者死于肿瘤、缺血性心脏病和呼吸系统疾病的风险也存在类似的降低。

这项研究的优势在于大样本量、前瞻性设计。但是，正如本文的研究者所说，研究仍存在一些局限性。例如，收集到的膳食相关信息有限，无法控制总能量摄入水平和其他相关的饮食、烹调习惯。尽管研究分析时剔除了基线患有重大疾病的个体以及随访最初两年死亡的个体，调整了可能影响辣食摄入的主要消化系统疾病，仍然不能完全排除因果倒置的可能，即个体会因为患有某些疾病而改变辣食摄入的习惯。辣食相关信息是由被调查者自报的，可能存在测量误差。

由于本研究为观察性研究设计，无法确证常吃辣食与降低的死亡风险之间是否为真正的因果关联；但是，这项研究为我们提供了新的科学假设，必然引发更多的关注、争论和研究兴趣。

论文链接：http://www.bmj.com/content/351/bmj.h3942

编者按链接：http://www.bmj.com/content/351/bmj.h4141

（北京大学公共卫生学院）

（来源：北京大学医学部新闻网，发布日期：2015-08-31）

肿瘤免疫治疗产业即将进入发展快轨

【研究报告内容摘要】

核心观点

近期我们对肿瘤免疫治疗产业进行了调研，与北京、上海、杭州、苏州等地区的免疫细胞存储及肿瘤免疫治疗药物研发企业、细胞免疫治疗国内领先的临床研究团队和学术机构就肿瘤免疫治疗产业发展现状及未来趋势进行了深入沟通，主要调研结论如下：我国抗癌形势严峻，市场空间巨大。随着我国人均期望寿命的增加、环境污染加剧等因素，癌症的发病率正逐年上升，正面临降低癌症发病率和提高癌症生存率的双重挑战。肿瘤免疫治疗作为第四大肿瘤治疗方法，市场空间如按三甲医院计算，近几年保守估计可达到300多亿元；如按肿瘤患者计算，未来10年将达到1600多亿元；如按药品计算，可类比抗肿瘤药规模，也将是千亿级的市场。

技术壁垒随着治疗技术和思路的发展不断增加。主要表现在三个方面：

1. *治疗技术本身*：特异性和靶向性的肿瘤免疫治疗是未来的发展方向，CAR-T、TCR-T细胞疗法、PD-1/PD-L1免疫检验点单抗等技术门槛相对较高，我国正处于研究初期的探索阶段，目前广泛使用的仍是非特异性疗法。

2. *治疗思路设计*：已逐渐由辅助治疗、联合治疗，向主流疗法发展，同时考虑多种免疫疗法联合使用以及基因或蛋白质水平的检测。

3. *质控标准*：是保证安全性的重要手段，目前国内普遍标准偏低，已成为非特异性治疗的主要技术门槛。

产业刚刚起步，短期看管理运维，长期看核心技术。国内大部分公司集中在细胞免疫疗法，普遍门槛低、规模小，一类是偏市场拓展的综合性公司，另一类是技术研发型公司，短期内渠道资源和管理运维能力仍是公司保持及复制成功运营模式的关键，而如果想要做大做强，具有临床疗效的产品和技术才是核心。

政策长期向好，监管更加严格。国内情况复杂，各种原因导致政策波动，然而支持态度并未改变。整体而言，我国肿瘤免疫治疗已具备产业化条件，并进入产业化的进程中，布局长远的企业已经做好了准备，产业即将进入发展快轨。

无论是放开临床应用还是退回到研究，都将加强监管，不正规的企业或医院科室将被淘汰，不排除加速按药审批的可能性，利好高标准、有技术储备的企业。

产业将加速发展，建议重点关注。我国整体处于与美国基本同步并加速追赶的状态，在政策和技术的推动下将加速发展，重点关注资源整合及管理运维能力强、技术储备丰富的上市公司：北陆药业、银河投资、安科生物、姚记扑克、恒瑞医药、君实生物、香雪制药、双鹭药业、西比曼，同时密切关注国外进展。

（来源：全景网络，2015-10-20，下载自：新浪财经）

冬虫夏草会引起砷“中毒”吗?

利 锋

产自雪域高原的珍稀中药材冬虫夏草（简称虫草），在我国已有一千多年的使用历史。由于其具有的良好疗效，一直被中医界所推崇。冬虫夏草可以增强机体的免疫力，滋补肺肾，对肺癌、肝癌等有明显的抑制作用。在临床上对肺虚久咳，气喘，咯血，盗汗，肾虚腰膝酸痛，阳痿遗精，神经衰弱及肿瘤患者化疗、放疗后的红细胞下降都有疗效。作为一种辅助治疗癌症的中药，多家刊物及网站经常向癌友们推荐使用。

俗话说：物以稀为贵，近些年来，虫草资源的稀缺使得其价格一路飞涨，每克的平均价已达黄金的2倍以上！同时，高昂的价格也引来了一些利欲熏心的不法之徒，利用各种手段掺杂使假，增加其重量，以谋取不义之财。由于媒体的不断炒作，使得虫草成为了人们关注的热点。

2016年2月4日，在国家食品药品监督管理总局的官网上发布了一则题为“总局关于冬虫夏草类产品的消费提示”的公告：

“近期，食品药品监管总局组织开展了对冬虫夏草、冬虫夏草粉及纯粉片产品的监测检验。检验的冬虫夏草、冬虫夏草粉及纯粉片产品中，砷含量为4.4~9.9mg/kg。

冬虫夏草属中药材，不属于药食两用物质。有关专家分析研判，保健食品国家安全标准中砷限量值为1.0mg/kg，长期食用冬虫夏草、冬虫夏草粉及纯粉片等产品会造成砷过量摄入，并可能在人体内蓄积，存在较高风险。”

“一石激起千层浪”，“公告”一出，便在网上引发了热议，支持者与反对者纷纷发表各自的看法；由于时值羊年腊月廿六，“公告”也给准备喜迎猴年新春的正在或准备服用虫草的人们的心头，带来了一丝阴影。

对于这个欠严谨、更欠科学的“消费提示”，笔者阅后却不敢苟同。

首先，此则“公告”语焉不详，没有指明被检验的虫草的产地，更没有告诉消费者虫草粉及纯粉片的生产厂家，而是笼统地说“存在较高风险”。难道所有的虫草都是如此吗？这正是应验了一句俗话“一竿子打翻一船人”。

几个月来的事实证明，此次“事件”的结果是，中国的虫草产业因此而受到了一定的打压！有报道称，甚至影响了虫草产地藏族群众的经济收入。

一、砷从何处来

砷是地球上常见的化学元素之一，在自然界广泛存在，土壤、水、空气、矿物、植物、正常人体组织中都含有微量的砷。通常情况下，土壤中含砷（即自然本底）5~10mg/kg，出产冬虫夏草的青藏高原亦不能例外。所以，冬虫夏草中出现少量的砷，无需大惊小怪！

砷在自然界分为有机砷和无机砷两类，砷的毒性与它的溶解度和化合价有关，溶解度高的无机砷，尤其是三价砷（如 As_2O_3，即砒霜）有剧毒，而有机砷溶解度很低，进入体内不被吸收或吸收很少，故而对人体基本没有毒性。

上述“消费提示”中所提到的“砷”，并未明确究竟是“总砷”（无机砷和有机砷的总和），还是其中有毒的无机砷。

2015年，西藏自治区科技厅对冬虫夏草所含的砷进行了专项研究，结果表明，虽然冬虫夏草的“总砷”含量较高，但无机砷含量极低，仅在0.011~0.079mg/kg，平均占总砷的0.485%，由此说明，冬虫夏草中的砷主要以无毒的有机砷形式存在。

在人类经常食用的食品中，一些海产品如海带、紫菜、鱼类、扇贝、虾蟹等，其中含有非常高浓度的砷（总砷），是因为海洋生物对砷有强富集能力。可是，人类食用这些海产品已有数千年，并未发现对身体健康有明显的影响，这是因为海产品尽管含砷量高，但所含的大都是毒性较小的有机砷化合物。

二、标准是否适用

众所周知，冬虫夏草是一味传统中药，“消费提示”中承认它“不属于药食两用物质”。2016 年 3 月 4 日，国家食品药品监督管理总局又发布了“总局关于停止冬虫夏草用于保健食品试点工作的通知”，进一步明确了冬虫夏草不是保健食品。用“保健食品国家安全标准中砷的限量值”来判定不属于保健食品的冬虫夏草砷含量“超标”，这就好比一个女人去医院作化验，庸医却参照男人的正常值标准，说她的化验结果不正常！

笔者为此专门查阅了《中华人民共和国药典》（一部），在“冬虫夏草”的条目中，并未规定砷的限量值。继而又检索了整部《药典》（一部），在其收录的 2000 余种中药材中，只有约 20 种（还不到 1%）规定了砷的限量：其中大部分为不得过 2mg/kg，≤3mg/kg和≤5mg/kg 的各 1 种，2 种为≤10mg/kg，最高的 1 种（玄明粉）为≤20mg/kg。

对于人们日常食用的粮食、各种食品，以及饮用水，国家均规定了砷的最高允许含量，如生活饮用水为不超过 0. 04mg/kg，粮食为不超过 0. 7mg/kg，绝大多数食品为不超过 0. 5mg/kg。

为什么同样是砷的限量值，在食品、水与各种中药材中有如此大的差别？笔者认为：这关键在于一个人每天的摄入量和服用频次。作为食品和饮水，一个成年人一天的摄入量可达数百至上千克；而吃中药，每天通常只有几克至十几克，如冬虫夏草，《药典》规定的用量是每天 3~9g。这点重量的中药，即使含有“超标”的砷，其量也是微乎其微的，毕竟不会有人拿中药（包括冬虫夏草）当饭吃，每天吃上几百克！

三、砷在体内的蓄积

“消费提示”认为，长期食用砷含量为 4. 4~9. 9mg/kg 的冬虫夏草，“会造成砷过量摄入，并可能在人体内蓄积，存在较高风险。”事实果真如此吗？

在食品安全方面，砷元素被认为是一种有毒有害元素。不可否认，如果砷的摄入量超过了机体每天能够代谢与排出的量，则可能会造成蓄积。

控制摄入是关键，为此，世界粮农组织（FAO）/世界卫生组织（WHO）提出，砷的每人每日允许摄入量为 0. 05mg/kg 体重，按成人体重 60kg 折算，为 3mg/日。

如果按最高的规定用量，每天服用 9g 上述含砷量最高（9. 9mg/kg）的冬虫夏草，那么，每天的砷摄入量为 0. 089mg，仅为允许摄入量的不足 3%。如果不是生活在饮用水及粮食、食品中砷含量严重超标的地区，区区 3%的摄入量，能掀起多大的风浪！

迄今为止，在国内外关于冬虫夏草的研究工作中，尚未见到因服用冬虫夏草造成砷过量摄入、在人体内蓄积的报道。

上面提到一些海产品中含有高浓度的总砷，但至今并无因进食过量海产品而引起砷中毒的报告。沿海渔民在捕鱼季节，每人每天食鱼量高达 0. 5~1. 0kg，鱼虾、贝类的含砷量高达 15~100mg/kg；而日本北海道的渔民长年以海带（含砷量 18. 8~47. 2mg/kg）做菜吃。渔民们体内蓄积的碘和砷不可谓不多，但是只引起了高碘甲状腺肿，也未见有砷中毒的发生。

至于砷引起的蓄积中毒，通常见于饮用水含砷量较高、且长期饮用，就会引起地方性慢性砷中毒。如台湾岛西南沿海地区居民中发生的“黑脚病”。

四、砷的生理与医药作用

砷在历史上曾长期用作兴奋剂和强壮剂，极少量的砷有助于造血和加速组织细胞的生长。20 世纪 70 年代，有研究者发现，实验动物缺砷时会出现异常，当摄入砷量恢复到正常水平时，这些异常症状就会消失。

有毒的无机砷对于人类也并非“一无是处”。祖国医学使用砒霜治疗包括恶性肿瘤在内的多种疾病亦有悠久的历史，其功效用法在编撰于北宋初年的《开宝本草》《太平圣惠方》和李时珍著《本草纲目》中均有记载。中医使用砒霜以外用为主，具有去腐蚀疮、拔毒枯痔的功效；少量内服则有祛痰平喘、截疟、止痢的作用。

我国的科学家受到传统中医药的启发，利用砒霜治疗髓系白血病，取得了突破性成果，并已为全球广泛应用。其贡献不亚于青蒿素用于疟疾的治疗。该成果曾入选教育部组织的“2008 年度中国高等学校十大科技进展”；2015 年荣获国家自然科学二等奖和上海市自然科学特等奖。

参考文献

[1] 徐建华. 如何认识“砷”——专家谈“砷”元素及其毒性. 中国质量报，2009-12-7（1）.

[2] 李慧，张立实. 砷的毒性与生物学功能. 现代预防医学，2000，27（1）：39-40.

[3] 杨惠芬，梁春穗，董仕林，等. 食品中无机砷限量卫生标准的研究. 中国食品卫生杂志，2003，15（1）：27-31.

[3] 明 · 李时珍. 本草纲目（校点本）. 第 2 版. 北京：人民卫生出版社，2007:（上册）606-609.

[4] 张立峰. 以毒攻癌话砒霜. 知识就是力量，2009，（12）：14-15.

[5] 张立峰. 既致癌又治癌的砒霜. 抗癌之窗，2011，（5）：47-49.

❖ 以史为鉴 ❖

【编者按】2015 年，我国医药卫生界最大的喜讯当属中国中医科学院中药研究所终身研究员屠呦呦荣获了诺贝尔生理学或医学奖。消息传来，举国庆贺。这是中国本土科学家首次获得诺贝尔科学奖项，屠呦呦成为了第一位获得诺贝尔生理学或医学奖的中国科学家。

青蒿素的研制成功，挽救了全球特别是发展中国家数百万人的生命，屠呦呦和“523”研究团队为人类的健康做出了巨大贡献。正如屠呦呦在获奖感言中反复强调的：这是属于中国科学家的集体荣誉。

屠呦呦获奖后，各种媒体的相关报道铺天盖地，但笔者注意到，这些报道中绝大多数讲的是青蒿素的研制过程，而青蒿素是如何走出国门、走向世界，被全世界认可与应用——这方面的报道却没有见到。

此次颁奖给一篇“旧作”浮出水面带来了机遇。2004 年，笔者应中信技术公司之邀，对当年曾参与抗疟药研发工作的“523”项目的多位成员进行了深入采访，之后写成一篇报道，详细记述了青蒿素类药物走向世界的历程。但由于当时的某种原因，此文未能公开发表。屠呦呦获得诺贝尔奖，让人们又一次唤起了对青蒿素的关注。笔者愿借此机会，将这段鲜为人知的历史公诸于众。

古人云：以史为鉴，可以知兴替。笔者希望我国肿瘤界的研究人员能够以此为鉴，将中国人研制的抗癌药推向世界，造福全人类。

如今，恶性肿瘤的发病率、死亡率远远超过了当年疟疾的发病，成为了威胁人类健康的第一“杀手”。全世界的研究者都在为攻克癌症这一难关努力奋斗着。中国的科学家在这方面已取得了一些举世瞩目的进展，例如使用传统中药砒霜治疗髓系白血病及其他一些癌症，取得了突破性成果，并已为全球广泛应用。其贡献不亚于青蒿素用于疟疾的治疗。

用三氧化二砷治疗髓系白血病的后续与深入研究获得了 2015 年度国家自然科学二等奖，此前还曾荣获 2015 年上海市自然科学特等奖，以及入选教育部组织的“2008 年度中国高等学校十大科技进展”。

编者认为，砒霜治疗一些癌症成功了，但是我们不能忘记当年首先发现与研究用砒霜治疗白血病的张亭栋教授及其团队。故而本《年鉴》转载了一篇相关的报道，载入中国肿瘤界的“史册”。

历史将永远铭记屠呦呦、张亭栋，以及他们的合作者对人类健康事业做出的贡献。

借船出洋
——青蒿素类药物走向世界的风雨历程

张立峰

在祖国医学宝库中，有着浩如烟海的中药及由中药组合成的配方。数千年来，以其确切的疗效为治疗国人的疾患、保障国人的健康起到了不可替代的作用。但是，迄今为止，中药作为一种拥有国际专利，堂而皇之地登上国际医药市场大雅之堂的，尚只有从中药中提取的抗疟药青蒿素一种。而将青蒿素类药品推上国际舞台的，正是以中信技术公司和瑞士诺华公司为核心的一个中外合作的科工贸联合体。

抗疟药青蒿素的由来

疟疾是流行于热带、亚热带地区的一种常见传染病，是由疟原虫引起、按蚊叮人吸血传播的。据世界卫生组织（WHO）统计：全世界有 107 个国家的约 25 亿人口生活在疟疾流行区，每年有 3 亿~5 亿人感染疟疾，其中约 200 万人不治身亡。尤其在非洲，那里气候炎热，有利于疟疾的传播，平均每天因疟疾死亡多达 3000 人以上，其中大多数是儿童。由此看来，疗效显著的抗疟药具有多么大的销售市场。

据卫生部发布的疫情统计报告，2003 年我国共计报告疟疾患者 40 506 例，在前 10 种发病人数最多的传染病中，疟疾居第 8 位。而在 20 世纪 60 年代和 70 年代的两次大范围暴发流行时，每年的发病人数超过了 2000 万。

人类与疟疾的抗争，自有人类之日起就开始了，人们通过不断地寻觅，力图找到或发现能够杀灭疟原虫的药物。祖国医学在其中的贡献功不可没，最早记载抗疟药物的是二千多年前的湖南马王堆汉墓出土的帛书《五十二病方》，其中有使用青蒿治病的记载。西汉时期成书的《神农本草经》中，称“草蒿”“一名青蒿”；并记载了植物常山有治疗疟疾的功效：常山的根名为“恒山”“一名互草”，“主伤寒寒热，热发温疟……”常山的叶称“蜀漆”“主治疟及咳逆寒热……”。公元 340 年，东晋医学家葛洪著有《肘后备急方》，记载了“治寒热诸疟方”，并注明了如何加工青蒿（绞汁服）才能得到更好的疗效。葛洪的医学成就，直到 20 世纪 70 年代依然对于人们研制抗疟新药起到了指导的作用——屠呦呦和她的研究团队正是从《肘后备急方》中得到了启迪，才能提取出日后享誉世界的青蒿素。同时，现代科学研究的方法亦反证了中国古人的治病经验和智慧。

西方人发现治疗疟疾的植物比中国人晚了一千六百多年，公元 1630 年西班牙传教士在南美秘鲁印第安人部落里学会了用植物金鸡纳治疗热病。直到 1816 年才从金鸡纳中提取出了奎宁，成为治疗疟疾的经典药品。自 20 世纪 30 年代起，各国科学家以奎宁化学结构为参考，从化学合成药物的方法入手，陆续发明了一些疗效确切的抗疟药，如氯喹、伯氨喹、乙胺嘧啶、阿的平等。金鸡纳类及其他合成抗疟药的出现，曾治愈了大批的疟疾患者。

“物竞天择，适者生存”，人们试图用抗疟药物杀尽疟原虫的同时，疟原虫亦通过自身的进化，用生成抗药虫株的方式来维持自身物种的不被灭绝。在 20 世纪 60 年代初，耐氯喹的恶性疟虫株在南美和东南亚出现了。

1961 年夏天，美军侵入越南。在热带丛林、沼泽中，交战双方因患疟疾而“非战斗减员”的人数一度多达伤亡总人数的 90%，而且大多数患者使用氯喹等药物治疗无效。双方都为抗击疟原虫的进攻颇费了一番心思，因为无论哪一方率先解决了这个难题，无异于为战场上增添了千军万马；可以说，高效的疟疾防治药物成为了决定双方战争胜负的重要因素之一。

美军为了研发新一代抗疟药，专门成立了疟疾委员会，投入大量研究经费，动员了国内以至西方盟友英、法、德等各国的科研机构和药厂，他们从常规的寻找新药的方法入手，花了十年的时间和大量的人力、物力，筛选了近 30 万种化合物，但“无功而返”，仅以甲氟喹（Mefloquine）、卤泛曲林增加了奎宁类抗疟药的品种，没有得到更有效的全新化学结构类型的抗疟药。

越南当时属于社会主义阵营，自然会求助于自称为“大后方”的中国。据报道，越南主席胡志明、总理范文同曾拜会或致函毛泽东主席和周恩来总理，请求中国帮助解决这一战争中的非战争难题，研制出更为有效的抗疟药。毛主席、周总理随即指示，动员全军乃至全国的医药科研力量集体攻关，突破这一难题。

“523”——这是在中国人研制青蒿素类新型抗疟药的历史进程中值得永远铭记的三个数字。1967 年 5 月 23 日，国家科学技术委员会和解放军总后勤部在北京饭店联合召开了“疟疾防治药物研究工作会议”。在当时的历史条件下，战备科研任务一律要求保密，此次会议之后成立的该项任务的全国领导小组及其办公室均冠以了会议召开的日期——523。

全国 523 领导小组在特定的环境中，负责组织、协调全国科研力量的大协作，有计划地展开了对热带丛林战条件下疟疾防治的研究工作。由中国中医研究院中药研究所、解放军军事医学科学院等 6 个主要研究单位牵头，联合上海、山东、云南、广东等 10 个省（区、市）的 60 多家科研单位和生产厂、500 多名科研人员参加，展开了一次不同寻常的、紧密合作的攻关大战。军事医学科学院主要负责战场急需的药品的研制工作，先后开发出了“防疟片 1 号”“防疟片 2 号”“防疟片 3 号”等多种复方疟疾预防药（但效果不太理想）。同时，“523”协作组寻找新的抗疟药的工作也一直在进行着。

祖国医学的博大精深，为苦于找不到新药的人们伸出臂膀，敞开了广阔的胸怀。何不从有着数千年历史渊源的中医药入手，从中筛选出一或数种有效的药物来呢？中医中药科研人员通过查阅文献和民间调查，依据古方和民间祖传秘方、验方挑选了 20 多种有一定疗效的中药品种作为“候选”，再从中逐一筛选，验证疗效、观察毒副作用。到 1971 年，最终选中了植物黄花蒿（与传统中药“青蒿”并非同一种植物），经动物试验，可以杀死疟原虫。

一种全新化学结构的抗疟药物浮出了水面，1971～1973 年，中医研究院中药研究所、山东省中医药研究所、云南省药物研究所分别采用不同的方法从黄花蒿中提取出了抗疟有效成分，以后“为了向世界证明祖国医药的伟大”“按中药用药习惯，其抗疟成分随传统中药定名”，而将其统一命名为“青蒿素”。在这个过程中，屠呦呦提出了使用乙醚低温提取黄花蒿中有效成分的方法。在青蒿素的研制成功中起到了关键作用。然后，中医研究院中药研究所、中科院上海有机化学所、北京生物物理所紧密合作，确定了青蒿素的化学和空间结构。并在海南岛昌江县、云南西双版纳等疟疾高发地区进行了临床验证，患者全部治愈。

从此，青蒿素正式加入了与疟疾抗争的战斗序列。青蒿素的研制成功，是 30 年来全世界寻找抗疟新药工作的一大突破，是世界抗疟史上继奎宁之后的又一个重要里程碑，是对世界医药事业的一个巨大贡献。它使我国在抗疟药的研究领域一下子跃居世界领先地位。

作为新发明的青蒿素没有专利

青蒿素的发现与发明，是在特定的历史条件下完成的，当时正处于“文化大革命”期间，研制抗疟新药是当作“战备”任务、支持“抗美援越”斗争，并作为“保密”任务完成的。它是在国家相关部门的主持下，组织全国科研力量大协作的产物。在“文革”期间极左路线的统治下，我国处于与世界隔绝的封闭状态，所有新药的研制、生产都无法达到国际通行的标准，所以就更谈不上申请国际专利了。况且当时我国的专利制度也没有实行。

中国改革开放以后，“专利保护”的想法通过开放的国门走进了中国。1985 年 4 月 1 日开始实施了我国的《专利法》，但由于历史的原因（允许国内仿制药物），这部《专利法》对药品组方（包括中药）不予专利保护，一直到 1993 年 1 月 1 日实施修改后的《专利法》，扩大了专利保护的范围，才开始实行对药品的专利保护。但此时的青蒿素由于其化学结构早在 1977 年就已在《科学通报》上以“青蒿素结构研究协作组的名义”公开发表，自然也就失去了专利申请权。

科研无止境

发现了青蒿素以后，我国的科研工作者没有就此止步。因为在以后的临床应用中，发现青蒿素虽然具有起效快、治愈率高的优点，但也存在不足之处，治愈后的“复燃率”高，也就是说杀虫不彻底，容易“死灰复燃”。于是，以青蒿素作为发明新药的一个平台，在它的基础上开发半合成衍生产品的研究工作又在各地展开了，经过近 20 年的努力，通过对青蒿素化学结构的改造，先后研制出了蒿甲醚、青蒿琥酯、双氢青蒿素等新一代抗疟药。它们比青蒿素疗效更高，疟原虫复燃率更低，而且制剂更稳定、使用更方便。

20 世纪 80 年代末，军事医学科学院邓蓉仙教授领导的团队发明了合成抗疟药本芴醇，这种新药治疗疟疾患者时，起效较慢，似乎不适用于急性发作的患者。但它的长处是：一旦起效，杀灭疟原虫较彻底，因此不会产生“复燃”。基于青蒿素类药和本芴醇各自的特点，在广州中医学院副院长兼疟疾研究室主任李国桥教授的临床验证报告的启发下，军事医学科学院微生物流行病研究所的周义清教授想：何不各取所长，克服各自之短，将青蒿素与本芴醇合在一起搞一种复方制剂，既可发挥青蒿素快速杀灭疟原虫和控制症状、本芴醇杀虫彻底和药效作用时间长的各自优点，又可抵消本芴醇起效慢、青蒿素复燃率高的缺点。这一设想提出后，得到了青蒿素指导委员会（1981 年由全国 523 领导小组办公室改制组建）的资助。周义清教授作为课题负责人，在蒿甲醚与本芴醇的配比比例上做了大量的试验和研究工作，在研究工作取得关键进展前又得到了昆明制药厂的资金支持，最终成功地研制出了含青蒿素衍生物的新型复方抗疟药——复方蒿甲醚（又称蒿甲醚-本芴醇复方，商品名 Coartem）。这种新型复方制剂后来成为中外合作推向世界的最佳选择之一。

走向世界之路

中国的科研工作者在那个特殊的年代里，以拼搏和奉献的精神创造出了名噪世界的抗疟新药。但是，直到改革开放之初，中国的医药行业与国际接轨既无先例，也没有经验，还靠原来那种大协作的方式来开拓国际市场是不现实的。我们依然是“捧着金饭碗没饭吃”，难怪当时有份报纸发表了一篇杂文，感叹道：“青蒿素会不会成为嫁不出去的老姑娘。”这正应了一句俗话“酒好也怕巷子深”啊！

这个问题引起了领导部门的高度重视。1988 年 7 月 16 日，国家科委、国家医药管理局、对外经济贸易部、农业部、卫生部等 5 部委联合下发了一份“关于加快青蒿素类抗疟药科研成果推广和出口创汇的通知”。指出：“由于我国研究和生产条件目前还未达到国际注册要求标准，这些产品尚不能广泛为国际市场所接受，国际市场尚待开拓。”又明确地提醒人们“目前我们如不采取果断而有效的积极措施，提高产品质量，加紧占领国际市场，将会于 3~5 年内在国际竞争中由目前的优势转变为劣势，使国家蒙受巨大经济损失。”

该“通知”对青蒿素类药进入国际市场提出了一系列的具体措施，如抓好产品质量，符合《药品生产质量管理规范》（GMP）标准；做好国际市场开拓工作，进行国际注册工作等。可以说，这个文件的下发为青蒿素尽快走向世界拉开了序幕，起到了指导性的作用。

要打进国际市场，就必须有一家负责对外贸易的公司直接参与。于是，1989 年，由国家科委牵头，联合其他四部委实施了项目招标，希望用科工贸一体化的模式开拓国际市场。在 12 家参与竞标的外贸公司中，中信技术公司一举中标，并于 1989 年 8 月 30 日与国家科委社会发展科技司签署了“关于青蒿素类抗疟药进入国际市场合同”，并与军事医学科学院微生物流行病研究所和昆明制药厂组成了三位一体的科工贸联合体。从此，中信技术公司正式介入青蒿素类药物领域，在国家科委的统一组织协调下，以国际商务代表的身份负责在全世界开拓青蒿素类药品的市场。

但是，这样的工作当时在国内尚没有先例，不仅开拓国际市场的费用高，而且几乎没有任何经验。中信技术公司经过综合考虑，制定出了一个和跨国公司合作“借船出洋”的战略，于是，寻找国外合作者的工作紧锣密鼓地开始了。

（昆明制药厂当时也在积极寻找国外的销售商或合作者，但基本上没有回音。原因在于大型国际医药公司对这个地处西南一隅的小制药厂没有信任感。当中信技术公司决定参与其中时，立即引起了国际医药公司的重视，说明当时中信公司的背景和信誉起到了决定性的作用。）

1990 年初，中信技术公司开始同瑞士汽巴-嘉基公司（1996 年并入诺华公司）接触。作为世界第 4 大医药化学集团公司的汽巴-嘉基公司，具有非常强大的新药研制、开发、生产和跨国销售能力。在明确了合作意向、谈妥了合作条件之后，双方一拍即合。鉴于当时复方抗疟药技术尚未公开，所以首先于 1990 年 3 月 9 日签署了一份“保密协议”，然后才告诉外方技术的内容。1990 年 10 月，汽巴-嘉基公司与中国科、工、贸三方举行了第一轮商务谈判，至 1991 年 4 月 29 日签署了“第一阶段协议”，确定了中外双方共同申请国际专利，共同开发复方蒿甲醚的合作模式。

至此，想要“借船出洋”的青蒿素类药，终于搭上了这艘“外轮”，即将“扬帆远航”了。

45 天申请国际专利，创造了奇迹

确定了国际合作的对象，一切工作就应该与国际惯例接轨。一种新药要想推向国际市场，关键要具备两个前提和基础：一是申请国际专利和在销售国进行药品注册，二是按照国际标准对药厂进行 GMP 标准的改造，并取得国际的第三方认证。

首先遇到的第一个大难题是申请国际专利。由于前面提到的历史的原因，青蒿素及其衍生物作为一种“单方”药物申请专利的条件早已不存在了，那么只能将申请的“目标”放到尚未公开发表的“复方”制剂之上了。

按照专利应具备新颖性、创造性、实用性的要求，如果相关技术资料一经公开披露，就失去了申请专利的条件。“好事多磨”，正当中瑞双方达成合作意向，准备以复方蒿甲醚申请专利的时候，在日内瓦召开的疟疾治疗研讨会上，复方蒿甲醚制剂的技术资料被会议组织者公布了。但是，因为这次失密是由于会议组织者的疏忽造成的，根据《保护工业产权巴黎公约》的原则，专利申请的有效期可延长 6 个月。可是 1991 年 4 月中瑞双方签署“第一阶段协议”时，这个可延长的 6 个月，又已经过去 4 个半月了。

复方蒿甲醚距离申请国际专利的最后期限只剩下 45 天了！而外方又明确表示：如果不能如期申报国际专利，将终止与中方的合作。

按照惯例，申请国际专利首先需要申请人到上级主管部门报批，通常这一程序需要 1~2 个月。其次，需要对申请文件进行审查，需要完成委托书、转让书、法人证明、说明书起草和公证，其中仅公证一项一般要 2 个月时间。其三，还需请求国际卫生组织出具证明，说明专利申请时间上的有效性。

这一切，按照常规似乎复方蒿甲醚能完成专利申请是不可能的了。

但是，中国人为了祖国的荣誉和利益，为了能够实现“自立于世界民族之林”的豪迈壮志，什么人间奇迹都是可以创造出来的。

所有的相关人员显示出了知难而进的拼搏意志和难能可贵的奉献精神。负责申报报批的军事医学科学院微生物流行病研究所的领导，拿着项目申报表，马不停蹄、三步并做两步地到有关部门盖章。负责文件起草的中国国际贸促会专利商标事务所的工作人员，加班加点，连续奋战，三昼夜没有合眼。负责专利代理的人又一家一家地跑各国驻华使馆……此时，相关领导部门也“破例”地为这个项目开绿灯放行。

到 1991 年 6 月 12 日，距离专利申请的有效期还剩 2 天了，他们终于把所有文件全部办妥，并递交到了有关的 60 个国家和地区。

我方办事人员的决心、团结拼搏和高效率，得到了瑞士一方的敬佩与赞扬。

申请复方蒿甲醚国际专利的整个过程又一次体现了我们所具有的民族精神。我国的科学家们几十年心血换来的这一科研成果，今天就要走向世界了，这是一个历史性的机遇，一定要抓住！——他们成功了，以周义清教授为发明人的复方蒿甲醚获得了国际专利。

在这里值得一提的是，复方蒿甲醚申请国际专利工作的顺利完成，是与瑞士汽巴-嘉基公司的大力协助密不可分的。在申请专利的紧张工作正在进行当中时，1991 年 5 月 16 日，汽巴-嘉基公司与中国三方在“第一阶段协议”的基础上，又签订了一份“补充协议”，由汽巴-嘉基公司出资和具体办理以周义清为发明人的专利在各国的注册事物，并就使用该专利向中方支付专利提成费。

合作十年，硕果累累

得到了外方要求必备的条件——国际专利和即将在多国进行药品注册，中外合作的道路铺平了。1994 年 9 月 20 日中方中信技术公司、军事医学科学院、昆明制药厂与瑞士汽巴-嘉基公司正式签订了新型抗疟药的“专利许可与合作开发协议”。1994 年 10 月 17 日，该合作协议得到了国家科委社会发展科技司的“批复”。这一协议被当时媒体称为“在中国药品开发历史上，具有里程碑的意义”“实现了中国医药走向世界的历史性跨越”。

为了将我国研发的新药按国际标准开发成达到国际先进水平并在全球销售的药品，汽巴-嘉基公司通过提供技术指导、管理经验，系统培训中方技术和管理人才，对生产车间进行全面技术升级改造等措施，帮助生产蒿甲醚和本芴醇原料的昆明制药厂和浙江新昌制药厂通过了国际制药企业所必须具备的GMP认证。

1996年，汽巴-嘉基公司与山德士公司合并，组成诺华公司。

十年合作，诺华公司协助中方将复方蒿甲醚推向了全世界，使之成为我国第一个被国际公认的创新药物，并取得了辉煌的成果。

（一）在多国获得了注册

除了保护新发明药物不被侵权所必须的国际专利之外，一种新药要想进入国际社会销售，所必需的“通行证”就是在各销售国进行药品注册。作为大型跨国医药集团公司的诺华，在这方面的经验无疑是“丰富”的。由诺华公司负责准备的注册资料，一次性的就完成了在多国的专利保护和药品注册。到1997年底，复方蒿甲醚在世界上63个国家获得了专利保护，几乎覆盖了承认药物复方专利的所有国家，成为全球同类药物中拥有专利覆盖区域最大的药物。到2003年底，完成了80个国家的药品注册，包括非洲、亚洲、南美洲国家和欧洲、大洋洲的一些发达国家，几乎遍及了绝大多数有疟疾流行的国家。

（二）得到了世界卫生组织（WHO）的认可与推荐

WHO在对我国青蒿素类抗疟药物研究报告进行论证后，从1995年起，陆续将我国研发生产的蒿甲醚、青蒿琥酯和复方蒿甲醚列入了WHO第9、11和12版《基本药物目录核心名录》（Core List of Model List of Essential Medicines），推荐给世界各国。由我国自行研制的抗疟药进入WHO《基本药物目录》，在历史上尚属首次。

2002年4月，WHO发布“第12版《基本药物目录核心名录》”的同时，紧急强调：疟疾抗药性严重的国家应使用含有青蒿素成分的复方抗疟药。

2003年，无国界医生组织（MSF）、联合国世纪项目疟疾小组及全球抗艾滋病、结核和疟疾基金等国际组织均在年度报告中介绍了复方蒿甲醚在非洲治疗疟疾有效，并指定为援助首选药物。

在联合国国际维和部队中，由于推广使用青蒿素类药，有效地预防了疟疾的发病，并救治了许多驻在国的患者。中国的药品为维护世界和平做出了贡献。

（三）销售订单逐年增加，市场份额不断上升

1999年，复方蒿甲醚在14个国家销售；2000年增加到21个国家，销售额比上年增长108%；2001年增加到28个国家，销售额比上年增加了一倍；2002年增加到32个国家，销售额比上年又增长30%；2002年4月首次向WHO供货，价值30万美元；2003年9月获得WHO最大定单，向赞比亚供应200万人份的药品，2003年全年销售额突破了1000万美元（其中通过WHO供货400万美元，商业销售600万美元）；预计2004年通过WHO的销售额可增加4倍。

按照这个发展势头，正如中信技术公司项目负责人在1995年所预计的：“中方所获经济效益累计金额将达到千万美元。”今天看来，当年的这个估计有些“保守”了。

（四）提高了中国药品在国际上的地位和声誉，扩大了影响

合作协议中规定，诺华公司将在所有该产品的包装上印上“本产品经中华人民共和国许可而生产”的标志。复方蒿甲醚为国争了光。

（五）培养了一大批中方的管理人才

在双方合作进行的各项工作中，中信技术公司先后负责该项目的毛菊英、刘天伟、李志方等人深深地感到，向诺华学到了不少可贵的经验，一切都按照国际标准去做，我国的医药产品必将由“借船出洋”到“造船出洋”，开拓出属于自己的一片新天地。

同时昆明制药厂亦在与诺华的合作中尝到了甜头，该厂研发总监马维鹏告诉笔者，GMP 改造使昆药人在思想意识、工作态度、设备工艺、产品质量、经济效益、风险防范等诸方面都产生了一个飞跃，与国际先进水平的差距缩小了。

结束语

青蒿素类抗疟药已经成功地走向了世界，挽救了全球特别是发展中国家的数百万人的生命，这对于30多年来所有参与青蒿素研究工作的人们（其中有不少已经作古）来说，是一个最大的慰藉，他们为振奋民族精神，为弘扬祖国中医药文化做出了贡献，同时对后人也起到了榜样的作用。

复方蒿甲醚的“借船出洋”，开创了中国医药走向世界的先河。它给人以启迪，我们期待着第二种、第三种……中药制剂能够步青蒿素之后尘，为全人类造福。

（2004 年 3~4 月，作于北京燕山）

迟到的承认——谁发现了青蒿素和三氧化二砷？（节选）

南方周末记者　黄永明

瑞典卡罗琳医学院 10 月 5 日宣布，中国药学家屠呦呦与另外 2 位外国科学家分享了 2015 年的诺贝尔生理学或医学奖。屠呦呦多年从事中药和中西药研究，突出贡献是创制新型抗疟药——青蒿素和双氢青蒿素。

其实，早在 2011 年，中国科学家屠呦呦获得了仅次于诺贝尔生理或医学奖的大奖——拉斯克奖。

获奖者屠呦呦已经是一个年届耄耋高龄的老人，此前在国内几乎寂寂无闻，头上也没有两院院士的耀眼光环。由于北京大学生命科学院院长饶毅等人 2011 年 8 月 22 日在科学网上的一篇引起热议的博文“中药的科学研究丰碑”，她和另一位同样沉寂无闻且做出重大贡献的科学家张亭栋开始引起媒体和公众的注意。

南方周末记者还了解到，在拉斯克奖公布之前，葛兰素史克中国研发中心就已经决定在 9 月将“2011 年生命科学杰出成就奖”颁给他们两位，以“表彰他们分别在中药研究中按照现代科学标准，发现和证明其化学成分的突破性发现”。

两人的工作都是在20世纪70年代初期做出的。屠呦呦作为中国“523”项目的代表性人物，从青蒿中发现青蒿素对疟疾的显著疗效；张亭栋作为主要人物从砒霜中发现三氧化二砷治疗急性早幼粒细胞白血病（APL），他们的成就给全球的疟疾和白血病患者带来了福音。

然而，他们的成果在很长一段时间内并未受到国内外学界的足够认可。“这在很大程度上与他们做出关键发现的特殊历史时期有关。当时极‘左’思潮的影响，使得个人署名的文献报告不被鼓励。而与国际科学、医学界交流的缺乏，又使得很多重要文献没有被及时引用。”葛兰素史克中国研发中心的一位资深科学家对《南方周末》记者说。现在，他们要对两位致以“迟到的感谢”。

神奇的偏方

20世纪70年代初，哈尔滨医科大学附属第一医院中医科主任张亭栋受黑龙江省卫生厅委托，到大庆市林甸县民主公社去调查当地的一个偏方。据传，那里有一名老中医的母亲得了皮肤癌，老中医使用“以毒攻毒”的方法，奇迹般地治好了母亲的癌症。老中医由此开始，通过肌内注射的方法，治愈了许多癌症患者，很多外地患者也都慕名前往。老中医的偏方是真是假？张亭栋的一番调查，引出了后来被一些学者誉为诺贝尔奖级别的发现。

在电话中提起30年前的事情，张亭栋感到一言难尽。他于1950年毕业于哈尔滨医科大学，本科学习的是西医，后来转修中医，并致力于中西医结合的研究。1971年，他带了一组研究人员，包括一名中医、一名西医、一名中药师和一名西药师来到林甸县民主公社。他们在那里看到，传说中的老中医在农村的乡卫生院里确实有二十多张病床，但任何像样的检查设备都没有。

“他是根据什么诊断癌症呢？就是一些病人从外地转去的，有哈尔滨诊断的，有上海诊断的，有北京诊断的。”张亭栋回忆说，“我到那儿一看，他们都有诊断书，诊断的有肝癌、有宫颈癌、食管癌，这些病人都有。我问他们病情，他们都说有好转。”好转的表现就是，肝癌患者的肝不疼了，宫颈癌患者的分泌物减少，大肠癌患者的便血也减少了。

有一个患者看到张亭栋他们，马上就坐起来了。“你不是赵教授吗？”患者认出了他们其中一人。赵教授感到意外：“你怎么认识我呢？”患者就说：“我上你们哈医大治我这食道癌去了，你们说不能做手术了，因为癌症面积太大了，在胸腔里头没法做，我后来听说这个地方能治癌，就上这儿来了；我喝了这个药水，现在我已经能吃饭了。”

所谓的药水，由三味药组成，分别是砒霜、轻粉（氯化亚汞）和蟾酥。起初，老中医把它们做成药捻，塞到淋巴结核所形成的瘘管中，以治疗淋巴结核。随后，发现该药方同样可以治疗癌症。

经患者一提醒，赵教授想起来了，确实有那么一个患者，当时别说吃饭，连喝水都困难。他问患者现在情况怎么样了，患者说：现在不但能喝水，而且一顿饭能吃两个馒头。赵教授表示，别的患者我不相信，这个患者我相信，因为当时我给他诊断的，肯定是有这个癌症。

于是，张亭栋他们将患者转至县医院进行X线透视，发现食管的缝隙扩大了，食物就能过去了。虽然没有完全治愈，但是患者的生理状态有好转了，生活质量提高了，体重也增加了。

张亭栋等人认为，既然这样，就说明老中医的药确实有效，于是他们决定留下来认真研究一番。由于研究是从 1971 年 3 月开始的，他们也就把药命名为“713”。

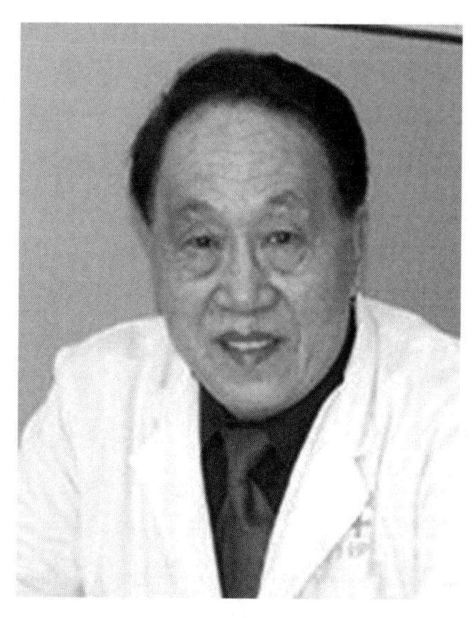

张亭栋发现砒霜（三氧化二砷）可以治疗白血病

被忽视的“癌灵一号”

研究组的西药师叫韩太云，他把“713”做成了西药剂型的注射剂，并做了许多动物实验。而张亭栋是研究血液病的，他思考的是有没有可能用“713”来治疗白血病。

“713”中含有砒霜，而砒霜的化学成分是三氧化二砷。北宋的《开宝详定本草》、李时珍的《本草纲目》都记载了砒霜的药性。在西方，19 世纪和 20 世纪 30 年代也曾尝试用三氧化二砷治疗白血病，但未获普遍承认和推广。

当时，张亭栋等人采取了一个“世界领先”方法——静脉注射。尽管古今中外都有用砒霜治病，但从未有人采用静脉注射的方式。他们将患者分了几组，分别注射不同成分的药剂，以弄清楚砒霜、轻粉和蟾酥中究竟是谁在起作用。除了同时含有三种成分的药，他们还把砒霜和蟾酥做成一种药，砒霜和轻粉又做成一种药，相互比较。

结果发现，这三种药的优缺点很明显，含有轻粉的药会造成蛋白尿，伤肾；含有蟾酥的药会导致血压迅速升高，头疼、头昏。他们认为这两种药不能经常静脉注射了，就单纯使用砒霜，结果单用砒霜治疗的时候，效果仍然很好。

1973 年，张亭栋等人在《黑龙江医药》发表论文，报道了他们用“癌灵注射液”治疗 6 例慢性粒细胞白血病患者的情况。从论文中可以看出，他们已经明确知道起作用的主要成分是砒霜中的“三氧化二砷（亚砷酸）”和微量“轻粉（氯化亚汞）”。经过他们治疗的6例患者症状均有改善。

随后，在1974年至1979年间，张亭栋及同事多次以“哈医大一院中医科”的署名撰文介绍“癌灵1号注射液”对白血病（包括急性白血病）的治疗效果，包括那篇代表性的“癌灵一号注射液与辨证论治治疗急性粒细胞型白血病”，其中指出，55例患者的缓解率是70%。

然而，他们的成果直到1996年才被国际医学界知晓。那一年，张亭栋去美国参加了一次血液病的学术会议。当时的上海血液学研究所研究员陈竺在大会上报告了他们用三氧化二砷治疗白血病的情况，并指出发明该药物的张教授也到场了。这才引起了与会人员和国外媒体的兴趣。

然而，时至今日，英文文献中也看不到有人引用张亭栋20世纪70年代所发表的最原始的论文，说明医学界对他的研究了解依然很有限。

现在，年逾80的张亭栋仍然还会出门诊，但已经不再做研究。基于他的研究所研发出的药物已经生产了20年，中国一个厂，美国一个厂。他仍然在关心，这个药对治疗肝癌怎么样，对治疗其他更多的癌症怎么样。“应该很好地再往下研究。”他说。

中药的潜力

饶毅等人在经过对史料的研究和甄别后认为，“肯定屠呦呦和张亭栋为代表人物的工作，不仅对于他们个人有意义，而且能刺激国际医药界感兴趣用传统药物寻找全新化学结构的药物、发现已有化合物的新用途。”

青蒿素和三氧化二砷都是从中药中提取出来的，这两项工作用事实表明了中药的巨大潜力。他们在研究中所使用的乙醚提纯、分离晶体，以及分组做临床试验、动物毒性实验、针对特定的白血病类型等，使用的都是现代科学方法。

“近几年对砷的机理的研究阐述，把传统的‘以毒攻毒’的简单提法从科学的角度在分子水平进行了全新的研究，使得对疗效和适用证患者群体有了更清楚的了解，促进了国际科学界对砷疗法的近一步了解和接受。”葛兰素史克中国研发中心副总裁鲁白等人说，“一方面，我们不应一提到是‘中医’就嗤之以鼻，认为是无用的老古董；另一方面，也不应因循守旧，死抱住‘秘方’‘复方’不放，对有效成分及其机制不做任何探究。”

鲁白等人认为，两位年迈的科学家在近30年前做出的成果“堪称中国近代最重要的医药发现”。

（来源：《南方周末》2015-10-05）

❖ 大事记、工作总结 ❖

中国癌症基金会 2015 年大事记

1. 2 月 28 日， 中国癌症基金会第六届十二次理事会在北京人卫酒店召开。理事长彭玉、副理事长兼秘书长赵平等基金会理事、监事出席此次会议，基金会工作人员列席会议。

经参会理事审议，一致通过 2015 年工作报告和财务报告。根据基金会章程，会议还确定了今年换届事宜，并通过了换届筹备领导小组名单。

2. 3 月 8 日， 由中国癌症基金会主办，全国 39 所省市级医院承办的 2015 年三八妇女节全国乳腺癌和子宫颈癌防治宣传咨询活动——“为了姐妹们的健康与幸福”大型公益活动在 30 个城市同时拉开帷幕。

中国癌症基金会理事长彭玉、江苏省卫生和计划生育委员会副巡视员洪浩、南京市妇联主席宋晓辉、厦门市卫生和计划生育委员会副主任王挹青、南京鼓楼医院院长韩光曙、厦门市妇幼保健院党委书记张明河等分别出席了在南京鼓楼医院和厦门市妇幼保健院的主会场启动仪式。

3. 4 月 11 日， 每年一度的“全国肿瘤防治宣传周”活动，在中国医学科学院肿瘤医院举办。

4. 4 月 24 日~26 日， 第十三次全国子宫颈癌协作组工作会议暨子宫颈癌防治研究进展学术研讨会在中国国家癌症中心/中国医学科学院肿瘤医院会议中心召开。

中国癌症基金会理事长彭玉女士，原卫生部副部长曹泽毅教授，国家卫计委妇幼司宋莉处长，北京协和医院郎景和院士，中国癌症基金会理事董志伟教授、常务副秘书长余瑶琴女士、副秘书长姚晓曦女士、副秘书长乔友林教授，北京大学医学部魏丽惠教授，全国子宫颈癌协作组成员，以及来自国内外子宫颈癌防治领域的专家近 200 人参加了会议。

5. 4 月 26 日， 第十届抗癌京剧票友演唱会在北京长安大戏院举办。演唱会为癌症康复者们提供了一个展示饱满精神面貌的平台，宣传了癌症可防可治的科学理念。

6. 6 月 16 日， 由中国癌症基金会主办，《健康时报》社及绿叶思科专项基金协办的革命老区贫困肿瘤患者救助活动来到福建省上杭县。中国癌症基金会理事长彭玉、副理事长兼秘书长赵平带领团队深入基层，开展了药品捐赠、义诊查房、科普讲座等公益活动。

7. 7 月 2 日~4 日， 第九届中国肿瘤内科大会暨第四届中国肿瘤医师大会在北京国家会议中心召开。

8. 8 月 28 日， 由中国癌症基金会和北京医学会放疗肿瘤治疗学分会联合主办的胃肠学组（京津冀协作）成立大会暨优化直肠癌术前放化疗模式研讨会在北京人卫酒店召开。

9. 8 月 29 日， 由中国癌症基金会主办，中国医学科学院肿瘤医院承办的肿瘤内科治疗新进展学习班在北京人卫酒店举办。

10. 9 月 9 日， 与新基公司合作的瑞复美（来那度胺胶囊）患者援助项目举行续签仪式。

11. 9月11日， 农村肺癌早诊早治项目技术培训班在中国医学科学院肿瘤医院阶梯教室召开。

12. 9月18日~21日， 第二届海峡两岸控烟与肺癌防治论坛在台北举行。我会组织专家和本会工作人员参加了会议。财团法人台湾癌症基金会与董氏基金会对我会代表团进行热情接待。

13. 10月17日， 北京“希望马拉松”活动在朝阳公园举办。近万人参加了今年的活动，募集资金超过100万元。

14. 10月24日， 由中国癌症基金会主办，中国医学科学院肿瘤医院承办，在北京建国会议中心召开北京泌尿男生殖系肿瘤论坛暨2015北京抗癌协会泌尿男生殖系肿瘤专业委员会年会会议。

15. 10月24日， 由中国癌症基金会主办，北京电视台生活栏目举办的“共助癌症患者，传递生命之美”2015“世界乳腺癌宣传日，为爱益剪”大型公益活动在中国医学科学院肿瘤医院举行。108名社会爱心人士为癌症患者现场捐赠长发。本次公益活动创世界纪录协会纪录。

16. 11月12日， 中国癌症基金会赴山东临沂捐赠火炉暨革命传统教育活动。基金会向沂南县马牧池乡马牧池北村捐赠180台炉灶，以此改造当地厨房环境。活动后还参观了革命老区“红嫂”纪念馆。

17. 11月11日~15日， 由基金会主办，中国医学科学院肿瘤医院承办的第十二届全国妇科肿瘤临床诊治研讨会暨腔镜手术培训班在北京举办。

18. 11月27日~29日， 第七届中国肺癌南北高峰论坛暨2015年中国肺癌防治联盟年会在北京政协礼堂举行。来自全国各地的400余控烟专家，胸外科、呼吸科、肿瘤科和放疗科等肺癌防治相关领域的专家学者，围绕“聚焦精准医学，规范临床诊疗与防控”的主题，探讨精准医疗时代多学科的肺癌防治挑战。

19. 11月28日， 2015年中国慢性病大会肿瘤预防与控制分论坛在北京天泰宾馆举办。

20. 12月6日， 在河北省廊坊康复中心举办建生中医癌症防治康复大讲堂活动。

中国医学科学院肿瘤医院肿瘤研究所2015年大事记

1. 1月9日~10日， 2015年院所工作会在悦知楼二层报告厅举行，24个临床科室、21个职能处室和20个科研课题组对2015年工作进行回顾和总结，分析了取得的成绩和存在的不足，并进行绩效考评及表彰。(图1)

2. 1月11日， 国家肿瘤临床医学研究中心启动仪式暨“十三五”规划讨论会在阶梯教室召开。国家卫生及计划生育委员会、科技部、北京市科委、北京市卫生及计划生育委员会、中国医学科学院等领导出席。医院被认定为肿瘤领域临床医学研究中心依托单位。(图2)

3. 1 月 16 日，在悦知楼 3 层举办第四届六次职工代表大会。133 名正式代表、各科（处）室负责人、党总支和支部书记、工会干部参会。职代会进行了 2014 年医院工作报告、财务工作报告和提案工作报告。（图 3）

4. 4 月 11 日，举行“2015 年肿瘤防治宣传周”活动，主题为“科学认识癌症 倡导健康生活”。内容包括中国癌症防控高峰访谈、百名专家现场咨询、防癌咨询及体检、健康大讲堂、贫困癌症患者捐助、网络媒体健康互动等，共 5000 余人次参与了为期两周的活动。（图 4）

5. 4 月 17 日，国家癌症中心与美国国立癌症研究所第三届学术合作会议在美国马里兰州召开。国家癌症中心主持工作的副主任赫捷院士和美国国立癌症研究所主任 Ted Trimble 教授致辞。我院 12 名专家参加会议。（图 5）

6. 7 月 1 日~5 日，由医院承办的第九届中国肿瘤内科大会（CSMO）、第四届中国肿瘤医师大会（CACO）暨中国抗癌协会肿瘤临床化疗专业委员会 2015 年学术年会在国家会议中心举行。会议主题为“聚焦癌症精准医学，完善肿瘤诊疗体系”。（图 6）

7. 10 月 17 日，“第十六届北京希望马拉松——为癌症患者及癌症防治研究募捐义跑活动”在北京朝阳公园举行，社会各界 5000 余人参加，组织了义跑、爱心捐款、科普园区等活动。（图 7）

8. 10 月 24 日，2015 年世界乳腺癌宣传日“为爱益剪”大型公益活动在我院举办。此次活动创“世界上最多人现场剪发捐发”的世界纪录。（图 8）

（以上图片见卷首彩页）

全国肿瘤防治研究办公室 2015 年度工作总结

2015 年，全国肿瘤防治研究办公室在国家卫生计生委的领导下，中国医学科学院肿瘤医院/肿瘤研究所的支持和全体员工的努力下，各项工作顺利平稳开展，取得了一定的进展。现将各项主要工作总结如下：

一、主要业务工作

（一）发布“肿瘤登记管理办法”

为了进一步规范和完善肿瘤随访登记工作管理，获得及时、统一、准确的肿瘤发病、死亡和生存信息，规范全国肿瘤随访登记工作，全国肿瘤登记中心完成了“肿瘤登记管理办法”编写工作，国家卫生计生委、国家中医药管理局于 2015 年 1 月 9 日印发《肿瘤登记管理办法》。这是由国家卫生计生委正式发布的我国第一个关于肿瘤登记工作的法规性文件，对我国肿瘤登记工作具有里程碑式的意义，我国肿瘤登记工作有了法规保障，对今后我国肿瘤登记工作的开展将起到重大作用。

（二）2015 年肿瘤登记项目点建设情况

自肿瘤随访登记项目纳入到卫生部“医改重大项目”以来，2008 年，在原有基础上增至95个，覆盖全国所有31个省（自治区、直辖市）以及新疆生产建设兵团。到2014年，登记处总数达308个，登记覆盖人口达3.0亿。

2015年，国家财政没有新增拨款，国家级登记处保持在308个，但提交2014年肿瘤登记数据的登记处已经达到401个，覆盖人口3.41亿人。

（三）完成2014年全国肿瘤登记项目数据收集、撰写工作报告

2015年1月9日，全国肿瘤防治研究办公室/全国肿瘤登记中心要求上报2014年度恶性肿瘤登记数据，截至2014年2月28日，按项目要求应上报数据的登记处为308个，实际上报的登记处共计401个，除西藏外的30个省份应上报的登记处均完整上报了发病、死亡和人口资料，包括山东、安徽、江苏、河南淮河流域早诊早治项目点19个，以及其他非肿瘤登记项目点。其中地级以上城市152个、县和县级市249个。上报2014年恶性肿瘤登记数据的登记点共计401个，覆盖人口341 158 098人，其中男性175 575 325人，女性165 582 773人。全国肿瘤登记中心对2014年肿瘤登记工作进行了总结，并编写出版了《中国肿瘤随访登记工作报告2014》。

（四）编辑撰写《2015年中国肿瘤登记年报》

全国肿瘤防治研究办公室/全国肿瘤登记中心于2015年5月5日发出通知，要求全国各登记处上报2012年度恶性肿瘤登记数据，截至2015年6月1日，绝大部分省（区、市）按照要求提交了数据。按照项目要求，对上报的全国各登记处数据进行审核、分析与反馈，对不合格数据要求修改后再次上报，经过多次审核与反馈，于2015年10月底前完成全部登记处数据的整理、汇总与分析工作。

全国261个肿瘤登记地区提交了2012年肿瘤登记资料，其中221个登记地区为国家肿瘤随访登记项目点，20个为淮河流域癌症早诊早治项目点，20个为省级项目点。提交数据的肿瘤登记地区2012年登记覆盖人口为238 870 879人，其中城市地区为121 092 979人，农村地区为117 777 900人，约占全国人口的17.64%。报告2012年癌症新发病例数共计637 623例，报告癌症死亡病例合计386 370例。全国肿瘤登记中心肿瘤登记专家组和《中国肿瘤登记年报》编委会，根据《年报》的数据入选标准，对登记地区进行质量评价。收录了193个肿瘤登记地区数据入选《年报》。目前正在编辑撰写《2014中国肿瘤登记年报》，并完成相关论文报告撰写。

（五）肿瘤登记网报系统开发

为健全我国肿瘤登记信息系统，掌握我国恶性肿瘤的流行状况与疾病负担，建立统一的国家级肿瘤数据库，提高数据的有效利用率。全国肿瘤登记中心与国家卫生计生委科学技术研究所合作，共同开发“肿瘤登记网报系统”，目前已经基本完成，将进入最后试用调试阶段，争取尽早上线。

（六）重新修订《中国肿瘤登记工作指导手册》

我国的肿瘤登记工作近20多年来取得了长足的发展，特别是自2008年肿瘤随访登记项目列入医改重大专项后，登记处数据不断增加，肿瘤登记数据质量不断提高。原卫生部疾病预防控制局于2009年印发的“肿瘤随访登记技术方案”[卫疾控慢病便函〔2009〕28号]，以及全国肿瘤防治研究办公室于2004年编辑出版的《中国肿瘤登记工作指导手册》已经不能适应目前工作需求。经研究，全国肿瘤登记中心将组织有关专家对“肿瘤登记技术方案”和《中国肿瘤登记工作指导手册》进行重新修订。目前已经完成全部章节的撰写工作，准备提交出版社编辑出版。

（七）肿瘤登记培训班

2015 年 7 月 21 日~22 日，国家卫生和计划生育委员会疾病预防控制局在北京举办肿瘤登记培训班。本次培训班由国家癌症中心/全国肿瘤登记中心承办。来自全国 31 个省（自治区、直辖市）和新疆生产建设兵团的省级肿瘤登记中心、部分肿瘤登记处和有关专家和相关人员共计 103 人参加会议。利用 2 天时间进行了 8 个讲座和 5 个交流。全国肿瘤登记中心就肿瘤登记管理办法、随访方案进行了介绍，2015 年数据上报情况及初步结果、我国登记处提交 CI5 数据历史及常见问题进行了讲解，国际癌症研究中心（IARC）/国际癌症登记协会（IACR）——《五大洲发病率》第 10 卷数据评价指标与流程，IARC《数据上报问卷》的填写，《肿瘤登记专题报告》和《五大洲癌症发病率》数据上报要求与审核流程，随访及生存分析方法和肿瘤登记编码与实践进行了讲解。浙江省嘉善县、上海市、河北省磁县、北京、山西省阳城县分别对上报 IARC/IACR《CI5》经验进行了交流。

（八）2015 年中国肿瘤随访登记专家研讨会

本次会议安排在肿瘤登记工作开展较好的浙江省嘉善县举办，参加此次研讨会的有全国肿瘤登记专家委员会成员等 11 人。会议议题主要有 6 个方面：

（1）讨论 2015 年《中国肿瘤登记年报》、2008~2012 数据集以及 CI5-Ⅺ数据审核、选点，以及相关编写工作；

（2）讨论《中国癌症发病与死亡》2008~2012 年数据收集和《五大洲癌症发病率》第Ⅺ卷数据工作；

（3）商讨《中国肿瘤登记工作手册》的重新编写、分工与计划安排等相关事宜；

（4）讨论科技部项目《中国癌症地图》编制进展等相关问题；

（5）讨论国家卫生计生委统计信息中心委托课题“癌症疾病与经济负担”相关研究内容和方法；

（6）讨论国家卫生计生委疾控局委托课题“甲状腺癌病因学研究”相关内容与方法。

（九）收集《五大洲发病率第Ⅺ卷》及《中国恶性肿瘤发病与死亡（2008~2012年）》肿瘤登记资料

2015 年 7 月 27 日，为做好《中国癌症发病与死亡》2008~2012 年数据集的收集工作，以及向国际癌症研究中心（IARC）/国际癌症登记协会（IACR）提交《五大洲癌症发病率》第十一卷数据做准备，全国肿瘤登记中心要求于 2015 年 9 月 1 日以前，完成 2008~2012 年（至少连续 3 年）登记资料的整理，并上报至国家癌症中心/全国肿瘤登记中心。全国共有 165 个登记处提交了数据，全国肿瘤登记中心及专家经过认真审核，最终向 IARC/IACR《五大洲癌症发病率》提交了 99 个登记处的数据。

（十）《五大洲癌症发病率》第Ⅺ卷肿瘤登记资料质量专家审核专家会

为贯彻落实《中国癌症防治三年行动计划（2015-2017 年）》，全面提高肿瘤登记资料的质量，达到国际癌症登记协会（IACR）《五大洲癌症发病率》的上报要求，全国肿瘤登记中心于 2015 年 10 月 19 日，在北京市举办提交《五大洲发病率》第Ⅺ卷及《中国恶性肿瘤发病与死亡（2008~2012 年）》肿瘤登记资料质量审核专家会，由北京市肿瘤登记处承办。会上对提交数据的总共 148 个登记处数据逐个进行了审核，并提出了提交 CI5 的登记处建议。

（十一）淮河流域癌症早诊早治项目工作

2015 年度任务为继续在江苏、山东、安徽、河南 4 省的 26 个项目点开展食管癌、胃癌及肝癌的筛查工作。由于转移支付经费及任务于 6 月下达，目前项目正在紧张进行中，预计 2016 年 3 月前可全部完成。

2015 年项目办公室协调相关单位，完成了项目录入及上报系统的编制、测试，完善了收集、整理、汇总程序，利用该系统收集整理了 2014 年筛查任务的相关数据。2014 年淮河流域癌症早诊早治项目年度筛查任务为 53 400 人，实际筛查 54 497 例，任务完成率为 102.05%，检出阳性病例 365 例，检出率为 0.67%，初步统计发现早期癌 257 例，早期癌检出率为 70.41%。对 296 人进行了治疗，治疗率为 81.10%。同时对 2008 年至 2014 年项目数据进行了整理、核对、汇总。完成了对该项目 8 年的数据总结和汇总报告。2014 年度各省级项目点对癌症早诊早治项目进行了技术培训和总结，曾红梅分别赴山东省和安徽省参与现场技术培训授课。

（十二）2015 年卫生行业专项

2015 年 4 月 9 日~10 日，在北京飞天大厦召开了公益性行业科研专项“上消化道癌筛查的前瞻性评价研究”项目启动暨技术培训会。国家癌症中心、中国医学科学院肿瘤医院、江苏省疾病预防控制中心、河南省肿瘤医院、甘肃省肿瘤医院、湖南省肿瘤医院、黑龙江省肿瘤医院及 7 个项目点的 66 位代表出席会议并参加了培训。为保证项目顺利开展，陈万青、曾红梅还亲自赴每个现场进行项目整体技术培训。

该项目周期为 3 年，总经费 2264 万元，2015 年经费 1565 万元。按项目实施年度计划，年底前完成历史资料整理分析、人群随访；招募人群，开展危险因素调查；开展临床筛查，收集筛查组生物标本；完善项目地区人群肿瘤登记流程。目前已完成 105 332 人的流行病学调查，对 11 684 人进行了幽门螺杆菌检测，完成临床筛查 20 785 例，发现阳性病例 337 例，检出率为 1.6%，早期癌 307 例，早诊率为 91%。

（十二）预算编制

编制国家卫计委慢病项目“肿瘤随访登记”“淮河流域癌症早诊早治”2015 年经费预算计 5996 万元，编写 2016~2020 年预算报告，申请经费 69 158 万元。

二、科研情况

2015 年，全国肿瘤防治研究办公室负责进行的科研课题合计为 13 项。其中国家级课题 5 项、其他级别课题 8 项。项目名称及主持人分别为：

1.“《中国癌症地图集》编制”——陈万青

目前已经完成我国现有癌症数据的收集和整理，并完成了相关危险因素变量的收集；相关模型的建立正在进行中。

2.“2006~2010 北京市妇女乳腺癌全人群高精度相对生存率分析”——陈万青

目前该课题已经完成了 6595 例人群病例的随访，详细的病案资料摘取拟于 2016 年年底完成。

3. “病毒性肝炎相关肝癌标本保藏及相关数据库共享技术平台”——陈万青

4. “硫氧还蛋白-硫氧还蛋白还原酶在肝癌早期预警和化学预防中的作用及其机制研究”——陈万青

5. “幽门螺杆菌感染——七个多态位点的交互作用和不同胃黏膜病变的关系”——曾红梅

目前该项目已经完成前期实验设计、DNA 提取和部分基因分型。

6. “血浆长链非编码 RNA 与早期胃癌及癌前病变的关系”——曾红梅

7. “叶酸、同型半胱氨酸和半胱氨酸与食管癌的发病风险研究”——王少明

该项目已完成前期预实验，确定了成熟的实验方法，并开展了部分实验标本的检测工作。

8. “林县营养干预试验随访队列人群营养膳食回顾调查”——王少明

目前已完成全部问卷调查，正在进行数据录入工作。

9. “叶酸、半胱氨酸代谢通路中重要极性小分子血清学水平与食管癌发病风险的队列研究”——王少明

10. “中国省级肺癌发病死亡的时空间模型估计”——郑荣寿

11. “区县水平癌症发病死亡估计及预测的时空间模型研究”——郑荣寿

12. “烟草消费与中国肺癌发病风险的研究”——邹小农

13. “中国人口吸烟与死亡率研究”——邹小农

承担国家卫生计生委疾控局和统计中心 2 项委托课题“恶性肿瘤疾病负担（伤残调整生命年，DALY）初步测算项目”和“全国甲状腺癌流行现况及相关危险因素的探索性研究工作”。

赫捷院士主持的公益性行业科研专项“上消化道癌筛查的前瞻性评价研究”，主要由本办公室工作人员进行现场组织和项目管理。

本办公室利用自身工作优势，2015 年进一步加强了对我国肿瘤登记数据的分析和利用，提高工作人员的业务水平和科研能力。截至 2015 年 11 月，本办公室共计发表论文 31 篇，其中 SCI 论文 22 篇，合计影响因子 57. 524 分。

三、控烟工作

1. 2015 年 4 月 11 日，在中国医学科学院肿瘤医院的“肿瘤防治宣传周”活动现场，制作 20 幅新的控烟宣传展板在现场展示。邀请国家疾控中心、中国控制吸烟协会、北京朝阳医院的专家进行戒烟咨询活动，为咨询者测定体内的一氧化碳含量，发放戒烟和控烟宣传小册子和控烟专题杂志。有 70 余人进行了现场咨询，40 余人参加 CO 测试吹气。

2. 防治周活动结束后，20 块新的控烟宣传展板统一布放在外科楼各层的电梯厅，替换旧宣传展板。

3. 2015 年 4 月 16 日～18 日，参加中美双边交流研讨会，报告我院创建无烟医院的工作进展。

4. 2015 年 5 月下旬，配合北京市控烟条例正式实施，设计全院控烟宣传计划，对 12 个建筑内 379 处需增补的禁烟标识进行补贴；在门诊和病房楼入口处增设宣传展板；组织

志愿者巡查和宣传；对全院500余名工勤人员进行控烟专题培训，发放控烟员臂章。

5. 2015年6月上旬，接受北京市卫生监督所和朝阳区卫生监督所对北京市场所控烟的专项检查，我院控烟工作均通过市、区两级的专项检查。

6. 2015年6月~11月，及时处理北京市朝阳区卫生监督所转来的3项社会对我院执行北京市控烟条例的投诉。3项投诉的处理均圆满有效，我院没有受到任何处罚。

7. 2015年8月~9月，筹备和组织第二届海峡两岸控烟与肺癌防治研讨会。

8. 2015年9月，参加筹备第17届全国控制吸烟学术研讨会暨地方非政府组织领导人培训班，会议于9月17日~18日在北京召开。

9. 2015年8月~11月，参加中华预防医学会举办的“2015年中国慢性病大会——肿瘤预防与控制分论坛（主题：控烟与肺癌预防）”的筹办和组织工作。会议于11月28日在北京召开。

10. 2015年8月~11月，参加筹备和组织中国癌症基金会主办的第7届中国肺癌南北高峰论坛工作，会议于11月29日在北京召开。

11. 2015年1月~11月，每周对院内进行控烟巡查，每周巡查地点不低于106个，巡查结果及巡查现场照片以幻灯片的形式在院早会上播报。控烟办参加了患者服务中心的戒烟咨询工作。

四、教学

2015年，本办公室共培养3名硕士研究生。陈万青参与协和医学院肿瘤流行病学与预防课程，陈万青、王少明参与协和医学院肿瘤流行病学与临床试验方法课程2015年教学任务。受邀参与全国各省肿瘤培训，陈万青、张思维、郑荣寿、曾红梅多次前往授课。

五、交流合作

参加国家癌症中心举办的多次国际学术会议，并作主题报告。参加国家卫生计生委“肿瘤登记管理办法”“中国癌症防控行动计划2015-2017”和“慢病防控中长期规划”等政策文件的编制。在全国慢病防治会议上培训癌症防治内容。多次受邀参加国内外学术会议。

六、获奖

2015年10月21日，中国科学技术信息研究所发布2015年度中国科技论文统计结果，公布的2014年中国百篇最具影响国际学术论文中，中国医学科学院肿瘤医院2篇文章入选；其中陈万青的论文“Annual report on status of cancer in China，2010”入选（此次百篇最具影响国际学术论文产生自2014年在每个学科领域内，论文被引用次数高于年度世界平均水平的论文，2014年我国机构作者为第一作者的SCI论文共23.51万篇）。公布的2014年“中国百篇最具影响优秀国内学术论文”中，中国医学科学院肿瘤医院3篇文章入选：陈万青的“中国2009年恶性肿瘤发病和死亡分析”、郑荣寿的“中国肿瘤登记地区2008年恶性肿瘤发病和死亡分析”、代珍的“中国结直肠癌发病趋势分析和预测”全部来自于全国肿瘤防治研究办公室。本年度国内百篇优秀论文的选取范围是2010~2014年中国科技论文与引文数据库（CSTPCD）的收录的全国科技论文。

陈万青为第一作者的“1989~2008年中国恶性肿瘤发病趋势分析”和曾红梅为第一作者的“1989~2008年中国恶性肿瘤死亡趋势分析”两篇论文被评为2014年度“领跑者5000中国精品科技期刊顶尖学术论文”。曾红梅被评为“the best young investigator in the Lancet-CAMS Health Summit”；王少明的论文被选为全国肿瘤流行病学和肿瘤病因学学术会议优秀报告奖。

七、社会公益

参加4月“全国肿瘤防治宣传周”活动，制作展板，戒烟咨询，健康警示上烟包活动，并参加志愿者活动。

参加“希望马拉松义跑”活动。

八、科普宣传

邹小农：湖南卫视、中央电视台。

陈万青：《中国日报》、新华社、《参考消息》《医师报》《中国医学论坛报》、中央电视台、中央人民广播电台、《健康报》等采访。

九、学术任职

陈万青：中华预防医学会慢病预防与控制分会常委，《中国肿瘤》杂志编辑部主任，国际肿瘤登记协会亚洲区代表，亚洲肿瘤登记联盟中国代表、《中国肿瘤杂志》《Chinese Journal of Cancer Research》《APJCP》《Journal of Epidemiology》副主编，中国医师协会肿瘤标准化培训专业委员会副主任委员，中国医师协会肿瘤医师分会肿瘤远程医疗联盟副主任委员，中国抗癌协会肿瘤流行病学专业委员会常委，北京乳腺病防治学会转化医学专业委员会常委。

邹小农：中国癌症基金会控烟与肺癌防治工作部副主任，中国控制吸烟协会理事。

曾红梅：《Annals of Translational Medicine》杂志肿瘤流行病学专栏编辑，AME出版集团学术委员会委员。

❖ 庆祝中国临床肿瘤学会成立专辑 ❖

CSCO 是我一生为之奋斗的事业，我很幸福

中国工程院院士　孙　燕

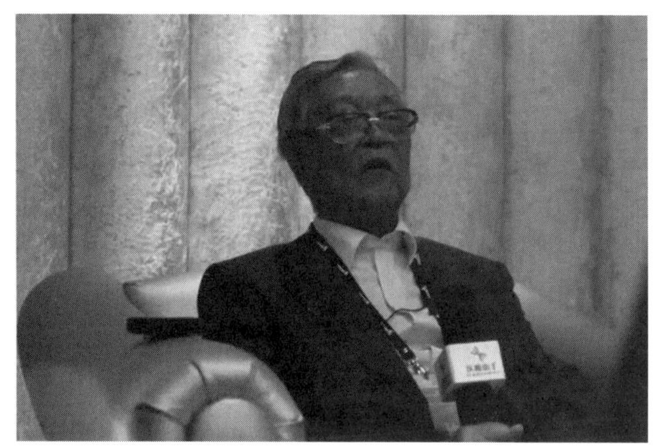

孙燕院士在中国临床肿瘤学会成立大会上接受医瘤助手专访

导读：2015 年 8 月 21 日，中国临床肿瘤学会（Chinese Society of Clinical Oncology, CSCO）成立大会暨第一次全国会员代表大会在上海举行。孙燕院士参加会议，并接受医瘤助手专访。孙燕院士从建国初期讲起，叙述了中国临床肿瘤学以及 CSCO 的发展历程，并对年轻的医生提出了殷切的期望。

今天这个大会对我们中国临床肿瘤学的发展是非常重要的，是具有里程碑意义的大会。在建国后 10 年的时候，我国政府就敏锐地感觉到，肿瘤（防治）会越来越重要。那时候，虽然肿瘤在北京市居民死亡原因里面排名第 11 位，但是政府已经很关注这个方面了。因此，中国医学科学院肿瘤医院，也就是我所工作的那家医院，在 1958 年正式成立，当时还叫日坛医院。这是卫生部直属的肿瘤医院，是国家级的肿瘤医院。在这以前，我们也有人从事肿瘤工作，但是要么是在外科，要么就是在放射科里，他们要同时做放射诊疗，又要做随访治疗。那个时候我们国家很惨淡啊，只有协和医院有一台 220kV 的 X 线治疗机，那时候的放射设备十分简陋。所以我们的前辈是很辛苦的。

我很幸运，在 1959 年就调入日坛医院，从事中国临床肿瘤学的发展工作。难能可贵的是，当时我们的院长吴恒兴，是一位放射治疗专家。还有我们的顾问金显宅，是中国最早开展肿瘤外科的专家，我们还有一个书记兼副院长——李冰同志，代表党参加。他们三方

元老当时就在讨论，中国临床肿瘤学起步了，但是起步之后，我们医院应该建成一个什么样模式的医院。55 年前，他们就有这样的眼光，说我们要建立一个以综合治疗为主的肿瘤医院，不再单纯强调外科，也不再单纯强调放射治疗。而既然考虑到综合治疗，就要有（肿瘤）内科，就把我调过来了。那时候我还年轻，刚好 30 岁。所以这一举措有着深远的影响和超前的意识。

大家知道，当时在国际上，临床肿瘤学事业也刚刚开始发展。1965 年，美国医学会正式承认临床肿瘤学是一门独立的专科，所以那个时候我们还是很超前的。在那时候，我们就体会到，我们的前辈是很有远见的，但是过去他们很辛苦。像我参加以后，政府很支持，我可以说，在我们前五六年的时候，还是做出了很重要的成绩。其中一个标志就是，在 1962 年莫斯科召开第 8 届世界肿瘤大会的时候，我们就派了代表团参加。而且我们有很重要的报告，有一本很厚的资料。说明我们新中国在那短短的几年里头，在癌症治疗上取得了很大的成绩。而且在方向上搞得比较明确，但是很不幸的是，“十年浩劫”很快就来了。

“十年浩劫”是一个非常糟糕的事情，因为什么呢？“四人帮”说肿瘤是“高精尖”，但实际上，到了 1964 年，北京市居民死亡原因里，肿瘤已经进到前十位了。到了 1974 年的时候，我记得非常清楚，肿瘤已经占到居民死亡原因的第四位了。所以以周恩来总理为代表的领导人说肿瘤是多发病、常见病，肿瘤那时候其实已经成为常见病、多发病了。而到了 20 世纪 70 年代后期的时候，肿瘤已经进入到北京居民死亡原因的前两名了。在 70 年代的时候，谢富治、陈毅、斯诺，相继得了癌症。我所在的日坛医院曾经一度被“四人帮”拆散过，粉碎“四人帮”后，又重新组建医院，把我们调回来。

肿瘤学真正的发展是在我国的改革开放以后，1979 年，我到美国去，同时还有人到英国和其他欧洲国家去，去做访问学者，去学习。当然，和我一起进医院的那批人全部都回来了。从 20 世纪 80 年代开始，我们在改革开放的春风里头，张开臂膀，发展肿瘤学的事业。今天 CSCO 在座的很多重要成员，都是那时候出来的。如果没有改革开放，我们临床肿瘤学也不会有那么大的发展。所以我自己也是全身心地去投入到中国临床肿瘤学事业中去。

特别是在 1996 年，我主持了在昆明召开的第三届亚洲临床肿瘤学会。出乎我的意料啊，总共 600 多名代表，外宾来了 200 多人，仅法国就来了将近 100 人。为什么呢？因为那个时候我们就已经很国际化了。所以我们几个年轻的同行们就考虑，为什么不成立我们中国自己的临床肿瘤学会？所以那个时候我们就筹备了一年，在 1997 年成立了中国临床肿瘤学会。但是呢，那个时候不能随便叫这个名字，你得附属在一个学会里头，我们就附属在抗癌协会里，作为临床协作研究的一个组。但我们的英文名称还是简称 CSCO。自从 CSCO 成立以来，中国临床肿瘤学事业得到了极大的发展。当然，国际上的肿瘤学也得到了极大的发展。很快，我们就成为了有 13000 多个人会员和 99 个团体会员的协会。在中国，不但是临床肿瘤学最大的一个学会，而且成为了一个医学界数一数二的大会了。那时候有长城会议，他们只有几千人，不到 1 万人，我们这个会每次开会都会超过两万人。应该说这十几年里头，我们的同志很努力。我也很高兴，也非常感谢他们，他们做出了很卓越的贡献。今天，我们终于盼来了国家承认我们中国临床肿瘤学会，而且是国家一级学会。所以，这是我们前进道路上一个新的里程碑。

大家知道，CSCO成立的时候就有一个会训，是我们经过很多次的讨论最后定下来的，就是“团结、协作、务实”。在这个精神的统一下，我们走到了一起。刚才李进秘书长说，我们就是为了发展我们中国临床肿瘤学事业，为了这样一个目标走到一起的。所以我们这个学会，大家的精神都很好。我也非常喜欢CSCO的同事们，我也很爱我们这个专业和集体。

作为我个人，我赶上了改革开放的好时候，能为我们国家临床肿瘤学做些工作。但是今天，我自己也已经是“80后”了，所以我寄希望于大家。中国临床肿瘤学会成立了，他们希望我能多讨论，我就提出了两句话：我们要传承，我们要创新。传承就是要继承我们团结、协作和务实的精神，特别是传承我们老一辈专家们在艰苦环境下，发展临床肿瘤学的精神。当然，另外还是要创新。没有传承就创新是很糟糕的，那就是胡闹。我们有太多的历史教训了，我觉得传承是创新的重要基础。创新里头还要注意，一个呢，是要了解国际形势；第二个呢，我们已经积累了那么多的临床经验，我们要从自己的临床实践中的偶然性中，研究它的道理，将它变成必然性，造福中国的患者。

但是发展到今天，我要提出另外一个口号，要和谐地发展。我们现在是一个人才济济，各个临床肿瘤学团体都很成熟的时代，这个时候我们要顾及自己的左邻右舍，我们大家要有序地开展工作，CSCO要让大家和谐地发展。我们各个地方都成立了各个专业组和协作组，这非常好，但是我们要互相协作、互相照顾。

今天是个大喜的日子，我一生为之奋斗，我一生也没有别的事业。我一个院士，也没有什么真正伟大的成就，我的半生里头，都是根据国家的需要，我从事了中国临床肿瘤学事业，CSCO发展到今天，我由衷地感到高兴，我也感到非常地幸福。我希望CSCO在年轻一辈的带领下，能做得更好，更和谐。

我们临床肿瘤学家有一个梦想，就是让临床治愈率迅速提高，能够救助更多的患者；同时，让我们的肿瘤发病率逐渐地下降。谢谢大家。

（来源：CSCO网站，发布时间：2015-08-26）

热烈庆祝中国临床肿瘤学会成立 继往开来，再创辉煌！

——中国临床肿瘤学会成立大会暨第一次全国会员代表大会胜利召开

《中国医学论坛报》廖莉莉　王　迈

2015年8月21日，中国临床肿瘤学会（Chinese Society of Clinical Oncology，CSCO）成立大会暨第一次全国会员代表大会在上海举行。会议宣布国家一级学会——中国临床肿瘤学会正式成立，通过了《中国临床肿瘤学会章程》草案，还经由无记名投票选举了

CSCO 第一届理事会。吴一龙教授当选为 CSCO 第一届理事长，马军、秦叔逵、王绿化、梁军、程颖、徐瑞华、赫捷教授当选为 CSCO 第一届副理事长，李进教授当选为第一届秘书长。国家民政部领导特别出席并作重要讲话。孙燕院士、廖美琳教授、管忠震教授等我国老一辈临床肿瘤学家及当前活跃在我国临床肿瘤学领域的数十位专家与会，大家就中国临床肿瘤学会成立的必要性、重要性进行了广泛深入的讨论，同时对未来其发展方向进行了探讨和展望。

中国临床肿瘤学会成立·必要性

·搭专业平台，促交流合作，产学研结合，政府好助手

CSCO 的前身“临床肿瘤学协作中心”（后更名为“临床肿瘤学协作专业委员会”，以下简称“专业委员会”）成立于 1997 年 4 月 30 日，当时，为了改变我国临床肿瘤学界各自为政、分散落后的状态，促进学科的建设和发展，一批临床肿瘤学医生经过充分酝酿，联合全国 200 余位专家学者，发起成立这一学术组织。但是鉴于当时全国范围内社团整顿对全国性新社团申请注册登记的限制，为了尽早开展工作，在国家卫生部、中国科协和中国抗癌协会的支持协调下，“专业委员会”作为二级学术团体挂靠隶属于中国抗癌协会。

18 年来，在国家卫生部（卫生计生委）、科技部、民政部、国家食品药品监督管理总局、中国科协和中国抗癌协会等大力支持和亲心爱护下，专业委员会始终坚持“团结、协作、务实”的根本宗旨，倡导“学术、公益、奉献”的指导原则，践行“服务、协调、引导”的工作理念；老、中、青三代人团结一致，积极开展公益性学术活动，迅速发展，为推动我国和世界临床肿瘤学事业发展做出了积极贡献。2013 年，吴孟超院士、孙燕院士、廖美琳教授、管忠震教授、马军教授、吴一龙教授、秦叔逵教授和李进教授等 56 位肿瘤领域的知名专家学者作为主要发起人，向国家卫生计生委和民政部提出申请，将专业委员会升格成为国家一级学会。这得到了国家卫生计生委、国家食品药品监督管理总局、民政部以及中国抗癌协会的理解、关心和支持，获得民政部和国务院的批准可以筹备注册。其必要性表现在如下 4 个方面。

·利于搭建临床协作研究、诊疗规范和专业学术推广的新平台

经国家民政部批准，目前已登记成立的与肿瘤学相关全国性社团组织只有两家——中国癌症基金会和中国抗癌协会。本次成立的中国临床肿瘤学会，与这两家组织在社团宗旨、工作任务和组织构架有着明显差异，成员也各不尽相同。中国临床肿瘤学主要由从事肿瘤临床工作的医务人员组成，在恶性肿瘤的诊治中，首先是需要提高专业医务人员的专科水平、规范诊疗和协作研究，“中国临床肿瘤学会”正是为此而努力，应运而生。

·利于提高临床肿瘤学医师的临床知识和技能，促进行业间交流与合作

我国与肿瘤诊断治疗相关的医护人员数量庞大，但肿瘤诊治的规范或共识还不健全。中国临床肿瘤学会将结合国情，推动开展多中心研究，组织制订符合国情的肿瘤专家诊疗共识和指南，作为国家规范的补充，并且组织全国性的肿瘤学继续教育活动大力推广，以有效地提高肿瘤医师的临床技能，有力地推动学术交流与科技合作，提高多学科综合诊疗水平。

· 利于促进临床试验和抗肿瘤新药的协作研发，促进产、学、研紧密结合

中国临床肿瘤学会有望提高医疗单位与制药企业之间、临床工作者与基础工作者之间的交流与合作，帮助中国学术界和医药企业的新药研发，积极促进国内、外的多中心协作研究，进而提升中国肿瘤学者的研究水平和国际学术地位。

· 利于更好地发挥学会作为政府卫生行政部门助手的作用

中国临床肿瘤学会成立后，将充分发挥行业组织的助手作用，积极配合政府有关部门推进肿瘤医师专科准入机制的全面实施，制定和开展肿瘤医师考核制度，组织专家委员会定期开展准入机制和考核制度的执行调研、考题更新与测评、肿瘤专科评审等工作，协助政府有关部门切实做好肿瘤医师的筛选、考核和管理工作，以推动中国临床肿瘤学事业的健康发展。

中国临床肿瘤学会成立 · 重要性

聚焦中国特色，规范诊断治疗，开展学术交流，促进国际接轨

随着中国临床肿瘤学事业的日益进步和肿瘤防治工作需要，中国临床肿瘤学会成立后，针对中国的特色肿瘤在进行临床肿瘤学继续教育、规范诊断治疗行为、开展临床多中心协作研究和加强国内、国际学术交流方面等方面，将发挥重要的协调、服务和专业指导作用，使中国的肿瘤防治事业发展壮大和广大癌症患者及时获得合理诊治。这将有利于促进中国临床肿瘤学与国际接轨，同时促进中国的抗肿瘤学术和产业的发展。中国临床肿瘤学会成立大暨第一次全国会员代表大会的胜利召开，充分体现了党和政府有关部门对于肿瘤防治工作的高度重视和对于临床肿瘤学学术活动的大力支持。

“雄关漫道真如铁，而今迈步从头越”。在本次中国临床肿瘤学会成立大会上，与会专家纷纷表达了对 CSCO 过去 18 年骄人成绩的肯定，同时也希望 CSCO 能“继往开来，再创辉煌”，与国内、外同仁和其他学术组织加强团结合作，不断改革创新，大力弘扬和推动具有中华民族特色的临床肿瘤学事业，为中国人民的健康和幸福，为中国的现代化建设和繁荣富强，为全人类最终战胜恶性肿瘤积极贡献智慧和力量。

加强合作，持续创新（感言篇）

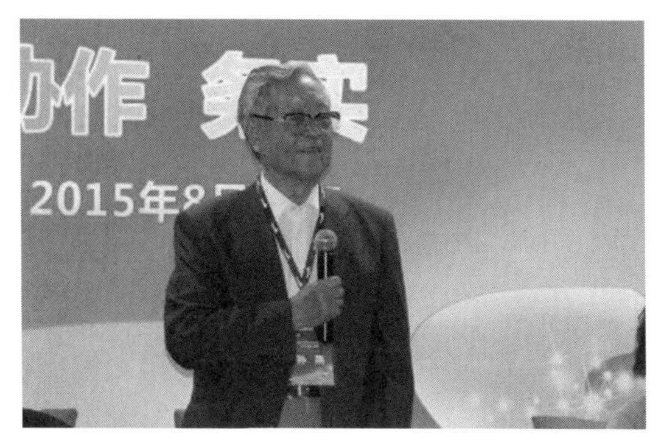

今天，我非常激动，同时又感到非常幸福。CSCO 十几年来的奋斗历程很不容易，我们对中国临床肿瘤学会的未来充满期待，相信这也将成为 CSCO 发展过程中的一个新的里程碑。**——孙燕院士**

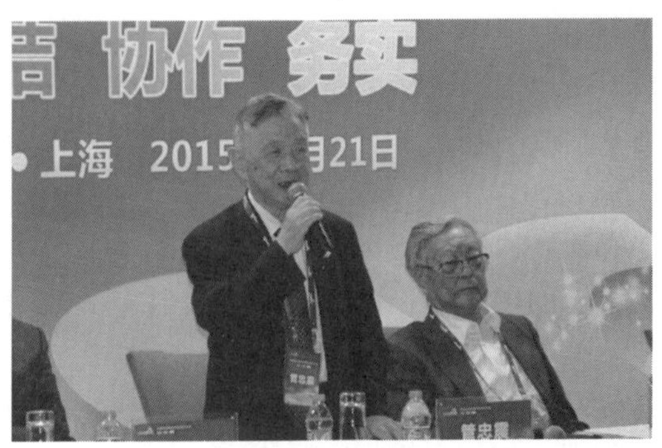

首先，祝贺中国临床肿瘤学会的诞生。过去十几年来，CSCO 为促进我国临床肿瘤学事业的发展作出了大量的工作。中国临床肿瘤学会成立后，期待在新一届理事会的带领下，未来在团结我国临床肿瘤学工作者、促进我国肿瘤治疗水平的提高及与国际的学术交流将取得更大进步。**——管忠震教授**

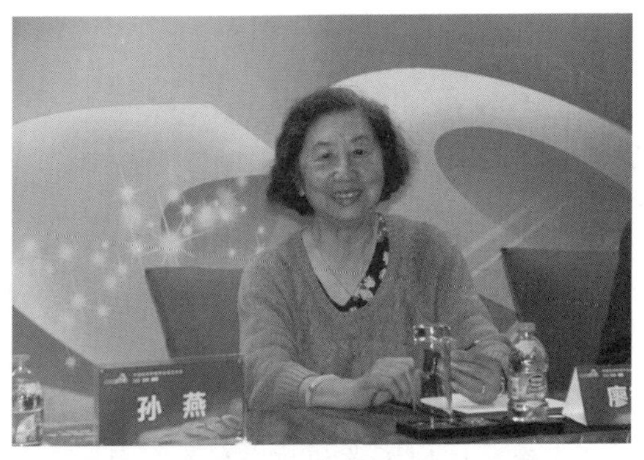

中国临床肿瘤学会成立的意义重大。希望未来随着一代又一代中国肿瘤学才俊的不断涌现，大家努力团结，我国临床肿瘤学事业取得更大进步。**——廖美琳教授**

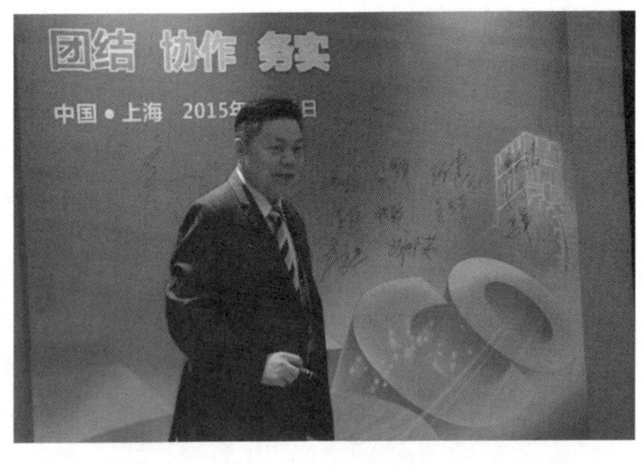

团结、协作、务实，让我们继续一起走向未来。**——吴一龙教授**

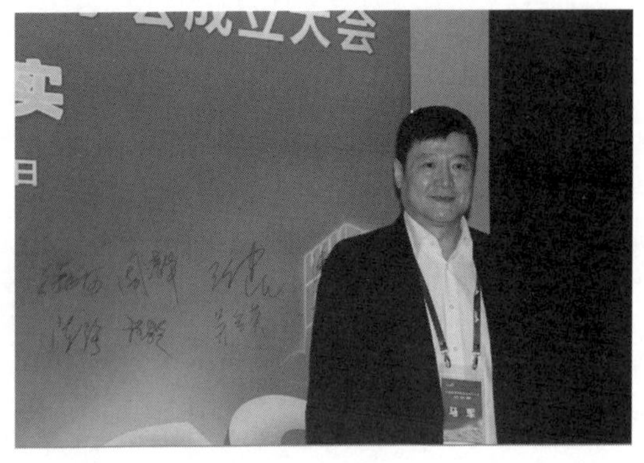

非常高兴中国临床肿瘤学会成立了，这是中国肿瘤学者 18 年来奋斗的结果，这必将推动中国临床肿瘤学事业未来更加蓬勃的发展。**——马军教授**

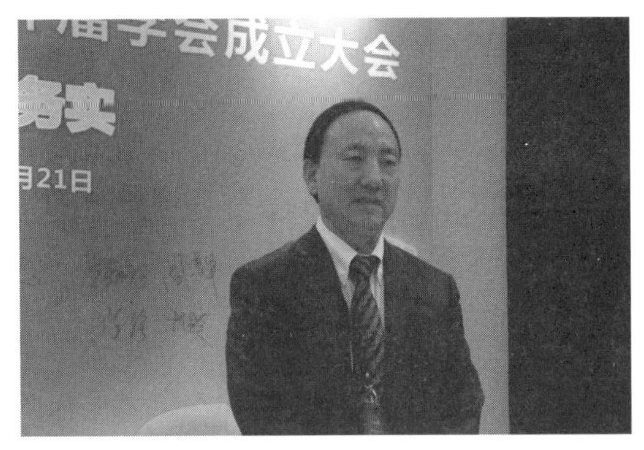

承前启后，继往开来，让我们共同推动临床肿瘤学事业的发展。**——秦叔逵教授**

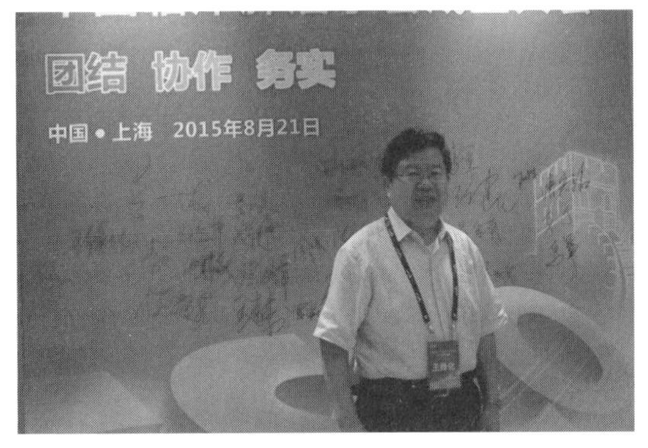

CSCO 成为一级学会，这是多年来奋斗在抗肿瘤一线的临床工作者的心愿，这为今后我国临床肿瘤学事业的发展和进步奠定坚实的基础。**——王绿化教授**

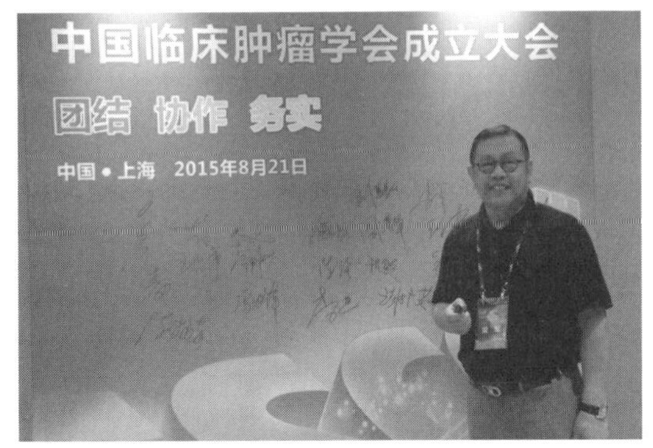

中国临床肿瘤学会的成立，标志着我们将进入发展更加成熟、快速的时期。坚信在全体会员的团结下，CSCO 会发展得越来越好、更加朝气蓬勃。**——梁军教授**

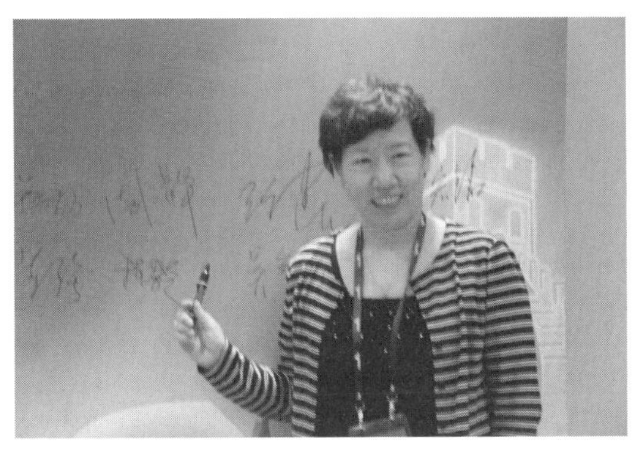

今天，CSCO 正式成为国家一级学会，我们感到非常激动，同时深受鼓舞，备感珍惜。希望今后 CSCO 能在更多方面发挥更加重要的作用。**——程颖教授**

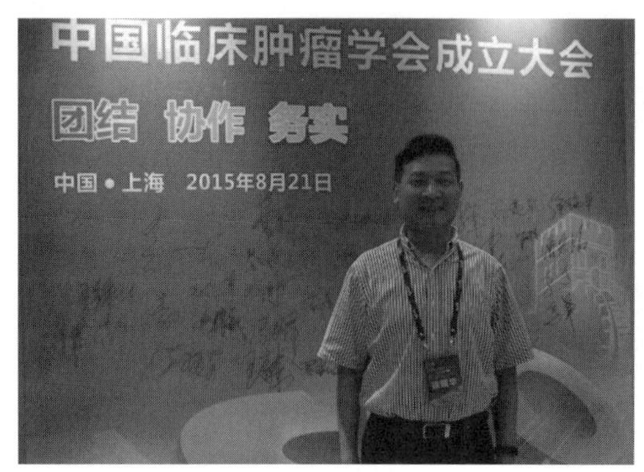

CSCO 就像是我们的一个“大家庭”，希望未来我们在一起团结协作，为我国临床肿瘤学事业的发展做出更大贡献。**——徐瑞华教授**

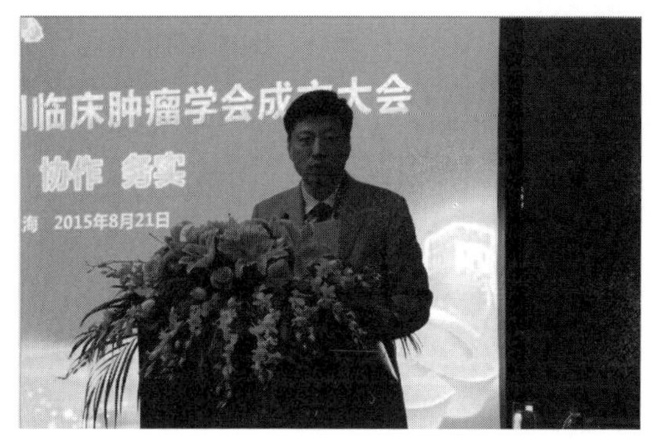

今天我心情非常激动。非常感谢全体 CSCO 会员这些年来的大力支持。自己未来将更加努力，期待为 CSCO 做出更大贡献。**——李进教授**

（来源：《中国医学论坛报》，发布时间：2015-08-26）

2015 年 CSCO 全体大会顺利召开

张晓娟

第十八届全国临床肿瘤学大会暨 2015 年 CSCO 学术年会全体大会于 2015 年 9 月 18 日下午在厦门国际会议中心海峡会议厅隆重召开。本次大会由李进教授和王绿化教授担任主持，大会荣誉主席孙燕院士、中国医学科学院院长曹雪涛院士、中国临床肿瘤学会理事长吴一龙教授先后致辞。

中国临床肿瘤学会名誉理事长孙燕院士在致辞中表示，中国临床肿瘤学会从成立之初，就致力于“团结，务实，协作”的办会宗旨，CSCO 作为一级学会，主要职责包括：

（1）提供学术交流平台；

（2）协助政府制订和推广诊疗规范，并且提高全国同行的治疗水平，使广大患者获益；

（3）积极开展国际间合作、协作，与兄弟单位共同前进；

（4）积极组织全国开展原创抗癌新药和新疗法，提供高水平的循证医学证据；

（5）普及临床肿瘤学知识。

18 年来，CSCO 做了很多积极的努力，取得了成绩大家有目共睹。孙燕院士认为，CSCO 取得成功的原因主要是，大会拥有“团结，务实，协作，发展，创新”的正确宗旨；结合国情，立足与国内交流，获得社会各界的认可；此外，CSCO 加强与国外组织（包括 ASCO、ESMO、AACR 等）的合作，获得全球同行认可；培养了一批优秀的有责任心、积极进取的中青年学术人才，“我们村里的年轻人是很棒的”。

曹雪涛院士首先代表中国医学科学院和全国医学界同道向本次 CSCO 学术年会的召开表示热烈祝贺。防控肿瘤一直是全球医学界乃至全社会关注的热点，各国肿瘤工作者都在为之不断攻关，作为中国肿瘤领域一支重要力量，多年来 CSCO 为推动我国临床肿瘤发展，加强国内外交流，以及医师间合作，做出了不懈努力，并取得了有目共睹的成绩。CSCO 的学术大会已经成为亚洲和各国地区的临床肿瘤专家开展学术交流与合作的最佳平台，为提高亚洲地区的肿瘤治疗水平起到了积极地促进作用。曹院士在致辞中表示，CSCO 被国务院批准为一级学会，对于中国肿瘤界乃至医学界是一件可喜可贺的大事，这有利于促进中国肿瘤学界与世界肿瘤学界的接轨，有利于加强与国内外组织的团结合作，有利于大力弘扬有中国特色的临床肿瘤学事业，从而推动我国肿瘤防治事业的发展。

大会主席吴一龙教授在致辞中代表中国临床肿瘤学会对来自国内外参加本次 CSCO 学术年会的同道们表示感谢，本次大会有来自国际上的 95 位讲者，国内的 450 位讲者，举办了超过 500 次专场，66 个论坛，14 个国际专场……

接下来，由中国医学科学院肿瘤医院副院长王绿化教授主持颁奖典礼。首先由廖美琳教授、管忠震教授宣布并颁发了“CSCO 年度成就奖”，获奖者是复旦大学附属肿瘤医院、同济大学附属上海天佑医院李进教授，李进教授带领中国专家牵头了一项国际多中心随机瑞格非尼 *vs* 安慰剂对照研究，研究涉及中国香港、中国台湾、韩国、日本等 25 个中心，一共有 204 名结直肠癌患者参与。

随后，哈尔滨血液病肿瘤研究所所长马军教授公布了 2015 年中国临床肿瘤学科学基金优秀论文奖。一等奖由中山大学附属第六医院等单位的文章“一项比较 mFOLFOX6 联合或不联合放疗新辅助治疗局部进展期直肠癌的多中心随机对照临床研究（FOWARC 研究）：初步结果”获得；二等奖由上海市胸科医院等单位的论文“中国非小细胞肺癌患者 PD-L1 的表达及与其他肺癌驱动基因的关系”获得；三等奖分别授予了复旦大学中山医院、复旦大学上海癌症中心、广东总医院、北京大学癌症研究所、哈尔滨医科大学肿瘤医院等 5 家单位。

在解放军八一医院副院长秦叔逵教授宣布 CSCO-恒瑞肿瘤研究基金会成立后，颁奖典礼结束。大会进入学术篇章，由吴一龙教授和秦叔逵教授主持。首先进行的是大会报告，分别由美国的 Paul Bunn 教授做题为“肺癌精准医疗与基因检测”的精彩报告，和法国的血液学教授 Agnes Buzyn 做的“法国精准医疗的发展”的演讲。随后，中国医学科学院曹雪涛院士做了“肿瘤免疫治疗现状与未来发展趋势”的精彩报告，讲解了肿瘤微环境、慢性炎症与肿瘤免疫逃逸机制、抑制性免疫微环境对于肿瘤治疗的影响、新型免疫佐剂及其调动天然免疫应答与肿瘤免疫治疗以及逆转免疫抑制与阻断免疫逃逸在肿瘤免疫治疗中的应用。

在论文交流环节中，吉林省肿瘤医院程颖教授报告了一项在东亚晚期非小细胞肺癌患者中开展的随机对照试验，探索了吉非替尼加或不加培美曲塞作为 EGFR 突变的 NSCLC 患者一线治疗疗效。上海交通大学胸科医院虞永峰教授报告了一项多中心、开放、随机Ⅲ期研究，对比了吉非替尼加化疗与单独化疗用于晚期 NSCLC 插入和维持治疗疗效。中山大学第六医院邓艳红教授讲解了一项比较 mFOLFOX6 联合或不联合放疗新辅助治疗局部进展期直肠癌的多中心随机对照临床研究（FOWARC 研究）的初步结果。针对这些重要研究的最新数据，杨志新教授和徐瑞华教授分别进行了精彩点评。

（来源：医脉通，发布时间：2015-09-19）

相关报道

全体大会报道：谱写 CSCO 新篇章

《中国医学论坛报》许景红

通过全体会员的共同努力，CSCO 于 2015 年迎来了重大的历史发展机遇——作为一级学会于 8 月 21 日正式成立，通过了《中国临床肿瘤学会章程》草案，并选举产生了 CSCO 第一届理事会。孙燕院士、曹雪涛院士、吴一龙教授在全体大会致辞中都对这一 CSCO 发展史中的里程碑事件表达了溢于言表的喜悦以及对未来的美好祝愿。

CSCO 名誉理事长孙燕院士：雄关漫道真如铁，而今迈步从头越，祝 CSCO 更上一个台阶

回首 CSCO 成立之初，我们制定了“团结、协作、务实”的会训，正是在这种精神的指引下，我们才取得了今天的成绩。成绩源于以下原因：

（1）确立了正确的宗旨，在既往基础上，又增加了“传承”和“创新”；

（2）结合国情，立足国内学术交流和继续教育，得到社会各界的认可；

（3）加强对外的交流和合作，逐渐得到全球同行的认同，包括 ASCO、ESMO 等国际肿瘤学会都和 CSCO 建立了“姊妹学会”的关系，在发展有中国特色临床肿瘤学的同时为世界作出了贡献；

（4）培养了优秀、有责任心、积极进取的中青年学术人才，使我国临床肿瘤学后继有人、可持续发展。

CSCO 作为一级学会成立后，今后的担子更重，我们要为促进国内外的友好协作、推动我国临床肿瘤学的发展做出贡献，也要为世界肿瘤学做出我们民族的贡献。

中国工程院院士、中国医学科学院院长曹雪涛：祝福 CSCO 在人类抗癌征途中继往开来、再创辉煌

防治肿瘤一直是全球医学界乃至全社会关注的热点，各国肿瘤领域的工作者都在不断攻关，CSCO 作为临床肿瘤领域的重要力量，多年来在为推动临床肿瘤学事业的发展、为加强国际间的交流和合作等方面做出了不懈努力，并取得了有目共睹的成绩。CSCO 学术大会已成为亚洲各国和地区临床肿瘤专家开展交流和合作的极佳平台，为提高亚洲国家肿瘤治疗水平发挥了积极的促进作用。

抗癌新技术日新月异，肿瘤防治水平有了很大的提高，靶向治疗、免疫治疗、精准医疗等新理念不断涌现，但是人类在抗癌战役中并没有取得根本性的胜利。放眼国内，我们有更大的困难和挑战，如：预防体系不完善，医疗资源不平衡造成了肿瘤诊治水平参差不齐，我国癌症治愈率尚不及美国一半，规范化的治疗水平有待提高等。

国务院已于不久前批准成立一级学会 CSCO，这是中国肿瘤学界也是医学界一件可喜可贺的大事，将进一步促进中国肿瘤学界与国际学界的接轨，有利于国内肿瘤学组织的团结合作，有利于大力弘扬有中国特色的临床肿瘤学事业，从而不断推动抗肿瘤学术和产业的发展，为人类最终战胜恶性肿瘤贡献智慧和力量。

CSCO 近年来取得了辉煌的发展，除了规模迅速扩大，在学术引领、临床研究、临床规范、产业推进等方面取得了令人瞩目的成绩，特别是 CSCO 的领导们能够从国家的高度，以国际的视野，立足于肿瘤学的专业特色，积极参加国际交流，既展示我们的水平，也成为了我国医学事业融入国际医学界的窗口之一。

CSCO 理事长吴一龙教授：力量、荣誉、担当、鞭策

今年大会阵容鼎盛——95 位国际演讲者、480 位国内讲者、超过 500 场的继续教育专场、66 个论坛、14 个国际专场、61 个卫星会、1200 多篇摘要、超过 2 万参会者、150 多家企业和媒体。

我们要为今天的成绩感谢 4 位荣誉理事长 18 年的培育，感谢历任领导人——储大同教授、马军教授、秦叔逵教授创下的基础，感谢 CSCO 各位专家，感谢 CSCO 办公室，最应感谢的是 CSCO 会员。

CSCO 成为了一级学会后，我们感到了一种力量、一种荣誉、一种担当、一种鞭策。在未来，每位 CSCO 人不应问 CSCO 能为我们做什么，而应问我们能为 CSCO 做什么，学会需要我们，社会需要我们，让我们携手共创未来，创造未来中国临床肿瘤学事业。

■CSCO 年度成就奖

复旦大学肿瘤医院李进教授因 CONCUR 研究获得 2015 年 CSCO 年度成就奖，这项中国专家组牵头的国际多中心、随机、双盲、安慰剂对照的Ⅲ期临床研究，丰富了转移性结直肠癌现有的科学证据，将既往接受过标准化疗治疗和靶向治疗的转移性结直肠癌患者的总体生存期再次延长，为中国的患者带来了新的希望！李进教授在获奖感言中对老一辈专家和同行的支持和帮助表示了感谢，成功需要大家的团结协作，并表示这次获奖不是终结，新的事业才刚刚开始，要继续为中国的肿瘤事业贡献一份力量！

（来源：《中国医学论坛报》，日期：2015-09-18）

第十八届全国临床肿瘤学大会暨 2015 年 CSCO 学术年会完美落幕

由中国临床肿瘤学会（CSCO）、北京市希思科临床肿瘤学研究基金会共同主办的第十八届全国临床肿瘤学大会暨 2015 年 CSCO 学术年会于 2015 年 9 月 16 日~20 日在厦门国际会议中心隆重召开。

本届年会秉承“推动多学科协作，倡导科学化管理”的主题，得到了广大 CSCO 会员的支持和国家有关部门的充分肯定，大会共安排 500 多个主题或专题报告讲座，52 个中文专场、14 个英文专场、61 场学术早餐会和卫星会，在会上交流科研论文 1200 余篇。吸引了 2 万多名参会代表和 150 多家临床肿瘤学相关的企事业单位和学术组织踊跃参加，创 CSCO 年会参会人数的又一个新高。“场场爆满”“站位难求”的局面也是今年 CSCO 年会的又一大特色，参会者极高的学习热情一直持续到 CSCO 年会的最后一天。

一、本届年会首次设立主席研讨会

今年，首次设立主席研讨会（Presidential Symposium），这也是 CSCO 首次将全球四大知名学会的主席齐聚在年会上，这在国际学术会议举办史上也是值得关注的事件。同时，围绕当前大热的“精准医学”，会上有多个场次均有涉及，既有 ASCO、ESMO 等重要学会的代表带来的宏观方面的进展，也细化到不同领域和方面的微观方面的顾及。

二、继续举办全体大会

全体大会继去年的首次亮相之后，今年仍继续举办，时间是 9 月 18 日下午。会上，孙燕院士、廖美琳教授、管忠震教授作为荣誉主席参会，秦叔逵教授、马军教授和吴一龙教授担任大会主席。与去年一样，全体大会颁出了“年度成就奖”，同济大学附属上海天佑医院李进教授获此殊荣。全体大会仍旧安排了国际知名专家的“重量级”报告，这使与会者对国际最新前沿内容有了更深入的理解，同时，也有我们自己研究成果的展现，将使我们在从追随国际研究步伐到自己成为研究引领者的道路上更加自信。

三、“国际化”特色更明显

继续举办全英语交流的国际专场（International Session），与 ASCO、ESMO、IASLC、SSO、国际淋巴瘤论坛等知名学术组织合作，邀请国际著名专家学者前来研讨报告，分别以泌尿肿瘤、乳腺癌、肺癌、肿瘤外科和淋巴瘤为主题召开学术专场会；并举办亚太地区专场，专注于胃肠肿瘤的诊治。还与 SITC、CAHON、USCACA 联合举办肿瘤免疫专场，与 STO 合作举办“大数据时代”学术专场。邀请国际著名学术期刊《Lancet》《JAMA》《JCO》等的主编参加“论文撰写投稿与发表专场”面授机宜，有效提高中国肿瘤医师的研究和写作水平。场次多达 14 场。

四、新增专场令人期待

今年，CSCO 青年专家委员会与《中国医学论坛报》合办的“中国临床肿瘤学年度报告专场”通过对去年 9 月至今年 8 月的中国学者在十大癌种期刊或国际会议上发表文章的梳理，使这一年来我国学者的表现一目了然。而“论文撰写与国际期刊投稿专场”上，《JAMA Oncol》主编等国际知名杂志代表亲临年会现场，与大家分享论文撰写及国际期刊投稿的“技巧”，使大家对于未来自己成果的展示有着更加清晰的认识。

综上所述，本届大会内容丰富多彩，形式生动活泼，是一场真正意义上的高层次、高水平和高质量的国际肿瘤学盛会。

（来源：CSCO 网站，发布时间：2015-09-24）

中国临床肿瘤学会（CSCO）2015 年大事记

CSCO 在 2015 年度更加强调创新的重要性，秉承“团结、协作、务实、创新”的根本宗旨，开展了形式多样、丰富多彩的学术活动，在国内外临床肿瘤学界影响深远，成功晋升为国家一级学会。现就具体内容详述汇报如下：

一、CSCO 晋升成为国家一级学会

2015 年 8 月 21 日，中国临床肿瘤学会（Chinese Society of Clinical Oncology，CSCO）成立大会暨第一次全国会员代表大会在上海举行。会议宣布国家一级学会——中国临床肿瘤学会正式成立，通过了《中国临床肿瘤学会章程》草案，并经由无记名投票选举了 CSCO 第一届理事会。吴一龙教授当选为 CSCO 第一届理事长，国家民政部领导特别出席并作重要讲话。孙燕院士、廖美琳教授、管忠震教授等我国老一辈临床肿瘤学家和当前活跃在我国临床肿瘤学领域的数十位专家与会，大家就中国临床肿瘤学会成立的必要性、重要性进行了广泛深入的讨论，同时对未来其发展方向进行了探讨和展望。（彩图 1，见卷首彩页，下同）

二、以国际视角推动中国临床肿瘤学术创新

（一）第十八届学术年会

第十八届全国临床肿瘤学大会暨 2015 年 CSCO 学术年会于 2015 年 9 月 16 日~20 日在厦门国际会议展览中心隆重举行。大会围绕“推动多学科协作，倡导科学化管理”的主题，开展了 500 多个主题或专题报告讲座，52 个中文专场、14 个英文专场、61 场学术早餐会和卫星会，共交流科研论文 1200 余篇，吸引了 2 万多名参会代表和 150 多家临床肿瘤学相关的企事业单位和学术组织踊跃参加，得到了广大 CSCO 会员和国家有关部门的充分肯定。（彩图 2）

会议首次设立主席研讨会（Presidential Symposium），邀请中国、美国、欧洲、日本全球四大知名肿瘤学会的主席齐聚会场，围绕当前大热的“精准医学”展开研讨，体现了国际顶尖水平。（彩图 3）

继续举办全英语交流的“国际专场”，与美国临床肿瘤学会（ASCO）、欧洲肿瘤内科学会（ESMO）、国际肺癌研究学会（IASLC）、美国癌症研究协会（AACR）、美国肿瘤外科学会（SSO）、美国肿瘤转化研究学会（STO）、肿瘤免疫治疗学会（SITC）、美国华裔血液及肿瘤专家学会（CAHON）、美中抗癌协会（USCACA）、美国淋巴瘤联盟等国际上颇有影响力的学会共同举办联合专场（Joint Symposium），分别以泌尿系肿瘤、乳腺癌、肺癌、

肿瘤外科治疗、大数据、免疫治疗、淋巴瘤为主题，发表了研究的最新进展，CSCO 专家和口头交流医师都用英语流畅表达自己的研究成果，不仅与国际著名专家面对面学术交流，更重要的是，国际专场的成功延续代表了中国临床肿瘤学的发展已然比肩国际水平。(彩图 4)

备受瞩目的全体大会（Plenary Session）安排在会议的第二天下午，会前 15 分钟就已经座无虚席。这是经过精心准备的凝聚了 CSCO 一年来核心学术成就的最重要的盛会，CSCO 秘书长李进教授荣获年度成就大奖，另有 14 篇文章荣获优秀论文奖，隆重的颁奖典礼令获奖医师倍感荣幸，也激励了在座参会代表开拓创新的研究热情！此外，全体大会还安排了国际知名专家的“重量级”报告以及 CSCO 这一年的重要研究成果展现。(彩图 5)

本届大会还创新性开展了特色专场，例如“论文撰写投稿与发表专场”，特邀 Lancet、JAMA、JCO 等国际知名杂志肿瘤专刊的主编面授机宜，有效推进中国肿瘤医师的研究和写作水平；“中国临床肿瘤学年度报告专场”则是 CSCO 青年专家委员会与《中国医学论坛报》合办的中国文献发表情况年度总结，内容是对 2014 年 9 月 ~2015 年 8 月期间，中国学者在十大癌种期刊或国际会议上发表过的文章梳理，使大家对中国肿瘤学术成绩和表现一目了然；“中法临床肿瘤论坛”由法国驻华大使馆发起，与 CSCO 共同举办，内容以宏观角度分别阐述法国和中国临床肿瘤学的发展愿景和实践方针，虽然与临床工作联系不够紧密，但开创了 CSCO 与国外政府机构开展学术交流与合作的先河。

今年会议还吸引了很多自发参与的国外代表，下届 ACOS 会议主办方印度肿瘤学会的专家、印度尼西亚肿瘤学者、美国肿瘤相关的期刊杂志代表、英国医药企业代表等纷纷积极注册参会，ASCO、ESMO、STO 也继续预定展示场地，进行精心布置，加强推广和交流。于今年首次设立的亚洲青年医师参加 CSCO 会议旅行基金，得到一些亚洲医师的关注，一名印度医师获得了这项殊荣，非常荣幸地全程参与了 CSCO 大会，感觉受益匪浅，表示回国后将向同行积极推荐 CSCO。

会议为期 3 天，始终保持着严谨的学术气氛和高昂的学习热情，取得了圆满成功，谨此对做出积极贡献的各位专家、全力赞助和参与的企事业单位、辛苦服务大会的志愿者们，表示最诚挚的敬意和感谢!

（二）Best of ASCO 会议

本年度 Best of ASCO 会议于 2015 年 7 月 9 日 ~12 日在杭州召开。会议沿袭历年惯例，全版引进 ASCO 年会的精华论文摘要和幻灯片，邀请了 50 余名 ASCO 和 CSCO 专家对精选出的 34 篇重要报告逐一解读，内容涵盖肺癌、乳腺癌、胃肠肿瘤、淋巴瘤、泌尿系统肿瘤、免疫治疗等领域。会议期间，遇到台风“灿鸿”登陆杭州，很多航班被迫延误或取消，部分授课专家和参会代表无法按时参会，尽管遇到这么多困难和波折，丝毫不减 1300 多名参会代表的学习热情。(彩图 6)

会议继续通过互联网现场直播会议讲座，受众医师达 3000 余人。虽然会议仅在杭州一个城市举行，确最大限度地推动了知识传播速度和范围。

（三）专家讲学活动

2015 年 7 月 ~11 月期间，先后在安徽省合肥市、内蒙古呼和浩特市、湖南省长沙市、福建省福州市、山东省青岛市、辽宁省沈阳市、吉林省长春市和江苏省徐州市成功举办了

"CSCO临床肿瘤学新进展学习班"，共计2600余名医务工作者参加了学习和交流。CSCO专家团有96人次参加了学习班讲学，受到各地医生的热烈欢迎。值得一提的是，今年有多站学习班采取了与当地地方学会联合举办的形式，活动合二为一，既发挥了CSCO的专家优势和学术影响力，又节省了各方资源，同时减少了医生的负担，效果明显。（彩图7）

（四）组织CSCO青年医师团赴日参加FACO会议

第三届亚洲临床肿瘤学联盟大会（FACO）于2015年10月29日~31日在日本京都国际会议中心成功举办。本次FACO大会是与日本临床肿瘤学会（JSCO）学术年会共同举办。继2013年FACO成立后，CSCO作为核心成员之一给予了大力支持，2014年派出了37人的代表团赴韩国参会，而今年从年会投稿中评选出的Ⅰ类和Ⅱ类论文作者中派出了35人的代表团全程参加会议，这些参会代表是自主报名，并经过CSCO委员会遴选的中青年肿瘤医师，年龄均在40岁以内，具有硕士或博士学历。经过这次国际学术交流活动，他们开阔了视野，对国际临床肿瘤学发展有了直观深入的了解，这为青年肿瘤医师的未来职业发展奠定了坚实的基础。有力推动了CSCO年轻后备力量的迅速成长。（彩图8）

（五）组织CSCO青年医师团赴新加坡参加ESMO亚洲大会

ESMO于2015年12月18日~21日在新加坡举办了首届ESMO亚洲会议（ESMO ASIA 2015），诚邀CSCO参与加盟，并给CSCO中青年会员提供了极大优惠，25位CSCO推荐的40岁以下会员可以获得ESMO免注册费和食宿费，以及500美元的交通补贴。CSCO办公室派出2名工作人员前往与会，通过展台展示、文化墙展示和宣传页发放的形式积极推广CSCO和学术年会。（彩图9）

（六）CSCO系列学术论坛蓬勃发展

1. CSCO消化肿瘤高峰论坛

2015年1月11日，由CSCO主办、军事医学科学院附属医院承办的"CSCO消化肿瘤高峰论坛"在北京成功举办。会议秉承"专业与学术并重，基础与临床结合"的主旨，重点探讨了临床治疗及转化医学研究的热点问题，并针对肿瘤的生物学行为、分子水平研究和临床实践经验等系列问题进行了深入剖析和讨论。本次会议专家云集，上海复旦大学附属肿瘤医院李进教授、浙江大学附属第二医院张苏展教授、中山大学附属第六医院林锋教授、天津市肿瘤医院梁寒教授等一批全国胃癌、肠癌治疗领域的著名专家齐聚隆冬时节的北京，共同为大家奉上一场学术盛宴。此外，会议还特别邀请欧洲肿瘤外科学会主任委员、英国利物浦大学Graeme J Poston教授带来关于大肠癌肝转移新观念的精彩报告。来自全国各地的与会医生代表共500余人。

2. CSCO乳腺癌高峰论坛

2015年4月10日~12日，由CSCO主办、军事医学科学院附属307医院承办的"第八届CSCO乳腺癌高峰论坛"在北京召开。会议沿袭了大会的一贯传统——"学习、吸收、创新、提高"，既涵盖了最新国际进展，也有具体的我国的实践指导；既有最新国际学术会议的国际共识解读，也有我国学者自己的经验分享。既有德高望重的老一辈专家参与，以及业内精英的学术报告，又有中青年学者的才华展示。今年正值圣加仑（St. Gallen）国际乳腺癌会议刚刚结束，大会特别设置了一个专场：国际共识，中国声音——2015 St. Gallen共识解读。会议特邀出席会议的专家回顾和分享今年St. Gallen会议的进展内容，同时，在“乳腺癌分类全程管理病例讨论”中，与会专家结合临床实际病例讨论了在实践中如何运用临床研究的结果或大数据的结果，根据患者的具体情况作出合理的临床决策。会议通过前沿、实用的场次安排，为与会者再次奉献了一份“学术大餐”。

3. CSCO 胰腺癌论坛

2015 年 8 月 7 日 ~9 日，第六届 CSCO 胰腺癌论坛在大连成功举办。本次论坛主题为“探索治疗新靶点，推动胰腺癌个体化治疗进程”，对《胰腺癌综合诊疗中国专家共识》进行详细解读，围绕胰腺癌外科、内科、放疗、靶向及生物免疫、精准治疗等领域的热点问题展开了深入交流与探讨。本次会议邀请到了来自日本以及国内胰腺癌相关领域的知名专家，秉承论坛宗旨，围绕胰腺癌临床诊治策略和基础研究的进展、热点及难点问题进行广泛而深入的交流和探讨，努力提高我国胰腺癌个体化综合诊治水平，推动我国胰腺癌临床实践的进步。300 余名国内外基础研究者和临床工作者参加了会议。

4. CSCO 肿瘤精准医学论坛

12 月 5 日，由 CSCO 主办、同济大学附属天佑医院协办的“2015 CSCO 肿瘤精准医学论坛”在上海成功举办。本着“前沿、创新”的会议宗旨，促进肿瘤治疗国际化的发展，宣传肿瘤个体化、精准医学治疗理念，力争为推动肿瘤科学技术的发展贡献一份力量和智慧。近年来，精准医学受到极大的关注，精准医学的开展，是建立在基因组学、蛋白质组学、代谢组学等新一代分子生物学、分子免疫学的基础上，有赖于二代测序、深度测序的进步，也借助于大数据、IT 特别是移动医疗的发展。会议主题鲜明，涵盖精准诊断、精准治疗相关的研究，内容新颖，邀请了众多知名专家，就肿瘤个体化、精准医学治疗理念以及各种肿瘤领域治疗进展做了精彩解读。受到了与会者的广泛好评。

三、专家委员会

（一）神经内分泌肿瘤专家委员会

2015 年，在委员会各位专家的积极配合下，由徐建明教授执笔，多位包括内科、外科和病理科等不同领域的专家精心修改，在委员会的大力推进、各位专家们的积极配合下，于 9 月上旬组织了严谨的共识讨论会，最终制定了《CSCO 胃肠胰神经内分泌肿瘤专家共识》（第二版）。第二版“共识”不仅囊括了近两年在国际上具有影响力的大型临床研究，聚焦了最新的研究热点，并且着重添加了遗传性神经内分泌瘤的相关内容。经过这几年的宣传教育，肿瘤医生对于神经内分泌肿瘤已有了初步认识，但在遗传学方面还存在严重的欠缺，所以今年的共识着重对于这部分内容从不同角度进行了阐述。第二版“共识”在 CSCO 年会的神经内分泌肿瘤专场上进行了首次发布，并由内科、外科和病理科专家进行了详尽、精彩的解读，在场的听众反响强烈。此外，本年度继续在全国各地相继开展了多次神经内分泌肿瘤的学术交流，在全国肿瘤界刮起了一阵学习神经内分泌肿瘤的热潮。神经内分泌肿瘤专家委员会旨在推进神经内分泌肿瘤的规范化诊治，并大力推动临床及基础研究。目前，舒尼替尼正在进行上市后的非干预性研究，从而获得国人在胰腺神经内分泌肿瘤中应用舒尼替尼的有效性以及安全性的相关数据；依维莫司、兰瑞肽等药物在积极筹备针对神经内分泌肿瘤的临床研究。诺华-CSCO 神经内分泌肿瘤基金支持下的胃肠胰神经内分泌肿瘤的基础与临床研究正在逐步展开，目前部分研究已取得初步成果。我们期待在

CSCO 神经内分泌肿瘤委员会的带领下，中国神经内分泌肿瘤的诊治可以逐步达到国际标准，吸引更多的有志青年投身到这个专业领域，在临床研究和基础研究领域获得更大的成就，最终造福我国的神经内分泌肿瘤患者。

（二）胃肠间质瘤专家委员会

承办 CSCO 年会“胃肠间质瘤分会场”会议，主题发言 8 个，专题讨论 2 个，参会专家 20 人，参会听众 200 人。成立胃肠间质瘤青年医生学组，核心成员 8 人，制定学组章程，设立初期的合作课题 6 项，已进行 5 项。积极参与筹备各种全国性学术会议分会场，全国胃癌大会 GIST 分会场、国际胃肠肿瘤高峰论坛 GIST 分会场、GISTour 中国胃肠间质瘤巡讲。与亚洲同行协作，协作制订亚洲 GIST 专家共识。

（三）肝癌专家委员会

中山大学肿瘤防治中心陈敏山教授发布了肝癌 MDT 团队建设、多学科联合治疗策略，以及肝癌合并门静脉癌栓的广东专家共识；上海复旦大学附属中山医院樊嘉教授的团队公布了肝癌循环肿瘤细胞的研究进展；解放军八一医院秦叔逵教授团队公布了奥沙利铂为主的系统化疗治疗晚期肝癌有效性和安全性的前瞻性研究以及荟萃分析；安徽蚌埠医学院吴穷教授的团队对肝癌分子靶向治疗的基础与临床进行了深入研究和阐述。在吴孟超院士的直接参与和指导下，上海东方肝胆医院牵头、国内多家单位共同完成了原发性肝癌规范化病理诊断指南；解放军八一医院秦叔逵教授团队在《中国医学论坛报》《肿瘤瞭望》杂志等不同媒体推广和传播抗肿瘤药物肝损伤的危害与防治；目前由国内专家牵头做 PI 的近 10 项国内、国际肝癌相关临床研究正在如期举行，包括中药提取物、新的分子靶向药物等；“The Art of Oncology” CSCO 肝癌高峰论坛，就“肝细胞癌的规范化综合治疗”进行了多场国内外研讨。筹划、启动新版卫计委《原发性肝癌诊疗规范》修订；筹划、编写《肝癌患者教育手册》。

（四）肿瘤光动力治疗专家委员会

1. 继续学科规范化建设的目标

计划 10 年内在国内建立 10 家以上正规的肿瘤 PDT 培训中心，第一批于 2012~2015 年已选择成熟的医院成立 2~3 家。《肿瘤光动力治疗学》和《实用临床光动力治疗手册》目前正在编写中，计划 2016 年上半年正式出版。培训基层肿瘤 PDT 医务人员正在进行中，但是由于目前光敏剂等因素的影响，进展不是很顺利，但是今后仍然需要我们不遗余力的推进和加强此项工作。学科规范化建设是我们专家委员会的核心任务，我们计划在 3~5 年内逐步在全国推广应用光动力治疗，当然光敏剂的发展是前提，如果有 1~2 个性价比较高的光敏剂进入临床应用，则我国的光动力治疗规范化将更容易实现。

2. PDT 技术的推广与应用任重而道远

在 2015 年年会举办 PDT 专题会议，邀请美国、中国台湾知名 PDT 专家前来演讲，同时也组织我们委员会自己的专家进行课题宣讲，进一步扩大肿瘤 PDT 在国内的影响力。另外，我们也在国内大力开展肿瘤荧光诊断与光动力治疗演讲活动，多次在多地进行光动力治疗讲座宣讲，如上海、长沙、江门、洛阳、福州、北京、广州、厦门等。我们计划 2016 年继续此项工作，举办 1~2 次国内荧光诊断与光动力治疗学术会议，进一步推广我国的肿瘤光动力治疗项目。

3. PDT 课题研究

2015 年，国产光敏剂——福州大学的酞菁和深圳中兴扬帆的血卟啉醚酯已经分别在国内完成了Ⅰ期临床和剂量探索试验；现在，酞菁和血卟啉醚酯分别由中国医学科学院肿瘤医院王贵齐教授和北京军区总医院刘慧龙教授担任 PI，已经取得初步进展，现正计划继续下一步临床研究。预计 2016 年会进行进一步研究。

4. 组织国际学术交流，进一步提高学术水平

“肿瘤光动力治疗专业网站 www.cscopdt.com”与英国《光诊断与光动力治疗》杂志已经结成联谊关系，该杂志所有的英文摘要都被我们几名 PDT 专业人员翻译成中文，免费发布在我们的网站上。该杂志今年的国际 SCI 影响因子达到了 2. 302，我们今年已经推荐并成功介绍有关专家为该杂志投稿并获得发表。我们计划请各位专家能够多向该杂志投稿，一方面扩大我国肿瘤光动力治疗方面在国际上的影响，另一方面加强我们与国际光动力组织间的联系。2015 年，我们组织参加了巴西国际 IPA2015 国际会议，有 4 人次做大会发言。另外，我们计划与日本和英国光动力协会联系，将日本和英国的肿瘤光动力治疗规范综合整理修订后，融合到中国的光动力治疗规范中，此项工作争取在 2 年内完成。

（五）恶性黑色素瘤专家委员会

2015 年仍然延续了往年的公益性讲学活动，7 月在昆明、9 月在大连、11 月在广州分别举办了黑色素瘤的专场宣讲活动，实现了当年的工作计划。在巡讲过程中得到了当地肿瘤界同仁的热烈欢迎，同时也把黑色素瘤规范诊治的理念和重要进展传播给了更多的肿瘤界同道。至此，CSCO 黑色素瘤专家委员会宣讲团的足迹已走遍了全国 40 余个城市。在 CSCO 年会上成功举办了 CSCO 临床肿瘤年会黑色素瘤专场，为国内学者带来了黑色素瘤最新的治疗规范和研究进展。现场的专家对国内年轻医师们参与和开展的多项黑色素瘤临床研究进行了点评，为年轻医师打气加油，会场气氛热烈非凡。在 CSCO 的大力支持下，2015 年 8 月，在北京举办了第四次《中国黑色素瘤诊治指南》的修订工作，来自全国的 20 多位 CSCO 黑色素瘤专家委员会委员和多学科专家讨论并反复广泛征求意见，更新并增添了较多内容，编定了《中国黑色素瘤诊治指南 2015 版》，希望为我国广大临床肿瘤医师提供最新、最实用可行的循证医学证据指导临床实践，已于 2015 年 9 月由人民卫生出版社出版，并在 2015 年 CSCO 临床肿瘤年会上发表，在全国临床医生中免费发放了 1000 册。今年邀请到美国《Ann Oncol》主编、前任 ASCO 执行副主席、AJCC 分期黑色素瘤分会主席 Charles M. Balch 和美国肿瘤外科学会候任主席、NCCN 指南编写组主席 Daniel Coit 教授来 CSCO 临床肿瘤年会黑色素瘤专场讲学，带来了最新的国际前沿动态，并加强了国内外学者的交流。2015 年，在 CSCO 黑色素瘤专家委员会成员单位中进行了多项临床多中心临床研究，如最新的 CTLA-4 单抗的多中心临床研究、BRAF 抑制剂联合 MEK 抑制剂的多中心临床研究；还有一些对亚洲特殊黑色素瘤亚型的治疗研究，如晚期黏膜黑色素瘤一线治疗的Ⅱ期临床研究。

（六）甲状腺癌专业委员会

2015 年 3 月，《肿瘤患者教育手册》丛书之《甲状腺癌患者教育手册》正式出版，并于 2015 年 6 月在北京举办的使用核医学技术治疗甲状腺疾病地区培训班（IAEA RAS6074 项目）上举行了首发式。其后进行了相应的推广与解读。《复发转移性分化型甲状腺癌诊

疗共识》经过各专业组对稿件的反复修改，于 2015 年 7 月在《中国癌症杂志》2015 年（25 卷）第 7 期发表。在这一共识将为我国的复发及转移性甲状腺癌的诊治提出规范化治疗流程。在 CSCO 年会上成功召开“CSCO 甲状腺癌论坛”，就甲状腺癌领域的相关治疗新进展及规范化治疗进行了 MDT 式多学科深入探讨，现场座无虚席的场面体现了我国医师对甲状腺癌的日益重视，掌声及提问不断，更体现了临床医生对甲状腺癌诊疗的关注及深入思考。2015 年 3 月 28 日，与包头医学会内分泌学分会合作，发挥跨学科优势，成功举办了一次高水平的甲状腺癌主题讲座，真正体现了 CSCO“团结、协作、务实”的宗旨。随着甲状腺癌专业委员会的不断发展，本年度在众多的候选人中，增选候选委员：夏宇教授、杨爱民教授、崔亚利教授。增选秘书：北京协和医院核医学科张迎强医师。

（七）脑转移癌专家委员会

成功举办 CSCO 乳腺癌高峰论坛脑转移治疗专场，特邀中国医学科学院肿瘤医院副院长、CSCO 副理事长王绿化教授，北京大学第一医院申文江教授，军事医学科学院附属医院江泽飞教授，北京天坛医院江涛教授等知名专家就乳腺癌脑转移的热点问题进行了专题报告和热烈讨论。来自全国各地的 1000 多名医生参加了此次会议。在 CSCO 年会上举办了“脑肿瘤治疗论坛”，吸引了众多参会者，得到了参会者的热烈反响。于 2015 年 10 月 24 日 ~25 日在上海成功召开了“CSCO 脑转移瘤研讨会暨第三届恶性肿瘤脑转移华山高峰论坛”、2015 年“脑转移瘤多学科诊治论坛”国家级继续教育学习班，来自全国各地的 350 多位专业医师出席，内容丰富新颖，得到了参会者的普遍赞扬。

（八）青年专家委员会

完成“中国临床肿瘤学新进展”报告，共梳理肺癌、乳腺癌、结直肠癌、胃癌、肝胆胰肿瘤、泌尿系肿瘤、妇科肿瘤、黑色素瘤、淋巴瘤等 9 大瘤种。2015 年 3 月在广州、9 月在厦门开了两次报告会，12 月在武汉召开定稿会。成立“翻译小组”，更好助力于 CSCO 年会的国际化，一共招募 35 人，在 2015 年 CSCO 年会上共完成同声传译 7 场、现场口头翻译 16 场、PPT 翻译 22 套。在 CSCO 年会上，设计、主持“继续教育专场”，一共完成了包括肺癌、乳腺癌、结直肠癌、胃癌、肝胆胰肿瘤、妇科肿瘤、泌尿系肿瘤共 7 个主场、13.5 小时，听众近 3000 人次。2016 年 1 月，在哈尔滨召开了年度总结会。消化肿瘤组举办了“CSCO YOUNG 消化道肿瘤巡讲”，覆盖全国 14 个城市，约 80 位医生报告、800 人次青年医生参与。走向基层：覆盖陕西榆林医院、涪陵中心医院、荆州第一医院、天门第一医院、海南省农垦拿大医院、琼海市人民医院等地市级医院。创建“CSCO YOUNG GI 病例讨论”微信群-eMDT，全国消化道肿瘤年轻医生共 200 余人入群，积极讨论病例，并和《中国医学论坛报》合作，创立“CSCO YOUNG eMDT”栏目，将典型病例的讨论过程在微信平台发布；合作编译出版专著《结直肠癌国际规范与中国临床实践荟萃》。2015 年，为四川省人民医院自杀的医生家属捐款，表达对同行的支持。肺癌小组举办教育会议，全国一共举办 8 场肺癌中青年论坛。多中心回顾性数据分析：EGFR-TKI 耐药；Ⅰb 期肺癌辅助化疗；合作编著《肺癌分类法》；采用轮值制推送“肺癌前沿”微信号 118 期。

（九）肉瘤专家委员会

1. 在北京不定期召开了多次肿瘤内科、骨与软组织肉瘤外科、胸外科、病理科及放疗科参与的多学科讨论会：主要参与医院涵盖了北京大学肿瘤医院、中国医学科学院肿瘤医院、积水潭医院、人民医院及 301 医院等多家。以临床病例为主的多学科讨论，凝聚共识。

2. 在 CSCO 年会上举办“肉瘤专场”，内容丰富，专题报告 6 个，参会人员非常踊跃，气氛热烈。

3. 开展两次活动，上半年在吉林省长春市举办东北地区骨与软组织肿瘤治疗中心的专家讨论会，共同讨论现行的《CSCO 骨与软组织肉瘤临床诊疗共识》在当地运用的可行性，征求修改意见和评价；继而是第七届《CSCO 骨与软组织肉瘤临床诊疗共识》巡讲，参加会议人员超过 150 人，积极热烈，讲者认真负责，取得了与会者的好评。另一次巡讲于 2015 年 12 月 19 日在广西南宁举办，由广西医科大学附属第一医院肿瘤内科胡晓桦教授主办。

4. 2015 年 8 月 21 日，在北京组织京津冀多学科讨论骨肉瘤肺转移诊断、外科治疗时机、内科药物治疗的选择等相关问题。

（十）肾癌专家委员会

2015 年 7 月，召开了 2015 版《中国肾癌诊治指南》修订会，结合国内肾癌治疗实践，以及国外肾癌治疗新进展，参考 NCCN 肾癌指南和 EAU 肾癌指南，对 2013 版《中国肾癌诊治指南》进行了修订，制定了 2015 版《中国肾癌诊治指南》，并由人民卫生出版社出版，于 2015 年 CSCO 大会期间肾癌与泌尿肿瘤论坛正式发布。2015 年，继续推广《中国肾癌诊治指南》，开展了新指南的巡讲工作，巡讲的方针坚持为“规范、合作、提高”，举办了成都、天津、哈尔滨三站 CSCO 肾癌指南巡讲，不仅扩大了 CSCO 专家委员会的影响力，而且将 CSCO 肾癌指南的规范化理念传播出去，特别是在国内原有 CUA 指南的基础上，体现了肿瘤内科诊疗思维，较好地推动了肾癌的综合治疗理念。2015 年 CSCO 年会期间举办了第七届 CSCO 泌尿肿瘤论坛和第一届 CSCO 泌尿肿瘤继续教育专场，众多肿瘤内科医师了解并参与到泌尿肿瘤的治疗中去，而泌尿外科医师也越来越多地参与到 CSCO 中来，提高肿瘤内科方面的知识，这对于整体提高泌尿肿瘤学科发展有较好的推动作用。2015 年，由肾癌专家委员会牵头，联合北京大学肿瘤医院、复旦大学肿瘤医院、北京大学泌尿外科开展了多中心晚期肾癌一线治疗的多中心回顾性分析，回顾性总结我国晚期肾癌靶向治疗的疗效以及预后因素，总结了中国患者的靶向治疗特点，相应结果正陆续发布，对于后续的临床试验具有参考意义。

（十一）小细胞肺癌专家委员会

成功召开了 2015 年 CSCO 东北区域肿瘤综合诊疗高峰论坛，汇集了国内肺癌、胃肠道肿瘤、血液肿瘤、恶性黑色素瘤及放疗领域共 52 位专家，800 余名代表参加此次会议；在此次会议上，召开了多中心回顾性调查研究方案的启动会，拟充分了解我国北方地区非小细胞肺癌患者的 EGFR 基因检测的真实情况，深入了解东北区域的肺癌诊治现状和存在问题，希望通过加强区域内协作，利用各医院资源，最终制订切实可行的解决方案，提高各联盟中心的肺癌防治和研究水平，造福更多的肺癌患者。在第十八届全国临床肿瘤学大会暨 2015 年 CSCO 学术年会及第十四届全国肺癌大会上，小细胞肺癌专家委员会的成员们纷纷走上讲台，传播小细胞肺癌治疗领域的规范和前沿。多次在国际重大学术会议上进行学术报告，包括 2015 年世界肺癌大会（WCLC）、美国临床肿瘤学会（ASCO）年会、中国肺癌高峰论坛、Best of ASCO、Best of WCLC 等。与吉林省肺癌诊疗中心联合主办中国胸部肿瘤研究协作组（CTONG）“东北区域肺癌联盟”成立大会暨“精准医学，规范前行”肺癌规范化诊疗万里行会议（长春站），200余名肿瘤专家共同参加了此次会议。成立了“CTONG东北区域肺癌联盟”，将东北三省16个城市、33家兄弟医院的内科、外科、放疗科、影像科、病理/分子病理科等肺癌诊治相关科室的59名精英专家联合起来，共同开展肺癌防治和科研等工作，为CTONG培养和选拔优秀的预备成员，协助和促进CTONG发展。《恶性肿瘤分期速查手册》已编撰完成，正在审稿过程中。“一类抗肿瘤新药洛铂Ⅳ期临床研究”项目截止到2015年10月31日全国共入组749例有效病例，课题拟加快入组速度，并加强质量监控，尽早完成临床试验。专家委员会成员共同参与的临床试验“洛铂联合依托泊苷与顺铂联合依托泊苷一线治疗广泛期小细胞肺癌有效性及安全性动态随机、平行对照、多中心临床研究”今年已完成总结报告，并拟发表在权威学术杂志上。小细胞肺癌临床研究项目——IP爬坡试验（CTONG-1402）进展顺利，目前已入组16例受试者，CPT-11剂量已爬坡至80mg/m^2。此外，继续开展小细胞肺癌数据库录入工作和系列小细胞肺癌基础及临床转化性研究。

（十二）血管靶向治疗专家委员会

组织多次学术活动：2015年5月9日，在南京召开CSCO 2015抗肿瘤血管靶向治疗国际论坛，此次会议主要就血管靶向治疗最新进展开展讨论和交流，对抗血管生成治疗的进展及优化策略等展开全面介绍；7月，在杭州召开第十一届全国癌症康复与姑息医学大会——肿瘤血管靶向治疗专场；7月，在北京召开第九届中国肿瘤内科大会——抗血管靶向治疗专场；9月，在厦门召开CSCO大会——肿瘤血管靶向肺癌及相关疾病论坛。

2015年9月，在厦门CSCO大会期间召开了2014年度课题中期评审会及2015年度基金评审会。会上，第一期10项获资助的项目申请人提交了书面课题进展并做汇报，与会专家讨论决定是否继续拨放第二次经费；2015年度基金评审会经专家初审和复审，最终确定10项资助。

建立了“血管靶向微信平台”和发行《肿瘤抗血管生成治疗时讯》。“血管靶向微信平台”围绕血管靶向治疗主题，更加快捷方便地传播血管靶向治疗新进展，每周更新2~3次，每次3~5条，目前活跃用户已超过2000人。《肿瘤抗血管生成治疗时讯》为血管靶向治疗学习教材，目前已发行第10期。

（十三）医药研究和安全评价专家委员会

2015年9月，参与CSCO年会，与国际免疫学会、旅美华人血液肿瘤协会举办了有关创新药物研发的专项研讨会，参与者非常积极踊跃，共有超过200位来自医学界、制药行业的专家学者参加了大会，会议获得圆满成功。10月，拜会了CDE的相关领导，就未来针对药物研究安全性的问题作了深入讨论，筹划2016年的专题讨论活动。11月，协同USCACA美国总部，参与广州国际肿瘤研讨会，并颁布USCACA、亚洲癌症基金会青年学者奖学金。

（十四）胰腺癌专家委员会

就《胰腺癌综合诊治中国专家共识》组织了6场全国巡讲，分别在广州、烟台、大连、武汉、哈尔滨、上海举行，共计1000余人次参加。8月，在辽宁大连举办“胰腺癌大连论坛暨2015CSCO胰腺癌论坛"，吸引了200余名国内外基础研究者和临床工作者的积极参与。论坛邀请了多位国内外知名专家，围绕胰腺肿瘤诊断及治疗策略中的新方法、新理念和难点、热点，尤其提出了精准医疗在胰腺癌中应用的良好前景，通过学术讲座和病例分享等形式进行广泛深入的探讨，以满足不同参会者的学习需求。策划举办2015年CSCO年会胰腺癌专场，从外科、内科、影像诊断、个体化综合治疗及分子靶向治疗等各方面做了精彩演讲。会场座无虚席，与会代表积极参与听讲、积极讨论。胰腺癌专家委员会网站已基本完成，此网站将会是胰腺癌专家委员会专家交流学习、资料共享、患者咨询、科普宣传、患者教育、患者随访、数据库共享、多学科讨论的一体化综合性专业网站平台。开展多项临床试验，秦叔逵教授牵头的"尼妥珠单抗联合吉西他滨对比安慰剂联合吉西他滨治疗K-ras野生型局部晚期或转移性胰腺癌的前瞻性、随机对照、双盲、多中心的注册临床研究"已在全国正式开展；另一项一类新药临床试验"K001联合吉西他滨对比安慰剂联合吉西他滨一线治疗局部晚期或转移性胰腺癌的前瞻性、随机对照、双盲、多中心Ⅱ期临床研究"正在稳步推进中，已过伦理审核，即将开始入组患者。不可逆电穿孔技术（又称纳米刀）在2012年4月获美国FDA批准用于临床，同时还通过了欧盟的CE认证，中国CFDA于2015年7月批准其用于恶性实体肿瘤的治疗。我们在国内首先开展经皮穿刺行纳米刀手术，已完成2例，均取得良好的疗效。

（十五）肿瘤营养治疗专家委员会

参与制定《恶性肿瘤患者膳食指导》的工作。制定了成人恶性肿瘤患者的膳食指导原则，与恶性肿瘤有关的营养素推荐摄入量和食物类别，适用于恶性肿瘤患者，尤其是携瘤患者在抗肿瘤治疗期和康复期的营养膳食指导。成功举办CSCO年会"肿瘤营养分会场"，邀请了意大利、广东、南京、北京、上海、杭州等地的知名专家讲学，结合自身临床实践知识和经验，系统阐述了肿瘤营养治疗理论技能及新进展，多角度对肿瘤营养问题做了深入剖析，会场座无虚席，气氛热烈。进一步推广《恶性肿瘤患者营养治疗专家共识》（试行版），于2015年继续在全国各地开展共识解读推广的城市会，主要面向一二线城市的肿瘤科临床医师，覆盖上海、杭州等10余个城市。城市巡讲会反响热烈，受众覆盖20所中等以上医院，千余名临床肿瘤学医务工作者。为《医师报》《中国医学论坛报》等刊物组稿，倡导合理营养。如潘宏铭教授的《肿瘤相关恶病质的诊断与处理》等，为进一步在我国推广科学、积极、合理的肿瘤患者营养管理做出贡献。

（十六）抗肿瘤药物安全管理专家委员会

2015年5月23日，在青岛举行"阿帕替尼治疗胃癌的临床应用专家共识2015专家会议"，根据阿帕替尼上市前、后的国内用药情况，参考其他抗血管生成抑制剂的使用经验，经会议共同讨论，多次修改，最终形成了本共识，以供临床医师参考，专家共识于2015年9月20日发表于《临床肿瘤学杂志》2015，20（9）：841-847。首都医科大学宣武医院王娟撰写的"单抗类抗肿瘤药物不良反应报告分析（165例）"于2015年7月发表于《中国临床药理学杂志》2015，31（13）：1296-1298.

（十七）肿瘤生物标志物专家委员会

将《中国间变性淋巴瘤激酶（ALK）阳性非小细胞肺癌诊断专家共识（2013版）》进行了更新，于2015年制定了《中国间变性淋巴瘤激酶（ALK）阳性非小细胞肺癌诊疗指南》，发表于《中华病理学杂志》[2015，44（10）：696]。制定了《非小细胞肺癌血液EGFR基因突变检测专家共识》，发表于《中华医学杂志》[2015，95（46）：3721]。与强生公司合作发起的“晚期非小细胞肺癌患者循环肿瘤细胞在一线化疗中的动态变化的前瞻性观察性研究（CTONG1202）”，已经完成入组患者150例，正在中期分析相关数据，准备投稿2016年度ASCO会议或ESMO会议。对保存的生物材料正在开展转化性实验研究。CSCO大会期间，吴一龙教授、秦叔逵教授分别主持、主要报告、参与了肺癌、肝癌等多个瘤种的分子标志物相关的会议。其他CSCO-CBC委员会的各个瘤种的专家也均参与了众多关于分子标志物的会议。秘书张绪超主持了“分子标志物和肿瘤个体化诊疗”的会场，并做了“肺癌免疫治疗的分子机制和预测标志物”的报告。CBC的专家们还参与了CSCO的多场全国性巡回讲座交流，主要内容都涉及了肿瘤生物标志物在国内外的研究进展、临床试验的应用、分子诊断技术培训等。推动了国内肿瘤分子标志物的相关医学教育和临床应用水平提高。2015年9月17日，在厦门召开了“中国肿瘤驱动基因分析联盟”（China Actionable Genome Consortium，CAGC）的启动会。促进其他国内或国际关于生物标志物合作项目的开展：包括：

（1）我国1万例肺癌大样本的ALK基因重排筛查研究，进展顺利。整体上推动了参与单位的ALK分析检测能力的提高。

（2）联合多家药企、生物技术公司开展学术推广合作。

（3）ROS1阳性肺癌的临床试验进展顺利，将对ROS1的临床应用邀请委员会专家进行讨论，拟整理成文形成共识。

（4）血液EGFR突变分型及其临床试验（BENEFIT）、血液多基因通量测序技术的应用研究等均已经开展或即将开展。

四、中国临床肿瘤学科学基金

本年度中国临床肿瘤学科学基金新评选出的奖项资助额达500万元，分别用于CSCO年度成就奖以及年会优秀论文14篇，新评选出的CSCO-先声抗肿瘤血管靶向治疗科研基金项目、CSCO-默克雪兰诺肿瘤研究基金项目共77个。此外，对于既往已经获得首期资助但尚未完结的研究项目，经过中期评审，共有10个科研项目进展良好，获得继续资助。这些先进的学术研究在CSCO基金的支持下得到了顺利发展，为中国临床肿瘤学事业的发展起到了有力的推动作用。

2015 CSCO肿瘤精准医学论坛隆重召开

宋　坤

2015年12月5日，由中国临床肿瘤学会、北京市希思科临床肿瘤学研究基金会主办，上海同济大学附属天佑医院协办的“2015CSCO肿瘤精准医学论坛”在上海隆重召开。本着“前沿，创新”的会议宗旨，本届 CSCO 肿瘤精准医学论坛邀请了众多知名专家，就肿瘤个体化、精准医学治疗理念以及各肿瘤领域治疗进展做了精彩解读，旨在促进肿瘤治疗的国际化交流与学习，推动肿瘤科学术的长远发展。

本次会议云集了国内肿瘤医学界的顶尖专家，同济大学校长裴钢院士，CSCO 基金会理事长、解放军八一医院副院长秦叔逵教授，同济大学附属天佑医院院长范关荣教授，南京大学模式动物研究所所长高翔教授，CSCO 秘书长、同济大学附属天佑医院副院长李进教授，以及众多与会同道齐聚一堂，共商肿瘤精准医学的发展。

在复旦大学附属肿瘤医院郭晔教授的主持下，大会正式拉开帷幕。开幕式首先由大会主席秦叔逵教授代表主办方致欢迎辞。秦教授介绍本次大会主要有两个任务，一是开展学术活动，二是同济大学临床肿瘤协作中心的揭牌仪式，中心的成立为肿瘤的诊断、治疗和研究增添了新的生力军，是肿瘤界的大喜事。同时秦教授回顾了 CSCO 创立 18 年来的光荣历史与辉煌成就，为中国临床肿瘤事业做出诸多贡献。CSCO 始终坚持 5 大任务：第一，临床肿瘤学领域的继续教育；第二，促进国内外的学术交流；第三，推动临床研究；第四，提倡多学科合作规范化诊断与治疗；第五，积极开展患者教育。多年来 CSCO 在这 5 个方面做了大量工作。近年来，精准医学受到极大的关注。精准医学的开展，是建立在基因组学、蛋白质组学、代谢组学等新一代分子生物学、分子免疫学的基础上，有赖于二代测序、深度测序的进步，也借助于大数据、IT 特别是移动医疗的发展。本次会议主题非常鲜明，主要议题是“精准医学”，涵盖精准诊断、精准治疗等相关的研究，内容非常新颖，相信参会者会不虚此行。

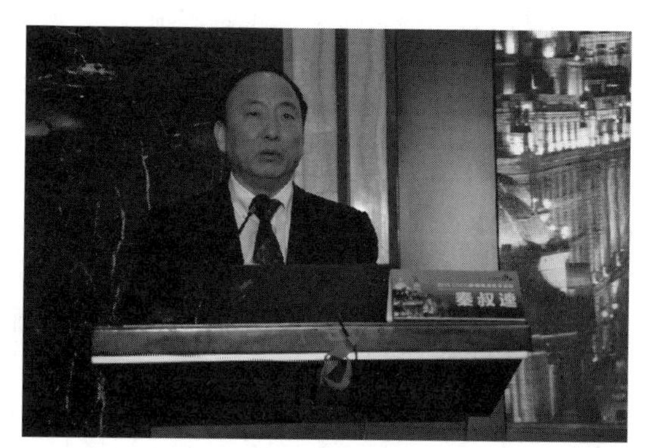

秦叔逵教授致辞

随后，大会主席范关荣院长代表承办方致欢迎辞。范院长在致辞中讲到，肿瘤一直让老百姓“谈癌色变”，但是通过近年来科学家、医学专家的精心研究和悉心治疗，肿瘤已经达到可控可治的阶段，很多早期的肿瘤可以根治痊愈，晚期患者可以延长寿命，提高生活质量。这样的局面下，召开此次会议的意义非常深远。随着专家们的努力，肿瘤的个体化、精准医学的治疗越来越受到重视。天佑医院将肿瘤作为重点发展学科，成立了同济大学临床肿瘤协作中心，相信在同济大学以及全国医学专家的支持、帮助和天佑医院的努力下，天佑医院的肿瘤临床协作中心一定会取得丰硕的成果来延长更多晚期患者的生命，提高患者的生活质量。

本次会议设置了同济大学临床肿瘤协作中心的揭牌仪式，同济大学校长裴钢院士为揭牌仪式致辞。当前人口健康成为我国的一个重大挑战，无论是教育界、科技界、还是医疗界，都要共同携手，为应对这个挑战做出应有的贡献。肿瘤治疗到了一个新的阶段，中国的肿瘤精准医学不仅能够向西方学习，同时能做出自己的特色。精准意味着更系统化、个体化地理解肿瘤，对各种肿瘤治疗方案进行优化，以达到最佳的目的；但是另一方面，根据我国社会经济发展情况来看，肿瘤的发病率还在继续上升，如何在肿瘤治疗和预防方面都能取得进步，是我们面临的一个重要问题，因此同济大学成立了这个中心。裴钢院士在致辞中对中国的肿瘤精准医学寄予厚望。他表示，肿瘤治疗已经发展到一个新的阶段，中国的肿瘤精准医学不仅是更好地像西方学习，同时也要做出自己的特色，今后我们的一项重要任务就是开创一条属于中国的肿瘤精准医学的道路。

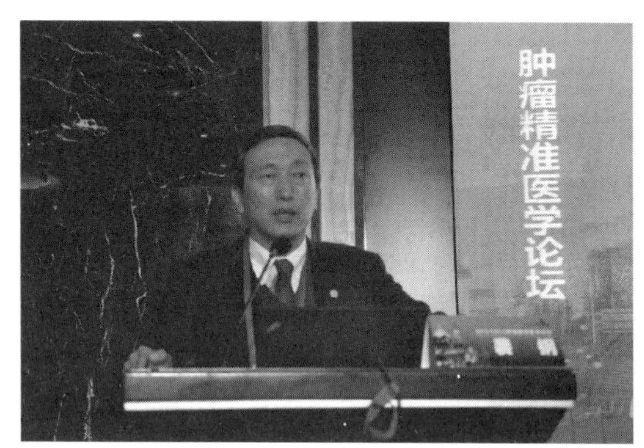

裴钢院士致辞

裴钢院士在致辞结束后，与秦叔逵教授、范关荣教授、高翔教授、李进教授共同为同济大学临床肿瘤协作中心进行揭牌。

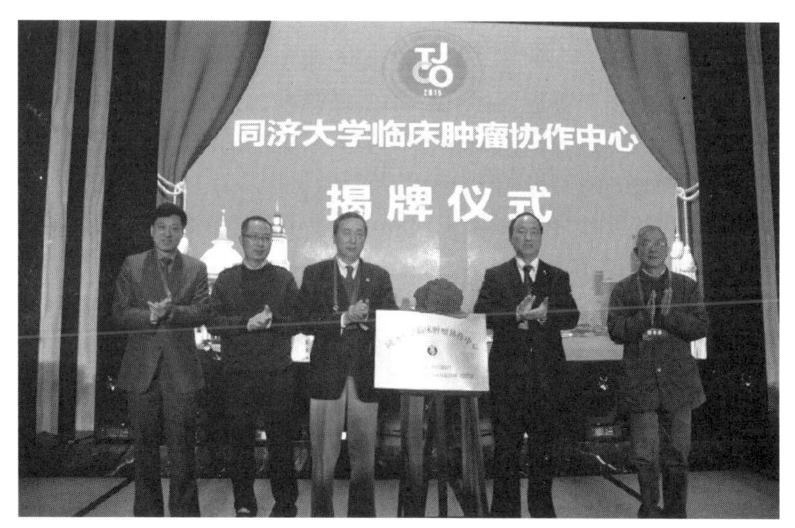

同济大学临床肿瘤协作中心揭牌仪式

（左起：李进教授、高翔所长、裴钢院士、秦叔逵教授、范关荣院长）

大会秘书长李进教授在随后的致辞中讲到，过去几十年来，虽然进行了很多努力，但是肿瘤患者生存期的延长与肿瘤患者的期望仍不相符。同济大学临床肿瘤协作中心的成立是一个里程碑，也是一个新的开端。现在已经进入分子靶向、精准医学的时代，我们不能还像过去一样单打独斗，而是需要团队合作的精神。临床肿瘤协作中心的成立在同济大学吹响了冲锋的号角，期待更多有志之士的加入。大家同心协力办好临床肿瘤协作中心，为中国的肿瘤事业乃至世界的肿瘤事业做出贡献，为肿瘤患者带来更大的获益，挽救他们的生命，这也是本次大会的愿景。

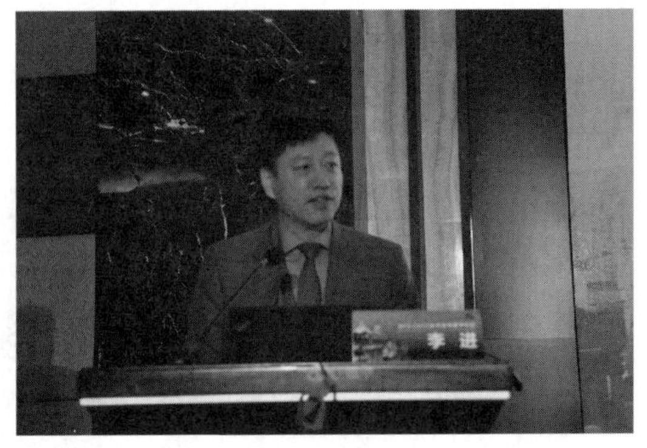

李进教授致辞

之后，大会迎来了精彩的学术讲座，多位专家从不同角度对精准医疗进行了精彩解读。大会下午分为肺癌、乳腺癌、肠癌、胃癌四个分会场，专家们分别就四个领域的治疗进展进行专题讲座，传播肿瘤精准医学方向先进的临床知识和规范的临床诊疗，为从事肿瘤防治工作的医务人员更新拓宽了临床思维。

（来源：医脉通，发布时间：2015-12-07，并参考其他媒体的相关报道综合整理）

2015CSCO临床肿瘤学新进展学习班在沈阳成功举办

旨在积极推广循证医学和肿瘤规范化诊治、提高我国肿瘤专科医师临床水平的CSCO金牌继教项目——CSCO临床肿瘤学新进展学习班，10月16日~18日在辽宁省沈阳市开讲，260多位来自东北三省的临床肿瘤学工作者参加了学习和交流。

程颖、王健民、黄诚、刘巍、华海清、陈功、陆劲松、郭晔教授组成的CSCO专家团，以及当地专家滕月娥和赵明芳教授莅临沈阳站学习班，并分别就小细胞肺癌内科治疗进展、造血干细胞移植在淋巴瘤治疗中的应用、非小细胞肺癌抗血管药物治疗进展、胃肠道肿瘤的姑息治疗、肝癌合并门静脉癌栓治疗进展、结直肠癌辅助治疗的进展、乳腺癌小肿瘤的研究进展、晚期唾液腺癌的内科治疗、乳腺癌抗血管靶向治疗进展和2015WCLC肺癌诊治新进展等专题进行了报告和讲解。会场学习气氛浓厚、秩序良好，学员们更是反响热烈，多次提问都因为超时被主持人不得不打断。

本站学习班得到了中国医科大学第一附属医院和辽宁省肿瘤医院的全力支持，中国医大附院金锋教授团队和省肿瘤医院孙涛教授团队在筹办学习班过程中做了大量的工作。其他在沈阳的委员也积极参与，为学习班献计献策，刘云鹏教授17日深夜从北京赶回沈阳，参加了第二天的活动并在最后对学习班做了精彩的总结。

本站活动由江苏恒瑞医药股份有限公司协办，中央市场部冯斌经理和东北大区赵云经理及其团队，积极主动地配合主办和承办方，为学习班顺利举办付出了辛苦和努力。谨此对各方的关心和支持表示衷心的感谢！

（来源：CSCO网站，发布时间：2015-10-26）

新的要求，新的形式，新的收获
——CSCO 专题学术研讨会在苏州开启

有着 15 年历史的 CSCO 临床肿瘤学新进展学习班（前身为 CSCO 西部行），在传播肿瘤规范化、多学科综合治疗理念的同时，为中西部地区和基层肿瘤学工作者带去了大量的临床肿瘤学资讯，分享了众多知名专家的临床实践经验，得到了广大专科医生尤其是基层医师的热烈欢迎，也受到国家有关部门和业内人士的充分肯定和广泛好评，已成为 CSCO 开展学术交流和继续教育的重要平台。

学习班安排的是多瘤种内容，时间紧，内容多，形式只能以讲为主，无法进行探讨和交流。而高年资医师尤其是专业方向明确的医师，既有多年来对专业的感悟，也有长期的临床实践中产生的疑虑和困惑，他们更想了解本领域的发展动态和趋势，更关注提升解决本领域实际问题的能力，所以，希望能跟国内知名专家深入交流，得到更直接的指导。

为了改善对高年资医师的教育效果，对学会继教板块进行有效的补充和拓展，CSCO 办公室和继续教育部在调研后提出了开设 CSCO 专题学术研讨会的计划，并报主任/秘书长联席会议通过。

研讨会主题可以按瘤种或某种治疗技术和手段（方法）设定，大的瘤种可以根据肿瘤发展特性进行细分，或者聚焦某一特定阶段的治疗问题。我们设想研讨会规模以 30~40 人为佳，交流方式也一改“以讲为主”的常态，换以“交流（观点）为主，讨论（病例）为重”的形式，同时辅以专家示范查房环节，力争用更具体、更直观的方式解决学员们临床实践中遇到的问题，引导他们走上肿瘤规范化诊疗之路，培养一批能学习、爱思考、专学术、有朝气的学术接班人，为学会继教工作开辟一片新天地。

在学会、继续教育部的领导和支持下，经过多方积极筹备，2015CSCO“晚期非小细胞肺癌诊治策略”研讨会于 10 月 25 日在苏州大学附属第一医院举行，由陶敏教授主持，王洁和傅小龙教授担任导师。上午的示范查房环节在新落成的肿瘤科病房进行，导师们认真查看了患者的各项检查资料，并来到病床前仔细询问患者的情况。讨论过程中，学员们争先恐后举手发言，针对 3 个病例的诊断和治疗情况提出了诸多疑问或建议。导师和学员们充分互动，对合乎规范的处置手段也给予了肯定，同时也解答了讨论中的各种问题。

在下午的研讨环节中，由青年委员会推荐的福建省肿瘤医院林根教授、湖南省肿瘤医院邬麟教授和江苏省肿瘤医院史美祺教授分别就肺癌全程管理策略、EGFR 突变 NSCLC 优化治疗策略、晚期和 NSCLC 神经内分泌肿瘤的治疗策略作了简短的引导性发言，并介绍了相关病例供讨论。研讨从不同的视角演绎了晚期 NSCLC 治疗策略选择，导师和专家们也引经据典，肯定了正确的处理方式，同时对不合理的做法提出了意见和建议。研讨会气氛活跃，在不停的讨论和有条不紊的问答中，规范化治疗和多学科的协作在晚期 NSCLC 治疗中的重要性得到了不断的强化。

近年来，各级肿瘤学相关的学术组织和医院都在积极举办各种学术活动，会议、论坛多如牛毛。这也提醒我们应该去深入了解临床医师的真实需求，动脑筋想办法将学术活动办得更加有声有色，努力为业内医生解决临床中的实际问题，这是新的形势给我们提出的新的要求，也是学会自身发展的需要。这次苏州站研讨会是 CSCO 推广继续教育的又一次积极的尝试，来自江苏省各地的 33 名肿瘤专业医师参加了研讨和交流，从会后对参会学员的调查来看，学员们对与专家面对面交流的形式颇为认同，并且从实战的病例讨论和专家近距离的指导中收获不小。

研讨会收到了预定的效果，各方的肯定和鼓励也增添了我们继续前行的信心。衷心感谢专家们的辛勤付出！感谢苏州大学附属第一医院及肿瘤科陶敏教授团队的全力支持！感谢江苏奥赛康药业的大力协助！（CSCO 办公室）

（来源：CSCO 网站，发布时间：2015-10-30）

2015CSCO 临床肿瘤学新进展学习班在徐州圆满落幕

11 月 8 日，CSCO 临床肿瘤学新进展（徐州站）学习班暨 2015 徐州市肿瘤专业委员会年会在古城徐州美丽的云龙湖畔成功举行，这也是今年 CSCO 继续教育学习班的收官之作。本站活动由徐州市医学会肿瘤专业委员会承办，南京正大天晴协办。11 月的徐州已然进入了初冬，又正值江苏地区大幅降温，学习班与寒潮不期而遇，但是仍然有 210 名来自江苏省各地以及安徽和山东的肿瘤学相关科室的医师参加了学习班，他们孜孜不倦追求学术的热情，再次深深感染了 CSCO 讲学团的讲者，也鼓舞了所有的工作人员。

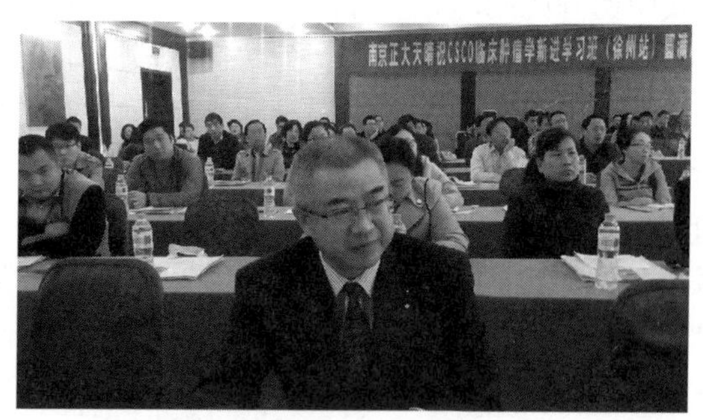

北京大学肿瘤医院朱军教授莅临学习班指导

近年来，医患关系紧张，医疗形势不容乐观，这给我们举办学术活动平添了不少难度。面临复杂形势，学会领导对学术和继续教育活动没有丝毫的放松，要求我们高举公益和学术大旗，排除干扰，行事合规，一如既往地开展继续教育。在学会和继续教育部的领导下，根据继续教育部的工作计划，我们先后在合肥、呼和浩特、长沙、福州、青岛、沈阳、长春和徐州成功举办了 CSCO 临床肿瘤学新进展学习班，共计 2600 余名医务工作者参加了学习和交流。CSCO 专家团有 96 人次参加了学习班讲学，受到各地医生的热烈欢迎。值得一提的是，今年有多站学习班采取了与当地地方学会联合举办的形式，活动合二为一，既发挥了 CSCO 的专家优势和学术影响力，又节省了各方资源，同时减少了医生的负担，效果明显。

2015 系列学习班得到了安徽省肿瘤治疗中心、安徽省立医院、内蒙古肿瘤专业委员会、内蒙古自治区人民医院、福建省肿瘤内科学会、福建省肿瘤医院、青岛大学附属医院、中国医科大学附属第一医院、辽宁省肿瘤医院、吉林省医学会、吉林省肿瘤医院和徐州市医学会肿瘤专业委员会的大力协助。南京正大天晴、赛诺菲、江苏先声、南京绿叶思科、江苏恒瑞医药、上海罗氏、阿斯利康、北京诺华和江苏豪森等多家 CSCO 团体会员单位也积极参与和支持了系列活动。谨此对各方的关心和支持表示衷心的感谢!

CSCO 已成为国家一级学会，今后，我们将在理事会的领导和指导下，在多层面开展多种形式的继续教育活动，以更务实的作风，将更专业、更实用的资讯和经验带给大家，欢迎广大会员积极参与。(CSCO 继教部 办公室)

（来源：CSCO 网站，发布时间：2015-11-13）

感恩·欣慰·期待

——第 16 届 IASLC 科学奖获得者吴一龙教授随想

廖莉莉

IASLC 波尔·邦恩（Paul A. Bunn）JR. 科学奖（原 IASLC 科学奖）是为了表彰那些在胸部恶性肿瘤研究中做出卓越科学贡献，同时又致力于相关组织发展的 IASLC 科学家而设立的。2015 年，IASLC 将这一奖项授予了广东省人民医院、广东省医学科学院、广东省肺癌研究所的吴一龙教授。会前，我们对吴教授进行了独家专访。

“本来，我们以为这些著名国际学术组织的重要奖项，离我们是很遥远的一件事。像 IASLC 这一奖项，其流程是先由全世界胸部肿瘤相关知名专家提名，之后由提名委员会经过认真讨论，最终确定奖项花落谁家。与国内奖项评选过程最大不同的是，获奖人并不清楚谁有幸被提名、谁能最终获奖。”吴教授说。

他介绍，自己是在两个月前的某一天，突然接到了 IASLC 发来的 E-mail，才知道自己获得了今年 WCLC 上的这一举足轻重的重要奖项。

“后来通过 IASCL 发来的评语，我得知，这次能有幸得奖，主要是因为我们中国团队这些年来在精准医疗领域做出的贡献。因为在肺癌治疗中，我们在以靶向治疗为代表的精准医学方面开展的十几年前瞻性的前沿工作推动了靶向药物在世界各国的使用，把肺癌临床治疗向前推进了一大步。虽然仅是简单的几句评语，但我个人认为，分量已经足够重了。感谢 IASLC 用此奖项来对我们过去所做工作进行了重要的评价。而我感到更加欣慰的是，最重要的是这些研究成果改变了肺癌诊治临床实践，使患者获得了切实的益处。”吴教授感慨道。

对于获奖主要原因，吴教授介绍，这与近年来我们在国际肺癌领域的表现和贡献不无关系，现在有很多国际重要肺癌研究我们都有学者参与其中。而当被问起这一奖项的获得对自己意味着什么时，吴教授说：“该奖项的获得说简单也简单，说不简单也不简单。简单的是获奖人无需准备，无需答辩，什么都不需要。不简单的是由于 WCLC 之前是 3 年 1 次，后来改为两年 1 次，今年虽是第 16 届，但也仅授予了 10 位国际上著名的肺癌研究者，可见获得这一奖项的珍贵；而且，这也是IASLC首次将奖项颁给来自发展中国家的我们，代表我们作为新兴力量越来越受到国际肺癌领域同行的认可，这对我们而言是重要鼓励。”

不过，吴教授还谦虚地表示：“个人认为，其实我们离国际先进诊治水平还有很大的差距，现在我们很多还是以跟随（follow）国际为主，还远达不到引领（lead）。如何把我们的工作更好地向前推进，我们还有很长的一段路要走。希望通过这个奖，能够‘以点带面’地促进我国肺癌研究发展。期待未来我们不断努力、创新，进一步为世界肺癌研究发展作出我们的贡献，尤其是在能更多改变临床实践的领域，做到真正无愧于这个奖。”

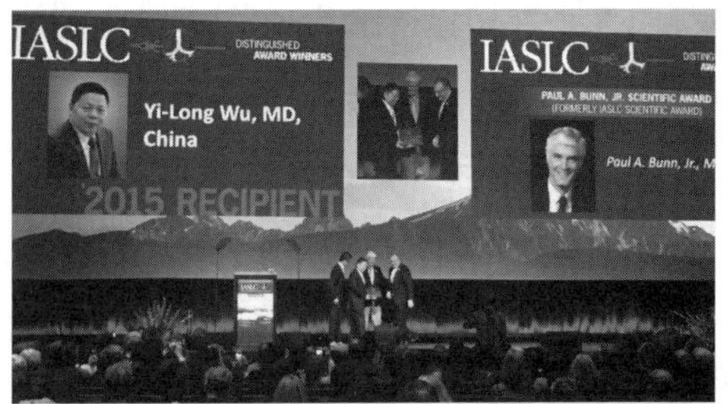

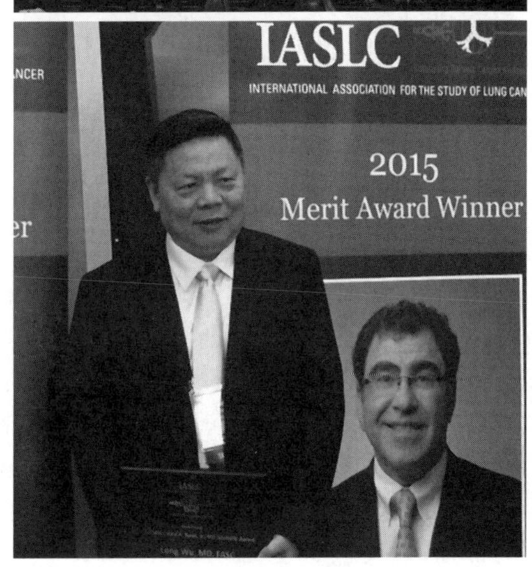

吴一龙教授获得2015年IASLC Paul A. Bunn JR. 科学奖，以上图片为颁奖现场

后记：开幕式上一位年仅25岁的女性肺癌生存者，向全世界肿瘤医生发出了“我们需要你、我们需要你们的研究”的期待，更让吴一龙教授感动，他在微博上写到：“当看到患者渴求的眼光，还有什么比此更为激励、更感到肩膀上沉沉的责任呢？”

（以上照片由吴一龙教授及其团队提供。来源：壹生，发布时间：2015-09-08）

（来源：CSCO网站）

2015年CSCO会员摄影作品展获奖名单

由中国临床肿瘤学会（CSCO）、北京市希思科临床肿瘤学研究基金会主办，雷允上药业有限公司协办的“2015年CSCO会员摄影作品展”，经参会代表投票“我最喜欢的作品”，下列作品分别获得“金质收藏奖”“银质收藏奖”和“铜质收藏奖”。

金质收藏奖：

焦智民，河南省安阳市肿瘤医院《授帽》

孙　燕，中国医学科学院肿瘤医院《野生仙草铁皮石斛》（见彩图第1页）

潘宏铭，浙江大学附属邵逸夫医院《师》

陈信义，北京东直门医院《大自然的美丽》

许　青，上海第十人民医院《过去未来》

银质收藏奖：

赖小平，福建省龙岩市第一医院肿瘤内科《快乐时光》
王乐园，吉林省通化市人民医院《铁匠师傅》
雷通海，浙江省肿瘤医院《卢子敬烈士的孙女》
吴　芳，中南大学湘雅二医院肿瘤科《爱》
闫天生，北京大学第三医院胸外科《92 岁白族老奶奶》
张凯竞，浙江省台州市中心医院《山村晨曲》
徐　妍，南京医科大学附属无锡第二医院《闲阳》
李萍萍，北京大学肿瘤医院《蒙古包下起舞》
刘子厚，吉林省肿瘤医院《远眺》
沈　峥，甘肃省肿瘤医院《责任》

铜质收藏奖：

白淑平，黑龙江省肿瘤医院内五科《古格王国》
鲍　颖，湖北省襄阳市第一人民医院《异国见闻》
高秉承，云南省中医医院《悉尼郊区玫瑰湾》
何　明，河北医科大学第四医院胸外科《解放广场》
李海平，河北医科大学第四医院《天路》
李　惠，江苏省中医院《夕阳》
梁素美，湖北省襄阳市第一人民医院肿瘤科《无题》
栾海鹰，山东省蓬莱市医院《北国风光》
秦健勇，广州医学院荔湾医院肿瘤科《薪火相传》
孙永浩，山东省淄博市中医医院《风云》
唐家宏，解放军第一五五中心医院《汴西湖夕阳》
唐　曦，上海市华东医院肿瘤科《海岛风光》
王　黎，河南省肿瘤医院《病树前头万木春》
王玉华，河北医科大学第四医院肿瘤内科《长安公园》
王　臻，第四军医大学第一附属医院《土楼“小老板”》
文欣轩，湖北省襄阳市第一人民医院《欢笑飞扬》
闻志鹏，河北省深州市医院内四科《异国美景》
许民宇，江苏省兴化市戴南人民医院《兴化市李中水上森林》
张海东，湖北省襄阳市第一人民医院《光与影》
章　莉，上海市新华医院肿瘤科《云影》
赵　敏，河北省胸科医院肿瘤科《女儿的雪狗》
郑　坚，广州中山大学附属第六医院放疗科《晨曦静色》
郑磊贞，上海市新华医院肿瘤科《风云》
钟玉萍，首都医科大学附属朝阳医院《湖中倒影》

（来源：CSCO 网站 发布时间：2015-10-12）

❖ 肿瘤会议纪要、信息 ❖

中国癌症基金会六届十二次理事会在京举行

中国癌症基金会六届十二次理事会于 2015 年 2 月 28 日上午在北京人卫酒店召开。理事长彭玉，副理事长兼秘书长赵平等中国癌症基金会理事、监事出席此次会议，基金会工作人员列席会议。会议由彭玉理事长主持。

副理事长兼秘书长赵平向理事会汇报《中国癌症基金会 2014 年工作总结与 2015 年工作计划》，赵平副理事长提出要认真落实中央“四个全面”的精神，以“调整、巩固、充实、提高”为指导方针，稳步推进基金会 2015 年的工作。财务部张金萍主任向理事会报告《中国癌症基金会 2014 年经费收支决算与 2015 年经费收支计划》。经参会理事审议，一致通过两个报告。监事会郁德水主任向理事会宣读《中国癌症基金会 2014 年度审计报告》并代表监事会对基金会的工作给予高度评价。

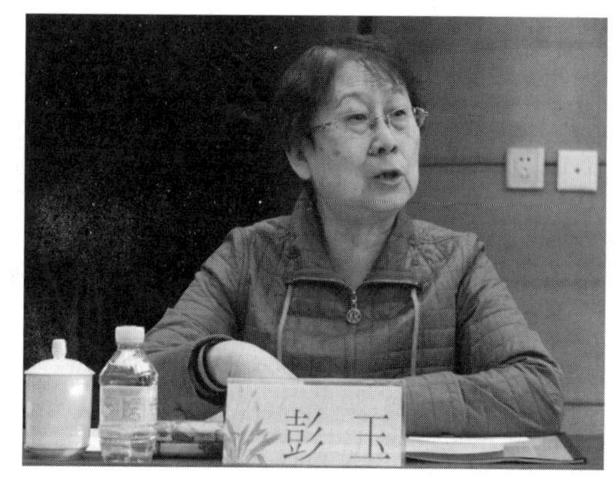

根据基金会章程，会议还确定了今年 8 月的换届事宜，并通过了换届筹备领导小组名单。

参会理事充分肯定了基金会 2014 年的工作，各抒己见，会议取得圆满成功。

（稿源：中国癌症基金会）

中国癌症基金会七届理事会换届会议暨七届一次理事会在京举行

2016 年 2 月 2 日，中国癌症基金会七届理事会换届会议暨七届一次理事会在北京召开，会议选举产生了第七届理事会理事及七届理事会负责人、监事会及副秘书长。会议审议并通过了《第六届理事会工作报告》《2015 年工作总结及 2016 年工作计划》，审议并通过了《第六届理事会财务工作报告》和《2015 年经费收支决算及 2016 年经费收支预算》，审议并通过了《中国癌症基金会章程》（修改草案）。

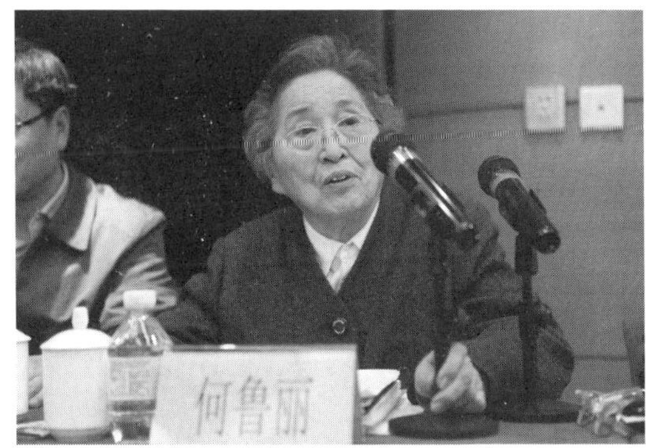

何鲁丽主席讲话

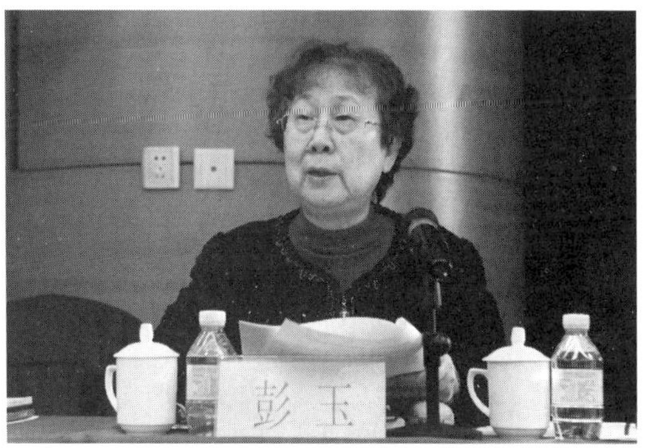

六届理事长彭玉女士做工作报告

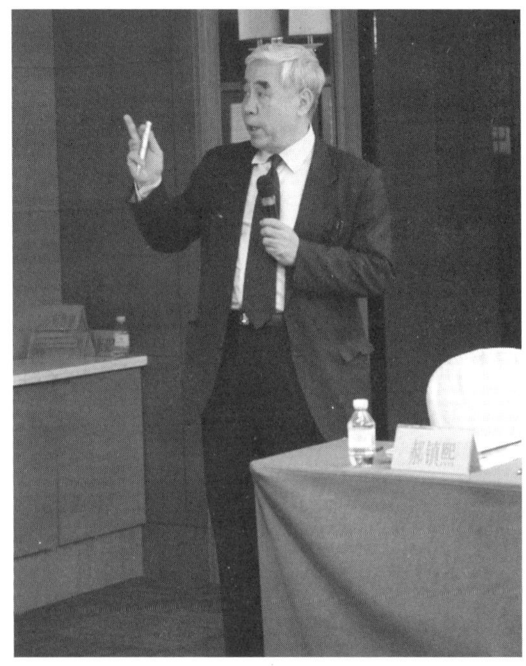

六届副理事长兼秘书长赵平教授做工作报告

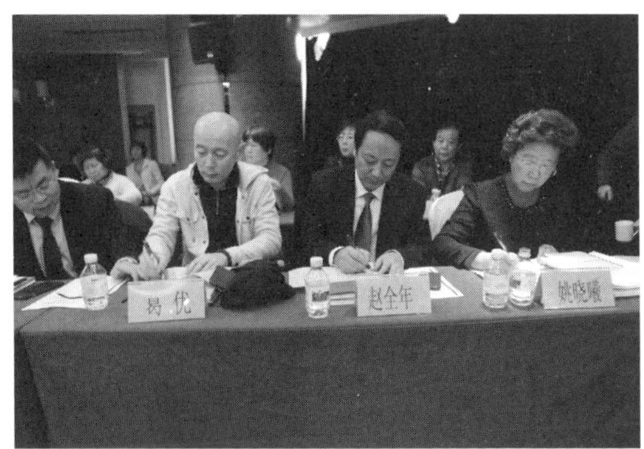

前排右起：姚晓曦女士、赵全年教授、葛优先生、季加孚教授

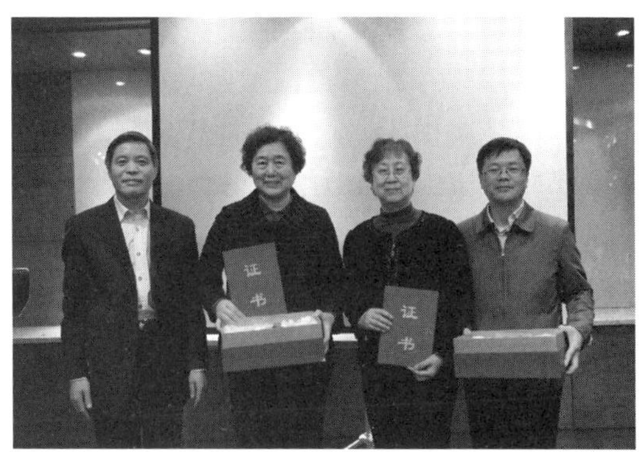

六届理事长彭玉女士和六届常务副秘书长余瑶琴女士荣获突出贡献奖

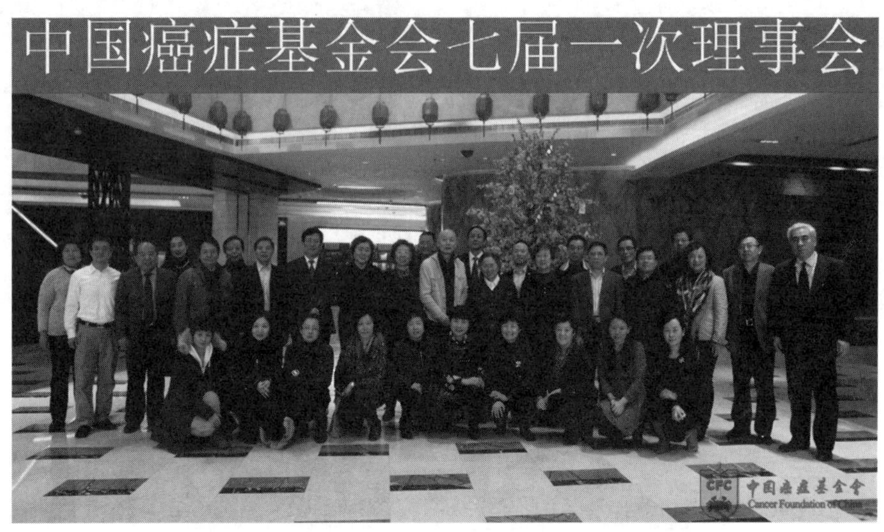

（稿源：中国癌症基金会）

第九届中国肿瘤内科大会暨第四届中国肿瘤医师大会在京召开

中国医学科学院肿瘤医院内科　唐　乐

第九届中国肿瘤内科大会（The 9th Chinese Symposium on Medical Oncology，CSMO）、第四届中国肿瘤医师大会（The 4th Annual Meeting of Chinese Association for Clinical Oncologists，CACO）暨中国抗癌协会肿瘤临床化疗专业委员会2015年学术年会于2015年7月1日~5日在国家会议中心隆重举行。本次大会由中国癌症基金会、中国抗癌协会肿瘤临床化疗专业委员会、中国医师协会肿瘤医师分会主办，中国医学科学院肿瘤医院承办。

7月2日上午，大会开幕式在国家会议中心四层大厅隆重举行，大会执行主席、中国抗癌协会肿瘤临床化疗专业委员会主任委员、中国医师协会肿瘤医师分会会长、中国医学科学院肿瘤医院副院长石远凯教授主持开幕式。原卫生部副部长、中国癌症基金会理事长彭玉女士，中国医师协会张雁灵会长，中国抗癌协会王瑛秘书长，中国医学科学院院长曹雪涛院士，中国医学科学院肿瘤医院院长赫捷院士，大会共同主席、中山大学附属肿瘤医院管忠震教授，亚洲临床肿瘤学会名誉主席、中国癌症基金会副主席、国家抗肿瘤新药临床研究机构主任孙燕院士分别致开幕辞。

出席会议的还有：第九届全国人大常委会副委员长、中国癌症基金会主席何鲁丽女士，中国工程院程书钧院士、于金明院士、丁健院士、王红阳院士、付小兵院士、詹启敏院士，中华医学会祁国明副会长，ESMO 前主席、牛津大学 David Kerr 教授，哈佛医学院 Frank Hu 教授，耶鲁纽黑文肿瘤医院 Rogerio C. Lilenbaum 教授，《The Lancet Oncology》杂志主编 David Collingridge 教授等国内外知名专家学者。

CSMO 和 CACO 分别已经走过了 8 年和 3 年的历程，会议在我国肿瘤界的影响力逐年扩大，对我国肿瘤内科的健康发展和肿瘤医师队伍的建设起到了积极地推动作用。今年会议的主题是“聚焦癌症精准医学，完善肿瘤诊疗体系”，大会在关注肺癌、淋巴瘤和血液系统恶性肿瘤、消化道肿瘤、乳腺癌、头颈部癌等常见肿瘤诊断和治疗的最新进展的同时，对癌症姑息和疼痛治疗、肿瘤营养支持治疗、肿瘤免疫、抗肿瘤新药临床试验研究和肿瘤治疗的新技术、新方法，与肿瘤内科治疗相关的转化性研究，以及如何发表高分文章等方面也给予了足够的关注。此外，为了培养我国肿瘤内科和肿瘤治疗领域的后备力量，今年的大会还开设了青年专场，为青年展示才华提供了平台。本次会议共邀请国内外专家 200 余人授课，有近 2000 位代表参会。收到专家约稿 149 篇、征文 429 篇。

在今年的大会上举行了《临床肿瘤内科手册》第 6 版和《临床路径释义 · 肿瘤疾病分册》的首发式；编辑出版了《2015 年中国肿瘤内科进展/中国肿瘤医师教育》供广大肿瘤界同道学习交流。

一年一度的 CSMO & CACO 业已成为中国肿瘤内科标志性的国家级学术盛会和中国肿瘤界具有重要影响的学术会议之一，成为我国肿瘤内科工作者展示研究成果、进行学术交流和推进我国肿瘤内科发展的重要平台，对我国肿瘤内科的健康发展和肿瘤医师队伍的建设起到了积极的推动作用。与会代表一致反映，参会后在开阔思路、优化知识结构、提高临床决策能力和个体化治疗水平方面收获良多。

（来源：中国医学科学院肿瘤医院网站，发布时间：2015-08-24）

把握精准医疗 关注学科发展

——记“肿瘤内科治疗新进展”会议

2015 年 8 月 29 日~30 日，由中国癌症基金会、国家癌症中心、北京乳腺病防治学会主办，中国医学科学院肿瘤医院承办的“肿瘤内科治疗新进展（MOPS）”会议在北京人卫酒店隆重召开，会议主题为“把握精准医疗，关注学科发展”。我院内科主任徐兵河教授担任大会主席。国内外 600 余名肿瘤内科专家学者齐聚一堂，共同探讨国际肿瘤精准医疗前沿问题。

8 月 29 日上午 9 点，大会在我院内科马飞副教授的主持下开幕，中国工程院孙燕院士、詹启敏院士，中国癌症基金会副秘书长姚晓曦，徐兵河教授分别致词。孙燕院士回顾了我国肿瘤学的学科建设发展历史，指出肿瘤治疗规范化的重要性，并对我国肿瘤学的未来发展表达了殷切希望。詹启敏院士指出，肿瘤内科是精准医学发展的主战场，该论坛对推动肿瘤诊疗水平的提高有重要意义。徐兵河教授说，随着肿瘤内科的不断发展，迫切需要对肿瘤内科的新进展和诊疗经验进行交流，希望大家有所收获。

会议设置了乳腺肿瘤、胸部肿瘤、消化肿瘤、淋巴肿瘤、泌尿肿瘤及转化医学学术专场，专家们就临床及转化研究中的重大问题，包括发展方向、关键技术和前沿研究成果，展开学术报告与交流。

詹启敏院士在会上做了“肿瘤精准医学的发展需求和重点任务”的主题演讲。他指出，通过发展精准医学，根据患者的临床信息、应用现代遗传技术、分子影像技术、生物信息技术，结合患者的生活环境和方式，实现精准的疾病分类及诊断，制订具有个性化的疾病预防和治疗方案，从而形成一批我国制订、国际认可的疾病诊疗指南、临床路径和干预措施。

乳腺肿瘤专场由徐兵河教授和解放军 307 医院江泽飞教授共同主持，专家们分别针对 HER-2 阳性、三阴性和 HR 阳性乳腺癌的治疗策略和新进展进行了探讨。在消化肿瘤专场，我院内科周爱萍教授在“大肠癌化疗新进展”讲座中指出，局部晚期直肠癌同步放化疗的传统模式受到了挑战，新辅助化疗的作用值得进一步期待。食管癌专场由郑州大学第一附属医院樊青霞教授、我院内科黄镜教授共同主持，专家们就食管癌的多学科治疗及前沿进展进行了探讨。胸部肿瘤专场由解放军总医院焦顺昌教授、我院内科王洁教授共同主持，多位专家分享了小细胞肺癌和非小细胞肺癌靶向治疗、免疫治疗方面的新进展。转化医学专场由徐兵河教授、复旦大学附属肿瘤医院胡夕春教授共同主持，专家们就肿瘤分子诊断、循环肿瘤细胞及肿瘤基因组学的临床应用问题进行了研讨。同时，多位专家针对晚期肾癌的靶向治疗进展、淋巴瘤诊治策略和新进展等展开了讨论。

此次会议体现了肿瘤内科医生对学科新进展的关注和贡献，展现了肿瘤内科学的无限生机和魅力，有利于进一步推动肿瘤内科治疗的飞速发展。

（作者：内科 李　俏）

（来源：中国医学科学院肿瘤医院网站，发布时间：2015-09-11）

中国老年学学会老年肿瘤专业委员会年会暨第 9 届中国老年肿瘤学大会在京召开

2015 年 4 月 10 日 ~12 日，中国老年学学会老年肿瘤专业委员会（CGOS）年会暨第 9 届老年肿瘤学大会高峰论坛在北京召开，本次会议的主题是“优化治疗模式、提高生存质量”，在综合治疗模式、姑息医疗和临床转化医学等方面进行重点研讨。会议突出老年肿瘤患者合并基础疾病多、脏器功能减退等特点，结合近年来临床与基础研究的结果，设置消化系统肿瘤、肺癌、乳腺癌、淋巴血液肿瘤、舒缓医学（姑息治疗）、分子靶向、放疗、中西医结合等专场对老年肿瘤患者个体化诊疗进行探讨。

在 4 月 11 日上午的高峰论坛中，肿瘤领域的中外知名专家带来了对肿瘤病因、预防及诊治等方面的深层次的思考。

中国工程院院士、第四军医大学西京消化病医院院长樊代明：

百年来，肿瘤研究从宏观到微观不断深入，数十万篇论著发表、数千万亿美元投入、大量的分子（癌基因、抑癌基因）被发现，但当今的肿瘤标志物的研究中还没有一个贯穿全程的全能分子被发现。揭示肿瘤发生演变的关键分子事件（CAKME）来阐明分子网络调控、发现新分子标志物，以及开发新分子靶标是解决肿瘤临床难题（发病不清、预警不力、早诊不早、预后不好、疗效不佳）的核心问题。恶性肿瘤不是单分子、单细胞的疾病，也不是一个孤立器官的疾病，而是一个以局部组织异常生长为特征的全身性疾病。肿瘤是局部对抗全身衰老的结果，肿瘤研究亟需新的策略——肿瘤整合生物学，从肿瘤局部和机体整体的交互影响来研究肿瘤。

英国肿瘤研究协作委员会主席 N. Thatcher：

晚期非小细胞肺癌（NSCLC）鳞癌患者的特点使得发展新的治疗方法变得困难，由于这些挑战，每一小步的创新都可能带来有临床意义的影响。Nivolumab 及其他靶向药物的临床Ⅲ期试验已经达到了总生存（OS）的主要终点。潜在的肿瘤驱动基因也许可以为 NSCLC 鳞癌的治疗带来新的靶点。

欧洲肿瘤内科学会（ESMO）指南工作组组长 Andrs Cervantes：

转移性结直肠癌（mCRC）的治疗正变得更加复杂，不再是一种单一的疾病。所有新诊断的 mCRC 患者均应进行 RAS 检测，若有更多的数据，如剂量强度、治疗时间、部位、肿瘤缩小、二线治疗及抗 EGFR 单抗和抗 VEGF 单抗更多的生物标志物，我们可能会更好地理解 FIRE3 和 CALGB 80405 研究之间的区别。

中国医学科学院肿瘤医院流行病学研究室主任乔友林：

我国人口年龄构成在 20 世纪末已进入国际通行标准老龄化阶段，60 岁以上老年肿瘤患病率已占到肿瘤总患病率的一半以上。我国肿瘤发病率和死亡率均在 55~60 岁段开始呈大跨度上升，与 55 岁年龄组相比，65 岁年龄组翻 1 倍，70 岁年龄组翻 2 倍，80 岁年龄组是其 3 倍。根据老年人的生理特点、疾病特点和药代动力学特征，合理制订治疗方案，达到延长老年患者生存期、改善生活质量的目的已成为医务工作者一个亟待解决的重要课题。

迄今全球积累的科学知识证明，40%的癌症可以通过戒烟、控制饮食和消除感染因子来预防；33%的癌症可以通过筛查来早期发现并治愈；所有癌症患者都可以受益于姑息治疗。未来，我们力争让世界所有能预防的肿瘤不再发生，让大多数癌前期患者能通过早期筛查而得到治愈，所有癌症患者能得到适宜的医疗照顾。

中国工程院院士、中国医学科学院肿瘤医院肿瘤研究所病因及癌变研究室主任林东昕：

大多数复杂性疾病是由环境因素直接作用或通过表遗传修饰引起，遗传因素通过直接作用或与环境及表遗传因素交互作用承担重要角色。大多数（>90%）肿瘤是散发性的，是环境-基因交互作用引起的。全基因组关联研究（GWAS）是揭示复杂性疾病相关遗传因素的有效方法。近年来，我国科学家在常见肿瘤遗传病因学研究中取得了重要进展，发现了多种肿瘤多个新的易感基因或位点，揭示了一些肿瘤发生中的基因环境交互作用；将来需要进一步阐明易感基因（变异）的功能及其作用机制，以及如何将这些研究成果用于肿瘤的预警、预防、干预及治疗中。

（整理：《中国医学论坛报》记者 许景红）

（来源：“中国医学论坛报今日肿瘤”微信公众号，2015-04-17）

中国老年学和老年医学学会肿瘤康复分会成立大会暨第一届学术年会召开

张立峰

2015 年 11 月 6 日 ~8 日，中国老年学和老年医学学会肿瘤康复分会在北京召开成立大会，第一届学术年会暨晚期恶性肿瘤整合医学进展培训班同期举办。本次大会及培训班由中国老年学和老年医学学会肿瘤康复分会（以下简称肿瘤康复分会）主办，中国中医科学院西苑医院肿瘤诊疗部（中心）、北京大学肿瘤医院中西医结合暨老年肿瘤科共同承办。

中国工程院孙燕院士、中国老年学和老年医学学会常务副会长赵宝华教授、中国中医肿瘤医疗中心主任朴炳奎教授、北京中医管理局屠志涛局长、中国癌症基金会副理事长兼秘书长赵平教授、北京大学肿瘤医院院长季加孚教授、中国老年学和老年医学学会翟静娴秘书长、北京癌症康复会会长李萍萍教授、中国中医科学院西苑医院肿瘤诊疗中心主任杨宇飞教授、北京大学肿瘤医院医务处副处长薛冬教授、北京抗癌乐园法人代表孙桂兰等嘉宾和肿瘤康复分会各位常委、委员，以及癌症患者团体的代表、企业代表、国际相关学会代表出席了会议。

成立大会由中国中医科学院西苑医院刘婕副院长主持。翟静娴秘书长宣读了总会文件“关于成立中国老年学和老年医学学会肿瘤康复分会的决定”，任命杨宇飞任肿瘤康复分会主任委员，薛冬任肿瘤康复分会总干事。

孙燕院士、朴炳奎教授、屠志涛局长、赵平副理事长、赵宝华教授、季加孚院长等分别致辞，祝贺肿瘤康复分会的成立，并希望学会为老年肿瘤康复事业的繁荣和发展做出重要贡献。

杨宇飞主任委员在发言中表示，肿瘤康复分会成立后，虽然任重道远，但一定要将肿瘤康复治疗事业发展起来。集聚各方力量，踏踏实实做事情，实现我们中国老年肿瘤康复之梦。

随着我国进入老龄化社会，发病率不断增高的癌症已经成为影响老年人群健康和生存质量的重大疾病，引起了政府、社会及医护人员的高度关注。老年肿瘤患者人群将逐年增大是我们必须正视并加以应对的现实。

老年肿瘤患者在经过医院治疗后，如果没有良好的康复治疗，常常导致患者生活质量受到影响，甚至影响疾病的愈后。如何根据老年人的生理特点、疾病特点，合理制订肿瘤康复治疗方案，达到延长老年肿瘤患者生存期、改善生活质量的目的是老年肿瘤康复工作者一个重要课题。

肿瘤康复分会的成立，将搭建起一个关于老年肿瘤医学研究的优秀平台，更好地服务、满足中国老年肿瘤患者的康复需求。

本次年会吸引了来自全国各地的医学同道近500人参会，并有来自医药企业和媒体的代表，以及北京抗癌乐园、北京癌症康复会等群众组织的两百余人参会。本学会将立足于临床，展望于群众参与、企业关注、医养结合、中西并举，致力于打造中国老年肿瘤康复的新境界、新系统。

肿瘤康复分会还特别邀请了北京抗癌乐园在本次大会上举行了“肿瘤康复，共襄义举”爱心义卖活动，吸引了众多与会者慷慨解囊，为癌症患者的康复奉献一份爱心。北京癌症康复会的部分患者朋友也参加了大会的志愿者活动，以这种新颖的角色和身份参加大会、服务大会，这些活动极大地鼓舞了患者朋友的信心，也开创了肿瘤康复的新模式。

（原载：《抗癌之窗》杂志，2015年第6期）

附：大会新闻通稿

中国老年学和老年医学学会肿瘤康复分会成立大会暨第一届学术年会

根据国务院发布的《中国老龄事业的发展》白皮书，我国已经进入老龄化社会。而癌症作为极大影响老年人群健康的重大疾病，已引起了政府、社会及医护人员的高度关注。老年肿瘤患者人群将逐年增大是我们必须正视并加以应对的现实。

老年肿瘤患者在经过医院治疗后，后续的康复治疗缺位，常常导致肿瘤患者生活质量受到影响，甚至累及肿瘤愈后。如何根据老年人的生理特点、疾病特点，合理制订肿瘤康复治疗方案，达到延长老年肿瘤患者生存期、改善生活质量的目的，是老年肿瘤康复工作者一个重要课题。

中国老年学和老年医学学会是从事老年学研究、咨询服务的全国性群众学术团体，历经近30年的发展，已经搭建了关于老年学、老年医学研究的优秀平台，在国内外享有盛名。为更好的服务、满足中国老年肿瘤患者的康复需求，在前期工作基础之上，中国老年学和老年医学学会肿瘤康复分会获得批准成立。

中国老年学和老年医学学会肿瘤康复分会于2015年11月6日~8日在北京召开成立大会、第一届学术年会暨晚期恶性肿瘤整合医学进展培训班。本次大会及培训班由中国老年学和老年医学学会肿瘤康复分会主办，中国中医科学院西苑医院肿瘤诊疗部（中心）、北京大学肿瘤医院中西医结合暨老年肿瘤科共同承办。

本次大会邀请到我国肿瘤领域巨擘孙燕院士，及肿瘤康复领域的国内顶尖学者及学科带头人，美国、澳大利亚、挪威、韩国、中国香港等国家和地区的老年肿瘤、肿瘤针灸、康复领域的知名专家出席会议并进行大会主题报告。以“启程、包容、规范、品质，关注老年肿瘤康复”为大会主题，分设主会场及4个分会场进行详细讨论及交流。既有主会场的解读最新进展，又有以医患需求为导向、以患者为中心，注重医患教育，实现四全管理的分会场：老年肿瘤评估、肿瘤心理康复专场；肿瘤康复与针灸、结直肠癌康复专病专场；老年肿瘤营养专场；老年肿瘤康复护理及医患沟通专场。形式新颖，为国内外老年肿瘤康复学专家、肿瘤护理专家、肿瘤群体组织代表和相关企业着力打造层次高、影响广泛的学术交流、研究、培训及宣传供需平台，建立我国老年肿瘤康复生态系统。

本次年会吸引了来自全国各地的医学同道近500人参会，并有来自医药企业的代表、媒体的代表，以及北京抗癌乐园、北京癌症康复会等群众组织两百余人参会，与国内其他兄弟学会不同，本学会立足于临床，展望于群众参与、企业关注、医养结合、中西并举，致力于打造中国老年肿瘤康复的新境界、新系统。经中国老年学和老年医学学会肿瘤康复分会与北京抗癌乐园友好协商、充分沟通，在本次大会举行“肿瘤康复，共襄义举”义购、义卖活动。北京癌症康复会的部分患者朋友参加了大会的志愿者活动，以这种新颖的角色和身份参加大会、服务大会，这一系列的活动极大的鼓舞了患者朋友的信心，也开创了肿瘤康复的新模式。

“老吾老以及人之老，幼吾幼以及人之幼。”敬老、爱老是中华民族的传统美德，为老年肿瘤患者谋求福祉是我们当仁不让的职责和义务，让我们一起努力、携手共创美好的未来。

相关报道 1

中国老年学和老年医学学会肿瘤康复分会成立大会今日召开

赵春月

经过一年的筹备，中国老年学和老年医学学会肿瘤康复分会成立大会今日正式召开。

中国中医科学院西苑医院刘婕副院长担任会议主持。

翟静娴秘书长宣读总会文件及主要负责人任命批复：中国老年学和老年医学学会文件[中老学字 2015 第 34 号]《关于成立中国老年学和老年医学学会肿瘤康复分会的决定》，根据社会老年肿瘤患者对康复服务的需求，经会长办公会研究，并报学会第五届第 25 次常务理事会审议通过，决定成立中国老年学和老年医学学会肿瘤康复分会。本决定根据“民发 2014 第 38 号文件”的规定，已同时报民政部民监局和全国老年办备案。

任命杨宇飞任中国老年学和老年医学学会肿瘤康复分会主任委员，薛冬任中国老年学和老年医学学会肿瘤康复分会总干事。

孙燕院士在致辞中表示：今天是中国老年学和老年医学学会肿瘤康复分会成立的日子，学会的成立是一件可喜可贺的事情。肿瘤是严重威胁人类生命健康的恶性疾病，进入 21 世纪以来，人口逐步老龄化，老年医学越来越受到重视，老年肿瘤患者的康复问题也应该得到足够的重视。我相信中国老年学和老年医学学会肿瘤康复分会的成立一定会做出卓越的贡献，为老年人造福。

朴炳奎教授在致辞中说：这个学会的成立意义很大，希望中国老年学和老年医学学会肿瘤康复分会能够把中西医结合治疗肿瘤方面得到进一步的发展。

屠志涛局长致辞：我认为中国老年学和老年医学学会肿瘤康复分会有三个特点，①跨界；②创新；③服务。我代表北京市中医管理局大力支持和协助学会的发展，满足需求，希望学会能够“把好的事情做好，大的事情做大”。

季加孚院长致辞表示：肿瘤的治疗不仅体现在“治疗”上，肿瘤治疗后的康复问题和患者的生活质量问题应该得到应有的重视，分会的成立是一件好事，我相信杨宇飞教授能够带领大家在肿瘤的防治、肿瘤治疗后的康复和肿瘤患者的生活质量问题提高到一个新的高度。

赵平副理事长致辞说：肿瘤问题已经成为医学界第一大问题。尤其是老年肿瘤患者的治疗和康复。我们面临的问题是严峻的，任务是艰巨的。中国必须要寻求一条路来解决老年肿瘤患者康复的问题、医养结合的问题等，我们任重而道远。

杨宇飞主任委员发言表示：中国老年学和老年医学学会肿瘤康复分会的成立得到了各位前辈们的支持，虽然任重道远，但一定要将肿瘤康复治疗加入肿瘤综合治疗的整体模式中的事业发展起来。我们要集聚各方力量，踏踏实实做事情，希望中国老年学和老年医学学会肿瘤康复分会能够真正推动中国老年肿瘤康复事业的发展，实现我们中国老年肿瘤康复之梦。

赵宝华副会长致辞：我代表中国老年学和老年医学学会对肿瘤康复分会的成立表示诚挚的祝贺！发展肿瘤康复医学是中国医疗模式转型的客观要求，要求改变长期存在的重医疗、轻预防、轻康复的医疗模式，向既重医疗，更要重预防、重康复的方向发展。杨宇飞主任团结众位专家，经过一年的筹备，成立了中国老年学和老年医学学会肿瘤康复分会，以实际行动改变中国的医疗模式，以专业化服务满足老年肿瘤患者的康复需求，不仅体现强烈的社会责任感，而且彰显了医学专家的职业精神。肿瘤康复分会是中医院和西医院的结合，具有重大的现实意义，可以大有作为。希望肿瘤康复分会的成立为老年肿瘤康复事业的繁荣和发展做出重要贡献。

赵宝华副会长为杨宇飞主任委员和薛冬总干事颁发了聘书。

薛冬总干事向与会代表介绍了中国老年学和老年医学学会肿瘤康复分会的英文名称“Chinese Society of Geriatric Oncology and Rehabilitation”（简称CSGOR）。并向大家解读了会徽的设计理念，即秉承以人为本的学会理念，结合中国以孝为先的文化体系，融合时代精神，精心提炼出具有自身特色的标识。标志采用了人参花和人参叶组合变形成外围花环，加以太极阴阳鱼的图形，寓意为对中国传统医学的传承；标志中间以心形围绕的老人形象，体现了关爱、孝道，整体颜色使用绿色，寓意欣欣向荣的创新精神，绶带与字母缩写的组合体现了国际化的学术氛围。

孙燕院士、赵宝华副会长、赵平副理事长、季加孚院长、朴炳奎教授、李萍萍教授、翟静娴秘书长、刘婕副院长等嘉宾共同为中国老年学和老年医学学会肿瘤康复分会会徽揭幕。

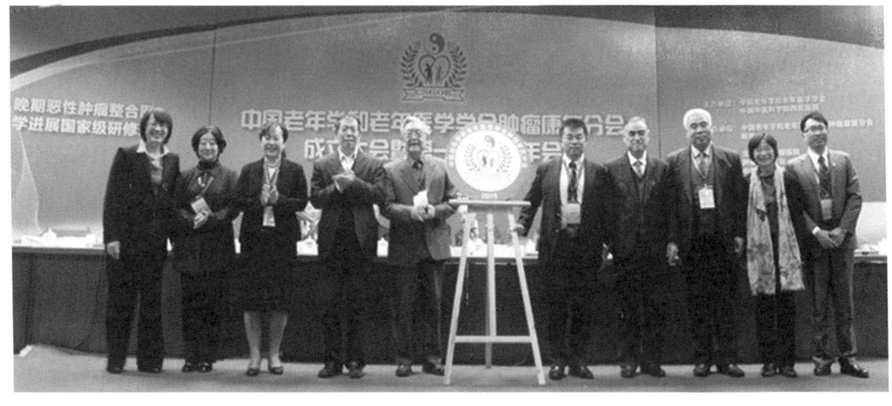

（来源：肿瘤医学论坛，2015-11-07）

相关报道 2

中国老年学和老年医学学会肿瘤康复分会学术大会精彩继续

中国老年学和老年医学学会肿瘤康复分会学术大会第二日日程圆满结束。让我们来看看各分会场的精彩内容吧!

“临床研究方法与转换研究”的专题研讨会

美国纪念斯隆凯瑟琳肿瘤中西整合医学中心毛钧教授介绍和分享了撰写 SCI 文章的关键步骤和经验，以具体文章为例细致讲解了撰写技巧和投稿注意事项。

广州中医药大学第一附属医院脾胃病科刘凤斌主任介绍了生存质量、健康相关生存质量和健康状况的关系，以及患者报告结局的临床评估的主要方法和步骤，并强调了患者报告结局的研究对肿瘤康复领域和肿瘤幸存者的重要性。

江苏省肿瘤医院洪专教授为大家带来了题为“晚期肺癌精准治疗研究与临床转化实践”的精彩演讲，在回顾了近 30 年肺癌临床治疗的历程后，从精准治疗角度阐述了肺癌的诊断和分子靶向治疗。

西悉尼大学医学科学院中医教育系朱小纾教授用风趣幽默的讲演风格，介绍了 Cochrane 系统评价的方法，回顾并总结了当前中医药系统评价的现状和存在的问题。

复旦大学中山医院刘天舒教授从循征医学和临床实践的角度出发，通过总结肺癌、结直肠癌、胰腺癌的几个大型临床试验，深入浅出地阐述了基于循证医学证据的规范化治疗与个体化治疗的关系和差异。

北京大学肿瘤医院胃肠肿瘤中心步召德教授介绍了晚期或不能手术的胃癌转化治疗的概念和最新进展。

第一分会场

中国老年学和老年医学学会肿瘤康复分会——老年肿瘤综合评估、肿瘤心理康复主题专场如期举行。李萍萍教授、唐丽丽教授、刘瑞琪教授、朱立教授、薛冬教授、付艺教授、李涛教授等 7 位专家及 100 余位听众莅临会场，北京大学肿瘤医院李萍萍教授和唐丽丽教授任会议主持。

中国抗癌协会副秘书长、北京军区总医院刘端琪教授结合当前全球老龄化比例愈发升高、老年肿瘤患者发生率愈发上升，强调了了老年综合评估的重要意义，并阐述了评估的具体实施。

首都医科大学附属北京康复医院老年康复中心主任朱立教授认为，老年患者的本质即是重症患者，“高龄”意味着“高危”。他以风趣的谈吐和实例生动全面地展示了康复治疗和重症医学诊疗在老年患者中的优势和地位。

北京大学肿瘤医院薛冬教授报告了关于 812 例老年肿瘤患者的调查结果，发现单纯使用体力状况评分来制订老年肿瘤患者治疗决策是不全面的。以此为根据，薛教授纳入 24 例老年非小细胞肺癌患者进行前瞻性随机对照研究，发现基于老年综合评估（CGA）制定的治疗策略会使老年肿瘤患者生存获益，生活质量得到提高。

第二分会场

福建省肿瘤医院陈俊强教授就食管癌同步放化疗研究现状方面向大会作了介绍。

中国医学科学院肿瘤医院黄镜教授重点介绍了晚期胃癌治疗进展。

第三分会场

北京大学肿瘤医院姑息中心主任刘巍教授以癌痛规范化再认识为题，对最新 NCCN 指南癌痛管理部门进行了权威解读，对于癌痛管理中的规范化问题进行了深入的分析和讲解

解放军总医院疼痛科路桂军教授重点从精神、心理、人文、社会等层面对癌痛管理进行了新颖而精彩的汇报。路教授指出，除了对肿瘤患者进行躯体疼痛的管理，还要进行灵性疼痛干预，不仅要延长肿瘤患者的生活长度，还要提高生活的厚度，对于肿瘤患者的死亡教育在癌痛管理中也十分重要。

第四分会场

新疆医科大学附属肿瘤医院乳腺外二科主任欧江华教授介绍了乳腺癌患者康复治疗的需求及挑战，对于乳腺癌术后常见的并发症——上肢淋巴水肿和肩关节功能障碍这些临床上尚未解决的难题进行了详细生动的讲解。欧教授提出乳腺肿瘤患者也需要肿瘤康复，但这门学科更需要以多学科 MDT 理念为主导来开展，对康复团队的医疗水平要求更高。MDT 团队包括医学专业技术人员及合作支持系统（家庭及患者团体）。精确的外科治疗及操作是早期乳腺癌康复治疗的必要前提。康复治疗以病人需求为导向，贯穿于乳腺癌各个期别，治疗过程需个体化，满足患者的特殊需求。

中国中医科学院西苑医院肿瘤诊疗部（中心）主任杨宇飞教授带来了分子分型时代乳腺癌的中医分型治疗。乳腺癌为女性最常见的恶性肿瘤。根据 2015 年中国肿瘤登记年报，每年乳腺癌新发病例 21 万，占女性恶性肿瘤的 17.1%，其 5 年生存率为 73.0%。在乳腺癌的分子分型治疗时代，中医药的治疗也是分型而异。对于 Luminal A 型乳腺癌中医药治疗的重点在于减轻内分泌治疗相关不良反应，如潮热、汗出、四肢关节疼痛等。对于 Luminal B 型乳腺癌，其危险程度较高，多数患者需要接受化疗，中医药治疗主要减轻化疗相关毒副反应。对于 HER-2 阳性乳腺癌，中医药的应用则重在减轻曲妥珠单抗靶向治疗的心脏毒性。对于三阴型乳腺癌，在早、中期患者，中医药抗转移/复发；对于晚期患者，中医药作用在于减轻肿瘤相关症状，改善生活质量，延长生存期。除治疗外，还需关注患者的全程康复，包括饮食、运动、心理等多方面的康复，而

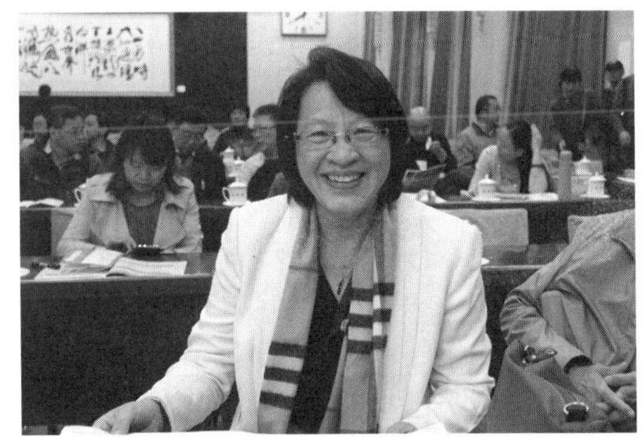

杨宇飞教授

这需要中西医医生共同携手，以制订最适合乳腺癌患者的康复方案。

（来源：肿瘤医学论坛，2015-11-07）

2015首届肿瘤精准医疗论坛在京举办

张立峰

为进一步促进肿瘤精准医疗在中国的科学发展，为全国开展肿瘤精准医疗的医学同仁提供一个专业学术交流平台，更好地展示国内外肿瘤精准医疗最新研究进展和科研成果。2015年10月30日~11月1日，由中国致公党中央医药卫生委员会、中国生命关怀协会科学抗癌促进工作委员会主办，北京保法肿瘤医院承办的“2015首届肿瘤精准医疗论坛”在北京会议中心成功举办。本次论坛邀请了包括美国前总统克林顿政府卫生顾问Ivor Royston博士在内的国内外30多位肿瘤专家，吸引了国内500余名肿瘤领域的同行参会。北京协和医学院校长曾益新院士专门发来了贺信，贺信中指出：

“精准医疗是以个体化医疗为基础、随着基因组测序技术快速进步以及生物信息与大数据科学的交叉应用而发展起来的新型医学概念与医疗模式。而对于肿瘤领域来说，精准医疗存在的意义在于将每个不同个体的临床信息、基因组等各种组学信息等与患者的诊断和治疗紧密结合起来，从而最大化地使患者获益。”

全国政协副秘书长、致公党中央常务副主席蒋作君出席开幕式并讲话。他指出，恶性肿瘤是目前世界上引起死亡的主要疾病之一，近年癌症普查结果表明，中国城乡居民恶性肿瘤死亡率较高，且呈持续增长的趋势，“谈癌色变”的局面仍未改变。此次论坛的举办，正是希望搭建一个海内外专家学者交流、分享肿瘤精准治疗经验和成果的平台，更好更快地推动中国肿瘤精准医疗事业的发展。同时，也鼓励在肿瘤治疗领域的“大众创业、万众创新”，更好更快地推动中国肿瘤精准医疗事业的发展，为实现“健康中国”贡献力量。他表示，致公党中央将把此次论坛讨论提出的相关意见、建议加以整理，并报送相关部门，在全民防癌抗癌等方面实现精准建言。

在开幕式上，还举行了“胰腺癌缓释库治疗专项基金”的启动仪式，将对30名胰腺癌患者进行免费“缓释库”治疗。（相关报道见本文后“链接”）

论坛分学术报告和分组讨论两部分进行，在第一天的大会学术报告部分，来自国内和美国的与会专家就肿瘤精准医疗领域前沿发展、技术实践和临床应用现状做了广泛交流。精准医学与癌症精准医疗是本次论坛的焦点，精准医疗概念贯穿大会始终。

在学术报告部分，北京保法肿瘤医院院长于保法教授介绍了由他提出的以物理和化学方法相结合、以局部肿瘤细胞灭活为主要目的的超微创精准化学免疫治疗——“缓释库”疗法，该疗法是在超声和CT影像的引导下，经皮用极细的穿刺针将由化疗药物、缓释剂、免疫佐剂组成的药物组合注射到肿瘤内。影像引导细穿刺针实现了对实体肿瘤的位置精准，程序注射实现了治疗的定量精准。

论坛的另一亮点来自北京大学第三医院超声诊断科原主任、《中华医学超声杂志（电子版）》总编、博士生导师张武教授的报告“呼吁：大力推广肿瘤治疗先进理念——提供个体化最佳治疗方案”。他以一名医生+患者的身份，介绍了自己身患肺癌后的“诊断—治疗—复发—再治疗—耐药”的经历和心路历程，科学地分析了每个环节的前因后果；直至接受了于保法院长的“缓释库”疗法进行治疗，得以获得带瘤长期生存，以78岁的高龄，依然活跃在科研、教学的第一线。他上台做报告时矫健的步伐和声音的“底气”，哪像是一个曾经患过癌症的老人！

在第二天的分组讨论上，与会专家一起就当前癌症治疗存在的问题和相关政策做了深入探讨，具体就如何做好肿瘤的预防、诊断、治疗问题，以及肿瘤的临床研究、方法创新、药物审批、中药抗癌等许多问题纷纷建言献策，为共同推动我国肿瘤精准医疗的研究和发展，实现全民的抗癌中国梦而贡献力量。所有参会嘉宾都表示受益匪浅，对以后肿瘤的精准治疗起了一定程度的引领作用。

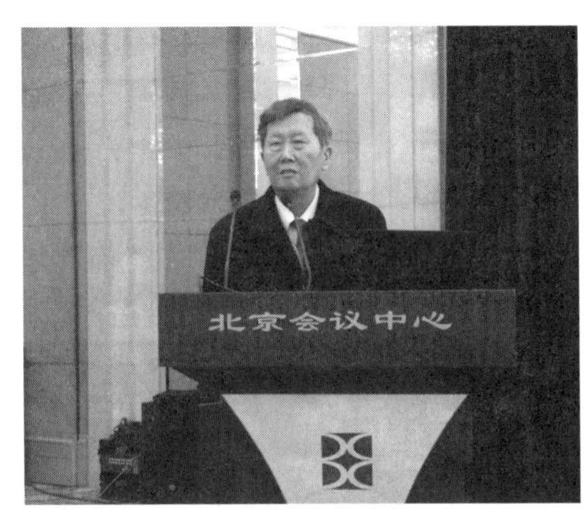

张武教授（摄影：张立峰）

《中国日报》记者张荐辕等在会后发布的新闻稿中称：从会上获悉，精准医学是在充分考虑个体间差异的前提下针对个人或特定人群疾病开展的诊断、治疗、预防及护理等的新模式，通俗而言，就是在适合的时间为适合的患者提供适合的治疗。精准医学是立足于基因组大数据之上的一种医学模式，首要目标是实现疾病的重新定义。传统的疾病分类主要基于临床症状和体征检查等；而精准医学的疾病分类则在参考临床症状和体征基础上，还要全面考量疾病发生的分子标志、基因多态性、居住环境、生活方式等相关信息，最终形成一个基于分子生物学的疾病分类新模式。癌症精准医学计划希望借助基因组测序和信息分析，从癌症基因组中筛选和鉴定出“驱动基因”（driver mutation）和其他相关基因的突变，来解释癌细胞对药物的抗性、阐明癌症的基因组异质性、解析癌症复发和转移的机制，建立治疗癌症用药的新指南等；最终通过分子分型、标志物测定形成对癌症的精确诊断和治疗。

通过本次论坛，将更好、更快地推动我国肿瘤精准医疗事业的发展，鼓励更多的药物组合创新、治疗方法创新、疗效评估创新等，在肿瘤治疗领域真正做到“大众创业、万众创新”，从而实现“只有全民健康，才能全面小康”。

相关链接

“胰腺癌缓释库治疗专项基金”在京启动

张立峰

胰腺癌——因其凶险程度居癌症之首，故而被称为“癌中之王”！

根据国家癌症中心《2012 中国肿瘤登记年报》公布的数据，我国胰腺癌的年发病率为 7. 28/10 万，同期死亡率为 6. 61/10 万。另据有关报道，在我国经济发达地区，男性胰腺癌的发病率已达 10/10 万左右。

胰腺癌的发病率与死亡率数值之接近，几乎达到了 1. 1 ∶ 1，在各种癌症中是绝无仅有的！通常胰腺癌患者的平均生存期不足 6 个月，1 年生存率不足 5%，5 年生存率则<2%。

为促进胰腺癌治疗的临床研究，在 10 月 31 日召开的“2015 首届肿瘤精准医疗论坛”上，隆重举行了由中国生命关怀协会科学抗癌促进工作委员会建立的“胰腺癌缓释库治疗专项基金”的启动仪式。该项基金将面向社会募捐筹集 600 万元人民币，用于对 30 名胰腺癌患者进行免费“缓释库”治疗。

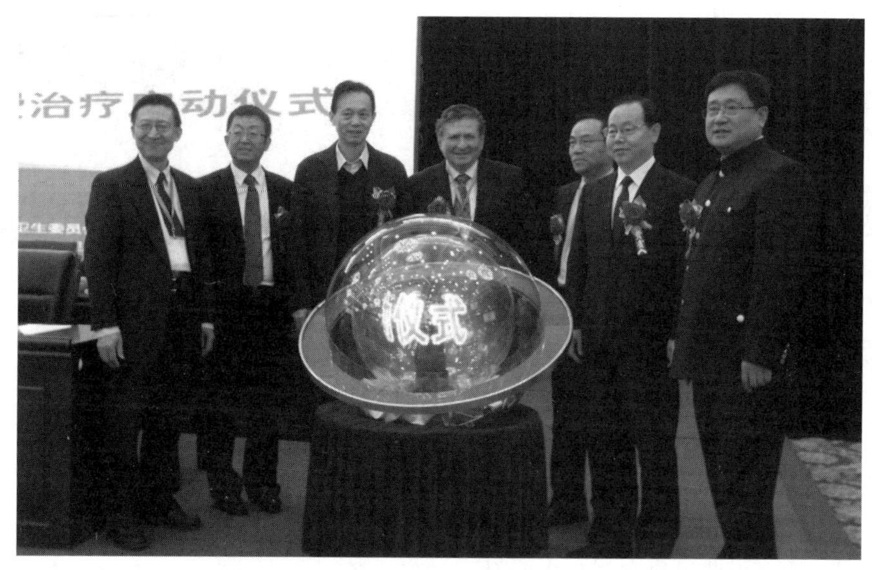

“胰腺癌缓释库治疗专项基金”启动仪式（摄影：张立峰）

保法肿瘤医院采用于保法院长发明的专利技术——“缓释库”疗法，从 1998 年至今已为 230 名中晚期胰腺癌患者实施了有效治疗，效果显著，平均生存期达到了 15 个月。

胰腺癌缓释库治疗专项基金，将由国内外肿瘤专家组成的第三方鉴定委员会，负责对该项计划实施全程审核、监督和论证。

专家鉴定委员会的组成人员：北京协和医学院院长曾益新院士，中国癌症基金会副理事长兼秘书长、中国医学科学院肿瘤医院原院长赵平教授，中国医学科学院肿瘤医院首席放疗专家余子豪教授、肿瘤放疗专家徐国镇教授、首席胰腺癌外科专家王成锋教授，以及来自美国的 3 位肿瘤学家和病理学家。

30 名胰腺癌患者随机选择自全国各地，所有入选的胰腺癌患者必须指定在中国医学科学院肿瘤医院完成最后的肿瘤临床诊断和分期以及相关的医学检查。

进行“缓释库”治疗后的胰腺癌患者也必须在中国医学科学院肿瘤医院完成临床复查和各项相关检验，并进行阶段性的跟踪复诊和健康评估。

截至本次论坛结束前，基金已经收到首批善款150万元。捐赠者包括：北京保法肿瘤医院院长于保法先生100万元、西安长安医院董事长蔡世杰先生20万元、深圳北科生物科技有限公司董事长胡祥先生20万元、哈尔滨工业大学万雪梅女士10万元。

（原载：《抗癌之窗》杂志，2015年第6期）

肿瘤精准医疗临床大数据的建设曙光已现，蓄势待发

——肿瘤精准医疗临床大数据专家研讨会在盐城召开

2015年7月22日~23日，由中国医院协会医院信息统计专业委员会主办的“肿瘤精准医疗临床大数据专家研讨会”在美丽的江苏盐城顺利召开。有30多名国内专家出席了本次研讨会，参会总人数70多人，主要来自北京、上海、广州、南京等近20家知名医院的专家、领导，以及少数医疗投资人、肿瘤药企代表。中科院生物物理研究所陈润生院士、国家卫计委信息化办副主任、中国医院协会医院信息统计专业委员会主任高燕婕女士、江苏省抗癌协会秘书长吴建中先生应邀出席了会议，国家级盐城经济开发区国际软件园、华生基因、北京生物技术研究院联合主办了本次会议。

高燕婕主任致大会开幕辞，明确表达了主办本次会议的初衷：探讨如何规范建立结构化、标准化的医疗临床数据统计与分析模型，建立并共享肿瘤大数据库，逐步实现精准诊断精准治疗的目标。

我们赶上了生物信息学发展的历史机遇

陈润生院士虽已年逾古稀，但每次讲课都精神抖擞，中气十足，现场感染力非常强，会场听众无不被其执着的科学精神所打动，并与他热烈地互动交流。提到精准医疗与临床大数据的建设，陈院士不无兴奋，他认为，眼前的精准医疗火热是个好事，说明大家都很重视，都在努力推动中国精准医疗事业的发展。他说作为生物信息学的专家，这么多年来才真正赶上历史上最好的开端，将IT与生物及临床交叉融合的时代。这一领域的发展前景是光明的，代表着医学领域的一场新革命要到来了。

他认为，医疗临床大数据的建设是推动精准医疗发展必不可少，也是至关重要、难度较大的因素，应由政府牵头，联动社会力量一起来做这件事。目前无论从国家层面还是社会机构，都已有很多人在关注这件事，并开始了一定的尝试。今年初，国家卫计委联合中医药管理局公布了《肿瘤登记管理办法》，要求建立完善全国肿瘤登记制度，动态掌握我国癌症流行状况和发展趋势，并逐层建设省、市、县级肿瘤登记中心。国家癌症中心定期汇总和分析登记资料、编制各种报表，形成年度肿瘤登记报告，按时上报国家卫计委审核后发布。同时，一些院校、科研机构也在试点这样的健康人群队列数据和生物样本库，尝试完成未来几十年的健康状况跟踪。

社会上一些敏感的企业也意识到了这一项目的重大意义，在做一些积极而有意义的工作，如万人癌症计划、万人全基因组测序计划等，大家都在瞄准精准医疗的这块“蛋糕”，群情振奋，蓄势待发，这是可喜的一面，精准医疗革命性的时代真正来临了。

组学和大数据是精准医学发展的基础，非编码的破解是精准医学的一大挑战

在报告中，陈院士还强调了基因组学的重要性，尤其是非编码区的认知，他认为，组学和大数据是当前决定精准医学发展的一个基础，两者结合起来正好是生物信息学的研究。组学包含了基因组、转录组、蛋白质组、代谢组等，而基因组绝大部分的转录产物是非编码 RNA，物种之间的差别也是非编码 RNA。有研究表明，从小鼠中获得了约 18 万个 RNA 转录本，其中编码蛋白质的转录本仅有约 2 万个，其余约 16 万个转录本全部归属于非编码 RNA。而 NcRNA 与疾病的关系是非常密切的。

“现在我们了解到的基因大约只占人类遗传密码的 3%，另外 97%的遗传密码还有待研究和探索，所以从基因组学这个角度来讲，我们还有太多的路要走，还有太多的知识有待发现。只有把基因组中所有遗传密码的功能和作用都搞清楚了，人类才会对自身的遗传密码有一个完整的认识。”因此非编码区的破解是精准医疗发展的重点，构建非编码 NcRNA 数据库的意义非常重大。目前陈院士的团队已收集了在各种杂志上发表的、网站上公布的所有被实验证实的 NcRNA 基因，并发展了相应的软件及检索工具，建成了 NcRNA 数据库，相关论文已送《Nucleic Acids Research》，上网两个多月点击已超过 12 万次。韩国已要求合作成为他们的镜象。

移动互联网技术服务于精准医疗

作为国内较早从事生物信息研究的高科技企业——北京华生恒业科技有限公司董事长饶江先生，从移动互联网技术服务于精准医疗的观点阐述了医疗临床大数据的采集方式和分析方式，他认为，用互联网技术采集有实时采集、实时显示、数据量大的优点，同时结构化的数据也便于统计分析，宏观上能准确反映肿瘤患者的分布情况、疾病分布比例、患者入院年龄分布、治疗方案统计等数据，微观上，可以统计出分子诊断治疗及检测医院分布、治疗方案及疗效评价、药物不良反应情况等，及时反映肿瘤患者的治疗现状，有助于深度挖掘肿瘤治疗的规律，为精准医疗提供参考依据，助推肿瘤新药研发等。这些统计数据可提供给政府统计、保险、科研、投资机构，也可提供给肿瘤药企等。当然这种网络技术实时采集也有一定的局限性，结构化的数据优化设计、图像文件的自动识别、医务人员的时间精力、数据质量的可靠性、连贯性、患者的随访跟踪、数据挖掘细分的价值等。但饶江先生表示，这些问题都将会随着市场的实践和科技的发展而不断解决。

建立常见肿瘤的数据库

根据不同地区的高发癌种，可尝试建立地区型肿瘤数据库，例如广东省成立了食管癌研究所，建立全省食管癌数据库，通过主动筛查发现早期患者，推进食管癌早诊早治，掌握广东食管癌流行病学状况。同时中国医学科学院肿瘤医院也建设了这样的食管癌肿瘤数据库，目前该数据库已入组 3 万余例。其数据库的研究价值对全国来说都具有重大意义。

医学信息的高速公路需要政府的顶层设计

讨论中还有其他专家表示，目前各医院的 HIS 信息系统都不一样，没有统一的接口和数据格式标准，建议由政府部门牵头制订 HIS 产品标准，新布署的 HIS 系统要求统一，原有的系统可通过开发补丁软件或其他技术手段来兼容。医疗大数据的建立需要国家的顶层设计，医学信息高速公路的发展需国家牵头。虽然存在“蛋糕”和利益分配的问题，但政府部门如果将这类政策制订下来，再进行市场化配置还是可以避免集权、利益的垄断。

数据处理的基础是建立在准确的高质量的数据内容基础上。这么多年来，中国的真正问题是没有能够提供一个公开、透明，全国行政、科研工作者都能够公开获得的国人健康数据。如果连数据都没有，或者只有质量很差、真实性不够的数据，再高的分析技术都没有用。在大数据的建设上，我们不能短平快做事，要制订符合自己国情的路径，不能盲目跟着美国的概念走，如果要跟，也要将美国人前期的工作补上，不可能一步到位。

建成后的数据库可共享使用，参考美国 NCI，而不是仅成为政府垄断性和特权性数据。谷歌投资的 Flatiron Health，很多数据也是来自国家系统。封锁起来的数据只会睡觉，不会对人民有意义。

当务之急要建立数据采集的内容和质量评价标准体系

大数据将催生科学研究方法的巨大转变，从假设驱动的方法转向数据驱动的方法。大数据已经成为时代的特点，云存储云计算已经在快速向各行各业渗透，在健康服务领域也不例外；虽然当前大数据有过热之嫌，但仍不能遮蔽其改善人类生活的强大魅力。对健康大数据而言，当前最迫切之问题是建立数据采集的内容和质量评价标准体系；构建数据分析和可视化建模的优质方法；只有切实解析出影响干预决策的关键性数据，才能改善医疗服务质量并提高服务效率，最终实现人类对医疗健康的美好希望。

最后，国家卫计委信息化办高燕婕副主任作了总结和指导。她认为，这次研讨会开得非常成功，大家讨论得也非常热烈，对当前医疗临床数据的现状、问题作了很好的剖析，为将来大数据的建设发展作了一个很好的探索。精准医疗离不开大数据的统计分析，我们也将依靠国家的力量来推动并加快这项工作的进展。以此次会议为切入点，今后将多牵头组织这样的专家研讨会，发展组织联盟，为推动中国精准医疗大数据的建设奠定基础并做些有益的试点和实践。

（来源：生物谷，发布者：张荐辕，日期：2015-08-07，中国生物技术信息网）

中国科协召开精准医疗座谈会

2015 年 6 月 19 日，中国科协组织召开精准医疗座谈会，探讨在中国现有国情下，如何从各个领域理解和认识精准医疗，以及如何推动医学发展和全民健康水平提高，为政府决策提供科学依据。全国政协副主席、中国科协主席、中国科学院院士韩启德主持座谈会，12 位临床医学、分子生物学、生物信息学等相关领域的院士、专家参加座谈。其中由中国抗癌协会推荐的 3 位专家：肿瘤病因专业委员会主任委员林东昕院士、流行病学专业委员会主任委员游伟程教授、解放军 301 医院生命科学院副院长王小宁教授应邀参加了座谈会。

韩启德主席表示，对于精准医疗，科技界必须要有一个比较深刻的认识。中国科协要组织专家针对精准医疗问题展开研讨，集中不同领域科学家的意见，从各个角度探讨中国政府、科学家、企业、医院应该怎么做，并下大功夫汇总研究，为政府决策提供客观的科学依据。

精准医疗是目前医学界关注的热点领域，会议围绕精准医疗的定义、历史背景与政治环境、在我国发展精准医疗可能会遇到的困难等内容，并针对精准医疗“是否应该有靶向性地建立数据库进行研究?”“是否应以基因测序作为研究和应用的重点”等具体问题展开了讨论。与会科学家认为，精准医疗是将个体化医疗和大数据有机结合起来的一种复杂的医疗体系。精准医疗是医学发展的客观规律，具有极大的复杂性，中国的“精准医疗”不能盲目跟风，急功近利，应充分考虑国情实际，开展相关研究，有针对性地建立数据库和进行数据分析，验证医疗效果。中国开展“精准医疗”还有很长的道路要走，相对于“有病治病”，更应重视疾病预防，从理念上将以“救治”为中心转变为以“健康”为中心。

（稿源：中国抗癌协会，2015-06-24）

“精准医学”闪耀 2015 华东肿瘤论坛

2015 年 7 月 5 日上午，“2015 华东肿瘤论坛”在上海吴孟超肿瘤医学中心-宁波第五医院・宁波肿瘤医院顺利召开。本次会议围绕“大数据时代肿瘤个体化医疗的精准决策”主题展开，来自江苏、浙江、福建、安徽、上海等华东地区的多位肿瘤领域的专家学者出席了此次会议。“医脉通”对会议内容进行了报道。

会议当天宁波的大雨并未阻挡参会医生的热情，上午 8：20，会场内座无虚席。首先播放的一段宣传短片介绍了国家最高科学技术奖获得者、被誉为“中国肝胆外科之父”的吴孟超院士的先进事迹。短片中“我们传承吴孟超的精神”“勇闯禁区，勇于创新，永不满足，永远争先”的歌词感染了在场的每一位参会者。

会议在大会主席江泽飞教授的主持中正式开幕。上海吴孟超肿瘤医学中心・宁波肿瘤医院王建仁院长发表讲话说，目前无论是国际还是国内，肿瘤呈现高发态势，已成为人们生命健康的重要威胁。仅以宁波市为例，由于特殊的地理环境和饮食习惯，宁波的肿瘤发病率较高。据宁波市卫计委的调查显示，宁波每年的肿瘤发病率为 385/10 万。王院长表示，“2015 华东肿瘤论坛”是华东肿瘤专家的盛会，对于提高肿瘤治疗水平，特别是乳腺肿瘤治疗水平，促进肿瘤医学的发展，具有深远意义。这次会议的召开对于宁波肿瘤医院的发展，具有指导和推动作用。

本次会议集结了乳腺癌、肺癌、胃肠道肿瘤及肿瘤流行病学领域的专家，辨析了“精准医疗”与“个体化治疗”的概念，梳理了“精准医学”指导下的各类型肿瘤的临床研究进展。

上海市疾病预防控制中心郑莹教授带来了“从中西方差异谈中国肿瘤发病特征”的精彩报告。郑教授结合最新数据，分析了中西方在肿瘤发病、死亡、生存及监测水平方面的差异。

复旦大学附属肿瘤医院李进教授富有激情地演讲了“2015ASCO 胃肠道肿瘤治疗进展”，介绍并解析了今年 ASCO 会议上胃癌、大肠癌方面的热点研究。

大会主席江泽飞教授带来了题为“乳腺癌治疗决策从个体化到精准治疗”的精彩讲座。江教授妙语连珠，举重若轻，让参会者在轻松愉悦的氛围中了解了绝经后乳腺癌辅助内分泌治疗、HER-2 阳性乳腺癌的最新进展，领略了液体肿瘤学、例外应答计划、针对驱动基因的靶向治疗等精准医疗手段对乳腺癌治疗决策的影响。

思路迪精准医疗创始人熊磊博士报告了“以患者为中心的精准医疗：机会与陷阱”。熊磊博士在报告中介绍了精准医学指导下的临床试验进展，并指出了未来精准医学的挑战与机会。

上海市胸科医院陆舜教授报告了“基于基因组学的肺癌个体化治疗”。陆教授重点介绍了今年 ASCO 会议上公布的针对 T790M 耐药突变的肺癌患者的热点研究，并提出了肺癌精准免疫治疗的概念。

浙江大学肿瘤研究所张苏展教授，中国医学科学院肿瘤医院周爱萍教授，福建省肿瘤医院刘健教授，上海第二军医大学钱其军教授，解放军第一七四医院暨厦门大学附属成功医院吴晓安教授，江苏省人民医院殷咏梅教授，浙江大学附属第一医院傅佩芬教授，江苏省人民医院顾艳宏教授，浙江大学附属第二医院袁瑛教授，上海瑞金医院郭元彪教授等出席了此次会议。

众专家的精彩报告引起了在座专家和医生的浓厚兴趣和热烈反响，引发了对精准医学与传统研究关系、基因检测伦理学等问题的积极讨论。医脉通将陆续对这些精彩报告进行整理，敬请期待。

（来源：医脉通，2015-07-07）

第四届甲状腺肿瘤规范化诊疗暨外科精准治疗进展高峰论坛成功举办

2015 年 8 月 14 日，由中国医学科学院肿瘤医院头颈外科主办的“第四届甲状腺肿瘤规范化诊疗暨外科精准治疗进展高峰论坛”在我院悦知楼报告厅成功举办。开幕式由大会主席、头颈外科主任徐震纲教授主持，中国科学院院士、我院赫捷院长，大会名誉主席、头颈外科元老屠规益教授致开幕词。中国医师协会总干事姜可伟，中国甲状腺协会（CTA）主任委员田文、秘书长王平、副主任委员朱精强、孙辉教授等出席大会。

手术直播，即时点评，参会人数再创新高

与国内其他学术会议不同，此次论坛更偏重于实践，采用以手术演示为主、结合大会演讲的方式，手术演示过程中实时点评，参会代表自由提问讨论，形成我院头颈外科的办会特色。更有与会代表表示，“以前开会是听半天、睡半天，这次你们办会手术演示从早到晚，整整一天都让人目不转睛!”

随着近年来甲状腺癌发病率不断升高，甲状腺癌已经成为国内外肿瘤学者共同关注的焦点。头颈外科已连续举办四年甲状腺肿瘤专题学术会议，参会人数逐年增加。本次会议规模为历年之最，参会代表达 200 多人。

规范诊疗，实力展示，讨论场面热烈火爆

本届大会的主题是“甲状腺癌的规范化诊疗”。大会执行主席、头颈外科副主任刘绍严教授介绍，随着甲状腺癌患者增多，各级医院均开展了甲状腺癌诊治，但存在着许多不规范的治疗方式，甲状腺癌诊疗领域“亟待规范”已成为共识。采用手术演示为主的方式，不仅是展示我科技术水平和实力，同时展示甲状腺癌手术规范化、精细化的发展方向，在行业内树立标杆。

大会实时直播手术的过程中，会场一直保持热烈的讨论。讨论的热点包括临床判断、治疗方案选择、手术术式探讨、并发症防治、意外情况处理对策等。话筒在参会代表手中不停地传递着，讨论极其热烈，以至于没有完整的茶歇时间，连午餐也是匆匆带过。“代表们讨论的积极性超出预期！通过热烈的讨论，我们将规范化的术式、纳米碳负显影甲状旁腺保护策略、规范化的神经监护操作等先进理念传递给大家。”徐震纲教授说。屠规益教授也感慨道：场面热烈，很高兴，也很为大家参与甲状腺肿瘤诊治事业的热忱而感动。

领先一步，厚积薄发，学科建设见成效

徐震纲教授在闭幕总结时指出，通过此次办会，头颈外科进一步巩固了在甲状腺肿瘤专业方面国内领先的地位，将继续打造品牌、扩大影响力。

他指出，此次会议的成功举办得益于医院、赫捷院长、中国癌症基金会和全国各地的甲状腺肿瘤医师的支持，得益于头颈外科多年的深厚积淀。临床方面，头颈外科每年治疗的甲状腺癌病例数量是北京乃至华北地区最多的，而且也是公认的甲状腺癌疑难病例诊治中心。更重要的是，科室领导高瞻远瞩，数年以前就已经认识到甲状腺癌将成为新的热点领域。2012 年，中国医师协会甲状腺外科医师委员会成立，头颈外科徐震纲、刘绍严教授是协会发起人之一，徐震纲教授当选为候任主委，刘绍严教授当选为副秘书长。同时，头颈外科注意对年轻医师的培养，倪松、刘杰、鄢丹桂、王健等青年医师均参加甲状腺手术视频比赛获奖。朱一鸣获得第三届豪韵达人秀甲状腺手术视频比赛全国总决赛第一名。刘杰在甲状腺学术领域顶级期刊《Thyroid》上发表论著。这些都是头颈外科抓住热点机遇、厚积薄发的结果。徐震纲主任说，“这些成绩是对我们科室工作的肯定，更是一种鞭策。”

（作者：头颈外科 朱一鸣）

（来源：中国医学科学院肿瘤医院网站，发布时间：2015-09-11）

第七届中国肺癌南北高峰论坛在京召开

2015 年 11 月是全球第 15 个肺癌关注月，关注肺癌早诊早治、控烟防控。11 月 27 日～29 日，第七届中国肺癌南北高峰论坛暨 2015 年中国肺癌防治联盟年会、2015 年全国肺癌诊疗新技术新进展学习班在北京举行。来自全国各地 400 余控烟专家，胸外科、呼吸科、肿瘤科和放疗科等肺癌防治相关领域的专家学者，围绕“聚焦精准医学，规范临床诊疗与防控”主题，探讨精准医疗时代多学科的肺癌防治挑战。

本次论坛由中国癌症基金会主办，中国抗癌协会、首都医科大学、中国控制吸烟协会、北京医师协会、中国肺癌防治联盟、中国胸外科肺癌协作联盟、中国健康促进联盟联合协办，中华医学会胸心血管外科学会肺癌学组、首都医科大学胸外学系、首都医科大学肿瘤学系、北京控制吸烟协会、北京医学会胸外科分会联合协办，首都医科大学肺癌诊疗中心、中国医学科学院肿瘤医院、首都医科大学宣武医院和北京大学肿瘤医院共同承办。

据了解，中国有 3 亿吸烟人群，7.4 亿人遭受二手烟的暴露。随着我国吸烟人数的逐年攀升，肺癌的发病率也逐年增高。伴随着中国人口老龄化进程、农村城镇化进程、工业化进程和城市现代化进程加剧，大气污染与环境污染日趋严峻，肺癌发病率与死亡率还将进一步攀升，预计到 2020 年中国肺癌发病人数将突破 80 万，死亡人数将接近 70 万。

慢性疾病是世界各国重大的公共卫生的问题。肺癌已然成为全球发病率和死亡率最高的恶性肿瘤，每分钟有 1 个人死于肺癌。75%的肺癌患者发现时已经是中晚期，肺癌的早诊早治和预防任务任重道远。

控制大气污染、降低人群吸烟率、减少人们遭受烟草暴露的危害、加强肺癌筛查、早期发现早期肺癌，重视基因检测指导下的肺癌个体化治疗、传播精准医学理念，规范我国肺癌的诊疗行为，是我国肺癌防治工作的重点。

论坛开幕式于 11 月 29 日上午在北京全国政协礼堂举行，中国癌症基金会彭玉理事长、赵平副理事长兼秘书长、余瑶琴常务副秘书长、姚晓曦副秘书长出席会议。首都医科大学

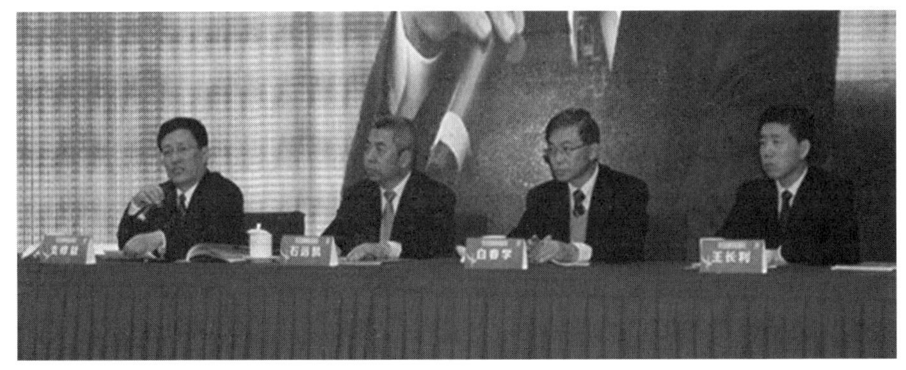

本次论坛主席：（左起）支修益、石远凯、白春学、王长利

宣武医院支修益教授、中国医学科学院肿瘤医院石远凯教授、复旦大学中山医院白春学教授和天津医科大学肿瘤医院王长利教授担任本次论坛主席。主办单位、协办单位、承办单位领导、主管单位领导和世界卫生组织驻华处代表先后致辞。

中国癌症基金会理事长彭玉：

2004 年至今，论坛规模从近百人到数百人，探讨内容从早期预防、早诊早治扩展到精准医疗时代的肺癌诊疗、控烟履约、分子病理、靶向治疗、大气污染监测和环境致癌物监测等肺癌诊治和疾病预防的前沿领域。相信各位代表在本届论坛展示的控烟与肺癌防治中的成果和经验中，能够交流心得，交流信息，获得新认识、新机遇！

中国癌症基金会副理事长兼秘书长赵平：

作为中国癌症防控的重中之重，肺癌预防关键在“早发现、早诊断、早治疗”。我赞成中国大部分女性都不吸烟。防范肺癌就要多做预防，而不是等到“难受了”再去医院检查，目前临床上很多一期肺癌都是通过体检发现的。肺癌防治需要注意三个来源：一是控烟，二是大气污染，三是有关职业暴露，中国还需要注意厨房油烟污染。

数据显示，在过去的 30 年中，中国肺癌死亡率上升了 465%，肺癌已代替肝癌成为我国首位恶性肿瘤死亡原因，肺癌手术占北京三甲医院胸外科手术之首。而随着胸外科微创技术、精准放射疗技术以及基因检测指导下的肺癌个体化诊疗技术等现代医学技术的飞速发展，肺癌治疗已进入“精准”时代。

国家癌症中心副主任、中国医学科学院肿瘤医院副院长石远凯：

肺癌防治的每一环都很重要。目前临床上的肺癌患者大部分都处于中、晚期，对于晚期肺癌患者来说，有效治疗也比十年前有了很大进步。因此，让更多的医疗机构和医生知道尊重、执行诊疗规范更为重要。

世界卫生组织驻华代表处 Angela：

几年前我父亲因为肺癌去世，所以我有热情也愿意倾尽全力做癌症预防相关的工作，确保不幸被诊断为癌症的人能够得到最好的治疗和管理。

由于中国的空气污染问题和高吸烟率等原因，肺癌占中国所有癌症死亡的很大比例，尤其在男性中。给很多的家庭造成了悲剧。在中国如果没有更强有力的行动，减少吸烟的暴露，会有更多人死于癌症。对个人和家庭来说，每一个可预防的过早的死亡和带来的经济困境有时是灾难性的。好消息是，中国烟草控制的风向正在改变。下一个挑战，是在目前的基础上进一步推动全国控烟。在这个过程中，中国癌症基金会做出了不可思议的卓越贡献。世界卫生组织愿意进一步和你们合作，推动中国烟草控制和癌症防控。

开幕式后，中国癌症基金会副理事长兼秘书长赵平教授、复旦大学中山医院白春学教授、中国医学科学院肿瘤医院高树庚教授、天津医科大学肿瘤医院王长利教授、中国医学科学院肿瘤医院石远凯教授和首都医科大学宣武医院支修益教授等专家先后就“肺癌的流行现状”“肺结节诊治指南”“早期肺癌外科策略”“国际肺癌分期”“肺癌治疗药物的研发”“肺癌一个被‘气’出来的病”等话题进行了精彩报告。

当日，论坛还通过“外科时间”“聚焦前沿”“高端论坛”“MDT 专题论坛”“规范解析”“精准医学”“微创论坛”和“气道管理”等多个板块进行专题研讨。并在论坛期间，由首都医科大学肺癌诊疗中心、首都医科大学宣武医院胸外科、首都医科大学胸外科学系和肿瘤学系联手中华医学会胸心血管外科学分会肺癌学组、北京学会胸外科分会和北京医师协会胸外科医师分会共同举办“2015 年全国肺癌诊疗新技术新进展学习班”。同时召开了“Cancer 中国肺癌特刊”和“《肺癌》中英文版”新书发布会，举行中国胸外科肺癌协作联盟和中国肺癌防治联盟联席工作会议，共同探讨“十三五”期间中国控烟肺癌防治策略。

（综合来源：中国癌症基金会网站、中国新闻网、国际在线、医脉通）

中国慢性病大会——肿瘤预防与控制分论坛控烟与肺癌预防专题会在京举行

2015 年 11 月 28 日，中国慢性病大会——肿瘤预防与控制分论坛暨第七届中国南北肺癌高峰论坛控烟与肺癌预防专题会在北京天泰宾馆举行。中国癌症基金会理事长彭玉女士，中国癌症基金会副理事长兼秘书长、中华预防医学会肿瘤预防与控制专业委员会主任赵平教授，中国疾病预防控制中心主任、中华预防医学会肿瘤预防与控制专业委员会常务副主任委员王宇教授，国家癌症中心副主任、中国医学科学院肿瘤医院副院长石远凯教授为大会致辞。专家们指出，目前中国肺癌的发病人数及死亡人数正不断攀升，吸烟是导致肺癌发生的主要危险因素，也是主要的可控因素，举行控烟与肺癌预防专题会议极为必要，并预祝会议圆满成功。

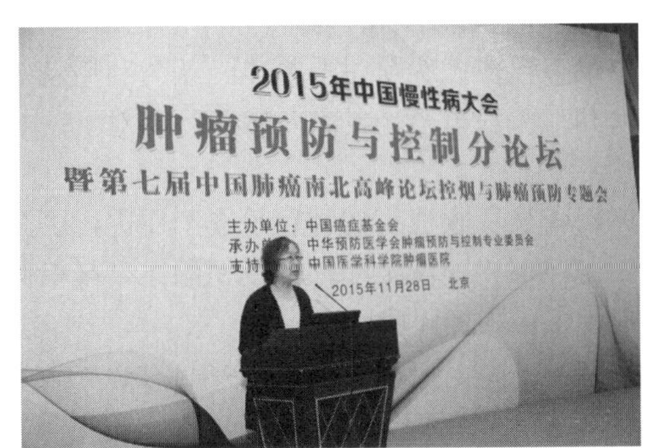

中国癌症基金会理事长 彭玉

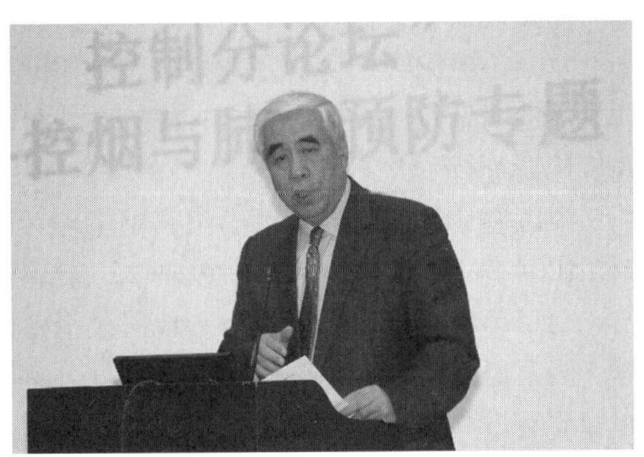

中国癌症基金会副理事长、中华预防医学会肿瘤预防与控制专业委员会主任 赵平

中国疾病预防控制中心徐东群教授详细分析了烟草烟雾中的致癌物，指出烟草烟雾中 7000 余种化学成分中数百种对人体有害，至 2000 年已确定有 69 种致癌物。

中国环境监测总站污染源室的赵淑莉教授介绍了我国对二氧化硫、一氧化氮、PM2.5 等污染物的检测方法，74 个城市的综合排名显示，我国沿海城市的环境质量高于京、津、冀、沈阳等重工业地区。

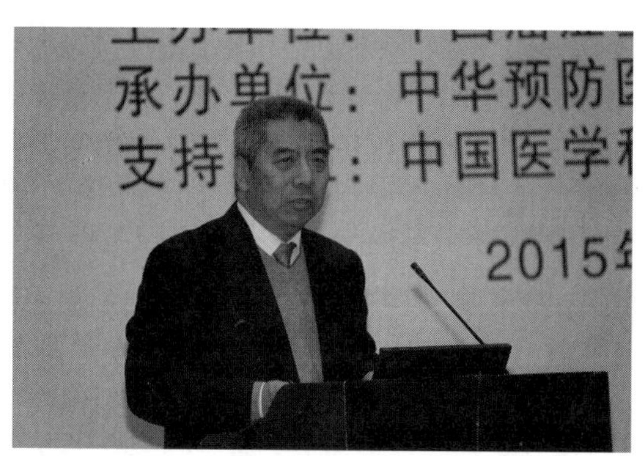

国家癌症中心副主任、中国医学科学院肿瘤医院副院长 石远凯

中国医学科学院黄遥教授指出，低剂量螺旋 CT（LDCT）检出的肺癌病灶是常规 X 线胸片的 6 倍，可应用于肺癌筛查中，随后应密切关注结节变化情况以排除非肺癌情况，但 LDCT 的假阳性率、规范的随诊策略、过度诊断等缺陷仍需克服。

北京大学第三医院检验中心张捷主任指出，肺癌血清标志物如胃泌素释放肽前体、鳞状上皮细胞抗原、癌胚抗原等联合应用在肺癌的诊断、疗效检测、预后评估等方面发挥了重要作用。

中国控烟协会姜垣教授指出，中国是烟草流行大国，为控制烟草流行，我国实施了新《广告法》、提高烟草税收、建立无烟立法等措施，虽然有一定的效果，但中国的控烟之路仍任重而道远。

山东省肿瘤医院郭其森教授指出，吸烟是肺癌的罪魁祸首，让吸烟者充分认识吸烟危害、提高戒烟主动性和自觉性及政府宣教、立法、惩罚等是控烟的关键。

北京市控制吸烟协会张建枢会长利用北京控烟宣传实践为例进行探索，认为利用新媒体、借助明星效应、顺应大众喜好等方法可扩大和加深在群众中的宣传效果，并对下一步宣传计划进行了介绍展望。

中国癌症基金会项目部李纪宾副主任对山东沂南县马牧池乡的肺癌筛查工作进行了介绍，1004 例 LDCT 筛查人群中发现 15 例高危病例；并在对当地居民的厨房进行了环境检测发现厨房环境污染严重后，为当地居民捐赠炉灶改善了厨房环境。

国家癌症中心全国肿瘤防治研究办公室陈万青副主任、中国疾病预防控制中心慢病中心肿瘤室方利文主任对大会报告进行了专家点评。

（来源：中国癌症基金会网站）

第十四届全国肺癌学术大会顺利召开

2015 年 10 月 15 日~17 日，第十四届全国肺癌学术大会在四川省成都市国际会展中心召开。会议由中国抗癌协会肺癌专业委员会主办，四川大学华西医院和四川省抗癌协会肺癌专业委员会承办，中国抗癌协会肺癌专业委员会主任委员、天津医科大学附属肿瘤医院肺部肿瘤科主任王长利教授和华西医院李为民院长担任大会主席。60多位国内外知名专家及近1500位来自全国各地的从事肺癌基础、临床转化和临床研究的学者出席了大会。

大会开幕式由中国抗癌协会肺癌专业委员会候任主任委员、上海市胸科医院陆舜教授和华西医院胸外科主任刘伦旭教授主持。四川省卫生计生委张祖芸副主任、王长利教授、李为民院长分别致辞。中国抗癌协会肺癌专业委员会名誉主任委员、广东省人民医院副院长吴一龙教授，四川大学步宏副校长，四川大学华西医院周清华教授，吉林省肿瘤医院程颖教授和北京大学人民医院王俊教授，以及中国抗癌协会肺癌专业委员会的其他常委、委员，来自全国各地的专家出席了开幕式。

本次大会是继2007年福州、2009年天津、2011年武汉、2013年长春全国肺癌学术大会后，我国肺癌界的又一次学术盛会，本次学术盛会紧密围绕“关注肺癌病人生存质量，优化肺癌个体化治疗”的主题，充分展示了近年来我国肺癌基础研究、转化医学研究、临床研究的最新进展和成果。专家们的学术讲座内容涉及中国肺癌研究热点问题、肺癌外科治疗、放射治疗、化疗、分子靶向治疗进展、肺癌治疗的多学科视角、我国肺癌原创研究等领域的最新研究成果和进展。

16日上午，大会特邀报告分为肺癌诊断最新前沿技术和肺癌治疗最新研究进展两个环节。陆舜教授、李为民教授、美国巴尔的摩富兰克林广场中心医院William S. Krimsky教授、北京大学肿瘤医院王洁教授就肺癌诊断方面的最新前沿进行了精彩的解读。王长利教授、周清华教授、复旦大学附属肿瘤医院傅小龙教授、美国Cellular Biomedicine Group的Yihong Yao、吴一龙教授就肺癌治疗方面的最新进展进行了全面的展现。

16日下午，会议分为内科、外科和放疗分会场进行学术交流。在外科和放疗分会场，首都医科大学附属北京宣武医院支修益教授、华西医院刘伦旭教授、武汉大学人民医院宋启斌教授等5位专家带来了肺癌外科手术治疗、微创外科治疗、辅助治疗、放疗等方面的讲座。在内科分会场，上海市肺科医院周彩存教授、吉林省肿瘤医院程颖教授、中山大学肿瘤防治中心张力教授、上海市胸科医院韩宝惠教授4位专家带来了肺癌靶向治疗、肺癌抗血管生成治疗等方面的讲座。

17日上午，讲座分为多学科视角和原创性研究两个部分进行。北京大学人民医院王俊教授、华西医院肿瘤科卢铀教授、复旦大学附属中山医院白春学教授等12位专家就早期非小细胞肺癌、晚期非小细胞肺癌，以及小细胞肺癌治疗的多学科视角展开了生动而热烈的多学科对话。参会代表纷纷踊跃提问，学术气氛非常浓厚。

大会收到会议投稿210余篇，评选出31篇优秀论文进行了大会发言交流，内容涉及肺癌基础研究、外科、化疗、靶向治疗、放疗、辅助与新辅助等领域，并由肺癌领域的知名专家进行了精彩点评。会上颁发了青年医师优秀论文奖，6篇论文获得了该项荣誉。

本次会议汇集了全国肺癌领域的精英，学术讲座和学术交流都展现了我国肺癌领域的高水平，促进了国内、国际间肺癌研究的学术交流，推动了学科的发展和新技术的推广，同时给了参会人员提供了学习、交流的机会，现场讨论气氛热烈，受到参会代表的高度评价，会议获得圆满成功。

（作者：陈立艳）

（来源：四川大学华西医院网站，发布时间：2015-10-20）

相关信息

会议期间召开了中国抗癌协会肺癌专业委员会全体委员会议，主任委员王长利教授进行了专委会工作总结和展望，竞选下一届举办地的单位进行了竞选宣讲，最后全体到会委员投票，选出下一届大会由南昌大学第一附属医院承办。

（稿源：肺癌专业委员会，中国抗癌协会网站，2015-11-04）

第十届全国胃癌学术会议暨第三届阳光长城肿瘤学术会议在京召开

由中国抗癌协会胃癌专业委员会、北京大学肿瘤医院共同主办的“第十届全国胃癌学术会议（CGCC2015）暨第三届阳光长城肿瘤学术会议”于 2015 年 6 月 27 日 ~28 日在北京国际会议中心召开。本届会议延续“规范、融合、创新”这一主题，旨在进一步提高肿瘤规范化诊疗水平、推动多学科协作、促进转化医学的发展、聚焦精准医学的未来。会议邀请了来自英国、美国、日本、韩国等国的十余位国外讲者，国内近 150 位肿瘤防治领域知名专家作为大会特邀嘉宾共同分享、讨论胃癌及肿瘤相关领域的进展以及热点问题。

大会开幕式由中国抗癌协会胃癌专业委员会青年委员会副主任委员张小田教授主持。首先，由大会主席、胃癌专业委员会主任委员季加孚教授致开幕词。随后，与会人员共同欣赏了中国工程院院士孙燕教授特意为大会发来的视频问候，孙燕院士预祝大会圆满成功，并祝贺中国抗癌协会胃癌专业委员会荣获 2017 年第 12 届国际胃癌大会主办权。

中华医学会外科学分会主任委员赵玉沛院士、中国医师协会外科医师分会会长王杉教授分别代表兄弟学会向大会的召开表示祝贺。中国抗癌协会王瑛秘书长代表总会为大会开幕致辞。

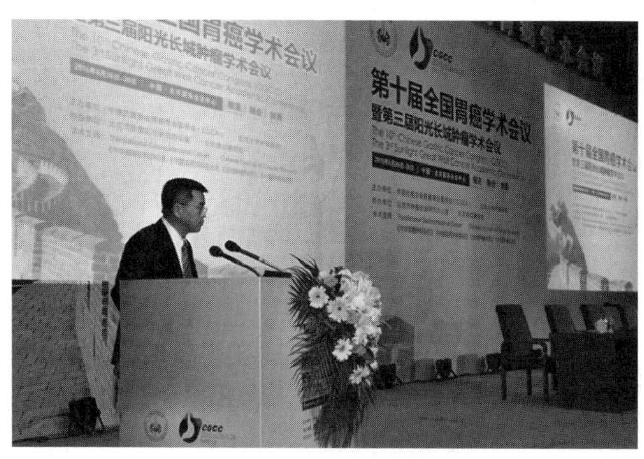

大会主席季加孚教授致开幕词

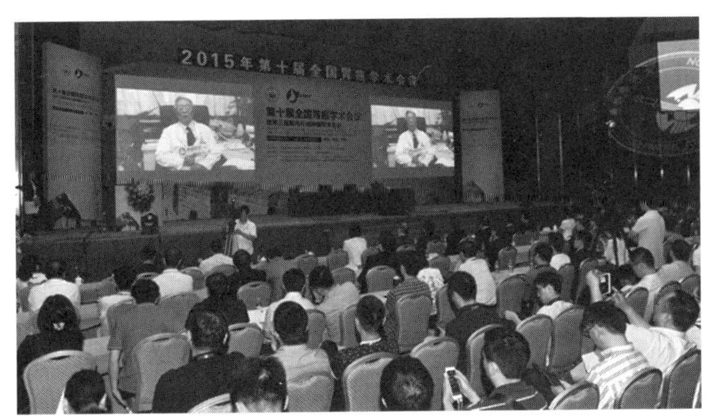

孙燕院士向大会发来视频祝贺

大会学术报告以北京大学肿瘤医院沈琳教授的题为“多学科诊疗模式——现状及展望”为开场。随后，日本的 Takeshi Sano、Toshikazu Ushijima 教授，韩国的 Sung Hoon Noh、Han Kwang Yang 教授分别就各自领域的实践和思考同与会人员进行了分享。最后，由大会主席季加孚教授做题为“胃癌诊治的进展及争议”的大会报告。

本届胃癌会议涵盖了胃癌的基础研究、临床诊断和治疗等各学科，征集胃癌领域投稿 120 余篇，最终评选出优秀论文 10 篇。大会同时开设了胃肠道间质瘤、神经内分泌肿瘤、软组织和腹膜后肿瘤、肿瘤专科医院管理、复发转移乳腺癌等多个专题论坛，共 20 余个分会场，针对不同学科、不同层级专业人员的需求搭建多个学习、交流和展示的平台。同时，也针对精准医学等热点问题进行了热烈的交流和讨论，大会吸引了来自全国各省市近 1500 余名参会代表。

6 月 28 日中午的闭幕式上，大会对本届胃癌会议的优秀论文获奖者、中青年胃癌手术大赛的优胜者，以及积极参与第 11 届国际胃癌会议投稿并取得优异成绩的单位和个人进行了表彰。大会在肿瘤界前辈们的声声鼓励中，在青年一代学者积极参与、不断进取中圆满落下帷幕。希望每一位参会人员在这里都能有所收获，期望每年一届会议能够成为同道们拓展国际视野、把握学科发展、提升专业能力、促进同道友谊的互动交流平台。2016，我们继续相约！

（中国抗癌协会胃癌专业委员会）

（稿源：中国抗癌协会网站，2015-07-10）

北京胃肠肿瘤精准医疗国际高峰论坛暨 CGOG 年会 2015 举办

2015 年 10 月 17 日 ~18 日，由北京大学肿瘤医院暨北京市肿瘤防治研究所、中国胃肠肿瘤临床研究协作组（CGOG）主办的“北京胃肠肿瘤精准医疗国际高峰论坛暨 CGOG 年会 2015”在北京隆重举办。本次会议以“专注、汇聚、精准”为主题，邀请了欧洲、美国、日本、韩国、中国台湾最富盛名的胃肠肿瘤学家参会，包括 Heinz-Josef Lenz、Min Yu、Yasuhide Yamada、Manish A Sha、Yeul Hong Kim，中国工程院院士林东昕等国内外 40 余名专家，吸引了 500 余名胃肠肿瘤领域的同行参会。本届大会覆盖了食管癌、胃癌、肠癌、胃肠间质瘤（GIST）、神经内分泌肿瘤（NET）、胰腺癌等多个疾病领域，全面聚焦相关瘤肿的最新进展、转化研究和临床研究。

专注——专注胃肠肿瘤临床协作研究和规范化诊疗

CGOG 是由全国胃肠肿瘤临床领域知名专家以及相关医务人员自愿组成的非营利性学术团体。中国胃肠肿瘤临床研究协助组是根据胃肠肿瘤专业学术活动需要成立的临床研究协作组织，以促进胃肠肿瘤相关领域的临床协作研究和多学科规范化诊断治疗。近年来，每年的 CGOG 年会均以此宗旨为目标，专注胃肠肿瘤临床研究。本次会议继续就胃肠肿瘤的临床研究最新进展、发展方向进行了深入探讨，如临床试验中的反转化研究、结肠癌精准医疗背景下的临床研究和实践、肿瘤临床研究的新模式等。同时本次会议还将对刚刚结束的 2015 年 ESMO（欧洲肿瘤协会年会）胃肠肿瘤领域的最新进展进行解读。这为在中国胃肠肿瘤临床研究这个大平台上（CGOG）出更多更好的成果奠定了基础。

汇聚——汇聚国际国内数十位顶级大专家

本次会议汇聚了来自世界各地胃肠肿瘤领域的数十位顶级大专家；还汇聚了来自各个不同研究方向，如基础研究、转化研究、临床研究等多个领域的专家；还汇聚了多个不同学科的临床专家共同探讨胃肠肿瘤的诊断和治疗。本次会议还专注于基础与临床的结合，从而更好地推动胃肠肿瘤的转化医学研究。例如林东昕院士结合自己在食管癌分子分型领域中的重大进展谈如何推动食管癌诊治的临床实践；循环肿瘤细胞（CTC）国际研究第一团队的 Min Yu 博士介绍 CTC 指导肿瘤治疗的价值与挑战；熊磊博士分析了下一代测序技术（NGS）在肿瘤临床研究与应用中的发展现状和瓶颈；沈琳教授就目前肿瘤领域热点——免疫治疗在胃肠肿瘤中的基础与临床进行阐述。本次会议根据中外胃肠肿瘤的异同连接中外专家，搭建平台，促进合作，将会极大地推动中国胃肠肿瘤临床研究的发展。

精准——精准医疗概念贯穿大会始终

精准医疗（Precision Medicine）是以个体化医疗为基础、随着基因组测序技术快速进步以及生物信息与大数据科学的交叉应用而发展起来的新型医学概念与医疗模式。而对于胃肠肿瘤领域来说，精准医疗存在的意义在于将每个不同个体的临床信息、基因组信息等与患者的治疗紧密结合起来，从而最大化地使患者获益。在本次会议中，始终贯彻了精准医疗的理念，在食管癌、胃癌、结直肠癌、胰腺癌、胃肠间质瘤、胃肠神经内分泌肿瘤等各个分论坛中，均很好地将精准医疗同胃肠肿瘤的诊治紧密结合起来。例如 Heinz-Josef Lenz 教授讲授肠癌精准医疗的现状与未来；李健教授讲授从基因分型指导个体化治疗谈 GIST 精准医学发展方向；Manish A Sha 和张小田教授分别讲授欧美与中国食管鳞癌和腺癌的精准医疗实践。

同时，本次会议还通过线上线下的方式对胃肠肿瘤病历进行多学科讨论（MDT），通过真实病历的讨论加深认识、促进发展。“专注、汇聚、精准”，本次会议将会更好地推动我国消化系统肿瘤的临床研究协作，极大地推动中国胃肠肿瘤领域的发展，为胃肠肿瘤患者提供更好的诊治方法。

（北京大学肿瘤医院）

（来源：北京大学医学部新闻网，发布日期：2015 10 21）

第三届全国腹部肿瘤外科高峰论坛在京召开

2015 年 4 月 11 日~12 日，由国家癌症中心、中国医学科学院肿瘤医院、中国医促会结直肠癌肝转移治疗专业委员会主办的“第三届全国腹部肿瘤外科高峰论坛”在北京成功召开，论坛主题为“结直肠癌肝转移诊治策略与实践”。中国医学科学院肿瘤医院副院长、中国医促会结直肠癌肝转移治疗专业委员会主任委员蔡建强教授担任大会主席，腹部外科副主任赵东兵教授担任大会执行主席。

我院院长赫捷院士、中国癌症基金会副理事长兼秘书长赵平教授和中国医疗保健国际交流促进会王琪秘书长在开幕式上致辞，指出目前我国肿瘤防治形势严峻，外科医生任重道远，多学科综合治疗及精准治疗是结直肠癌肝转移乃至恶性肿瘤治疗的方向等。

4 月 11 日举行了院士论坛及主题演讲。中国工程院院士程书钧、詹启敏、林东昕出席院士论坛，他们站在国家的层面，从肿瘤整体防治的角度，介绍了肿瘤基础研究及治疗的最新进展及理念。在主题演讲环节，全国结直肠癌肝转移治疗领域的知名专家们从不同角度阐述了结直肠癌肝转移综合治疗的理念及具体实践经验。大会内容精彩纷呈，既有深度，又有广度，吸引了来自全国的 400 余位代表参会，整个会场座无虚席。

多学科综合治疗（MDT）是结直肠癌肝转移的最佳治疗模式，全国多个医院已经开展并积累了丰富的经验。4 月 12 日，举行了 MDT 团队展示及交流活动，中国医学科学院肿瘤医院、北京大学肿瘤医院、复旦大学中山医院、中山大学肿瘤医院和华西医院的 MDT 团队分别展示了各自的典型病例，点评专家们也提出了自己的意见与建议，现场讨论气氛热烈，既有精彩的点评，也有不同观点的激烈交锋，与会代表均表示获益匪浅。

（作者：腹部外科）

（来源：中国医学科学院肿瘤医院网站，发布时间：2015-06-04）

中国癌症基金会/北京医学会放射肿瘤治疗学分会胃肠学组（京津冀协作）成立大会暨优化直肠癌术前放化疗模式研讨会在京召开

2015 年 8 月 28 日，中国癌症基金会/北京医学会放射肿瘤治疗学分会胃肠学组（京津冀协作）成立大会暨优化直肠癌术前放化疗模式（STELLAR）研讨会在北京举行。国家癌症中心、北京医学会、北京放疗专委会、中国医学科学院肿瘤医院相关领导，以及来自全国各大医院的近200名肿瘤放疗专家出席了会议。

北京放疗专委会胃肠学组是由北京医学会、北京放疗专委会推动并倡议成立的。中国医学科学院肿瘤医院殷蔚伯教授等5位著名放疗专家被推选为荣誉组长，金晶教授当选为组长。成立大会上，中国癌症基金会副秘书长、国家癌症中心副主任、我院党委付凤环副书记介绍了中国癌症基金会中国子宫颈癌协作组的成功经验，并充分肯定了学组成立的必要性。北京医学会秘书长田宝朋教授介绍了国家及卫生部门相关政策，京津冀三地协同发展的大趋势，以及当前医疗领域“大数据”“精准医疗”等发展方向。北京医学会放疗分会主任委员王俊杰教授阐述了胃肠学组成立的重大意义，宣布学组正式成立。该学组的建立，将为京津冀地区创建一个高水平的胃肠道肿瘤放疗学术平台，促进广泛交流和深入协作，提高我国胃肠道肿瘤放疗的整体治疗水平。

学组成立仪式后，国内众多知名胃肠道肿瘤放疗专家围绕直肠癌、胃癌等胃肠道肿瘤治疗的最新进展，进行了精彩的学术报告，分享和交流了国内一流研究单位的研究成果和治疗经验。

会上，金晶教授还宣布了由我院放疗科牵头的优化直肠癌术前治疗模式（STELLAR）研究启动，并进行了方案介绍。该临床研究是目前直肠癌术前放化疗模式的全球研究热点之一，全国范围内的多中心紧密合作模式将更加有力地推动研究的进程，提高研究的科学性和效力。来自中山大学肿瘤防治中心、复旦大学肿瘤医院、北京大学肿瘤医院、北京协和医院和我院等11家单位的代表就该研究的可行性、科学性、规范化及意义等进行了深入交流和讨论。

（作者：放疗科 刘文扬 李　宁 张佳佳）

（来源：中国医学科学院肿瘤医院网站，发布时间：2015-09-11）

首届结直肠癌多学科综合治疗暨患者全程管理研讨会召开

为推动结直肠癌诊治策略的规范化、专业化、合理化和个体化，最大程度提高治疗效果，2015年5月28日，中国医学科学院肿瘤医院结直肠二科在北京河南大厦举办了“精准医学精准治疗结直肠癌多学科综合治疗暨患者全程管理研讨会”。腹部外科及与结直肠癌诊治相关科室的专家教授参加会议。腹部外科王成锋主任参加会议并致辞。

结直肠二科主任张海增教授以“结直肠癌的多学科综合治疗”为题，介绍了结直肠癌多学科综合治疗（MDT）的发展趋势，并结合若干经治的典型病例，多角度解读了结直肠癌的多学科综合治疗，强调个体化和精准治疗，从宏观层面提出了新的思考，带给与会者新的启示。

内科杨林教授介绍了目前结肠癌新辅助治疗国内外临床研究现状；放疗科唐源医师介绍了直肠癌新辅助同步放化疗方面的研究成果及最新开展的一系列多中心试验；影像诊断

科姜军教授介绍了结直肠癌影像学新进展。结直肠二科郑朝旭教授、内科孙永琨副教授、肝胆外科吴凡副教授、腔镜科窦利州医师、放疗科张江鹄医师分别报告了疑难病例，与会专家进行了热烈讨论。

作为国家队中的优势学科，尽管我科开展了一定程度的多学科综合治疗，但无论组织形式还是实质内容，都有待于进一步完善和提高。本次研讨会为进一步提高结直肠癌治疗水平和研究水平，促进科室间团结协作奠定了良好基础。

（作者：结直肠二科 郑朝旭 崔 健）

（来源：中国医学科学院肿瘤医院网站，发布时间：2015-06-04）

2015 年国际胰腺癌高峰论坛在厦门召开

2015 年 11 月 13 日 ~15 日，在“世界胰腺癌日”到来之际，由中国国家癌症中心、中国医学科学院肿瘤医院主办，厦门大学医学院、厦门市卫生计生委承办，《中华肿瘤杂志》《中华医学杂志》《中国医刊》协办的“2015 年国际胰腺癌高峰论坛暨中华医学会肿瘤学分会胰腺癌学组（筹）第四届学术年会暨海峡两岸医药卫生交流协会肿瘤防治专家委员会胰腺癌学组第一届学术年会”在厦门隆重召开。

大会由中华医学会肿瘤学分会胰腺癌学组（筹）组长、海峡两岸医药卫生交流协会肿瘤防治专家委员会胰腺癌学组主任委员、本次大会主席王成锋教授组织并主持。中华医学会副会长兼秘书长刘雁飞在会上充分肯定了中华医学会肿瘤学分会胰腺癌学组（筹）在近年来对我国胰腺癌研究所做出的成绩，并对学组未来工作提出了殷切期望。

本届高峰论坛汇聚了国内外 500 余名致力于胰腺癌研究的专家与学者，共同探讨和分享了胰腺癌临床与基础研究的重大进展。林东昕院士展示了其胰腺癌基因研究的最新进展；彭淑牖院士就胰腺癌手术治疗的最新进展进行了视频演示；Mayra 带来了胰腺癌的免疫状态和免疫治疗的国际最新进展；王成锋教授就精准医疗在胰腺癌防治中的意义进行了阐述。会议不但有专家学者的精彩发言，更是拿出会议的半数时间进行了经典病例和疑难病例的诊治经验分享，专家发言精彩、代表们讨论热烈，取得了良好的成果，达成了多项学术共识。本次大会的胜利召开，为促进我国胰腺癌领域的研究发展起到了积极推动作用。

（作者：胰胃外科 姜庆龙）

（来源：中国医学科学院肿瘤医院网站，发布时间：2015-12-08）

第十三次全国子宫颈癌协作组工作会议暨子宫颈癌防治研究进展学术研讨会在京召开

2015 年 4 月 24 日 ~26 日，第十三次全国子宫颈癌协作组工作会议暨子宫颈癌防治研究进展学术研讨会在中国国家癌症中心/中国医学科学院肿瘤医院会议中心召开。会议由中国癌症基金会、国家癌症中心/中国医学科学院肿瘤医院主办。

中国癌症基金会理事长彭玉，原卫生部副部长曹泽毅教授，国家卫计委妇幼司宋莉处长，北京协和医院郎景和院士，中国癌症基金会常务副秘书长余瑶琴、理事董志伟教授、副秘书长姚晓曦、副秘书长乔友林教授，北京大学医学部魏丽惠教授，全国子宫颈癌协作组成员以及来自国内外子宫颈癌防治领域的专家近200人参加了会议。

彭玉理事长和曹泽毅教授分别在开幕式致欢迎辞，希望协作组继续加强交流合作，将中国子宫颈癌防治事业推上新台阶。乔友林教授向大会作2014年子宫颈癌协作组年度工作报告；宋莉处长汇报了国家医改重大专项——中国农村子宫颈癌筛查的进展；中国癌症基金会郭晓斐总结了2015年全国三八公益活动，对南京大学医学院附属鼓楼医院、厦门市妇幼保健院、北京大学深圳医院等活动承办单位，罗氏诊断产品（上海）有限公司、美国豪洛捷等协办单位进行了表彰，彭玉理事长、余瑶琴常务副秘书长、姚晓曦副秘书长、董志伟教授、乔友林教授等领导为获奖单位颁发了奖杯和证书。

大会邀请了子宫颈癌及HPV相关领域的国内外专家对子宫颈癌预防、筛查、检测和国内外HPV疫苗的研究进展情况进行了介绍，并与参会代表进行了深入的讨论和交流。

会议得到了罗氏诊断产品（上海）有限公司、美国豪洛捷公司、凯杰企业管理（上海）有限公司、深圳市理邦精密仪器股份有限公司、上海透景生命科技股份有限公司、上海之江生物科技股份有限公司、浙江迪安诊断技术股份有限公司、飞利浦基础医疗、杭州德同生物技术有限公司、老牛基金的支持。

（稿源：中国癌症基金会）

2015年农村妇女“两癌”检查项目管理培训班在琼举行

中华人民共和国国家卫生和计划生育委员会 2015-08-26

8月21日~22日，国家卫生计生委妇幼司在海南省海口市举办2015年农村妇女“两癌”检查项目管理培训班，总结交流经验，专项部署2015年农村妇女“两癌”检查项目工作。

为提高农村妇女“两癌”的早诊早治率，降低“两癌”死亡率，提高广大农村妇女健康水平，2009年原卫生部、财政部、全国妇联共同组织实施农村妇女“两癌”检查项目。截至2014年，中央财政累计投入14.9亿元，共覆盖全国1190个区县，为4287万农村妇女进行了宫颈癌检查，为613万名农村妇女进行了乳腺癌检查，超额完成了任务目标，取得了明显成效。

秦耕司长在培训班上首先传达学习了2015年6月2日刘延东副总理在《母婴保健法》实施20周年座谈会上的重要讲话。同时，他强调，各地要认真贯彻落实刘延东副总理的讲话精神，在巩固既往成绩的基础上，进一步做好农村妇女“两癌”检查等妇幼重大公共卫生服务，切实惠及广大妇女儿童健康。一是坚持统筹协调，确保经费到位。各地要按照有关要求，结合本地实际，尽快制定印发本地区项目实施方案。积极与财政部门统筹协调，落实项目经费。二是注重能力建设，提升服务质量。要始终把服务质量放在第一位。加强“两癌”筛查、诊断机构的能力建设，加强“两癌”检查人员培训和考核，不断提高专业技术水平。三是强化监督指导，完善信息管理。将督导纳入各级卫生计生行政部门的常规工作，明确各级职责，完善信息管理工作，确保数据及时准确。四是加强宣传动员，普及健康教育。加强与妇联等部门协作，广泛开展妇幼健康相关知识普及，不断提高广大妇女健康素养。

培训班上，国家卫生计生委妇幼司通报了 2012～2014 年项目综合评估报告，解读了 2015 年项目管理方案。中国疾病预防控制中心妇幼保健中心介绍了 2014 年 HPV 检测试点项目实施进展及 2014 年项目数据分析结果。北京、湖南和广西作了经验交流，有关专家就宫颈癌、乳腺癌检查技术流程和质量管理等方面内容进行了专题讲座。全国 31 个省（区、市）卫生计生委妇幼处负责人，妇幼保健院分管院长、项目管理人员以及有关专家 200 余人参加了培训班。

第十二届全国妇科肿瘤临床诊治研讨会暨腔镜手术高峰论坛在京举办

2015 年 11 月 12 日，在北京红枫片片的美丽秋景里，由中国癌症基金会、中国医学科学院肿瘤医院共同主办的“第十二届全国妇科肿瘤临床诊治研讨会暨腔镜手术高峰论坛”在我院举办。中国癌症基金会常务副秘书长余瑶琴致辞，我院妇科主任吴令英教授主持大会开幕式。本次大会主题为“规范妇科肿瘤诊治，探讨腔镜微创技术的应用”。会议邀请了詹启敏院士、郎景和院士以及来自国内妇科肿瘤领域的多位专家学者。

詹启敏院士发表了题为“精准医学发展的需求和重点工作”的演讲。精准医学是一种新的、综合评估了个体的基因、环境和生活方式差异后所采取的疾病预防和治疗方法。詹院士从定义、现状、走向及实践的国家战略层面，生动阐释了精准医学这一时下热门的医学概念，并呼吁政府层面要协调多部门联动，医院管理、医学教育及研究层面将个体化诊疗纳入评价体系，加强基础研究及临床研究工作，共同推进我国精准医学体系的建立。

郎景和院士发表了题为“子宫内膜异位症和妇科肿瘤”的演讲，子宫内膜异位症是常见的妇科疾病，具有临床病变广泛和疾病表现多样性的特点。子宫内膜异位症虽属于良性疾病，但其浸润及复发等临床表现与恶性肿瘤的生物学行为类似，且有 1%的子宫内膜异位症会发生恶变，其与一些妇科肿瘤发生的关系是未来的研究热点。

吴令英主任对宫颈癌、复发卵巢癌治疗规范、腹腔镜无瘤原则进行了深入浅出的讲授。其中在宫颈癌综合治疗和复发卵巢癌的治疗方面，吴令英主任将我院妇科在国内的先进诊疗理念、临床治疗规范和临床难点问题，做了详实的指导。同时面对近年来腹腔镜在妇科肿瘤中的快速应用，结合我院临床实践，在大会上演示了微创无瘤原则的应用和具体操作，为国内妇科肿瘤腔镜治疗的快速健康发展奠定了基石。

全国妇科肿瘤临床诊治研讨会一直以专业性、全面性、引领性和创新性特色，受到国内妇科同仁的高度关注和热情参与。本次大会，名家云集，多位专家教授围绕大会主题，展开了多场精彩讲演。

为期 4 天的会议，悦知楼报告厅人员济济，掌声不断，好评如潮。大连医学院第二医院肿瘤科蒋葵主任谈到“感谢贵院妇科举办了这么好的学习班，讲者水平高，内容实用，会务管理有序，收获很大。”我院妇科全体同仁深受鼓舞，并深感肩上的责任之重，身处国家级的肿瘤中心，要做到引领妇科肿瘤治疗规范，造福民众，为实现健康中国梦而努力。大家期待明年峰会再相聚。

（作者：妇科 雷呈志）

（来源：中国医学科学院肿瘤医院网站，发布时间：2015-12-08）

首次肿瘤医学协同创新前列腺癌多学科会议举行

2015 年 5 月 10 日，中国医学科学院肿瘤医院前列腺癌多学科团队与中山大学肿瘤医院、复旦大学肿瘤医院共同举办了肿瘤医学协同创新前列腺癌多学科会议。这是首次肿瘤医学协同创新中心前列腺癌多学科会议。

三家国内大型肿瘤医院前列腺癌领域的专家参加了会议。我院泌尿外科李长岭主任、朱刚副主任，核医学科郑荣主任、放疗科刘跃平教授、诊断科陈雁教授及泌尿外科多名医生，中山大学副校长黎孟枫，中山大学肿瘤医院院长徐瑞华、泌尿外科主任周芳坚和复旦肿瘤医院副院长、泌尿外科主任叶定伟等参加了会议。

参会的专家们对前列腺癌疑难病例进行了多学科会诊，并就前列腺癌的诊治热点及有潜在合作意向的临床研究方案进行了深入的讨论。我院泌尿外科关有彦主治医师汇报了前列腺癌典型病例，并就该病例的诊治方法同与会专家展开交流和讨论。朱刚教授做了“高危前列腺癌的系统治疗”专题报告。王栋副主任医师汇报了我院提议的协同创新课题“前列腺癌骨转移患者原发灶切除联合内分泌治疗与单纯内分泌治疗的多中心、前瞻性、随机对照研究”。该课题引起了与会专家的极大关注，并展开热烈讨论。专家们一致认为，该课题关注到了目前国际前列腺癌治疗领域的热点，具有重大临床意义，研究设计总体合理，现实可行，实施该研究将有助于提高我国在晚期前列腺癌治疗领域的临床研究水平。专家们提出了许多积极的建议，在继续完善细节后，三家医院将具体讨论实施。

作为肿瘤医学协同创新中心的第一个前列腺癌多学科大团队，期待通过合作研究为患者提出更好的治疗方案，为未来指南的制订提供循证医学证据。

（作者：泌尿外科 王　栋）

（来源：中国医学科学院肿瘤医院网站，发布时间：2015-06-04）

2015 癌症研究新视野
肿瘤学术会议在上海召开

2015 年 11 月 12 日～15 日，“2015 癌症研究新视野肿瘤学术会议”在上海召开。本届会议由美国癌症研究学会（AACR）主办，在中国抗癌协会的支持和国家自然科学基金委员会资助下取得了圆满成功。会议主题是“Bringing Cancer Discoveries to Patients”。会议邀请了美国耶鲁肿瘤中心 Patricia M. LoRusso 教授，美国范德堡大学医学中心 Carlos L. Arteaga 教授，美国威尔康奈尔医学院 Lewis C. Cantley 教授，上海肿瘤研究所王红阳院士，国家生物科学研究所王晓东院士，分子肿瘤学国家重点实验室詹启敏院士，美国 M. D. 安德森癌症中心张微教授等出席会议并做学术报告。会议吸引了来自国内外的 500 余名肿瘤学者参会。

大会内容包括 7 个主单元和 2 个教育单元。主单元包括肿瘤耐药性、分子预防机制、基因组及超越、肿瘤代谢、激素依赖型癌症、转化肿瘤医学、临床试验新方法。教育单元包括临床试验设计和基因组学。会上，中美专家就目前肿瘤科学的最新进展，做了精彩的学术报告。中国抗癌协会副理事长、分子肿瘤学国家重点实验室主任詹启敏院士做了题为“Dissections of genomic alternations in esophageal squamous cell carcinoma”的报告；中国医学科学院院长、中国抗癌协会常务理事曹雪涛院士做了“New targets for cancer immunotherapy”的报告；中国医学科学院肿瘤医院流行病学研究室主任、中国抗癌协会流行病专业委员会主任委员乔友林教授做了“Risk stratified screening and management for cervical cancer”的报告。会场交流活跃，学术气氛浓厚，演讲者与参会者讨论十分热烈，取得了很好的交流效果。

会议期间，中国抗癌协会秘书长王瑛教授与美国癌症研究学会（AACR）国际交流部主管 Fred Biemar 先生就双方今后开展联合培训项目、举办双边学术会议等方面进行了深入的讨论。

（稿源：中国抗癌协会，中国抗癌协会网站 2015-11-25）

2015 医学科学前沿论坛暨
第十四届全国肿瘤药理与化疗学术会议召开
——交流新成果 互享新经验

为促进我国抗肿瘤药物研究和应用的交流，增进对国际相关领域最新研究进展和动态的了解，由中国工程院医药卫生学部和中国抗癌协会抗癌药物专业委员会、中国药理学会肿瘤药理专业委员会联合主办，中国医科大学承办的“2015 医学前沿论坛暨第十四届全国肿瘤药理与化疗学术会议”于 2015 年 4 月 24 日 ~27 日在辽宁沈阳召开。本次大会的主席由中国工程院丁健院士担任。

本次会议是我国肿瘤药理和肿瘤化疗界的一次学术盛会。特邀国内外专家就近年来肿瘤药理及临床化疗的新进展、新动向作了大会专题学术报告。会议还设立了三个分会场，由肿瘤药理研究及临床肿瘤药物治疗研究同仁进行论文交流。

中国工程院医药卫生学部近年来主持开展了系列学术活动，就当前医药卫生科学最活跃的领域，举办“医学科学前沿论坛”。本次学术会议延续了以往的会议组织形式，期望在广度和深度上取得进一步的发展。

从 1983 年在大连举办第一届“肿瘤药理与化疗学术会议”，历经 1987 年第 2 届（杭州），1989 年第 3 届（南宁）、1992 年第 4 届（郑州）、1995 年第 5 届（天津）、1998 年第 6 届（泰安）、2001 年第 7 届（福州）、2003 年第 8 届（广州）、2005 年第 9 届（杭州）、2007 年第 10 届（青岛）、2009 年第 11 届（昆明）、2011 年第 12 届（南京）、2013 年第 13 届（洛阳）会议到今年的第 14 届会议，“肿瘤药理与化疗学术会议”已经成为系列化的、定期举办的全国性学术会议，对促进抗癌药物的筛选、发现与研发，促进抗癌药物的药理与机制研究，促进临床前研究与临床研究的结合起到积极而重要的推动作用。

目前，分子靶向抗肿瘤药物研究、研发与治疗应用飞速发展，转化医学理念不断深入人心，个体化治疗应用日趋广泛。分子靶向治疗已成为临床肿瘤治疗中非常重要的组成部分。分子靶向治疗为肿瘤治疗带来了前所未有的革命性变化，但同时也出现了很多新问题。例如，分子靶向药物的耐药性，如何提高该类药物的临床获益度，包括延长患者生命或无病生存期等，如何利用分子标志物筛选合适的治疗对象、监控疗效和毒性，以及老药新用与药物再评价等，愈来愈受到广泛关注；此外，国家“重大新药创制”科技重大专项计划仍在继续推进，对推动我国创新药物包括抗肿瘤药物研发的能力建设和药物研发都将继续发挥巨大的推动作用。本次会议正是在这一背景下召开，旨在为肿瘤基础研究、抗肿瘤新药研发以及临床治疗应用的专家和同行搭建一个相互交流、相互学习的平台，促进基础、研发与临床学科的紧密协作，共同推动我国肿瘤研究与治疗事业的快速发展。

为此，会议特别邀请丁健院士作“精确医疗时代的抗肿瘤药物研发”、甄永苏院士作“抗肿瘤抗体偶联药物（ADC）的研究进展与策略思考”的报告；特别邀请在肿瘤基础研究领域取得突出成绩的时玉舫教授、张晓坤教授和美国梅奥医学中心专家 Tamas Ordog 教授分别作了题为“Mesenchymal Stem Cells and Tumor Progression”“核受体非基因型作用机制及其在药物开发中的应用”“Mechanisms of disease persistence in gastrointestinal stromal tumors”的精彩报告；特别邀请在抗肿瘤药物研究领域取得突出成就的彭彬博士、缪泽鸿研究员就国际和我国抗肿瘤药物研究的新进展、新成果进行报告；特别邀请在肿瘤临床诊疗实践中积累了丰富经验的石远凯教授、尚红教授、刘云鹏教授就肿瘤创新药的全球研发方向及国际市场态势、肿瘤实验诊断进展及质量管理、药物相关基因多态性对肿瘤治疗效果的影响作大会报告。以上 10 位国内外专家的报告，充分反映了当今肿瘤基础、药物和临床治疗研究领域的新进展，为与会同行了解、学习和会中、会后交流提供非常好的机会。

除此之外，本次大会还设立了肿瘤药理和肿瘤化疗 3 个分会场，特别邀请抗肿瘤基础、药物、临床研究领域的 18 位中青年专家作分会报告外，还从近 200 篇投稿中，选出 24 篇论文进行分会报告，旨在为工作在一线的研究人员提供充分展示和交流的机会；另外还提供了壁报（Poster）交流的形式，为所有愿意将自己的工作与同行进行交流、讨论的参会人员提供了很好的机会。

本次会议注册参会代表280人，共收到60多份Poster。4月25日的大会报告，包括沈阳本地来听报告的人数达到了近500人；4月26日上午的大会报告也有近400人出席报告会。会议评选出优秀论文15篇。

本次大会很好地发扬了基础研究与临床研究相结合的特点。会议的规格高，报告的内容丰富。除了肿瘤药理学和肿瘤内科治疗学外，还包括药物化学、生物化学、肿瘤基础研究、放射治疗等方面。既有宏观的概括，也有以自己研究工作为基础进行的阐述，是一个多学科的交流。参会代表增长了知识，增进了交流，也为今后的合作打下了很好的基础。

本届大会的成功举办有助于促进国内外的学术交流，促进我国肿瘤药理和临床化疗研究的发展，体现了基础和临床的紧密结合，并将推动我国抗癌药物和肿瘤药疗研究整体水平的进一步提高和推动我国肿瘤防治事业的发展。

（中国抗癌协会抗癌药物专业委员会，稿源：中国抗癌协会网站2015-04-30）

中医药治疗肿瘤学术研讨会在宝鸡召开

2015年5月16日上午，由陕西省抗癌协会主办，丽珠集团协办的首届“中医药治疗肿瘤学术研讨会”在宝鸡太白山印象锦城酒店召开。出席此次会议的有原陕西省卫生厅副厅长、省抗癌协会名誉理事长耿庆义教授，陕西省抗癌协会理事长李树业教授，陕西省抗癌协会肿瘤化疗专业委员会主任委员、西安医学会肿瘤分会主任委员南克俊教授，陕西省肿瘤医院副院长姚俊涛主任医师，咸阳市中心医院肿瘤科副主任医师邱春丽出席本次会议并作了学术报告。来自西安、咸阳、宝鸡、延安等地（市）医院代表66人。

大会开幕式由李树业教授主持，他强调了中医药抗癌在抑制癌症、提高免疫力、减轻毒副作用、逆转肿瘤耐药、提高患者生存质量方面发挥越来越多的作用。抗癌模式已经由最初的狂轰滥炸式的歼灭模式转为如何与癌共存，更好地提高患者生存质量的模式，防癌、抗癌形式仍是十分严峻的。耿庆义教授作了重要讲话，对目前肿瘤治疗的发展趋势作了阐述，强调了精准治疗的重要性及必要性，而精准诊断是关键，他要求医生们要有敏锐的时代眼光，积极地将肿瘤的治疗与时代前沿的新产品、新成果结合，肿瘤防治应积极地顺应时代的发展。

会议的第二阶段由南克俊教授主持。姚俊涛副院长作了关于《原发性肺癌诊疗规范2015版》解读的报告，从病理诊断、分期、治疗、姑息治疗四个方面强调了新版《规范》的新增点、区分点和细化点、强化点，她强调个体化治疗是大势所趋，靶向个体化诊疗规范化将给临床实践带来深远的影响，中药在治疗肿瘤中有现代医药无法替代的优势和特点，希望大家共同努力使中医药在肿瘤的防治中发挥更大的作用。邱春丽教授作了“肿瘤治疗发展方向”的报告，向大家介绍了肿瘤介入治疗的方法、要点及临床经验的分享。南克俊教授作了精彩的点评和总结，组织讨论互动，学术氛围浓厚，很多代表就临床中的疑难问题向各位专家请教，得到了专家的详细解答，与会代表表示获益匪浅。

此次会议让大家认识到了肿瘤治疗新趋势、新要求，了解自身诊疗新问题和新使命，为推动我省肿瘤中西医结合治疗和诊疗规范化，个体化疗起到了的积极作用。

（陕西省抗癌协会，稿源：中国抗癌协会网站，2015-06-02）

全国肿瘤流行病学和肿瘤病因学成都学术会议召开

2015 年 8 月 19 日~22 日，全国肿瘤流行病学和肿瘤病因学学术会议在四川省成都市召开。本次会议是中国抗癌协会肿瘤流行病学和肿瘤病因学两个专业委员会以及《中华预防医学杂志》社联合组织的又一次专业盛会。会议由四川省肿瘤医院和四川省抗癌协会协办。流行病学专业委员会主任委员游伟程教授致开幕词，四川省肿瘤医院常务副院长郎锦义致贺词。来自 27 个省（自治区、直辖市）的代表共计 500 余人参会，与会代表积极提问，会场学术氛围活跃。会议邀请 51 位专家和研究生做了精彩的报告。8 月 21 日，青年论坛的 25 个报告中评选出 15 个优秀报告奖。病因组 7 名获奖者是吴晨、贾立军、周翊峰、黄旭东、张红星、李义和缪小平；流行病组 8 名获奖者张倩、王少明、张薇、张欣然、宋丰举、鲍成臻、王孟、李泓澜。病因学专业委员会主任委员林东昕院士做本次会议总结。

自 2013 年 8 月，中国抗癌协会肿瘤病因学专业委员会和肿瘤流行病学专业委员会在敦煌共同举办研讨会以来，两个专业的研究工作又取得了突出进展。本次成都学术会议收到全文投稿 34 篇，摘要投稿 179 篇，将参会的投稿合计 213 篇收录到会议《论文集》里。其中 8 篇全文被《中华预防医学杂志》录用，发表在 2015 年第 49 卷第 8 期上。本期杂志特邀游伟程教授撰写了述评文章“脑卒中防控经验对肿瘤研究的启示”。本期杂志还选择刊登了会议投稿中部分研究结果，其他研究结果将陆续发表在国内外主要杂志上。这些结果反映了肿瘤流行病学和病因学在人群流行病学、分子流行病学、肿瘤发病机制等方面的研究进展，从不同层面探讨了肿瘤发病的危险因素、易感性和癌变机制，以寻求更加有效的预防策略。

随着人类基因组计划的完成和现代分子生物学技术的不断进步，对恶性肿瘤等复杂疾病的认识也逐渐深入，对基因、环境及两者的交互作用与肿瘤发生、发展的关系有了更深入的了解。与此同时，基因组学、蛋白质组学和代谢组学等新技术的迅速发展和新方法的不断涌现，为肿瘤流行病学在肿瘤病因及预防研究中的作用提供了新的机遇和可以拓展的空间。总之，现代分子生物学技术的发展为肿瘤流行病学研究带来了机遇，同时，各种组学研究设计为肿瘤流行病学研究提出了更高的要求。肿瘤流行病学应与系统生物学等多种学科相结合，在统计分析方法等方面有所创新，为肿瘤病因学研究做出贡献。

总之，肿瘤流行病学和病因学研究为转化医学研究奠定了重要基础。转化医学模式复杂，面临巨大的挑战，肿瘤研究工作者不能过于依赖动物模型及数学模型等对人体疾病进行预测，而应重视流行病学和病因学研究。肿瘤流行病学和病因学研究在人类战胜肿瘤的过程中具有不可替代的作用，来自于人类的直接证据为肿瘤防治研究奠定了重要基础，是有针对性地制订预防策略的依据。这种来自于循证医学的直接证据在未来的转化医学研究上将继续发挥不可替代的作用。只要我们坚持不懈的努力，一定会取得更多成绩，使中国肿瘤研究在世界上占有重要地位。

由于恶性肿瘤具有发病过程隐匿、发病机制复杂、治疗困难等特点，使得人们将研究的重点逐渐转移到如何早期发现、早期诊断及预后判断上，而肿瘤的早期发现、早期诊断及预后判断除了依赖于先进的技术设备外，肿瘤标志物的研究也至关重要。从标志物的发现、筛选到临床应用过程均充分体现了从基础研究到实际应用的转化医学模式。全基因组关联研究（GWAS）是目前研究重大复杂性疾病易感基因或致病基因的重要手段。本次会议上对我国近两年开展的这方面的研究以及后 GWAS 时代研究策略做了精彩介绍。

2015 年 8 月 20 日，在成都学术会议期间还分别召开了第六届肿瘤病因学专业委员会和第七届肿瘤流行病专业委员会成立会议。第六届肿瘤病因学专业委员会主任委员由刘芝华教授担任，邓大君教授担任候任主任委员，林东昕院士任荣誉主任委员。第六届肿瘤病因学专业委员会的 75 名委员来自北京、上海、广东和湖北等 27 个省份。第七届肿瘤流行病学专业委员会主任委员由乔友林教授担任，沈洪兵教授担任候任主任委员，游伟程教授任荣誉主任委员。第七届肿瘤流行病学专业委员会由来自北京、上海、广东、天津、浙江、内蒙、新疆、广西等 27 个省（自治区、直辖市）的 68 名委员组成。新一届委员会成员将积极发展新的专业会员和青年委员，为更多有志从事肿瘤病因学和肿瘤流行病学研究的青年专家创建合作交流的平台。两个专业委员会将在 2015 年底积极筹备 2016 年 10 月在武汉召开的第九届全国肿瘤学术大会的肿瘤流行病学和肿瘤病因学分会场学术会议。2016 年和 2017 年计划组织 2 次全国学术会议，继续加强两个专业委员会的学术交流。

（肿瘤流行病学专业委员会、肿瘤病因学专业委员会）

（稿源：中国抗癌协会网站，2015-08-28）

2015 全国肿瘤营养与支持治疗学术会议召开

2015 年中国国际肿瘤营养学论坛、第 3 届全国肿瘤营养与支持治疗学术会议暨第一届海峡两岸肿瘤营养高峰论坛于 5 月 8 日~10 日在北京召开。本届会议吸引了来自全国各地的近 600 位专家学者参会，主办方还邀请了美国约翰·霍普金斯（Johns Hopkins）大学医学院、美国达纳-法伯（Dana-Farber）癌症研究所、日本国立癌症中心的国外学者，以及中国台湾专家等齐聚一堂，从外科营养、免疫营养、放疗营养、化疗营养、营养护理、膳食营养、肿瘤营养支持及姑息治疗等多个方面对肿瘤营养的新进展进行了深入交流。本次大会由中国抗癌协会肿瘤营养与支持治疗专业委员会主办，中国医学科学院肿瘤医院承办，亚太肿瘤研究基金会、北京大学肿瘤医院、《肿瘤营养与代谢电子杂志》编辑部、《医学参考报-营养学频道》协办。

大会开幕式由中国抗癌协会肿瘤营养与支持治疗专业委员会副主任委员、吉林大学第一医院李薇教授和中国医学科学院肿瘤医院综合科于雷主任主持。中国医学科学院肿瘤医院院长赫捷院士首先致开幕辞，中国营养学会杨月欣理事长，《医学参考报》社周赞社长、人民卫生出版社杜贤总编分别发表大会致辞。

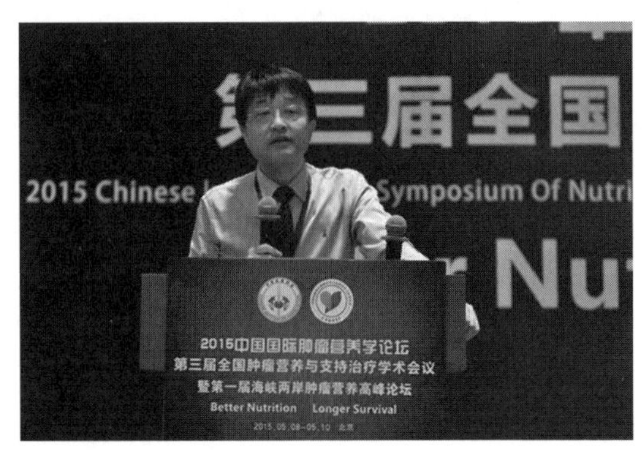

肿瘤营养与支持治疗专业委员会主任委员石汉平教授

赫捷院士在致辞中指出，十年前很少有人了解、重视肿瘤营养，十年后的今天，肿瘤营养在肿瘤学界甚至整个医学界都产生了重大的影响，临床肿瘤学工作者及患者均逐步意识到肿瘤营养的重要性，而这是与肿瘤营养与支持治疗专业委员会以及从事肿瘤营养的医学工作者的共同努力分不开的，在学科发展过程中他们付出了很多心血。

杨月欣理事长发表致辞并强调，近年来，在石汉平教授带领的肿瘤营养与支持治疗委员会的努力下，肿瘤营养学科建设突飞猛进，不仅创办专业学术期刊，而且编写多部肿瘤营养学专著，同时还组织编写专业教材，在全国各地开展肿瘤营养规范化治疗学习班，培养了大批学习营养的临床医生。这些努力使肿瘤患者的代谢与营养治疗相关研究进展迅速，在临床营养中逐渐形成了学科优势，并聚集了越来越多的专家资源，促进了肿瘤治疗、康复治疗学科的发展，给患者带来了实惠，也促进了营养学整体化的发展。各位领导纷纷表示，大会的召开必将推动我国肿瘤营养事业的蓬勃发展，必将给肿瘤患者带来更多实惠。随后的会议中，各位来自海内外营养学领域的专家们分别就肿瘤的营养和代谢研究的临床和基础研究领域取得的成果进行了主题报告。报告内容涉及当前肿瘤营养研究热点问题，如肿瘤外科治疗、放化疗患者的营养问题、肿瘤免疫营养、肿瘤营养科普、肿瘤营养护理、肿瘤营养支持与姑息等各个领域的最新研究成果和进展。

石汉平教授在“肿瘤营养疗法”的报告中指出，肿瘤营养的发展从单纯满足摄入量的支持治疗，逐步发展到对肿瘤代谢紊乱的营养干预，因此学会提出了肿瘤营养疗法的概念，是与手术、放疗、化疗等并列的抗肿瘤治疗手段，现在还是初步发展阶段，但相信随着众多专家学者致力于肿瘤相关代谢及营养的研究，未来一定会有较大的突破。台湾的邹顺生教授在“癌症治疗的抗炎策略”报告中介绍了肿瘤患者的系统性炎症反应及治疗对策，为肿瘤营养与代谢治疗提供了一些新的思路。李薇、陈公琰、许红霞、丛明华等教授分别围绕肿瘤患者相关性贫血、电解质异常、肿瘤防治的运动指南、肿瘤患者膳食指导等方面进行了深入浅出的讲解。特别在专家点评及讨论环节，各位专家做出了睿智分析和点评，同时台下的学者们也积极参与到讨论中去，不断抛出自己精彩的观点，赢得了掌声不断。专家们的报告充分展示了肿瘤营养支持治疗国内外最新成果和临床治疗经验，代表了我国营养治疗临床诊治和基础研究的最高水平，也为学者提供了一个广阔的学术交流平台和学习国内外最新研究进展、获得更多循证医学信息的一次难得机会。

本次会议首次发布了由石汉平教授带领学会所编著的《中国肿瘤营养治疗指南》《肿瘤恶液质》《肿瘤患者必备营养手册》等肿瘤营养学专著及科普读物，同时还颁发了学会的杰出贡献奖、全国肿瘤营养先进单位、全国常见恶性肿瘤营养状态与临床结局的相关性研究突出贡献奖、中国抗癌协会肿瘤营养与支持治疗专业委员会先进集体、全国肿瘤营养先进个人等奖项。另外，会议设置了青年委员会专场、青年学者演讲比赛、青年肿瘤营养辩论赛，鼓励更多肿瘤营养学的杰出青年专家踊跃发言，展现了学会朝气蓬勃的精神面貌。

在两天半的会议中，除了主会场报告外，大会还进行了13场分会场会议，分别为：第一届海峡两岸肿瘤营养高峰论坛；第三届全国肿瘤营养青年学者演讲比赛；第三届全国青年肿瘤营养辩论赛；青年委员会专场；肿瘤外科营养、免疫营养分会场；肿瘤营养科普、肿瘤营养护理分会场；肿瘤营养支持治疗与姑息治疗分会场；全国肿瘤营养优秀论文评比；人民卫生出版社系列期刊管理委员会第5次工作会议；肿瘤放疗、化疗营养分会场；肿瘤膳食营养分会场；常见肿瘤营养治疗临床路径审稿会；中国规范化肿瘤营养培训课程——目标营养疗法GNT培训班。每个分会场都基本座无虚席，与会专家均不辞辛苦的努力汲取最新的各专业在肿瘤营养领域的进展知识。

5月10日下午5点，大会圆满落下帷幕。本次大会是中国抗癌协会肿瘤营养与支持治疗学术委员会的第三届学术年会，也是全国唯一一个肿瘤营养领域的盛会，学会的不断发展及每届年会的胜利召开均促进了肿瘤营养学科的发展，并引起越来越多的临床医务工作者的关注与重视，为我国肿瘤营养事业的崛起奠定了坚实的脚步，为肿瘤营养的学者交流和沟通提供了精彩纷呈的学术平台。

（中国抗癌协会肿瘤营养与支持治疗专业委员会）

（稿源：中国抗癌协会网站，2015-06-03）

我国首届肿瘤代谢学术会议在重庆召开

由中国抗癌协会肿瘤营养与支持治疗专业委员会（CSNOSC）主办，重庆医科大学病毒性肝炎研究所廖勇教授团队承办的“2015年肿瘤代谢学术研讨会”暨CSNOSC肿瘤代谢学组全国专家委员会筹备会于2015年11月19日~20日在重庆医科大学校本部国际学术厅隆重召开，这是我国第一次肿瘤代谢学术会议。会议筹备组邀请了中、美两国二十多位活跃在肿瘤代谢领域的基础与临床研究专家做专题演讲，共同探讨了肿瘤代谢相关的热点与前沿话题，以激发同道们的研究兴趣，并推动国内相关研究领域的发展。近300位相关领域的研究人员和学校师生参加了本次研讨会。

中国抗癌协会CSNOSC主任委员、中国科学院转化医学研究院/北京航空总医院普外科主任石汉平教授专程到会并支持会议，石汉平主任委员对本次会议的召开表示热烈祝贺！并在研讨会上做了题为“肿瘤营养疗法的基本原理”的主题演讲。在肿瘤代谢学组筹备会上，重庆医科大学病毒性肝炎研究所所长兼重庆医科大学附属第二医院院长任红教授出席开幕式并致欢迎辞，欢迎参加会议的各地代表来到重庆，祝贺筹备会如期召开并取得圆满成功！

肿瘤代谢作为当前肿瘤研究领域的前沿和一个新兴热点，在肿瘤基因组计划之后，对开启新的肿瘤治疗范式、发展新的肿瘤治疗策略，从根本上逆转癌症的发生、发展，并达到提高肿瘤患者生活质量、延长生存期，甚至人与肿瘤和谐共生的目的，都具有十分重要的意义和广泛的影响。因此，本次会议邀请了北京医科大学基础医学院副院长鲁凤民教授、中国科学院理论物理所舒咬根研究员、第三军医大学西南医院肿瘤生物治疗中心主任钱程教授、上海交通大学医学院糜军教授、中山大学附属华南肿瘤中心乳腺外科主任谢小明教授、第四军医大学病理教研室王瑞安教授、中国科学院遗传发育研究所鲍时来研究员、中国医学科学院肿瘤医院丛明华主任、第二军医大学生物化学教研室缪明永教授与姚真真副教授、江南大学附属医院肿瘤内科江波教授、福建医科大学附属协和医院临床中心主任沈建箴教授、电子科技大学临床医学院/四川省人民医院创伤代谢组多学科实验室副主任江华教授、四川大学分析测试中心邓鹏翅副研究员等专家作专题报告。专家们分别从病毒整合、病毒包装的能量代谢、肿瘤干细胞调控机理与基于“VISA”系统的靶向治疗、组蛋白精氨酸甲基化与肿瘤发生及治疗转机、谷胱甘肽转移酶与肝癌转移、肿瘤相关成纤维细胞的代谢重编程机制及其对肿瘤治疗抵抗的影响、糖代谢与肿瘤微环境、Warburg 效应的前世今生、代谢小分子作为肿瘤诊断和预后标志、分析肿瘤学、NMR 技术原理及在代谢组学中的应用等方面对肿瘤代谢的研究现状及发展做了专题演讲和热烈讨论。为了推动国内肿瘤代谢研究的进一步深入，会议还邀请了普诺森生物科技（上海）有限公司和 Seahorse Biosciences Asia 的应用科学家分别介绍了“精准肿瘤学与肿瘤代谢通路的高通量检测技术”与“肿瘤代谢与细胞代谢实时检测技术”。最后，专程从美国赶来参加本次研讨会的特邀嘉宾——美国 Kentucky 大学终身教授、中组部国家“千人计划”2014 年创新人才入选者周斌华博士做了题目为“EMT-mediated metabolic reprogramming promotes breast cancer metastasis”的主题演讲，并将本次研讨会推向了高潮。

本次会议对未来推动国内肿瘤代谢的相关研究、课题协调与代谢组学技术的发展等都有深远的影响。本次大会得到了中国抗癌协会肿瘤营养与支持治疗专业委员会，以及重庆医科大学等广大同仁的大力支持。会后，经中国抗癌协会 CSNOSC 主任委员石汉平教授提议，肿瘤代谢专家委员会（筹）决定明年的第二届中国肿瘤代谢研讨会仍然在重庆举行，会议时间初步预定在 2016 年 10 月 8 日～10 日，欢迎各位同仁提前安排好工作，预留时间参加明年的盛会。

（肿瘤营养与支持治疗专业委员会）（稿源：中国抗癌协会网站，2015-12-29）

2015 年第一次“肿瘤目标营养疗法（GNT）培训班”在北京举办

恶性肿瘤患者营养不良的发生率很高，恶病质是导致肿瘤患者死亡的主要原因之一。

随着医学的发展与进步，肿瘤营养治疗已经发展成为一门独立的学科，是肿瘤综合治疗的重要组成部分。合理的肿瘤营养治疗不仅可以改善患者的临床结局，提高生活质量，而且可以降低住院费用及缩短住院时间。

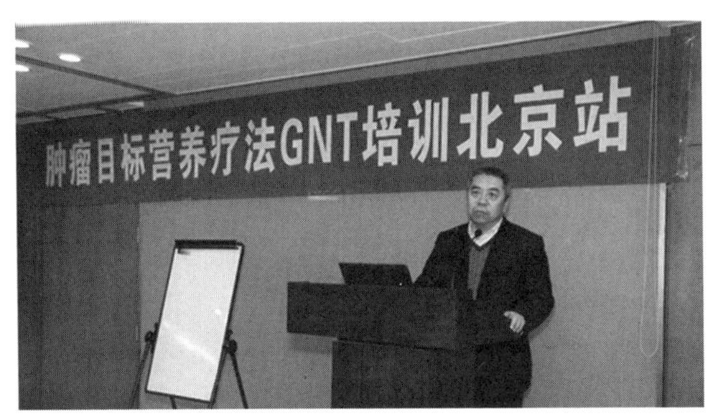

为普及肿瘤营养治疗知识、提高临床医务工作者对肿瘤营养学的重视，2015 年 1 月 25 日，由中国抗癌协会肿瘤营养与支持治疗专业委员会主办、中国医学科学院肿瘤医院承办，亚太肿瘤研究基金会协办的“肿瘤目标营养疗法（GNT）培训班”在中国医学科学院肿瘤医院开班。培训班在综合科丛明华教授主持下拉开了帷幕，副院长石远凯教授致开幕辞，肯定了肿瘤营养学科发展对于肿瘤综合治疗的重要性，并对于综合科近年来在肿瘤营养方面做出的努力和成绩给予肯定。中国医学科学院肿瘤医院于雷教授、丛明华教授，中山大学附属第一医院石汉平教授，北京协和医院于康教授、陈伟教授，第二军医大学缪明永教授，北京大学肿瘤医院方玉教授参与大会并授课。培训班历时 1 天，授课专家就“营养不良及其后果”“PG-SGA”“能量代谢及正常营养需求”“肿瘤状态下营养代谢”“肠外营养”“肠内营养”“肿瘤营养相关症状治疗”“恶病质的治疗”“肿瘤患者家庭营养及康复指导”“理想的肿瘤营养”10 个主题做了精彩的报告，并进行了 2 个病例分析，与参会人员展开了积极热烈的讨论。

GNT 是中国抗癌协会肿瘤营养与支持治疗委员会在全国推行的规范化肿瘤营养培训项目，已在国内多个城市举办 20 余场，获得广大临床医师及营养师的一致好评。来自北京、上海、天津、黑龙江、河南、河北、山东、山西、广东、广西、浙江、江苏、海南等地共 140 余位临床医师、营养师、护师参加了本次培训会议，其中有 40 多位三甲医院营养科主任。

本次培训班为参会的医务人员阐明了什么是合理规范的肿瘤营养治疗路径及实施细则。参加的学员纷纷表示，通过聆听各位国内营养治疗领域顶级专家的讲座，进一步了解了营养治疗在临床工作中的地位及意义，并通过病例分析明确了具体的实施方法及操作流程，享受了一场肿瘤营养治疗的学术盛宴，获益匪浅，不虚此行。

（中国抗癌协会肿瘤营养与支持治疗专业委员会、中国医学科学院肿瘤医院）

（稿源：中国抗癌协会网站，2015-02-03）

第七届广州国际肿瘤营养与支持治疗研讨会召开

2015 年 4 月 10 日 ~ 11 日，第七届广州国际肿瘤营养与支持治疗研讨会在东风大酒店召开。本次会议由中国抗癌协会肿瘤营养与支持治疗专业委员会、《肿瘤代谢与营养电子杂志》编辑部、《医学参考报—营养学频道》编辑部、广东省抗癌协会肿瘤营养专业委员会、广东省保健协会肿瘤防治与康复专业委员会、广州抗癌协会肿瘤营养与支持治疗专业委员会主办，中山大学附属第一医院承办。来自北京、上海、天津、宁夏、广西、云南、台湾等地，以及日本等国的 50 余位国内外知名专家；广东省内多家医院外科、肿瘤科、放疗科、营养科近 300 名临床医务工作者参加了会议。

大会开幕式由中国抗癌协会肿瘤营养与支持治疗专业委员会主任委员、中山大学附属第一医院石汉平教授主持。来自日本和国内的 20 余位知名专家在先后发言，献技献艺，精彩演绎，专家们分别就肿瘤的营养和代谢研究的临床和基础研究领域取得的成果进行了主题报告。报告内容涉及当前肿瘤营养研究热点问题，如肿瘤外科治疗的营养问题、放疗患者的营养问题、化疗患者的营养问题、肿瘤患者的营养筛查、恶病质的机制与治疗、慢性炎症机制与恶性肿瘤等各个领域的最新研究成果和进展。

台湾的张子明教授介绍了肠道细菌丛在肿瘤营养中所扮演的角色。石汉平教授为大家解读 2015 年世界癌症日主题。陈玉龙教授的报告中介绍了肿瘤患者常见焦虑的识别和药物选择。董明教授介绍了 ω-3 脂肪酸循证医学评价。王昆教授在报告中阐述了肿瘤姑息治疗的新进展。缪明永教授从生化的角度阐述了氨基葡萄糖的生物学应用。胡雯教授、李增宁教授介绍了橄榄油在肿瘤预防中的作用和肿瘤患者膳食策略。赵青川教授、田字彬教授、王烈教授、赵充教授分别对肿瘤患者的营养支持治疗方面的新进展作了综述。特别在下午的病例讨论环节，各位专家纷纷对病例进行了睿智分析和点评，同时台下的学者们也积极参与讨论，不断抛出自己精彩的观点，赢得了掌声不断。专家们的报告充分展示了肿瘤营养支持治疗国内外最新成果和临床治疗经验，代表了我国营养治疗临床诊治和基础研究的最高水平，也为学者提供了一个广阔的学术交流平台和学习国内外最新研究进展、获得更多循证医学信息的一次难得机会。

为普及肿瘤营养治疗知识、提高临床医务工作者对肿瘤营养学的重视，4 月 10 日，大会还主办了中国规范化肿瘤营养培训课程——目标营养疗法（GNT，广州站）的培训，培训班在朱翠凤教授和韩苏婷教授的主持下拉开了帷幕，大会主席、中山大学附属第一医院石汉平教授做了开幕致辞，肯定了肿瘤营养学科发展对于肿瘤综合治疗的重要性，并对于综合科近年来在肿瘤营养方面做出的努力和成绩给予肯定。石汉平教授、暨南大学华侨医院姜海平教授、华西医院胡雯教授、第二军医大学缪明永教授、河北医科大学第一附属医院李增宁教授、天津肿瘤医院王昆教授、天津武警后勤医院毕珣教授、重庆大坪医院许红霞教授和中山大学附属第一医院石英英主管护师参与大会并授课。培训班历时 1 天，授课专家就“GNT 概述”“营养不良及其后果”“PG-SGA”“能量代谢及正常营养需求”“肿瘤状态下营养代谢”“肠外营养”“肠内营养”“肿瘤营养相关症状治疗”“恶病质的治疗”“肿瘤患者家庭营养及康复指导”“理想的肿瘤营养”等 11 个主题做了精彩的报告，并进行了 2 个病例分析，与参会人员展开了积极热烈的讨论。

GNT 是中国抗癌协会肿瘤营养与支持治疗委员会在全国推行的全国规范化肿瘤营养培训项目，已在国内多个城市举办 20 余场，获得广大临床医师及营养师的一致好评。来自北京、上海、天津、黑龙江、宁夏、四川、湖南、河南、河北、山西、广东、广西、浙江、江苏、海南等地共 100 余位临床医师、营养师、护师参加了本次培训会议。

本次培训班为参会的医务人员阐明了什么是合理规范的肿瘤营养治疗路径及实施细则。参加的学员纷纷表示，通过聆听各位国内营养治疗领域顶级专家的讲座，进一步了解了营养治疗在临床工作中的地位及意义，并通过病例分析明确了具体的实施方法及操作流程，享受了一场肿瘤营养治疗的学术盛宴，获益匪浅，不虚此行。

（中国抗癌协会肿瘤营养与支持治疗专业委员会）

（稿源：中国抗癌协会网站，2015-04-20）

首次生酮饮食与肿瘤代谢调节治疗研讨会召开

纠正或干扰肿瘤代谢而抑制肿瘤生长为主要策略的肿瘤代谢调节治疗是继肿瘤手术、化疗、放疗和生物免疫疗法后的第五种治疗方法。以生酮饮食为代表的肿瘤代谢调节治疗几乎无不良反应，因而近年来愈来愈受到重视，但该疗法尚缺大量基础与临床研究验证，因此迫切需要对生酮疗法的成分组方、肿瘤适用标准和临床实施等方面开展一系列的实验探索。为此，中国抗癌协会肿瘤营养与支持治疗专业委员会举办了我国首次生酮饮食与肿瘤代谢调节治疗研讨会。研讨会由第二军医大学生物化学与分子生物教研室缪明永教授团队组织承办，于 2015 年 12 月 15 日在第二军医大学锦雪苑宾馆召开。

参加会议嘉宾共计 20 余人，来自包括从事肿瘤基础研究、临床肿瘤治疗和临床营养等方面专家，生酮饮食治疗的病患家属代表以及相关公司代表。会议首先由肿瘤营养与支持治疗专业委员会主任委员石汉平教授发言，他谈了召开本次会议目的和要求，同时提出了开展生酮治疗肿瘤研究的一些想法：肿瘤生酮饮食配方要与治疗癫痫的配方不同，因为肿瘤存在明显炎症和代谢异常；碳水化合物比例不能太低；要增加 ω-3 和 ω-9 脂肪酸补充，因此除了中链脂肪酸外，还要补充长链脂肪酸；肿瘤选择问题，应该选择我国高发肿瘤，包括胃癌、结直肠癌、食管癌、肺癌和肝癌等。接着缪明永教授谈了改良生酮配方治疗肿瘤课题的总体研究思路，并提出改良生酮配方的 4 个策略，即限糖、限盐、替换和补充。江南大学附院肿瘤科江波教授就以“生酮饮食的精准干预”为题，从肿瘤目标人群的精准选择、组方的精准搭配和预实验三个方面谈了自己的看法。第三军医大学大坪医院营养科许红霞教授也谈了生酮饮食组方相关问题以及食物中氨基酸成分的精确测定等。复旦大学医学院叶丹教授提出了肿瘤患者血糖过低可能影响 T 细胞免疫功能以及抗氧化的重要性。河南大学附院营养科余亚英主任提出了长期生酮饮食与智力下降的相关问题。上海交通大学医学院糜军教授谈及课题研究有关选择肿瘤动物模型的重要性，认为选择自发性肿瘤模型或原位肿瘤模型更好。最后肿瘤代谢学组组长廖勇教授对研究课题思路、生酮配方和动物模型等作了总结性发言。此外，会议还邀请了病患家属介绍生酮饮食治疗过程的经验和困惑等，相关公司介绍了生酮相关产品。会议在石汉平教授倡议下落实了编写一本通俗易懂的《生酮饮食》手册。

总之，这是国内围绕生酮饮食为核心的肿瘤代谢调节治疗的首次研讨会，通过产、学、研、用各方面专家的积极发言和热烈讨论，大家对肿瘤代谢调节治疗的重要性有了新的提高。同时对开展生酮饮食治疗肿瘤课题涉及的生酮配方改良、产品开发生产、肿瘤选择、动物模型和临床研究等都进行了梳理并达成初步共识，这为学会今后开展这方面基础和临床研究开了一个好头。

（稿源：肿瘤营养与支持治疗专业委员会，中国抗癌协会网站，2015-12-21）

肿瘤登记与癌症综合防治工作推进会在江西南昌召开

中华人民共和国国家卫生和计划生育委员会 2015-01-23

为贯彻落实国务院有关领导同志指示批示和 2015 年全国卫生计生、全国疾病工作会精神，切实做好肿瘤登记和癌症综合防治工作，2015 年 1 月 20 日，国家卫生计生委疾控局在江西南昌召开了肿瘤登记和癌症综合防治专题工作推进会，在全国全面启动了肿瘤登记工作，认真总结 2014 年综合防治工作开展情况，安排部署 2015 年重点任务。国家卫生计生委疾控局常继乐监察专员出席会议并讲话。

常继乐指出，近年来，党中央、国务院高度重视癌症防治工作，采取综合防控措施不断推进，在组织领导、部门协作、经费投入等方面加大保障力度。开展全国肿瘤随访登记工作为政府决策提供科学依据，癌症综合防治工作成效显著，为进一步开展癌症综合防治和慢性病的防控工作奠定了基础。

常继乐强调，当前癌症防治形势严峻，各地要继续以预防为主、防治结合、中西医并重为引领，坚持政府主导、部门协作、动员社会、全民参与的工作机制，加强癌症防治体系建设，提高癌症防治能力和水平，实施综合防治策略和措施，着力解决癌症这个群众关心、社会关注的突出问题。2015 年要重点抓好几项工作：一是认真贯彻今年全国卫生重点工作，落实癌症相关防治政策文件；二是加强肿瘤随访登记管理工作；三是加大癌症早诊早治适宜技术推广力度；四是大力开展癌症防治知识宣传教育；五是认真做好癌症防治的组织保障工作。

会上，国家卫生计生委疾控局慢病处有关负责人介绍了我国癌症防治总体情况，中国疾控中心、国家癌症中心、中国癌症基金会项目负责人和有关专家分别就我国癌症早诊早治、肿瘤随访登记、国内癌症诊治康复及国际癌症防治经验等做了专题介绍。

各省、自治区、直辖市和新疆生产建设兵团卫生计生委（卫生局）疾控处、部分省级疾控中心、癌症中心和肿瘤防办有关负责同志，以及中国疾控中心、国家癌症中心和中国癌症基金会有关领导和专家参加了本次会议。

用爱让生命泊于安宁
——第十一届全国癌症康复与姑息医学大会在杭州举行

2015年7月3日~5日，由中国抗癌协会癌症康复与姑息治疗专业委员会（CRPC）主办，CSCO、《临床肿瘤学杂志》社、浙江大学医学院附属邵逸夫医院和浙江省立同德医院承办的第十一届全国癌症康复与姑息医学大会（CRPC）在美丽的人间天堂杭州萧山举行。知名肿瘤学专家王杰军教授、秦叔逵教授、潘宏铭教授、柴可群教授担任大会共同主席主持会议。来自国内外的2000多名肿瘤科、肿瘤康复科、心理科和医务社会工作者，围绕“加强多学科间合作，促进临床医学转化”的主题，对姑息治疗领域的多个问题进行了深度探讨。共享了此次癌症康复与姑息医学领域的学术盛宴。

来自国内外的知名专家带来了血管靶向治疗的进展；肺癌化疗靶向治疗、乳腺癌治疗、胃癌全程管理的新进展；肿瘤营养、骨健康与化疗所致恶心呕吐、药物性肝损伤、肿瘤相关静脉血栓栓塞症、恶性浆膜腔积液等治疗进展；在癌痛的治疗上介绍了“舒适镇痛”癌痛、难治性疼痛、癌痛规范化治疗、癌痛微创介入等进展。另外也对肿瘤的护理、姑息医学中的社会工作进行了专场讲座。

本次大会共设癌痛规范化治疗、癌症舒适镇痛、难治性癌痛、癌痛微创介入、胃癌全程管理、乳腺癌ABC共识、乳腺癌治疗新进展、CINV管理与探索、肿瘤护理专场、肿瘤营养、血管靶向治疗、中西医结合康复与姑息专场暨2015年浙江省抗癌协会康复与姑息专委会年会、肿瘤相关静脉血栓栓塞症、MASCC & CRPC巅峰对话、肺癌化疗、肺癌靶向治疗、姑息医学中的社会工作和恶性浆腹膜积液等20个专场，并举行GPM最强音——好病例总决赛。

开幕式盛况

开幕式正式开始前，全体人员一同观看了一部时长只有几分钟的宣传短片。“用爱让生命泊于安宁”“姑息之爱，生命之爱”“CRPC，守护生命的承诺”等主题穿插于感人的故事情节中，灯光重新开启时，这部“走心”的视频已然令现场许多医生眼眶湿润。

7月4日上午的开幕式由中山大学肿瘤防治中心张力教授主持，大会主席、CRPC主任委员、上海长征医院王杰军教授，浙江省卫生计生委副主任徐润龙，浙江省抗癌协会秘书长吴扬到会祝贺并先后致辞。浙江省立同德医院院长、浙江省抗癌协会康复与姑息专委会主任、浙江省名中医柴可群教授宣读了优秀论文获奖名单。

开幕式上还对 4 名在中国癌症康复与姑息治疗领域做出杰出贡献的专家武汉同济医院于世英教授、安徽省肿瘤医院刘爱国教授、复旦大学附属肿瘤医院印季良教授、天津肿瘤医院谢广茹教授进行了表彰。

CRPC 杰出贡献奖颁奖仪式后，秦叔逵教授、王杰军教授和张力教授共同为 CRPC 青年委员会主任委员（蚌埠医学院附属第一医院吴穷）和副主任委员（上海长征医院王湛）颁发了聘书。

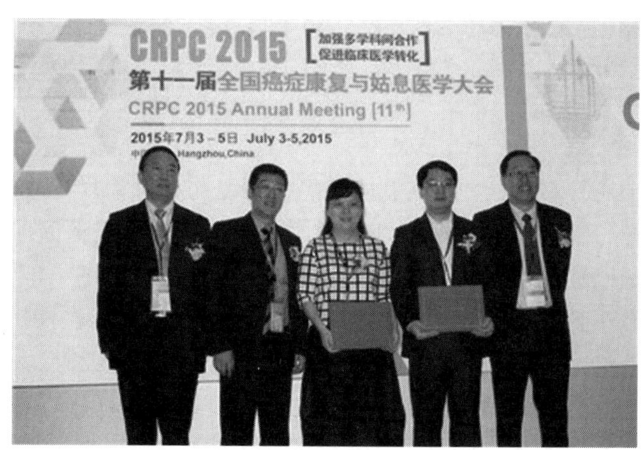

大会主题报告

开幕式后的主题报告环节由黄诚教授和陈元教授主持，美国纽约大学 Silver 社会工作学院临床教授 Susan Gerbino 和王杰军教授分别带来题为“社会工作对于姑息治疗和临终关怀的贡献”和“迈向中国肿瘤姑息治疗的新未来”的报告，引起现场热烈的讨论。

Gerbino 教授多年来一直担任“姑息治疗与临终关怀社会工作者资格培训项目”负责人，该项目包括硕士培训课程及实务督导，为在姑息治疗与临终关怀领域从业的社会工作人员提供资格培训及领导能力进阶训练。她在姑息治疗与临终关怀领域与医生、护士、牧灵人员、社会工作者及心理治疗师等跨专业团队成员共同合作 30 多年。她在报告中介绍了 1965 年以来美国医务社会工作的发展历程，并指出，在美国，社会工作者是为接受姑息治疗及临终关怀的患者及其家人提供社会-心理照顾的最大精神健康专业团队，从业者大多数拥有硕士或博士学历。

王杰军教授介绍了姑息治疗在中国目前的发展现状，指出临床医生早已认识到癌痛未治疗或治疗不足是普遍存在的现实，但这一现象一直没有改善，很多临床医务人员对姑息治疗的认识仍停留在理念上，而实践上缺少行动。“我国《医疗机构诊疗科目名录》中还没有肿瘤姑息治疗科的科目，更缺乏系统的姑息治疗医护人员的培训体系。”基于此，致力于培养专业、领袖型的姑息治疗医师的肿瘤姑息治疗培训学院（CPAI）成立。

为了将肿瘤姑息治疗的理念推广到全国更多地区，让更多基层医生接受并重视姑息治疗。中国抗癌协会癌症康复与姑息治疗专业委员会（CRPC）举办的 CRPC 中国行学术巡讲将于 2015 年下半年全面召开，将通过 30 场巡讲覆盖全国 30 个城市，覆盖 3000 名肿瘤治疗相关医生。

报告结束时，王杰军教授用了一张骆驼队在沙漠中前行的图片（见第 289 页）比喻道，中国的姑息治疗经过几代人艰苦卓越的努力已经有了很大的进步，但前方依然有很长的路要走。CRPC 当仁不让会成为这支驼队的领头人，将带领中国的姑息治疗不断向前发展，迈过姑息治疗在中国推广和践行的“沙漠”。

本届大会以“合作”及“转化”为主题，得到了国内外专家的鼎力支持，大会交流分享了国内外专家的实践经验和科研成果，全面、准确地反映当前癌症康复与姑息治疗研究领域的新成就和新进展，为广大肿瘤医学工作者提供一个互相交流与协作研究的良好平台。

（本文综合医脉通等媒体的报道，医脉通发布时间：2015-07-15）

相关链接

华中科技大学同济医院于世英教授荣获第十一届全国癌症康复与姑息医学大会“杰出贡献奖”

由中国抗癌协会癌症康复与姑息治疗专业委员会（CRPC）主办的第十一届全国癌症康复与姑息医学大会在杭州萧山举行。在会上，华中科技大学同济医学院附属同济医院肿瘤中心主任、CRPC 荣誉主任委员于世英教授被授予“杰出贡献奖”。

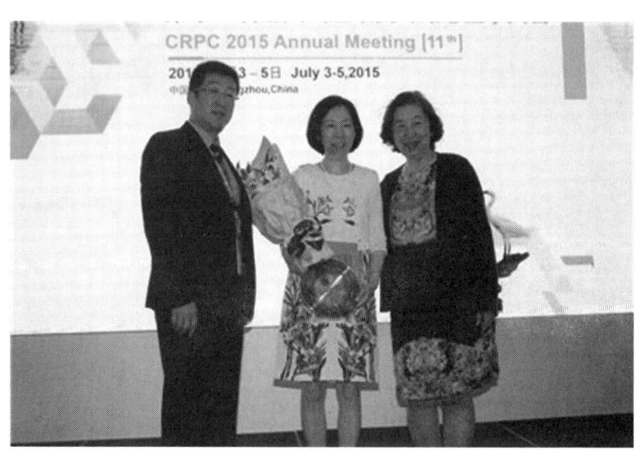

于世英教授被授予“杰出贡献奖”

于世英教授曾于 2006~2014 年担任 CRPC 第三届、第四届主任委员，2014 年至今担任 CRPC 第五届荣誉主任委员。在此期间，于教授在包括癌痛、恶心、呕吐、骨转移、肝损伤、肠梗阻、中西医结合等在内的癌症康复与姑息治疗诸多领域做出了巨大贡献，使我国的癌症康复与姑息治疗医学事业得到了长足发展。“杰出贡献奖”这一奖项，既是对于教授在癌症康复与姑息治疗领域领军人物的体现，又是对同济医院肿瘤中心癌症康复与姑息治疗团队在全国范围内的领先地位的肯定。大会的颁奖词热情洋溢：“怀着一颗笃诚的心灵，将医者的大爱延伸到全国。你承前启后，提出了《武汉宣言》，探索癌症康复与姑息治疗在中国发展之路。为了不负生命的嘱托，你高举希望的火炬，把中国癌症康复与姑息之路照亮。”

会议还围绕“加强多学科间合作，促进临床医学转化”的主题，对包括癌痛规范化治疗、胃癌、乳腺癌、肺癌、肝损伤、恶心呕吐、护理、社会工作在内的姑息治疗领域的多个问题进行了深度探讨，并举行 GPM 最强音——好病例演讲赛全国总决赛。同济医院青年医师程熠医师在全国总决赛荣获二等奖的好成绩，韩娜医师获得“优秀导师”的奖项。

（来源：同济医院官网，2015-07-24）

当“姑息医学”遇见“社会工作”：值得记住的历史性时刻

——记首届“姑息治疗与临终关怀社会工作者资格培训暨继续教育”项目

李嘉诚基金会全国宁养医疗服务计划　刘晓芳

2015 年 7 月 5 日上午，浙江杭州，首届“姑息治疗与临终关怀社会工作者资格培训暨继续教育”项目启动仪式上，中国抗癌协会癌症康复与姑息治疗专业委员会主任委员王杰军教授、中国社会工作教育协会副会长兼秘书长史柏年教授在台上的精彩互动，赢得场内热烈掌声，被赞誉为“历史性时刻”——姑息医学与社会工作两个专业领域中的领袖人物的会谈，各自表示要在姑息医学中合作发展社会工作，是一个新的起点和尝试。

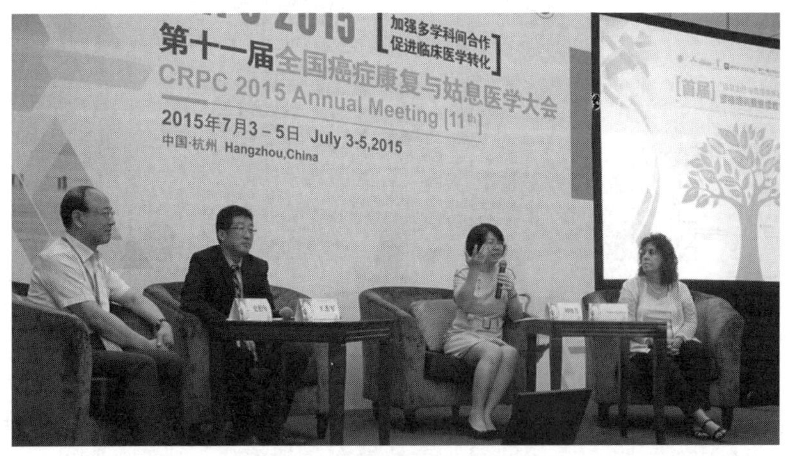

从左至右：史柏年教授、王杰军教授、刘晓芳博士、Susan Gerbino

首届“姑息治疗与临终关怀社会工作者资格培训暨继续教育”项目为期两天，由李嘉诚基金会全国宁养医疗服务计划、中国抗癌协会癌症康复与姑息治疗专业委员会、中国社会工作教育协会合作举办，美国纽约大学 Silver 社会工作学院“姑息治疗与临终关怀社会工作者资格培训项目”协办。来自全国各地的 110 名学员参加了包括社会心理照顾、伦理议题、哀伤辅导、灵性照顾、领导力等内容的两天精彩培训，获得主办单位联合授予的结业证书。

作为第十一届全国癌症康复与姑息医学大会（以下简称“姑息医学大会”）分会场之一，首届“姑息治疗与临终关怀社会工作者资格培训暨继续教育”项目（以下简称“姑息治疗社工培训项目”）获得了不只社会工作者，而且包括临床肿瘤医生、护理人员和心理专业人员等的关注。每年一届的“姑息医学大会”是全国最高水平的姑息治疗学术会议。2011 年，第七届“姑息医学大会”上，李嘉诚基金会全国宁养医疗服务计划、中国抗癌协会癌症康复与姑息治疗专业委员会、中国社会工作教育协会合作举办第一次“姑息医学中的社会工作”分会场，邀请香港、台湾和内地专家畅谈肿瘤社会心理照顾、社工的角色及功能。当时此举可谓在全国首开先河，首次在医疗学术会议上开设社工分会场。此后 5 年中，每年的“姑息医学中的社工”分会场均成功举办。

2015 年的“姑息医学大会”另外有一个“历史性时刻”——大会特别邀请美国纽约大学 Silver 社会工作学院临床教授 Dr. Susan Gerbino 进行主题演讲，题目为“社会工作对于姑息治疗与临终关怀的贡献”。Gerbino 教授多年来一直担任纽约大学“姑息治疗与临终关怀社会工作者资格培训项目”负责人，该项目包括硕士及硕士后培训课程及实务督导，为在姑息治疗与临终关怀领域从业的社会工作人员提供资格培训及领导能力进阶训练。她在姑息治疗与临终关怀领域与医生、护士、牧灵人员、社会工作者及心理治疗师等跨专业团队成员共同合作 30 多年。她在报告中介绍了 1965 年以来美国姑息治疗社会工作的发展历程，并指出，在美国，社会工作者是为接受姑息治疗及临终关怀的患者及其家人提供社会-心理照顾的最大精神健康专业团队，从业者大多数拥有硕士或博士学历。

这也是在全国性医学专业会议上，第一次由社会工作专家进行大会专题演讲，而且有 110 余名社会工作者参加本次会议，充分体现了大会“加强多学科间合作，促进临床医学转化”的主旨，也体现了在我国姑息医学发展中，社会工作者的专业角色逐步明晰并得到认可。正如王杰军教授所言：“医学在改变，不止是以前的生物医学模式，现在是关注‘生理-社会-心理-精神’的全人健康，所以单靠医生一个专业是治不好的，要靠医生、护士、社工、心理专家等跨学科团队，才能把‘病’治好，这是未来医学的发展趋势！”

【背景资料】

全球姑息治疗与临终关怀的先驱——英国的 Dr. Cicely Saunders 兼具医疗及人文的跨学科背景，她早年曾担任过护士及具有专业资格的社会工作者（以下简称“社工”），后来成为临床医生。在西方姑息治疗发达国家，经过临床社工、社工院校及公益机构的共同努力，陆续建立全国性姑息治疗与临终关怀社会工作专业协会，推动立法确定在保险支付的临终关怀项目中社工是必不可少的服务，以及举办各类专业培训及研讨会等，奠定了社工在姑息治疗与临终关怀团队中核心成员的角色与地位。

随着我国人口老龄化加速、肿瘤发病率和死亡率提高，姑息治疗与临终关怀服务的发展日益受到广泛重视，社工在医疗团队中的重要角色也逐渐被医疗机构所认识。目前国内缺乏针对姑息治疗与临终关怀社会工作者的在职培训，各高校社工专业中开设“死亡与濒死”“临终关怀”“哀伤辅导”等课程的非常之少，本次“姑息治疗社工培训项目”的110名参加者中，约40%为全国各高校的社工专业教师，40%为在医院、临终关怀机构服务的一线社工，另外20%为社区及其他相关社会服务机构服务的社工人员。

李嘉诚基金会全国宁养医疗服务计划从事末期肿瘤患者及其家属的照顾，已有16年的专业经验。纽约大学Silver社会工作学院“姑息治疗与临终关怀社会工作者资格培训项目”创立15年来，在国际上也具有良好口碑。得到国内姑息治疗与社会工作领域的两个权威专业学术团体——中国抗癌协会癌症康复与姑息治疗专业委员会、中国社会工作教育协会的大力支持，本次培训借鉴国际先进经验，与国内实践相结合，期待探索出中国本土化的姑息治疗与临终关怀社会工作者专业培训课程。

（来源：宁养简讯第十九期——李嘉诚基金会“人间有情”全国宁养医疗服务计划电子报）

中华护理学会肿瘤专业委员会安宁疗护学组成立大会暨首届全国姑息护理课程师资培训班在汕头成功举办

为贯彻落实《中国护理事业发展规划纲要（2010~2015）》精神，提升专业护士的执业素质及综合能力，使终末期患者得到专业、有效的护理服务，探索建立我国针对老年、慢性病、临终关怀患者的长期医疗护理模式，中华护理学会决定在全国成立安宁疗护专业学组，并将开展系列研究与培训工作。2015年11月6日，由中国科学技术协会支持、中华护理学会主办、汕头大学医学院第一附属医院承办的“中华护理学会肿瘤专业委员会安宁疗护学组成立大会暨首届全国姑息护理课程师资培训班”在汕头市隆重举办。

国家卫生计生委医政医管局医疗与护理处副处长孟莉，全国政协委员、中华护理学会理事长李秀华，中华护理学会副理事长、北京协和护理学院院长刘华平，中华护理学会副理事长、北京协和医院护理部主任吴欣娟，中华护理学会副理事长、北京医院副院长孙红，中华护理学会副理事长、中山大学附属第一医院护理部主任成守珍，广东省卫生厅医政处副处长彭刚艺，汕头市卫生计生局局长郑衍平，李嘉诚汕头大学发展基金会执行董事、李嘉诚基金会驻汕头大学医学院顾问、全国宁养项目负责人罗敏洁博士等领导及专家出席会议并做专题讲座。中华护理学会肿瘤护理专业委员会主任委员徐波主持成立大会，汕头大学医学院第一附属医院院长谭学瑞致欢迎辞。

成立大会结束后，随即由安宁疗护专业学组成员对全国260名肿瘤专业护理骨干进行培训授课，课程内容包括老年照护现状发展、姑息护理学进展、宁养院的建设与实施、癌症患者的心灵关怀、安宁疗护模式的探索、癌症疼痛规范化治疗、沟通技巧与死亡教育、护士在癌症症状管理中的作用、癌症晚期患者压疮护理、老年患者之安宁疗护及肿瘤姑息治疗科患者的护理。培训班结束后学员们还实地考察了汕头大学医学院第一附属医院宁养院、汕头大学及李嘉诚基金会主要捐助慈善项目展厅。

开幕式结束后，孟莉副处长、李秀华理事长和刘华平、孙红、吴欣娟副理事长专程赴潮州市和南澳县进行实地调研，并与潮州市中心医院宁养院医、护、社工等人员一起到贫困晚期癌症患者家中进行探访。孟莉副处长、李秀华理事长对患者表达了深切的慰问，充分了解患者的家庭情况、认真听取了患者和家属的诉求。在南澳县的调研中，几位领导详细询问了基层医疗机构在收治患者、服务社区及护士队伍建设等方面的情况和困难，表示将加大对贫困县医院及基层卫生院的扶持及培训。在汕头大学考察中，通过罗敏洁博士的介绍了解到李嘉诚基金会目前主要捐助的教育、医疗、文化及其他公益事业的概况后，给予了极高的肯定和赞誉，并表达了日后积极合作推动国内医疗在安宁疗护方面的发展及创建相关产业的期望。

（来源：汕头大学医学院李嘉诚基金会“人间有情”全国宁养医疗服务计划电子报，发布时间：2015-11-25）

中国抗癌协会癌症康复与姑息治疗专业委员会开通疼痛患者公益咨询热线

疼痛会给患者带来很多的痛苦，它对患者的躯体、精神和心理等都会造成不同程度影响，严重影响患者的生活质量。按疼痛持续时间来区分，疼痛可分为急性疼痛和慢性疼痛。世界卫生组织已明确指出：急性疼痛是症状，慢性疼痛是疾病。

为帮助中国疼痛患者，中国抗癌协会癌症康复与姑息治疗专业委员会从2015年1月起，在全国各地的医院开展疼痛患者管理项目，该项目设立“疼痛患者热线”，并由接受过疼痛相关知识培训的咨询师接听热线，通过热线对患者进行疼痛规范化治疗的指导，减轻患者疼痛、提高患者生活质量。

该项目针对中国被疼痛困扰的众多患者，进行疼痛治疗知识的宣传和指导，树立“规范服药，不要忍痛”的治疗理念。随着疼痛患者咨询热线的开通，对促进疼痛的规范化治疗，提高疼痛治疗效果将具有积极推动的作用。

如果您或者您身边的患者有任何与疼痛相关的问题，请拨打以下联系方式寻求帮助。

疼痛免费咨询热线：400 686 5813

接听时间：9：00~17：00（周一~周五，法定节假日除外）。

（中国抗癌协会癌症康复与姑息治疗专业委员会）

（稿源：中国抗癌协会网站，2015-04-10）

第一届全国肿瘤护理学术大会暨国际肿瘤护理高峰论坛纪实

——追梦之时，圆梦之始

2015 年 3 月 20 日，由中国抗癌协会主办、天津医科大学肿瘤医院承办的“第一届全国肿瘤护理学术大会暨国际肿瘤护理高峰论坛”在天津召开，与此同时，中国抗癌协会肿瘤护理专业委员会正式成立。本届大会的主题为“汇聚学科力量，开创专业未来”，旨在与海内外学者共同致力于肿瘤护理的学术创新、专业促进、科研合作，提升我国肿瘤护理的专业内涵，进一步推动肿瘤护理的未来发展。

3 月 20 日上午，大会举行简短而隆重的开幕式，出席开幕式的领导有：天津市卫计委主任王建存教授，天津医科大学副校长王耀刚教授，国家卫计委医院管理研究所护理中心么莉主任，天津医科大学肿瘤医院院长王平教授、王宇书记、副院长高明教授、副院长郝继辉教授、副院长陈可欣教授、党委副书记黑静，第 39 届南丁格尔奖获得者梅玉文女士、第 43 届南丁格尔奖获得者陈荣秀主任，天津市护理学会孙玫主任等。

本届大会共设立两场主题报告、四个分会场、两场卫星会及一场针对肿瘤护士职业压力的心理讲座。共计收到学术稿件 249 篇，遴选其中的 22 篇进行大会交流。来自美国、日本、中国 29 个省（区、市）及香港的 108 家医院专家代表近 500 人参加了本届大会。

在本届大会上做主题报告的专家有：中国抗癌协会理事长助理、北京军区总医院刘端祺教授，国家卫计委医院管理研究所护理中心么莉主任，日本昭和大学梅田惠教授，国际癌症护士学会（ISNCC）前主席、美国埃默里大学 Mary Magee Gullate 教授，中华护理学会肿瘤护理专业委员会主任委员、中国医学科学院肿瘤医院护理部徐波主任，中国抗癌协会肿瘤护理专业委员会主任委员、天津医科大学肿瘤医院护理部强万敏主任，日本昭和大学病院佐佐木康纲教授，香港中文大学那打素护理学院苏幗慧教授，第二军医大学护理学院袁长蓉教授和哈尔滨医科大学人文社科学院院长尹梅教授，各位专家分别就肿瘤护理工作者的担当、癌症患者生存质量、专业化的护理改革、姑息护理、护理质量控制、人文关怀、肿瘤护理挑战、护理实

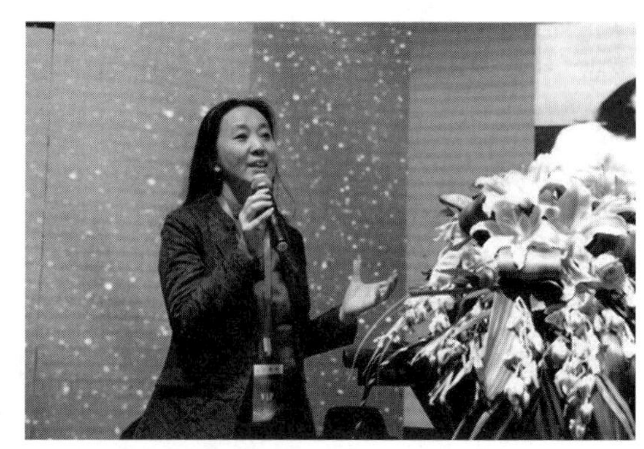

北京大学肿瘤医院唐丽丽教授为参会代表进行“快乐心情 阳光护理”心理讲座

践、大数据时代肿瘤照护研究、团队沟通等进行了精彩纷呈的主题报告。

本届大会设立的四个分会场以肿瘤患者多学科支持护理、肿瘤护理科研与创新、护理个案分析、肿瘤临床护理实践为主线，就肿瘤护士临床实践、护理科研、延续性护理、姑息护理、心理护理及护理新技术应用等诸多方面进行了深入的讨论和经验分享。

本届大会为表彰张惠兰、陈荣秀两位肿瘤护理界前辈为中国肿瘤护理事业所做出的杰出贡献，特授予二人“中国肿瘤护理杰出贡献奖”；同时，为表彰姜永亲、徐波、刘丽华三位肿瘤护理专家在中国抗癌协会肿瘤护理专业委员会筹备过程中所做出的突出贡献，授予“中国抗癌协会肿瘤护理专业委员会组织筹建突出贡献奖”。

此外，本届大会还设立“优秀组织奖”和“优秀论文奖”，其中，河北省肿瘤医院、湖北省肿瘤医院等11家医院荣获“优秀组织奖”；天津医科大学肿瘤医院马婷婷、浙江省肿瘤医院吴婉英等10位学者荣获“优秀论文奖”。

本届大会作为中国抗癌协会肿瘤护理专业委员会成立之后的第一次全国性学术大会，学术氛围浓厚、学术内容丰富、学术思想活跃、组织管理精细，为全国肿瘤护理同仁搭建了良好的学习与交流平台，与会代表纷纷表示本届大会是一次文化、精神、专业与艺术融合的肿瘤护理的学术盛会。

（中国抗癌协会肿瘤护理专业委员会）

（稿源：中国抗癌协会网站，2015-04-29）

中国抗癌协会肿瘤心理学专业委员会2015年学术年会召开

中国抗癌协会肿瘤心理学专业委员会（CPOS）学术年会于2015年4月29日~5月1日在安徽合肥成功举行，大会吸引了来自国内外近400位医学专家和医务工作者参会。

4月29日开展了会前工作坊培训，其中由加拿大玛嘉烈公主癌症中心肿瘤心理及姑息治疗科主任Gary. Rodin教授带教的CALM（Managing Cancer And Living Meaningfully）工作坊是一种专门为癌症患者特别是晚期癌症患者设计的短期心理治疗，通过课程讲授、实际案例视频展示、难点讨论、案例督导等多种形式，促使学员认识-体验-反思-开慧，最终较深入的理解CALM的理念并有助于临床开展。

巴林特小组是一种聚焦于医患关系的病例讨论形式，使临床各科医生更好地了解病患中的那个“人”、同时有助于加强医患联盟、提高医生的沟通技巧，避免医生职业耗竭；3位培训教师Leonie Sullivan（澳大利亚）、Laurie Lovel-Simons（澳大利亚）和Martine Granek-Catarivas（以色列）详细讲解了巴林特的理论，并引导学员在小组中进行分享。学员均表示学习巴林特培训对于肿瘤临床工作人员非常受用，很多学员希望不断通过培训进一步提高，并计划将来在自己医院开展巴林特小组，服务于更多的医务工作者。

4月30日下午，CPOS学术年会举行了隆重的大会开幕式及青年委员会成立仪式。

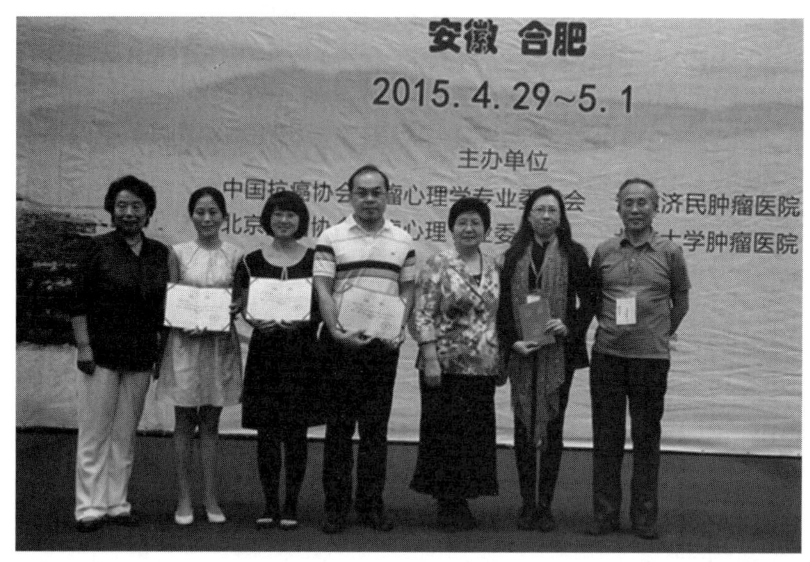

CPOS 副主委、安徽济民肿瘤医院院长刘爱国教授主持开幕式；CPOS 主任委员、北京大学肿瘤医院唐丽丽教授致欢迎辞，欢迎大家共聚 CPOS 年会，讨论学术前沿；最后由中国抗癌协会秘书长王瑛教授致辞，对于本次大会的召开给予了充分肯定和殷切期望。开幕式之后举行了青年委员会成立仪式，中国抗癌协会组织部长张静教授宣读成立批复，由秘书长王瑛教授、副秘书长刘端祺教授为当选的青年委员会主任委员刘巍教授及其他 3 位副主任委员会颁发聘书；刘巍教授致辞表示，将带领 CPOS 的青年队伍积极投身于心理社会肿瘤学事业的发展和开拓。

随后，学术会议正式开启，在肿瘤心理专场中，中国癌症基金会副理事长兼秘书长赵平教授、加拿大玛嘉烈公主癌症中心 Gary Rodin 教授、四川大学华西医院姜愚教授和北京大学肿瘤医院庞英医生分别从肿瘤患者所需的心理关怀、共情与同情（Empathy and Sympathy）和从临床工作中发现肿瘤心理科研问题进行了学术汇报。之后的人文专场由北京大学医学部王岳教授和北京大学肿瘤医院吴楠教授依次讲解了从医学人文视角求解肿瘤医生与患者的关系和医学教育中科技与人文的融合。

5 月 1 日上午，生死与哀伤专场，北京生前预嘱推广协会罗点点总干事以“什么是生前预嘱与尊严死”为题开展讲解。她从国内外的临床感人故事开始，由浅入深地讲解了“自然死”“尊严死”和“安乐死”的本质差异，指导参会人员如何为伤病末期和临终患者服务。北京军区总医院刘端祺教授继续就晚期肿瘤患者辞世教育进行介绍；台湾省彰化师范大学吴秀碧老师介绍了哀伤辅导的相关知识和方式；北京大学医学部王一方老师（协会专家委员会委员）讲解了绘本在生死辅导中的作用。吉林大学第一医院刘芳医生、华中科技大学同济医学院附属同济医院褚倩医生和天津医科大学附属肿瘤医院管冰清医生将在实践中的经验与现场专家和医生分享，引起很大共鸣。

5 月 1 日下午，香港大学 Richard Fielding 教授、陈丽云教授和北京大学肿瘤医院刘巍教授讲解了癌症疼痛管理中的情感与认同、社工在癌症患者心理治疗中的工作和舒适镇痛。具有丰富护理经验的刘均娥教授（首都医科大学）、乙苏北护士长（北京 307 医院）、黄敏护士长（四川省肿瘤医院）和谢淑萍护士长（浙江省肿瘤医院）分享了各自在肿瘤心理护理方面的研究和临床领域的实践。

大会闭幕式进行了优秀论文颁奖，本次大会共接收到论文 70 余篇，投稿的数量及研究质量较去年有了大幅提高，会议期间壁报展示中参会人员与论文作者进行了积极的讨论。

大会闭幕式由刘巍教授主持，闭幕式播放了大会期间的花絮以及对唐丽丽主委和香港大学 Richard Fielding 教授的采访，在座学员深受感触，对本次大会的学术水平给予了充分肯定和赞扬，期待来年再次相聚。

（稿源：中国抗癌协会肿瘤心理学专业委员会，中国抗癌协会网站 2015-05-05）

中国抗癌协会肿瘤心理学专业委员会在南京举办巡讲活动

2015 年 3 月 28 日下午，中国抗癌协会肿瘤心理学专业委员会全国学术巡讲——南京站拉开帷幕。伴随着南京初春的梅香和茶香，我们也希望通过这次巡讲活动能够将肿瘤临床中的人文关怀理念在江南福地、古城南京得到深入传播，引起当地学者的共鸣。

巡讲活动由南京大学医学院附属鼓楼医院肿瘤科主任刘宝瑞教授和南京大学医学院第二附属医院肿瘤科王科明主任主持。

北京大学肿瘤医院姑息治疗中心刘巍主任向与会的学者讲述了心理社会肿瘤学的发展历程，中国抗癌协会肿瘤心理学专业委员会自成立之初、尤其是第二届委员会成立以来，引导国内心理社会肿瘤学的发展历程及开展的各项学术活动等。之后刘巍主任就目前姑息治疗最新发展趋势进行了概括，她提到姑息治疗应该为癌症患者制定四个方面的治疗计划，包括：优化患者的身体机能、提供社会心理支持、给予患者社会角色支持、关注患者的社会支持。2014 年，《柳叶刀》发表的多篇论文提到癌症患者的抑郁不容忽视，且包括抗抑郁治疗的全面姑息治疗能够有效改善患者生活质量、提高患者的满意度。姑息治疗应该贯穿于整个治疗过程中，但时期不同，内容因各有侧重，比如对于终末期患者更应该关注临床关怀以及抢救措施的选择。

随后，北京军区总医院原肿瘤科主任、中国抗癌协会副秘书长刘端祺教授给参会者带来了一次深刻的关于死亡教育的课程——“肿瘤患者的临终关怀和辞世教育”，有感于一个患者家属的感慨，目前国内很多临终的肿瘤患者都是在急诊或 ICU 度过的，那时的患者连孤寡老人都不如，家属的探视权利被剥夺。什么样的辞世方式才是最好的？刘端祺教授倡导开展舒适关怀，作为医务工作者应该做到保存生命、解除痛苦、不要给予患者过度的治疗并增加他们的痛苦。支持尽可能让患者安静地辞世，而不是反复复苏，盲目给予各种机械支持。

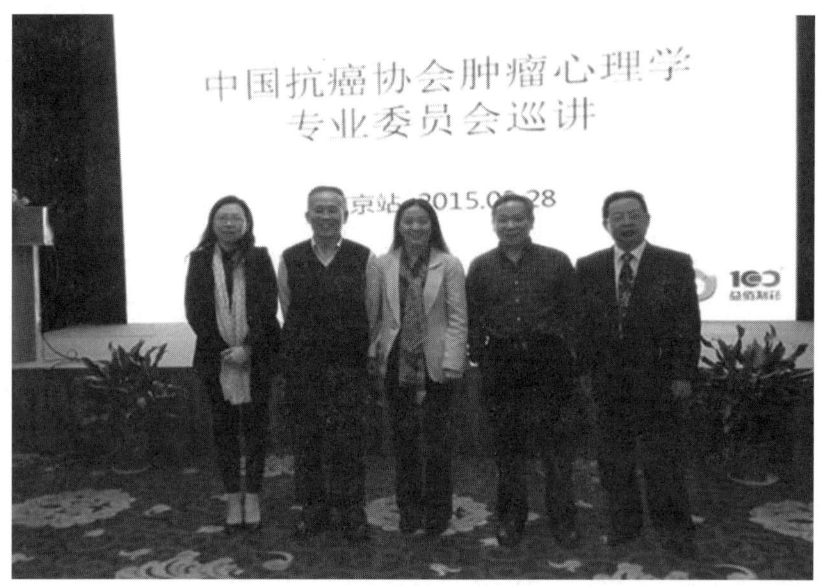

与会专家合影

北京大学肿瘤医院康复科主任、中国抗癌协会肿瘤心理学专业委员会主任委员唐丽丽教授就肿瘤患者的抑郁，从精神科角度给予了专业的讲解。目前多篇权威文献报道，不同国家肿瘤患者抑郁症患病率为10%~20%，抑郁症会给患者带来严重的生活负担，同时给患者的临床抗肿瘤治疗带来负面影响，而尤其抑郁症是肿瘤患者自杀的一项独立的危险因素。患者的自杀无论对于家庭还是对于医疗机构都会引起连锁的负面效应，造成无法挽回的损失。识别并及时转诊到精神科门诊，给予抑郁症患者合理、系统的治疗，可以有效改善症状，降低自杀风险。目前的绝大多数新型抗抑郁药物对于肿瘤患者安全有效，但须注意5-羟色胺再摄取抑制剂SSRIs类抗抑郁药可与部分乳腺癌患者使用的芳香化酶抑制剂相互影响，因此对于此类患者可以选择其他种类的抗抑郁药物。

祖国医学在肿瘤辅助治疗以及抗抑郁辅助治疗中能起到协助作用，北京东直门医院血液肿瘤科主任陈信义教授从中医理论角度讲解了如何认识肿瘤患者的抑郁，以及如何通过辨证施治给予合理治疗。

现场互动气氛热烈，参会人员反馈，通过这次学习对于肿瘤临床中患者出现的抑郁症有一个系统的了解，对于姑息治疗的也有了更加全面的认识。

（中国抗癌协会肿瘤心理学专业委员会）

（稿源：中国抗癌协会网站，2015-03-31）

2015 年全国肿瘤麻醉与镇痛学术论坛在广西南宁召开

2015 年 5 月 8 日～10 日，由中国抗癌协会肿瘤麻醉与镇痛专业委员会主办，广西壮族自治区抗癌协会肿瘤麻醉与镇痛专业委员会、广西医科大学附属肿瘤医院承办的“2015 年全国肿瘤麻醉与镇痛学术论坛”在广西南宁市成功举办。

来自全国 29 个省（区、市）的从事肿瘤麻醉与镇痛专业相关人员近 300 人参加会议。会议开幕式由广西医科大学附属肿瘤医院副院长潘灵辉教授主持。

中国抗癌协会副理事长、广西抗癌协会理事长唐步坚教授，广西区卫计委科教处处长谢裕安教授，中国抗癌协会肿瘤麻醉与镇痛专业委员会主任委员孙莉教授等领导出席论坛开幕式并为大会致辞，他们共同表达了对大会的祝贺，并希望各位专家积极交流与探索，共同致力于推动我国肿瘤麻醉与镇痛事业的向前发展，造福癌痛患者。参加会议还有广西医科大学副校长何并文教授，中华医学会麻醉学分会常委、首都医科大学附属北京同仁医院副院长李天佐教授，天津医科大学附属肿瘤医院李锦成教授，哈尔滨医科大学附属肿瘤医院副院长王国年教授，中国医师协会麻醉学分会常委田鸣教授，广西医学会麻醉学分会张炳东教授，广西医师协会麻醉医师分会刘敬臣教授，肿瘤麻醉与镇痛专业委员会副主任委员李锦成教授、王国年教授、曾维安教授等。

本次会议就肿瘤患者的临床麻醉管理、疼痛治疗的基础研究、疑难开胸手术的麻醉策略，以及麻醉的新技术、新方法等方面进行了学术交流。会议邀请了日本圣路加国际医院麻醉科 Katayama 博士、中山大学基础医学院院长刘先国教授、中山大学附属肿瘤医院麻醉科主任曾维安教授、复旦大学附属肿瘤医院麻醉科主任缪长虹教授、首都医科大学友谊医院田鸣教授作专题讲座，与会专家分别就“Anwsthesia in cancer patients”“运动神经损伤还是感觉神经损伤引起神经病理性痛”“肿瘤与麻醉研究进展”“普胸手术前评估和围术期管理”等学科前沿知识进行了精彩讲解，并就临床常见问题和肿瘤与麻醉研究新成果进行了互动交流。Katayama 教授向代表们介绍了肿瘤患者围术期管理方法，也让我们了解了国际最新的麻醉管理理念。刘先国教授则通过生动形象的语言，将深奥和枯燥的基础研究结果形象生动地展现在代表们面前，其对病理生理性疼痛的形成机制研究结果颠覆了临床医生的传统观念。曾维安教授、缪长虹教授分别就胸部肿瘤患者麻醉管理等方面做了精彩的讲座。

会议还进行了病例讨论，来自中山大学附属肿瘤医院、广西医科大学附属肿瘤医院、天津医科大学附属肿瘤医院、哈尔滨医科大学附属肿瘤医院、复旦大学附属肿瘤医院的多位麻醉科医师与全体与会人员分享了临床麻醉工作中的典型病例及处理方法，使大家受益匪浅。

同时，为了调动广大青年医师的积极性，培养和锻炼青年医生的学术水平，本次会议还特设了病例讨论环节，由青年医生汇报自己工作中遇到的特殊病例，并进行全场讨论，会场气氛异常热烈，通过病例讨论，医生之间、医院之间得到了经验的交流，实现了交流、沟通、进步的目的。

我国的肿瘤麻醉与镇痛专业目前还存在着各地区发展不均衡、缺少规范化指南等不足，本次会议是中国抗癌协会肿瘤麻醉与镇痛专业委员会的学术年会，为全国从事肿瘤麻醉与镇痛专业医生搭建了学术交流的平台，肿瘤麻醉与镇痛专业委员会将带领全国从事肿瘤麻醉与镇痛专业的医生，投身我国的肿瘤防治工作，努力发展我国的肿瘤麻醉与镇痛事业，让我国的肿瘤麻醉与镇痛专业水平逐步向着国际化水平迈进！

本届学术论坛的顺利举办将进一步实现为广大肿瘤麻醉与镇痛专业人员建立一个综合性交流平台，对推动广西麻醉学科发展、建立多学科协作的肿瘤麻醉与癌痛治疗临床实践、规范癌痛诊疗都有着重要的意义，也必将进一步提高全国肿瘤麻醉临床及科研水平，为麻醉与镇痛领域的学科建设与人才培养贡献力量。

学术论坛期间，召开了中国抗癌协会肿瘤麻醉与镇痛专业委员会第二届委员会换届会议，孙莉教授作第一届委员会工作报告。根据中国抗癌协会章程，全体到会委员通过无记名方式民主选举产生了第二届中国抗癌协会肿瘤麻醉与镇痛专业委员会，中国医学科学院肿瘤医院孙莉教授当选为主任委员，潘灵辉等5位教授当选为副主任委员。

（综合：中国抗癌协会肿瘤麻醉与镇痛专业委员会、广西抗癌协会）

（稿源：中国抗癌协会网站，2015-05-18，2015-06-01）

第四届癌痛治疗新进展研讨会暨“基层医疗机构癌痛三阶梯治疗原则培训项目”启动会召开

2015年5月14日~19日，由中国抗癌协会、中国麻醉药品协会主办，中国抗癌协会太极抗癌科学基金承办的“第四届癌痛治疗新进展学术研讨会暨基层医疗机构癌痛三阶梯治疗原则培训项目启动会”分别在郑州和桂林召开。

中国抗癌协会秘书长王瑛教授，中国麻醉药品协会秘书长田卫星教授，太极集团副总经理王钢先生，太极集团销售总公司总经理李勇剑先生出席了启动仪式。北京军区总医院肿瘤科刘端祺教授、天津市肿瘤医院疼痛科王昆教授、四川大学华西第四医院姑息医学科主任李金祥教授、河南省肿瘤医院肿瘤内科主任陈小兵教授、复旦大学肿瘤医院综合治疗科主任成文武教授、台湾花莲慈济医院心莲病房主任王英伟教授等6位知名专家现场讲学。来自全国20多个省市的800余名肿瘤医师参加了会议。

会上，王瑛教授详细介绍了“基层医疗机构癌痛三阶梯治疗原则培训项目”的实施方案，计划用4年左右的时间，在全国31个省（自治区、直辖市）的1000个县、10000家基层医疗机构进行巡讲，对约15万名基层肿瘤医师进行培训。田卫星秘书长介绍了麻醉药品的管理与市场情况。刘端祺教授等6位专家依次与大家分享了在癌痛治疗方面的研究与进展。

此次会议对癌痛姑息治疗新进展的进行了深入探讨，宣传了麻醉药品和精神药品的合理应用与管理，提高了基层医疗机构麻醉药品的临床合理应用水平。

（稿源：中国抗癌协会，2015-06-16）

这里将远离癌痛

——多家医院联手举办世界镇痛日义务咨询活动

10月10日是2015年的“世界临终关怀及舒缓治疗日”，10月18日是2015年的“世界镇痛日”。2005年，世界姑息医学联盟（WHPC）把每年10月第二周的星期六设为世界临终关怀及舒缓治疗日（World Hospice and Palliative Care Day）。国际疼痛学会（IASP）决定从2004年开始，将每年10月的第三个周一定为世界镇痛日（Global Day Against Pain），中国疼痛学会将每年世界镇痛日所在的周，定为“中国镇痛周”。为了提高人们对临终关怀及姑息舒缓治疗重要性的认识，提高对晚期癌症患者及其家庭在医疗、社会、日常生活、精神方面需求的理解和认识，使癌痛得到充分控制，提高肿瘤患者的生活质量，中国老年学学会老年肿瘤专业委员会（CGOS）、北京市乳腺病防治协会与北京市抗癌协会发出联合倡议，鼓励各医院组织相关活动，推动肿瘤姑息治疗的进步。

作为CGOS姑息与康复分委会及北京乳腺病防治学会姑息与康复委员会主任委员单位，解放军总医院肿瘤内科在李方主任的带领下发起了旨在提高肿瘤患者生活质量的义诊活动。本次活动由解放军总医院肿瘤姑息治疗协作组主办，肿瘤内科联合门诊部、护理部、

2005年世界姑息医学联盟（WHPC）把每年10月的第二周的星期六设为 world hospiceand palliative care day (世界姑息宁养日临终关怀及舒缓治疗日).
IASP宣布,从2008年10月20
在全世界范围内开展“全球癌
against cancer pain)”

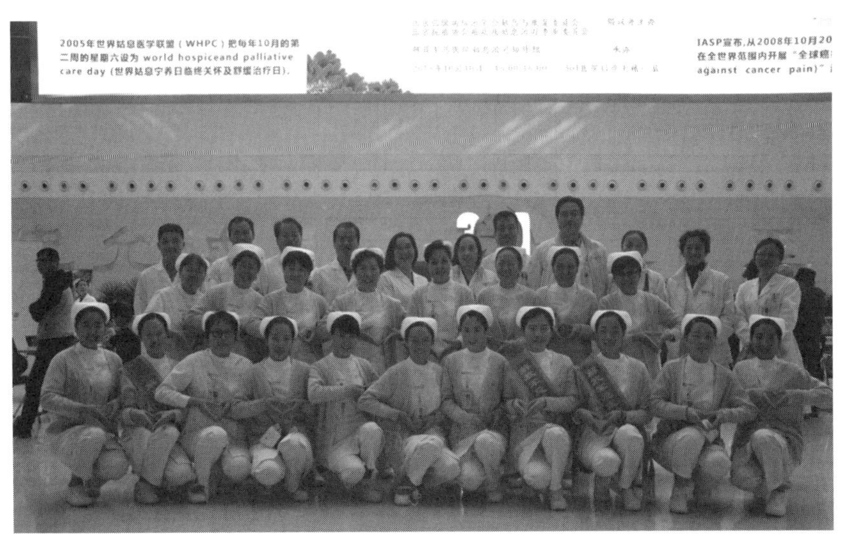

解放军总医院

疼痛治疗科、心理科、放射治疗科、中医科及南楼肿瘤内科等多家单位，李方、朱秀勤、胡毅、戴广海、窦永起、曲宝林、孙永海、姜荣环、杨俊兰、白莉、李小梅、吴建宇、路桂军、刘尚军等多位专家以及内科多名护士长参加，与患者和家属就肿瘤患者临终关怀、症状控制等姑息治疗问题进行面对面地交流。

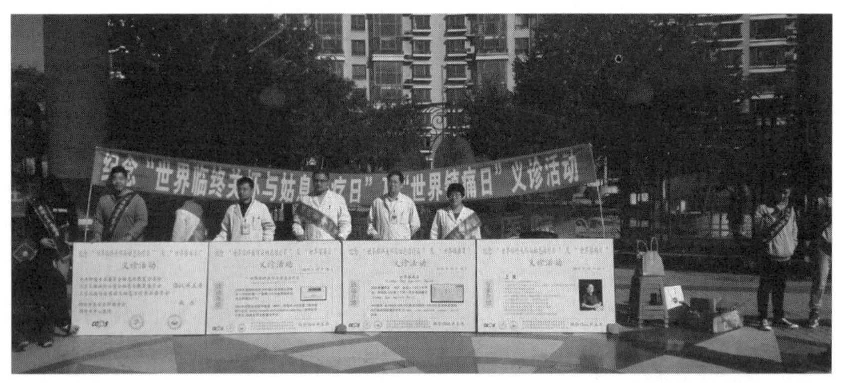

中国医学科学院肿瘤医院

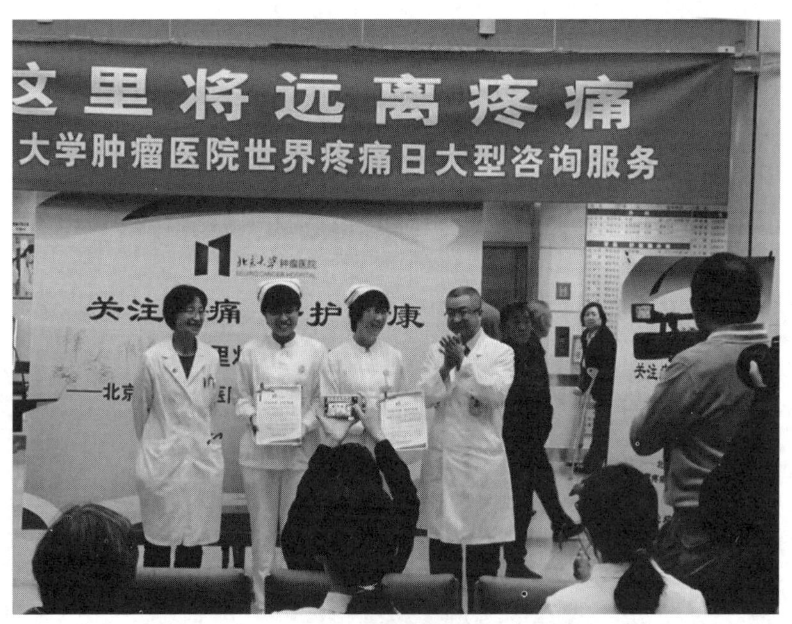

北京大学肿瘤医院

（稿源：《抗癌之窗》杂志，2015 年第 5 期）

2015年世界癌症日启动仪式在杭州举行

1月30日上午，由中国抗癌协会主办，浙江省抗癌协会、浙江省肿瘤医院和浙江省癌症中心联合承办的“2015年世界癌症日”启动仪式在浙江省杭州市举行。

每年的2月4日是“世界癌症日”。今年“世界癌症日”的主题是“癌症防控目标，实现并不遥远”，倡议通过建立健康的生活方式、早诊早治、保证有效治疗、最大限度提高患者生存质量等四个途径，更好地实现对癌症的早发现、早诊断、早治疗，推进癌症防控事业的发展。

中国抗癌协会理事长郝希山院士，副理事长樊代明院士、詹启敏院士、唐步坚教授、蒋国梁教授、季加孚教授，秘书长王瑛教授，中国科协学术部范唯副部长，浙江省抗癌协会理事长郑树森院士、副理事长毛伟敏教授，浙江省科协董克军秘书长，浙江省卫计委徐润龙副主任等专家、领导出席了启动仪式。此外，肿瘤医护人员、癌症患者和家属，以及中央电视台、新华社、《健康报》等40余家媒体代表共500余人参加了启动仪式及随后的相关活动。

启动仪式由浙江省抗癌协会副理事长毛伟敏教授主持，郝希山院士、郑树森院士、徐润龙副主任、WHO驻华代表施贺德博士等分别致辞。郝希山院士在致辞中指出，自2000年起，国际抗癌联盟就发起并组织了每年全球范围的“世界癌症日”活动。在这一天，全球的抗癌工作者们共同携手，开展学术交流、科普教育、义诊等各种宣传活动，共同推动抗癌事业不断前进。作为我国临床肿瘤学领域唯一的国家一级学会，中国抗癌协会自2009年开始，集中力量在全国范围内举办“世界癌症日”活动。今年协会紧紧抓住主题，翻译整理国际抗癌联盟关于主题的解读观点，制作宣传海报，举办各种形式的科普宣传活动。协会还邀请了我国临床肿瘤学各领域的多位专家，结合各自专业特点，撰写科普文章，由协会制作成“2015世界癌症日科普宣教手册”，面向公众及癌症患者公益发放。同时，在协会官网上设立2.4“世界癌症日”专题，并通过官方微信、微博等新媒体平台，以及与

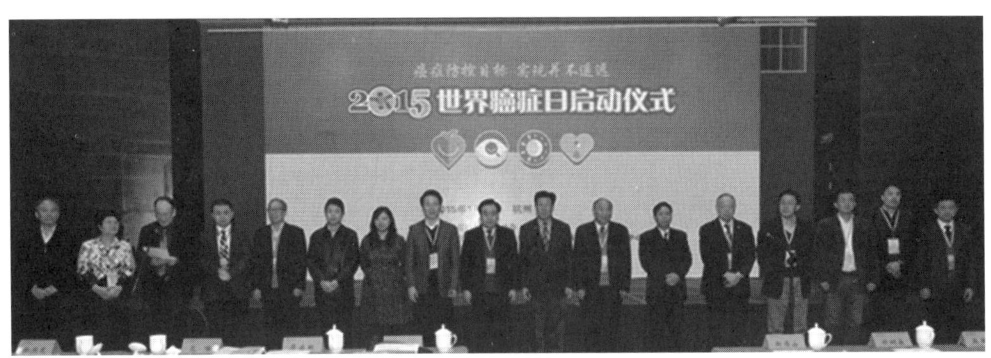

出席2015年“世界癌症日”启动仪式领导和嘉宾

中央电视台、《健康报》《光明日报》等众多权威媒体合作，全方位宣传普及防癌抗癌的正确理念和科学知识，促进我国癌症诊疗水平的提升。

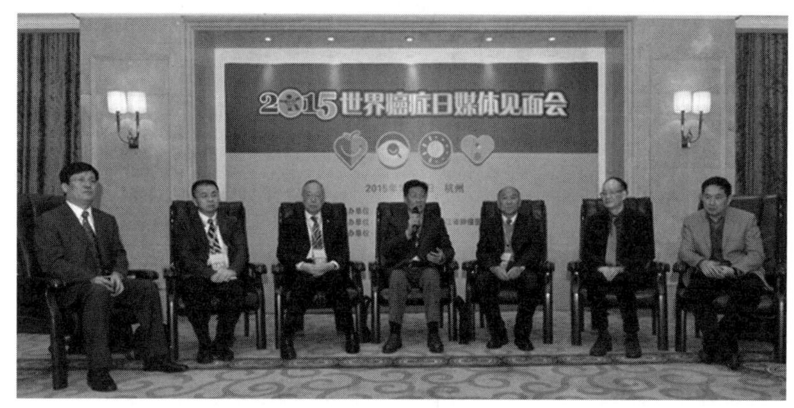

出席媒体见面会的专家和领导

随后，郝希山院士、郑树森院上、季加孚教授、蒋国梁教授、毛伟敏教授、张苏展教授、支修益教授参加了媒体见面会，就公众关心的癌症相关话题进行了详细的讲解，并回答了部分记者的提问。此次活动还开展了专家科普讲座，中山大学附属第一医院石汉平教授和浙江省肿瘤医院张沂平教授分别做了主题为“家庭营养与康复指导”和“健康生活，抗击肿瘤”的精彩讲座，得到了在场听众的热烈欢迎，现场气氛十分活跃。

1 月 30 日上午，浙江省肿瘤医院还举办了大型义诊活动。浙江省肿瘤医院衢州柯城分院同步视频直播了启动仪式，并由副院长俞洋教授带队举办科普讲座及义诊咨询活动。

本活动得到中央电视台、《健康报》《光明日报》等数十家媒体的追踪报道，获得广泛的社会关注。启动仪式之后，全国范围的“世界癌症日”科普宣传活动将陆续开展。

（稿源：中国抗癌协会，2015-02-04）

第 21 届全国肿瘤防治宣传周启动仪式在上海举行

2015 年 4 月 12 日，第 21 届全国肿瘤防治宣传周启动仪式在上海报业大厦举行。活动主办方为中国抗癌协会，承办方为中国抗癌协会癌症康复与姑息治疗专业委员会和上海市抗癌协会，协办方包括上海市疾病预防控制中心、上海新民集团、上海市老年基金会硒旺基金、上海市东方体育传媒集团。

“全国肿瘤防治宣传周”公益活动是中国抗癌协会的品牌科普活动，至今已经成功举办 20 届。今年的活动主题是“抗击癌症，从了解开始”，呼吁全社会通过“了解癌症发生的真相”“了解癌症预防的途径”“了解癌症早诊早治的方法”“了解癌症治疗的进展”四个方面，提高防癌抗癌意识，增强自我健康的保护能力，向癌症患者普及科学规范的诊治理念和方式，让公众认识到癌症是可防可治的，动员全社会的力量关注肿瘤防治事业。

应邀出席本届宣传周启动仪式的领导有：国家卫生计生委疾病预防控制局王斌副局长，中国科学协会学术部王晓彬副巡视员，中国抗癌协会副理事长蒋国梁教授、秘书长王瑛教授，上海市抗癌协会理事长叶定伟教授等。参加活动的专家还有中国抗癌协会副秘书长应敏刚教授、科普宣传部部长支修益教授、癌症康复与姑息治疗专委会主任委员王杰军教授等。此外，肿瘤医护人员、癌症患者和家属、社会热心人士，以及几十家媒体代表共 400 余人参加了启动仪式及随后的相关活动。

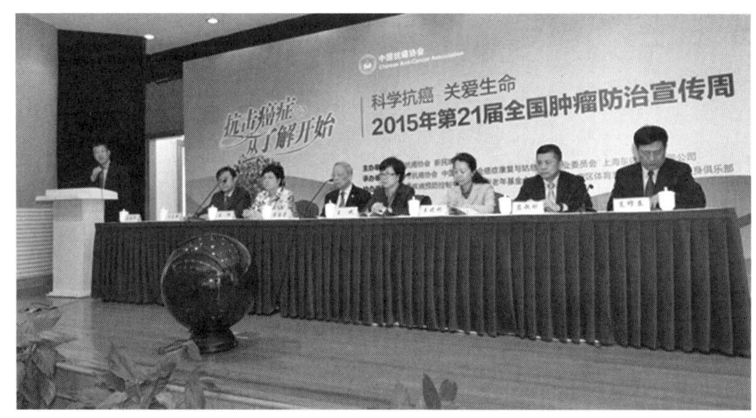

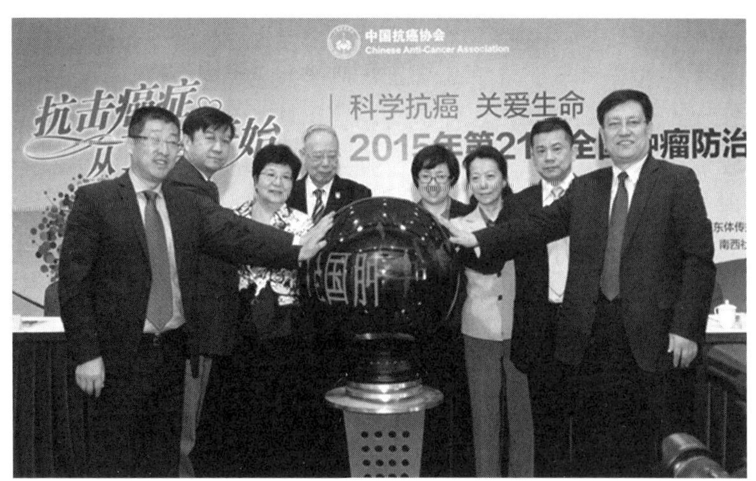

启动仪式现场

启动仪式之后，多位专家参与了媒体见面会，肿瘤化疗专家蒋国梁教授、泌尿生殖肿瘤专家叶定伟教授、胃肠道肿瘤专家应敏刚教授、肺癌专家支修益教授、肿瘤姑息治疗专家王杰军教授等就我国肿瘤的防控政策、预防措施、早诊早治方式、临床诊疗进展等问题回答了记者提问，对群众最关心的癌症与健康问题做了精彩解答。

中国抗癌协会
Chinese Anti-Cancer Association
抗击癌症
从了解开始
科学抗癌 关爱生命
2015年第21届全国肿瘤防治宣传周

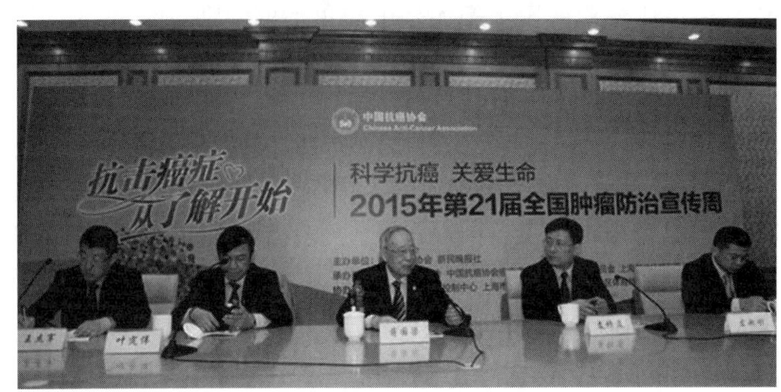

媒体见面会专家

此次活动还开展了专家科普讲座，参会人员主要是癌症患者或家属。第二军医大学臧远胜教授和上海市第一人民医院李琦教授分别就肺癌的预防与早期发现和癌症可防可治，进行了精彩讲座，得到了在场听众的热烈欢迎，现场气氛十分活跃。

为了更好地扩大宣传，中国抗癌协会科普宣传部、中国抗癌协会癌症康复与姑息治疗专业委员会和上海市抗癌协会邀请权威专家编写《科普宣传手册》，以问答的方式，系统阐述如何癌症发生、发展的过程、癌症预防的途径、癌症早诊早治的方法和癌症治疗的进展。该手册在宣传周期间将面向公众公益发放，帮助大家更好地了解癌症、预防癌症、战胜癌症。

宣传周期间，我会癌症康复与姑息治疗专业委员会和上海市抗癌协会将举办健康跑活动、系列义诊宣教活动等大型公益抗癌活动，引领中国抗癌协会各专业委员会、省市抗癌协会及团体会员单位，在全国范围内如火如荼地开展形式多样的抗癌宣传系列活动。

（稿源：中国抗癌协会，2015-04-13）

科学认识癌症　倡导健康生活

——2015 年肿瘤防治宣传周活动拉开序幕

4 月 11 日上午，由中国医学科学院肿瘤医院举办的百名专家现场咨询活动拉开“2015 年肿瘤防治宣传周活动”的序幕。本次活动围绕“科学认识癌症 倡导健康生活”的主题，开展肿瘤专家现场咨询、癌症防控高峰访谈、防癌健康查体、健康大讲堂、患者服务中心关爱活动、抗癌明星康复交流、媒体健康互动等为期两周的系列活动，旨在帮助大家科学认识癌症，树立癌症可防可治的正确观念。共有 5000 余人次参与各项活动。

中国癌症防控高峰访谈

中国医学科学院肿瘤医院赫捷院长、王明荣副院长、王绿化副院长与现场记者朋友齐聚一堂，共同探讨如何消除癌症误区、正确预防癌症、培养健康生活方式等议题。中央电视台、《医学科学报》《北京晚报》《健康时报》的记者们带着百姓关注和关心的问题，向专家团进行提问，专家们针对如何早期发现癌症、防癌体检的作用、癌症治疗的新进展等问题进行了权威详细的解答。共有 70 家媒体的 80 余位记者参加媒体见面会。

百名肿瘤专家现场咨询与指导

一大早，门诊楼前就排起了长队，挤满了需要咨询看病的群众，他们有的是通过宣传折页了解这次活动，有的是通过电视、报纸、网络等媒体宣传了解。来自肿瘤医院的百名专家团，认真听取咨询者的病史，细致分析检查结果，为患者提供专业的诊断和治疗建议，还耐心解答患者提出的各种问题。义诊专家包括头颈组、脑肿瘤组、乳腺组、妇瘤组、肝脏组、胰胃组、结直肠组、肺癌组、食管癌组、纵隔组、淋巴瘤组、止痛姑息组、骨软组、中医组、营养组、泌尿组等 16 个组。共有 3055 人次接受了现场咨询。

平安交通，有我护航

——暨 2015 年肿瘤防治宣传周“为出租司机进行防癌咨询及免费体检活动”

出租车，作为公共交通的重要组成部分，在城市交通体系中有着举足轻重的地位。在北京，每天有将近 7 万辆出租车在路面上奔驰。在驾驶过程中，出租车司机保证身体健康不仅是对自己和家庭负责，更是对乘客、行人的安全负责。然而出租车司机健康的现实状况却又着实令人担忧。久坐、饮食不规律、缺乏锻炼、连续工作时间长、吸入尾气多、精神压力大等诸多不利因素威胁着出租司机的身体健康。

4 月 11 日，中国医学科学院肿瘤医院联合北京交通广播 FM103.9 百姓 Taxi 栏目，借 2015 年肿瘤防治宣传周的契机共同开展了“为出租司机进行防癌咨询及免费体检大型公益活动”。中国医学科学院肿瘤医院作为国家级肿瘤研究与防治机构，以高度的社会责任感和使命感，连续举办 17 年的肿瘤防治宣传周大型咨询、义诊活动，回馈社会、造福民众。借此良机，肿瘤医院的专家们根据出租司机的工作特点，特意为他们设计了一系列咨询、体检活动。其内容包括：向司机师傅们进行现场防癌咨询；根据工作特点以及性别对在现场登记的师傅提供免费的“五癌”（肺癌、胃癌、结肠癌、肝癌、乳腺癌）的危险因素评估；对于进行了免费评估并有相关高危因素的司机，将提供个人防癌指导及后续相关筛查建议。

活动当天，来自 15 家出租车公司的百余名司机师傅参与其中，他们中不乏为首都公共交通做出突出贡献的劳动模范，更多的是每天在街面上忙碌奔驰的普通工作者。令司机师傅们开心的是，身着工作服的他们不但能免费享受到专门为他们设计的身体检查，更是可以接受来自专门为他们开设的咨询展台的专业指导。

不少司机师傅都用朴质的话语对现场的医务人员和医院表达了他们最为真挚的感情。李师傅说：“开出租车也不少年了，年轻的时候精力十足，总有使不完的劲，可上了岁数以后，明显感觉到精力体力大不如前，有时候开在路上真是担心自己身体会出问题。真心感谢中国医学科学院肿瘤医院和北京交通广播，你们切实解决了我们的后顾之忧！身体的事踏实了，车也就开踏实了！”从事出租运营工作将近 20 年的刘师傅说：“干出租苦，干出租累，每天一睁眼就欠人钱。而北京交通广播百姓 Taxi 栏目就像我们的娘家！而肿瘤医院从今往后也就是我们的娘家人！谢谢你们！谢谢你们想着我们为我们专门设计了体检项目！”作为的姐代表的张师傅更是对于医院专门为女性司机设计的体检项目赞不绝口：“女性出租司机是绝对的少数群体。我们感受到的精神和身体双重压力却更甚于男性。今天是第一次接受专门的肿瘤专科检查，我要为专家们对我们的姐们细心与体贴的服务，道一声特殊的感谢！”

平安交通，有我护航。这并不是一句简单的口号，更是一种对社会的高度责任感与使命感。这不仅是一种回馈，更是一种收获。百姓切实受益，医务人员从公益的大课堂中受到教育，正是此次活动最大的意义。

戒烟咨询现场火爆

戒烟咨询区挤满了很多人，他们围在医生身边不断地咨询如何有效预防癌症、远离致癌因素、吸烟与癌症的关系、如何戒烟等。随着肺癌的不断高发，越来越多的百姓关注到吸烟的危害和戒烟的重要性。医生们根据大家的提问，有针对性地现场分析哪些人是高危人群、哪些人群需要早诊筛查；建议大家要戒烟限酒，培养健康的生活方式。本次活动还邀请中日友好医院、中国控制吸烟协会、中国疾病预防控制中心控烟办公室的专家进行控烟咨询。共有 80 余人次参加防癌早诊筛查咨询，发放调查问卷 300 余份。

多种媒体互动进行防癌科普宣传

在整个宣传周期间，肿瘤医院借助电视、广播、网络、新媒体、报纸等多种媒体举办了不同形式的科普宣传活动，让受众与专家面对面交流，了解不同肿瘤的防治知识。宣传周当天的“淋巴瘤的常见问题解答”“鼻咽癌放疗患者应该做什么？”“肿瘤患者膳食指南”“肿瘤患者如何保持健康心态”4 场讲座为广大受众带来了精彩绝伦的防癌“盛宴”，共有 400 余人次参与。在随后的两周内还将为大家献上“肺癌的治疗”“肿瘤中西医结合治疗的时机和优势”“乳腺癌防治的科学管理”“甲状腺癌的诊治”“正确认识膀胱癌”“肝癌，请远离我们”“和您聊聊老年男性的健康杀手——前列腺癌”等 7 场讲座。

共录制电视节目 21 期。我院与北京电视台《生活面对面》栏目共同打造系列防癌科普节目 5 集，内容涵盖胃癌、肝癌、食管癌、卵巢癌、肺癌的预防与早期诊治。从 4 月 13 日开始，连续 5 天播出。与北京电视台《健康到家》合作 3 期防癌科普节目，中央电视台《健康之路》共同录制 3 期节目，中央电视台《中华医药》栏目录制 1 期节目，央广健康《京城名医》录制 3 期节目，北京电视台《养生堂》录制 1 期节目，《健康北京》录制 3 期节目，中央电视台新闻频道录制 2 期节目。

百度健康网深度合作录制 5 期系列节目，内容分别为：膀胱癌的诊断及治疗、肺癌的规范化治疗、恶性淋巴瘤的防治、中晚期胃癌的合理化治疗和颅底肿瘤的外科手术治疗。

39 健康网名医在线活动，在线解答患者和家属的疑惑与问题，帮助他们了解肿瘤的规范化诊断和治疗方法。共有 300 多位网友累计提问达 400 余个，4 位专家用通俗易懂的语言耐心回答了 100 余个问题。

8 集防癌系列广播节目，重点解读癌症如何做到早发现、肿瘤患者为什么消瘦及应对策略、现代放疗在肿瘤治疗中的作用、如何缓解肿瘤患者治疗期间的不良情绪等。

健康界深度采访，宣传报道医院临床科室 12 位主任，重点介绍学科实力和诊疗特色。

再次携手北京 12320 共同做好肿瘤防治宣传，服务百姓健康工作，向 40 万北京市民发送健康宣教短信。

免费电话咨询 无线传递温情

中国医学科学院肿瘤医院联合好大夫在线网于 4 月 11 日固定时间段内共同推出免费电话咨询活动，11 名肿瘤专家为广大患者提供电话咨询和帮助。这些专家咨询的范围包括头颈部肿瘤、肺癌、食管癌、胃癌、肝癌、结直肠癌、神经肿瘤、宫颈癌、卵巢癌和乳腺癌等常见肿瘤的诊断和治疗。专家们不仅认真为患者和家属提供专业的诊断意见、治疗方案与带瘤生存知识等，更注重关爱患者，鼓励他们保持乐观心态。这一举措大大节省患者和家属的时间，减少他们的奔波，获得了广大群众的一致好评。据统计，共为 55 余名患者解答了 500 余个问题。

患者服务中心 科普健康互动

中国医学科学院肿瘤医院患者服务中心今年继续为广大患者和家属提供丰富多彩的各类服务，包括康复交流、戒烟咨询、心理咨询、营养咨询、药物咨询、护理咨询及患者服务中心展示等。患者服务中心的志愿者们将这些咨询项目搬到活动现场，从患者的需求出发，帮助患者缓解心理压力、稳定情绪、改变不良生活方式、合理用药、正确进行护理等，对树立其战胜癌症的信心，提高其生活质量起到重要作用。

志愿者中有 20 位来自北京抗癌乐园的抗癌明星，他们每人都有一段与癌魔积极抗争并走向康复的历程，在与癌魔的抗争中积累了丰富的经验，他们勇敢、乐观、向上的精神风貌，激励和鼓舞肿瘤病友的生存欲望和与疾病抗争的勇气。他们在现场分别就肺癌、乳腺癌、胃癌、肠癌等多个病种与前来咨询的患者进行现场交流，分享科学的抗癌经验，用他们的事迹感染和帮助广大肿瘤病友。

今年患者服务中心咨询区还增加了科普互动区与科普漫画展，大大提高了百姓的参与度，将科普知识用通俗易懂的形式传递给大家。患者服务中心本着全力关心病友的宗旨，帮助他们树立战胜癌症的信心，提高生活质量，为病友切切实实提供全方位的关爱。

本次活动现场咨询 500 余人次，共计发放 19 种共计 3600 册《癌友关怀指南》。

志愿奉献爱心 贴心服务大家

活动现场的服务咨询区、健康大讲堂、媒体接待处等区域处处可见志愿者的身影，这些志愿者有医务工作者，还有来自北京工业大学、北京协和护理学院、首都铁路卫生学校、中国农业大学、中国传媒大学、中国青年政治学院的学生们和中国摄影师协会、《中国卫生影像》杂志、紫金宾馆的员工，共 120 人。他们面带微笑，耐心地服务咨询专家、维持现场秩序、进行方位指引、戒烟宣传、摄影摄像，使现场气氛极为热烈，彰显出和谐社会的人文关怀精神以及人们互助互爱、共同为癌症防治研究事业奉献爱心的高尚道德素养。

中国青年政治学院志愿服务队领队赖俊杰同学表示，参加肿瘤防治宣传周志愿服务，不仅仅增长了对肿瘤防治的认识，而且还承担了作为志愿者和公民的责任，唤起年轻人对于肿瘤防治和志愿服务工作的关注，这让我们非常高兴与自豪。活动中，许多患者来咨询，看到肿瘤医院的医生们耐心而详细地为患者解答疑问，一直坚持了一个上午，这让我们被深深地被感动着，他们就是保卫人民的健康卫士，是我们的白衣天使。希望日后有更多的机会与肿瘤医院合作，也希望能借着这样一个志愿服务平台，获取更多知识与经验，为社会做出一点自己的贡献。

为贫困癌症患者捐款

现场还举行了“为贫困患者献爱心”主题活动，院领导、患者家属、医护人员代表和媒体朋友们，带着祝福和爱心聚集在一起，希望能够帮助到那些对抗癌症病魔的生命勇者。中国医学科学院肿瘤医院赫捷院长、董碧莎书记、王艾副院长、付凤环副书记，以及朝阳区张维刚副区长等社会监督员代表肿瘤医院为 10 位患者朋友献出爱心。

这些患者来自安徽、云南、河南、河北、内蒙古、山西等全国各省（区、市），家庭贫困，患病之后更是雪上加霜，好多患者为此想放弃治疗。肿瘤医院医务人员听闻此事，组织为这些贫困患者捐款，希望通过爱心传递，让社会更多爱心人士参与进来，一起帮助这些贫困患者度过难关；同时也鼓励患者积极与病魔作斗争，增加他们抗癌的信心。志愿者代表为患者朋友精心准备了小礼物，给他们加油鼓劲。

受助的患者中，小艾是位年轻的妈妈，面对癌魔，面对家庭生活的压力，她选择以顽强的毅力与之对抗。“我虽然是不幸的，但是同时也是幸运的，因为有大家的帮忙，才能给予我战胜困难的勇气”。

这次的爱心捐助活动，让急需得到帮助的患者感受到社会的关爱，全体医护人员的爱心将如春风一般为大家送去一缕最温暖的阳光。活动虽然短暂，但爱心将持久传递。

17 年来，中国医学科学院肿瘤医院坚持举办“肿瘤防治宣传周”公益活动，倡导健康的生活方式、注重癌症的早期发现、使癌症患者得到有效治疗、最大限度提高患者生存质量，对推进癌症防控事业的发展做出一定的贡献。

（来源：中国医学科学院肿瘤医院 院办公室 供《抗癌之窗》稿）

相关报道

中国每分钟新增 6.4 个癌症病例　超 6 成发现太晚

据中国之声《新闻晚高峰》报道，记者今天从中国医学科学院肿瘤医院举办的“肿瘤防治宣传周”中国癌症防控高峰访谈中获悉，根据对全国肿瘤登记中心 2011 年监测数据的统计分析，我国当年新增癌症病例 337 万，相当于每分钟就有 6.4 人得癌。

这样一个最新出炉的数据，听起来很容易让人恐慌：怎么这么多人得癌症啊？但是，只有透明的数据，才能引发大家的重视；从普通人的角度来说，就是要养成良好的生活习惯、重视有针对性的查体防癌。那么，这个数字到底意味着什么？

一大早，中国医学科学院肿瘤医院门诊楼前就排起了长队，百名义诊专家分为头颈组、脑肿瘤组、乳腺组等16个组别为咨询者进行分析诊断。

这已经是肿瘤医院连续17年举办肿瘤防治宣传周公益活动，可是在上午举行的中国癌症防控高峰访谈上，肿瘤医院院长赫捷仍然面露遗憾——癌症防控分为三个阶段：宣教、早诊早治和治疗诊断，而他们的病人中有60%~80%刚到医院时就已经进入中晚期。

赫捷：第一是对癌症的知识不了解，没有及时发现；第二是发现了一些症状或者一些早期表现，但是没有在意。实际上，目前我国肿瘤发病率在世界范围内还是比较低的水平，但是治愈率也是比较差的，其中一个原因就是发现晚。

全国肿瘤防治研究办公室陈万青教授告诉记者，根据分布在全国各地的项目点上报的数据统计分析，2011年全国新增癌症病例337万，比2010年增加了28万——这相当于每分钟就有6.4个人得癌。

陈万青：我们会保证我们用的数据是真实可靠的、有全国代表性的。上报数据的300多个项目点覆盖3亿多人，实际上用的是177个项目点、覆盖约1.7亿人，样本量足够大。我们根据这个数据，再结合全国人口进行大概的估算。大家看我们这个数据会觉得新增病例上升很快，一年多了将近30万，但实际上考虑到人口的增长和老龄化，总体发病率实际上变化不是太大。

肿瘤医院副院长王绿化表示，我国癌症的发病率和死亡率的确在上升，并仍将持续一些年，但这其中也有一定的规律性，比如，世界上癌症最严重的发病区域是在老龄化比较严重的北欧地区；我们应该做的，是正视这一现实并加以应对。

不过，也有人认为，这样的数据发布会造成社会恐慌。对此，陈万青说：我觉得信息的透明虽然会引起一些误读，对全民的健康意识还是有好处的，现在关注癌症的人多了，大家的防癌、体检意识都增强了，我觉得是好事。

肿瘤医院院长赫捷也提到，癌症有1/3可预防，1/3可治愈，1/3可缓解，民众既不要谈癌色变，也要注意转变生活方式，有针对性的查体，大多数恶性肿瘤都有10~15年的潜伏时间来纠正，不要错过这个机会。

的确，现在越来越多的人开始关注癌症，但于此同时，我们也注意到，出现了越来越多的防癌养生节目或者网络帖子，其中到底有多少可信度，又要打上一个问号。对此，权威专家怎么看？

此次“肿瘤防治宣传周”的主题是“科学认识癌症 倡导健康生活”，那么，到底什么是健康的生活方式呢？

不抽烟、少喝酒，可能很多人的耳朵都听出了茧子，很多人可能容易偷点懒，比如，某某节目说了，要吃红薯，可以防癌，很多人就去一窝蜂买红薯。这靠不靠谱呢？

中国医学科学院肿瘤医院副院长王绿化：我们说健康生活方式、膳食平衡，不能单说吃什么好，不吃什么好。我就注意到一种说法说红薯是健康食品、抗癌食品。大家可能不知道，在40年前的一些北方农村地区，红薯是主食，因为含糖类成分高，导致胃酸分泌多，使胃溃疡、十二指肠溃疡发病相当多。当然，我们的膳食结构中有一定量的红薯、杂粮比例，对健康是有好处的。

肿瘤医院院长赫捷也表示，现在没有明确研究证明什么食品会致癌，但他也根据现有的统计结果提出了自己的建议。

赫捷：一些化学物质是和癌有关系的，比如一些腌制的咸菜、酸菜、肉类中提取的亚硝胺化合物，这些化合物与癌症有直接关系，所以从这个意义上说，跟这些化合物有关系的食品，我们就认为和癌有关，应该尽量远离。

（来源：中国广播网，作者：庄胜春 2015-04-12）

肿瘤心理学专业委员会举办 第 21 届全国肿瘤防治宣传周活动

2015 年 4 月 15 日，中国抗癌协会肿瘤心理学专业委员会组织专业人员在北京大学肿瘤医院开展了丰富多彩的“第 21 届全国肿瘤防治宣传周”科普活动。在门诊大厅，义诊桌前围满了前来咨询的患者和家属。中国抗癌协会肿瘤心理学专业委员会主任委员唐丽丽主任主持了本次义诊活动，带领工作人员为肿瘤患者和家属详细解答了关于一些躯体症状和心理康复的问题。

疼痛和睡眠问题是癌症患者常见的症状，对患者的生存质量带来严重的负面影响，但由于很多患者和家属急切关注如何进行抗肿瘤治疗，经常忽略了这些症状。通过这次义诊活动，很多患者都提到，自己存在上述症状很长时间了，此次义诊才让他们明白如何去关注和应对这些问题，通过专业人员的讲解，学习了通过调节自身的心理状况，积极应对肿瘤以及肿瘤临床治疗给他们的生活带来的影响。他们说：看病的时候其实有好多问题想问，但考虑医生的工作太忙不好意思问，现在终于有时间把自己内心的疑问全部说出来。有些患者甚至把这里当成放松自己、疏泄情绪的心理工作室，短暂的心理辅导让患者和家属增加了更多的正能量，能够用更积极的心态面对疾病、面对未来的生活。

同时，在北京大学肿瘤医院康复科的心理治疗室中，一幅温馨的画面呈现在眼前。心理治疗室临时开放，专业人员为患者和家属讲解冥想的积极作用，以及如何通过冥想改善焦虑、抑郁情绪，改善失眠，提高患者的生活质量。冥想是一堂向内行走的练习，可以让冥想者远离闹市的喧嚣、远离人际关系的困扰，关注自己的身体，关注自己的一呼一吸，关注自己的内心变化。

在康复科，治疗师通过视频向患者展示如何进行冥想放松，此项活动吸引了很多来体验的患者和家属。体验后大家谈到自己的感想：以前为太多不值得的事情浪费了很多精力，通过冥想放松，感受到与其为不能解决的事情烦扰，不如静下心来好好感受自己，感受快乐！

为使更多患者和家属获得心理康复的知识，抗癌宣传周期间还给患者赠送了唐丽丽主编的《肿瘤患者身心重塑和功能锻炼》。这本书通过通俗易懂的语言、生动鲜活的案例向患者和家属详细地介绍了肿瘤患者在整个疾病过程中都会遇到哪些心理问题，以及在出现这些心理问题时如何进行自我调节。

现场活动气氛热烈，希望通过这样的活动能够让更多患者和家属认识应对心理问题并学习如何应对心理问题，让肿瘤临床治疗中的人文关怀理念更加深入人心！

（中国抗癌协会肿瘤心理学专业委员会）

（稿源：中国抗癌协会网站，2015-04-15）

2015年第十七届北京希望马拉松成功举行

【活动举行】金秋十月，硕果累累。伴随着公众对癌症防治事业的日益关注，以及北京田径世锦赛所带来的全民健身热潮。2015年10月17日，由中国医学科学院肿瘤医院、中国癌症基金会主办，加拿大驻华大使馆、国家体育总局人力资源开发中心、朝阳区卫生和计划生育委员会协办，第十七届北京希望马拉松——为癌症患者及癌症防治研究募捐义跑活动在北京朝阳公园万人广场隆重举行。主办和协办单位的相关领导、体育明星、大中院校学生、企事业单位代表、国际友人、医务工作者、癌症康复者和普通市民等社会各界5000余名爱心人士积极参与其中，共同为这场以“爱”为主题的公益长跑奉献自己的真情。

【领导致辞】上午9时30分，北京希望马拉松活动正式开始。加拿大驻中国大使赵朴和夫人，中国癌症基金会彭玉理事长、赵平副理事长兼秘书长、余瑶琴常务副秘长、姚晓曦副秘书长，国家体育总局人力资源开发中心匡乐华副主任，第十七届北京希望马拉松组委会主任、中国医学科学院肿瘤医院赫捷院长，中国医学科学院肿瘤医院董碧莎书记、石远凯副院长、王艾副院长、蔡建强副院长、付凤环副书记出席起跑仪式。中央电视台节目主持人任鲁豫、奥运射击冠军杨凌和原中央电视台主持人郎永淳的夫人吴萍也出席了本次活动。

起跑仪式由董碧莎书记主持，赫捷院长、赵朴大使分别致辞。赫捷院长介绍了北京希望马拉松自创办以来，规模不断扩大、影响力显著增加的发展情况。17年来，不同人群以不同方式参与到这项充满爱心的公益活动中来，帮助癌症患者，支持中国癌症防治研究事业，为中国癌症防治事业谱写了一曲公益赞歌。赵朴大使称赞北京希望马拉松架起了一座中加两国人民携手抗癌的桥梁。

【爱心捐款】中央电视台节目主持人任鲁豫先生主持捐款仪式。北京希望马拉松活动历年来得到了广泛社会爱心团体和爱心人士的捐款。现场有15家企业、团体、院校作为代表奉献出了自己的一份爱心。活动开始前，义跑现场还设立了捐款箱，激发在场群众伸出援助之手，奉献自己的爱心。很多游园的群众看到北京希望马拉松后都主动参与进来，热情奔跑的同时奉献属于自己的一份爱心。涓

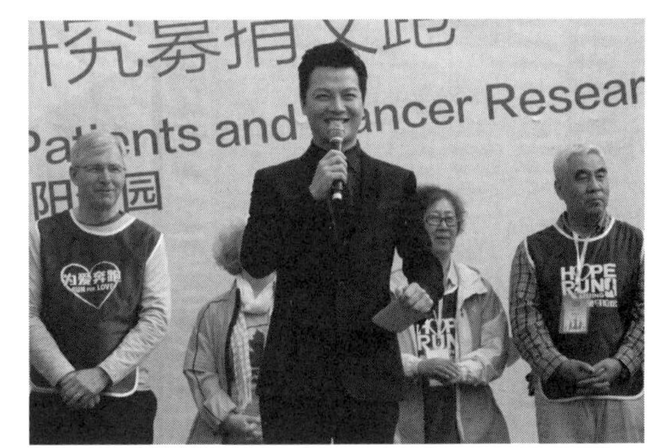

涓细流，汇聚成了希望的海洋，整个活动现场洋溢着爱的暖流，气氛热烈感人。

活动至今已累计有28万余人次参加，募集到三千多万元善款用于扶助贫困癌症患者，支持中国癌症防治研究项目，共计资助近700项临床科研课题，研究内容涉及肿瘤的早期筛查及早诊早治新方法、肿瘤的鉴别诊断及分类、肿瘤综合治疗和肿瘤的预后及随访，为肿瘤临床实际应用提供了科学依据，推动了肿瘤临床研究工作的持续开展。自2010年起，北京希望马拉松建立了“癌症早诊早治患者救治专项基金”。2014年，对部分住院贫困患者，以及江苏、安徽、山东和河南4省早期筛查项目检出的贫困患者共计429人的治疗费给予部分补助，补助金额总计28.61万元。

【义跑现场】伴随着中国癌症基金会彭玉理事长为本届北京希望马拉松起跑发令，义跑活动正式开始。数千名现场参与者在体育明星的激励下以更加饱满的热情和更加坚实的脚步奔向前方，用自己的激情延续了癌症患者的梦想，用爱守护癌症患者的希望。

与此同时，在万人广场上，为了倡导“快乐健身、科学健身、强身健体”的理念，鼓励更多人培养健康的生活方式，北京抗癌乐园、潘家园街道办事处自发组织，现场表演集体舞、交谊舞等。特别是北京抗癌乐园癌症康复者的集体舞《抗癌新兵》，将现场气氛推向高潮，无不激励着在场的每位群众。参与者们义跑归来后又迅速加入健身队伍中，热情参与其中。

【科普园区】科普园区今年为广大百姓提供了丰富多彩的各类服务，包括健康讲堂、科普漫画展，以及由中国癌症基金会、人民卫生出版社、北京市公共卫生服务热线12320、北京控烟协会、《抗癌之窗》杂志、肿瘤医院患者服务中心等组织的科普展示区，大大提高了百姓的参与度。

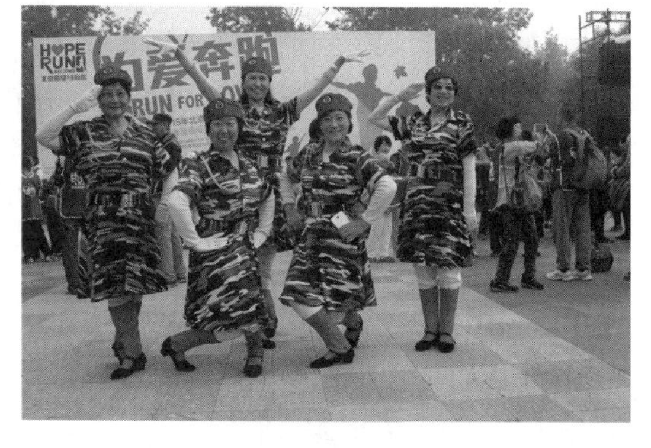

“HPV与宫颈癌如何筛查与预防”“癌症是慢性病”“乳腺癌如何筛查及预防”“食物与癌症有关系吗”？防癌体检中心的专家们将关于健康、防癌的最新资讯和权威健康科普知识用通俗易懂的形式传递给参与群众，消除人们对于癌症认识的误区，提示大家癌症“可防、可控、可治”。不仅普及了癌症防治知识，也拉近了医生和广大百姓的距离，为二者之间搭建了沟通的桥梁。本次活动现场参与350余人次，共计发放19种共计1500余册《癌友关怀指南》。

北京希望马拉松的17年间我们一直在路上，为了癌症患者和癌症防治研究事业，一代代医务工作者挥洒着汗水，付出着青春，然而抗癌道路依旧漫长而艰巨，需要全社会每一个人的参与和帮助。让我们动员一切力量，为争取早日在癌症预防与治疗研究上取得长足进展，造福广大癌症患者而共同努力。

（稿源：北京希望马拉松活动组委会新闻通稿）

2015 年“为了姐妹们的健康与幸福”全国三八大型公益活动在厦门、南京两地启动

2015 年 3 月 8 日，由中国癌症基金会主办、全国 39 所省市医院承办的 2015 年三八妇女节全国乳腺癌和子宫颈癌防治宣传咨询活动——“为了姐妹们的健康与幸福”大型公益活动在 30 个城市同时拉开帷幕。

中国癌症基金会理事长彭玉、厦门市卫生和计划生育委员会副主任王挹青、厦门市妇幼保健院党委书记张明河、江苏省卫生和计划生育委员会副巡视员洪浩、南京市妇联主席宋晓辉、南京鼓楼医院院长韩光曙等分别出席了在厦门市妇幼保健院和南京鼓楼医院的主会场启动仪式，并发表了热情洋溢的致辞。

本届活动秉承一贯宗旨，即“提高全社会妇女乳腺癌、子宫颈癌防治意识及水平，为低收入及进城务工妇女提供免费义诊咨询”，为全国近 5000 名妇女进行了免费的“两癌”筛查和义诊咨询，厦门主会场还邀请了中国医学科学院肿瘤医院知名乳腺癌专家张保宁教授和肿瘤防治领域专家张凯教授进行科普讲座。活动开展了近百场科普讲座，共计发放宣传册近万本，向公众普及了乳腺癌和子宫颈癌预防与早诊早治知识，提高了广大妇女对乳腺癌和子宫颈癌防治知识的知晓率。

本次活动得到了中国癌症基金会乳腺健康专项基金、老牛专项基金、雅芳爱心专项基金、碧迪医疗器械（上海）有限公司、凯杰企业管理（上海）有限公司、浙江迪安诊断技术股份有限公司、海南碧凯药业有限公司、豪洛捷医疗科技（北京）有限公司、上海之江生物科技股份有限公司、上海透景生命科技有限公司、飞利浦（中国）投资有限公司、杭州德同生物

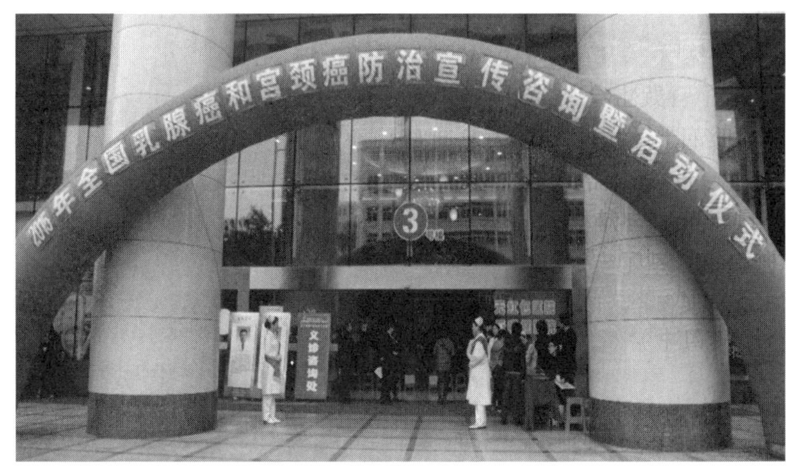

技术有限公司、世界健康基金会、深圳市理邦精密仪器股份有限公司的大力支持。

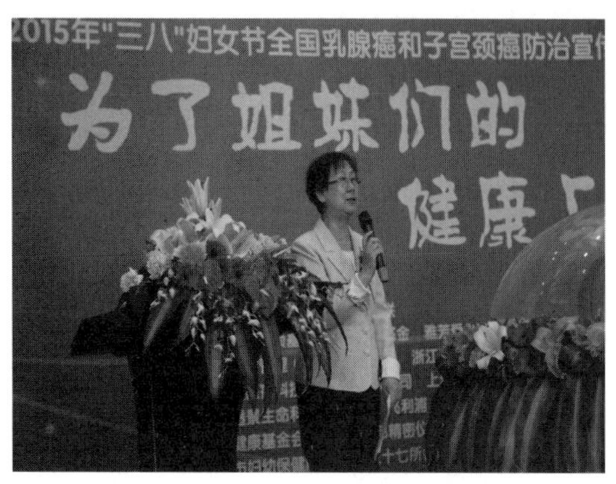

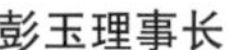
彭玉理事长

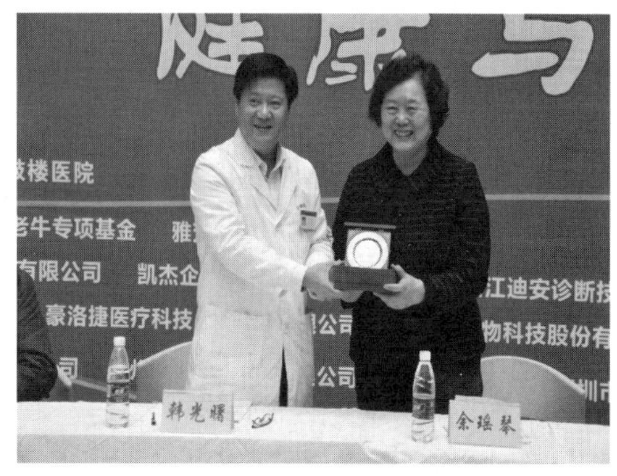

余瑶琴常务副秘书长（右）

中国癌症基金会“为了姐妹们的健康与幸福”全国三八大型公益活动已连续举办了10年，活动通过各种途径、动员各界人士、汇聚各方力量，累计为近7万名城市下岗女工及进城务工女性提供免费乳腺癌和子宫颈癌筛查；活动向妇女姐妹普及乳腺癌和子宫颈癌的预防及早诊早治知识，提高女性对乳腺癌和子宫颈癌预防、诊治的知识水平和关注意识，使她们认识到早期的乳腺癌和子宫颈癌病变是可以根治的，消除对癌症的恐惧；尤其是对宫颈癌，作为唯一一个病因学明确的癌症（高危型HPV的持续感染），已到达了可防、可治、可控的水平。

中国癌症基金会将继续动员更为广泛的社会力量，更好地面向公众进行健康教育宣传，提高大众的健康意识和癌症防治知识水平，积极开展社会贫困和低收入癌症患者的救助工作，努力推动我国癌症防治公益事业的发展。

中央电视台一套《晚间新闻》栏目对本活动进行了报道。

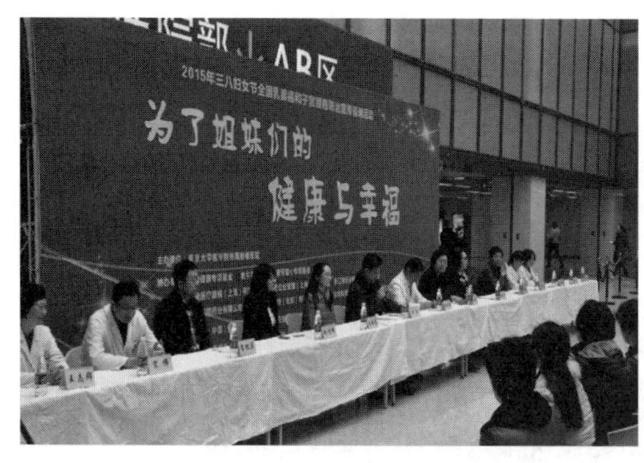

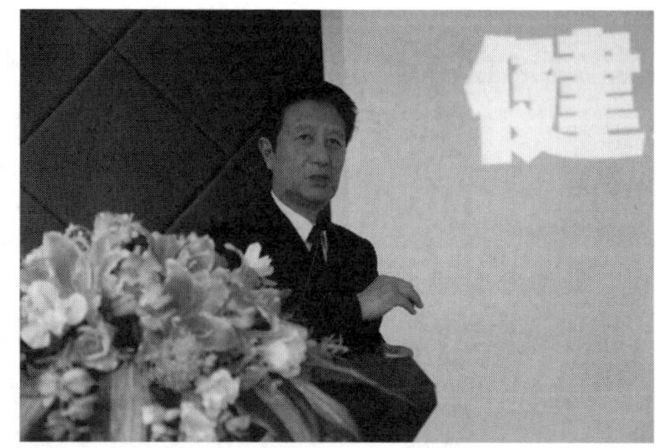

张保宁教授

（稿源：中国癌症基金会）

北京大学公共卫生学院举办名家讲坛
——韩启德院士讲述“治癌方针辨析”

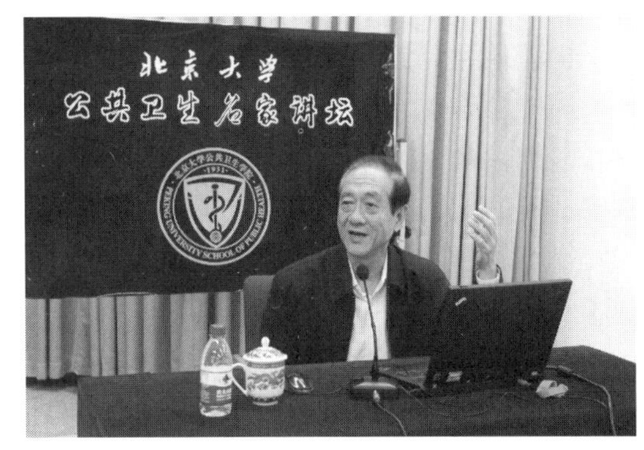

2015年3月27日下午3点，公共卫生学院举办的系列精品讲座“北京大学公共卫生名家讲坛”于医学部会议中心隆重举行，全国政协副主席、北京大学医学部主任韩启德院士应邀作为主讲嘉宾，作了题为“治癌方针辨析”的精彩讲座。讲座由公共卫生学院院长孟庆跃教授主持，来自公共卫生学院及医学部内外的本科生、研究生、校友、教师和领导到场聆听了讲座，会场气氛热烈，座无虚席。虽场地有限，但听众的热情无限，晚到的听众纷纷自发站在后排仔细聆听，讲座结束后反响热烈。

韩启德院士作为现任全国政协副主席、九三学社中央主席、中国科学技术协会主席、北京大学医学部主任，不仅是研究分子药理学与心血管基础的国际专家，也是致力于我国公共卫生建设的杰出学者。本次讲座，韩院士就治癌方针进行了新视角辨析。

韩启德院士通过对国际上多重研究数据的分析和比较，以新视角启发老师与同学们对治癌和筛查的思考，并对治癌研究提出了新的建议和方向。韩院士指出，治癌方针应考虑干预措施或筛检的效益，并从根本上树立正确的健康和医疗观念。

现场交流环节，师生提问踊跃，韩启德院士一一作了详细回答。最后，公共卫生学院党委书记郝卫东、副书记陈娟代表学院向韩启德院士赠送了“北京大学公共卫生名家讲坛”水晶纪念牌。讲座结束后，师生们意犹未尽，许多同学簇拥在韩院士周围，聆听韩启德院士的答疑解惑。

（北京大学公共卫生学院团委学生会）

（稿源：北京大学医学部新闻网，发布日期：2015-03-30）

中国抗癌协会贫困地区癌症救助试点项目在江西革命老区开展

2015年，中国抗癌协会贫困地区癌症救助试点项目在江西省革命老区开展实施。本项目是中国抗癌协会承接的民政部中央财政支持社会组织参与社会服务项目之一，自2013年开始实施，今年已进入第三年。协会依托地方医疗机构，对江西省革命老区的适龄妇女开展乳腺癌及宫颈癌的免费筛查、确诊及救助活动，每年免费普查群众达 4000 人。同时组织全国肿瘤专家，对当地卫生技术人员开展讲座培训、疑难病例会诊、带教查房、手术示范、资助进修、帮扶建设肿瘤学科等工作。三年来，活动获得了江西当地群众和基层医疗机构的热烈欢迎，取得了深远社会影响。

5 月 25 日 ~30 日，中国抗癌协会专家组一行 20 余人，行程 1000 多公里，远赴江西赣州、瑞金、遂川、新余等地，指导“两癌”普查工作，为贫困地区群众进行义诊咨询、疑难病例会诊、“两癌”宣教等活动，并开展形式多样的医师培训工作。参与专家包括肿瘤影像诊断专家刘佩芳教授，乳腺癌专家刘红、孙正魁教授，宫颈癌专家李隆玉、潘玫、曾四元、杨心凤教授，肝肿瘤专家周存才教授，肿瘤 B 超专家付志勇教授等。在赣州市肿瘤医院、瑞金市妇幼保健院、遂川县妇幼保健院等地，专家们不顾奔波之苦，兢兢业业地投入每一场救助工作中。在义诊现场，络绎而来咨询的群众围得水泄不通；在培训现场，专家们通过典型病例解析等形式，把多年经验分享给当地医师，赢得了阵阵掌声；疑难病例会诊的各个科室里，专家们手把手教操作、传经验，使当地医师获益匪浅。

对癌症贫困患者的全方位救助是项目开展的一个亮点。由于癌症治疗总体费用较高，对患者家庭往往会造成一定的经济压力。为了给这些患者和家庭送去希望，中国抗癌协会秘书长王瑛教授，江西省抗癌协会理事长钭方芳教授、副理事长李隆玉教授等专家在赣州、瑞金、遂川等地对当地贫困癌症患者进行了探望慰问，指导后续的康复和治疗，并送去了治疗救助金，帮助患者和家庭走出病困阴影，满怀信心开始新的生活。

今年中国抗癌协会开展的妇女“两癌”普查救助活动，得到赣州市肿瘤医院、瑞金市妇幼保健院、遂川县妇幼保健院等地方医疗机构的大力配合，已经开始以村为单位，进行紧张的筛查工作。活动还得到了江西省肿瘤医院、江西省妇幼保健院的大力支持，对基层筛查工作进行了卓有成效的技术指导支持。项目将于今年 10 月完成，筛查获益群众达 4000 人。

（稿源：中国抗癌协会，2015-06-03）

中共中央、国务院隆重举行
国家科学技术奖励大会

据新华社电 中共中央、国务院昨日上午在北京隆重举行国家科学技术奖励大会。党和国家领导人习近平、李克强、刘云山、张高丽出席大会并为获奖代表颁奖。李克强代表党中央、国务院在大会上讲话。张高丽主持大会。

中共中央总书记、国家主席、中央军委主席习近平等党和国家领导人向获得 2015 年度国家自然科学奖、国家技术发明奖、国家科学技术进步奖和中华人民共和国国际科学技术合作奖的代表颁奖，并同他们热情握手表示祝贺。

中共中央政治局常委、国务院总理李克强在讲话中代表党中央、国务院，向全体获奖人员表示热烈祝贺，向全国广大科技工作者致以崇高敬意和诚挚问候，向参与和支持中国科技事业的外国专家表示衷心感谢。

2015 年度国家科学技术奖共授奖 295 项成果和 7 位外籍科技专家。国家自然科学奖 42 项，其中一等奖 1 项，二等奖 41 项；国家技术发明奖 66 项，其中一等奖 1 项、二等奖 65 项；国家科学技术进步奖 187 项，其中特等奖 3 项、一等奖 17 项、二等奖 167 项；授予 7 名外籍科技专家中华人民共和国国际科学技术合作奖。

（来源：新华社，2016 年 1 月 8 日）

背景：屠呦呦为何未能获评最高奖?

据新华社电 8 日，党中央、国务院在人民大会堂隆重举行 2015 年度国家科学技术奖励大会，这是我国连续第 15 年举办这一盛会。然而，备受瞩目的 500 万元大奖——国家最高科学技术奖今年空缺。这是继 2004 年之后，国家最高科学技术奖第二次出现空缺。

最高奖再度空缺

“对此我们只能表示遗憾。”国家科技奖励办负责人说，“我们是严格按照评选程序来的。”

与国家自然科学奖、技术发明奖、科技进步奖的申报制不同，国家最高科技奖采取的是推荐制。据介绍，有资格推荐 2015 年度国家科技奖的机构和专家共有 130 多个。通过上述渠道推荐的国家最高科技奖候选人共有 9 名，第一轮评审从中选出 3 名候选人；在第二轮评审中，3 位候选人的得票数均未过半，其中有的就差“一两票”。

自 2000 年至 2014 年，共有 25 位科学家荣膺国家最高科学技术奖。其中，2002 年度、2006 年度和 2014 年度，分别有 1 位科学家获得国家最高科学技术奖；2004 年度，首次空缺。近年获奖者以国防科技领域资深科学家居多，获得 2014 年国家最高科学技术奖的是中国氢弹元勋、“两弹一星”功勋奖章获得者于敏院士。

评审有严格的程序

荣获 2015 年诺贝尔生理学或医学奖的屠呦呦，为何未能获评国家最高科技奖?

1969 年 1 月，屠呦呦以组长的身份加入青蒿素的研究工作，1971 年 10 月 4 日从黄花蒿中提取出青蒿素。此后的时间里，她还参加了青蒿素的动物实验和人体试验，充分证明了抗疟疾的有效性。

其实，早在 2011 年，屠呦呦的研究成果就得到国际同行的高度认可。这年 9 月，美国拉斯克基金会把当年的临床研究奖颁发给屠呦呦，以表彰她在青蒿素研究中做出的卓越贡献。拉斯克奖素有“诺奖风向标”之称，屠呦呦是该奖设立 65 年来首次获此殊荣的中国科学家。在 2011 年的颁奖典礼上，斯坦福大学教授露西·夏皮罗这样评价屠呦呦：在人类的药物史上，我们如此庆祝一项能缓解数亿人疼痛和压力、并挽救上百个国家数百万人生命的发现的机会，并不常有。

屠呦呦发现青蒿素，被国际同行誉为“20 世纪下半叶最伟大的医学创举”。她荣获拉斯克奖后，不仅蜚声国际，在国内也引发广泛关注。国家中医药管理局曾致贺信：屠呦呦研究员获得拉斯克临床医学研究奖，充分说明了中医药学是一个伟大的宝库，展示了中医药学的科学价值，体现了我国在生物医学领域的科技创新能力，振奋了广大中医药工作者的精神。

“我们只能说，我们是严格按照评选程序办事。”据国家科技奖励办负责人透露，在2015年度国家最高科技奖评审过程中，没有个人或单位推荐屠呦呦。

据了解，国家科技奖的评审都有严格的流程和时间节点。其评审工作流程为：推荐→形式审查受理（奖励办）→初评（通用项目从4万多名评审专家中随机遴选专家网络评审或审读、评审组会议初评）→评审（各评审委员会）→审定（奖励委员会）→审核（科技部）→审批（国务院）→颁奖（党中央、国务院召开国家科学技术奖励大会）

2015年度国家科技奖的推荐工作自2014年11月初开始，截止日期为2014年12月15日；经公示、网络初评和会议初评，初评结果于2015年6月公布。

“屠呦呦先生发明的青蒿素为保护人类健康做出了重大贡献，她获得诺奖为国家争得了荣誉。过去，青蒿素项目多次获得国家科技奖励的其他奖项。但是最高科技奖有自己的法定程序——如果没有人推荐她，我们也没有办法。”该负责人表示。

2015年度国家科技奖获奖目录

根据《国家科学技术奖励条例》的规定，经国家科学技术奖励评审委员会评审，国家科学技术奖励委员会审定和科技部审核，报国务院批准，2015年度国家自然科学奖授奖项目42项，其中：一等奖1项，二等奖41项；国家技术发明奖授奖项目66项，其中：一等奖1项（通用项目），二等奖65项（通用项目49项，专用项目16项）；国家科学技术进步奖授奖项目187项，其中：特等奖3项（通用项目2项，专用项目1项），一等奖17项（通用项目7项，专用项目7项，创新团队3项），二等奖167项（通用项目129项，专用项目38项）；授予7名外籍专家中华人民共和国国际科学技术合作奖。

2015年度国家自然科学奖获奖项目目录

【编者注】本刊仅选择了与肿瘤相关的获奖项目。

二等奖

序号：19

编号：Z-106-2-01

项目名称：髓系白血病发病机制和新型靶向治疗研究

主要完成人：陈赛娟（上海交通大学医学院附属瑞金医院），陈竺（上海交通大学医学院附属瑞金医院），王月英（上海交通大学医学院附属瑞金医院），胡炯（上海交通大学医学院附属瑞金医院），沈杨（上海交通大学医学院附属瑞金医院）

推荐单位：上海市

序号：20

编号：Z-106-2-02

项目名称：乳腺癌转移的调控机制及靶向治疗的应用基础研究

主要完成人：宋尔卫（中山大学），王均（中国科学技术大学），姚和瑞（中山大学），姚雪彪（中国科学技术大学），苏逢锡（中山大学）

推荐单位：教育部

2015年度国家科学技术进步奖获奖项目目录（通用项目）

一等奖

序号：5

编号：J-235-1-01

项目名称：小分子靶向抗癌药盐酸埃克替尼开发研究、产业化和推广应用

主要完成人：丁列明，石远凯，孙燕，黄岩，张力，胡蓓，刘晓晴，张玲，胡云雁，周建英，赵琼，张树才，秦叔逵，张沂平，王东

主要完成单位：贝达药业股份有限公司，中国医学科学院肿瘤医院，中山大学肿瘤防治中心（中山大学附属肿瘤医院、中山大学肿瘤研究所），中国医学科学院北京协和医院，浙江大学医学院附属第一医院（浙江省第一医院），中国人民解放军第三 七医院，上海市肺科医院（上海市职业病防治医院），浙江省肿瘤医院，首都医科大学附属北京胸科医院，中国人民解放军第三军医大学第三附属医院

推荐单位：浙江省

二等奖

序号：88

编号：J-23302-2-04

项目名称：鼻咽癌诊疗关键策略研究与应用

主要完成人：马骏，赵充，麦海强，张力，卢泰祥，李宇红，谢方云，胡伟汉，刘孟忠，孙颖

主要完成单位：中山大学肿瘤防治中心（中山大学附属肿瘤医院、中山大学肿瘤研究所）

推荐单位：中华医学会

序号：128

编号：J-253-2-04

项目名称：结直肠癌肝转移的多学科综合治疗

主要完成人：秦新裕，许剑民，钟芸诗，樊嘉，任黎，韦烨，牛伟新，叶青海，刘天舒，周波

主要完成单位：复旦大学附属中山医院

推荐单位：上海市

（来源：科技部2016-01-10，下载自：网易科技报道）

【喜报】中国医学科学院肿瘤医院石远凯教授、孙燕院士获 2015 年度国家科学技术进步奖一等奖

“2015 年国家科学技术奖励大会”于 2016 年 1 月 8 日在北京人民大会堂隆重举行。“小分子靶向抗癌药盐酸埃克替尼开发研究、产业化和推广应用”项目被授予国家科学技术进步奖一等奖。中国医学科学院肿瘤医院石远凯教授和孙燕院士分别作为项目第二、第三完成人参加了颁奖大会。

盐酸埃克替尼在 2011 年上市后得到广泛临床应用，打破了进口药在该领域的垄断，用来治疗肺癌的靶向药，价格仅为进口药的 1/3。目前已有 7 万多名晚期肺癌患者服用。

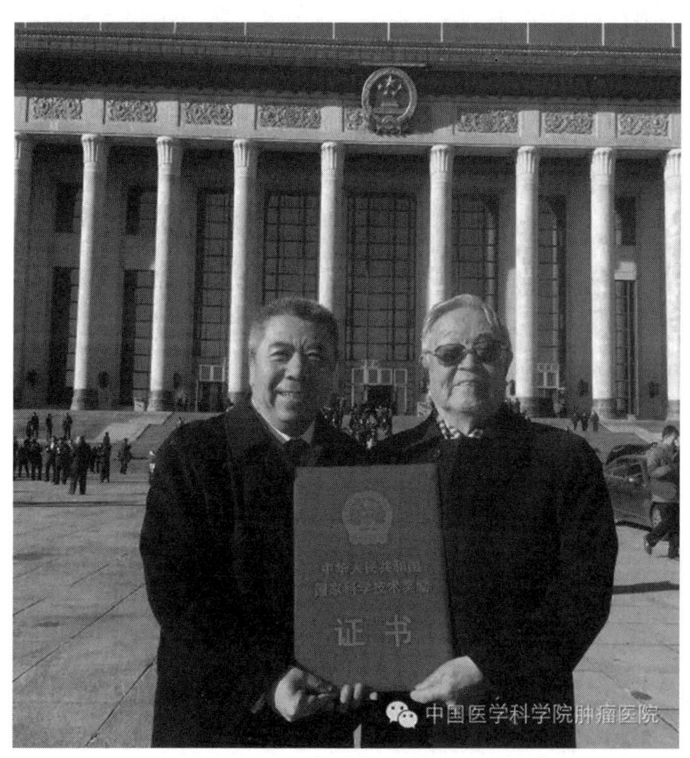

石远凯教授和孙燕院士

国家科学技术进步奖是国务院设立的国家科学技术奖 5 大奖项之一，授予在技术研究、技术开发、技术创新、推广应用先进科学技术成果、促进高新技术产业化，以及完成重大科学技术工程、计划等过程中做出创造性贡献的中国公民和组织。

（来源：中国医学科学院肿瘤医院 2016-01-11）

新闻链接

2015年度国家科学技术奖
孙燕院士为您讲述埃克替尼从“me too”到“me better”

2016年1月8日，中共中央、国务院在人民大会堂举行2015年度国家科学技术奖励大会。大会共评选出295个获奖项目和7名外籍科技专家。在今年的获奖项目中，肿瘤学研究领域斩获颇丰：国家自然科学奖二等奖2项；国家科学技术进步奖一等奖1项和二等奖2项及创新团队奖。《中国医学论坛报》特邀荣获奖项的团队专家代表，向全国读者讲述凝聚成这些光辉荣耀背后的那些点滴科研故事。

栉风沐雨战肿瘤，砥砺奋进创辉煌
——访中国医学科学院肿瘤医院孙燕院士、石远凯教授

应本报特别邀请，中国医学科学院肿瘤医院孙燕院士和石远凯教授，作为获得2015年国家科学技术进步一等奖“小分子靶向抗癌药盐酸埃克替尼开发研究、产业化和推广应用”项目的获奖科学家代表，与全国读者分享我国新药研发与推广过程中，临床肿瘤学研究者的点滴体会。

《中国医学论坛报》（以下简称《论坛报》）：请您与全国学者分享荣获国家科技进步一等奖的感受。

孙燕院士：2015年度国家科学技术奖励大会1月8日在人大会堂隆重举行，国家主席习近平、国务院总理李克强等领导参加大会并为获奖代表颁奖。我们参加研制的产品“小

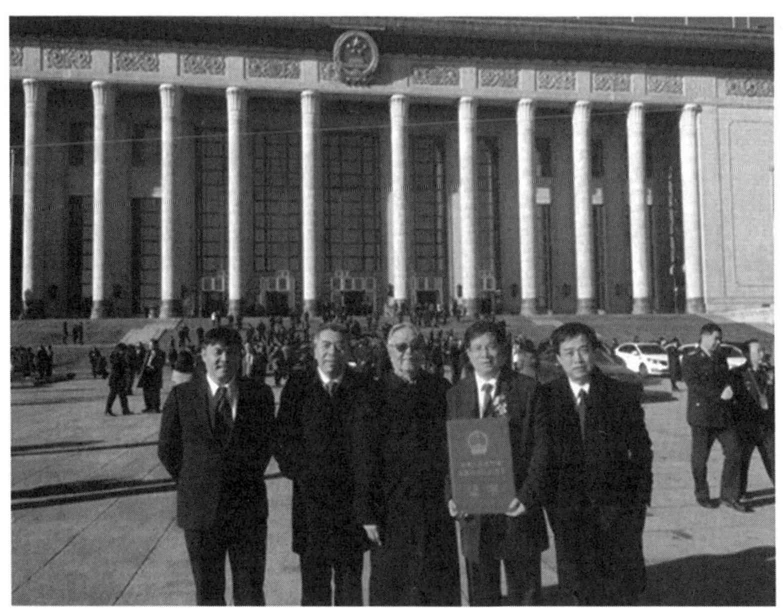

图1 部分获奖人员合影（左起谭芬来、石远凯、孙燕、丁列明、王印祥）

分子靶向抗癌药盐酸埃克替尼开发研究、产业化和推广应用”项目经过三轮专家组答辩和实地考察，在本次大会上被授予国家科技进步一等奖，由丁列明董事长代表大家上台领奖。

作为直接参加人和临床多中心双盲Ⅲ期临床试验的主要负责人（PI），我当然十分高兴也愿意和大家分享这份欣喜和荣誉。

三位博士在美国研究取得初步结果后回国创业

这份爱国情怀，是我第一次见到王印祥博士（他曾在我院读研究生，是我们的学生）就被感动了。后来和其他几位都见过了，正是由于一个共同的报国目标让我们走到一起。大浪淘沙，很多人千方百计到美国，而他们放弃美国的优越生活和工作条件毅然回国。这令我想到建国初期克服困难、冒着风险回国的知识分子，我们的前辈，和他们建立的丰碑。

在2011年埃克替尼正式上市的大会上，时任卫生部长的陈竺院士把埃克替尼比作抗肿瘤药物的“两弹一星”，既是肯定又是期待。他们几位也正是传承了中国知识分子忧国忧民的爱国传统，这也是我特别爱护我国自主研制的靶向药物埃克替尼的主要原因。

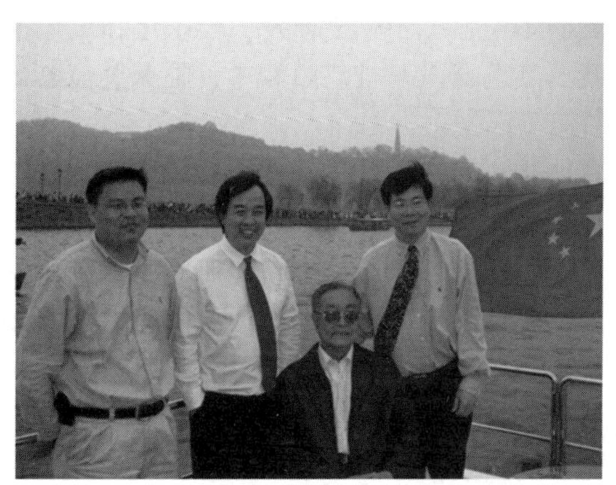

图2　2008年，杭州埃克替尼研究启动会（左起谭芬来、王印祥、孙燕、丁列明）

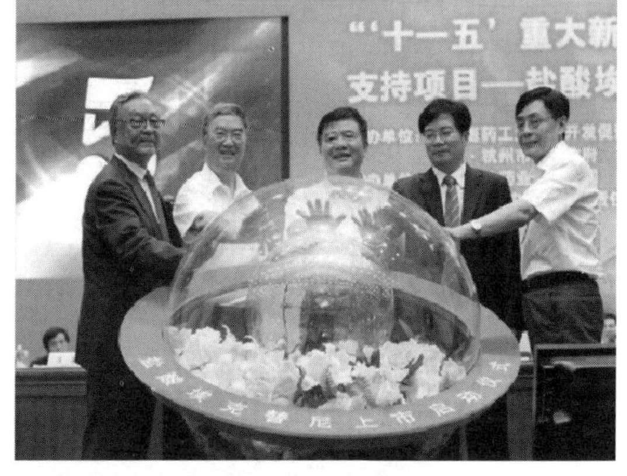

图3　2011年，北京埃克替尼研究启动会（左起孙燕、桑国卫、陈竺、丁列明、何维）

要有回报，必须经历和克服科研工作中的艰苦过程

埃克替尼的研究不是一帆风顺的。如何把实验研究的结果转化为临床疗效，这就是“转化医学”的道路，必然是坎坷和需要付出大家的聪明才智和艰苦劳动的；需要大家共同协作，发挥严谨、坚韧的科研精神，才能安全成功地渡过。

从一开始摸剂量和安全性（临床Ⅰ期试验）就遭遇过很多困境。那时，北京协和医院负责Ⅰ期研究的张力教授几乎每天给我打电话，共同讨论如何实施；另一组浙江的同行比较顺利，到了最后决定时仍然遭遇了难题，只有在多次认真论证以后，才将安全剂量定下来。到了Ⅱ～Ⅲ期试验就比较顺利了，因为看到疗效，患者开始获益。但是，决定Ⅲ期直接与国内上市的吉非替尼进行“头对头”双盲对比，则是非常大胆的决策。因为需要付出很多费用购买阳性对照吉非替尼，这时国家和浙江省都给予了经济上的支持，并鼓励大家完成临床研究。同时，石远凯教授也完成了患者肿瘤组织标本分子生物学的检测。我们感谢国家的支持，也十分感谢合作的27家医院的每一位参加临床研究的医师和护士。当然也非常感谢患者和家属的配合。所以，能克服这一艰苦过程是各个方面集体协作的力量。

科学研究必须严谨、实事求是，而且要迅速

埃克替尼临床试验到了后期进展非常顺利，因为患者非常理解，也从中获益，医护人员看到疗效当然也很兴奋。为了排除医师和患者任何的偏见，Ⅲ期临床试验采取了最严格的双盲随机对比，就是说在开盲之前大家都不知道服用的是研究药还是对照药，这必然会使研究人员，特别是我这个PI经常十分忐忑。

在研究过程中只有一次为了安全性问题，我要求合同研究组织（CRO）对我一人开盲。得知严重不良反应是发生在对照组后才放心继续进行。我们的数据都是经过负责医师、监察和督查核对过的。负责此项工作的谭芬来博士几乎跑遍了27家医院与大家核实数据，使得全组没有一位患者失去随访，让我们对结果十分放心。埃克替尼的结果已经经过数千患者的Ⅳ期临床验证。因此我们目前更有自信。

《论坛报》：埃克替尼在目前三种同类药物中究竟有何优越性？

孙燕院士：谢谢你关注这一点。我们的Ⅲ期临床试验结果是：疗效和吉非替尼相等，而不良反应特别是皮疹和腹泻明显低于吉非替尼。所以，2011年我在国际肺癌大会上报道时得到各国同行的认可。

最近，广东省人民医院吴一龙教授组织了多中心厄洛替尼与吉非替尼的“头对头”对比研究，证明厄洛替尼与吉非替尼疗效相近而不良反应较大。所以在目前广泛应用的3种表皮生长因子受体-酪氨酸激酶抑制剂中（EGFR-TKI），埃克替尼的不良反应是最小的，也就是我们从“me too”到了“me better”。当然我们的研究不能到此就满意了，需要研制克服耐药的新药和此类药物失效后继续治疗的药物。

“我感到非常欣慰，因为这些获奖项目反映了我国临床肿瘤学近年来进步很大。我一生的主要任务就是发展我国临床肿瘤学事业，当然为这些奖项喝彩。我希望在2020年我国全面进入小康的时候，我们能在临床肿瘤学领域内有些方面在一定程度上赶上发达国家。我们希望很快进入研制抗肿瘤新药大国的行列。

对此，我充满信心，因为正在临床试验和很快就要获批进入临床的还有10个以上很有希望的新药，其中有两项是由传统常用扶正中药提取的免疫性药物。我们期待在‘十三五’期间做出更大成绩，不辜负国家和广大患者的希望。”

石远凯教授：盐酸埃克替尼是我国自主开发的首个1.1类小分子靶向抗肿瘤药物，拥有完全自主知识产权，是国家“十一五”“十二五”“重大新药创制”科技重大专项取得的标志性成果。埃克替尼的研发创造了多个中国第一，我作为ICOGEN试验主要参加者，在协助孙燕院士完成临床试验同时，负责完成入组患者EGFR基因突变状态的检测和分析。同时，作为盐酸埃克替尼一线治疗晚期非小细胞肺癌（NSCLC）临床试验（CONVINCE试验）和NSCLC术后辅助治疗临床试验的主要研究者，为埃克替尼上市的深入研究付出了努力。另外，我作为专家组组长，主持制定了《中国埃克替尼治疗非小细胞肺癌专家共识（2015版）》，促进其全国的推广和应用。

盐酸埃克替尼的上市，改变了全球晚期 NSCLC 二线治疗的传统模式；结束了跨国制药企业在小分子靶向治疗药物领域垄断我国市场的历史，使我国患者可以用上低价高效的现代抗肿瘤治疗药物，开启了中国肺癌治疗的新时代。此次获奖，表明了我国药物研发正从仿制向原创的转变，标志我国新药研发在临床前研究、临床试验、药政主管部门的监管和审批等诸多方面都达到新的水平和高度。我为能参加埃克替尼临床研发和成果推广感到高兴和自豪，这也激励着我继续为我国抗肿瘤新药研发和临床应用做更多的工作。

（《中国医学论坛报》贾春实　编辑）

（来源：《中国医学论坛报》今日肿瘤微信号，2016-01-20）

人民医院两项科技成果荣获国家科学技术进步二等奖

2015 年 1 月 9 日上午，国家科学技术奖励大会隆重举行。北京大学人民医院黄晓军项目组的研究成果“移植后白血病复发及移植物抗宿主病新型防治体系建立及应用”和郭卫项目组的研究成果“原发恶性骨肿瘤的规范化切除及功能重建的系列研究”双双荣获 2014 年度国家科学技术进步奖二等奖。这是北京大学人民医院历史上首次作为第一完成单位在同一年获得两项国家科学技术进步奖。

黄晓军项目组的“移植后白血病复发及移植物抗宿主病新型防治体系建立及应用”，针对危害青少年健康的首要恶性肿瘤白血病，建立了国际原创、以分层乃至个体化治疗为特色的移植后白血病复发及移植物抗宿主病新型防治体系，临床实现了抗白血病作用与 GVHD 分离，提高了造血干细胞移植的安全性和有效性，显著改善了白血病患者的预后。

该项目组共发表论文 127 篇，其中 SCI 收录论文 62 篇，影响因子共计 235 分，包括造血干细胞移植领域的《BMT》《BBMT》等顶级期刊 18 篇，血液学领域的《Blood》《Blood Rev》《Haematologica》等顶级期刊 8 篇，被《New Engl J Med》等引用推荐。主编专著 5 部，主译专著 1 部，参编国际专著 2 部。通过主办 12 次国际及全国性学术会议等多种形式，开展本成果相关继续教育 90 余次，培训医生 12000 余人次，培养研究生 80 人，进修医师 274 名。成果已推广至全国绝大多数移植中心作为临床常规应用（其中三甲医院 53 家），推动了我国造血干细胞移植领域整体水平的提高。该成果优化了美国及英国共 5 项专业指南，显著提高了我国在国际造血干细胞移植领域的整体竞争力及影响力。项目第一完成人黄晓军教授现任亚太血液联盟主席、亚太细胞治疗学会候任主席、中华医学会血液学分会主任委员，担任《Blood》《Blood Review》《Annals of Hematology》《Chinese Journal of Medicine》等期刊的副主编、编委。

郭卫项目组的“原发恶性骨肿瘤的规范化切除及功能重建的系列研究”针对瘤好发于青壮年的原发恶性骨肿，历时十余年，总结出全身不同部位骨肿瘤的规范化切除及功能重建方法，为 6000 余例患者成功保留了肢体功能。开创性的解决了骨盆肿瘤整块切除及骨盆环重建、儿童保肢、骶骨肿瘤整块切除等世界性难题，使我国恶性骨肿瘤治疗水平跻身世界前列。恶性骨肿瘤患者的生存率和生活质量得到了显著提升。

本项目组共发表SCI论文43篇，引用342次。中文论文188篇，国内引用812次，出版骨肿瘤专著11部，并主持编写人民卫生出版社高等医学院校骨肿瘤教材。设计的各型骨肿瘤假体已获得4项国家发明专利。项目组先后组织6届骨肿瘤高级研修班，招收学员和进修医师超过1000人次，培养了大量骨肿瘤专业人才。项目第一完成人郭卫教授现任中华医学会骨科学分会和肿瘤学分会骨肿瘤学组组长，先后担任国际骨肿瘤保肢学会和亚太骨与软组织肿瘤学会主席，在他的积极倡导下，恶性骨肿瘤规范化治疗理念已推广至全国绝大多数三甲医院，极大提升了国内骨肿瘤的诊疗水平。（人民医院）

（来源：北京大学医学部新闻网，发布日期：2015-01-14）

治疗急性早幼粒细胞白血病“上海方案”获国家自然科学奖

上海交通大学附属瑞金医院1月8日披露，中国工程院院士、发展中国家科学院（TWAS，原称第三世界科学院）院士、瑞金医院上海血液学研究所陈赛娟领导的团队创建了急性早幼粒细胞白血病（APL）全反式维甲酸和砷剂协同靶向治疗的理论体系，并实现临床转化的重大突破，使该病成为第一个可基本治愈的急性髓系白血病。该突破性成果得到国际上的重大反响，被誉为治疗APL的“上海方案”，现已为全球广泛应用。

该团队于21世纪初开始了不懈的努力，这项名为“髓系白血病发病机制和新型靶向治疗研究”的项目当日获得国家自然科学二等奖。

据悉，该团队从全基因组水平阐释了维甲酸逆转白血病细胞恶性表型的分子机制；揭示了砷剂直接靶向APL癌蛋白，从而诱导该癌蛋白降解；首次阐明了砷剂“以毒攻毒”治疗APL的分子作用靶点；第一次从分子水平阐明了复方黄黛片治疗APL的“君、臣、佐、使”的配伍原则。

项目组在大量动物实验、分子调控网络及随机临床对照研究的基础上，应用全反式维甲酸和三氧化二砷联合方案，通过全国多中心临床研究，协同靶向治疗535例初发APL患者，5年无病生存率达92.9%。该治疗方案的长期安全性亦得到充分证明。目前正在将APL协同靶向治疗的思路进一步拓展至其他类型白血病，使更多的患者受益。

此外，陈赛娟团队还在国际上率先提出DNA甲基转移酶3A（DNMT3A）等表观遗传相关基因异常是构成急性白血病发病的第三类致病基因的理论，证实了DNMT3A基因突变是急性单核细胞白血病的始动因素之一，是诊断和预后监测的重要分子标志和药物靶标。研究团队还在慢性粒细胞白血病急性变和M2b急性髓系白血病多步骤发病原理研究方面取得系列重要发现，为拓展白血病协同靶向疗法奠定了重要基础。

2002年以来，研究团队在国际著名期刊《自然-遗传学（Nature Genetics）》《科学（Science）》《癌症-细胞（Cancer Cell）》等发表20篇核心论文，总影响因子250分，

SCI 他引 1592 次，获国家授权专利 13 项，以及 CFDA 的Ⅰ/Ⅱ期和Ⅲ期临床试验批文，先后入选 2010 及 2012 年中国科学十大进展。相关成果荣获中国中医科学院第六届唐氏中医药发展奖、美国全国癌症研究基金会第 7 届圣·乔奇癌症研究创新成就奖等奖项。陈赛娟和陈竺还受邀为《Nature Genetics》《新英格兰医学杂志（The New England Journal of Medicine）》《血液（Blood）》《白血病（Leukemia）》等杂志，就急性白血病协同靶向治疗和白血病基因组研究撰写评论和综述，获得国际同行的高度关注和评价。

（来源：中国新闻网，2016 年 1 月 8 日）

论文入选 2014 年“中国百篇最具影响国际学术论文”和“中国百篇最具影响优秀国内学术论文”

2015 年 10 月 21 日，中国科学技术信息研究所发布了 2015 年度中国科技论文统计结果。中国医学科学院肿瘤医院榜上有名：内科石远凯教授发表在《Journal of Thoracic Oncology》上的“A Prospective, Molecular Epidemiology Study of EGFR Mutations in Asian Patients with Advanced Non-Small-Cell Lung Cancer of Adenocarcinoma Histology (PIONEER)”、全国肿瘤防治研究办公室陈万青教授发表在《Chinese Journal of Cancer Research》上的“Annual report on status of cancer in China, 2010”2 篇文章入选 2014 年“中国百篇最具影响国际学术论文”。

陈万青发表在《中国肿瘤》杂志的“中国 2009 年恶性肿瘤发病和死亡分析”、全国肿瘤防治研究办公室郑荣寿发表在《中国肿瘤》杂志的“中国肿瘤登记地区 2008 年恶性肿瘤发病和死亡分析”和全国肿瘤防治研究办公室代珍发表在《中华预防医学杂志》的“中国结直肠癌发病趋势分析和预测”3 篇文章入选 2014 年“中国百篇最具影响优秀国内学术论文”。

此次“中国百篇最具影响国际学术论文”产生自 2014 年。在每个学科领域内，被引用次数高于年度世界平均水平、发表后的影响超过其所在学科的世界平均水平的论文，即为“表现不俗”的论文。2014 年，我国机构作者为第一作者的 SCI 论文共 23.51 万篇，其中“表现不俗”的论文有 91 389 篇，在此基础上结合论文的创新性、发表论文的期刊水平、是否处于研究前沿、合著论文中我国作者的主导性、论文的文献类型，以及论文的参考文献情况等，产生百篇最具影响的国际学术论文。这 100 篇高影响国际论文分属于 81 个机构，分布于化学、物理、生物、材料科学、化工、电子通信、临床医学等 24 个学科。

2014 年“中国百篇最具影响优秀国内学术论文”选取范围是 2010～2014 年中国科技论文与引文数据库（CSTPCD）收录的科技论文，将累计被引用次数进入相应发表年度和所属学科领域前千分之一的论文，作为本年度的候选论文。在此基础上结合我国科技发展的重点领域和优先主题，参考候选论文的文献类型、基金项目资助情况、被引用分布等方面的情况，从中择优选取。这些论文分布在 77 个机构中，按照学科部类划分，工业技术

40篇、医药卫生26篇、基础科学23篇、农林牧渔10篇、管理及其他1篇。

（作者：全国肿瘤防治研究办公室 郑荣寿）

（来源：中国医学科学院肿瘤医院网站，发布时间：2015-12-08）

国家肿瘤临床医学研究中心启动仪式暨“十三五”规划讨论会召开

2015年1月11日上午，中国医学科学院肿瘤医院在科研楼阶梯教室召开了国家肿瘤临床医学研究中心启动仪式暨“十三五”规划讨论会。国家卫生计生委科教司秦怀金司长，疾控局常继乐专员、吴良友处长，科技部社发司张兆丰处长，北京市科委生物医药处巴纪兴处长，北京市卫生计生委科教处宋玫处长，中国医学科学院詹启敏副院校长、科技管理处张学处长等主管部门领导出席了会议。我院全体领导班子成员、临床科室主任、基础科室主任及职能处室负责人参加了会议。

国家临床医学研究中心建设工作由科技部、国家卫生计生委和总后卫生部于2013年启动，是落实全国科技创新大会精神、贯彻《国家中长期科学和技术发展规划纲要（2006~2020年）》和《医学科技发展“十二五”规划》的具体举措，在第一批6个领域中心的评选中，我院被认定为肿瘤领域临床医学研究中心依托单位。

启动仪式上，国家肿瘤临床医学研究中心主任赫捷院士代表中心致辞。赫捷院士表示，国家肿瘤临床医学研究中心落户我院代表了科技部和国家卫生计生委等主管部门对我院科研和临床实力的信任和肯定，也为我院整合全国肿瘤研究领域的优势资源，构建临床研究网络，推进转化医学研究和临床研究带来了新的机遇。我院将会认真履行职责，联合各网络成员单位，搭建专业化的肿瘤临床研究公共服务平台和协同网络，开展大规模多中心肿瘤临床研究，培育肿瘤临床研究人才，提升肿瘤诊疗技术、科研能力和服务能力。

科技部张兆丰处长和国家卫生计生委科教司秦怀金司长分别对国家肿瘤临床医学研究中心的定位和下一步工作提出了具体要求。张兆丰处长肯定了国家肿瘤临床医学研究中心建设工作启动以来的工作成效：肿瘤等重大慢病的协同研究网络已经初见雏形；发挥了组织平台化的优势，开展了一批面向国家战略需求的重大项目；与美国NCI开展了一系列战略合作。下一步中心要切实发挥好引领、带动、集成的作用，打造未来肿瘤医学发展的整体优势，积极探索实践，落实好中心的各项任务，聚焦国家战略目标，加快创新突破。

秦怀金司长要求国家肿瘤临床医学研究中心从切实保障公众的健康需求出发，从服务于我国医疗卫生体系建设和医疗卫生体制改革的大局出发，推进临床与科研交融并举和相互促进。明确思路，做好基础与临床的整合，做好优势资源的整合，做好大数据和大平台的整合集成，借科技计划改革的东风，加强临床研究，以肿瘤防控领域重大问题为核心，从基础研究到临床研究甚至到产品开发，进行全链条的设计。通过中心的努力，把我们国家的肿瘤防治水平和科学研究水平提高到一个新的水平。

启动仪式后召开了国家肿瘤临床医学研究中心“十三五”规划讨论会。我中心在“十二五”工作基础上，按照主管部门要求及专家意见，围绕肿瘤防控领域重点，初步梳理了中心“十三五”规划。王明荣副院长简要介绍了规划的主要内容，随后中心主任赫捷院士主持了规划讨论会，詹启敏院士、于金明院士及各网络成员单位代表、主管部门领导对规划提出了宝贵意见。

（作者：科研处 杜　君）

（来源：中国医学科学院肿瘤医院网站，发布时间：2015-01-15）

中国抗癌协会老年肿瘤专业委员会在京成立

经中国抗癌协会批准，中国抗癌协会老年肿瘤专业委员会于 2015 年 1 月 10 日上午在北京召开成立大会暨第一届全委会。参加会议的有中国抗癌协会理事长郝希山院士、王瑛秘书长、组织部长张静，及老年肿瘤专业委员会 32 名专家学者。

老年肿瘤专业委员会第一届全委会由组织部张静部长主持，会议首先宣布了“中国抗癌协会关于同意建立老年肿瘤专业委员会的批复”，全体委员以无记名投票选举的方式，选举出老年肿瘤专业委员会第一届委员会领导成员，王伟夫当选为第一届主任委员、高峰当选为候任主任委员，朱广卿当选为副主任委员，王树千等 11 人当选常务委员。王瑛秘书长为第一届全委会致辞。

中国抗癌协会理事长郝希山院士亲临大会并为新当选的主任委员、候任主任委员和副主任委员颁发了任职证书。

全委会后召开了第一次学术会议，由王伟夫主任委员主持。郝希山院士、北京大学常务副校长柯杨教授、国务院参事邓小虹教授、北京军区总医院刘端祺教授针对我国老年肿瘤防治现状分别做了精彩的主题报告。

（稿源：中国抗癌协会，2015-02-05）

我国首个软组织与腹膜后肿瘤中心成立

在北京国际会议中心举办的第十届全国胃癌学术会议暨第三届阳光长城肿瘤学术大会上，100 多位来自全国各地的专家一同参与了北京大学肿瘤医院软组织与腹膜后肿瘤中心的第一次学术研讨会，也宣告了我国首个肉瘤中心（Sarcoma Center）的正式成立。

软组织及腹膜后肿瘤为来源于间叶组织肿瘤的统称。它包括 50 种以上的不同组织学亚型，如多形细胞肉瘤、胃肠间质瘤（GISTs）、脂肪肉瘤、硬纤维瘤、平滑肌瘤、外周神经鞘瘤等。软组织肿瘤并不少见，每年仅软组织肉瘤的发病率约为 5/10 万。长期以来，由于软组织肿瘤和腹膜后肿瘤发病率较低、病理类型繁杂、临床表现各异等特点，该类肿瘤早期诊断及规范化治疗一直是医学界的难题。特别是腹膜后肿瘤，在发病早期，患者往往无特异性的表现，待出现症状之时，肿瘤往往已经极其巨大，压迫如十二指肠、肝、脾、肾、胰腺等腹腔重要脏器或大血管，给外科手术切除带来极大的困难，手术难度大、风险高，术后复发率高，给患者家庭及社会都带来了沉重的负担。

据统计，软组织与腹膜后肿瘤患者最容易反复局部复发，如果接受规范的手术治疗，切除后的 5 年复发率可以从 50%降低到 20%，5 年生存率可以达到 70%以上。放疗、化疗及靶向治疗目前取得了显著进展，包括基因检测的精准医疗也日益得到重视。在多学科专家团队共同参与下，根据患者情况进行个性化的综合治疗，将使患者的治疗效果进一步提高。

北京大学肿瘤医院每年收治此类患者 400 余例，为国内及国际领先。在积累一定的诊治经验后特成立此中心，旨在充分利用现有优质资源的基础上，对软组织与腹膜后肿瘤进行系统、规范化的诊治，集中、深入的进行科学研究，提高此类疾病的诊疗水平，最终使广大患者受益。

北京大学肿瘤医院软组织与腹膜后肿瘤中心依托该院国内一流肿瘤专业医院的学科优势，集中了我国软组织肿瘤与腹膜后肿瘤领域相关的肿瘤外科、肿瘤内科、放疗科、病理科和影像科等各专业顶级专家，可为软组织肿瘤和腹膜后肿瘤患者提供国际化、规范化的优质诊疗服务。据悉，该中心接诊的患者，将采用多学科协作会诊（MDT）体系，由多个学科的专家共同讨论制订患者的具体治疗方案。据北京大学肿瘤医院的专家介绍，由于肿瘤自身的复杂性，多数情况下单一治疗手段仅对早期患者及部分肿瘤有效，即便有效也难以获得满意疗效，而大多数肿瘤患者则需要将外科手术、化疗、放疗等多种方法有机地结合起来，针对患者的具体病情，提出最适合的个体化诊疗方案。

此次会议上，该中心还推出了亚洲第一个腹膜后肿瘤的指南性文件《北京大学肿瘤医院腹膜后软组织肿瘤诊疗共识》。共识充分考虑了最新的医学发展和我国的具体国情，全面涵盖了腹膜后肿瘤诊断、治疗、随访及治疗模式等多方面内容，反映了该领域中最新的学术和临床进展，受到了与会专家的高度评价，必将为我国腹膜后肿瘤诊治的规范化进程起到重要的推动作用。

该中心主任由我国知名肿瘤外科学家郝纯毅教授担任。北京大学肿瘤医院软组织与腹膜后肿瘤中心的成立，将有利于推动软组织和腹膜后肿瘤的规范化治疗，提高我国相关肿瘤的综合治疗水平，并将在精准医疗的模式下最大程度地使患者受益于医学的发展。

（北京大学肿瘤医院　钱红纲 李成鹏）

（来源：北京大学医学部新闻网，发布日期：2015-07-01）

中国抗癌协会肿瘤营养与支持治疗专业委员会第二届委员会成立

2015 年 11 月 27 日下午，中国抗癌协会肿瘤营养与支持治疗专委会换届改选工作会议在北京朗丽兹西山花园酒店会议中心召开，中国抗癌协会秘书长王瑛、组织部长张静出席了会议。在组织部的监督下，经过公开、公平、公正的改选流程，新一届委员会成立。

新一届委员会来自全国 72 家知名医院及教学科研单位，涵盖了外科学、内科学、肿瘤学、核医学、护理学、营养学、流行病学等多个学科。王瑛秘书长说，当选者经过严格的遴选过程，均为各专业领域的优秀代表，能够代表所在专业的最高学术水平。

张静部长回顾说，2012 年，第一届委员会成立后，在石汉平教授的带领下，中国肿瘤营养事业取得了骄人发展，编写了中国第一本《肿瘤营养学》《肿瘤恶液质》《营养筛查与评估》，世界第一本《肿瘤营养治疗指南》及多本肿瘤患者科普读物。创办了世界第一本《肿瘤代谢与营养电子杂志》。创办了“全国规范化肿瘤营养培训项目——目标营养疗法（GNT）”，并在全国各地举办 28 场，培训医务人员近 4000 人。开展了多中心“恶性肿瘤营养状况与临床结局相关性研究”，收集病例 2 万余例，建成了目前世界上最大规模的肿瘤患者营养状况数据库。连续 3 年举办了全国肿瘤营养青年专家演讲比赛、全国肿瘤营养青年专家辩论赛及优秀论文评比，培养和发现了一大批优秀青年人才。促进了我国肿瘤营养学科发展，提升了我国肿瘤营养学科的影响和地位。成为中国抗癌协会中最有生命力的专业委员会。

石汉平教授是上一届主任委员，再次当选为主任委员，他表示：将鞠躬尽瘁，带领新一届委员会，以更大的努力，促进中国肿瘤营养学术、科研水平的进一步提高。巴一教授当选为候任主任委员，李薇教授、林源教授、陈子华教授、陈公琰教授、许红霞教授当选为副主任委员。聘任张小田教授为秘书长，协助石汉平教授落实各项具体工作。新当选的副主任委员、常务委员和委员们纷纷表示，将在石汉平教授的带领下，积极参与并支持学会的各项工作，躬体力行，与各位同道一起，为中国肿瘤营养事业尽心竭力。

（稿源：肿瘤营养与支持治疗专业委员会）

（中国抗癌协会网站，2015-12-07）

中国抗癌协会肿瘤护理专业委员会在天津成立

2015 年 3 月 19 日，中国抗癌协会肿瘤护理专业委员会（Chinese Association of Nurses in Oncology，CANO）在天津正式成立。

中国抗癌协会组织部张静部长、理事长助理宣栋生，以及来自全国的 57 位肿瘤护理专家学者出席成立大会。大会由筹备组组长强万敏主任主持，张静部长宣读了中国抗癌协会“关于建立肿瘤护理专业委员会”的批复，强万敏主任介绍了肿瘤护理专业委员会筹备过程。会议以无记名投票方式，选举产生了第一届肿瘤护理专业委员会正、副主委及常务委员。天津医科大学肿瘤医院护理部强万敏主任当选为主任委员，复旦大学附属肿瘤医院护理部陆箴琦主任当选为候任主任委员。

选举结束后，张静部长代表中国抗癌协会发表讲话，希望肿瘤护理专业委员会团结一致，努力建设好这个由全国肿瘤护理专家学者组成的队伍。以专委会为平台，举办多种多样的学术活动，开展公益科普宣传，进行专科护士培训等。发挥专委会的作用，为护理学科的发展做更大的贡献。

强万敏主任代表首届专委会领导机构讲话，她表示，在中国抗癌协会领导的关洋和帮助下，中国抗癌协会肿瘤护理专业委员会作为肿瘤护理专业学术组织，将汇聚全国各省市肿瘤护理领域的专家学者，以专委会为平台，通过横向联合，纵深发展，致力打造学术型、学者型、专科型护理队伍；积极开展护理人员的特色培训，提高护理工作者的实践能力，实现科学护理；积极推动和倡导肿瘤护理的先进理念，发挥护理工作者的作用，定期开展公益科普宣传活动，让更多的人关注肿瘤患者。专委会将为肿瘤护理工作者搭建起更高层次的学术交流平台，为肿瘤护理步入科学化、专业化、国际化发展贡献力量！

成立大会之后召开了第一次全体委员会议。

（稿源：肿瘤护理专业委员，中国抗癌协会网站 2015-04-29）

国内首家造口病房成立暨 2015 年世界造口日联谊会成功举办

10 月 9 日，“北京大学肿瘤医院造口病房成立仪式暨 2015 年世界造口日联谊会”在北京肿瘤医院国际诊疗中心·北京新里程肿瘤医院隆重举行。北京市医院管理局、北京市抗癌协会、北京市癌症康复会、北京大学肿瘤医院和北京新里程肿瘤医院的相关领导出席会议。大会由院长助理、北京肿瘤医院国际诊疗中心·北京新里程肿瘤医院副院长吴楠主持。

会议邀请北京市医院管理局医疗护理处处长刘婉莹致开幕词，北京大学肿瘤医院院长季加孚、北京大学肿瘤医院党委书记朱军、北京大学肿瘤医院副院长郭军、北京新里程医院首席运营官任奇志、北京大学肿瘤医院胃肠肿瘤中心武爱文教授、北京市癌症康复会秘书长秦茵等领导发表重要讲话。

近年来，直肠癌已成为罹患率最高的消化道常见恶性肿瘤。我国大肠癌发病率在过去的 30 年显著增加，成为恶性肿瘤死因的第 4 位，且中低位直肠癌所占比例高达 50%以上。目前直肠癌综合治疗的主要方法是外科手术治疗，其中 30%～60%的直肠癌患者需要接受永久性肠造口或临时性回肠造口。有统计数据显示，目前因结肠、直肠肿瘤或外伤、溃疡性结肠炎、克隆病等原因，我国肠造口患者总数已经超过 100 万，且还在以每年 10 万例的速度增长。

北京大学肿瘤医院胃肠中心三病区作为全国最早成立的大肠癌诊疗专科，在全国率先推广结直肠癌综合诊治，胃肠肿瘤的诊治达到了国际领先水平。此次，在北京肿瘤医院国际诊疗中心·北京新里程肿瘤医院率先成立全国首家造口病房，旨在为更多的造口患者提供高质量的医疗服务。

正在美国出差的北京大学肿瘤医院季加孚院长通过 VCR 向造口病房的成立表示祝贺，

他指出，造口病房是北京大学肿瘤医院在现行医改背景下探索社会办医新模式的大胆尝试，是由公立医院与社会资本共同打造的全新诊疗平台，以多点执业为契机，将双方资源优势共架于平台之上，实现资源共享、长远共赢。不仅为北京的肿瘤医院缓解了医疗资源紧张，并且满足了广大患者的多层次需求。北京新里程肿瘤医院院长刘会平表示，台湾护理团队的加入，将为这支专业队伍注入新鲜血液，台湾长庚医院医护管理和照护模式的全面引入，将会为患者打造更加贴心周到、国际化的诊疗服务。

据了解，国内首家造口病房医疗团队阵容颇为强大，拥有国际知名大肠癌专家和国际化的造口医疗护理团队。以武爱文主任为领导，整合了国际造口治疗师、外科医师、台湾护理团队等专业人员，以关注造口患者健康为基础，专注于结直肠癌的综合治疗、造口手术、还纳手术、造口并发症处理及造口临床护理，同时，提供肿瘤精细化诊疗及全程化管理服务。

（北京大学肿瘤医院）

（来源：北京大学医学部新闻网，发布日期：2015-10-19）

罗氏抗肺癌药安维汀（贝伐单抗）在华上市

2015 年 8 月 3 日，上海罗氏制药宣布其抗肿瘤药物安维汀®（通用名：贝伐单抗）肺癌适应证正式在中国上市，将用于晚期、转移性或复发性非鳞非小细胞肺癌的一线治疗。据注册临床研究结果显示，贝伐单抗联合卡铂、紫杉醇化疗可为晚期肺癌患者带来明显的疗效获益，同时降低患者死亡风险。作为全球首个抗血管生成药物，贝伐单抗在 120 多个国家或地区获批用于癌症治疗，使全球近 80 万的肺癌患者获益。

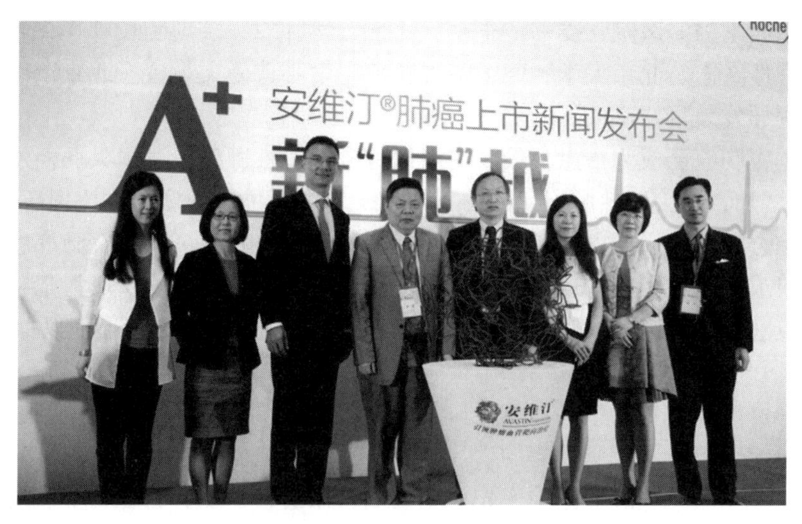

超越单纯化疗，打开晚期肺癌治疗希望之门

在众多癌症中，我国肺癌的发病率及死亡率均居首位，是名副其实的“癌症第一杀手”。根据国家癌症中心公布的《2015 中国肿瘤登记年报》，我国每年肺癌新发病例约为 65 万。其中，非小细胞肺癌（NSCLC）是目前肺癌中最为常见的类型，约占所有肺癌病例的 85%。由于肺癌早期症状发病不明显，患者待发现时病症多为中晚期，因此目前肺癌患者的 5 年生存率仅为 16.1%。对于中国晚期肺癌患者而言，单纯化疗仍是主要治疗手段，总体预后不理想，患者普遍生存质量偏低。

广东省人民医院副院长、广东省肺癌研究所所长吴一龙教授指出：“未来晚期肺癌患者的治疗，更多将基于其驱动基因的状态制订精准的治疗策略。抗血管生成靶向药物是未来晚期肺癌实施精准医疗的重要组成部分。国内外多个临床研究都已证实，贝伐单抗联合化疗可为不同基因状态的肺癌患者带来显著获益，并有效控制疾病。更重要的是，其独特的作用机制，将给未来探索更多联合治疗方案提供可能性。我们有理由相信，今天贝伐单抗肺癌适应证的上市，会为更多中国肺癌患者打开一扇新的希望之门。”

作为贝伐单抗中国注册临床实验的首要研究者，同济大学附属肺科医院肿瘤科主任、同济大学肺部肿瘤研究所所长周彩存教授介绍：“BEYOND 注册临床研究是基于中国人设计的肺癌治疗方案，它不仅达到了贝伐单抗联合化疗超越单纯化疗这一研究目标，其研究结果数据更是超越了同类国外临床研究的数据。因此，这一研究对于中国患者有重要意义和价值。对于许多临床医师而言，贝伐单抗的使用无需分子特征选择，应用简单，并且能够在肿瘤生长多个阶段进行使用。此外，贝伐单抗能够控制难治性积液的特点，也为许多临床治疗难题提供了解决办法。”

据首个针对中国肺癌患者开展的贝伐单抗Ⅲ期临床研究——BEYOND 研究结果表明：贝伐单抗联合化疗可为晚期肺癌患者带来明显的生存获益，降低死亡风险并提高患者的生活质量。数据显示，相较传统化疗，贝伐单抗联合化疗使患者的无进展生存期延长 2.7 个月（9.2 个月 *vs* 6.5 个月，$P=0.0001$），总生存期延长 6.6 个月（24.3 个月 *vs* 17.7 个月，$P=0.0154$）。研究结果表明，接受贝伐单抗联合治疗的患者较接受单独化疗患者，疾病进展风险降低 60%，死亡风险降低 32%。

“阴阳平衡”肿瘤血管微环境重获平衡

改变治疗结局

1971 年，美国国家科学院院士、哈佛医学院教授 Judah Folkman 大胆提出肿瘤生长是依赖血管生成的，以及“通过阻断肿瘤血管来扼制肿瘤”的革命性理论。如今，科学研究证实，肿瘤的发生、发展不仅与肿瘤细胞本身的增殖有关，其周围“微环境”的变化也是一大重要因素：通常，存在于恶性肿瘤周围大量异常的血管形成了一个失衡的代谢微环境，这将加速肿瘤疾病的发展。

抗血管生成治疗药物贝伐单抗的作用机制非常独特，通过三大方式：抑制新生血管、退化现有血管和抗血管通透性，在短时间内，使“阴阳不调”的肿瘤微环境重新获得平衡，从而帮助化疗药物等治疗药物更好的作用于肿瘤。展望未来，抗血管生成药物将有可

能与更多肿瘤治疗手段联合，在更广泛的范围内改善肿瘤治疗。

推进药物创新和可及性，惠及更多患者

上海罗氏制药有限公司总经理周虹表示：“作为罗氏最为成功的抗肿瘤药物之一，贝伐单抗肺癌适应证在中国的获批无疑将使更多中国患者受益。未来，我们也将一如既往地秉持‘先患者之需而行’的企业理念，不断研发创新的抗肿瘤药物，并第一时间将优质药物引入中国，帮助更多的肿瘤患者。”

上市同期，中华慈善总会在上海罗氏的支持下同步启动了安维汀肺癌患者援助项目，以帮助低收入肺癌患者群体获得及时有效的药品援助。据悉，到2016年，安维汀肺癌慈善援助项目将在全国拥有50个发药点，覆盖区域达150个城市。同时，中华慈善总会还将面向社会广泛招募项目医务志愿者，使援助项目能更大范围地帮助患者。

关于安维汀®（贝伐单抗）

自2004年首次在美国获批治疗晚期结直肠癌开始，安维汀®成为了可广泛用于晚期癌症治疗的首个抗血管生成药物。

目前，安维汀®以其确实的生存获益［总生存期和（或）无进展生存期］不断转变着多种癌症的治疗策略。安维汀®在欧洲被批准用于治疗晚期乳腺癌、结直肠癌、非小细胞肺癌、肾癌和卵巢癌，在美国安维汀®被批准用于治疗结直肠癌、非小细胞肺癌、铂类耐药卵巢癌、宫颈癌和肾癌。此外，在美国和世界其他60余个国家，安维汀®还可用于治疗后进展的胶质母细胞瘤患者。安维汀®在日本被批准用于治疗晚期结直肠癌、非小细胞肺癌、乳腺癌和胶质母细胞瘤（一线或进展后治疗）。贝伐单抗是目前唯一一个可用于治疗多种晚期癌症的抗血管生成药物，这些癌症每年致死病例总数超过250万。

安维汀®已经使抗血管生成治疗成为目前癌症治疗领域的基本支柱。到目前为止已有超过100万名患者接受了安维汀®治疗。一项综合临床项目显示，逾500项正在进行中的临床试验在超过50种不同类型肿瘤患者中对安维汀®的使用情况进行研究。

关于安维汀®作用机制

独立的供血对于肿瘤生长（体积超过2mm^3）及扩散（转移）到身体其他部位非常关键。肿瘤通过释放血管内皮生长因子（VEGF）——肿瘤生长的关键驱动因子，形成自身的供血，这一过程被称为血管新生。安维汀®是一种抗体，可靶向结合并抑制血管内皮生长因子，从而可持续控制肿瘤的生长。安维汀®精确抑制血管内皮生长因子，可与多种化疗和其他抗肿瘤治疗同时使用，且不会明显增加这些治疗方法的不良反应。

关于BEYOND研究

BEYOND是一项随机、双盲、安慰剂对照、多中心Ⅲ期研究，针对276例晚期非鳞状非小细胞肺癌（NSCLC）患者，评估安维汀®联合紫杉醇和卡铂对比紫杉醇和卡铂单纯化疗作为一线治疗的疗效和安全性。

主要终点为无进展生存期（PFS）。次要终点包括总生存期（OS）、客观缓解率（ORR）以及安全性。

研究结果显示：相较传统化疗，贝伐单抗联合化疗使患者的无进展生存期延长2.7个

月（9.2 个月 *vs* 6.5 个月，$P=0.0001$），总生存期延长 6.6 个月（24.3 个月 *vs* 17.7 个月，$P=0.0154$）。研究结果表明，接受贝伐单抗联合化疗的患者较接受单纯化疗患者，疾病进展风险降低 60%，死亡风险降低 32%。

初步药物安全分析表明，该试验中的安全性与此前的安维汀®研究结果一致。

关于 E4599 研究

E4599 研究是首个明确证实安维汀®联合铂类为基础的化疗疗效优于单纯化疗的Ⅲ期研究。这项涵盖 878 名非鳞状非小细胞肺癌患者的试验表明，相较于单纯接受化疗的仅 10.3 个月的生存期，安维汀®与卡铂和紫杉醇联合可以延长患者中位生存期至 12.3 个月。

这是首个可以延长晚期非鳞状非小细胞肺癌患者生存期超过 1 年的治疗方法。试验同时表明，安维汀®具有很好的耐受性。

（来源：生物谷 2015-08-03）

（上接第 625 页）

首卷《中国卫生和计划生育年鉴》出版发行

中华人民共和国国家卫生和计划生育委员会 2015-04-08

由国家卫生和计划生育委员会主管的《中国卫生和计划生育年鉴》2014 卷，日前正式出版发行。

2014 年，国家卫生和计划生育委员会决定将《中国卫生年鉴》和《中国人口和计划生育年鉴》两本年鉴合编，更名为《中国卫生和计划生育年鉴》（以下简称《年鉴》）。该卷为 2014 年合编后的第 1 卷，共 200 万字，分 13 大类（篇），110 多个栏目，配有彩色和黑白图片 300 余幅。《年鉴》由全国卫生计生系统共同编纂，全面、系统、准确地记载了中国卫生和计划生育事业进展、成就和经验，尤其深化医改、“单独”两孩政策、卫生计生事业融合发展等资料和数据权威、全面、真实、准确、客观，以期在总结传播经验、宣传先进典型、提供历史借鉴、辅助领导决策等方面发挥重要作用，更好地服务于新形势下的卫生和计划生育事业。《年鉴》可满足各地卫生计生机构整合后的业务融合和知识更新需求，是卫生计生事业发展的重要史料，是各级卫生计生机构深化医改、促进卫生计生事业科学发展的重要决策参考。

书　讯（2014~2015 年）

《临床路经释义 · 肿瘤疾病分册》（上下册）

主编：石远凯（中国医学科学院肿瘤医院）
　　　顾　晋（北京大学肿瘤医院）

中国协和医科大学出版社 2015 年 6 月出版
上册：ISBN 978-7-5679-0364-7，65 万字，16K，357 页，定价：79 元
下册：ISBN 978-7-5679-0365-4，67 万字，16K，360 页，定价：79 元

临床路径是应用循证医学证据，综合多学科、多专业主要临床干预措施所形成的“疾病医疗服务计划标准”，是医院管理深入到病种管理的体现，主要功能是规范医疗行为、增强治疗行为和时间计划、提高医疗质量和控制不合理治疗费用，具有很强的技术指导性。实施临床路径管理对于促进医疗服务管理向科学化、规范化、专业化、精细化发展，落实国家基本药物制度，降低不合理医药费用，和谐医患关系，保障医疗质量和医疗安全都具有十分重要的意义。

孙燕院士在为本书所作的序言中指出：“所谓临床路径即为‘同病同治’，临床路径管理能够通过循证医学研究建立医学共识，以共识规范医疗行为，从而达到整合资源、节省成本、避免不必要检查与药物应用、建立较好医疗组合、减少文书作业、减少人为疏失、提高医疗服务质量等诸多方面的目标。”

本书在专业和管理两个层面，从医师、护士、患者多个角度对临床路径进行了释义和补充，可供临床路径管理者和实践者参考。

对于每个病种，均包括了疾病编码、临床路径检索方法、标准住院流程、给药方案、推荐表格等 5 个方面的内容。

上册共 11 章，介绍了鼻咽鼻窦恶性肿瘤、舌癌、喉癌、甲状腺癌、食管癌、胃癌、结肠癌、直肠癌、原发性肝细胞癌、肝门胆管癌、胰腺癌的临床路径释义。

下册共 12 章，介绍了原发性肺癌、乳腺癌、肾癌、膀胱肿瘤、前列腺癌、宫颈癌、慢性淋巴细胞白血病、慢性髓细胞白血病、急性早幼粒细胞白血病、弥漫大 B 细胞淋巴瘤、儿童急性早幼粒细胞白血病、儿童急性淋巴细胞白血病的临床路径释义。

《中国肾癌诊治指南 2015 版》

编著：CSCO 肾癌专家委员会
编写组长：郭　军（北京大学肿瘤医院）
　　　　　马建辉（中国医学科学院肿瘤医院）

人民卫生出版社 2015 年 9 月出版，ISBN 978-7-117-21329-5
6 万字，16K，44 页，铜版纸，彩色印刷，定价：32 元

中国临床肿瘤学会（Chinese Society of Clinical Oncology，CSCO）肾癌专家委员会依据循

证医学基本原则和我国肾癌临床实践，参考美国国家综合癌症网络（National Comprehensive Cancer Network，NCCN）制定的《肾癌临床实践诊治指南》和欧洲泌尿外科协会（European Association of Urology，EAU）制定的《肾癌诊治指南》，结合我国国情，制定了本指南。

与 2013 版比较，2015 版在如下部分中进行了更新或新增：（1）流行病学及病因学；（2）病理学；（3）外科治疗；（4）内科治疗：包括术后辅助治疗部分、转移性肾癌的内科治疗部分等。书中以图表的形式重点介绍了“靶向药物的选择策略”：图 1. 靶向药物的选择；图 2. 舒尼替尼治疗临床路径；图 3. 索拉非尼治疗临床路径。此外，本书还介绍了肾癌的诊断、分期、预后影响因素和随诊等。

《中医临床诊治指南释义·肿瘤疾病分册》

主编：花宝金（中国中医科学院广安门医院）

中国中医药出版社 2015 年 8 月出版，ISBN 978-7-5132-2668-4

15.1 万字，小 16 开，123 页，定价：62 元

本书由中华中医药学会、中国标准化协会中医药标准化分会、中国中医科学院中医药标准研究中心组织编写。

为了规范中医临床诊断、治疗工作，使诊疗行为有章可循、有据可依，提高医疗服务的质量和防治水平，中华中医药学会组织制度了中医各科的《临床诊治指南》，于 2008 年、2012 年集中出版，并已在全国许多中医医疗机构开始使用。

为了更好地指导《中医临床诊治指南》（以下简称《指南》）的应用，在总结《指南》临床应用情况、分析《指南》的适用性的基础上，为重点突出《指南》的应用要点、指出注意事项、预防可能出现的问题。原参加《指南》编写的专家，总结了近年来实施《指南》诊疗路径的实践经验，结合循证医学研究建立的医学共识，对《指南》进行解惑答疑和补充说明，以完善《指南》的应用模式，编写了此《中医临床诊治指南释义》。

本分册涵盖了肺癌、乳腺癌、食管癌、胃癌、大肠癌、胰腺癌、肝癌、前列腺癌、肾癌、癌性疼痛等 10 个病种，对各病种的适用范围、规范性引用文件、术语和定义、诊断、辨证和治疗等方面进行了释义，反映了中医治疗肿瘤的先进理念和最新成果，对《指南》的应用要点、注意事项做出了较为详尽的阐述。

值得向读者推介的是，在本书的附录“药物信息表”中，详细介绍了金龙胶囊等 40 种用于各种癌症和癌痛治疗的中成药。在临床工作中，可参照选用。

本分册适用于广大中医肿瘤医务工作者，尤其是基层中医肿瘤医务工作者；适用于所收录的 10 种常见恶性肿瘤的诊断和治疗。

《临床肿瘤内科手册》（第 6 版）

主编：石远凯（中国医学科学院肿瘤医院）

孙 燕（中国工程院院士、中国医学科学院肿瘤医院）

人民卫生出版社 2015 年 4 月出版，ISBN 978-7-117-20129-2

76 万字，32K，952 页，定价：130 元

自 1959 年中国医学科学院肿瘤医院建立了我国第一个独立的肿瘤内科专业科室以来，内科治疗在肿瘤综合治疗中占有了越来越重要的地位，成为发展最快、最活跃的学科。靶向治疗的兴起和快速发展，改变了肿瘤的内科治疗单纯依靠传统细胞毒药物杀灭肿瘤细胞的历史，进入了基于肿瘤患者基因特征的个体化治疗时代。

《临床肿瘤内科手册》第 1 版于 1987 年出版，得到了读者的很多指正、建议和认可；1991 年、1996 年、2003 年和 2007 年，本书分别进行了第二、三、四和五次改版，仅第 5 版就发行了 4.2 万册，成为一本有影响的畅销书。

自本书第 5 版出版以来的 7 年间，国际上和我国的肿瘤内科都有了新的发展，特别是基于分子靶点的肿瘤个体化分子靶向治疗。为了在第 6 版中能够尽量全面反映这些新进展，使本书具有更强的临床实用性和时代感，编者们参考了国际上权威学术机构颁布的最新版诊疗指南，并结合我国国情，同时融入了自己的经验和体会。

全书分为 3 部分、79 章。第一部分“总论”共 14 章，介绍了肿瘤的本质及防治策略、各种治疗手段的原则及方法，以及抗肿瘤药物的分类和药理学基础、不良反应及处理、新药临床试验和疗效标准、耐药的对策等。第二部分“各论”分别介绍了 25 种常见恶性肿瘤的流行病学、病因、病理学、临床表现、诊断与鉴别诊断、分期、综合治疗原则和预后等。第三部分“抗肿瘤药物”包括 40 种临床常用的化疗药物、靶向治疗药和辅助治疗药物。分别介绍了它们的实验研究和临床研究情况、适应证、用法、不良反应、禁忌证、注意事项，以及制剂、贮藏条件等。

继 2015 年 4 月第 6 版第 1 次印刷（见版权页）之后，第 2 次印刷时，出版社对本书中的部分字、词进行了修订。

《肿瘤生物治疗学》（第 2 版）

主编：罗荣城（南方医科大学中西医结合肿瘤中心）
　　　李爱民（南方医科大学中西医结合肿瘤中心）

人民卫生出版社 2015 年 10 月出版，ISBN 978-7-117-21200-7

153.3 万字，16K，998 页，定价：199 元

以具体病种为线索，综合生物治疗的最新进展，汇总生物治疗领域各种治疗手段的单独、联合应用及与传统治疗手段的联合，充分体现肿瘤多学科个体化综合治疗的原则。同时概述肿瘤生物治疗过程中的护理问题及生物制品的质量控制。

——引自：本书封底

近年来，随着分子生物学和免疫学等基础研究的不断深入，生物治疗的地位与作用已经越来越重要。随着新的单克隆抗体如抗 PD-1 抗体在黑色素瘤取得成功、新的分子靶向治疗药物的问世，以及新的免疫效应细胞治疗如 CAR-T 细胞在白血病中的应用，生物治疗的适应证已扩大到肿瘤治疗的各个领域，尤其当生物治疗手段与其他方法结合时，更能显示其令人瞩目的疗效。

——摘自：孙燕院士为本书所作序

肿瘤生物治疗已经取得了许多重要进展，随着分子生物学和基因工程技术的发展，针对免疫抑制因子的单克隆抗体阻断疗法和经基因修饰的免疫细胞过继回输的免疫治疗取得重大突破。《科学》杂志将肿瘤免疫治疗列为2013年度世界十大科技进展之首，2014年免疫治疗成为国内外重要肿瘤会议上最热门的介绍内容。此外，生物治疗与其他治疗手段的有机结合，更显示出可喜的疗效。许多肿瘤生物治疗的新理论、新技术、新方法、新药物正已惊人的速度从实验室走向临床。如何将生物治疗日新月异的基础研究与临床研究最新进展有机结合起来，如何将肿瘤生物治疗与其他治疗手段有机结合起来，已成为当前临床医生和研究人员迫在眉睫需要了解的重要问题，也正是本书作者们的初衷所在

——摘自：曹雪涛院士为本书所作序

历经百年的发展与进步，生物治疗在肿瘤治疗治发挥了巨大的作用，已成功应用于前列腺癌、黑色素瘤、淋巴瘤、乳腺癌、肺癌、肾癌、肠癌等绝大部分肿瘤的治疗，显著地提高了患者的生存时间和生活质量，并成为继手术、化疗、放疗后的第四大肿瘤治疗模式。

——摘自：本书前言

本书共分3篇39章。前两篇为总论内容，概述了肿瘤生物治疗学的基础，包括肿瘤生物治疗的概况及各种生物治疗技术的基本原理、方法、研究进展和应用原则。第三篇以临床肿瘤学为着眼点，详细介绍了肿瘤生物治疗学的临床应用。以具体病种（22种常见恶性肿瘤和恶性胸腹腔积液）为线索，综合生物治疗的最新进展，汇总生物治疗领域各种治疗手段的单独、联合应用及与传统治疗手段的联合，充分体现肿瘤多学科个体化综合治疗的原则。并且概述了肿瘤生物治疗过程中的护理学问题，以及生物制品、肿瘤免疫学检验的质量控制。兼顾全面性和实用性，适用于不同等级医院、不同科室，以及不同年资的医、护、技工作者。

《肿瘤介入化学免疫治疗学》

主编：于保法（北京保法肿瘤医院、济南保法肿瘤医院）

军事医学科学出版社2014年9月出版，ISBN 978-7-5163-0503-4

51.8万字，16开，308页，铜版纸，彩色印刷，定价：95元

于保法以大视野的创新视觉，突破传统学科局限，创立了超微创精准瘤内化学诱导免疫疗法，首次实现了融物理靶向、化学靶向与生物靶向治疗为一体的局部远端效应注射治疗。该疗法避免了全身化疗带给患者的极大不良反应，也简化了生物治疗体外加工的繁琐程序，采用瘤内注射方式，实现轻松治癌，在治愈率提升上取得长足进展。

本书总结了超微创精准瘤内化学诱导免疫疗法的相关理论和实践经验，为相关科研人员提供了宝贵经验，也是帮助肿瘤医生提高治疗效果的临床指南。

——引自：本书封底“内容简介”

全书分为上下两篇，上篇“基础部分”共6章，分别为“肿瘤治疗的现状”“肿瘤介入治疗”“肿瘤免疫治疗”“炎症与癌症”“化疗和免疫”“肿瘤介入化学免疫治疗”，在第六章中，详细介绍了于保法教授发明的肿瘤“缓释库”疗法，即以物理和化学方法相结合、以局部肿瘤细胞灭活为主要目的的超微创精准化学免疫治疗，该疗法是在超声和CT

影像的引导下，经皮用极细的穿刺针将由化疗药物、缓释剂、免疫佐剂组成的药物组合注射到肿瘤内。影像引导细穿刺针实现了对实体肿瘤的位置精准，程序注射实现了治疗的定量精准。

下篇“临床应用”介绍了应用“缓释库”疗法治疗原发性支气管肺癌、原发性肝癌、胰腺癌、食管癌、胃癌、大肠癌、乳腺癌、宫颈癌、卵巢癌、肾癌、膀胱癌、软组织肉瘤、前列腺癌等 13 种恶性肿瘤的方法。

“缓释库疗法”在提高肿瘤治疗的疗效、改善患者生存质量方面都有了很大的进步，值得进一步研究和推广应用。

《恶性肿瘤中医辨治与案例》

编著：赵智强　赵延华（南京中医药大学临床医学实验研究中心）

中国中医药出版社 2015 年 1 月出版，ISBN 978-7-5132-2018-5

18.1 万字，大 32 开，240 页，定价：30 元

全书共分上下两篇，上篇主要论述了作者对恶性肿瘤中医学术渊源的认识，并结合多年的临床体会，系统地探讨了恶性肿瘤的基本病机、主要临床表现、病证诊断要点、组方用药配伍、不同病种与并发症的辨治、临证备要及若干常见问题等，从而初步建立了恶性肿瘤的中医辨治体系。下篇实录了作者在临床对 31 例不同恶性肿瘤患者的具体治疗过程，并加按语，着重记述了作者对病机变化、治疗方法、组方配伍、诊疗过程中药物加减变化的认识。

本书适合中医临床医师，特别是中西医结合肿瘤临床专科医师阅读。亦可供中医理论与临床研究工作者、中医高等院校肿瘤专业研究生等阅读参考。

《中国临床肿瘤学进展 2015》

名誉主编：吴孟超（中国科学院院士、上海东方肝胆外科医院）

孙　燕（中国工程院院士、中国医学科学院肿瘤医院）

主编：吴一龙（广东省人民医院）

秦叔逵（南京八一医院全军肿瘤中心）

马　军（哈尔滨市第一医院血液肿瘤中心）

人民卫生出版社 2015 年 8 月出版，ISBN 978-7-117-21214-4

152.8 万字，大 16K，562 页，定价：100 元

第十八届全国临床肿瘤学大会暨 2015 年 CSCO 学术年会，于 2015 年 9 月 16 日~20 日在厦门市国际会议展览中心隆重举行。本届大会的主题为“推动多学科协作，倡导科学化管理”，将秉承 CSCO 的根本宗旨，进一步促进国际、国内临床肿瘤学领域的学术交流和科技合作，支持鼓励临床研究和创新，推动多学科规范化综合治疗。大会突出了原创性研究进行口头报告和壁报交流，邀请著名专家进行点评讨论；举办了一系列专题论坛，特别邀请国内、外著名专家学者做精彩的研究进展报告或讲座，力求全面而准确地反映临床肿瘤学领域的新观念、新知识和新技术。年会还与多个国家的临床肿瘤学会联合共同举办了国

际专场，邀请国际著名专家学者前来讨论报告，共商抗癌大计，推动亚太地区广泛而深入的学术交流和合作，努力为全球的临床肿瘤学事业做出积极贡献。

组织委员会根据大会主题专门向国内、外专家约稿 300 多篇，经大会学术委员会认真审稿和讨论，精选出 130 篇高水平的学术报告或讲座稿，整理和编辑成《中国临床肿瘤学进展 2015》出版发行，力求全面、准确地反映临床肿瘤学领域的新进展、新知识和新技术，希望对广大肿瘤界医务工作者了解临床肿瘤学的现状和发展动态、积极推动多学科规范化诊治和开展临床研究有所裨益。

另外，广大 CSCO 会员和临床肿瘤学工作者向本届大会积极投稿，以切磋实践经验和分享研究成果。为此，大会组委会还编印了《临床肿瘤学杂志·2015 CSCO 年会专刊》（即论文摘要汇编），全书 644 页，共收录了大会专题发言论文摘要、大会壁报交流论文摘要、大会交流论文摘要、大会列题论文等，共计 939 篇。

《中国肿瘤内科进展　中国肿瘤医师教育（2015 年）》

名誉主编：孙　燕（中国工程院院士、中国医学科学院肿瘤医院）

管忠震（中山医科大学肿瘤医院）

主编：石远凯（中国医学科学院肿瘤医院）

中国协和医科大学出版社 2015 年 7 月出版，ISBN 978-7-5679-0375-3

158 万字，大 16 开，869 页，定价：188 元

第九届中国肿瘤内科大会（CSMO）暨第四届中国肿瘤医师大会（CACO）和中国抗癌协会肿瘤临床化疗专业委员会 2015 年学术年会于 2015 年 7 月 6 日～10 日在北京国家会议中心举行。今年会议的主题是：“聚焦癌症精准医学，完善肿瘤诊疗体系”。

CSMO 和 CACO 分别走过了 8 年和 3 年的历程，会议在我国的影响力逐年扩大，对我国肿瘤内科的健康发展和肿瘤医师队伍的建设起到了积极的推动作用。会议紧紧围绕国际肿瘤内科和相关领域的最新进展、发展方向设置学术内容，对人们关注的热点问题进行深入的交流和讨论，使参会者获得更多的新知识。大会在继续关注肺癌、淋巴瘤和血液系统恶性肿瘤、乳腺癌、消化道肿瘤、头颈部癌等常见肿瘤的诊断和治疗的最新进展的同时，对癌症姑息和疼痛治疗、肿瘤营养支持治疗、肿瘤免疫、抗肿瘤新药临床研究、肿瘤中医中药治疗和肿瘤治疗的新技术、新方法，以及肿瘤内科治疗相关的转化性研究等方面也给予了极大的关注。并且继续开设了青年专场，使青年医师能够有机会展示才华。

受国家卫生和计划生育委员会委托，中国抗癌协会肿瘤临床化疗专业委员会组织全国专家，经过一年的精心编写，制定了《中国原发性肺癌诊疗规范（2015 年版）》和《中国恶性淋巴瘤诊疗规范（2015 年版）》。本书收录了这两个指南，希望对我国肺癌和恶性淋巴瘤的规范化治疗发挥更大的促进作用。

会议共收到征文 429 篇，经过专家委员会认真评选，选出了大会口头汇报交流论文和壁报交流论文。这些论文从一个侧面反映了一年来我国肿瘤学和相关领域取得的研究结果。

我们把大会讲演嘉宾的讲演内容和收到的论文（或摘要）共同编辑成此书，供同道们学习和参考。

《预防肿瘤学》

主编：赵　平（中国医学科学院肿瘤医院）
王陇德（中华预防医学会）
黎钧耀（中国医学科学院肿瘤医院）
人民卫生出版社 2015 年 2 月出版，ISBN 978-7-117-19905-6
164.7 万字，16K，1054 页，彩色印刷，定价：208 元

预防在疾病控制中的作用，毋庸置疑；中国的中医典籍早在 2000 多年前就提出了“治未病”的理念。20 世纪 50 年代以来，“预防为主”成为了我国卫生工作的基本方针之一。“预防肿瘤学”作为现代肿瘤学的重要组成部分之一，自 1976 年诞生起，成为了一门独立的学科。在人类与癌症开展的有组织的斗争中，预防医学显示了强大的生命力，发挥着举足轻重的作用。在国际上癌症研究位于前沿的国家，已取得了令人瞩目的进展。美国和欧盟国家，由于采取了综合的预防和控制措施，居民癌症发病率和死亡率逐年下降，患者 5 年生存率大幅提高，这些成果令人鼓舞。

本书为我国首部预防肿瘤学领域权威专著，系统总结了我国肿瘤预防和控制研究工作所取得的成绩，全面介绍国外预防肿瘤学研究的成功经验和最新进展。全书包括 7 篇 55 章。第一篇“绪论”详细介绍预防肿瘤学的学科定位、发展简史、研究任务和内容、常用方法，以及我国预防肿瘤学研究的成绩、经验和发展的方向与前景；第二篇重点描述全球和我国肿瘤的危害及影响，包括发病和死亡情况、分布特点及变化趋势，以及社会心理影响、造成的经济负担及社会决定因素；第三篇简要介绍肿瘤预防和控制研究常用方法，主要是常用统计和筛查方法和技术；第四篇全面介绍肿瘤的病因和危害因素流行的现状，主要包括吸烟和过度饮酒等生活习惯与方式，感染，膳食和营养，身体活动不足，超重和肥胖，职业和环境污染，辐射和药物，免疫、激素，以及相应的社会决定因素；第五篇介绍肿瘤发生的机制及其生物学基础；第六篇全面叙述肿瘤预防和控制的策略和措施；第七篇对我国 14 种常见肿瘤预防和控制的基本情况分别进行了总结和介绍。

全国人大常委会副委员长、中华医学会会长陈竺院士为本书作《序》，指出：我国首部《预防肿瘤学》专著，是我国肿瘤防治事业上一件具有里程碑意义的事，必将对包括肿瘤在内的我国慢性病防治工作发挥重要的推动作用。

中国抗癌协会科普系列丛书
《癌症知多少　老年肿瘤》

主编：刘端祺（北京军区总医院）
李　方（解放军总医院）
李小梅（解放军总医院）
中国大百科全书出版社 2014 年 12 月出版，ISBN 978-7-5000-9475-3
32 万字，小 16 开，452 页，定价：65 元

本书是由在临床第一线工作的医生们写给老年人的科普读物。采用问答式体例，通过调研、汇总，选取了来自公众尤其是门诊和住院患者及其家属咨询医生频率最高的问题，予以生动、简洁、准确、权威的解答。既有助于患者及其亲友对肿瘤的认知，又能使青年医务工作者在与患者沟通的过程中得到启发，从中获益。

内容提要：

● 熟悉老年人的身心特点
● 了解老年肿瘤的基本概念
● 掌握老年肿瘤的防病知识
● 看懂医院的化验检测结果
● 明白老年肿瘤的治疗方法
● 释疑老年人的常见肿瘤
● 接受肿瘤舒缓姑息治疗

附：中国抗癌协会科普系列丛书书目（中国科协能力提升专项资助项目）

《消除误区 科学防癌》主编：郝希山
《胃癌》主编：季加孚
《肺癌》主编：支修益
《淋巴瘤》主编：姜文奇　黄慧强
《结直肠癌》主编：刘　巍
《肝癌》主编：宋天强
《白血病》主编：王建祥
《食管癌》主编：赵锡江
《乳腺癌》主编：张　斌
《老年肿瘤》主编：刘端祺　李　方　李小梅
《肿瘤护理》主编：强万敏
《肿瘤营养》主编：石汉平　许红霞　李　微　巴　一　王昆华　庄则豪

《癌症·真相：医生也在读》

编著：菠　萝（本名李治中，美国诺华制药癌症新药开发部）

清华大学出版社2015年9月出版，ISBN 978-7-302-41276-2
19.8万字，32开，267页，定价：39元

这是一本讲癌症的书，但和你以往见过的该题材的书完全不同。

这不是一本“养生秘籍”，不会推荐什么神奇的保健品；但会告诉你，哪些生活习惯能致癌，哪些能防癌。

这不是一本“心灵鸡汤”，不会保证任何癌症都是可以战胜的；但会告诉你，哪些癌症治愈率很高，哪些治疗方法是有效的。会告诉你，为什么癌症治疗的第三次革命来了，为什么免疫治疗新药能治愈晚期癌症。

这不是一本“癌症生物学”，不会堆砌各种专业词汇；但会让你明白，什么是BRCA

基因突变，为什么影星朱莉30多岁就主动切掉了乳房和卵巢。

这不是一本“癌症临床指南”，不会指导你如何化疗和放疗；但会让你明白，为什么化疗、放疗会有这么多不良反应，为什么我们要努力开发新的靶向药物。

希望大家知道癌症的真相，不再恐慌。

——引自：本书封底

（以上内容编辑整理：张立峰）

《中国晚期乳腺癌诊治专家共识》在京发布

2015年4月23日，国内适用于晚期乳腺癌患者诊治的规范和指南——《中国晚期乳腺癌诊治专家共识》（ABC-China）在北京人卫酒店举行了首发仪式。这是在中国晚期乳腺癌领域，通过专家组成员讨论，在最新研究进展的基础上，制定出的适合中国晚期乳腺癌患者诊治的规范和指南。发布会由专家组组长、中国抗癌协会乳腺癌专业委员会主任委员、中国医学科学院肿瘤医院内科主任徐兵河教授主持。

发布会上，专家就共识的形成背景、特色、适用范围、深远意义及未来巡讲的计划等方面回答了媒体记者的提问。发布会后举行了首场共识巡讲，约100人参加。与会者认为，该《共识》对中国晚期乳腺癌诊治的规范化进程将发挥重要作用。中国抗癌协会乳腺癌专业委员会将依据《共识》内容举行多场巡讲。

（作者：内科 袁芃）

（来源：中国医学科学院肿瘤医院网站，发布时间：2015-06-04）

国际首部肿瘤营养指南专著《中国肿瘤营养治疗指南》出版

近日，人民卫生出版社、中国抗癌协会肿瘤营养与支持治疗专业委员会在北京联合举行新书发布会，热烈庆祝国际上第一部肿瘤营养指南专著——《中国肿瘤营养治疗指南》出版发行。中国医学科学院肿瘤医院院长、中国科学院院士赫捷教授，人民卫生出版社杜贤总编，中国营养学会理事长杨月欣教授，卫计委《医学参考报》社周赞社长等人出席了新书发布会，并发表了热情洋溢的讲话。赫捷院士说，十年前很少有人了解、重视肿瘤营养；十年后的今天，肿瘤营养在肿瘤学界甚至整个医学界都产生了极大的影响，这与中国抗癌协会肿瘤营养与支持治疗专业委员会以及全国从事肿瘤营养的医学工作者的共同努力是分不开的。杜贤总编在致辞中说，人民卫生出版社高度重视《中

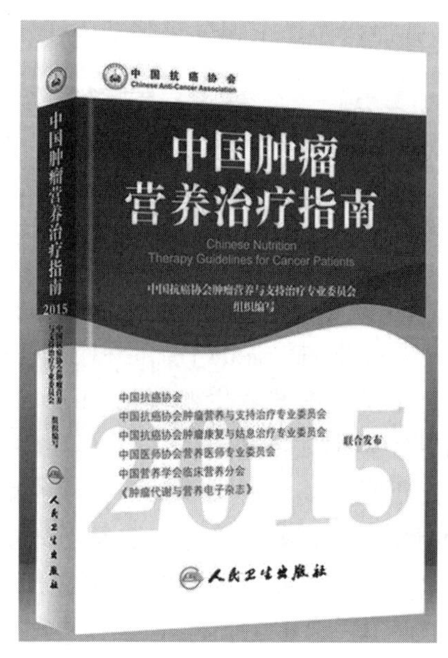

国肿瘤营养治疗指南》，本书的出版是我国肿瘤领域及出版业的一件大事、喜事，从此，肿瘤营养治疗将有章可循。我们相信本书将有力地推动我国肿瘤营养事业的发展，造福广大肿瘤患者。

《中国肿瘤营养治疗指南》由中国抗癌协会肿瘤营养与支持治疗专业委员会主任委员、中山大学附属第一医院石汉平教授领衔主编，中国抗癌协会、中国抗癌协会肿瘤营养与支持治疗专业委员会、中国抗癌协会肿瘤康复与姑息治疗专业委员会、中国医师协会营养医师专业委员会、中国营养学会临床营养分会、《肿瘤代谢与营养电子杂志》联合发布。是国际上第一本系统采用循证医学方法讨论肿瘤营养治疗的专门著作。从制定指南的宗旨、制定指南的方法、肿瘤营养治疗通则开始，依照肿瘤营养治疗的实际流程一直向前，从营养筛查与评估、营养通路的建立、营养制剂的选择，到营养干预的实施、治疗效果评价、并发症预防、营养治疗护理，最后到家庭营养指导，覆盖了临床肿瘤营养治疗的全部过程。

本书是中国抗癌协会肿瘤营养与支持治疗专业委员会对肿瘤事业的又一个贡献，是中国抗癌协会肿瘤营养与支持治疗专业委员会对肿瘤患者的又一份爱心。中山大学附属第一医院、肿瘤医院，四川省人民医院，吉林大学第一医院，四川大学华西医院，上海交通大学附属瑞金医院、新华医院、第六人民医院，中国医学科学院肿瘤医院，北京协和医院，复旦大学肿瘤医院，卫计委北京医院，华中科技大学同济医院，第二军医大学长征医院，第三军医大学大坪医院，第四军医大学西京医院，河北省人民医院，安徽省肿瘤医院，天津南开医院，天津市第三中心医院，昆明医科大学第一医院，河北医科大学第一医院，北京大学肿瘤医院、武汉大学中南医院、中国医科大学第一附属医院，解放军总医院，哈尔滨医科大学肿瘤医院，天津医科大学附属肿瘤医院，中南大学湘雅医院，南京军区南京总医院，南京大学鼓楼医院，广西医科大学第一医院、肿瘤医院，厦门大学附属第一医院，郑州大学肿瘤医院，河北医科大学肿瘤医院，浙江大学第二附属医院、邵逸夫医院，山东省肿瘤医院，福建省肿瘤医院，吉林省肿瘤医院，辽宁省肿瘤医院，陕西省肿瘤医院，山西省肿瘤医院，香港大学李嘉诚医学院单位近百名专家直接参与了本书的编写、讨论、修订工作。学会先后安排数十次的小范围讨论，征集百余专家修改意见，编写人员进行近千人次修改更新。历时 3 年，终于完成。因此，本书是共同努力的结果，是集体智慧的结晶。

正如石汉平教授在前言中写道，希望本书成为规范肿瘤营养治疗的准则，指导肿瘤营养治疗的纲领。是飞行的塔台，是远帆的航标。

（稿源：肿瘤营养与支持治疗专业委员会，中国抗癌协会网站，2015-06-02）

（下转第 615 页）

❖ 国际交流 ❖

彭丽媛探访西雅图癌症研究中心 比尔·盖茨夫妇全程陪同

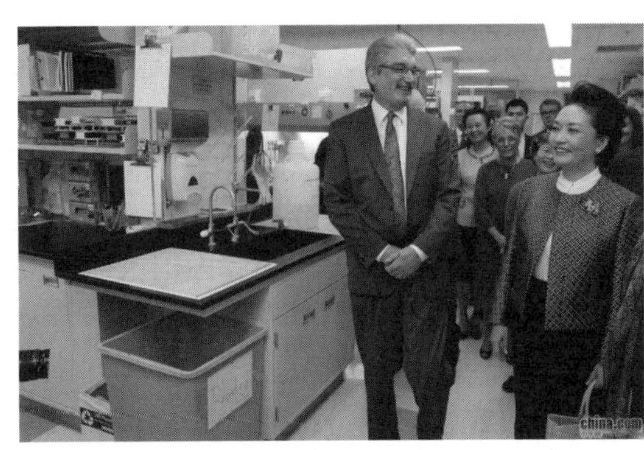

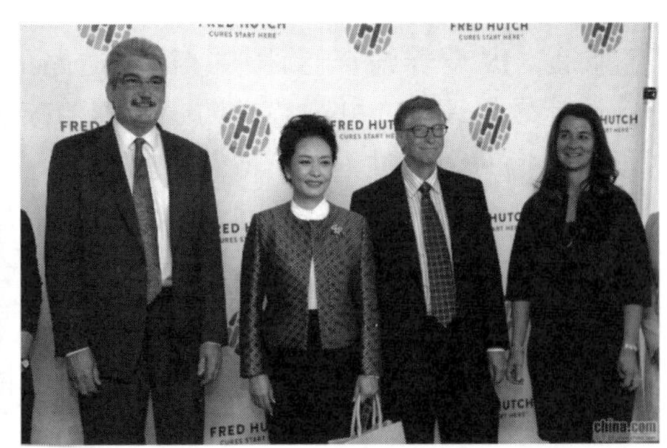

人民日报全媒体平台西雅图9月23日电（记者杜尚泽）当地时间23日上午，国家主席习近平夫人彭丽媛在西雅图参观了专门从事癌症及致命传染病研究的福瑞德·哈金森研究中心（Fred Hutchinson Cancer Research Center）。

彭丽媛抵达时，受到研究中心主任吉利兰、盖茨基金会联席主席比尔·盖茨夫妇、美国驻华大使博卡斯夫人韩斯的热情欢迎。

在研究中心主楼大厅展区，彭丽媛详细了解中心情况，并同2004年诺贝尔生理学或医学奖得主琳达·巴克互致问候。

随后，彭丽媛同中美科研专家进行交流。彭丽媛说，研究中心成立40年来，始终致力于癌症和艾滋病等致命传染疾病的前沿尖端研究，帮助许多人实现了活得更长久、活得更精彩的梦想。我担任世界卫生组织结核病和艾滋病防治亲善大使的工作经历，使我更加感到加强卫生国际合作的重要性。近年来，中美两国卫生合作蓬勃发展，特别是去年西非埃博拉疫情爆发后，两国密切配合，共同帮助西非国家救助病患和抗击疫情。研究中心和盖茨基金会长期致力于推进中美卫生合作，我对此表示赞赏。欢迎你们继续同中方一道促进传统医学和现代医学相互借鉴，为共同应对全球重大公共卫生挑战贡献“中美智慧”和“中美方案”。也希望来自中国的医务工作者同美国同行分享先进医疗技术和理念，给两国人民送去更多健康福音。

彭丽媛还前往研究中心疫苗与传染性疾病部，参观研究HIV的病毒实验室，听取艾滋病疫苗专家麦克尔拉思博士介绍有关研究工作。

福瑞德·哈金森研究中心于1975年正式挂牌，是世界领先的癌症研究机构之一，拥有3位诺贝尔奖得主。盖茨基金会的捐赠是研究中心资金主要来源之一。

相关报道

当地时间2015年9月23日，美国西雅图，中国国家主席习近平夫人彭丽媛参观福瑞德·哈金森癌症研究中心，比尔·盖茨夫妇全程陪同。在会议上，彭丽媛听取了研究人员关于寻找对抗艾滋病毒的疫苗，以及研究最有效帮助吸烟者戒烟的报告。她不时点头，并感谢研究人员说："因为您的贡献，让人类有机会得以活的更久，更好。"

2011年以来，彭丽媛曾担任世界卫生组织的肺结核和艾滋病亲善大使。因此这次在华盛顿州长英斯利的邀请和安排下前往福瑞德·哈金森癌症研究中心。

福瑞德·哈金森癌症研究中心是一所世界领先的癌症研究机构，位于西雅图市。该研究机构的宗旨是"致力于消除癌症及其相关疾病以使得人类免受其带来的折磨和死亡。"

（来源：人民网 国际频道，2015-09-24）

刘延东副总理访问安德森癌症中心

2015年6月21日下午，国务院副总理刘延东访问了位于美国得克萨斯州休斯敦市的M. D. 安德森癌症中心，与中心总裁德品霍进行座谈。国家卫生计生委主任李斌、教育部部长袁贵仁、科技部副部长王志刚、外交部副部长王超、教育部副部长郝平等陪同访问。

刘延东副总理祝贺安德森癌症中心在癌症预防、治疗和研究方面取得的成就，并积极评价该中心与中国医学科学院肿瘤医院等中国医疗机构开展的癌症早期预防、早期诊断、早期治疗的合作与交流。

刘延东副总理指出，近十年来，由于人口老龄化、吸烟、不健康饮食、身体活动不足、肥胖等不良生活方式、空气污染等原因，中国癌症发病率不断上升。目前每年新发癌症病例约337万，约占全球癌症发病的22%；每年因癌症死亡人数约211万，占全球癌症死亡人数的24%。中国加大了癌症科研投入，设立了癌症治疗专项科研基金。希望安德森癌症中心继续发挥在政策、教育、服务等方面的优势，加强与中国卫生医疗机构的交流，在癌症的早期预防、早期诊断、早期治疗等方面开展务实合作，通过共同研发，降低癌症治疗费用，提高治疗效果。

刘延东副总理说，目前中国正在深化医药卫生体制改革，积极推进卫生服务体系调整，按照"保基本、强基层、建机制"的指导原则，积极推进公共卫生服务均等化，通过大型医院支持基层卫生能力建设，培养合格全科医生，努力为13亿人民不断改善医疗卫生服务。虽然中美两国国情、经济发展水平等差异较大，但在卫生和健康方面面临着很多相似的挑战。中美卫生合作互利双赢，对整个人类健康事业的发展具有重要意义。

安德森癌症中心总裁德品霍介绍了该中心的基本情况，并建议中美双方可以通过控烟、人乳头瘤病毒疫苗、血液筛查等措施和研究项目，开展癌症早期预防、早期发现，并通过运用大数据、手机信息技术加以推广，降低癌症对人类的威胁。

李斌主任就得州医学中心的治理和运作模式、职责、医生执业，以及安德森癌症中心的患者收治等问题与德品霍总裁进行了交流。中国医学科学院肿瘤医院院长赫捷、安德森癌症中心余棣华博士、中山大学医院进修医生李秋梨等发言，介绍了合作项目、体会和感想。

安德森癌症中心为得州大学附属医院，始建于 1941 年。中心目前共有床位 654 张，员工约 2 万名，其中医生 1685 名，志愿者 1080 人。2014 年，该中心共收治美国和其他国家的住院患者 27 761 例，总收入 44 亿美元，科研经费支出达到 7. 36 亿美元。

该中心是世界公认的权威癌症专科医院，其癌症新疗法临床试验注册数量居全美首位。中心在肺癌、前列腺癌、卵巢癌、头颈部癌、肠癌、胰腺癌、黑色素瘤等治疗领域处于全球领先地位，大部分癌症的 5 年生存率达到 80%以上。中心为癌症患者提供的治疗包括靶向疗法、手术、化疗、放疗和质子疗法、免疫疗法以及多种疗法的联合治疗。

该中心与中国医学科学院肿瘤医院等建立了合作关系。2014 年，被我国科技部授予“国际科技合作奖”。

（中华人民共和国国家卫生和计划生育委员会网站，2015-06-24）

2015 诺贝尔奖获得者医学峰会暨国际肿瘤研究高峰论坛在天津召开

5 月 9 日~10 日，“2015 诺贝尔奖获得者医学峰会暨国际肿瘤研究高峰论坛”在天津隆重举行。本届大会由中国抗癌协会、哈佛大学医学院麻省总医院肿瘤研究中心、诺贝尔奖得主国际科学交流协会共同主办，天津医科大学附属肿瘤医院、北京大学肿瘤医院等单位联合承办。大会主题是“肿瘤研究的前沿和方向”。此次大会邀请到 Jack W. Szostak、Thomas C. Südhof 等 5 位诺贝尔奖获得者，10 位中美两国院士，以及 1500 余名国内外专家、学者参加。除了大会特邀报告，还设立了胃癌、肺癌与生物治疗、乳腺癌、肿瘤治疗新技术等 4 个分会场，百余名国内外知名专家做学术报告，与会代表从肿瘤基础研究到临床诊疗技术的发展等各个方面进行讲座与互动讨论，开展了一场高层次、跨学科、前瞻性的国际学术交流活动。

天津市委常委、市委教育工委书记朱丽萍和副市长曹小红会见了与会专家代表。市外办、市卫生计生委和中国抗癌协会、天津医科大学肿瘤医院等有关负责同志参加会见。

朱丽萍代表市委、市政府对出席论坛的中外知名院士专家表示欢迎。朱丽萍指出，此次高峰论坛既是顶尖科学家开展学术交流、分享研究成果的学术盛会，也是我市对接国际前沿、推动肿瘤防治事业发展的重要平台。希望各位院士专家在学科建设、人才培养、防治技术等方面对天津给予大力支持。

开幕式由中国抗癌协会秘书长王瑛教授主持。大会主席、中国抗癌协会理事长郝希山院士，诺贝尔奖获得者代表 Richard Roberts 教授，诺贝尔奖得主国际科学交流协会吴炯博士，承办单位代表、天津医科大学附属肿瘤医院院长王平教授，中国科协副主席沈岩院士，天津市副市长曹小红教授分别在开幕式上致辞。

大会主席、中国工程院院士郝希山回顾了世界癌症防控现状，认为以中国为代表的发展中国家与发达国家之间的肿瘤防控水平存在明显差异的原因，除了缺乏有效的筛查和早期诊断及治疗服务之外，发展中国家的医生和民众能否获取最先进的肿瘤治疗技术和理念更是其中之关键。肿瘤的防控在医学领域目前已经上升为“全球战略”，作为世界上的人口大国，中国在其间的作用举足轻重。让中国肿瘤学术水平接轨国际，提升中国肿瘤防控水平，降低中国新发肿瘤病例和死亡率，将对全球肿瘤防控起到关键性作用。中国抗癌协会作为目前中国国内最高、最大的学术交流平台将承担这一重要任务，这也将成为今后一段时间内中国抗癌协会的重要发展战略。郝希山院士表示，此次峰会是诺贝尔奖得主对话中国肿瘤防控的开始，其价值和意义都是非凡的。中国抗癌协会将努力使之成为中国肿瘤防控真正的“国际智库”，从而推动中国肿瘤防控技术水平与国际接轨。

中国科学院院士沈岩在致辞中说，当前，癌症已成为人类第一位死因，超过艾滋病、结核、疟疾致死病例的总和。作为最大的发展中国家，中国和西方发达国家相比，肿瘤防治面临的形势非常严峻。创新需要不同学科的交流，而学术交流是中国科技社团为服务创新驱动战略的重要切入点和发力点。中国科协将着力引导我国学术交流的发展方向，鼓励不同的学术观点共生和竞争，创造宽松、自由、平等的学术氛围，大力推动创新学术生态系统的诞生和发展。他给参会的中青年专家一句忠告：“跟上大师的脚步，你就可以揽尽浮云；对话大师的思想，你就可能是下一位诺奖得主。”

曹小红副市长在致辞中指出，本次峰会围绕“肿瘤研究的前沿和方向”主题，将对推进肿瘤研究领域的国际交流与合作、提高肿瘤防治研究水平产生积极影响，预祝论坛取得圆满成功，希望专家学者在各自领域取得新的辉煌成绩。

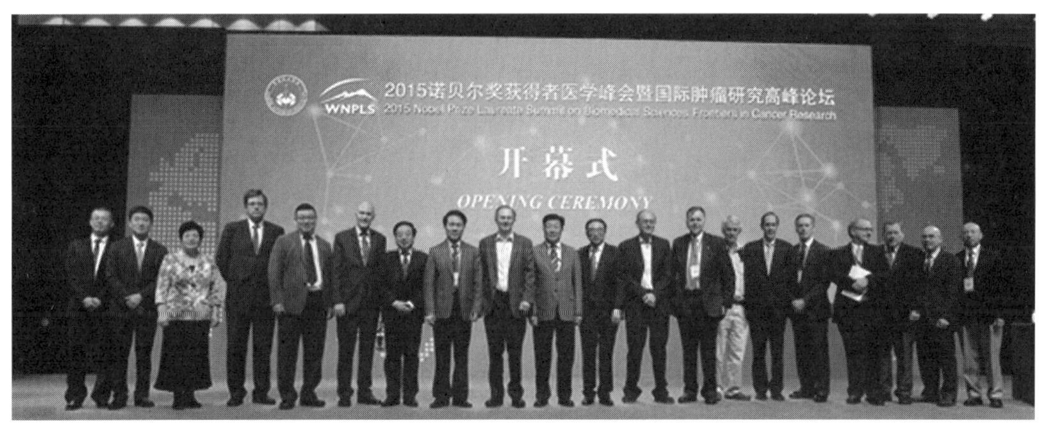

开幕式嘉宾合影

大会特邀发言专家包括 2009 年诺贝尔生理学或医学奖获得者、美国麻省总医院遗传学教授 Jack W. Szostak，2005 年诺贝尔生理学或医学奖获得者、西澳大学临床微生物学教授 Barry J. Marshall，2006 年诺贝尔生理学或医学奖获得者、美国麻省总医学院分子医学教授 Craig C. Mello，2013 年诺贝尔生理学或医学奖获得者、斯坦福大学医学院分子和细胞生理学教授 Thomas C. Südhof，美国国家科学院院士、美国文理科学院院士 Brian J. Druker，美国科学院院士、南加州大学人文艺术科学学院院长 Steve A. Kay 教授，美国莫菲特癌症中心院长 Alan F. List，中国抗癌协会副理事长、山东省肿瘤医院院长于金明院士，中国抗癌协会副理事长、分子肿瘤学国家重点实验室主任詹启敏院士，中国科学院上海生化细胞所研究员刘新垣院士等。

特邀嘉宾的讲座精彩纷呈，现场提问和交流热烈紧张。因发现端粒和端粒酶保护染色体机制而获得 2009 年诺贝尔生理学或医学奖的 Jack W. Szostak 教授与现场专家交流了“端粒和端粒酶对癌症和老化的作用”，提出应该关注和努力解决因切断体细胞内端粒酶，以防止肿瘤生长与切断后导致组织再生失败引起机体老化的问题，使端粒酶疗法成为癌症治疗新的方向。Craig C. Mello 教授探讨了有机体如何使用搜索机制生成基因表达程序，以及保护繁殖下一代的生命延续基因，提出这些程序可以使研究者精确地查询、控制和修改细胞的基因信息，从而解开生命之谜并加速新药物的发现，引发分子遗传学领域的革命。Carl H. June 教授提出，临床试验表明，嵌合抗原受体治疗（CAR）和 T 细胞受体（TCR）基因治疗为代表的过继性免疫效应细胞治疗法（ACT）对成人和儿童均有效，可广泛用于普通实体肿瘤的治疗，未来即将成为主流抗癌治疗新方法。詹启敏院士通过食管癌的基因组和细胞生物学研究，结合临床信息，发现了 8 个在食管癌发生、发展中有显著突变意义的基因，其中 FAM135B 基因是首次在人类肿瘤中报道，同时发现多条重要的细胞调控通路的重要改变，这些研究对于探讨食管癌的分子标志物和肿瘤药靶有较大的理论和临床意义。于金明院士提出，目前世界范围内肿瘤治疗面临巨大的挑战，肿瘤异质性无时无处不在，是当今肿瘤治疗的瓶颈，而个体化治疗是解决瓶颈的根本，实践个体化医学的途径是 4P 转化医学。肿瘤个体化治疗策略关注患者因素、肿瘤因素、治疗因素及影像学组学、基因组学及信息组学等难以确定的新型因素。

分会场专题讲座是此次大会的重要内容，包括胃癌、肺癌与生物治疗、乳腺癌、肿瘤治疗新技术等 4 个分会场，涉及肿瘤基础研究、临床、护理及康复等诸多方面。季加孚、石远凯、徐兵河、王平、郭志、李树玲、沈镇宙、张瑾、邵志敏、江泽飞、梁寒、任秀宝、支修益、王贵齐、巴一、林洪生、中村清吾、溝江纯悦等国内外知名专家学者，就相关专业最新的研究成果进行了深入而广泛的交流、沟通，这将促进国内外肿瘤领域学术交流和分支学科的发展。

大会于 5 月 10 日中午闭幕，郝希山院士主持了闭幕式。中国抗癌协会副秘书长、天津医科大学副校长张宁教授做了精彩的总结发言。

癌症没有国界，抗击癌症的行动更没有国界。本次大会的举办，对快速推动世界范围内癌症基础与临床研究的对接、快速提升世界范围内的癌症诊治水平有着重要意义。作为最大的发展中国家，中国和西方发达国家相比，肿瘤防治面临的形势非常严峻。中国和世界都亟需一场高端、深度的对话，来探讨未来肿瘤防控所面对的共同挑战，中国抗癌协会通过举办本次高层次、跨学科、前瞻性的学术交流活动，为中国提供一个与世界最先进医学技术水平对话的交流平台。

据不完全统计，中央电视台新闻频道和英语频道、中央人民广播电台、《人民日报》《光明日报》、新华社、中新社、《健康报》《中国医学论坛报》《天津日报》《今晚报》等 50 余家媒体给予大会跟踪报道，刊发了百余条新闻，对大会的宣传起到了积极作用。

（稿源：中国抗癌协会，2015-05-13）

（并综合中国科学技术协会网站、《今晚报》的相关报道）

相关报道

郝希山院士：中国肿瘤防控须国际化

2015诺贝尔奖获得者医学峰会暨国际肿瘤研究高峰论坛在津召开

人民网天津5月9日电（朱虹、胡颜）今天，“2015诺贝尔奖获得者医学峰会暨国际肿瘤研究高峰论坛”在天津举行。大会主席、中国抗癌协会理事长、中国工程院院士郝希山在此间表示，提升全球肿瘤防控水平，中国的努力将备受关注，中国肿瘤防控方向须走国际化道路。

“面对眼下全球肿瘤的防控局面，中国和世界都亟需一场高端、深度的对话，来探讨未来肿瘤防控所面对的共同挑战”，郝希山院士表示，中国抗癌协会希望借此提供一个中国与世界最先进医学技术水平对话的真正高端、有效、持久的平台。

肿瘤防控已成为当下全球医学领域最受关注的话题。据世界卫生组织公布的相关数据，目前，全球每年新增肿瘤患者约1400万，死亡人数达800余万，并且呈不断上升趋势。在全球大部分地区的癌症病例有增无减的背景下，发达国家与尤其是以中国为代表的发展中国家之间的肿瘤防控水平存在明显差异，这些地区新增的癌症病例和癌症死亡人数均占全球总数的一半以上。

“造成这种显著差距的原因，除却缺乏有效的筛查和早期诊断及治疗服务之外，发展中国家的医生和民众能否获取最先进的肿瘤治疗技术和理念更是其中之关键。”郝院士称，肿瘤的防控在医学领域目前已经上升为“全球战略”，作为世界上的人口大国，中国在期间的作用举足轻重。让中国肿瘤学术水平接轨国际，提升中国肿瘤防控水平，降低中国新发肿瘤病例和死亡率，将对全球肿瘤防控起到关键性作用。中国抗癌协会作为目前中国国内最高、最大的学术交流平台将承担这一重要任务，这也将成为今后一段时间内中国抗癌协会的重要发展战略。

作为中国肿瘤学发展方向的引领者，中国抗癌协会自成立以来，积极开展肿瘤学科的临床与基础性研究，广泛推广新成果、新技术。由中国抗癌协会倡导并发起的历届“中国肿瘤学术大会”已经成为中国目前最高层次的学术会议，是肿瘤领域的全国性学术盛会，为国内外肿瘤研究者提供了广阔的学术交流平台，促进了我国肿瘤防治水平的提高。

近年来，中国抗癌协会将发展战略定位国际化，先后成为亚洲地区抗癌组织联盟理事单位，是现任7个常务理事之一，同时也是国际抗癌联盟的正式会员，并促成中国首次承办“第21届世界抗癌大会”，首次承担国际抗癌联盟—中国抗癌协会肿瘤专业人员联合培训项目。特别是在倡导全球癌症防控理念、推广《世界抗癌宣言》、“世界癌症日”科普宣传，在天津设立国际抗癌联盟中国联络处等重大学术、科普推广活动和国际合作项目方面，做出了卓越的贡献，使中国在世界肿瘤的防治领域上占有一席之地，也让世界关注到中国抗癌事业取得的成果和发展。郝希山院士本人为国际抗癌联盟常务理事，成为14名理事会成员中唯一当选的中国代表。

郝希山院士表示，此次峰会是诺贝尔奖得主对话中国肿瘤防控的开始，其价值和意义都是非凡的。中国抗癌协会将努力使之成为中国肿瘤防控真正的“国际智库”，从而对推动中国肿瘤防控技术水平接轨国际有所助益。

（来源：人民网天津视窗，2015-05-09）

郝希山理事长率中国抗癌协会代表团赴印度尼西亚参加第 23 届亚太抗癌大会

2015 年 8 月 19 日~23 日，由亚太抗癌联盟（APFOCC）主办，印度尼西亚肿瘤协会承办的第 23 届亚太肿瘤大会在印尼巴厘岛成功召开，中国抗癌协会代表团共 20 余人在理事长郝希山院士的带领下参会，并与亚太地区的肿瘤专家进行了广泛的学术交流和深入探讨。我国代表团有 1 位专家做特邀报告，5 篇论文被大会遴选为口头发言，16 篇选为大会壁报交流。

大会的主办方——亚太抗癌联盟（APFOCC）是亚太地区最具影响力的抗癌组织，多年来致力于促进亚太地区肿瘤基础研究和临床治疗的发展和学术交流，成员遍布亚太 17 个国家。被冠以“肿瘤学界的亚运会”之称的“亚太抗癌大会（APCC）”是亚太抗癌联盟的重要学术活动，每两年举办一次，已成为亚太各国肿瘤专家学者进行学术交流、分享最新科技成果与经验的重要交流平台。

会议期间，理事长郝希山院士受邀做了题为“Cancer burden and control in China”的学术报告，介绍了中国当前面临的恶性肿瘤的疾病负担和挑战，并汇报了中国抗癌协会针对部分高发肿瘤所进行的预防研究和防控工作，相关研究成果引起了广泛的关注和热烈的讨论，恶性肿瘤作为危害严重的慢性非传染性疾病，不仅威胁着人们的身体健康和生活质量，而且对社会发展和经济生活造成了严重的危害，特别是对于亚洲地区广大的发展中国家而言，是迫切需要解决的现实难题。会议中，日本、韩国、马来西亚、印尼、印度等各国专家畅所欲言，介绍本国在癌症防控方面所取得的成果和经验，以及在癌症治疗方面的新发现、新进展。随后郝希山理事长还主持 Universal financial coverage for cancer patient 专场学术论坛，就亚洲地区恶性肿瘤的财务负担等方面进行了进一步的深入探讨。

此次中国抗癌协会代表团成员来自多个省市，他们利用会议间隙也就各省市的肿瘤防控经验进行了充分交流，相互借鉴，收获颇丰。其中，天津医科大学肿瘤医院董恒磊医师

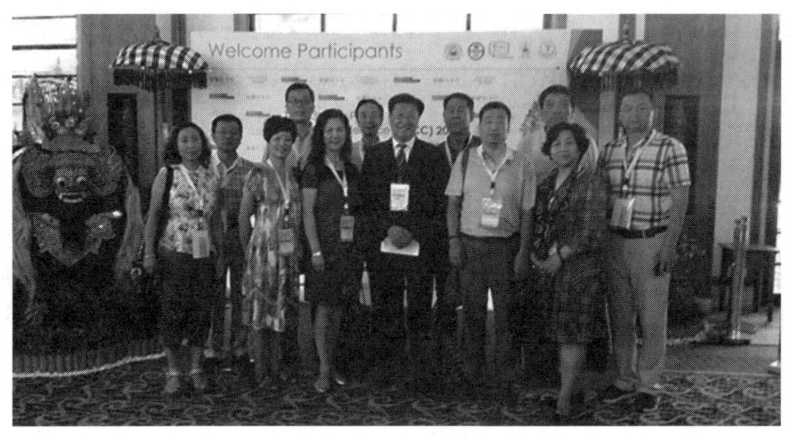

中国抗癌协会代表团合影

做了题为“Screening ultrasound as an adjunct to mammography among Chinese women”的精彩报告，受到与会代表的好评。

（稿源：中国抗癌协会 2015-09-15）

2015 年第 11 届国际胃癌大会召开

——2017 年第 12 届国际胃癌大会将在北京举行

世界胃肠肿瘤界广泛关注的第 11 届国际胃癌大会（International Gastric Cancer Congress，IGCC）于 2015 年 6 月 4 日~6 日在巴西圣保罗举行。本次国际胃癌大会的近千名注册代表中，超过 1/4 的代表来自中国；在 700 篇投稿中，177 篇来自中国。其中，季加孚教授率领的北京大学肿瘤医院团队投稿 40 篇，会场发言 19 人次，壁报展示 18 人次，视频展示 3 人次。来自中国的会场主持人、发言者、壁报展示者，亦占相当大的比重，中国的高强度深度参与成为本次国际胃癌大会的一大亮点。

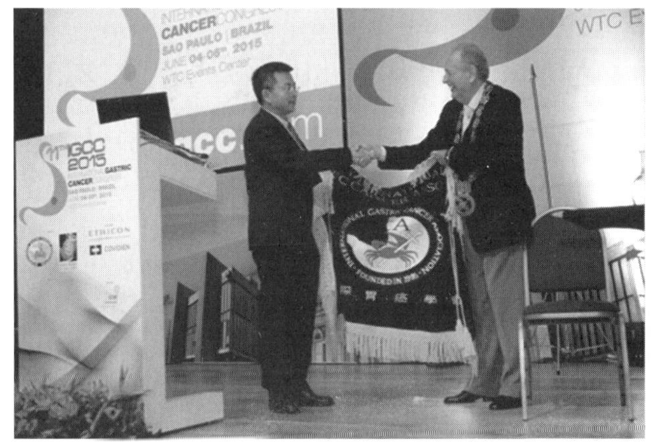

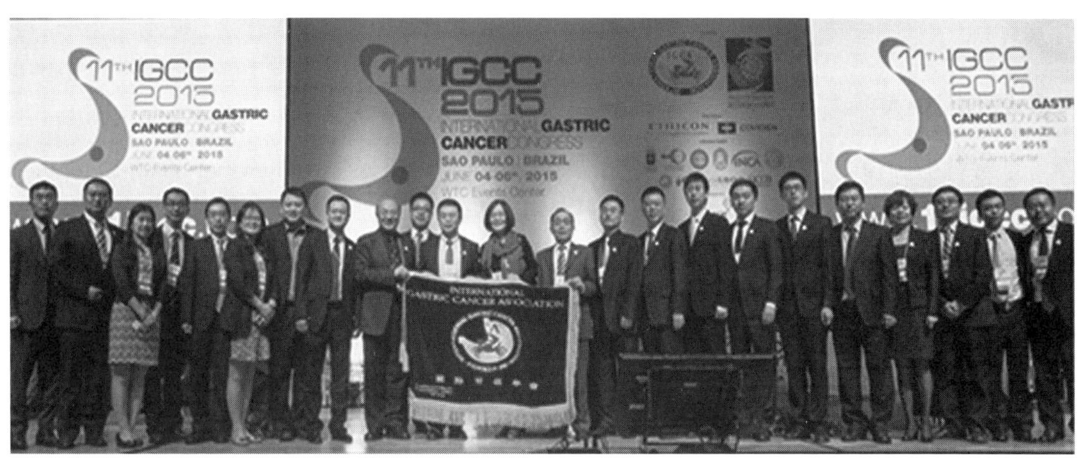

作为 2017 年 IGCC 会议的承办国，来自中国的声音自然是重要的关注点。本次会议设有 2 场中国胃癌学会专题会议。其中，北京大学肿瘤医院季加孚教授、沈琳教授，解放军总医院陈凛教授，天津肿瘤医院梁寒教授在“Chinese Gastric Cancer Association”专场报告会上分别就“中国胃癌外科发展现状及展望”“中国进展期胃癌临床研究概况”“热休克蛋白 GP96 的免疫治疗”“肠系膜上静脉淋巴结的清扫”等专题进行了详细汇报，获得国内外学者的高度关注。在 IGCA 卫星会上，北京大学肿瘤医院苏向前教授、李子禹教授和福建协和医院黄昌明教授、江苏省人民医院徐泽宽教授等专家对腹腔镜胃癌根治术、淋巴结清扫及中国胃癌临床研究等方面进行了经验分享，日本的 Sasako 教授、韩国的 Yang 教授、中国的龚建平教授和李国新教授分别进行了精彩点评，交流了彼此在胃癌治疗中的观点和心得，促进了东亚胃癌研究的互相了解。

在 2015 年 6 月 6 日举行的闭幕式上，本届国际胃癌大会主席 Bruno Zilberstein 将“国际胃癌学会”的旗帜交到季加孚教授手中，中国正式成为第 12 届国际胃癌大会的主办国，季加孚教授为大会主席，此次会议将于 2017 年 4 月 20 日 ~23 日在北京举行。IGCC 的成功申办，也标志着我国已经成为世界胃癌防治的核心力量之一。

（北京大学肿瘤医院 季　鑫 卢新璞/文 陕　飞/图）

（来源：北京大学医学部新闻网，发布日期：2015-06-11）

肿瘤心理学专业委员会参加 2015 年心理社会肿瘤学世界大会

2015 年心理社会肿瘤学世界大会（IPOS）于 7 月 28 日 ~8 月 1 日在美国首都华盛顿举行。中国抗癌协会肿瘤心理学专业委员会（CPOS）一行 13 人在主任委员唐丽丽教授、候任主任委员刘巍教授、副主任委员刘爱国教授的带领下，带着研究、热情、追求，匆匆赶往这一世界级舞台，以期将国内的研究成果带出国门与世界交流，将其他各国前沿的学术成果带回祖国借鉴益民，从而进一步推动我国心理社会肿瘤学在研究领域以及临床实践中的快速发展。他们相信在 CPOS 的推动下，中国在此领域的声音将越来越饱满洪亮，得到国际认可。

近 3000 人参与的盛会，全社会关注的学科！

心理社会肿瘤学于 20 世纪 70 年代由美国纪念斯隆-凯特琳（Memorial Sloan-Kettering）癌症中心的 Jimmie Holland 教授发起，并逐渐在全世界范围发展成为一门成熟的交叉学科，关注癌症患者全人照顾，身心健康，倡导为癌症患者提供最优质的服务是学科理念和研究重点。每年一次的世界大会由国际心理社会肿瘤学协会举办，它代表着心理社会肿瘤学领域的最高学术水平，时至今日大会已成功举办 17 届。本届大会共接收近万份论文投稿，吸引了来自全球不同国家近 3000 人参会。

以患者为中心的优质医疗服务

美国 UCLA Jonsson 综合癌症中心主任 Patricia A. Ganz 为大会首场专题发言并提出，目前肿瘤学领域所倡导的精准医疗是预防及治疗疾病的一种新型干预模式，要求医生充分考虑患者在基因、环境以及生活方式上的个体化。美国医学研究所对优质医疗服务的定义涵盖 6 个主要内容：安全、有效、以患者为中心、及时、高效率和公正。而目前的癌症治疗还未做到以患者为中心，以证据为基础，途径便捷等，也就是说目前的癌症治疗系统面临危机。以患者为中心需让患者更加积极地参与到治疗决策过程中，关注患者的主观症状，并给予及时转诊和积极处理才能从最根本上提高患者的生活质量。

心理社会照顾是一项人权

2014 年，在里斯本召开的第 16 届大会上，提出了里斯本宣言“心理社会照顾是一项人权”。7 月 30 日下午，在 IPOS 人权工作组主席、美国 Memorial Sloan-Kettering 癌症中心 Breitbart 教授的主持下，IPOS 2015 世界大会首场专题报道就“心理社会照顾作为一项人权所存在的机遇与挑战”这一话题进行了发言讨论。来自不同地域的学者分别从儿童癌症患者心理社会照顾理念、穆斯林女性对癌症的认识，以及肯尼亚癌症照顾模式中心理社会照顾现状进行了阐述与交流。世界卫生组织的 Conner 教授提出：“全球不同国家姑息治疗及心理社会照顾发展非常不均衡，上述领域世界宣言的发布，对于促进优质照顾模式的发展起到了巨大的作用。相信里斯本宣言同样也将会在全世界范围内发起心理社会照顾的倡议，未来将会有更多的人关注患者的身心全面健康，让优质医疗服务理念更加完整！”

美国 Dana-Farber 癌症机构的 Patenaude 医生对儿童肿瘤患者的情况进行了报告与讨论，他提出：“理想状态是在孩子信任的成年人帮助下实现对患儿的知情权和选择权的特别关注，而现实中的另一个极端是，在非洲的肯尼亚，不少患病儿童因为家长付不起医疗费用滞留在医院中，家长不敢露面，医院也疏于照顾。这等于在患病之外，又剥夺了儿童成长的基本权利。现实与理想的差距永远是巨大的，这也更激励我们努力改善现实，直至达成理想。”

“在中东的阿拉伯妇女中，患癌症还被认为是一件有损名誉的事情，被周围社会解读为‘失去生育能力’，甚至错误地被认为‘得了乳腺癌会传染’。这并不单纯是因为经济的落后，如在经济水平相当高的沙特阿拉伯，妇女中乳腺癌发现即为晚期的比例高达 70%，而在美国这一比例为 3%；癌症死亡者中 40 岁以下的比例达 30%，而美国这一比例为 5%。社会文明发达的程度，并不总是与经济水平一致，这一点在中东妇女中尤其突出，在癌症的发现、诊疗和照顾中，也突出地体现出来”。来自以色列的 Baider 女士操着中东口音，语调高亢，声音洪亮地就中东地区的现状进行介绍，她的语气中或者有些许担忧，却充斥着问题终将解决的自信。

“在这个相对开放的东非国家，癌症患者中能付得起放疗费用的还不到患者总数的 10%。整个国家癌症治疗力量薄弱，4000 万人口只有不到 10 位肿瘤专科医生。在人力和资源都明显不足的情况下，有限的资源还很大程度上错误地用于制定西方式的治疗指南，而这对于绝大多数患者而言，是根本无法落实的纸面‘福利’。按照 IPOS 制定的心理社会照顾水平，大部分地区是根本没有（最低的等级，Ⅰ级），最发达的部分，也只有Ⅲa 级，即孤立的一些心理服务，而非整合在医疗服务中的心理社会照顾”。其后日本的 Fujisawa 医生介绍了肯尼亚的情况。

最后，世界卫生组织的 Conner 博士，从世界卫生组织的角度，介绍了如何促进癌症患者的心理社会照顾。他首先回顾了在姑息照顾方面世界各地巨大的不平衡。世界上只有 8%的国家癌症治疗机构有整合良好的心理社会照顾，单从镇痛这一角度看，全世界消耗的医用吗啡，92%用于欧美发达国家，人口覆盖不到全部癌症患者的 17%。要改变这一现状，除了民间机构的呼吁，WHO 从官方敦促各成员国卫生行政机构担负起组织监察的责任，鼓励和配合行业协会，把癌症心理社会服务的理念推广到卫生服务体系中。Conner 博士回顾了本领域一系列宣言，从 2005 年的首尔宣言，2009 年的世界卫生组织关于姑息照顾的宣言，2011 年世界医学会的宣言，2013 年欧盟国家就姑息照顾的布拉格宣言，到 2014 年的蒙特利尔宣言……直到 2014 年，IPOS 发表了里斯本宣言，正式宣告心理社会照顾为癌症患者应当享有的人权！

但是，现实情况世界各地千差万别，至少我们现在认识到了这一点。采取不回避、去面对的态度去实现这些宣言，对整个行业来说，无论是发达国家还是欠发达地区，都还有很长的路要走。

我们的声音铿锵高亢

CPOS 推选的论文中有 3 篇深受赞誉并获得大会发言权。北京大学肿瘤医院汇报论文“中国癌症患者及临床医生对于心理社会干预指南的认识”和“中国癌症患者及临床医生对于优逝的质性研究”；吉林大学第一医院汇报论文“152 例慢性中重度疼痛肺癌患者镇痛治疗效果影响因素分析”等，向与会者展示了中国肿瘤临床中所开展的心理社会照顾服务以及相关研究的核心内容，引起了世界各国参会代表强烈关注，现场就东西方文化对于心理社会照顾的影响展开了热烈讨论。另外，CPOS 推选论文中有 5 篇进行了壁报展示，并在会议期间与参会者进行了交流。

一场笑声不断而激动人心的嘉宾访谈——姑息照顾与心理社会服务如何协调?

7 月 31 日上午，IPOS 2015 世界大会另一个专题报告高朋满座，聚集了世界各国代表。在知名媒体人 Cokie Roberts 主持下，另外 5 位嘉宾座位排成弧形，面对听众，开展了一场关于“心理社会和姑息照顾目标”的嘉宾访谈。

“Cokie Roberts 女士本人就是一位乳腺癌康复者，有 2 个子女和 6 个孙子女，同时又成为知名媒体人”，当大会组织者介绍论坛主持人时，会场出现叹服之声，继之以热烈掌声。参与访谈的嘉宾主要有来自波士顿的儿童姑息照顾专家 Joanne Wolfe 女士及其研究部同事 Patenaude 博士，来自英国的 Irene Higginson 主任，来自挪威的 Stein Kaasa 教授，以及波士顿西北大学的 Jamie von Roenn 博士。在 Cokie Roberts 女士介绍了这么多专业人士之后，不无幽默与谦逊地说，看来我是这里唯一的外行（非专业人士）了。听众报之以会心的回应，其实大家都知道，真正的患者，才是最有体会的人，是最有权利和资格“调动”专业人士，激发专业方向探索的人。

访谈从“姑息照顾”这个名称给人的印象开始，嘉宾发言提到这往往使人想起死亡。这是一个难以回避的现象，嘉宾半开玩笑半认真地提出，是否需要改个名词？当然，参与者都知道这不是改个名词所能解决的。由此，讨论向纵深展开……

嘉宾首先强调，姑息照顾以解决症状痛苦为基础，充分地减少症状痛苦，是深入整合的心理社会工作的前提。而一个真正的多学科团队，离不开心理社会角度的支持，而这方面的支持又是解决症状痛苦的有机组成部分。没有整合良好的心理社会服务，症状痛苦的影响因素都搞不清楚，也就无法有效地减轻症状痛苦。Higginson 医生以镇痛为例，充分展示了症状处理与心理社会服务的辩证关系。

讨论提到，姑息照顾与心理社会服务是分不开的。但又不是一个概念，是对同一事物（癌症患者终末期良好照顾），从不同角度的定义和操作。那么，如何做好组织协调？在这方面 Wolfe 医生欣慰地说，“在波士顿地区，先进的学术理念得到了较好的贯彻，多学科团队合作已形成‘气候’，同行理解的同步化，给她的姑息医疗工作创造了良好的条件。”另一位嘉宾提示，情况是在动态变化中的，组织多学科团队开展有效地照顾，始终面临着新的情况与任务重点。有嘉宾提出，随着时代的变化，信息时代媒体的作用，主持人恰逢其时地插入，“如 google 医生（类似于国内的百度医生）。”在场听众笑了。到底是起了积极作用还是消极影响？台上的专家以积极的心态回应，还是积极影响为主流，医疗知识的普及，促进了患者和专家的沟通。主持人举了一个例子：“一个姐妹去世前担心无法控制自己的呼吸，到了终末期怕喘气都不能自主，而这在医生看了可能只是一个技术问题，在患者心目中的分量明显不同。”主持人的介入和具有挑战性的提问，使嘉宾访谈自然地体现了患者导向，体现了心理社会层面的意义。

现场提问环节中，有提问者从社会工作者角度，提到和医生们合作的问题。又是主持人敏锐地提示：“你刚才用了‘他们’（指医学背景的专业人员）”又一次促使嘉宾（主要是医生背景的专家），谈出了作为医学专业人员，对社会工作者所给予帮助的认可和重视。

提问中，一位非美国本土的医生提到培训问题，嘉宾们再次兴奋起来，“培训很重要，而且最好从医学生阶段、护校阶段就融合进心理社会照顾的内容，在工作后继续教育阶段进一步巩固强化、深化”。这些内容虽然是“老生常谈”，但嘉宾访谈中却不无风趣的插曲，如来自波士顿的 Wolfe 医生灵机一动，“还要有考试!”，这对“身经百考”的嘉宾和听众来说，显然勾起了学生时代的回忆，笑声说明了一切。

对于不同国家和地区来说，心理社会照顾的目标不尽相同，也许离达成目标距离尚远，但能参与这样的访谈，以对话方式在相对轻松的气氛中讨论这一艰巨任务的各个要点，与“誓师大会”式的激励相比，当有着别样的激励、警醒与推动作用!

（稿源：肿瘤心理学专业委员会 2015-08-05）（中国抗癌协会网站）

国家癌症中心与美国国立癌症研究所第三届学术合作会议召开

2015 年 4 月 17 日，中国国家癌症中心与美国国立癌症研究所（NCI）第三届学术合作会议在美国马里兰州成功召开。美国国立癌症研究所全球健康中心主任 Ted Trimble 教授和中国国家癌症中心主持工作的副主任赫捷院士先后在会上致辞，指出中美两个国家级癌症研究机构在长期合作基础上，建立了良好的合作伙伴关系，完成和正在进行多项国际性癌症防控研究项目，包括现场流行病学与预防研究、癌症早诊早治研究、肿瘤登记、肿瘤影像诊断、肿瘤全基因检测等多学科领域，取得全球关注的重要进展。中国医学科学院肿瘤医院参加会议的全国肿瘤防治研究办公室、胸外科、影像诊断科、腹部外科、病理科、妇瘤科和流行病学研究室的 12 名专家，分别就中国癌症筛查-公共卫生和研究、食管鳞癌序列数据分析新方法、全基因组关联数据的癌症风险相关路径、中国肿瘤登记系统、食管癌早诊早治、控烟政策执行与烟草危害证据研究、乳腺密度与乳腺癌风险等，与 NCI 的 3 个核心部门——癌症流行病学与遗传学部门（Division of Cancer Epidemiology and Genetics）、癌症预防部门（Division of Cancer Prevention）和癌症控制与人群研究部门（Division of Cancer Control and Population Study）的专家，进行了深度交流，共同商讨发展双边合作的领域和契机。

（作者：国际合作交流处）

（来源：中国医学科学院肿瘤医院网站，发布时间：2015-06-04）

2015 美中中西医结合肿瘤学与支持疗法学术研讨会在美国波士顿召开

2015 年 10 月 2 日，2015 美中中西医结合肿瘤学与支持疗法学术研讨会在美国波士顿达纳法伯癌症研究院召开。会议由达纳法伯癌症研究院柴根姆整合疗法中心主办，亚太肿瘤研究基金会协办。会上，中美两国专家齐聚一堂，相互探讨中美两国在中西医支持治疗癌症疼痛和癌痛管理上的成果与进展。

会议由肿瘤针灸专科组长、达纳法伯癌症研究院、哈佛大学医学院讲师陆卫东教授主持。中国抗癌协会秘书长王瑛教授做了题为“肿瘤及癌痛管理在中国的现状”的学术报告，介绍了目前中国肿瘤的发病现状和流行趋势，癌痛管理和癌痛药物的使用；北京恒兴肿瘤医院院长丁剑教授做了“中医支持疗法在肿瘤患者中的使用”的报告，介绍了传统中药和针灸疗法对除痛具有辅助性治疗的作用；中山大学附属第一医院石汉平教授做了题为“中国肿瘤营养进展”的报告，应用肿瘤营养治疗方法说明人体的营养平衡对癌痛管理的正向关系；安徽省肿瘤医院副院长钱立庭教授做了“中国癌症康复俱乐部和癌症生存者”的学术报告，从社会关爱的角度介绍了组建癌症俱乐部有助于肿瘤患者的康复与治疗。

美国癌症协会前主席、美国整合肿瘤学协会前主席、哈佛医学院教授大卫·罗森绍（David S. Rosenthal），麻省总医院班森-亨利心身医学研究所医学主任、哈佛大学医学院讲师达山·麦塔（Darshan Mehta）教授，柴根姆整合疗法中心主任、哈佛大学医学院助理教授珍妮弗·列格白（Jennifer Ligibel）也都做了精彩的学术报告。

会上，两国专家深入交流，会场气氛活跃，学术氛围浓厚，演讲者与参会者讨论十分热烈。会议取得圆满成功，为今后进一步加强中美两国学术交流与合作奠定了良好的基础。

（稿源：中国抗癌协会 2015-10-14）

第二届中日韩慢性病防控论坛在京召开

中华人民共和国国家卫生和计划生育委员会 2015-10-26

2015 年 10 月 23 日，第二届中日韩慢性病防控论坛在北京召开。中日韩三国卫生主管部门及相关技术、学术机构，以及世界卫生组织驻华代表处等派出的政府代表及慢性病领域专家，共 20 余人参加了会议。

本次论坛旨在为三国在慢性病防控、尤其是癌症和心血管病防控领域提供政策及技术层面交流平台。世界卫生组织参会代表介绍了联合国 2015 年后发展议程，以及在该议程下慢性病防控面临的新的机遇和挑战；中日韩三国代表分别介绍了本国的慢性病防控和健康促进领域的最新进展及国家规划，还就本国癌症和心血管病防控体系建设、尤其是早期筛查、财政保障等领域政策和做法交流了经验，并探讨了下一步开展合作的领域和可能性。参会代表一致认为，三国均为东亚国家，且都面临严峻的慢性病防控形势，有必要在中日韩卫生合作机制下建立慢性病长效合作网络，加强信息交流、数据共享、政策对比研究等合作活动。

中日韩三国卫生合作机制始于 2006 年，近年来，慢性病防控逐渐成为该机制下的重要合作领域之一。2014 年，韩国在首尔成功举办第一届中日韩慢性病防控论坛。本次论坛是在第七届中日韩卫生部长会议期间由中方提议举办的，由国家卫生计生委主办，国家癌症中心承办。

相关报道

第二届中日韩慢病论坛在我院召开

2015 年 10 月 23 日，第二届中日韩慢病论坛在中国医学科学院肿瘤医院桓兴厅召开，世界卫生组织中国办公室代表 Angela Pratt，中国国家卫生计生委疾病预防控制局监察专员常继乐，国家癌症中心主持工作的副主任/中国医学科学院肿瘤医院院长赫捷院士，中国国家疾病控制中心慢病处副处长吴静、副主任马吉祥，国家癌症中心副主任/中国医学科学院肿瘤医院副院长石远凯，韩国疾控中心主任 Lee Donghan，韩国国家癌症中心癌症预防处主任 Min Kyung Lim，日本卫生劳动服务部公共医疗卫生服务部部长 Tokuaki Shobayashi，日本国家癌症中心癌症预防与筛查研究中心教授 Motoki Iwasaki，中国国家心血管中心国际合作部学术部主任李静、项目部主任张海波，日本大阪大学医学部 Hiroyasu Iso 教授等出席会议。

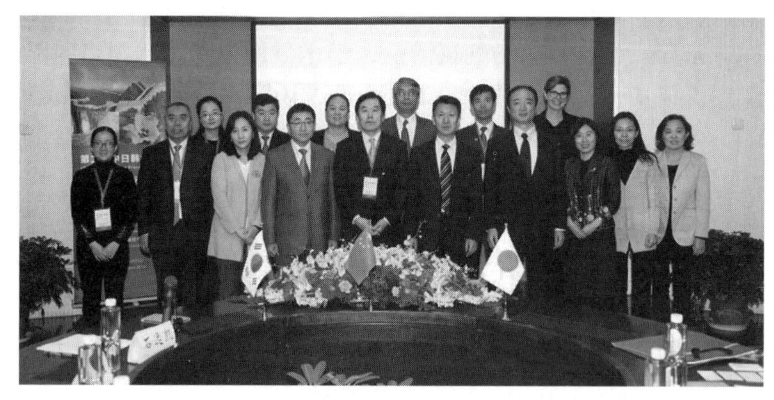

首先，三国参会负责人分别对各国慢性病预防和控制工作的现状及最新进展进行了报告。自第一届中日韩慢病论坛举行后，各国将慢性病防控上升到国家战略，制定了中长期规划。面对癌症、心脑血管疾病、糖尿病等慢性病逐年升高的趋势，中国制定了“健康中国”规划，韩国制定了“健康 2020”计划，日本也开始实行“健康日本 21 世纪”，共同对抗慢性病的威胁。随后，Angela Pratt 在讲话中指出，慢性病的预防和控制也是世界卫生组织的重点工作，希望各国抓住这个机遇，制定各国慢病预防和控制的具体实施计划，有效控制慢病高危因素，规范慢病治疗，做好慢性病患者的管理工作，提高全世界人民的健康水平，世界卫生组织将全力支持各国的慢性病预防控制工作。

心脑血管疾病和癌症是对人类健康威胁最大的两类疾病，各国专家针对两类疾病的预防和控制经验进行了交流，并对预防控制过程中的具体困难进行了深入交流和讨论，为各国慢性病预防控制工作的开展提供了借鉴。

第二届中日韩慢病论坛的举行加强了三国在慢病防控尤其是癌症、心血管疾病和糖尿病等慢性病防治领域的经验交流和政策共享，为中日韩三国在技术协作、能力建设和人员交流与合作提供了平台。面对日益加快的老龄化进程，三国将在医疗卫生、营养保健等健康产业方面加强合作，共同推动亚太地区卫生健康事业发展，为全球卫生治理树立典范。

（作者：冯　萍 杨文静）

（来源：中国医学科学院肿瘤医院网站，发布时间：2015-12-04）

第三届中韩癌症防控研讨会在北京召开

2015 年 10 月 23 日上午，由中国医学科学院肿瘤医院国际交流处和全国肿瘤防治研究办公室共同主办的“第三届中韩癌症防控研讨会”在我院诊断楼318会议室召开。会议主题为“肺癌和结直肠癌防治”。中国国家癌症中心主持工作的副主任赫捷院士和韩国国家癌症中心主任Kang Hyun Lee担任会议主席并致辞。

韩国国家癌症中心成立于2000年，由癌症研究所、肿瘤医院、防治研究所组成。中心不仅进行自主的研究，还通过国内外项目为韩国肿瘤协会的研究工作提供支持。中国国家癌症中心与韩国国家癌症中心合作已有多年，有着深厚的友谊。自2012年开始，两个中心决定每年召开一次中韩癌症防控研讨会，定期交流双边癌症研究进展，分享在癌症控制领域的研究经验和成果，深入合作，加强交流，促进学科发展，共同为两国的肿瘤防治工作而奋斗，为两国人民，乃至整个亚洲地区的卫生事业而不断努力。前两届研讨会分别于2013年8月27日和2014年5月29日在北京和首尔召开。

此次研讨会，中国国家癌症中心副主任王明荣教授主持了肺癌防控单元。中韩两国专家围绕肺癌筛查、控烟和肺癌分子标志物研究，分别介绍了中国肺癌筛查的进展和韩国肺癌筛查指南的制订情况；中国控烟进展和韩国北部京畿道的戒烟中心；检测早期肺癌的生物标志物研究和肺癌靶向预防标志物研究。

Kang Hyun Lee主任主持了结直肠癌防控单元，中韩两国代表围绕结直肠癌筛查和治疗进展，分别介绍了各自国家结直肠癌的负担；中国结直肠癌筛查和韩国结直肠癌筛查计划指南修订版；中国结直肠癌治疗的进展和韩国结直肠癌的危险因素研究。

会议学术氛围浓厚，与会者与报告者进行了热烈的互动。最后，全国肿瘤防治研究办公室副主任陈万青教授进行了大会总结，他肯定了中韩癌症防控学术研讨会对两国肿瘤防控交流合作所起的推动作用，希望两中心能够继续加强在肿瘤预防、科研和治疗方面的合作。

（作者：国际交流处 冯　萍）

（来源：中国医学科学院肿瘤医院网站，发布时间：2015-11-10）

北京大学肿瘤医院游伟程教授获得“诺奖之星”殊荣

由中国抗癌协会、哈佛大学医学院MGH肿瘤中心、诺贝尔奖得主国际科学交流协会共同主办的“2015诺贝尔奖获得者医学峰会”于2015年5月8日~10日在北京、天津两地召开。本届峰会由两部分组成，分别为5月8日在北京召开的“院士医学论坛”和5月9日~10日在天津召开的“国际肿瘤研究高峰论坛”。会议邀请了5位诺贝尔奖得主、十余位中美院士与我国肿瘤研究领域专家进行互动交流，共同分享肿瘤研究领域国际前沿的新技术、新发现和新成果。

在5月8日召开的“院士医学论坛”上举办了首届“诺奖之星（肿瘤领域）医学盛典”，对10名经诺贝尔奖得主、中美院士及国内学术评审委员会投票选出的“诺奖之星”进行了表彰。北京大学肿瘤医院游伟程教授、中国医学科学院詹启敏院士、天津医科大学尚永丰院士等获此殊荣。此次评选是根据研究方向、发表论文及突出成就在127名候选人中筛选出30名入围名单，再经评委会20位中外院士严格遴选及推荐，最终选出10名获奖者。在10名获奖者中，经5位诺贝尔奖得主严格遴选，又选出3名获奖者获得诺贝尔奖得主邀请函，并获得10万元交流基金，用于到诺贝尔奖得主实验室或其他实验室进行学术交流的费用。游伟程教授再次入选，成为3位获得者之一。

此次获奖是对游伟程教授在肿瘤预防与控制领域做出的突出贡献及影响力的再次认可，中央电视台《新闻直播间》等媒体进行了报道。

（北京大学肿瘤医院 潘凯枫）

（来源：北京大学医学部新闻网，发布日期：2015-05-25）

北京大学肿瘤医院顾晋教授当选法国国家外科科学院外籍院士

2015年1月21日，法国国家外科科学院（Academie National de Chirurgie，ANC）学术年会暨表彰大会在法国巴黎国家医学科学院报告厅举行。北京大学肿瘤医院结直肠肿瘤外科主任顾晋教授从法国国家外科科学院Daniel Jaeck教授手中接过外籍院士的证书和奖牌。这标志着中国外科医生取得的成绩得到法国外科科学院的认可，同时也体现了北京大学肿瘤医院结直肠肿瘤外科跻身世界消化外科的前沿。

本次会议由法国国家外科科学院候任主席M. Henri Judet教授主持，法国国家外科科学院主席Daniel Jaeck教授作工作汇报。来自全法国各地的外科科学院院士出席了此次大会。按照惯例，2014年法国国家外科科学院增补7名外籍院士，来自美国、英国、德国、中国等国家的7名外科医师和他们国家驻法领使馆官员出席此次院士授予仪式。中国驻法国大使馆一秘顾修林先生也出席了仪式。

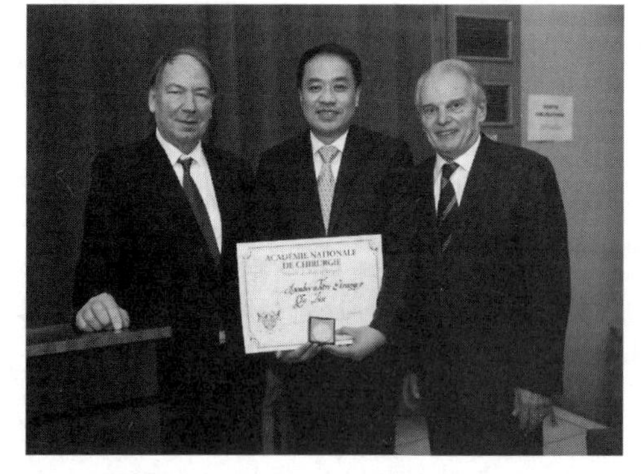

法国外科学的发展应该追溯到1731年路易十五时期，其前身是法国皇家外科学会。3个世纪过去了，如今法国国家外科科学院拥有多名诺贝尔奖获得者。法国国家外科科学院也是法国官方的学术机构，在国际外科学界有着重要的影响力和崇高的学术地位。

顾晋教授曾于1992~1993年留学法国，三十多年来，他始终致力于结直肠癌的临床和基础研究。在直肠癌外科手术、适合中国国情的术前放化疗方案以及直肠癌相关转化医学研究方面取得了成绩。顾教授为中华医学会肿瘤学会前任主任委员，中国抗癌协会大肠癌专业委员会候任主任委员。鉴于顾晋教授在结直肠癌领域取得的成绩，法国国家外科科学院于2014年12月邀请顾晋教授赴法国国家外科科学院做专题报告。值得一提的是，与顾教授一并获得外籍院士的还有英国知名的结直肠癌专家、国际公认的直肠癌外科手术的先驱 Bill Heald 教授。

（北京大学肿瘤医院）

（来源：北京大学医学部新闻网，发布日期：2015-02-26）

2015年亚洲肿瘤护理协会（AONS）年会召开

2015年11月19日~22日，第二届亚洲肿瘤护理大会在韩国首尔成功召开，中国抗癌协会秘书长王瑛教授代表中国抗癌协会出席本届大会，与此同时，中国代表团共20余人参加此次大会，并与亚洲地区的肿瘤护理专家进行了广泛的学术交流和深入探讨。中国代表提交论文共计31篇，北京大学肿瘤医院陆宇晗主任做了题为“癌症疼痛管理的护理实践”特邀报告，其余论文分别以口头发言和壁报展示进行交流。

本届大会特别设立中国专场（China Workshop），由中华护理学会肿瘤护理专业委员会主任委员、中国医学科学院肿瘤医院徐波主任和中国抗癌协会肿瘤护理专业委员会主任委员、天津医科大学肿瘤医院强万敏主任共同主持。复旦大学附属肿瘤医院护理部陆箴琦主任、中国医学科学院肿瘤医院张淑香护士长、湖南省肿瘤医院李金花护士长分别做了题为“日间化疗中心模式的管理”“口服化疗药物患者的护理”和“PICC相关血栓预警的管理”的学术报告，上述报告充分总结既往经验，实用性强，引起与会者关注和热烈讨论。中国专场成为本届亚洲肿瘤护理大会亮点之一。

大会的主办方——亚洲肿瘤护理协会（AONS）成立于2013年，由来自亚洲国家的肿瘤护理人员共同创立，参与的会员国包括：中国、韩国、日本、印度、伊朗、印度尼西亚、菲律宾、新加坡、泰国等。中国医学科学院肿瘤医院护理部徐波主任担任理事会理事，湖南省肿瘤医院谌永毅副院长担任该协会秘书。该协会致力于肿瘤护理领域，其愿景是通过加强亚洲区域肿瘤护理科研合作及与肿瘤专家、健康政策制订者、肿瘤患者间的合作来共同推动肿瘤护理发展，提升亚洲肿瘤护士为该区域肿瘤患者提供高质量、具有科学依据护理的能力。

亚洲肿瘤护理大会是亚洲地区最重要的肿瘤护理学术活动，其致力于促进亚洲国家肿瘤护理临床与科研发展和学术交流，每两年举办一次，已成为亚洲各国肿瘤护理专业者进行学术交流、分享最新科研成果与临床护理经验的重要平台。

（稿源：肿瘤护理专业委员会）

（中国抗癌协会网站，2015-12-09）

"因爱而美丽"，澎湃的加拿大"心灵之旅"
——"CALM"及"Dignity"工作坊札记

北京大学肿瘤医院姑息治疗中心　刘　巍

5月底的北京鲜花烂漫，春意盎然。带着北京大学肿瘤医院季加孚院长的嘱托、李萍萍教授的厚望，在热情美丽、充满大爱的唐丽丽教授引荐下，我们不远万里来到了国际主义战士白求恩大夫的家乡加拿大，身临其境地学习了他们肿瘤心理与姑息治疗的开展和研究情况，进一步参与丰富多彩的工作坊，深度品味到姑息中人文关怀的"真谛"。

参加本次学术交流的成员来自全球各地，主要是英国、美国、葡萄牙、意大利、德国、匈牙利等西方国家，虽然我和湖南省肿瘤医院刘晓红教授是仅有的亚洲面孔，但迎接我们的是善意的问候和微笑，热烈的掌声和拥抱，这样温馨的氛围让我们感动和温暖。

一、感知生命的意义——CALM 工作坊

10天的学术活动安排得紧张充实，首先我们参观的是加拿大多伦多大学玛嘉烈公主癌症医院的心理社会肿瘤与姑息治疗中心，这里不仅是全球非常著名的肿瘤心理治疗和姑息治疗的引领者，更是 GIPPEC（Global Institute of Psychosocial Palliative End of Life Care，心理社会肿瘤、姑息及临终照顾全球研究院）所在地，中心主任 Gary 教授和他的团队接待了我们。他们的心理社会肿瘤学与姑息治疗中心涉及三方面内容：肿瘤心理、癌症幸存者、生命末期的照料。中心团队成员分工明确，有条不紊；整个病区、病房、访谈室的环境安静，祥和、温馨，其中与我国不同的是在大厅以及病房门口都会看到张贴的慈善捐赠者的名字，以提醒所有人的关注并为之敬仰。接下来我们参与了"CALM"工作坊，来自全球十余个国家不同专业的专家、社会工作者、志愿者、护理人员参与其中，分享 CALM 的工作经验和技巧，以及为患者带来的生命的意义，在聆听中我们自己也在重新审视自己，思考如何将 CALM 推广到中国来，并造福我国的广大患者。热情的 CALM 发起者 Gary 教授非常感谢中国同道的到来，他跟唐丽丽教授有多年的友谊，同意进一步发展共同推进 CALM 在中国研究的进程，并与北京大学肿瘤医院建立长久稳定的合作关系，我们被他的真情所感动和感染！随后3天的工作坊学习下来，我们对加拿大同道"团队作战"的高效和协作感到非常敬佩，Gary 教授冒雨相送的场景也时时在眼前浮现和回荡。

二、升华生命的尊严——Dignity 工作坊

带着这份感动和依依不舍，我们迈进了另一个令我们向往已久的工作坊——"Dignity 工作坊"（尊严疗法工作坊）。Dignity 工作坊在加拿大另外一座精致的小城温尼伯（Winnipeg）举办。我们抛开旅途的辛劳，又投入到新的挑战。作为肿瘤内科大夫出身的我周边

耳边都是精神心理的专业术语，必须丝毫不得分心。交流中我们通过领略患者访谈和角色互换，更为深入学习了尊严疗法。加拿大同道对患者无微不至的呵护和对生命的尊重令人感动钦佩。参加学习班的人老幼参差，专业人员、志愿者、宗教人士共济一堂，探讨如何为晚期癌症患者升华生命的意义，这份执着和进取令人赞许！倡导者 Dr. Harvey Chochinov 教授是一位儒雅、潇洒、善谈的男士，为中国同道远道而来给予了密切的关注，希望我们将“尊严疗法”带到中国，并进行交流和推广，造福中国的广大患者。同时也接受了我们对他的诚挚邀请，不久的将来，Dignity 工作坊会来到北京大学肿瘤医院，与中国同道进行面对面的学术交流。

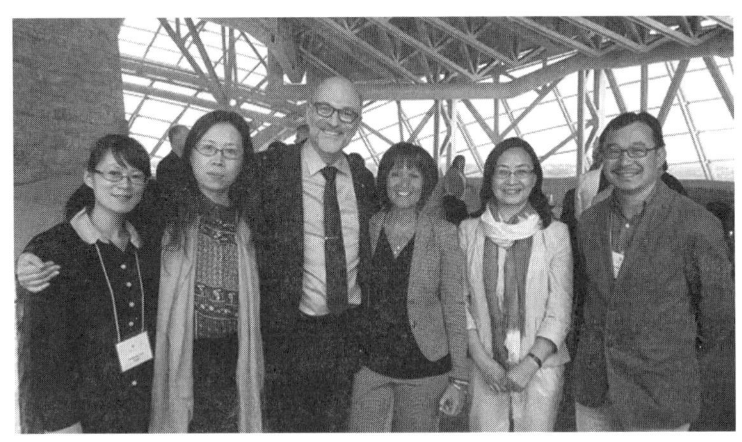

三、回归生命的本质

尽管本人已经从事肿瘤内科 27 年，投入姑息治疗 10 余年，我们无数次为患者指明光明的征程，无数次为患者减轻痛苦，更是无数次在患者辞世后，家属仍送上鲜花表示感激之情，多少次锦旗、牌匾簇拥……我们为自己的大爱而感动。我们在追逐姑息治疗真谛道路上苦苦求索，砥砺前行。

回顾十余天的加拿大之行，至今心潮澎湃。我国在众多前辈和大家的引领下，在肿瘤的姑息治疗领域已经取得了长足进步，我自己通过 27 年的体会也践行了自己的 WARM 模式给我们很多患者带来了舒适和幸福。然而距离加拿大同道的学术严谨细腻，追求事业的执着，以及孜孜不倦的探寻，周到详尽的分享，我们有很多需要改进、学习及拓展的地方。正所谓“任重而道远”，我们希望为中国姑息治疗事业贡献自己的力量，这次学术交流不仅拓展了学术视野，更为未来开展深入广泛的国际交流奠定了坚实的基础。

（稿源：中国抗癌协会肿瘤心理学专业委员会，中国抗癌协会网站，2015-06-16）

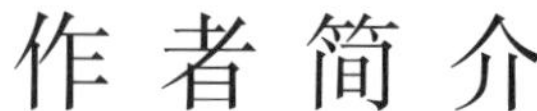

作者简介

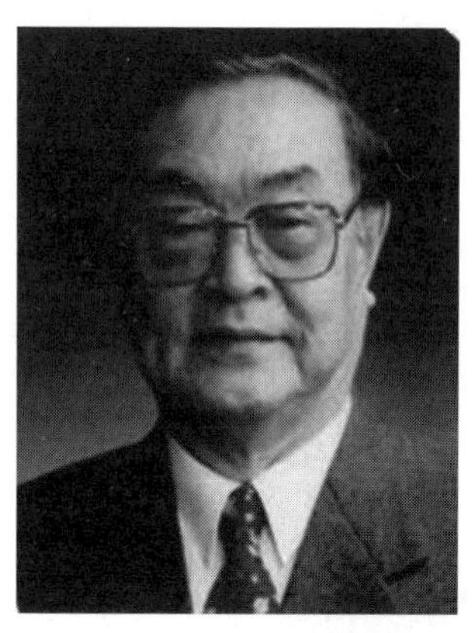

孙燕，1929 年 2 月出生。医学博士、教授、中国工程院院士、中国医学科学院北京协和医学院肿瘤医院国家新药（抗肿瘤）临床研究中心主任。

1951 年毕业于燕京大学，1956 年获北京协和医学院博士学位。从 1959 年起在中国医学科学院肿瘤医院工作，曾任内科主任多年。1979~1981 年间曾以客座教授身份在美国 M. D. Anderson 癌症中心从事研究。现任亚洲临床肿瘤学会（ACOS）主席、中国癌症基金会副主席、中国抗癌协会临床肿瘤学协作专业委员会（CSCO）名誉主席、指导委员会主任。

研究领域：内科肿瘤学、新抗肿瘤药的临床研究、中西医结合防治肿瘤等。是我国肿瘤内科学的开拓者和学科带头人，在开发新抗肿瘤药、常见肿瘤综合治疗和扶正中药促进免疫作用以及学科的普及、提高等方面卓有贡献，享誉国内外。

半个多世纪以来，从事肿瘤内科治疗的临床及实验研究工作，通过多年努力使淋巴瘤、小细胞肺癌和睾丸肿瘤的综合治疗达到国际先进水平。曾因开发我国自己研制的新药，获得 1978 年全国科学大会奖、国家发明和科学进步奖；并主持我国和国外开发的抗肿瘤新药的临床试验，多次在国内外获奖。通过现代科学技术将祖国医学中“扶正培本”的治则和现代临床免疫学结合，证实了传统中药黄芪、女贞子、芦笋、仙灵脾等可促进患者免疫功能的恢复，辅助放疗、化疗应用可提高远期生存率。在研究的基础上研制的贞芪扶正冲剂/胶囊、扶正女贞素、固原颗粒均正式投产，并在国内外畅销。

培养博士研究生 41 人、硕士生 4 人。著有《内科肿瘤学》《肺癌》《临床肿瘤内科手册》等专著 28 部，发表学术论文 320 多篇。

曾荣获中国协和医科大学名医、全国卫生系统先进工作者、北京市医德楷模、中央保健委员会杰出保健专家等称号。享受国务院政府特殊津贴。

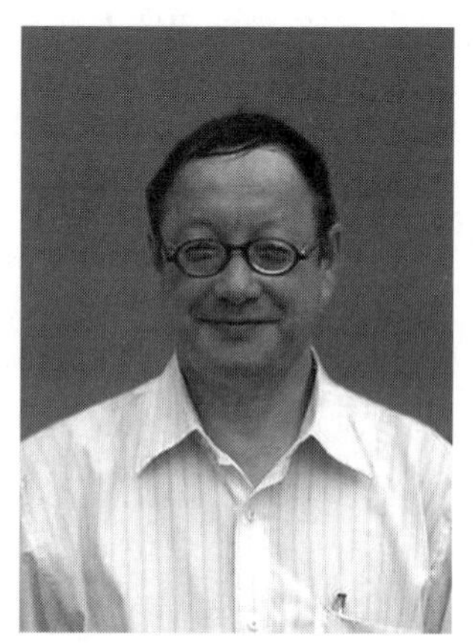

龚守良，教授，博士生导师，1969 年毕业于白求恩医科大学，1982 和 1988 年在该校分别获得硕士和博士学位。1991~1992 年和 1997 年分别赴英国北威尔士大学和美国旧金山加利福尼亚大学做访问学者。曾任或现任吉林大学卫生部放射生物学重点实验室主任、放射生物学教研室主任、吉林省核学会理事长和名誉理事长、中华预防医学会放射卫生专业委员会常委、国家自然科学基金委生命科学部评审组专家、中华医学科技奖及中华预防医学科技奖评审委员会委员、《中华放射医学与防护杂志》和《吉林大学学报（医学版）》等 10 余家杂志和报刊常委、编委或编审专家等职。

主要从事电离辐射生物效应及肿瘤基因-放射治疗等领域的研究，已公开发表论文400余篇；编著、主编、副主编和参编专著、教材和科普著作40余部。负责和参加国家“863”项目专题、国家自然科学基金、科技部国际合作及部省级等20余项科研课题的研究。获部省级各类奖10余项。享受国务院政府特殊津贴。

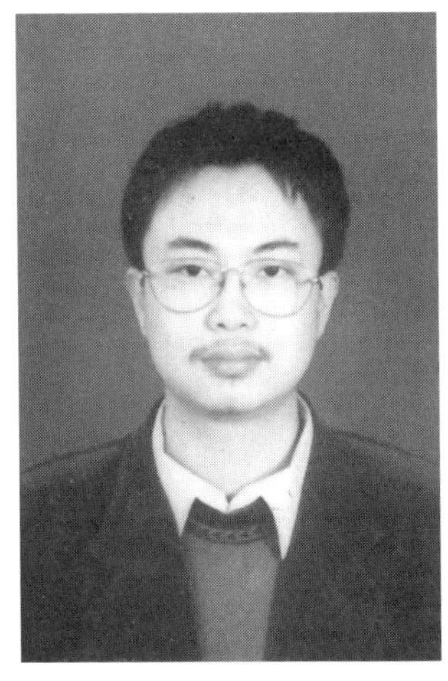

龚平生，讲师。2002年毕业于吉林大学生命科学学院，获学士学位；同年在该校分子酶学工程教育部重点实验室攻读生物化学与分子生物学硕士学位，2004年留校任教，并转为直接攻读博士学位，于2008年获博士学位。近年，主要从事肿瘤基因放射治疗和蛋白质化学的研究，主持吉林大学基础科研课题1项，参加国家自然科学基金课题研究5项，公开发表论文40余篇，副主编3部和参编、译著5部专著。获吉林省科技进步三等奖（位列第二名）1项（2011年），吉林省自然科学学术成果三等奖（位列第四名）1项（2014年）。

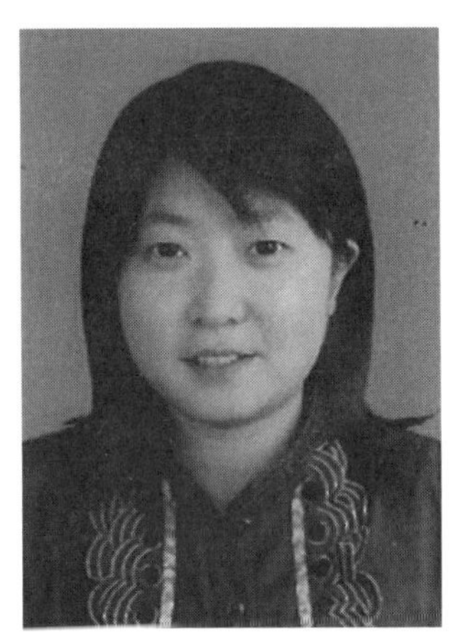

李戈，女，主治医师。2004年毕业于长春市中医药大学，2007年在吉林大学第一临床医院获得中西医结合硕士学位，毕业后一直工作于长春市中医院。近年，主要从事中西医治疗糖尿病的临床研究。公开发表论文10余篇，参与专著和译著编写4部。

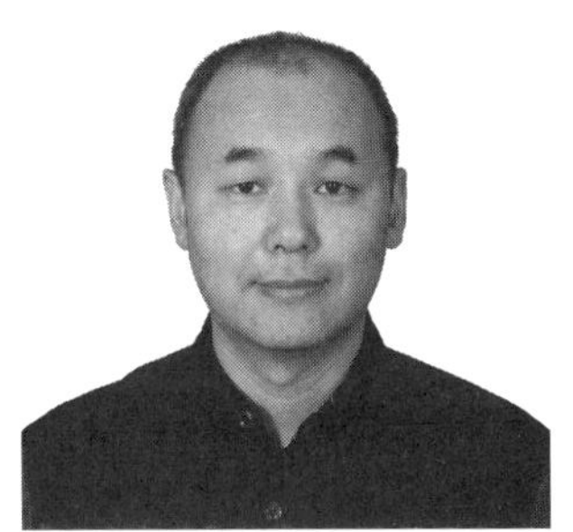

王志成，博士，副教授，1976年8月出生。1996~2001年就读于吉林大学预防医学系并获预防医学学士学位，2009年6月获得放射医学博士学位。2015年2月~2016年2月赴美国罗格斯新泽西州立大学肿瘤研究所做访问学者。主要从事电离辐射生物效应、肿瘤基因-放射治疗学以及肿瘤放射增敏效应相关领域研究，主持和参加科研项目20余项，发表科研论文80余篇，SCI检索论文10篇，副主编科研论著3部，参编6部，是获得吉林省科学技术协会科技进步奖项目的主要成员。

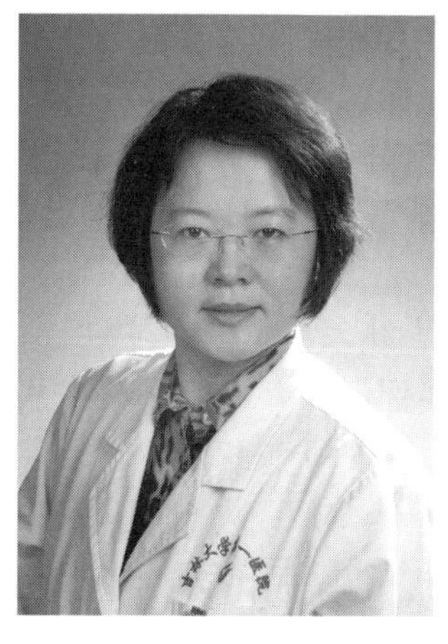

董丽华，女，医学博士，教授，主任医师、博士生导师，现任吉林大学白求恩第一医院放疗科主任。1987 年毕业于白求恩医科大学医疗系，一直从事肿瘤放射治疗的临床、教学和科研工作。先后在国内（中国医学科学院肿瘤医院放疗科和北京协和医院放疗科）和国外（美国杜克大学、韩国延世大学和加拿大 LAVAL 大学）肿瘤治疗中心学习，多次参加大型国际性肿瘤学术会议。现兼任中华医学会吉林省肿瘤放射治疗学分会副主任委员和全国生物医学工程立体定向放射治疗专业委员会委员等 8 个学会的职务。参加工作 20 多年来，在恶性肿瘤的诊断和治疗方面积累了丰富的临床经验，并在肿瘤放射治疗研究领域获得了许多研究成果，承担并参与国家、省级及横向联合科研课题 20 余项，已发表论文 50 余篇，参编专著 4 部，获得省级和校级科研和教学成果奖 6 项，专利 1 项。在临床研究的同时，开展了恶性肿瘤 pEgr-hp53 基因放射治疗的临床前期实验研究，为临床肿瘤-基因放射治疗及肿瘤生物治疗的临床应用提供了理论依据。

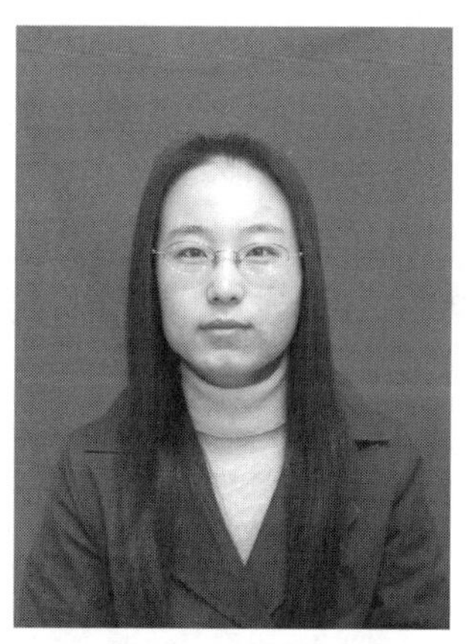

方芳，女，博士，讲师，1981 年 10 月出生。2000~2005 年就读于吉林大学预防医学专业并获学士学位，2007 年 6 月获得流行病与统计学硕士学位，2010 年获卫生毒理学博士学位，曾于 2007 年 10 月赴加拿大曼尼托巴大学进行博士联合培养，2010 年 10 月进入卫生部放射生物学重点实验室做博士后研究工作，主要从事电离辐射生物效应、放射肿瘤学和糖尿病发病机制的相关研究。主持和参加科研项目 10 余项，发表科研论文 30 余篇，参编科研论著 6 部，是吉林省科学技术协会科技进步奖获得项目主要成员。

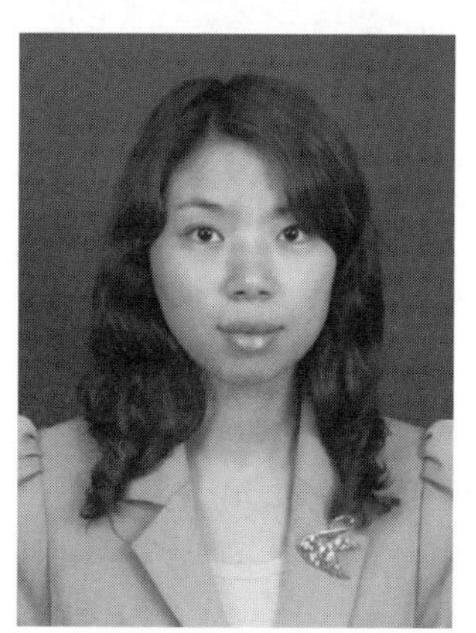

钟莉莉，女，在读硕士，主管技师，1982 年 3 月出生。2001~2006 年就读于延边大学临床医学专业，获学士学位；2007 年 7 月，进入吉林大学第二医院研究中心工作，主要从事肿瘤放射治疗的相关研究；2015 年~至今，吉林大学生物化学与分子生物学专业，在读硕士生。自参加工作以来，参与科研课题 7 项，公开发表论文 10 余篇，其中 SCI 检索论文 2 篇。

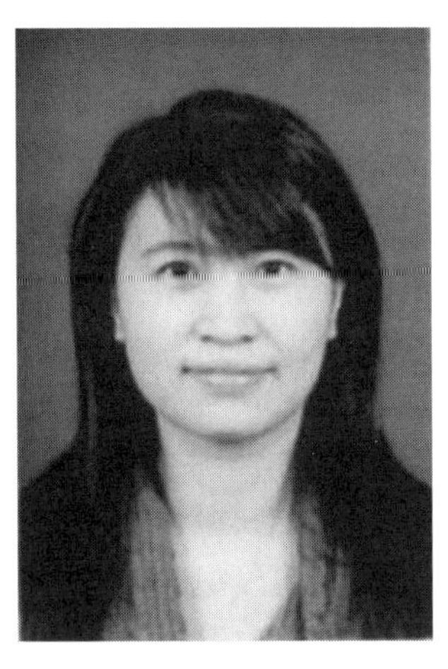

贾立立，女，博士，讲师，1981年3月出生。2009年在北京协和医学院肿瘤研究所詹启敏院士课题组完成博士课题并获博士学位，同年进入吉林大学公共卫生学院卫生部放射生物学重点实验室工作，并于2013年8月在该室完成博士后工作。现任吉林省核学会理事、《国际放射医学核医学杂志》通信编委。主要从事辐射肿瘤学和分子肿瘤学领域的研究。主持国家自然科学基金1项，参加国家自然科学基金和省部级课题10余项，公开发表论文20余篇，其中SCI检索论文5篇。参编教材和著作3部。

黄卉，女，1981年3月生，博士，副研究员。北京建生药业有限公司原学术部副经理，主导公司的科研工作；兼任中国癌症基金会鲜药学术委员会副秘书长。2003年毕业于北京大学药学院，理学学士；2008年获中国医学科学院药物研究所药理学博士学位；2008年8月~2010年9月，国家人类基因组北方中心，博士后，主要研究方向为肿瘤药理学，包括重组蛋白表达、基因通路筛选、未知基因功能预测及研究、药物筛选及新药药理机制研究。

承担的科研项目或作为主要参与者参加的项目：（1）国家自然科学基金（No. 30572256），负责药物筛选及候选化合物的药理机制研究；（2）国家高技术研究发展计划（863）“十一五”重大专项资助课题（2006AA02A305），负责药理机制研究；（3）重点项目资助（2006AA020501），负责药理机制研究；（4）“重点新药创制”科技重大专项资助课题（2009ZX09503-004），负责药理机制研究。近3年发表论文10余篇，参与专利申请1项。2011年获北京市优秀人才培养资助项目（金龙胶囊耐药逆转作用的研究）。

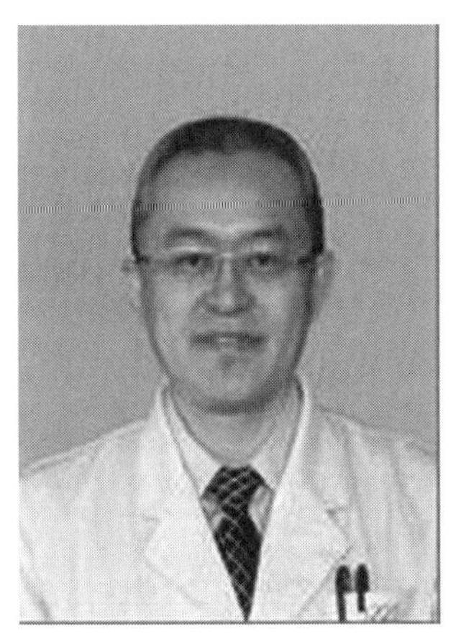

房居高，1965年11月出生，主任医师，教授，博士生导师。于中国医科大学、山东大学分别获得硕士、博士学位。2001年，博士毕业后在首都医科大学附属北京同仁医院从事博士后研究2年。现任首都医科大学附属北京同仁医院头颈外科主任、首都医科大学附属北京安贞医院耳鼻咽喉头颈外科中心主任。从医30余年来，主要致力于头颈肿瘤的基础与临床研究，尤其擅长甲状腺肿瘤的精细手术、早期咽喉癌的激光微创手术及中晚期患者的保留喉功能手术及综合治疗；基础研究领域主要涉及头颈肿瘤的早期淋巴结及血行转移的监测、头颈肿瘤生物学特性研究、头颈肿瘤的个体化及精准治疗研究等。承担国家及省部级等各类研究基金10余项。主编、副主编及参与编写著作9部。国内外发表论文60余篇。曾获山东省医药科技进步奖、山东省医学科学院科技进步奖、教育部科技进步奖等奖励。带教博士生、硕士生20余名。曾任或现任中国医促会甲状腺疾病分会主任委员，中华耳鼻咽喉头颈外科学会头颈学组副组长，中国抗癌协会头颈肿瘤专业委员会副主任委员、甲状腺癌专业委员会委员，中国残疾人康复协会无喉者康复委员会副主任委员，中华医学会病理学分会头颈病学组委员，中国医师协会耳鼻咽喉科医师分会头颈专业组副组长，北京市健康促进工作委员会健康科普专家，《中华耳鼻咽喉头颈外科杂志》《World Journal of Otolaryngology》《国际耳鼻咽喉头颈外科杂志》《国际外科学杂志》编委，《中华现代临床医学杂志》常务编委。2013 年荣获“中国名医百强榜”头颈外科和甲状腺外科上榜名医（top ten）。

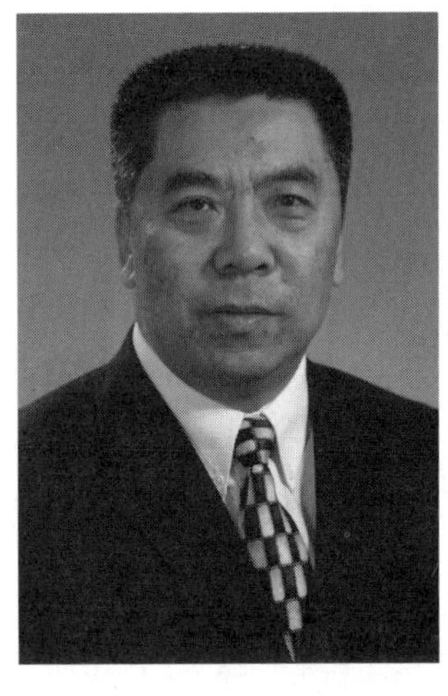

石远凯，肿瘤学博士，肿瘤内科主任医师，博士研究生导师。1984 年毕业于中国医科大学，1992 年获中国协和医科大学博士学位。国家癌症中心副主任，中国医学科学院肿瘤医院副院长，国家抗肿瘤药物临床研究机构副主任，抗肿瘤分子靶向药物临床研究北京市重点实验室主任，中国医师协会肿瘤医师分会会长，中国药学会抗肿瘤药物专业委员会主任委员，中国抗癌协会常务理事、学术部部长、肿瘤临床化疗专业委员会主任委员、淋巴瘤专业委员会侯任主任委员、肿瘤分子靶向治疗专业委员会副主任委员，中国老年学和老年医学学会肿瘤分会副主任委员，中国临床肿瘤学会（CSCO）常务委员，亚洲临床肿瘤学会副主席，国家食品药品监督管理总局药品评审专家，“重大新药创制”科技重大专项 GCP 组和化药组责任专家，国家干细胞临床研究专家委员会委员。享受国务院政府特殊津贴。

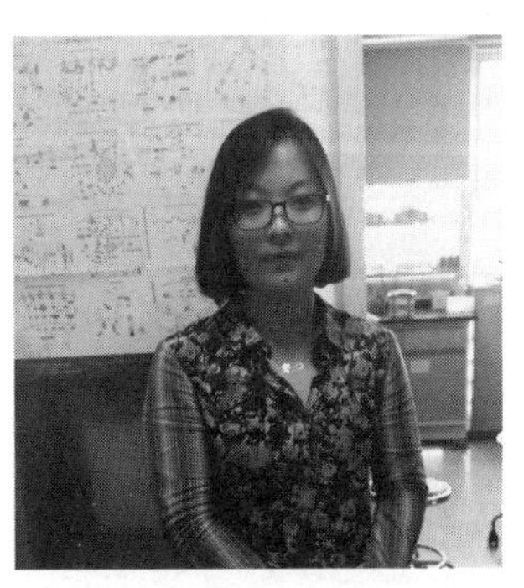

蒋姗彤，女，北京大学肿瘤医院在读博士生，导师李萍萍教授。主要从事中西医结合治疗肿瘤机制的临床及科学研究工作。在李萍萍教授的指导下，参与国家自然科学基金、北京市自然科学基金等项目。在 SCI 收录杂志及国家核心期刊发表文章 3 篇，并获北京大学卓越奖学金、学业一等奖学金等荣誉。

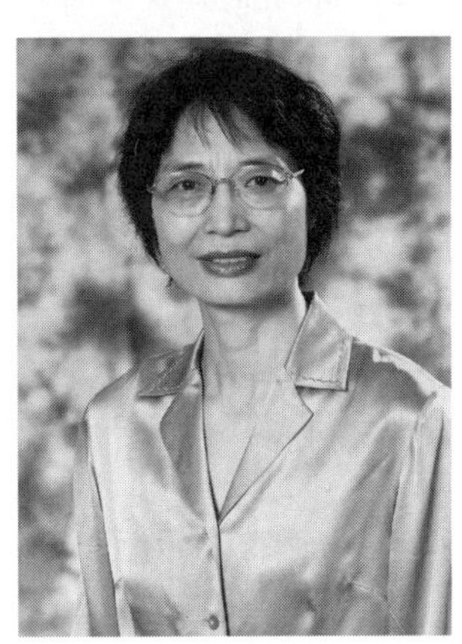

李萍萍，女，北京大学肿瘤医院中西医结合科主任医师，教授，博士生导师。1976 年毕业于北京中医药大学。曾作为访问学者在美国 George Washington University 药理系学习工作，1998 年在美国加州大学 UCSF Mount Zion Cancer Center 访问学习；2005 年获埃德加·斯诺基金会资助赴美国密苏里大学（University of Missouri-Kansas City, School of Medicine）做访问教授。

主要从事中西医结合肿瘤治疗的临床和科研工作。对常见肿瘤如肺癌、消化道肿瘤、乳腺癌及老年肿瘤形成较系统的中西医结合治疗方法。致力于中西医结合提高肿瘤患者生存质量与改善预后生存的临床与中药机制研究。主持多项国家和省部级课题。在肿瘤姑息治疗领域，努力推进改善肿瘤常见症状的中西医规范治疗，主编并出版了《肿瘤常见症状中西医处理手册》一书。牵头负责多中心临床研究，证实了中西医结合治疗进展期非小细胞肺癌可使患者生存获益的效果。针对乳腺癌所进行的“乳腺癌内分泌治疗不良反应的中药干预效果与机理研究”获2012年教育部高等学校科学研究优秀成果二等奖。在老年肿瘤学科领域，作为老年肿瘤综合评估多中心调查研究的课题负责人，率先在我国开展老年肿瘤综合评估的方法研究，为临床研究提供评估工具并指导临床治疗。同时结合临床进行中药药理药效机制研究。所在科室已成为北京市中医局重点学科，国家中医药管理局中药药理（肿瘤）三级实验室。国家卫计委首批癌痛规范化治疗示范病房。

积极开展国际合作，与美国M. D. Anderson、澳大利亚西悉尼大学互补医学研究所等建立了长期合作关系。

曾承担北京市重大科技项目、北京大学985研究课题，国家自然科学基金、北京市自然科学基金和北京市中医局重点项目等多项课题；参与国家中医局“十·五”“十一·五”等项目研究。发表论文40余篇，其中数篇发表在具有SCI影响杂志，并有数篇被美国NIH权威杂志INDEX MEDICUS、美国MEDLINE数据库和美国全球信息网络收录。

现任中国抗癌协会癌症康复与姑息专业委员会副主任委员、肿瘤传统医学委员会副主任委员，世界中医联合会肿瘤专业委员会副会长，北京市抗癌协会中西医结合专业委员会主任委员，北京癌症康复会会长，中国临床肿瘤学会（CSCO）执委会委员，美国临床肿瘤学会（ASCO）会员等。同时担任国家卫计委癌痛规范治疗专家组成员，北京市卫计委疼痛质控中心专家癌痛组组长。为第四届北京市和第五届全国老中医专家指导老师。在本学科领域有较高的学术地位及影响。

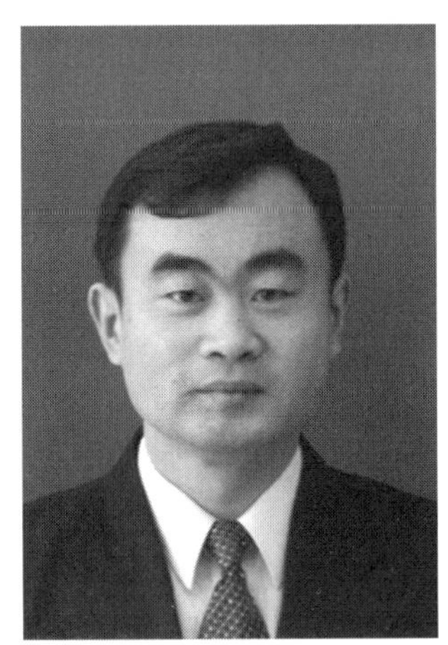

王建彬，副主任医师，中国中医科学院中西医结合肿瘤学博士，解放军总医院介入超声博士后，国家中医药管理局“中医中药中国行”培训及义诊专家。从事中西医结合临床20年，擅长中西医结合防治恶性肿瘤，对肿瘤的超声诊断及超声引导下的介入微创治疗亦有深入研究。发表学术论文20余篇，其中SCI收录2篇，科普文章6篇，参编医学书籍5部，其中斯普林格出版社英文书籍1部。

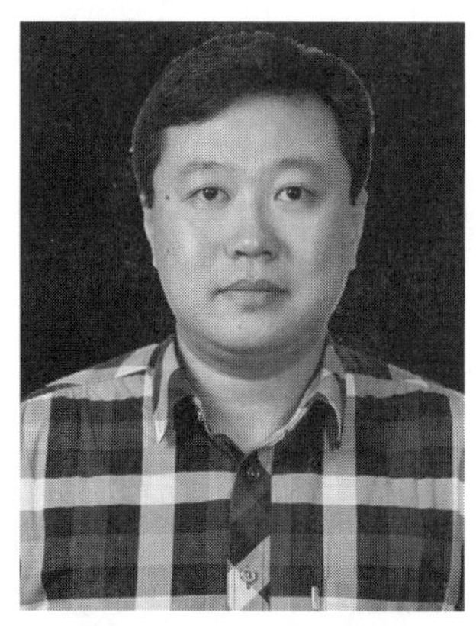

赵东陆，哈尔滨血液病肿瘤研究所血液肿瘤内科副主任，中国抗癌协会血液肿瘤专业委员会青年委员。2014~2015 年作为访问学者在美国 M. D. Anderson 肿瘤中心进修学习。

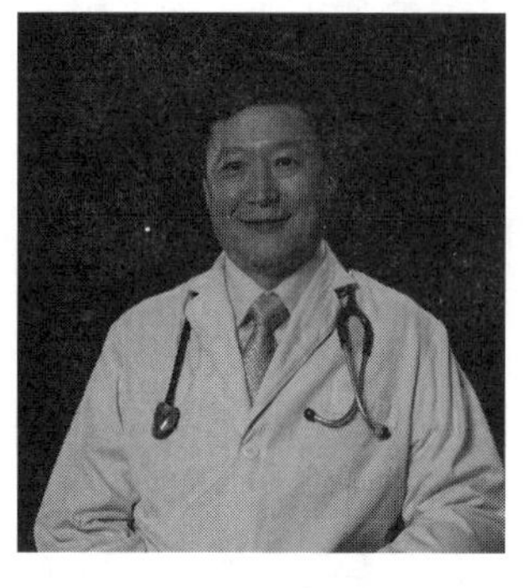

马军，教授，现任哈尔滨血液病肿瘤研究所所长、中国临床肿瘤学会（CSCO）副理事长，原中国临床肿瘤学会主席（2005~2011 年）、原中国抗癌协会临床肿瘤学协作专业委员会基金委员会主任委员，兼任亚洲临床肿瘤学会副主任委员、中华医学会血液学分会常委、中国医师协会血液科医师分会副会长、中国医师协会肿瘤分会副会长。

分别于 1979 年和 1983 年赴日本东京大学医学部和美国哥伦比亚大学医学部留学及工作。一直致力于血液系统的良、恶性疾病的诊疗，特别以治疗淋巴瘤和白血病享誉业内。

1984 年在国内首先建立体外多能造血祖细胞培养体系，填补国内空白。自 1986 年至今，应用维甲酸和三氧化二砷序贯疗法治疗急性早幼粒细胞白血病 1200 余例，5 年无病生存率 72%，达到了国际先进水平。从 1982 年起至今，曾先后在国内外刊物上发表论文 200 余篇，专著 40 余部，获国家、省、市科技奖 20 余项。承担国家“863”重大科研项目 4 项，省、市级科研课题 13 项，开展了 7 项临床试验。先后培养了博士、硕士研究生 20 余人。

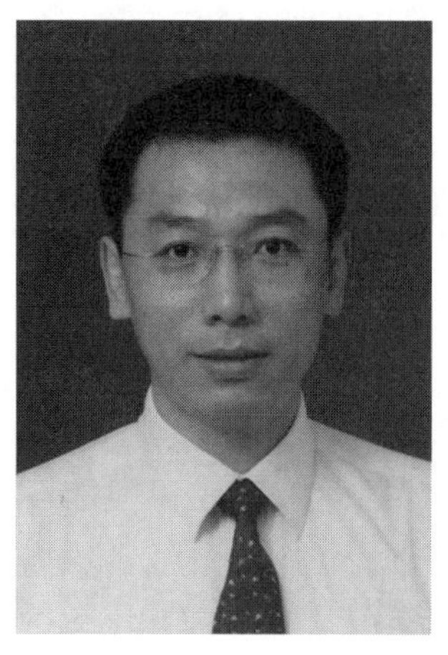

邱林，研究员，现任哈尔滨血液病肿瘤研究所副所长，中国老年学学会老年肿瘤专业委员会委员，中华医学会血液学分会实验诊断血液学专业组成员。1987 年获白求恩医科大学实验血液专业医学硕士学位，1995 年获日本东京大学医学部医学博士学位，1999 年在美国 M. D. 安德森癌症中心血液病理研究部攻读博士后。长期从事血液病的临床实验研究。2005 年回国在哈尔滨血液病肿瘤研究所重点研究慢性粒细胞白血病伊马替尼耐药机制和尿多酸肽治疗骨髓异常增生综合征的临床和实验研究，先后中标 8 项国家、省、市科研课题。参与编写专著 9 部，发表论文和综述 14 篇，培养硕士研究生 6 名。2008 年被评为黑龙江省卫生系统有突出贡献中青年专家。

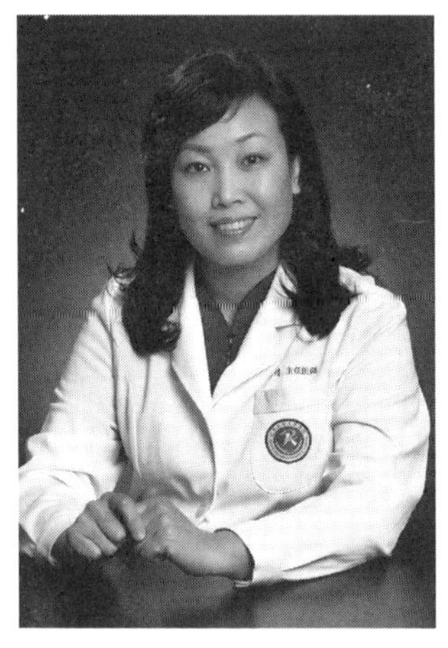

江倩，女，医学博士，主任医师，副教授，硕士生导师。北京大学人民医院北京大学血液病研究所血液病房主任。毕业于北京医科大学医学系（现北京大学医学部）。2013 年 1~4 月，赴美国 M. D. Anderson 癌症中心和 Fred Hutchinson 癌症研究中心进修学习。擅长血液系统各类疾病的诊治，专业方向为白血病、淋巴瘤和骨髓增殖性疾病，尤其对慢性粒细胞白血病的临床研究有较深造诣。

作为项目负责人，承担国家自然科学基金、卫生部行业专项基金、北京市科委课题和人民医院院内基金等科研工作，并承担多项国际和国内药物临床试验。现任亚太血液联盟临床试验网主要研究者，中国中西医结合学会血液病专业委员会副主任委员，中国临床肿瘤学会淋巴瘤联盟常委，中华医学会血液学分会白血病淋巴瘤学组成员，中国老年学学会老年肿瘤专业委员会淋巴血液肿瘤分会常委，中国慢性粒细胞白血病联盟秘书长，北京医学会血液学分会副主任委员、常委兼学会秘书，北京中西医结合学会血液病专业委员会常委，中国健康促进基金会中老年保健知识管理平台建设公益项目常委，中华医学会医疗鉴定专家库专家，北京医学会医政准入、医疗技术临床应用能力现场审核评审专家库专家，《中华血液学杂志》《中国实验血液学杂志》《临床血液学杂志》和《中华保健医学杂志》编委。

以第一作者或通信作者在国际血液学专业顶级杂志《Blood》和《Leukemia》等，以及《中华血液学杂志》等国内核心期刊发表文章 40 余篇，执笔《中国慢性粒细胞白血病治疗指南》和《中国慢性髓性白血病诊疗监测规范》，参编全国住院医师和研究生培训教材以及学术专著 7 部。曾应邀在国际血液学年会、iCMLf 大会、亚太恶性血液肿瘤大会、日本血液学年会、全球 CML 倡导者大会上作大会报告。

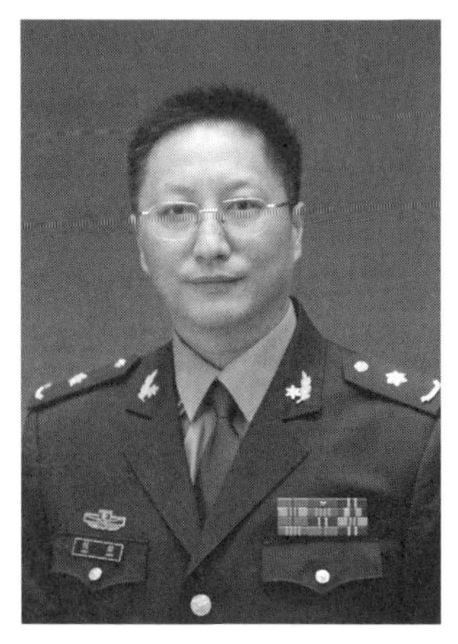

侯健，现任第二军医大学长征医院血液内科、全军骨髓瘤与淋巴瘤中心主任，教授，主任医师，博士生导师。擅长血液系统肿瘤尤其是多发性骨髓瘤的诊断与治疗。对各种白血病、淋巴瘤和多发性骨髓瘤诊断、鉴别诊断、病情监测、化疗方案等有较深造诣。在贫血、出血性疾病，以及血液肿瘤免疫治疗、造血干细胞移植、诱导肿瘤细胞凋亡等领域也有较深入的研究。发表论文 200 余篇，作为第一完成人在多发性骨髓瘤诊治领域的研究成果获上海市科技成果一等奖 1 项、二等奖 4 项，并获得上海市卫生系统银蛇奖、上海市“百名跨世纪优秀学科带头人”“曙光学者”“科技启明星”“优秀学科带头人”“科技领军人才”，以及卫生部“吴阶平医学研究奖”等荣誉。

学术任职包括：国际骨髓瘤工作组（IMWG）委员、中国医药创新促进会药物临床研究专委会副主委、中国医师协会血液分会常委、中国实验血液学会委员、中华医学会血液学分会委员、中国抗癌协会血液肿瘤专业委员会常委、中国免疫学会血液免疫分会常委、上海医学会血液分会主委、上海免疫学会血液免疫专业委员会主委、中国淋巴瘤联盟常委，《中国内科年鉴》专业主编，以及《中华血液学杂志》《中国实验血液学杂志》《临床血液学杂志》《现代免疫学》等十余本杂志的编委。

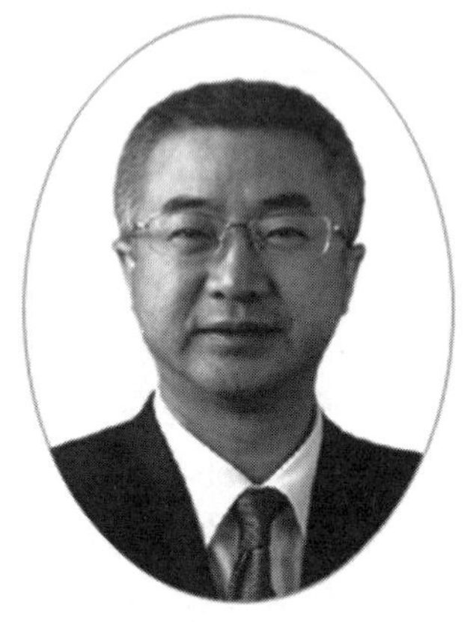

朱军，主任医师，教授，现任北京大学肿瘤医院党委书记、淋巴肿瘤科主任。出生于1962年，1984年毕业于第三军医大学，1994~1997年在以色列耶路撒冷希伯莱大学哈达萨医学中心骨髓移植科工作及攻读博士学位。担任中国抗癌协会淋巴瘤专业委员会副主任委员，中国抗癌协会血液肿瘤专业委员会常委，CSCO执委会委员，《中国医院用药与评价》杂志编委会副主任，《淋巴瘤·白血病》杂志编委，北京市劳动能力鉴定委员会医疗卫生专家库成员，北京市海淀区医学会医疗事故技术鉴定专家。

主要研究方向及工作重点为恶性淋巴瘤规范化诊断和个体化综合治疗。通过改良并创新治疗方案，参加国内和国际新药临床试验，开展造血干细胞移植、生物免疫及细胞治疗，放射性核素标记抗体示踪及治疗等新方法和新技术，建立淋巴瘤患者组织及血清标本库，促进了学科的发展。对某些类型淋巴瘤的诊断和治疗方面接近和达到国际水平，在恶性淋巴瘤规范化诊断和治疗方面保持了国内领先地位。发表论文30余篇。参与撰写专著5部。获得并参与“863”基金1项、“211”及“十五”肿瘤学重点学科基金3项、市科委基金3项、市卫生局基金1项和院内资助课题。现为硕士研究生导师和博士研究生指导老师。

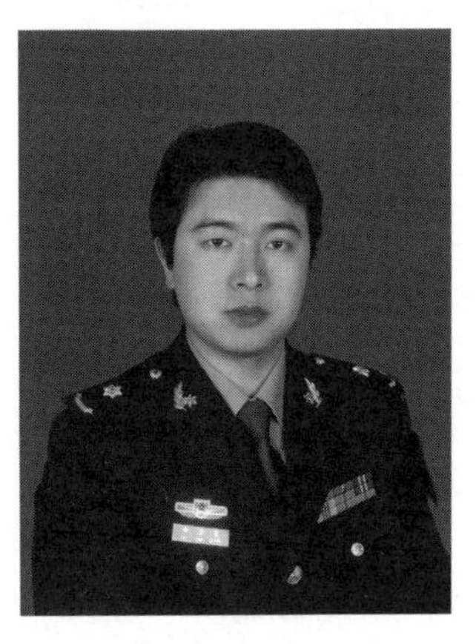

杨波，1977年3月出生，吉林四平人，医学博士，解放军总医院南楼血液科副主任医师、讲师。从事血液病学专业15年，尤其擅长诊治难治性造血衰竭疾病、疑难血液肿瘤及恶性肿瘤的生物免疫治疗。利用具有自主知识产权的临床生物信息分析技术平台，针对造血衰竭疾病、血液肿瘤及实体瘤，筛选出一系列具有“老药新用”作用的靶向和表观治疗药物，大大优化了上述疾病的临床治疗方案。在国际上，首先报道三种创新疗法，即“反复多疗程自体免疫细胞治疗技术体系”“超低剂量表观遗传药物联合免疫治疗技术体系”和“含祛脂向分化药物的再障联合治疗技术体系”。

受中国医师协会邀请，担任2014年中国生物治疗大会学术委员会秘书、2015年中国生物治疗大会学术委员会秘书和青年论坛主席。系列研究成果被《2012中国肿瘤临床年鉴》《2014中国肿瘤临床年鉴》《老年医学高级教程》《血液病防治专家谈》专著收录。1篇论文获中法老年医学高峰论坛2016暨第二届中国老年医学研究机构联盟大会（2016）

优秀论文二等奖，3篇论文分别获第五届中国老年肿瘤学大会（2011）、第五届中国肿瘤内科大会（2011）、第六届中国肿瘤内科大会和第一届中国肿瘤医师大会（2012）优秀论文三等奖，1篇论文获第八届中国老年肿瘤学大会（2014）“氨磷汀优秀论文奖”，1篇论文获“第六届中国科协期刊优秀学术论文”三等奖。

作为主要负责人，参与国家自然科学基金4项（81273597、81302801、81172986、30873086）、国家科技部重大新药创制项目1项（2008ZXJ09001-019）、中央保健研究基金1项（B2009B115），承担解放军总医院“百病妙诀”培育项目（自体CIK细胞免疫治疗在老年血液肿瘤的应用研究）和解放军总医院科技创新苗圃基金项目（11KMM24）各1项。以第一作者发表论文45篇，其中SCI论文11篇，累计影响因子35分，Medline论文18篇，核心期刊论文16篇。拥有国家新药发明专利1项（专利号：201510142245.2）。获解放军总医院科技进步二等奖1项（2014YK208）。主编译著《血液病药物临床研究》《临床生物信息学》，参编《血液病防治专家谈》《老年医学高级教程》。担任中国老年医学学会基础与转化医学分会委员、中国老年医学学会感染管理质量控制分会青年委员会委员、中国老年学和老年医学学会肿瘤康复分会委员、北京医学会内科学分会第十二届委员会青年委员会委员。

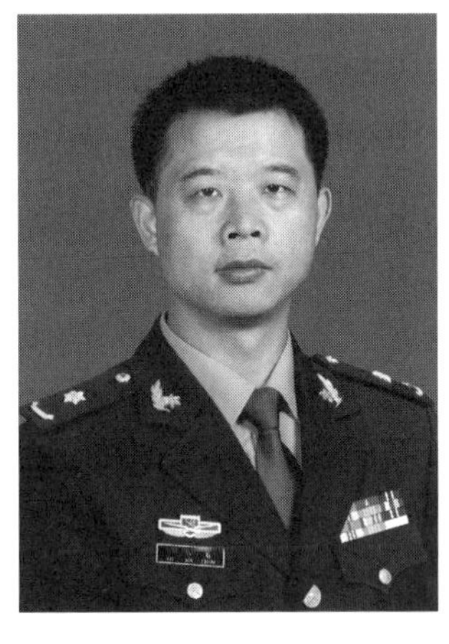

卢学春，1970年3月出生，吉林磐石人，医学博士，解放军总医院南楼血液科主任医师、科室副主任，硕士研究生导师。从事血液病学专业20余年，尤其擅长诊治难治性造血衰竭疾病、疑难血液肿瘤及恶性肿瘤的生物免疫治疗。利用具有自主知识产权的临床生物信息分析技术平台，针对造血衰竭疾病、血液肿瘤及实体瘤，筛选出一系列具有“老药新用”作用的靶向和表观治疗药物，大大优化了上述疾病的临床治疗方案。在国际上，首先报道三种创新疗法，即“反复多疗程自体免疫细胞治疗技术体系”“超低剂量表观遗传药物联合免疫治疗技术体系”和“含祛脂向分化药物的再障联合治疗技术体系”。受邀录制了中央电视台科学频道《走进科学》栏目组“扼杀癌细胞”节目（2012年2月3日播出）、中国国际广播电台《健康中国》栏目组“贫血的防治”节目（2016年4月12日）。

作为负责人，承担国家自然科学基金3项（30772597、81273597、81302801）、国家科技部重大新药创制项目分题2项（2008ZXJ09001-019、2011ZXJ09202-011）、国家科技部重大支撑项目分题1项（2009BAI86B04）、军队“十一五”课题1项。作为第一及通信作者共发表学术论文76篇，其中，SCI论文13篇，累计影响因子42分，Medline论文25篇，统计源/核心期刊论文38篇。拥有国家新药发明专利和实用新型发明专利各1项（专利号：200910310219.0、200620137801.3）。获国家科技进步二等奖1项（2009-J-233-2-07-R05）、北京市科技进步二等奖1项（2006医-2-002-05）、解放军总医院科技进步二等奖1项（2014YK208）。主编译著《血液病药物临床研究》《临床生物信息学》《诊断你的医生》，副主编专著《老年血液病学》《血液病防治专家谈》，参编《再生障碍性贫血》（第二版）、

《老年医学高级教程》、全国高等教育医学数字化规划教材（国家医学电子书包）《老年医学》等专著6部。担任国家卫计委“第三类医疗技术临床应用能力技术审核”专家委员会专家、中国老年医学学会基础与转化医学分会常委兼副总干事、中国老年学和老年医学学会肿瘤康复分会常委、2014年中国生物治疗大会及2015年中国生物治疗大会秘书、亚洲冷冻治疗学会委员、北京医学会内科学分会第十二届委员会委员、山西医科大学及山西医科大学第二医院特聘教授。《解放军医学杂志》《中华保健医学杂志》《中华老年多器官疾病杂志》《中国药物应用与监测》杂志特邀编委。曾获军队干部保健工作“先进个人”、解放军总医院军医进修学院“优秀教师”、解放军总医院解放军医学院“教学先进个人”及解放军总医院标准化建设年个人贡献奖等荣誉称号。

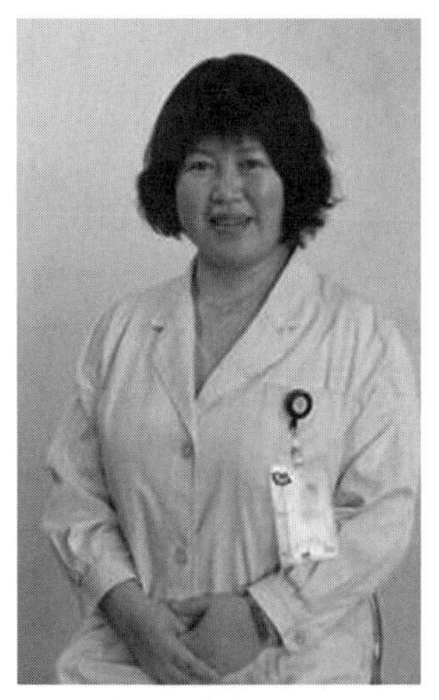

孙秀华，女，教授，硕士生导师。1993年毕业于大连医科大学。现任大连医科大学第二临床学院肿瘤内科淋巴瘤及头颈部肿瘤亚专科副主任。2005年于中国医学科学院肿瘤医院进修；2014年于美国M. D. Aderson癌症中心进修。研究方向：淋巴瘤及头颈部肿瘤的分子靶向治疗。主持省自然科学基金课题1项、省教育厅课题1项、市科委课题4项。发表论文30余篇。

兼职：中国老年学会淋巴瘤血液肿瘤分委会委员，中国生物工程学会肿瘤分子靶向治疗分会委员，辽宁省抗癌协会淋巴瘤专业委员会副主任委员，中华医学生物免疫学会委员及肿瘤分会理事，辽宁省抗癌协会化疗专业委员会委员，大连肿瘤学会副秘书长；ASCO会员、CSCO会员。

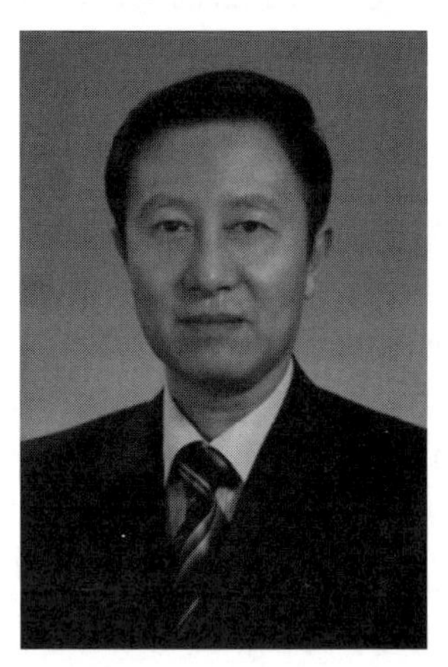

张保宁，中国医学科学院肿瘤医院知名专家，教授、博士生导师，中央保健专家，享受国务院政府特殊津贴，连续三年入选《中国名医百强榜》。曾任国家“十五”“十一五”乳腺课题负责人，与美国协作课题中方负责人，中国医学科学院肿瘤医院乳腺中心主任。现任北京医师协会常务理事、乳腺疾病专家委员会主任委员；中国妇幼保健协会乳腺保健专家委员会顾问委员；中国医学科学院健康科普研究中心女性健康研究中心顾问。主编《乳腺肿瘤学》、恶性肿瘤规范化标准化丛书《乳腺癌分册》《乳房疾病知识大全》《乳腺肿瘤实用外科学》等书。（原）卫生部组织制定的《乳腺癌诊治规范》编审专家组组长，国家卫计委“两癌筛查”专家组成员。

邵梦扬，河南开封人，1933 年 10 月出生。主任医师，硕士研究生导师，河南省肿瘤医院内科主任，河南中医学院兼职教授。1958 年毕业于河南医学院，分配到河南中医学院工作后又参加西医离职学习中医班，1979 年调到河南省肿瘤医院任内科主任。

从医 50 余年来，博采精研、钩沉钓玉、孜孜不倦，深得中医、中西医结合之精髓，尤善恶性肿瘤的诊治，特别对食管、胃、肝、肺等中晚期癌症及放、化疗后毒副反应调治有独特经验。从事肿瘤防治、研究工作后，在“活血化瘀”“扶正固本”两课题全国大写作中，成绩斐然，声望日高，渐成为一代名医。1992 年被国务院命名为有突出贡献的专家，享受国务院政府特殊津贴；为人事部、卫生部、国家中医药管理局确定的“全国老中医药专家学术经验继承指导老师”，并先后荣获全国卫生文明先进工作者、河南省“五一”劳动奖章和优秀医务工作者称号，河南省政府命名为省管优秀专家，兼任中国中医药学会肿瘤学会副主任、中国中西医结合学会肿瘤专业委员会委员、原河南中医学会肿瘤学会主任委员、河南省中西医结合学会副会长、河南省活血化瘀委员会主任委员、国际癌症康复会常务副会长、河南省全民健康促进会副会长、河南省关爱生命协会荣誉会长、河南省新药评审委员会委员等。研制的“生白口服液”于 1996 年批准为国家级新药，荣获省、市级科技成果进步奖 7 项。出版专著 6 部，主审专著 4 部，发表论文百余篇。

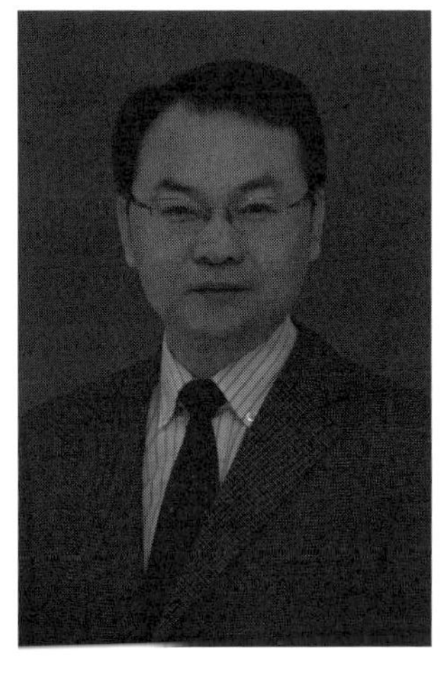

李杰，医学博士，留美博士后，硕士研究生导师。中国中医科学院广安门医院肿瘤科副主任，主任医师，北京中医药大学教授，北京市科技新星。兼任中国中西医结合学会肿瘤青年委员会副主任委员，中国癌症基金会鲜药学术委员会副秘书长，中国老年学学会老年肿瘤专业委员会执行委员会常委、副秘书长，中国医师协会中西医结合分会肿瘤病学专家委员会常委，中国抗癌协会传统医学专业委员会青年委员会委员、秘书长，北京中医药学会第二届中医肿瘤专业委员会常委，国家自然科学基金同行评议人，北京自然科学基金同行评议人，《中国组织工程研究与临床康复》执行编委，《肿瘤防治研究》特邀编辑、特约审稿人，《中华医学会中华临床医师杂志（电子版）》特邀编辑，《中国结合医学杂志（英文版）》编委。

作为主要完成人，曾承担国家自然科学基金、国家科技攻关、国际合作课题 10 余项，并荣获 2007~2008 年度北京市科学技术进步二等奖，中国中医科学院、中国中西医结合学会、中华中医药学会科技进步一等奖各 1 项。

近年来先后在《中国肿瘤临床》《中国肿瘤生物治疗学杂志》《中国肿瘤》《中国中西医结合外科》《International Immunopharmacology》等杂志发表文章 40 余篇，在《健康时报》发表肿瘤相关的科普文章 20 篇。主编《肿瘤科常见病的诊断与治疗》《中医防治肿瘤丛书—中医防治头颈及骨软组织肿瘤》等丛书。

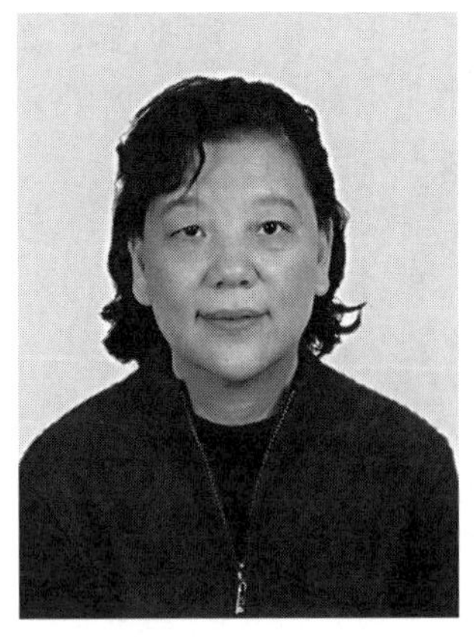

林洪生，女，主任医师，博士生导师，中国中医科学院首席研究员，中国中医科学院广安门医院肿瘤科主任、学术带头人。长期从事中西医结合肿瘤临床与实验研究工作，先后参与了国家“六五”“七五”“八五”“九五”科技支撑计划项目，主持完成了国家“十五”“十一五”科技支撑计划课题，担任多项国家自然科学基金项目及国家中医药管理局项目。积累了大量临床经验，在肺癌、乳腺癌、淋巴瘤、脑瘤、肾癌等病的治疗上，特别是在肿瘤中西医结合治疗的疗程设计上和康复疗养方面有较好的经验和疗效。充分总结前辈经验，提出自己的思路和方法，立方“葶苈消水合剂”治疗恶性胸腔积液、腹水，以“当归补血汤”为主方立方“生血冲剂”治疗放、化疗血象下降，应用于临床获得较好疗效。在中医肿瘤科研工作中积累了较多的经验，有自己的思路和方法，在全国率先提出中药抗转移研究，并确立实验室的主攻方向为中药抗转移，主要手段为细胞学研究。

兼任中国中西医结合学会肿瘤专业委员会主任委员，中国癌症基金会监事，中国抗癌协会肿瘤传统医学委员会主任委员，中国临床肿瘤学会（CSCO）常务委员，世界中医药学会联合会肿瘤专业委员会副会长，《中华肿瘤杂志》《中国中西医结合外科杂志》《肿瘤研究与临床》《临床肿瘤学》等杂志编委。主编《胃癌中西医综合治疗学》《中国百年百名中医临床家丛书——余桂清》，参加人民卫生出版社《肿瘤学》等书编著。

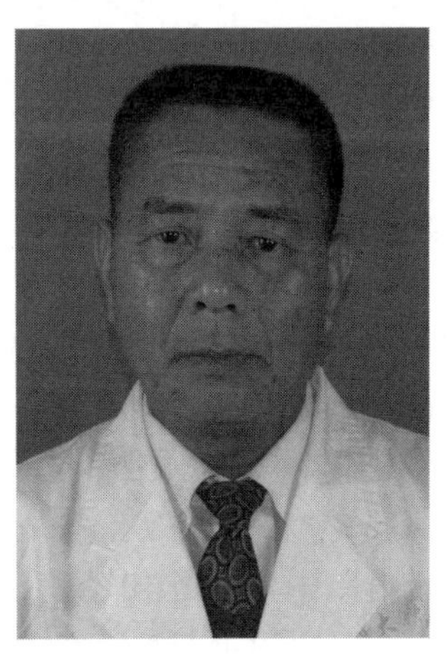

黄智芬，1952 年出生。中医主任医师、教授、中西医结合硕士研究生导师。现任广西医科大学附属肿瘤医院中医科主任，世界中医药学会联合会肿瘤外治法专业委员会副会长、肿瘤分会执行理事，中华中医药学会肿瘤分会常委、亚健康分会常务委员，中国中西医结合学会肿瘤分会执行委员，中国医师协会中西医结合分会肿瘤病学专家委员会常委，中国抗癌协会肿瘤传统医学专业委员会委员，中国老年学学会老年肿瘤专业委员会（CGOS）执行委员、肿瘤中西医结合专业委员会常委，广西医师协会营养医师分会副会长，广西抗衰老科学技术学会常务理事，广西抗癌协会、广西中医药学会、广西中西医结合学会、广西康复医学会常务理事，广西中西医结合学会肿瘤分会、消化疾病分会、活血化瘀分会、肝病分会副主任委员，广西中医药学会肿瘤分会、肝胆病分会副主任委员，广西抗癌协会化疗专业委员会、康复姑息专业委员会、肺癌专业委员会、肝癌专业委员会常委，广西医学会肿瘤分会委员等。

自幼从师研习中医中药，博采众方，熟读岐黄经典，临床经验丰富。1974 年 1 月毕业于广西中医学院临床医疗系。2003 年 7 月，荣获广西壮族自治区卫生厅、人事厅授予首届广西名中医称号；2007 年 2 月，荣获广西壮族自治区卫生厅、人事厅授予广西中医药专家学术经验继承工作指导老师称号；2011 年 11 月，荣获第二届中国中西医结合贡献奖荣誉称号。

擅长通过中医辨证论治、辨病论治等中西医结合、内外合治等临床方法治疗各种恶性肿瘤疾病、疑难病患者，尤其是慢性支气管炎及哮喘证、肝胆疾病、脾胃病、妇科杂病等，对晚期肝癌、乳腺癌、鼻咽癌、肺癌的治疗效果突出，对晚期肿瘤放、化疗后的康复治疗及晚期癌症合并骨转移的治疗有独特的疗效。主持参加省、厅级科研课题 7 项，荣获省级科研成果奖二等奖 1 项，广西医药卫生适宜技术推广奖二等奖 1 项、三等奖 3 项。多次参加国际、国内中医药、中西医结合肿瘤学术会议并获奖。个人业绩于 1999 年录入《中国专家大辞典》第三卷，在《中华医药研究与创新》杂志 2003 年第 5 期封三刊登个人业绩作宣传介绍。发表学术论文 132 篇，主编及参编《中西医临床肿瘤学》《中华名医顽症绝症秘方大全》《素食疗法》《食醋疗法》《中华名医治癌秘方大全》等 6 部著作。

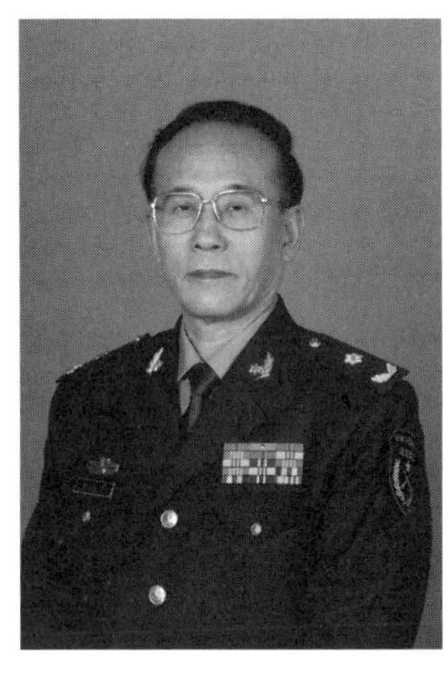

刘端祺，主任医师、教授。1944 年 8 月出生，天津市人。1967 年毕业于第四军医大学，1981 年硕士毕业后就职于北京军区总医院。原北京军区总医院肿瘤科主任，现任陆军总医院（原北京军区总医院）专家组专家，兼任中国抗癌协会理事长助理、副秘书长、康复部主任，全军肿瘤专业委员会顾问，北京抗癌协会常务委员，北京医学会肿瘤分会副主任委员，北京肿瘤康复与姑息治疗专业委员会主任委员，北京医学会肿瘤分会副主任委员。近十余年主要从事肿瘤的综合治疗，尤其是消化道肿瘤、肺癌的诊断和治疗，晚期癌症患者的止痛与姑息治疗。

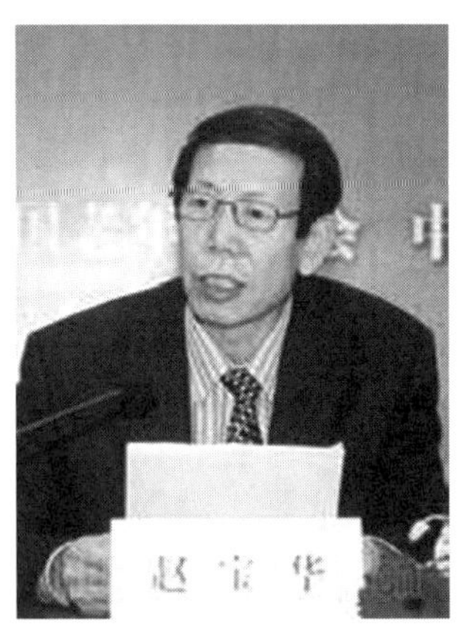

赵宝华，现任中国老年学和老年医学学会常务副会长、中国老龄产业协会理事。2000 年，主持起草《中国老龄事业十五计划纲要》；2002 年，率领中国老年学术代表团出席联合国第二届世界老龄大会非政府组织论坛并发言；2004 年，出版个人专著《老龄工作——新范式的探索》。先后主编出版《老龄工作干部读本》《提高老年生活质量对策研究报告》等书。在全国性报刊发表“人口老龄化是不容忽视的重大社会问题”“农村养老保障体系建设的成功探索”等数十篇论文。主持中国老年学学会日常工作五年，在成功召开第八届亚洲大洋洲老年学和老年医学大会的筹备工作中发挥了主导性作用，在老年学研究内容上提出了“研究三个规律”的概括，在学会工作上提出了以“公益组织，市场化运作，项目制方式”思路解决生存和发展问题，在应用性研究项目上提出了“中国长寿之乡评价标准”的框架和“中国老年宜居城市评价指标体系”的框架。

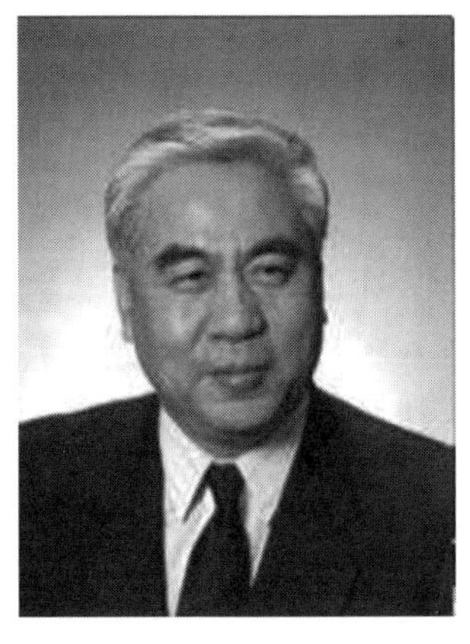

赵平，比利时鲁汶大学医学博士，主任医师、教授、博士生导师。曾任中国医学科学院肿瘤医院/肿瘤研究所院所长、腹部肿瘤外科主任，胰腺癌中心主任，中国医学科学院学术委员会执委会副主任委员。亚洲国家癌症中心联盟秘书长，全国肿瘤防治研究办公室主任、全国肿瘤登记中心主任，《中华肿瘤杂志》主编、《中国肿瘤杂志》主编。现任中国医学科学院肿瘤医院大外科主任，中国癌症基金会理事长，中国医院协会肿瘤医院管理分会名誉主任委员，北京医学会肿瘤专业委员会主任委员，中国老年学和老年医学学会肿瘤专业委员会主任委员，中华预防医学会肿瘤预防与控制专业委员会主任委员，《中国肿瘤临床与康复》杂志主编、《中国肿瘤临床年鉴》主编、《癌症进展》杂志主编。第十一、十二届全国政协委员、全国政协教科文卫体委员会委员，北京市第十二、十三届人大代表。E-mail：dr_ zhaoping@ 263.net

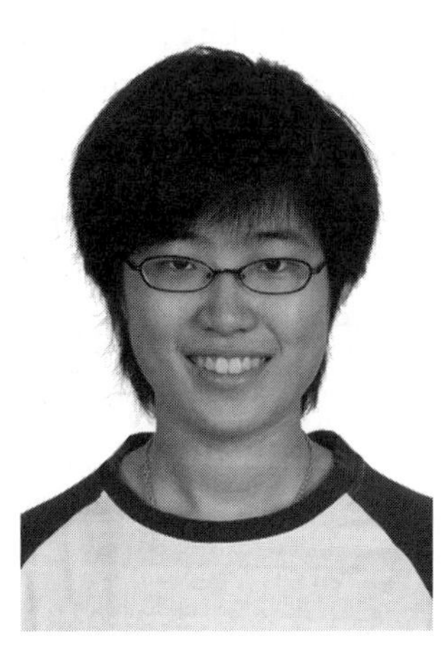

孙凌云，女，2014 年毕业于北京中医药大学中医临床七年制，中医执业医师。现为中国中医科学院中西医结合临床在读博士生，师从西苑医院肿瘤诊疗中心主任杨宇飞教授。2015 年国家建设高水平大学公派联合培养博士研究生，赴美国纽约纪念斯隆凯特琳肿瘤中心（Memorial Sloan Kettering Cancer Center，MSKCC）从事相关研究工作一年，师从 MSKCC 整合医学中心主任 Jun Mao 教授。中国老年学和老年医学学会肿瘤康复分会秘书，美国整合肿瘤医学学会（Society for Integrative Oncology，SIO）会员。参与多项国家、省部级科研项目，曾赴奥地利、美国进行医学临床及学术交流。主要研究方向是中医药干预提高肿瘤幸存者生活质量，肿瘤幸存人群需求评估以及肿瘤康复综合评估与服务体系构建。

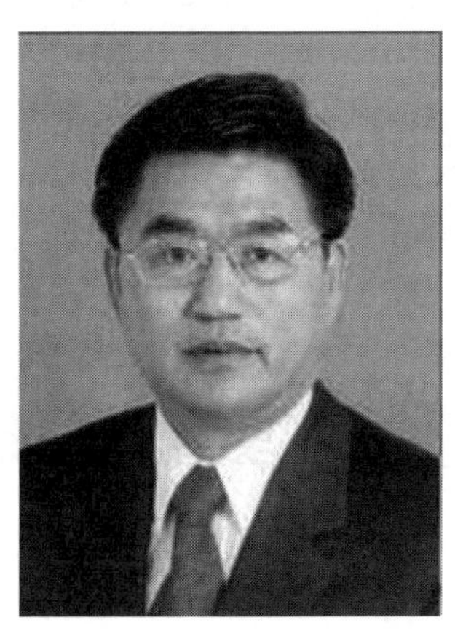

周海荣，北京大数据研究院院长、首席大数据科学家，北京大学数字中国研究院客座研究员。专注商业智能、大数据分析与智慧城市的研究与实践。创新构建以人为本的智慧城市顶层设计框架，TF-PRS 智慧城市实施方法；智慧健康模型，慢病临床决策支持系统（CDSS）；5I 智慧教育金字塔模型和先学后导的大数据分析学习行为评估系统；数字地形模型分析系统，数字地产营销系统；领导并研发了国内首个“BI-Pilot 商业智能应用开发平台”等并成功应用于美国、新加坡和中国的金融、财政、电信、教育和卫生健康领域。

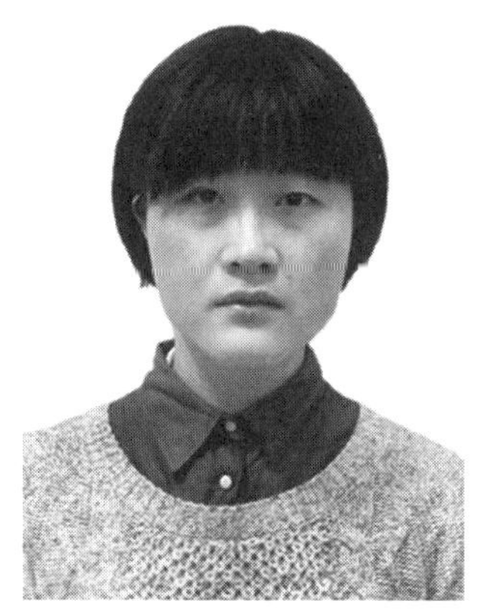

王霞，女，在读硕士，中医执业医师。2014年毕业于陕西中医药大学针灸推拿系，同年9月考取北京中医药大学中医内科硕士研究生，师从中国中医科学院西苑医院肿瘤诊疗中心杨宇飞主任。2015年10月担任中国老年学和老年医学学会肿瘤康复分会秘书。主要研究方向为恶性肿瘤的中医药治疗及康复。

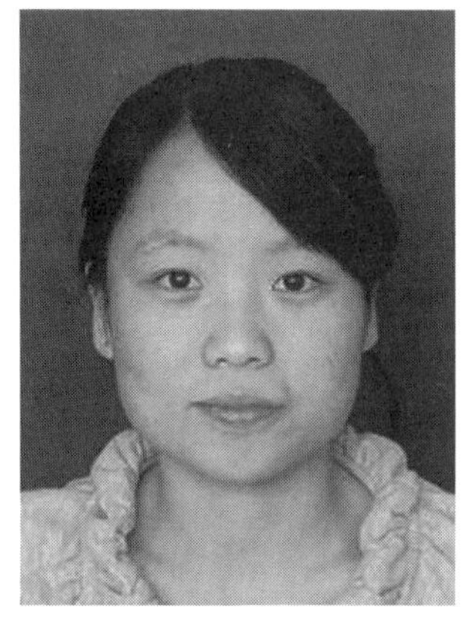

郝洁，女，中国中医科学院西苑医院在读硕士，中医执业医师，中国老年学和老年医学学会肿瘤康复分会秘书。2012年~2014年于河北省中医院实习。2014年起就读于中国中医科学院，专业方向：中西医结合·肿瘤学，并于中国中医科学院西苑医院实习，参加住院医师规范化培训，师从西苑医院肿瘤科主任杨宇飞教授，参加了导师的国自然祛邪胶囊课题的临床试验工作。主要研究方向：中西医结合肿瘤内科（大肠癌方向）。

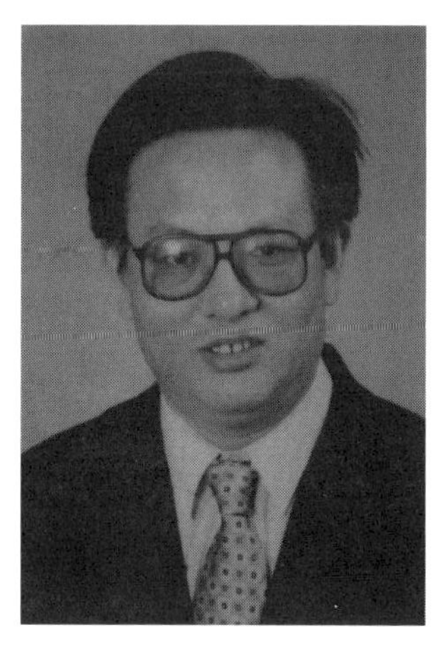

张立峰，1952年10月出生。资深医学编辑、科普作家。1982年12月毕业于北京医学院公共卫生系（今北京大学公共卫生学院）（77级）。现任《中国肿瘤临床年鉴》执行主编、《抗癌之窗》杂志编审、《中华医学百科全书》编审组成员兼《肿瘤卷》责任编审、北京大学医学出版社编辑、中国协和医科大学出版社编辑；兼任中国癌症基金会鲜药学术委员会学术委员，北京抗癌乐园科普顾问等。亦曾为中国医药科技出版社、农业出版社，以及《知识就是力量》《中医杂志》《世界中西医结合杂志》等数家杂志审稿。截至2015年底，经本人编辑、审稿出版的书籍、杂志累计已达246本，8411.7万字（其中英文译著20本，1385.6万字）。撰写出版医学专著1部，参加编写书籍4本，在《知识就是力量》《抗癌之窗》《抗癌乐园》《家庭医生报》《健康之家》《健康报》《中国中医药报》《中国人口报》《科学新生活》《内蒙古日报》等30多家报刊上发表科普文章123篇，内容涉及医学、药学、中医药、养生保健、历史、考古、天文、地理、环境保护、教育诸学科，以及人物传记、新闻报道等。E-mail:zhanglf1952@126.com

（说明：以文章先后为序，部分作者的简介或照片未收到，故未列入其中。）

2015 年捐赠中国癌症基金会名单

捐赠单位及资助项目　（排名不分先后）
北京建生药业有限公司（建生基金）
罗氏投资有限公司（赫赛汀［曲妥珠单抗］患者援助项目）
辉瑞投资有限公司（索坦［苹果酸舒尼替尼胶囊］患者援助项目）
辉瑞投资有限公司（赛可瑞［克唑替尼胶囊］患者援助项目）
辉瑞投资有限公司（英立达［阿昔替尼片］患者援助项目）
新基物流有限责任公司（瑞复美［来那度胺胶囊］患者援助项目）
西安杨森制药有限公司（万珂［注射用硼替佐米］患者援助项目）
奥林巴斯（奥林巴斯基金）
百时美施贵宝（中国）投资有限公司（施达赛［达沙替尼片］患者援助项目）
北京市朝阳区三环肿瘤医院（肿瘤学术交流专项）
北京市朝阳区三环肿瘤医院（肿瘤防治事业发展专项）
江苏恒瑞医药股份有限公司（肿瘤防治事业发展专项）
北京华光普泰科贸公司（放射肿瘤专项基金）
杭州迪安（三八公益活动）
北京市朝阳区桓兴肿瘤医院（肿瘤学术交流专项）
老牛基金会（老牛专项基金）
上海健仪生物科技公司（三八公益活动）
贝达药业（肿瘤防治事业发展专项）
绿叶制药集团（伊泰达［亚砷酸氯化钠注射液］）（思科绿叶培训基金）
北京协和药厂（肿瘤学术交流专项）
石药集团中诚医药（肿瘤防治宣传专项）
石家庄金筛查医疗器械公司（廊坊乳腺健康宣传）
杭州德同生物技术公司（三八公益活动）
飞利浦投资公司（三八公益活动）
企业捐赠（北京希望马拉松项目）
个人捐款及资助项目（排名不分先后）
毕晓琼（乳腺健康专项基金）
朱骊安（头颈肿瘤专项）
基金会工作人员（临沂贫困老区煤炉改造）
个人捐款（北京希望马拉松项目）
志愿者捐款（不确定用途捐款）
张靖琳（不确定用途捐款）

（由中国癌症基金会办公室提供）

《中国肿瘤临床年鉴》编辑委员会

2016 年卷征稿函

《中国肿瘤临床年鉴》（以下简称《年鉴》）是中国癌症基金会主办的肿瘤医学专业方面的科技情报刊物，兼具学术性、科技性和情报性。《年鉴》创办于 1993 年，每年出版 1 卷。主要读者对象为肿瘤防治专业的临床、科研、流行病学、药品生产及经营、医药院校师生等相关方面人员；并可为领导层提供卫生工作决策的依据。本《年鉴》在国内外公开发行，它将成为肿瘤防治领域信息沟通的“桥梁”。

一年一度的《中国肿瘤临床年鉴》作为汇集肿瘤医学领域一年中发生的大事、进展、成果等资料的集大成者，本刊的宗旨是：报道当年癌症防治领域最新消息，反映当年癌症科研最新进展。因此，本卷《年鉴》征稿的内容包括：

1. 2016 年内您及您单位在肿瘤防治工作中取得的成果、进展、经验、总结。例如：有关肿瘤治疗的中、西医及中西医结合的成就；临床多中心协作研究的疾病报告；具有治疗有效率、生存时间等的临床资料；基于循证医学的肿瘤临床总结；肿瘤早诊早治暨肿瘤标志物的研究；肿瘤高发现场研究；肿瘤流行病学调查研究结果等。

2. 对 2016 年国内外肿瘤专业领域的现状、进展、发展趋势、展望等的综述、评述。

3. 推荐与评价 2016 年度内值得一读的肿瘤专业文献。肿瘤临床工作的探索与评述。

4. 2016 年度内的重要信息，包括您单位（个人）承办的全国性、地区性的重大肿瘤学科的活动报道（纪要）（请附照片）；获奖、创新、专利项目；新单位成立；新书出版等。

5. 与肿瘤防治工作相关的单位、团体的 2016 年大事记。

6. 本《年鉴》还可为各地肿瘤医院、肿瘤研究及防治机构、肿瘤药品及提高免疫力产品生产企业、与肿瘤相关的专利发明等提供介绍单位现状及发展、产品状况等的有偿服务。具体需求，如在《年鉴》中设立专栏等，请来编辑部面商。

鉴于您在肿瘤医学学术领域的造诣，现编辑委员会特向您、并通过您向您所在的单位特邀征集《年鉴》2016 年卷稿件。敬请在百忙之中拨冗命笔。您的大作将为本卷《年鉴》蓬荜增辉，同时也为中国的肿瘤防治事业“添砖加瓦”，在人类攻克癌魔的道路上留下您的“足迹”。如能赐稿，本编辑部将不胜感激之至！

来稿请发送电子邮件至：cfc2000@ 263.net 或 zhanglf1952@ 126.com。

《中国肿瘤临床年鉴》编辑部地址：北京市朝阳区潘家园南里 17 号中国医学科学院肿瘤医院内公寓楼 203 号，邮政编码：100021。

本征稿函可以复印，并请协助转告您的同行。谢谢！

截稿日期：2017 年 3 月 31 日。（稿件要求请见附件）

中国癌症基金会《中国肿瘤临床年鉴》编辑委员会

2016 年 6 月　于北京

附件：

《中国肿瘤临床年鉴》2016 年卷

稿件要求及注意事项

1. 稿件要求：来稿应具有科学性、逻辑性、实用性和概括性；论点鲜明，层次清楚，资料可靠，数据正确，文字精练通顺，打印工整。

交稿时请提供存有全部文稿内容的电子文档。

2. 打印要求：使用 Microsoft Word 软件（推荐使用 Word 2003 版）。

（1）字体：中文字体：宋体；英文字体：Times New Roman；正文字号：小四号。

（2）行间距：单倍行距。

3. 标题：文章标题小三号宋体，居中；一级标题（BT1）四号宋体加粗；二级标题（BT2）小四号黑体；三、四级标题（BT3、BT4）小四号。

编排法示例：

×××××× （文章标题，居中）

作 者

BT1：一、××××（靠左，前面空 2 格，占一行）

BT2：（一）××××（靠左，前面空 2 格，占一行）

BT3：1. ××××（靠左，前面空 2 格；题名后空一格接正文。如下面还有 BT4，则可占一行）

BT4：（1）××××：（靠左，前面空 2 格；冒号后接正文）

夹在文内的序号用①；②；③……

4. 作者：作者应限于主要参加本文的写作、实验数据的采集，并能对文稿内容负责、解答有关问题的人员。署名一般不超过 8 人，对本文做出贡献的其他人员可在致谢栏或脚注内列出。多名作者的排列顺序应由供稿者自行商定。

作者姓名排在文章标题的下行，居中；多名作者姓名之间空一格，单字名者在姓与名之间空一格。

再下行居中排作者的单位、所在城市、邮政编码。

示例：

2006 年我国肝胆胰肿瘤诊治进展

赵 平

中国医学科学院肿瘤医院　北京　100021

在该文首页的下方应加注：通讯作者：×××，通信地址、邮政编码、联系电话、E-mail。

5. 摘要与关键词：论述、综述、临床、研究性质的文章要有中文摘要和关键词，排在文章首页作者单位之下。摘要一般不超过 500 字，内容包括本文的目的、方法、结果、主要数据和结论。关键词3～10个，应从文题、摘要、正文中选取与本文研究或讨论的中心问题相关的和必要的词，应尽可能使用医学词表上的规范词。

6. 医学名词与药名：文章中的医学名词（含疾病名称）、术语应使用全国自然科学名词审定委员会公布的标准医学名词，未公布的名词应参照有关专业学会制定的标准；如某些标准医学名词现时尚未被广泛应用的，可仍沿用相应的旧名词。

文中的药品名称应使用《中华人民共和国药典》和药典委员会《药名词汇》中的标准药名（亦可参照《新编药物学》第17版中的药名）；药典中未收入的中药名以部颁标准为准。对于众所周知，并已习惯使用多年的药品商品名，可在第一次出现时，加括号附在标准药名之后，如地西泮（安定）。

药物的剂量、单位、用法应确保准确无误。

医药名词和机构名称应采用标准的全称，避免使用仅在本单位流通的和易混淆的简称。如采用公认的通用简称或外文缩写，应在第一次出现时使用全称，并用括号附上简称或缩写。

7. 计量单位和单位符号：文章中的计量单位一律采用国家法定计量单位。

物质的量和人体体液检验数据一律以升（L）作为基准单位（即分母），避免使用过去的mm^3、dl、ml、μl等作为分母。

物质的量浓度应采用国际制单位——摩尔（mol）及其分数单位毫摩尔（mmol）、微摩尔（μmol），不再使用过去的"克原子""克分子""当量""克当量"等术语。

时间单位可使用英文名称的标准缩写，如h（小时）、min（分）、s（秒）、d（天）等。

个别的非法定计量单位，如mmHg、mmH_2O依然在临床上被公众习惯使用，故在文中可沿用。

对于其他计量数值的单位，在最后定稿前将由编辑部编审进行全书统一。

8. 数字的用法：按照中华人民共和国国家标准GB/T 15835—1995《出版物上数字用法的规定》执行。定稿时将由编辑部编审进行统一校正。

9. 表和图：图表随文，图表的位置应与正文中所述相对应，一般应在同一页上。同一篇文章中的图、表，应按顺序编号。

（1）表格是正文的一种辅助形式，可以使文字表达繁复的内容起到一目了然的作用。表格一般采用三线表，表题在表上方，居中。表格的设计要科学合理，表内文字要简洁明了，数字准确无误。表与正文、图的内容应相符。

（2）图稿大小要合适，设计要美观，线条应光滑。图与正文间留一行空白。图题在图下居中。

图表力求少而精，凡是用文字已能说明的问题，则尽量不用表和图；反之，如使用表和图，文中就不要再重复其中的数据，只需阐述其主要发现即可。

（3）照片用黑白片，必须反差鲜明、清晰易辨。照片需提供电子版文档，像素不应低于1200×1600；并要注明"上""下"方向。显微照片内应画长度标尺，如1μm。

10. 统计学符号按照中华人民共和国国家标准GB 3358/82中的有关规定书写。计数资料与计量资料使用的显著性检验方法应正确。统计学处理结果一般用＊ $P>0.05$，

＊＊ $P<0.05$，＊＊＊ $P<0.01$ 三档表示。

11. 参考文献：所列参考文献必须是作者在撰写该文时引用和参阅过的文献，且以近几年的为主。一般只列公开出版的，而不列尚未出版或内部资料。

参考文献全部列于文章之后。按文中出现的次序编号，在右上角用方括号注明，如[1,2~5]。参考文献不得出错，作者须认真核对原文作者、题目、书刊名、年、卷、期、页码等。

参考文献的编排格式按有关出版社的要求。引用的文献有多位作者时，只列出前三位的姓名，其后加“等”（中文）、“他”（日文）、“et al.”（西文）。

参考文献编排法示例：

［书籍和专著］编著者. 书名（全名）. 版次（第一版略）. 出版地：出版者，出版年：起止页码.

例：董志伟主编. 中国癌症研究进展⑧——中国癌症高发现场防治工作. 北京：北京大学医学出版社，2007：16-29.

［刊物］作者. 文章题目. 期刊名，出版年，卷（期）：起止页码.

例：孙燕. 认识肿瘤. 抗癌之窗，2006，1（1）：7-9.

［论文集］作者. 文章题目//论文集编者. 论文集名. 出版地：出版者，出版年：起止页码.

参考文献中，下一条与上一条的出处相同时，应重复列出，不能用“同上”、“同一出处”或类似的词。

12. 来稿请附第一作者和通讯作者的简介、近期照片和身份证号，作者简介内容：女性写性别、出生年月、最高学历、学位、职称、职务、专业、主要成就或业绩、今后研究方向等。

13. 本《年鉴》收录的稿件，一律不收取版面费、审稿费等各种费用。

14. 文责自负，请留底不退稿。编辑部收到稿件后，将发送回复邮件。稿件若不符合“稿件要求”或编委提出修改意见的，退回作者修改。作者必须在规定的时间内完成修改。编辑部对来稿有删改权。经编委审稿讨论后有可能淘汰不合格的稿件。稿件刊登后赠送每位作者本期《年鉴》1 本，编辑部将根据经费状况酌付作者稿酬。

《中国肿瘤临床年鉴》编辑部

2016 年 6 月

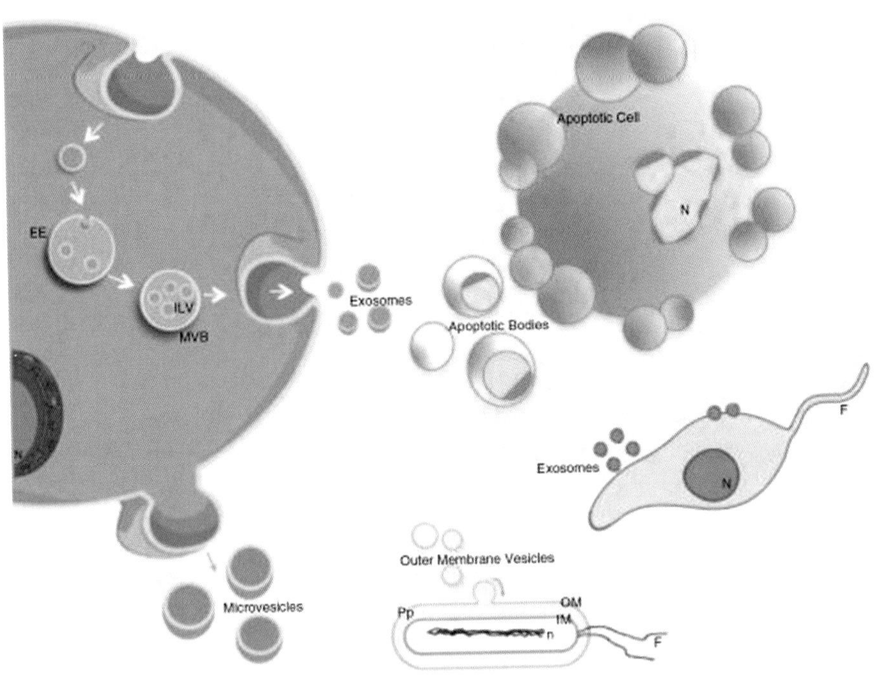

彩图1　细胞外囊泡来源和释放

图中显示：微囊泡（microvesicles）、外泌体（exosomes）、凋亡细胞（apoptotic cell）、凋亡小体（apoptotic bodies）和外膜囊泡（outer membrane vesicles，OVM）；EE：早期内体（early endosome）；MVB：多囊小体（muhivesieular bodies）；ILV：腔内囊泡（intraluminal vesicles）；N：胞核（nucleus）；OM：外膜（outer membrane）；Pp：外周胞质（periplasm）；IM：内膜（inner membrane）；n：类核（nucleoid）；F：鞭毛（flagella）。

（正文见36页）

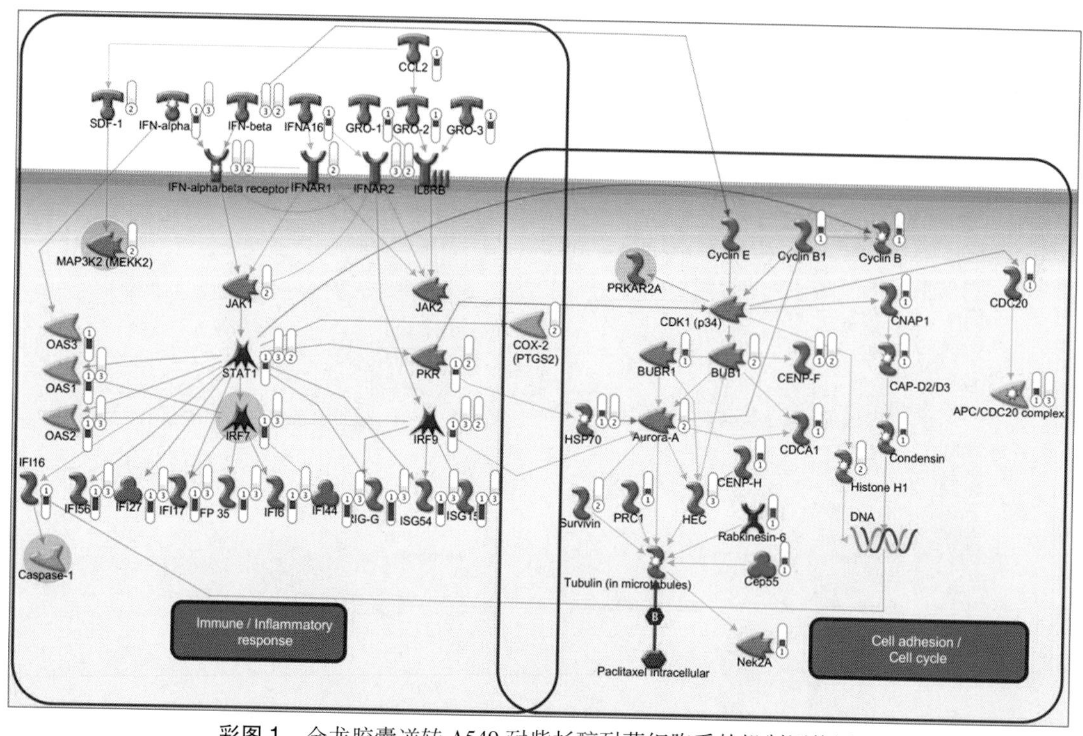

彩图 1　金龙胶囊逆转 A549 耐紫杉醇耐药细胞系的机制网络图

1. 表示差异基因；2. 3. 表示拓扑基因

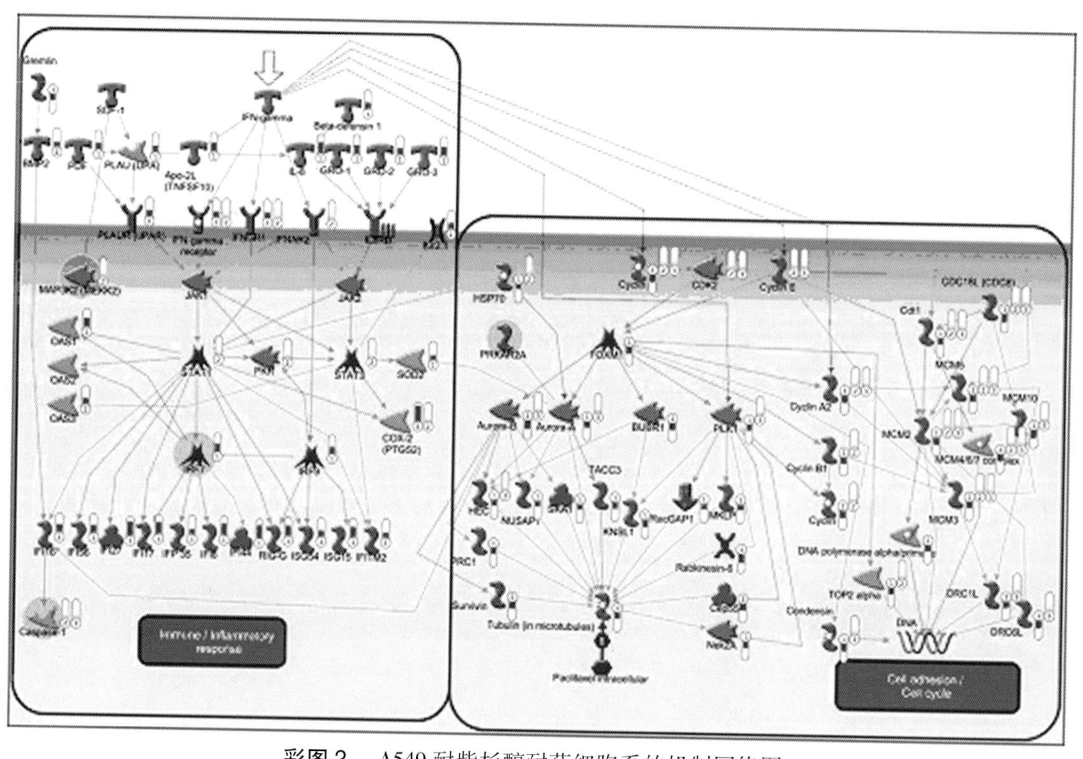

彩图 2　A549 耐紫杉醇耐药细胞系的机制网络图

1. 表示差异基因；2. 3. 表示拓扑基因

（正文见 68 页）

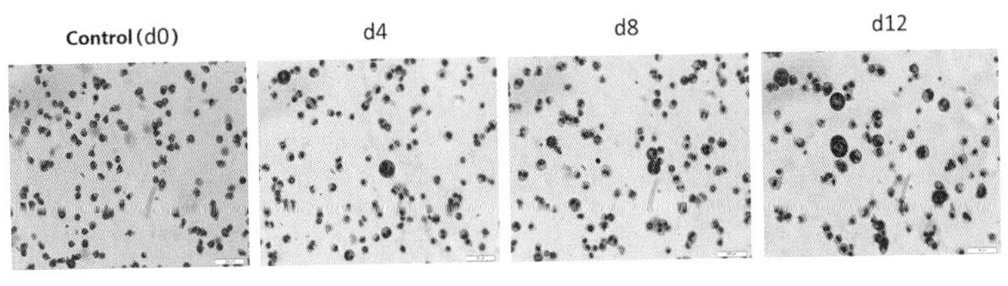

图 3A　Gieamsa 染色

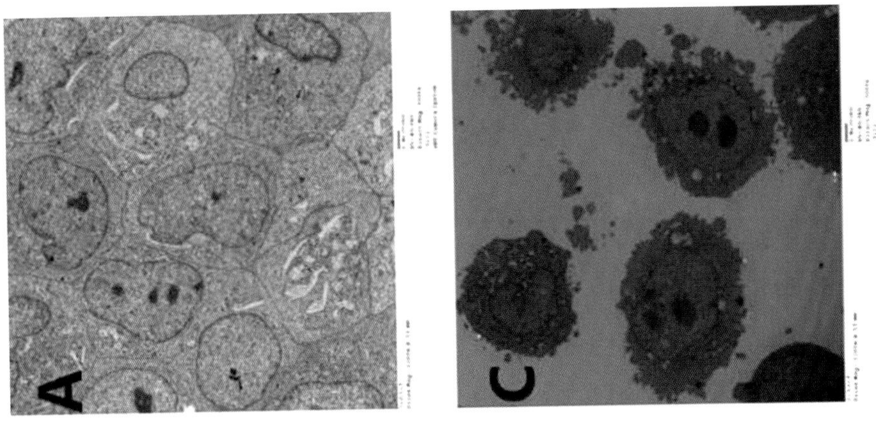

图 3B　电镜下

（正文见 203 页）

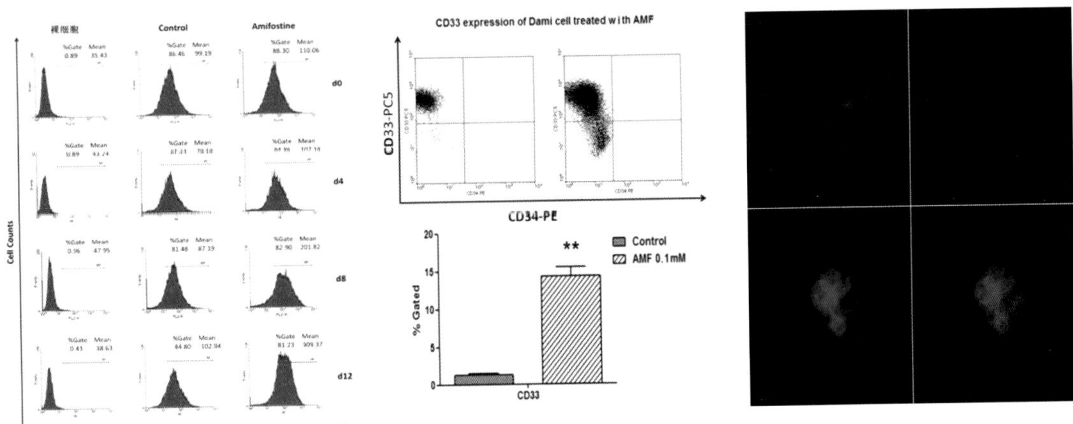

图 4A　CD41a 表面分子

（正文见 204 页）

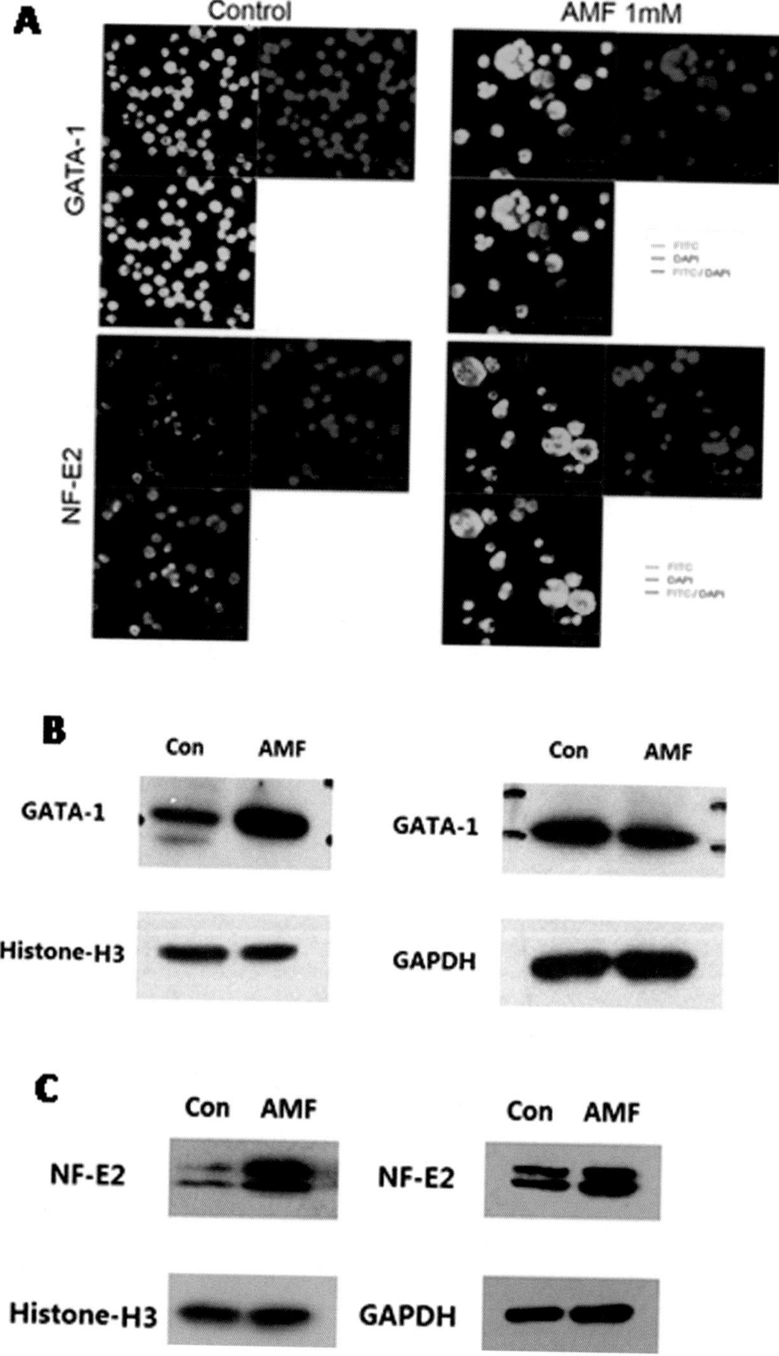

图 7　氨磷汀（1mM）处理 Dami 细胞 12 天转录因子在细胞核和细胞质中的变化

图 A 示 GATA-1、NF-E2 在受刺激的 Dami 细胞核内聚集；Histone-H3 是核内参蛋白，GAPDH 是细胞质内参蛋白；图 B 示氨磷汀处理组核内 GATA-1 表达量较对照组明显增加，细胞质 GATA-1 表达量无增加；图 C 示氨磷汀处理组核内 NF-E2 表达量较对照组也明显增加，细胞质 NF-E2 表达量无增加。

（正文见 205 页）

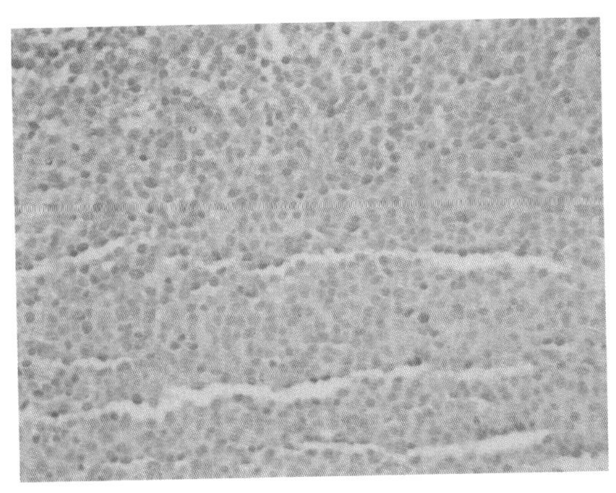
彩图 1　Bcl-2 蛋白阳性表达（ICH×400）

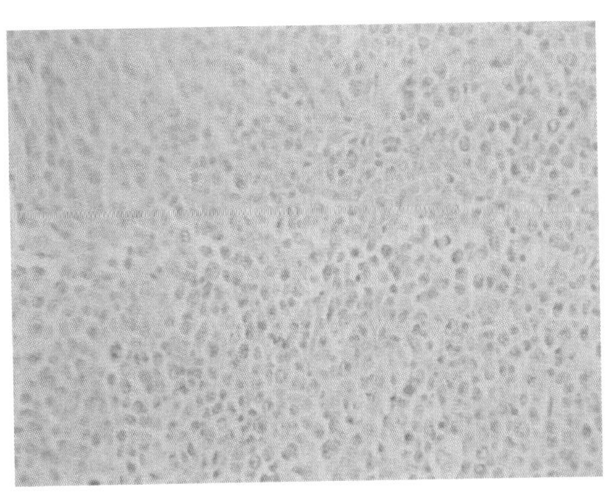
彩图 2　Bcl-2 蛋白阴性表达（ICH×400）

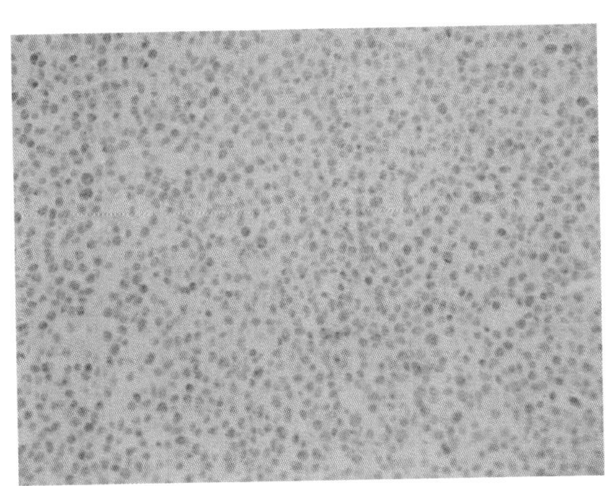
彩图 3　C-myc 蛋白阳性表达（ICH×400）

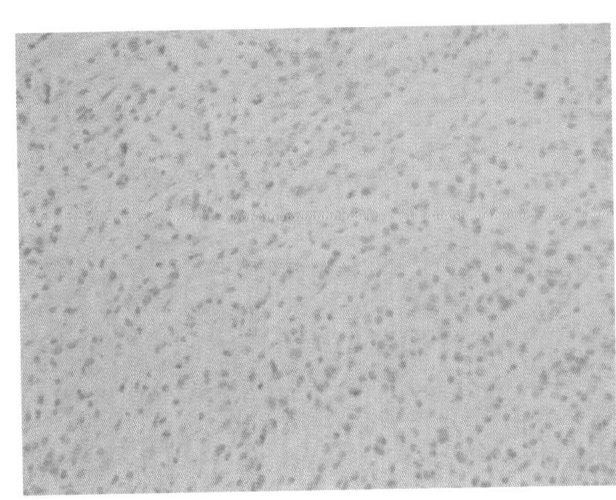
彩图 4　C-myc 蛋白阴性表达（ICH×400）

（正文见 218 页）

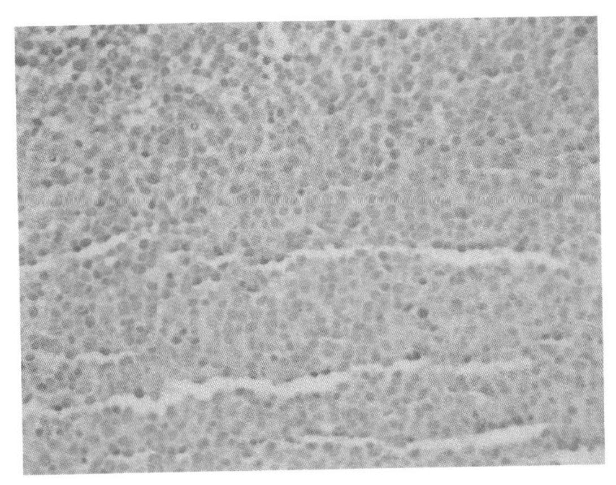
彩图 1　Bcl-2 蛋白阳性表达（ICH×400）

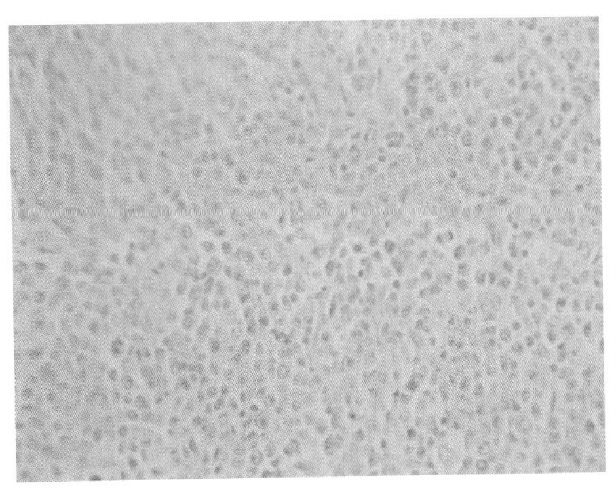
彩图 2　Bcl-2 蛋白阴性表达（ICH×400）

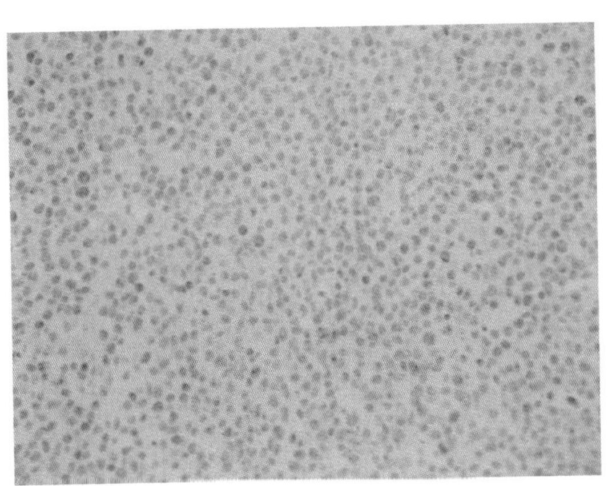
彩图 3　C-myc 蛋白阳性表达（ICH×400）

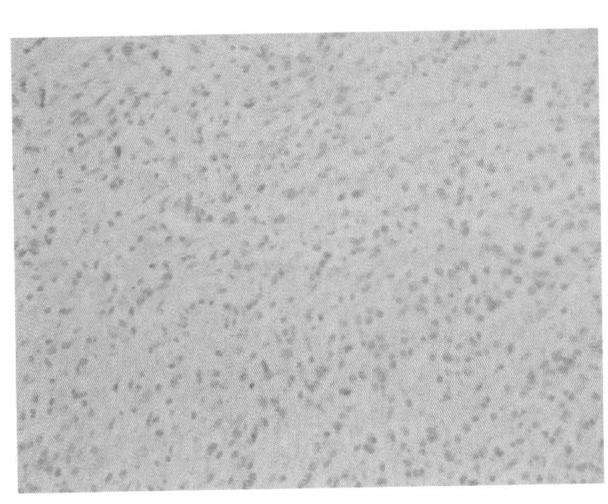
彩图 4　C-myc 蛋白阴性表达（ICH×400）

（正文见 218 页）

中国肿瘤界的“史记”

★收录肿瘤科研最新进展

★记载肿瘤领域重大信息

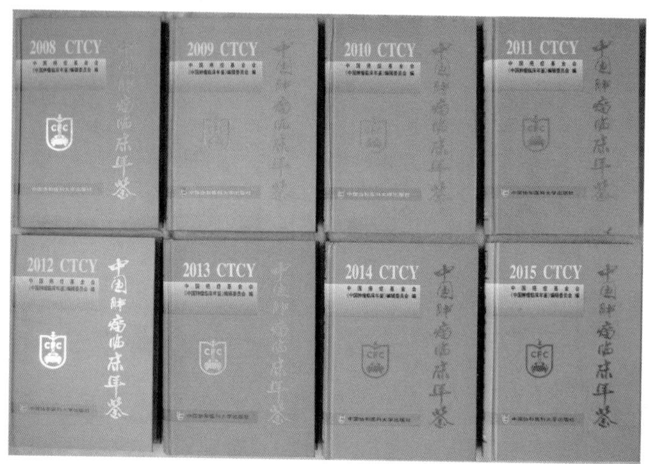

本届编辑部已编辑出版 8 卷

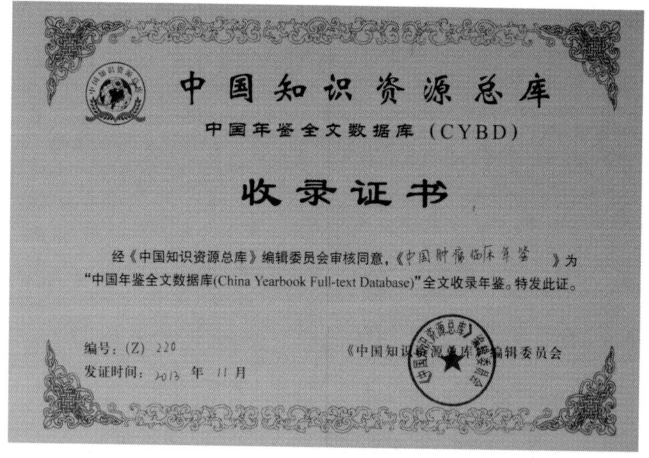

中国知识资源总库

中国年鉴全文数据库（CYBD）

收录证书

经《中国知识资源总库》编辑委员会审核同意，《中国肿瘤临床年鉴》为“中国年鉴全文数据库(China Yearbook Full-text Database)”全文收录年鉴。特发此证。

编号：(Z) 220

发证时间：2013 年 11 月

《中国知识资源总库》编辑委员会

2013 年被“中国知识资源总库”正式收录

中国癌症基金会主办，1993 年创刊

地址：北京市朝阳区潘家园南里 17 号 中国医学科学院肿瘤医院内公寓楼 2 层

邮编：100021

Tel：（010）67783659　　Fax：（010）67751676

http：//www.cfchina.org.cn　　E-mail：cfc2000@263.net

欢迎投稿，青史留名；欢迎订阅，收藏历史

（由北京建生药业有限公司资助出版）

YIYUAN JINGYI GUANLILIAN

ISBN 978-7-5679-0076-9

9 787567 900769 >

定价：60.00元